New Horizons in Osteoporosis Management

骨质疏松防治新视野

原著 [英] Yasser El Miedany

主译 徐又佳　　主审 林 华　　副主译 曾玉红 刘宏建 张金山

中国科学技术出版社
·北 京·

图书在版编目（CIP）数据

骨质疏松防治新视野 / (英) 亚西尔·埃尔·米达尼 (Yasser El Miedany) 原著；徐又佳主译 . -- 北京：中国科学技术出版社 , 2025. 1. -- ISBN 978-7-5236-1100-5

Ⅰ . R681.05

中国国家版本馆 CIP 数据核字第 2024TX7156 号

著作权合同登记号：01-2024-0636

First published in English under the title

New Horizons in Osteoporosis Management

edited by Yasser El Miedany

Copyright © Springer Nature Switzerland AG 2022

This edition has been translated and published under licence from Springer Nature Switzerland AG.

All rights reserved.

策划编辑	丁亚红　孙　超	
责任编辑	丁亚红	
文字编辑	魏旭辉	
装帧设计	佳木水轩	
责任印制	徐　飞	

出　　版	中国科学技术出版社
发　　行	中国科学技术出版社有限公司
地　　址	北京市海淀区中关村南大街 16 号
邮　　编	100081
发行电话	010-62173865
传　　真	010-62179148
网　　址	http://www.cspbooks.com.cn

开　　本	889mm×1194mm　1/16
字　　数	845 千字
印　　张	35.5
版　　次	2025 年 1 月第 1 版
印　　次	2025 年 1 月第 1 次印刷
印　　刷	北京盛通印刷股份有限公司
书　　号	ISBN 978-7-5236-1100-5/R·3365
定　　价	498.00 元

译者名单

主　　译　徐又佳　苏州大学附属第二医院骨科 / 骨质疏松症临床中心

副 主 译　曾玉红　西安交通大学医学院附属红会医院骨质疏松科

　　　　　刘宏建　郑州大学第一附属医院骨科

　　　　　张金山　晋江市医院（上海市第六人民医院福建医院）骨科

主　　审　林　华　南京大学医学院附属鼓楼医院骨科 / 骨质疏松骨病中心

编译指导组（以姓氏笔画为序）

　　　　　丁　悦　中山大学孙逸仙纪念医院骨科

　　　　　王以朋　中国医学科学院北京协和医院骨科

　　　　　王　鸥　中国医学科学院北京协和医院内分泌科

　　　　　田利民　甘肃省人民医院内分泌科

　　　　　付　勤　中国医科大学附属盛京医院骨科

　　　　　司海鹏　山东大学齐鲁医院骨科

　　　　　邢小平　中国医学科学院北京协和医院内分泌科

　　　　　成金罗　南京医科大学第三附属医院内分泌科

　　　　　吕金捍　宁夏回族自治区人民医院骨科

　　　　　朱　梅　天津医科大学总医院内分泌科

　　　　　华　飞　苏州大学附属第三医院（常州市第一人民医院）内分泌科

　　　　　刘建民　上海交通大学医学院附属瑞金医院内分泌科

　　　　　严世贵　浙江大学医学院附属第二医院骨科

　　　　　严孙杰　福建医科大学附属第一医院内分泌科

　　　　　李玉坤　河北医科大学第三医院内分泌科

　　　　　李伟栩　浙江大学医学院附属第二医院骨科

　　　　　李蓬秋　电子科技大学附属医院（四川省人民医院）内分泌科

　　　　　李毅中　福建医科大学附属第二医院骨科

　　　　　杨茂伟　中国医科大学附属第一医院骨科

　　　　　宋纯理　北京大学第三医院骨质疏松科

　　　　　张伟滨　上海交通大学医学院附属瑞金医院骨科

　　　　　陈　林　陆军军医大学陆军特色医学中心（大坪医院）骨质疏松与骨发育中心

　　　　　陈柏龄　中山大学附属第一医院骨科

　　　　　陈　超　中国科学技术大学附属第一医院（安徽省立医院）内分泌科

　　　　　陈德才　四川大学华西医院内分泌科

　　　　　罗湘杭　中南大学湘雅医院内分泌科

　　　　　岳　华　上海交通大学附属第六人民医院骨质疏松和骨病专科

郑丽丽　郑州大学第一附属医院内分泌与代谢病科

郝　杰　重庆医科大学附属第一医院骨科

侯建明　福州大学附属省立医院（福建省立医院）内分泌科

袁凌青　中南大学湘雅二医院代谢内分泌科

晃爱军　天津大学天津医院骨科

徐　进　山东第一医科大学附属省立医院内分泌科

唐　海　首都医科大学附属北京友谊医院骨科

龚宝琪　天津市第一中心医院风湿免疫科

彭年春　贵州医科大学附属医院内分泌代谢科

程晓光　首都医科大学附属北京积水潭医院放射科

程　梅　山东大学齐鲁医院内分泌科

程　群　复旦大学附属华东医院骨质疏松科

谢忠建　中南大学湘雅二医院内分泌科

熊蠡茗　华中科技大学同济医学院附属协和医院骨科

薛庆云　北京医院骨科

霍亚南　南昌医学院第一附属医院（江西省人民医院）内分泌科

编译工作组　（以姓氏笔画为序）

王爱飞　南京大学医学院附属盐城第一医院（盐城市第一人民医院）骨科

王雄毅　苏州大学附属第二医院骨科

朱柯雨　苏州大学附属第二医院骨质疏松症临床中心

庄华烽　福建医科大学附属第二医院骨科

刘功稳　苏州市中医医院骨科

刘志鹏　苏州大学附属第二医院骨科

刘宝山　苏州大学附属第二医院骨科

李光飞　苏州大学附属第二医院骨科

李俊杰　浙江中医药大学附属第一医院骨科

李　涧　苏州大学附属第二医院骨科

肖文金　苏州大学附属第二医院内分泌科

佘　昶　苏州大学附属第二医院骨科

沈光思　苏州大学附属第二医院骨科

张　东　苏州大学附属第二医院骨质疏松临床中心

张　晓　苏州大学附属第二医院中医科

张　辉　中国科学技术大学附属第一医院（安徽省立医院）骨科

张　鹏　苏州大学附属第二医院骨科

张　毅　南京医科大学第三附属医院骨科

陈　斌　苏州大学附属第二医院骨科

郑　苗　苏州大学附属第二医院骨质疏松症临床中心

柏　林　苏州大学附属第二医院风湿免疫科

俞　晨　苏州大学附属第二医院骨科

费蓓蓓　苏州大学附属第二医院妇产科

袁　晔　北京大学人民医院骨科

贾　鹏　苏州大学附属第二医院骨科

凌卓彦　苏州大学附属第二医院骨科

曹子厚　苏州大学附属第四医院骨科

谢　晔　苏州大学附属第二医院骨科

魏　祺　苏州大学附属第二医院骨质疏松症临床中心

致谢人员　（以姓氏笔画为序）

本书翻译最初阶段，得到许多同仁支持和帮助，他们的无私奉献和专业知识是本书顺利完成并最终呈现给读者的重要保障。在此，对参与工作的人员表示由衷感谢，铭感不忘。

王一可　苏州大学附属第二医院骨科

王扬剑　宁波大学附属第一医院骨科

王　亮　苏州大学附属第四医院骨科

毛彦杰　上海交通大学附属第六人民医院骨科

孔　健　南通大学附属妇幼保健院骨科

危则安　贵州医科大学附属医院骨科

刘炜峰　苏州大学附属第二医院骨科

刘禄林　赣南医学院第一附属医院骨科

李志鲲　上海交通大学医学院附属同仁医院骨科

李　渊　苏州大学附属无锡第九医院骨科

杨　毅　苏州大学附属第一医院核医学科

张　伟　南通大学附属第二医院骨科

张睿智　苏州大学附属第二医院骨科

张　鑫　安徽医科大学第二附属医院骨科

金星羽　南京医科大学附属明基医院苏州院区骨科

赵晓骏　苏州大学附属张家港医院骨科

柳海晓　温州医科大学附属第二医院骨科

姚　喆　南京医科大学附属苏州医院骨科

顾　颀　苏州大学附属张家港医院骨科

高　焱　江苏大学附属昆山医院骨科

董龙家　贵州医科大学附属医院骨科

翟巧成　温州医科大学附属衢州医院骨科

魏　鹏　宁波大学附属第一医院骨科

内容提要

　　本书引进自 Springer 出版社，由国际骨科专家 Yasser El Miedany 领衔编写。全书共七篇 32 章，基本涵盖了骨质疏松临床实践所需的知识、方法、标准及工具运用等内容，不仅呈现了骨骼健康管理的相关研究证据和前沿知识，还展示了该领域的最新进展和典型案例，以及相关领域不断涌现的新策略和新技术。本书内容全面，阐释系统，对骨质疏松相关临床医生及研究人员有重要参考价值，对关注骨骼健康新进展的读者亦有启发作用。

补充说明

　　书中参考文献条目众多，为方便读者查阅，已将本书参考文献更新至官网，读者可扫描右侧二维码，关注出版社医学官方公众号"焦点医学"，后台回复"9787523611005"，即可获取。

夏 序

　　近 30 年来，随着分子生物学技术的进步，骨生物学的基本理论得以充实和完善。由此也推动了骨质疏松症等代谢性骨病诊疗技术日新月异的提升。及时掌握本领域的前沿进展，才能不断提高对骨质疏松症等代谢性骨病的诊疗水平。目前，骨质疏松症代谢性骨病已成为我国所面临的重要公共健康问题。流行病学调查表明，我国 50 岁以上人群骨质疏松症的患病率为 19.2%，65 岁以上人群的患病率达 32%，脆性骨折是骨质疏松症的严重后果。随着人口老龄化的加剧及生活方式的改变，我国 50 岁以上人群髋部骨折的发生率还在迅速增加，椎体骨折的患病率也稳居高位。由此可见，我国骨质疏松症防治事业依然任重道远。

　　英国学者 Yasser El Miedany 的新著 *New Horizons in Osteoporosis Management* 是一部全面梳理和总结骨生物学和骨质疏松症诊疗进展的著作。本书详细介绍了近年来骨骼肌肉基础研究突破和临床研究成果。全书共七篇 32 章，图文并茂、条理清晰、通俗易懂，特别阐述了骨质疏松症的临床诊疗新方法、强调骨质疏松症的常见原因和鉴别诊断，介绍了新型防治骨质疏松药物的特点和用药方案等，推广了学术界公认的骨质疏松症的长期管理和骨折后联络服务等理念，拓宽了诸多骨质疏松症诊疗的新视野。

　　欣闻我国知名骨科专家徐又佳教授在繁忙的临床工作之余，组织同行翻译了本书。徐又佳教授不吝将译作初稿发给我，让我有幸先睹为快，并欣然作序。浏览全书，深感这是一部高水平的专著。无论是刚入此门的初学者，还是有一定临床和研究经验的同行，读学本书均会获益。我也乐意推荐本书给大家，希望它能成为相关临床和研究工作者的有益参考，也希望本书能带领更多读者开拓视野、巩固理论、了解进展、学习新知。让我们一起努力，加强交流，共同提高我国骨质疏松症防治水平，共筑健康骨骼和健康中国。

中国医学科学院北京协和医院
中华医学会骨质疏松和骨矿盐疾病分会前任主任委员　

章 序

　　近年来，全球人口老龄化进程加快，骨质疏松症及相关骨折已成为公共健康问题，不仅严重影响患者生活质量，还对家庭和社会造成了沉重负担。因此，为更好地预防、诊断和治疗骨质疏松症，需要我们借鉴国际骨质疏松防治的最新进展。

　　今天我非常高兴向读者推荐这部中文译著。该书英文原著由国际著名专家 Yasser El Miedany 编著，现由苏州大学附属第二医院骨科徐又佳等知名教授翻译成中文版，对骨质疏松症相关知识及进展进行了详尽的解析，图文并茂，值得一读。

　　骨质疏松症的发生主要是由于骨密度和骨质量下降导致的骨骼脆性增加，这一病理过程涉及了复杂的生物学机制。近年来这一领域的研究成果非常丰富。本书正是围绕相关研究成果，介绍了骨骼解剖结构与生理功能，阐述了骨代谢基本原理及研究进展，探讨了骨质疏松症发生机制及临床预防治疗状况，同时还关注了骨质疏松症多因素病因学，引用了大量研究数据和临床实例，分析了遗传因素、激素水平、营养状况、生活习惯及其他慢性疾病对骨质疏松症诊断和治疗的影响。在临床治疗方面，该书阐述了当前临床常用的药物治疗方法，包括药物的作用机制、适应证和不良反应，还介绍了非药物治疗方法，如运动疗法、营养干预和物理治疗等。总之，书中所述的骨质疏松症基础知识及防治新进展、新理念对目前骨质疏松防治有重要的临床意义。

　　我深信该中文版的面世，不仅方便更多国内读者阅读，而且为致力于骨质疏松防治的医务人员提供了重要参考。同时，希望通过本书的出版，增进骨质疏松领域国际间学术交流，让大家更多了解骨质疏松症相关的基础研究、临床防治新视野。

中华医学会骨质疏松和骨矿盐疾病分会主任委员
上海交通大学附属第六人民医院

王 序

中国 60 岁以上人口为 2.64 亿，65 岁以上超 1.9 亿，已成为全球老年人最多的国家。随着人口老龄化的到来，骨质疏松症发病率越来越高，而骨质疏松症最主要的危害是骨质疏松性骨折，在全球范围内 50 岁以上的 1/3 女性和 1/5 男性都可能罹患骨质疏松性骨折。因此，重视骨质疏松防治相关的国际学术交流是非常有意义和有必要的。在这一背景下，我十分荣幸受邀，为本书作序。

本书是英国知名骨科专家 Yasser El Miedany 博士编著的 *New Horizons in Osteoporosis Management* 一书的中文版，共七篇 32 章，内容丰富、结构清晰，且具有书名一样的 "新视野"。

本书涵盖了骨质疏松症的各个方面，包括骨骼基础生物学、诊断技术、预防策略、治疗方法、临床管理等内容，其系统呈现了最新的研究成果和临床实践经验，为读者提供了一个全新的视角，并对骨骼健康相关的骨生物学进行了详细阐述，强调了生物学基础知识是理解骨质疏松症的根基，还讨论了骨质疏松症相关的诊断技术、风险评估方法、靶向治疗、精准治疗、联合治疗和序贯治疗等新进展，还提供了许多骨质疏松性骨折管理、促进骨折愈合、非药物干预等新概念。总之，本书为读者及青年医务人员提供了新知识和新观点。

浏览新书译稿后，我非常赞同原著作者在前言中的观点，即目前无论在临床管理概念理解方面，还是在治疗实践改变方面，现行的骨骼健康理念与相关领域新进展之间，还存在着需要矫正的差距和需要填补的空白。所以，我非常高兴向骨科同仁推荐此书，并相信此书会为临床实际工作带来一些新启发和新帮助。

中华医学会骨科分会候任主任委员
西安交通大学第二附属医院

李 序

　　骨质疏松症是一种患病率很高的慢性代谢性骨骼疾病，目前正逐渐成为全球范围内公众健康的重大挑战。近年来，骨质疏松症的发病机制、预防策略、诊断标准、治疗措施、规范管理等方面的研究取得了长足进展，许多成果为骨质疏松症防治水平的提高做出了重要贡献。

　　最近，英国学者 Yasser El Miedany 的团队编撰了骨质疏松症研究领域新书 *New Horizons in Osteoporosis Management*，我国骨质疏松领域著名专家徐又佳教授领衔将此书译成中文，在新书即将付梓之际，我非常高兴受邀为本书作序，祝贺新书与读者见面的同时，开心向读者们推荐这部富有学术内涵与实用价值的新书。

　　该书内容翔实、条理清晰、图文并茂，不仅对骨组织的基本结构、骨代谢调控原理、骨质疏松症的性质进行了阐述，对骨质疏松症临床诊断依据、风险评估工具、骨骼影像学技术、骨质疏松症诊疗现状及挑战进行了分析，还对骨质疏松症相关的防治进展、迫在眉睫的骨折风险概念、骨折联络服务理念、初级保健医生制度进行了讨论，对骨调节方法、骨靶向治疗、老年医学专项路径、骨折愈合新策略进行了展望。此外，本书还对药物遗传学和药物基因组学发展、促成骨治疗方案选择、序贯和联合治疗优化进行了梳理，对男性骨质疏松症、儿童骨质疏松症、非典型性骨折、妊娠期及哺乳期骨骼健康进行了剖析，对癌症、慢性肾病、糖皮质激素治疗后的骨质疏松症（继发性骨健康问题）进行了归纳。

　　该书语言流畅，内容丰富，能够为读者提供新颖全面的骨质疏松症防治知识，为骨质疏松症防治医务人员提供崭新的视野。最后，要感谢徐又佳教授领衔的译者们为本书出版所付出的智慧、努力与汗水，希望各位同道一起努力，为提高我国骨质疏松症防治水平做出积极贡献。

中华医学会骨质疏松和骨矿盐疾病分会候任主任委员

中国医学科学院北京协和医院　　李梅

刘 序

徐又佳教授是我多年好友，作为骨科医生，他在骨质疏松症及骨质疏松性骨折防治领域耕耘多年，十分荣幸受邀为本书作序。

本书是英国著名骨科专家 Yasser El Miedany 团队编写的新著，徐又佳等教授协力合作，将此书翻译成中文，即将正式面世。该书整体表述深入浅出，图表色彩简明扼要，段落章节层次清晰，具有很强的可读性和综合性，我非常乐意向骨科和骨质疏松症防治领域同行推荐此书。

本书介绍了骨骼相关的应用骨生物学，深入分析了骨骼结构、功能及其在不同生理和病理条件下的变化，为理解骨质疏松症发生和发展提供了比较翔实的数据。在骨质疏松风险评估、DXA 扫描、药物治疗等应用技术层面，本书不仅介绍了相应的基本原理，还提供了最佳实践建议和常见误区数据，许多观点对提高临床运用准确性非常有益。此外，本书还探讨了骨质疏松性骨折治疗进展和管理策略，介绍了多学科协作的骨折管理模式、全面评估骨折患者等研究成果。在骨质疏松性骨折方面，本书倡导科学化评估不同患者、个体化匹配不同治疗方案，争取获得最佳治疗和康复效果。另外，本书对与骨质疏松症相关的临床问题进行了分析阐述，如跨性别者骨健康、小儿骨质疏松症、妊娠期及哺乳期骨健康，癌症对骨健康影响、慢性肾病的骨健康管理等，这些知识和进展扩大了本书的应用范围，使其不仅适用于骨质疏松症相关的专科医生，对其他专业学科医生也具有很好的参考价值。

总而言之，本书比较系统地探讨了骨质疏松症各个方面的问题及研究进展，有助于提升读者的知识储备和实践能力，相信此书会给读者带来全新的视角和深刻的启迪。

中国医师协会骨科医师分会骨质疏松症工作委员会主任

山西白求恩医院（山西医学科学院）

译者前言

非常荣幸参与本书的翻译并向国内广大读者推荐这部 *New Horizons in Osteoporosis Management*。本书由英国知名骨科专家 Yasser El Miedany 领衔撰写，系统探讨了骨质疏松症管理治疗相关的最新进展。书中所述深入浅出、通俗易懂，图表呈现简明扼要、层次清晰，非常具有综合性、易读性和启发性。作为本书的主译，我为有机会传播骨质疏松症防治管理的新知识做出贡献而感到无比荣幸。

骨质疏松症是一种以骨骼脆性增加为特征的慢性疾病，其发病率正随着老龄化社会的到来而日益增高，骨质疏松症防治对个人生活质量和社会医疗保障体系都具有重要现实意义。因此，了解相关领域不断涌现的新策略、新技术非常重要。本书共有七篇 32 章，重点围绕骨质疏松症管理新进展进行了梳理分析与展开讨论。全书涉及骨质疏松症的诊断、预防、治疗新方法、临床实践优化，以及骨骼健康基础知识和临床管理的个体差异等不同主题，全部内容有机结合形成了非常亮眼的"新视野"。

此次中文翻译版将推荐原著所涵盖的各类知识点尽可能"原汁原味"呈现出来，以期更好地推荐给相关人员。在本书翻译过程中，我们聚集了国内相关领域多位专家，希望通过集体智慧，最大限度地保证准确传达原著内容、精准呈现原著精髓。当然，在此也要友情说明一下，在翻译过程中，我们对部分存在文化、语言背景差异的表述进行了适当的调整，这些调整都经过多位专家的反复讨论、逐句推敲，并在保持原著独特见解、固有风格基础上开展的，调整后的内容有助于读者更好的阅读和理解。

在这里，我代表所有参与翻译的人员，衷心感谢原著作者的辛勤耕耘，呈现了如此内容丰硕、意义深刻的著作，同时也对原著作者严谨的科学态度、扎实的文字功底、杰出的逻辑能力表示致敬。

在这里，我还要对参与本书翻译出版的所有专家、同事、出版社团队表示衷心感谢，感谢他们在整个过程中无私的支持和奉献。

最后，真诚希望本书能为更多的骨质疏松症防治人员提供有益帮助，真心希望阅读本书的读者能在骨质疏松症的预防、诊断、治疗等临床管理领域获得新启示、新视野。

苏州大学附属第二医院骨科 / 骨质疏松症临床中心　徐又佳

原书前言

在过去的 30 年中，人们对骨骼健康和骨质疏松症管理的认识已超过了大多数其他慢性衰老性疾病，临床医生见证了对骨质疏松症的治疗选择从贫乏到愈加丰富，其治疗效果从欠佳到愈加有效，这些变化都得益于治疗管理方面取得的重大进展，特别是随着生物治疗等新方法的引入，患者骨矿物质含量已显著改善、骨折率显著下降。可以用一个数学方程式简单描述骨质疏松症，即骨质疏松症等于"峰值骨量"（30 岁左右达到）减去"丢失骨量"（更年期及增龄相关）所得到的净结果。持续骨量丢失是一个复杂的过程，是遗传因素和后天因素相互作用的结果，在临床治疗领域，并非所有骨质疏松症患者接受相同的治疗方式都会获得同样的疗效，有些患者甚至接受了抗骨质疏松药物治疗后依然发生了脆性骨折。在研究领域，尽管在临床中还没有常规测量低峰值骨量或后期高骨量丢失的遗传标记，但全基因组关联研究已显示有若干个基因是骨质疏松症风险的决定因素，这为遗传学药物方案在骨质疏松症领域的应用研究奠定了良好基础。

我们在梳理近些年骨骼（包括肌肉）健康知识的相关进展时注意到，其在基础研究、药物研究、特定药物临床不良反应研究等方面成果丰富，并且，目前无论在临床管理概念理解方面，还是在治疗实践改变方面，现行的骨骼健康理念与相关领域新进展之间，还存在着需要矫正的差距和需要填补的空白。因此，我们撰写了本书，并将书名确定为 *New Horizons in Osteoporosis Management*。全书共七篇，希望分析并呈现骨骼健康和骨质疏松症临床管理治疗相关的新视野。

第一篇有 6 章，对骨骼健康的基本原理、骨骼结构、骨质疏松症性质及骨重塑目的进行了阐述，并由此扩展到对男性、女性及变性人的骨骼健康及肌肉健康进行了讨论。

第二篇有 6 章，主要着眼于骨质疏松症的诊断，也阐述了风险评估工具、当前成像技术、骨质疏松症诊断的挑战性和局限性。内容还涉及 DXA 扫描报告的最佳实践建议、DXA 扫描陷阱及骨量减少的诊断管理。

第三篇有 4 章，重点讨论了预防骨质疏松症的最新进展，阐述了即将发生骨折风险的新概念、骨折联络服务、骨质疏松症预防的不足及挑战相关内容，还阐述了骨质疏松症初级保健医生应有的要求和存在的意义。

第四篇有 4 章，对骨质疏松症防治的新理念、新方案进行了分析讨论，包括骨调节疗法、治疗目标新理念、老年人群的老年医学专项治疗、骨折愈合治疗策略新进展。

第五篇有 4 章，讨论了骨质疏松症临床管理及治疗实践的相关优化途径，包括患者护理与治疗方面差距的研究和改进、骨质疏松症药物遗传学和药物基因组学进展、优化促进合成代谢的治疗窗口研究、优化骨质疏松症序贯和联合治疗的研究。

第六篇有 4 章，讨论了骨骼健康临床管理中的个体差异，包括男性骨质疏松症、儿科骨质疏松症、股骨非典型性骨折、妊娠期及哺乳期的骨骼健康。

第七篇有 4 章，围绕其他疾病引起的继发性骨健康问题进行了讨论，包括癌症、慢性肾病、糖皮质激素相关治疗与骨健康的关系，部分治疗与下颌骨骨坏死的关系。最后一个章节对骨质疏松症相关骨骼护理方面的新观念、新思考进行了汇集及简要分析。

本书的内容对临床相关工作者及对此有兴趣的读者提供了非常实用和友好的文字图表指引。一方面，呈现了骨质疏松症临床实践（骨骼健康管理）及相关研究证据、前沿知识；另一方面，呈现了这个领域最新的进展和典型案例。读者（研究者）阅读后对相关工作实践（临床试验）所需的知识、方法、标准及工具运用会有较好获益和启发。全书通过对 32 个主题进行梳理讨论，以展示对骨骼健康最新进展的思考，此外，书中还对当前文献中一些重要问题进行了分析，期望对相关人员有所助益。

本书既可作为一部较好的入门读物，也可作为一份有价值的参考资料，同时也是临床实践标准及未来相关工作阅读的文字资源。特别感谢我的同事和家人为整个项目的完成给予的支持和帮助，就我个人而言，我感到非常荣幸能编撰这本书，并对它可能为读者带来的获益感到格外欣慰，我衷心希望您阅读后能发现书中的内容及图表对继续教育、持续学习的独特价值。

Yasser El Miedany

London, UK

目　录

第五篇　走向优化实践

第六篇　骨骼健康的差异

第七篇　骨骼健康合并症

第一篇

骨骼健康：迈向更好的骨骼
Bone Health: Towards Better Bones

第1章 骨骼健康：基础和应用骨生物学
Bone Health: Basic and Applied Bone Biology

Yasser El Miedany 著

近年来，骨生物学及其在维持骨骼健康中的作用正不断受到人们的关注，并逐渐发展成为一个热门的研究领域。由于骨骼与全身其他组织器官之间存在着紧密联系，骨生物学融合了传统的解剖学、生理学和生物力学领域，并且涵盖了复杂的发育生物学和分子遗传学领域。因此，对于治疗骨质疏松症等骨骼疾病以及其他代谢性骨骼疾病的临床医生来说，保持知识的自我更新并不断拓展骨骼相关的知识面是至关重要的。对骨骼生物学的研究揭示了骨骼如何在保持相对较轻重量下通过优化其结构保证自身变得强壮。通过对骨骼生物学及其在保护骨骼健康方面作用的深入研究，人们揭示了骨骼如何通过相关细胞之间的平衡活动来维持骨骼的完整性。此外，通过对骨量增加或减少的遗传疾病的分子筛选，人们已经确定了许多调控骨质疏松的关键蛋白[1]。这些研究结果不仅为诊断或治疗常见的骨骼疾病提供了新方法，也帮助人们更好地理解遗传变异在一般人群中是如何导致骨密度差异的。

骨骼结构的适应性可以保证其在提供足够的承载力和灵活性的同时，避免外力对骨骼本身产生负面影响，这意味着骨骼在受到重大冲击时不会断裂，或在剧烈的体力活动中能够承受较大的负荷。因此，人们认为在保证骨骼强度上，骨骼的形态和结构与骨量的作用一样重要。此外，骨骼还可以作为两种重要矿物质（钙和磷）的仓库，在机体需要的时候这些元素就会被调用，并对机体其他系统的功能起到至关重要的作用。骨骼是一个不断变化的动态组织，这也保证了其在支撑、维持矿物质稳态和促进骨骼损伤修复的双重作用。随着陈骨的规律分解，新骨的定期形成，骨骼组织在一生中可以多次更新。这一过程需要一个精准调控的调节系统，这一系统包括多种能够相互交流的特殊细胞，这些细胞也会对多种不同的信号做出反应，包括内部和外部、机械、激素、系统（影响整个骨骼）以及局部（只影响骨骼的一小部分）的信号[2]。骨骼需要行使如此多的生物学功能，同时骨骼也接受多种外界刺激来调节自身的生长、适应并根据需要不断做出调整，因此很难保证这些生物学过程不会发生一定的差错而发生骨骼疾病。

本章讨论骨生物学，为读者介绍骨生物学的相关背景知识，包括骨结构、细胞和细胞外基质、骨活性的机械和化学刺激与抑制信号，以及这些信号在生理情况和应对损伤时的相互作用，从而帮助读者更好地理解骨生物学的原理。同时本章内容也讨论了应用骨生物学及其在与骨病相关的预防、诊断和治疗方法中的应用，这些内容将在本著作的后面部分进行详细讨论。

一、基础骨骼生物学

骨是一种特殊形式的结缔组织，在高等脊椎动物中既是组织也是器官系统。它的基本功能包括运动、保护和矿物质稳态的维持。

二、细胞组成

骨组织中的细胞组成包括成骨细胞、骨细胞、骨衬细胞和破骨细胞，以及含有有机和无机成分的基质[3, 4]。也有另一种分类方法将骨组织的细胞分为骨形成细胞和骨吸收细胞[5]。骨骼细胞的进一步分辨取决于它们的来源，其中成骨细胞、骨细胞和骨衬细胞来源于被称为骨祖细胞的间充质干细胞，而破骨细胞来源于造血干细胞。这些细胞在骨组织中的位置也各有不同，位于骨表面的包括成骨细胞、骨衬细胞和破骨细胞，而骨细胞位于骨组织的内部[6, 7]。关于骨生物学的详细报告可以参考 Downey 和 Siegel（2006）[6]、Rachner 及其同事（2011）[7] 的相关研究。

三、成骨细胞

成骨细胞是位于骨表面的立方体状细胞，占骨组织中细胞总数的 4%～6%，以其骨形成的功能被人们所知晓。成骨细胞来源自位于骨髓、骨内膜、骨膜和骨管中的未分化的间充质干细胞，这些细胞也被称为"前成骨细胞"，它们可以通过周围的组织或血管系统迁移。间充质干细胞呈星形，含有相对少量的细胞质和细胞器，且只有一个细胞核。间充质干细胞向成骨细胞的分化和增殖一般发生在膜内和软骨内成骨过程中（图 1–1）[3, 4]。

间充质干细胞向骨祖细胞系的分化需要特定基因的表达，并按照时序性的编码，包括骨形态发生蛋白（BMP）和 Wnt 通路相关蛋白的合成，最终实现分化。*Runx2*、*Dlx5* 和 *Osx* 的表达是成骨细胞分化的关键[8, 9]。此外，由于 *Runx2* 缺失的小鼠缺乏成骨细胞[9, 10]，因此 *Runx2* 被认为是成骨细胞分化的主要调控基因。*Runx2* 已被证明可以上调成骨细胞相关基因，如 *ColIA1*、*ALP*、*BSP*、*BGLAP* 和 *OCN*[11]。在成骨细胞分化过程中，一旦建立了表达 *Runx2* 和 *ColIA1* 的成骨细胞祖细胞池，这些细胞就进入了增殖阶段。在这一阶段，成骨细胞祖细胞表现出碱性磷酸酶（ALP）活性，并被认为是前成骨细胞[12]。前成骨细胞过渡为成熟成骨细胞的特征是 *Osx* 表达的增加和骨基质蛋白如骨钙素（OCN）、骨唾液酸蛋白（BSP）Ⅰ/Ⅱ，以及 Ⅰ 型胶原的分泌增加。此外，成骨细胞发生形态学变化，成为大的立方体细胞[13–17]。

随着电子显微镜的出现，人们观察到的成骨细胞的结构变得更加清晰。这些细胞紧密地排列在骨骼的表面。当细胞活跃时，成骨细胞呈椭圆形，细胞内含有大量的粗面内质网（RER）、线粒体和高尔基体，细胞核位于细胞的中心。通过电子显微镜，人们在这些细胞中发现了其他显微结构成分包括线粒体、微管、微丝、溶酶体、糖原和脂质。在功能上，成骨细胞负责产生由蛋白质和多糖组成的有机基质。有证据表明，成骨细胞在甲状旁腺激素和局部细胞因子的影响下，可以释放激活破骨细胞的介质[3]。

四、骨衬细胞

成骨细胞的命运最终将会走向三条路径中的一条：①保持活跃的成骨细胞；②被基质包围并成为骨细胞；③变得相对不活跃并形成骨衬细胞。骨衬细胞是弧形细长的细胞，覆盖在大部分成熟骨骼的骨表面，细胞质的延伸或缝隙连接通常使得骨衬细胞之间或其与骨细胞之间产生联系。由于这类细胞代谢不活跃，骨衬细胞比成骨细胞含有的细胞器和细胞质更少。因此有时它们也被称为"静止成骨细胞"或"表面骨细胞"[3–6]。

骨衬细胞覆盖在骨表面，既不发生骨吸收也不发生骨形成[18]。骨衬细胞的分泌活性取决于骨的生理状态，这些细胞可以通过增大它们的体积并变成立方体而重新获得分泌活性[19]。研究表明，当骨吸收不应该发生时，这些细胞可以阻碍破骨细胞和骨基质之间的直接相互作用，它们还可以通过产生护骨因子（OPG）和核因子–κB 受体激活蛋白配体（RANKL）参与破骨细胞分化的调节[20]。此外，骨衬细胞与其他骨细胞是骨构建单位（BMU）的重要组成部分，BMU 是骨重建周期中存在的一种解剖结构[21]。Buckwalter 等指出，在甲状旁腺激素存在的情况下，骨衬细胞分泌酶清除骨基质上的类骨覆盖层，为破骨细胞清除骨做好准备[3]。其他研究表明，骨衬细胞可能是成骨细胞的前体，它可以调节骨中的晶体生长和作为细胞外液和骨之间的屏障[4, 6]。

五、骨细胞

据估计，骨细胞占成人骨组织中细胞总数的90%以上，骨细胞是由间充质干细胞通过成骨细胞分化而来。在这一过程中，人们提出了4个标志性阶段，即骨样骨细胞、前骨细胞、年轻骨细胞和成熟骨细胞[22]。与成骨细胞非常相似，作为未成熟的骨细胞，它们往往被周围的骨基质包围。因此，这些细胞的细胞质中含有大量的粗面内质

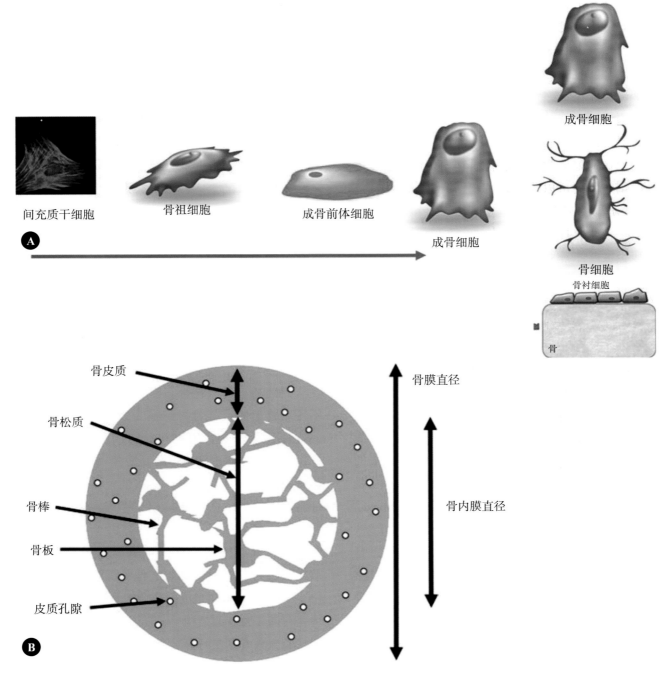

▲ 图 1-1　**A.** 间充质干细胞分化为成熟成骨细胞的发育模式及其命运，间充质干细胞是指胚胎早期发育时的细胞，其中一部分留在骨髓中，但不形成血细胞。**B.** 骨骼的结构特征，骨骼由一层致密的皮质外壳组成，包绕海绵状的骨小梁网络。骨膜直径和骨内膜直径共同决定了皮质的厚度。骨骼的大小、皮质厚度和孔隙度对骨强度有显著影响。内小梁腔室包含一个板状物和杆状物组成的网络，也影响骨强度[286]

网（RER）和大型高尔基体和线粒体，微管、微丝和溶酶体的数量较少。随着骨细胞的成熟和更多的基质形成，骨细胞逐渐定位于骨组织的深处，最终它们渐渐失去细胞质并被融入骨基质而变小。这一过程伴随着明显的形态学和超微结构变化，包括成骨细胞的体积减少、核质比增加。由于蛋白质合成和分泌减小[23]，导致了细胞核的外观扩大。此外，骨细胞位于间隙或腔隙内，具有较长的细胞质突起，它们可以通过基质内的小管促进相邻细胞之间的接触，这些连接对矿化基质中的细胞通讯和营养供给是极其重要的[4-7]。此外，这个重要的细胞网络被认为可以帮助介导骨细胞与骨内液体和血管之间的矿物质交换。也有学者认为，细胞网络可以感知骨内的机械形变，从而调控骨的形成和吸收[3]。

一旦成熟骨细胞完成被矿化基质完全包裹的阶段，成骨细胞标志物如 OCN、BSP Ⅱ、Ⅰ 型胶原蛋白和 ALP 表达均下调。另外，骨细胞标志物包括牙本质基质蛋白 1（DMP1）和硬化蛋白（sclerostin）的表达均上调[24-26]。此时骨细胞的胞体位于腔隙内，其细胞质突起（每个细胞多达50 个）穿过源自于腔隙被称为小管的微小隧道，形成了骨细胞腔隙 - 小管系统[27]（图 1-2）。这些细胞质突起通过缝隙连接到其他邻近的骨细胞的突起，以及位于骨表面的成骨细胞和骨衬细胞的细胞质突起，从而促进前列腺素和一氧化氮等小信号分子在这些细胞之间的运输[28]。此外，骨细胞腔隙 - 小管系统靠近血管，因此骨细胞也可以从血管中获得氧气和营养物质[17]。

据估计，骨细胞表面积是所有哈弗斯系统和福尔克曼系统的 400 倍，同时是骨小梁表面积的 100 倍以上[29, 30]。骨细胞突起和小管之间流动的间质液也可以用于细胞间的通讯。由于骨细胞之间相互连接的网络具有检测机械压力和负荷的能力，可以帮助骨骼适应日常机械刺激[31]，因此通过骨细胞腔隙 - 小管系统，骨细胞成为一种机械传感器。通过这样的方式，骨细胞通过调节成骨细胞和破骨细胞的活性，充当着骨重建的协调者[32]。此外，骨细胞凋亡已被认为是破骨细胞骨吸收的趋化信号[33-35]。同时，不少研究也一致认为在骨吸收过程中，凋亡的骨细胞可以被破骨细胞吞噬[36-38]。

骨细胞的机械感应功能（图 1-3）是由这些细胞在骨基质中的位置所决定的。因此，骨细胞的形状和空间排列与其感知和传输信号、将机械刺激转化为生化信号的功能相一致，并促进机械信号到化学信号转化的现象被称为压电效应[39]。骨细胞将机械刺激转化为化学信号的机制和成分尚不清楚。然而，既往的研究已经提出了两种机制，第一种机制是通过纤毛形成的蛋白复合物及其相关蛋白多囊蛋白 1 和 2 实现信号转换，而这些蛋白被认为对骨细胞机械感应以及成骨细胞 /

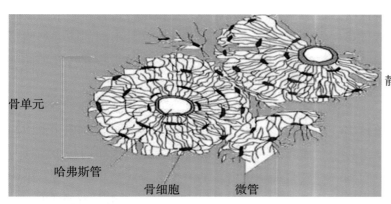
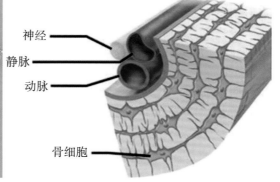

神经
静脉
动脉
骨单元
哈弗斯管
骨细胞
微管
骨细胞

▲ 图 1-2　哈弗斯系统

骨可以被认为是一座有电梯的摩天大楼，整个摩天大楼是骨单位，大楼的电梯就像是哈弗斯管，建筑的每一层都是福尔克曼管，大楼里的每个办公室都代表着一个骨细胞

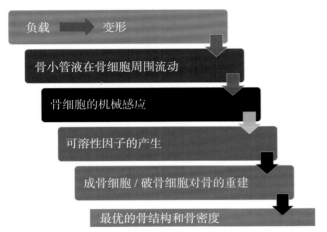

▲ 图 1-3 骨细胞的机械敏感功能促进机械刺激转化为生化信号

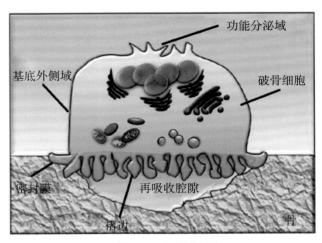

▲ 图 1-4 骨吸收陷窝
破骨细胞位于骨表面的凹陷中，称为吸收腔或 Howship 陷窝

骨细胞介导的骨形成至关重要[40]。第二种机制涉及骨细胞的细胞骨架成分，包括黏附蛋白复合物及其多种相关蛋白，如 Paxillin、Vinculin、Talin、Zyxin[41]。在机械刺激下，骨细胞产生多种二级信使，如 ATP、一氧化氮（NO）、Ca^{2+} 和前列腺素（PGE_2 和 PGI_2）进而影响骨骼生理机制[42]。由于骨细胞内复杂的管状网络便于骨细胞之间的通信，因此骨细胞拥有机械感应的功能是非常合理且高度可信的。

六、破骨细胞

破骨细胞是一种终末分化的多核巨细胞，在正常和病理条件下（如骨质疏松症）都负责调控骨吸收。在形态学上，破骨细胞往往比其他骨骼细胞大得多，且通常位于骨表面。破骨细胞被认为是可运动的，它可以从不同的位置沿着骨表面移动，这种运动是由于这些细胞具有不同的外观[43]。在骨中，破骨细胞存在于骨表面的凹陷中，这种凹陷被称为骨吸收室或 Howship 陷窝（图 1-4）。

破骨细胞起源于造血干细胞谱系中的单核细胞，其分化受到多种细胞因子的影响，包括由骨祖细胞、间充质干细胞和成骨细胞分泌的巨噬细胞集落刺激因子（M-CSF），以及由成骨细胞、骨细胞和基质细胞分泌的 RANK 配体（图 1-5）[44, 45]。这些因子共同促进了转录因子的激活和破骨细胞的基因表达[44-48]。

巨噬细胞集落刺激因子（M-CSF）与其存在于破骨前体细胞中的受体（cFMS）结合，刺激破骨细胞增殖并抑制其凋亡[46, 49]。RANKL 是破骨细胞形成的关键因子，它由成骨细胞、骨细胞和基质细胞分泌。当它与破骨前体细胞中的 RANK 受体结合时，可诱导破骨细胞形成[50]。此外，另一种被称为护骨因子（OPG）的因子，由成骨细胞、基质细胞、牙龈和牙周成纤维细胞产生，它可以与RANKL结合，阻碍RANK/RANKL的相互作用，从而抑制破骨细胞生成[51-53]。因此，RANKL/RANK/OPG 系统是破骨细胞形成的关键中介因子[50, 53]。

尽管这些破骨细胞因子已经被明确定义，但最近有研究表明，破骨细胞的分化潜能可能与其所处的骨部位有关。据报道，长骨骨髓中的破骨细胞比颌骨形成得更快。这种不同的破骨细胞形成能力可能与破骨细胞所在的骨特异性骨髓的细胞组成有关[54]。

破骨细胞的特点是有多个细胞核，平均在3～20 个，往往呈卵圆形并且集中在细胞中部，与成骨细胞相比，破骨细胞粗面内质网较少，这与破骨细胞蛋白质的产生和分泌减少相一致。破骨细胞内的线粒体比任何其他类型的细胞都要多，细胞核之间是高尔基体的囊泡，其数量相对较少。细胞质内有许多溶酶体类型的液泡存在，导致细

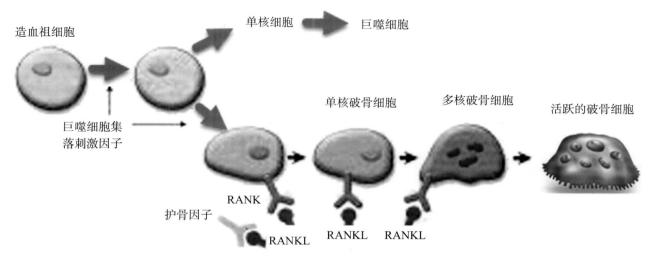

造血祖细胞

单核细胞 → 巨噬细胞

巨噬细胞集落刺激因子

护骨因子

RANK

RANKL

单核破骨细胞

多核破骨细胞

活跃的破骨细胞

RANKL

RANKL

由破骨细胞、成骨细胞和基质细胞分泌的 RANKL

▲ 图 1-5 破骨细胞形成

展示了造血前体细胞向成熟破骨细胞分化的发展过程。造血细胞来自于骨髓的液体部分，其中一部分随着血液不断循环。RANKL. 核因子 - κB 受体激活蛋白配体

胞质通常被描述为"泡沫"[55, 56]。活性破骨细胞的质膜呈折叠状，称为褶边。边界的深皱褶导致细胞的附属物突起，可以包裹骨突起或沿着骨表面排列。较大的膜表面积可以允许细胞内和细胞外环境之间形成更广泛的物质交换[3, 55]。

在骨重建过程中，破骨细胞发生极化，我们一般可以观察到四种类型的细胞膜结构域，即与骨基质接触的封闭区和皱褶缘，以及与骨基质不接触的基底外侧和功能分泌域[57, 58]。这些结构域在破骨细胞与细胞外矿化基质接触时形成。在这个过程中，αvβ3- 整合素和 CD44 介导破骨细胞小体可以附着到骨表面[59-62]。超微结构下，皱褶缘是由微绒毛形成的膜结构域，它由周围组织通过封闭区（也称透明区）分离得到，封闭区位于破骨细胞周围邻近骨基质附近的一个没有细胞器的区域[61]，它由一个肌动蛋白环和其他几种蛋白质组成[58]，αvβ3- 整合素结合到含有 RGD 序列的非胶原骨基质（如骨唾液蛋白、骨桥蛋白和玻璃体素），就会建立起一个与中心区域（皱褶缘所在的位置）分界明显的外周封闭区[61]。

皱褶缘的维持对破骨细胞的活性也至关重要，这种结构的形成是由溶酶体和内体中物质的频繁

运输导致的。在皱褶缘，存在液泡型 H$^+$-ATP 酶（V-ATP 酶），它有助于酸化吸收腔隙，从而使羟基磷灰石晶体溶解（图 1-6）[45, 63, 64]。在这个区域内，质子和酶，如抗酒石酸酸性磷酸酶（tartrate resistant acid phosphatase，TRAP）、组织蛋白酶 K 和基质金属蛋白酶 -9（MMP-9），被运输到一个称为 Howship 陷窝的腔室，导致骨降解[57, 64-67]（图 1-3）。这种降解的产物随后在褶皱边界被吞噬，并被转运到破骨细胞质膜上的功能性分泌域[68]。

破骨细胞的形成和活性异常增加会导致一些骨骼疾病（如骨质疏松症），表现为骨吸收超过骨形成，导致骨密度降低和骨折概率增加[68]。在一些病理条件下（包括骨转移和炎症性关节炎），异常的破骨细胞活化导致关节周围组织侵蚀和溶骨性病变[47, 68, 69]。另外，在骨骼石化症这种罕见的骨病中，破骨细胞形成和骨吸收功能的相关基因突变，导致骨吸收减少而致骨量大量的积累[70]。这些疾病表明了正常的骨重建过程对维持骨稳态的重要性。

此外，有证据表明破骨细胞还具有其他几种功能。例如，破骨细胞产生一种叫作破骨因子的细胞因子，它可以在骨重建周期中调控成骨细胞。

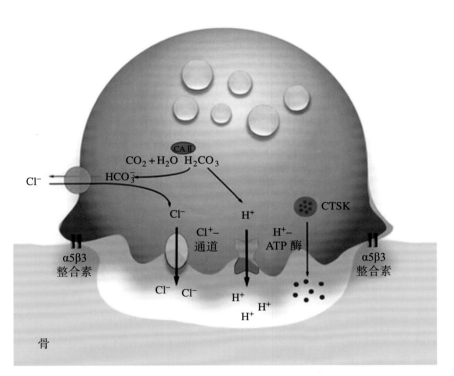

◀ 图 1-6　破骨细胞骨吸收位点
在褶皱边缘，有一个空泡型 H^+-ATP 酶（V-ATP 酶），这有助于酸化骨吸收腔隙，从而使羟基磷灰石晶体溶解

此外，早期的研究发现破骨细胞也可以直接调节造血干细胞的功能[71]。这些发现表明，破骨细胞不仅是骨吸收细胞，而且也是影响其他细胞活性的细胞因子的来源。

七、骨结构

骨是类骨基质和羟基磷灰石$[Ca_{10}(PO_4)_6(OH)_2]$晶体的结合，但骨骼中还含有水、非胶原蛋白、脂质和特化的骨细胞[72]。

Ⅰ型胶原蛋白骨基质赋予骨弹性、柔韧性和抗拉强度，胶原纤维由三条螺旋链组成，并结合在一起形成纤维，然后纤维通过交联作用相互交织并结合[73]。从血清中吸附的非胶原蛋白也构成了基质的一部分，这种非胶原蛋白的主要功能包括加强胶原蛋白的结构和调节矿化。以羟基磷灰石晶体形式存在的骨矿物质是钙和磷酸盐的重要储藏库，同时也是维持机体矿物质稳态所必需的，并为骨骼提供机械刚性和抗压强度。最近，人们通过核磁共振（NMR）波谱学的检测为骨基质和矿物质的详细组成提供了新的见解[74]。

骨骼对机体起着保护和支持的作用，同时对于运动功能来说也是至关重要的，所以它们需要有坚固且轻便的特性。骨骼是由两种结构不同的类型组成，即骨皮质和骨小梁（骨松质）（图 1-7）。骨皮质坚固并且穿透血管，构成致密的外壳。骨皮质有一个包含血管、神经末梢、成骨细胞和破骨细胞的外骨膜表面和一个毗邻骨髓的内骨膜表面，在骨皮质骨内膜表面的是蜂窝状的骨小梁，它由板状和棒状结构连接构成的精细网络组成[75.76]。

骨皮质和骨小梁的结构差异决定了它们的不同功能。大部分成熟的骨骼（80%）是致密的骨皮质，具有高扭转阻力和低转换率。然而，骨皮质可以释放矿物质，以应对严重或长期的矿物质缺乏。相比之下，骨小梁密度小、弹性大、转换率高、抗压能力强，并构成了骨骼的其余部分。骨小梁提供机械支撑，帮助保持骨骼的强度和完整性，其通过棒状和板状排列的模式以提供最大的强度。骨小梁具有更大的矿物质交换表面积，在代谢方面比骨皮质更活跃，这使得它可以在急性功能不全时迅速释放矿物质[77]。因此，骨小梁也优先受到骨质疏松的影响[78]。

骨皮质和骨小梁的比例取决于具体骨的功能。在椎骨中，骨小梁主要是为了抵抗压缩力。相比

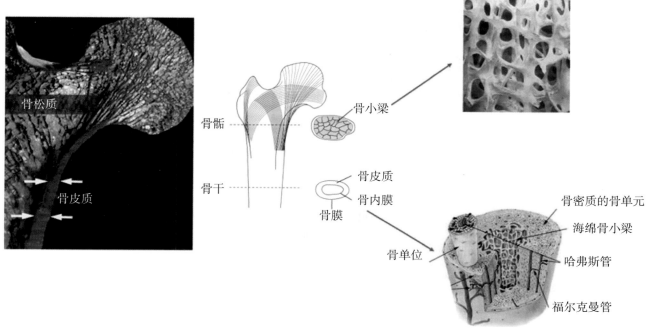

▲ 图 1-7　骨皮质和骨松质的结构排列

之下，起杠杆作用的长骨主要由骨皮质组成，这个构成使得它能够更好地抵抗压力和扭力[78, 79]。

　　骨的生物力学特性允许其可以在不影响机械强度的情况下保持高度的灵活性。骨皮质和骨松质可以由编织骨（初级骨）或板层骨（次级骨）组成。虽然骨皮质和骨松质的基质结构和组成基本相似，但它们在质量上差异很大，其中骨皮质的质量体积比更大[3]。

　　骨皮质包裹骨髓腔和骨松质的小梁板。在机体中，80% 的成熟骨骼为组成长骨的骨干或骨轴的骨皮质，长骨的干骺端和骨骺具有较薄的皮质壁，骨骺围绕内部骨松质的球状末端。另外，短骨（如跗骨和腕骨）、椎骨、颅骨和盆骨也往往具有较薄的皮质壁，但与长骨相比，短骨含有更大比例的骨松质[17]。

　　尽管骨皮质和骨松质的成分和材料相同，但由于结构的不同，其力学性能往往存在一定的差异。长骨骨干的排列厚且密，使得其骨皮质对扭力和弯曲具有更高的抵抗力，而骨松质提供了更强的弹性和减震能力（如在长骨的骨骺区域），骨松质通常具有较高的代谢率，并且似乎对机械负

荷和卸载的变化反应更快（如在长时间不活动的情况下）。部分原因可能是由于骨松质的骨细胞更多地暴露于邻近的骨髓细胞和血管，而骨皮质内的细胞倾向于嵌入骨基质的深处[3]。

　　编织骨和板层骨是基于骨的微观差异而命名。板层骨是成熟骨骼的主要类型，编织骨由松散随机排列的胶原束组成，胶原束中含有大量大小、形状各异的骨细胞，而板层骨由胶原束及有序排列的细胞组成。板层骨是由编织骨重建而产生的次级骨，而骨皮质和骨松质都可以由编织骨或板层骨组成。编织骨有时被称为初级骨，可见于胚胎骨骼，胚胎骨在 4—5 岁时被吸收，并被板层骨也称次级骨所取代。然而，在骨折愈合的初始阶段，颅骨缝线、耳小骨和骨骺板内也可见编织骨，与板层骨相比，编织骨在沉积和吸收过程中具有较快的代谢速率，由于组成不同，编织骨具有分散的、不规则的外观，而板层骨的排列则非常有序[17]。

　　组织学上，编织骨的骨细胞也比板层骨的骨细胞更随机分散，板层骨的骨细胞大小和形状均匀，且排列整齐并与其他细胞和结构一起构成

骨[80]。当在显微镜下观察板层骨时，其组织呈平行或片状的单元，并含有密集排列的胶原纤维。由同心圆薄片状骨板组成的骨也可称为哈弗斯系统。骨围绕着中央管（哈弗斯管），这些管状结构中也包含了血液、淋巴管，偶尔也包含神经。在中央管和周围的细胞之间是骨细胞的细胞突起，这些细胞突起在中央管和周围骨细胞之间呈放射状延伸并可以在被称为骨小管的隧道状结构中穿行（图1-8），这使得营养物质能够在被坚硬的矿化基质包围的系统中扩散。中央管也可以与被称为福尔克曼管的斜向血管分支匹配。这些结构使从骨膜到骨内膜的通信得以实现[81]。

初级骨历经吸收和新骨形成，留下称为骨黏合线的边界。新骨的不断吸收和沉积是骨转换动态过程的基础。在组织学上，我们可以在骨横截面上的区域观察到初级骨的残余物和次级骨共存的骨[81, 82]。

骨组织内腔隙和腔管的复杂动态网络形成了一个血管外空间，这个空间靠近矿化基质，此处液体和离子可以相对不受限制地流动，并且骨的机械变形在这里可以转化为电信号，并传输到组织的其他区域。一些学者推测电信号在骨功能调节中的作用就是基于这种相互依赖的网络[83, 84]。

八、细胞间隙

骨组织的正常发育和维持依赖于成骨细胞、破骨细胞和骨细胞紧密调控。这种调控平衡了成骨细胞的骨形成功能、破骨细胞的骨吸收功能，以及调控这两种细胞激活的骨细胞。为了使内嵌的骨细胞（图1-8）控制和促进骨表面的骨形成和骨吸收，显然需要这些细胞在相当远的一段距离发出信号，同时还会受到矿化基质的阻碍。而通过释放可溶性信号（如RANKL、护骨因子和硬化蛋白）和通过缝隙连接的细胞间通信则可以解决这一问题。骨细胞通过长树突状细胞突起穿过骨小管，并通过含有连接蛋白的缝隙连接与相邻的骨细胞和骨表面的成骨细胞进行连接[85]。

缝隙连接被认为在骨重建的调控过程中起着

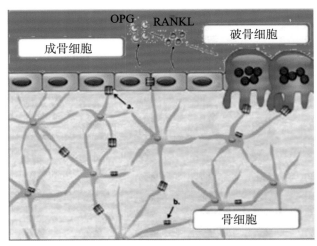

▲ 图1-8 骨细胞示意

长树突状突起，使骨细胞和表面成骨细胞之间能够接触（译者注：原著英文标识疑有误，已修改）

关键作用。成骨细胞和骨细胞已被证明表达三种主要的缝隙连接蛋白，连接蛋白43（Cx43）、连接蛋白45（Cx45）和连接蛋白46（Cx46）。位于骨表面的成骨细胞、骨祖细胞和骨衬细胞表达Cx43，并与骨细胞一样相互之间形成功能性间缝隙连接。此外，构成软骨的软骨细胞以及负责骨吸收的破骨细胞也被证明可以表达Cx43。缝隙连接在两个相邻细胞之间由两个半通道蛋白形成水通道蛋白（图1-9）。这些水通道允许离子、代谢物和小信号分子（如环状核苷酸和肌醇衍生物）的扩散。通过这种方式，由整个骨中相互连接的细胞组成的功能性组合体协同作用，协调骨的形成和转换[86]。除了经典的缝隙连接细胞间通信，在细胞膜上存在独立的缝隙连接半通道，它们是细胞质和细胞外环境之间物质交换的直接通道[87]。

根据表达连接蛋白基因的不同，所形成的缝隙连接通道将表现出不同电荷负载及渗透性。例如，Cx43允许<1.2kDa分子量的相对较大的信号分子扩散，并且偏好带负电荷的分子。肌醇衍生物和cADP-核糖能够通过缝隙连接扩散，并能在耦联的细胞中引起Ca^{2+}反应[88-94]。相比之下，Cx45形成更小的孔隙，允许<0.3kDa分子量扩散，并偏好带正电荷的分子。有趣的是，连接蛋白可以由同源或异源的半通道组成，而形成缝隙连接

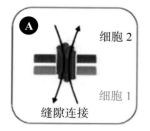

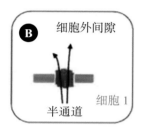

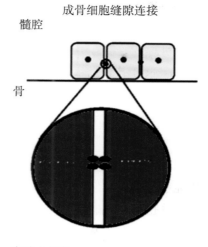

成骨细胞缝隙连接

髓腔

骨

高放大倍数

◀ 图 1-9　与邻近成骨细胞的缝隙连接允许细胞之间或与细胞外空间进行交流

在骨细胞和成骨细胞之间由 Cx43 形成的缝隙连接，允许细胞之间的分子交换（A）。骨细胞也表达缝隙连接半通道（B），允许将因子释放到细胞外空间。破骨细胞对骨吸收的调节是由成骨细胞 / 骨细胞产生的 RANKL 和护骨因子介导的。Cx43 可以维持这些因子的平衡，从而在调控破骨细胞形成中发挥重要作用

半通道的连接蛋白类型决定了由此产生的缝隙连接通道的分子大小和渗透性[95-99]。例如，Cx43 和 Cx45 就是两个这样的连接蛋白，它们可以由两个半通道单体组装成一个缝隙连接通道。在合成的 Cx43/Cx45 异源通道中，Cx45 的生化特性占主导地位，导致细胞间的化学和电耦合显著降低[95, 100, 101]。此外，一些连接蛋白（半通道）可以根据与之对应的细胞膜上半通道的相容性与相邻细胞形成相互作用，例如，一个表达单体 Cx43 半通道的细胞可能与相邻的表达单体 Cx45 半通道细胞锚定。

这些特性为缝隙连接提供了巨大的可塑性，决定了最终所产生的通信通道的大小、渗透率和选择性，从而限制或只允许向与之耦合的细胞发送信号。此外，缝隙连接通道的调控方式与其他膜通道相似，其开放 / 关闭状态对跨膜电压和连接蛋白亚基的翻译后修饰敏感。已证明，细胞外信号调节激酶（ERK）和蛋白激酶 C 的激活，可以通过磷酸化连接蛋白单体的 C 端尾部来动态调节 Cx43 通道的开启或关闭状态[102-104]。

越来越多的证据表明，由特定细胞类型所表达的连接蛋白的特性可以决定细胞间传播的信号类型、第二信使和代谢物类型。通过这种方式，细胞之间可以形成一个"功能性合胞体"，细胞在其中进行交流，并且扩散的信号类型具有可以被

调节。因此，在这个网络中并非所有的细胞都共享每个信号，同时一些通过缝隙连接的信号扩散是比较快速的，而传播到其他细胞中可能会限制它发挥特定的功能[86]。

九、缝隙连接和骨骼发育

Cx43 参与控制骨细胞功能和骨质量的过程是非常复杂的，根据所处外界刺激或者生理环境的不同，它可能发挥不同的作用。例如，Cx43 的丢失会不同程度地调节骨膜表面和骨内膜表面的骨细胞对机械负荷的反应[105]，Cx43 的缺失减弱了机械负荷导致的骨合成代谢作用以及机械卸载甚至衰老对骨丢失的影响[106, 107]。这意味着 Cx43 传递的信号可以是骨合成代谢的信号，也可以是骨分解代谢的信号，而这取决于机体所处的具体环境（如衰老）、机械负荷或卸载甚至在骨中所处的位置（即对骨膜和骨内膜表面的不同影响）[108]。这种复杂的过程强调了理解 Cx43 如何影响骨细胞和骨重建的必要性，并提出了几个重要的问题：Cx43 对骨的骨合成代谢作用的第二信使和效应器是什么？它们与骨分解作用的效应器有何不同？我们能否可以有选择地调节通过缝隙连接进行细胞间通讯和（或）响应的能力？了解 Cx43 可以通过环境依赖的方式调节骨细胞功能的分子机制，对于开发以干预这些连接蛋白调节的通路为靶点，以

增强或维持骨质量的治疗方法至关重要。

十、骨重建

虽然骨骼看起来是一个惰性结构，但实际上，它是一个由一生不断活动的组织和细胞组成的动态的器官。骨骼通过重建来调节自身的维持和修复，这一过程也同时提供了一种快速获取钙和磷酸盐以维持矿物质稳态的机制[109, 110]，最近 Kcndrc 和 Basset（2018）通过综述对骨重建进行了探讨[110]。

由 Frost 首先定义，骨重建周期是指用新骨取代陈骨和受损骨，它是一个受到严格调控的过程[111]。从解剖学上讲，该周期发生在一个骨构建单位（BMU）内，该单位由破骨细胞、成骨细胞和毛细血管组成[112]。BMU 的寿命超过了其中的成骨细胞和破骨细胞的寿命，因此需要这些细胞不断进行补充，并且 BMU 受到骨细胞的严格调控。BMU 的结构和组成取决于它是位于骨小梁还是骨皮质内。在骨小梁中，BMU 位于骨"沟"表面，这种骨沟被称为 Howship 陷窝，它可以被吸收然后再填充。相反，在骨皮质中，BMU 内的破骨细胞形成一个切割锥结构并深入皮质（破骨细胞隧道），从而清除受损的骨组织。在切割锥后，分化的成骨细胞将新骨集中放置在隧道壁上，并在新骨的哈弗斯管内留下血管供应。在这两种情况下，BMU 都被细胞冠层覆盖从而形成骨重建室（BRC）[113]。

十一、骨重建室

虽然从宏观上看，骨骼似乎是一个静态的器官，但在微观层面上，它是一个极其动态的组织，骨骼在日常生活中承受负荷的能力取决于骨骼能否被重建，以及在骨松质（椎骨、骨盆和长骨和骨皮质的末端）中和骨皮质（存在于骨干中的致密骨）中不断出现的微裂缝能否被修复。骨松质的重建部位位于接近红骨髓的椎骨和骨盆，并认为包含骨祖细胞，而骨皮质的重建部位则远离红骨髓。人们认为骨重建的机制在骨松质和骨皮质中可能有所不同。具体来说，骨重建所需的细胞可能直接从红骨髓进入骨松质中的骨表面，而重建骨皮质的细胞则可能是通过血管系统进入骨皮质。然而，现在看来，两种骨结构的骨重建机制非常相似，都发生在 BMU 中，包括骨重建腔内的破骨细胞、成骨细胞和骨细胞。虽然 BMU 被人们认识已经有很长一段时间，但 BMU 和血管系统之间的密切关系，特别是在骨松质中，却鲜为人知。这种密切关系最初由 Burkhardt 等在 20 多年前提出，并在 Hauge 及其同事的后续研究中进行了详细的解析[114, 115]。这些研究人员证明，BMU 中的细胞，即使是在骨松质中，也不是直接与骨髓相连，而是被一层细胞冠层（很可能是骨衬细胞）覆盖，这些细胞似乎与静止骨表面的骨衬细胞相连。反过来，这些骨表面静止的骨衬细胞可以与嵌在骨基质中的骨细胞进行通信。此外，毛细血管穿透骨骼细胞的冠层，并可能充当管道为 BMU 提供所需细胞。Hauge 等[115] 将骨松质和骨皮质中的 BMU（包括破骨细胞、成骨细胞和骨细胞）置于由 BMU、骨衬细胞冠层和相关的毛细血管组成的骨重建室（BRC）中，并正式提出了骨重建室这个新概念。

因此，骨重建室（BRC）可以定义为由相互耦合的破骨细胞和成骨细胞组成的重建区[116, 117]。Hauge 等证明 BRC 中的细胞被特化血管结构外层的细胞"冠层"覆盖，另一层是裸露的骨表面（图 1-10）[115]。这些冠层的细胞表达了所有典型的成骨细胞表型标记，因此很可能它们就是骨衬细胞，并且这些冠层细胞似乎与骨表面静止的骨衬细胞相连。这种结构目前已在骨皮质和骨小梁中得到证实。反过来，这些骨表面静止的骨衬细胞与嵌入在骨基质中的骨细胞通信，毛细血管穿透骨衬细胞的冠层，并可能作为通道为 BRC 提供所需的细胞。

细胞可以通过覆盖 BRC 的内层细胞穹顶或通过循环系统进入重建空间。目前，参与重建的所有细胞是否都是通过血液循环到达重建空间仍存在争议。但是在循环系统中，破骨前体细胞早在几年前就已经被证实可以通过血液循环到达重建区域。越

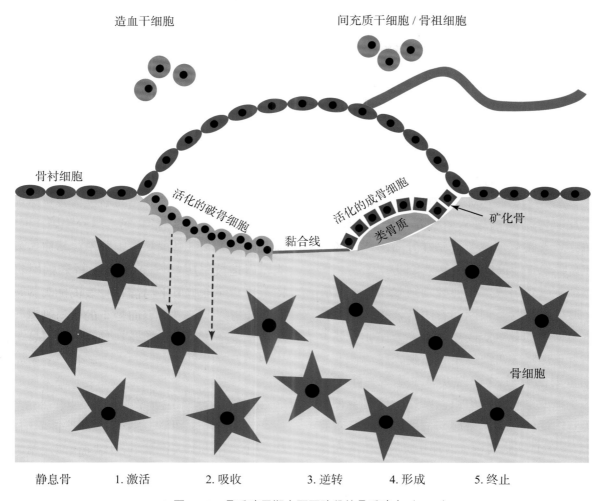

造血干细胞　　　　　　　　间充质干细胞 / 骨祖细胞

骨衬细胞　　　　　活化的破骨细胞　　　活化的成骨细胞　　矿化骨

黏合线　　　类骨质

骨细胞

静息骨　　1. 激活　　2. 吸收　　3. 逆转　　4. 形成　　5. 终止

▲ 图 1-10　骨重建周期中不同阶段的骨重建室（BRC）

骨重建周期包含激活、吸收、逆转、形成和终止 5 个阶段。造血干细胞（HSC）和间充质干细胞（MSC）

来越多的证据表明，成骨细胞谱系细胞也可以通过血液循环到达重建区域，从而强化了循环系统中前体细胞在骨重建过程的重要作用[118, 119]。

　　BRC 是最可能发生破骨细胞和骨细胞耦联的结构。骨表面通常被骨衬细胞覆盖，这能阻止骨细胞与整合素或其他已知调节细胞活性的黏附分子之间的直接接触。由于 BRC 的形成涉及骨衬细胞从骨表面脱离[117]，这也使得 BRC 成为循环破骨细胞、循环成骨细胞前体与这些基质成分接触唯一的地方。

十二、重建周期 – 细胞和分子机制

　　在骨皮质和骨小梁中，重建周期以高度调节和保守的方式进行，并在 120～200 天内发生激活、

吸收、逆转、形成和终止 5 个阶段[120]。在甲状腺功能亢进和原发性甲状旁腺功能亢进时，重建周期可短至 100 天，而在黏液水肿等低转换率状态和双膦酸盐治疗后的重建周期可超过 100 天[121]。骨细胞通过调节破骨细胞和成骨细胞的分化，从而协调骨吸收和骨形成来协调骨重建。

十三、激活

　　骨重建的第一阶段涉及对初始重建信号的检测，这种信号一般有几种形式，例如，通过直接的机械应力对骨骼造成的结构损伤，以及通过激素［如雌激素或甲状旁腺激素（parathyroid hormone，PTH）］作用于骨细胞，以应对体内稳态的系统性变化。

人们认为骨细胞可以感知日常活动对骨骼施加的持续性机械张力，并将其转化为启动骨重建的生物信号（图 1–11）[122]。骨基质损伤或肢体不活动会导致骨细胞凋亡和破骨细胞生成增加[72, 123]。在正常条件下，骨细胞可以分泌转化生长因子 –β（TGF-β），从而抑制破骨细胞的生成。局灶性骨细胞凋亡降低了局部 TGF-β 的水平，从而解除破骨细胞生成的抑制信号，并允许破骨细胞的形成得以继续发生[73]。

破骨前体细胞细胞从循环系统中被招募并被激活。随着骨衬细胞与下层骨分离，骨表面暴露，并在骨吸收部位形成一个凸起的冠层[116]。多个单核细胞融合形成多核前破骨细胞并与骨基质结合，形成骨吸收室周围的封闭区，从而将骨吸收陷窝与周围的骨组织隔离开来，为保证在健康的状态下根据机体需要发生骨重建，启动骨重建是首个重要的阶段。"靶向重建"是指去除特定区域的受损或老化的骨组织，在这个过程中骨细胞利用其广泛的树突网络向其他细胞释放启动信号[109, 124–127]。骨细胞凋亡（由骨基质损伤引起的骨小管断裂等原因诱导）会导致旁分泌因子的释放，从而增加局部血管生成和破骨细胞、成骨细胞前体的募集[128–130]。相反，"非靶向重建"指的是对甲状旁腺激素（PTH）等激素这种系统性信号做出反应的重建，从而导致全身钙的累积。

十四、吸收（持续时间约为 2 周）

破骨细胞的分化和活化也受到骨细胞的调控，破骨细胞骨架的重排导致其黏附在骨表面，形成封闭区并产生褶皱边缘，从而增大了其分泌的表面积。最初，破骨细胞将碳酸酐酶 II 产生的 H^+ 通过通道蛋白进入骨吸收室，以溶解骨矿物质。具体来说，H^+-ATP 酶将 H^+ 泵入吸收陷窝，同时 Cl^- 通过氯离子通道也被泵出细胞外，从而使得破骨细胞内保持电中性[131]。随后，富含胶原蛋白的骨基质被组织蛋白酶 K 和基质金属蛋白酶等蛋白酶降解[132, 133]。吸收阶段会被破骨细胞的程序性死亡所终止，从而确保骨吸收不会过度的发生（图 1–12）[134]。

十五、逆转（持续时间 4～5 周）

逆转阶段，即骨吸收转变为骨形成的阶段。这一阶段有两个关键事件发生。首先，新的骨吸收表面为新骨基质的沉积做好准备，进一步促发骨吸收与骨形成的耦联机制保证骨不再进一步缺失[135, 136]。成骨细胞系的细胞通过去除未矿化的胶

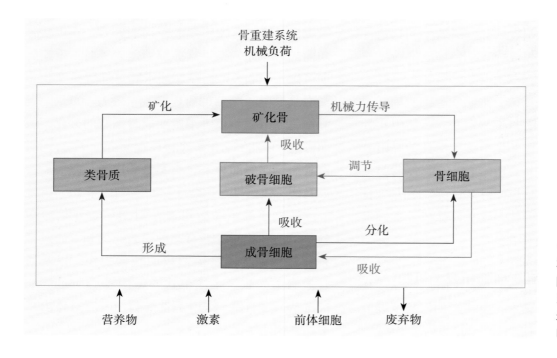

◀ 图 1–11 机械刺激下的骨重建系统
除局部因素外，其他系统性因素在骨重建过程中也起着一定的作用

原基质为骨形成做好准备工作，随后通过非胶原矿化基质的沉积形成"骨水泥线"并增强成骨细胞的黏附能力[137]。

从骨吸收转换随后的骨形成相耦联的确切信号通路目前还不完全清楚。然而，研究表明逆转阶段的细胞很可能参与发送或接收这些信号[138-140]。据推测，破骨细胞可能是这一过程中耦联因子的来源，它可能通过分泌细胞因子，如白细胞介素 –6（IL-6），或者通过其表面的调节受体，如 Ephrin 受体家族及其在成骨细胞上的膜结合的 ephrins 配体[141] 来发挥耦联因子的作用。其他信号通路可能包括基质衍生因子，如 BMP-2、转化生长因子 –β 和胰岛素样生长因子[142, 143]。

十六、形成（历时约 4 个月）

新骨的形成可分为两部分。首先，成骨细胞合成并分泌富含 I 型胶原的骨样基质。其次，成骨细胞在调节类骨质矿化中发挥重要作用[125, 144]。

骨矿化中羟基磷灰石晶体在胶原纤维之间沉积是一个复杂的过程，其调控机制尚不完全清楚。这一调控过程涉及了通过系统性调节钙和磷酸盐总体浓度，通过细胞外基质囊泡调控钙和磷酸盐的局部浓度，以及通过局部矿化的抑制药（包括焦磷酸盐和非胶原蛋白，如骨桥蛋白）抑制矿化过程。无机焦磷酸盐与磷酸盐的比值是矿化的关键调控因子，而组织非特异性碱性磷酸酶和外核苷酸焦磷酸酶的相对活性是该比值的关键决定因素[145-147]。

十七、终止

一旦矿化完成，成骨细胞发生凋亡，转变为骨衬细胞或被骨基质掩埋，并最终分化为骨细胞。骨细胞通过分泌骨形成拮抗药，特别是 Wnt 信号通路的拮抗药（如 SOST），来终止矿化信号[76]。

十八、重建周期的主要信号通路

重建周期受到严格的调控，以实现再吸收和形成的平衡。虽然系统性释放的因子在骨重建中发挥了调节作用，但是重建发生在多个解剖学上不同的部位表明局部调控对于实现这种精细化平衡至关重要。多年的研究表明，RANKL/RANK/OPG 和 Wnt 这两个关键通路可以将系统性的和局部产生的信号进行转导。它们在调控重建周期中骨吸收和骨形成的平衡和时间上的作用使它们成

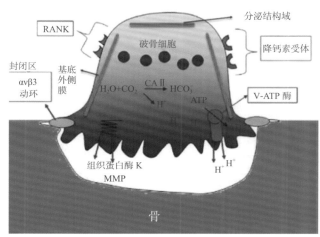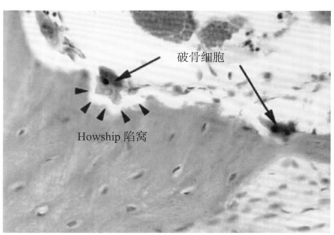

▲ 图 1–12　破骨细胞骨架的重排导致了骨表面的黏附，形成封闭区并产生褶皱边缘，从而大大增强分泌表面积

我们可以观察到 4 种类型的破骨细胞膜结构域：与骨基质接触的封闭区和褶皱边缘，以及与骨基质不接触的基底外侧和功能分泌域。皱褶的边缘有一个液泡型 H⁺-ATP 酶（V-ATP 酶）。这将有助于帮助酸化再吸收腔隙，从而使羟基磷灰石晶体溶解。在这个区域，H⁺ 和酶，如抗酒石酸酸性磷酸酶（TRAP）、组织蛋白酶 K 和基质金属蛋白酶-9（MMP-9）被运输到一个称为 Howship 陷窝的腔室中，导致骨降解。这种降解的产物随后被内吞穿过边界，并被转移到质膜功能分泌域

为骨质疏松症等疾病药物干预的潜在重要靶点。

十九、核因子–κB 受体激活蛋白配体信号通路（RANKL/RANK/OPG 信号通路）

20 世纪 90 年代，NF-κB 受体激活蛋白配体（RANKL/RANK/OPG）信号通路的发现成为破骨细胞形成调控的关键突破，并为新型抗骨吸收药物地舒单抗提供了药理靶点[148]。

巨噬细胞集落刺激因子（M-CSF）由骨细胞和成骨细胞表达，它能刺激 RANK 的表达，并且在 RANKL 发挥作用前 M-CSF 需要达到一定的浓度[149, 150]。

RANKL 与破骨前体细胞细胞上的受体 RANK 结合，进一步促进破骨细胞分化并帮助其融合、激活和存活。RANKL/RANK 结合并诱导下游信号分子包括丝裂原活化蛋白激酶（MAPK）、肿瘤坏死因子（TNF）受体相关因子 6、NF-κB 和 c-fos 并最终激活关键转录因子，包括核因子活化的 T 细胞细胞质 1（NFATc1）。NFATc1 由于其能够调节破骨细胞相关基因的表达而被认为是破骨细胞分化的主要转录因子[151–154]。

虽然 RANKL 可以由成骨细胞、骨细胞和软骨细胞产生，但一般认为只有骨基质中的骨细胞能够感知负荷和微小损伤的变化，从而在骨形成初期产生 RANKL 来刺激破骨细胞生成[155, 156]。

护骨因子（OPG）是 RANKL 的"诱饵"受体，并且在发现 RANK/RANKL 之前就已经被鉴定，它由成骨细胞和骨细胞分泌，能够结合 RANKL[156, 157]，从而阻止其与 RANK 结合来抑制破骨细胞骨吸收，因此 RANKL：OPG 比率是调节骨吸收、骨量和骨完整性的关键。RANKL：OPG 受许多系统性因素的调节；其中 RANKL 的表达可以由骨吸收因子如 1, 25(OH)$_2$D$_3$、白细胞介素 –6 和甲状旁腺激素（PTH）等诱导产生（图 1–13）。

二十、Wnt 信号

Wnt 是一种参与多种器官发育和稳态调节的细胞因子。2001 年，低密度脂蛋白受体相关蛋白 5（LRP5）被确定为是影响骨质疏松症假神经胶质瘤综合征和骨量调节的相关基因。由于 LRP5 属于低密度脂蛋白受体家族，这一发现引起了骨骼、矿物质和 Wnt 研究领域的相关研究人员的关注。在骨中，Wnt 信号通路决定成骨细胞的分化，并通过与由低密度脂蛋白受体相关蛋白 5（LRP5）或 LRP6 和 10 个卷曲分子之一（卷曲家族由 7 个跨膜受体组成）组成的受体结合从而发挥作用[158, 159]。经典的 Wnt 信号通路在成骨细胞谱系的所有细胞中都很活跃，它在调控 β-catenin 的稳定和多种转录因子的表达上发挥重要作用[160, 161]。研究表明，Wnt/β-catenin 信号通路在机械转导、骨折愈合和破骨细胞成熟中至关重要[162–164]。Wnt 信号在术语上可以分为经典和非经典通路（经典通路是指最重要且普遍的途径，即特定组织和细胞系中的特定信号通路；非经典通路是指那些偏离经典通路的信号通路，即非 β-catenin 依赖的通路）。在 Wnt 通路的经典例子中，经典通路指的是响应特定 Wnt 配体，导致 β-catenin 稳定的信号通路，而除此之外的 Wnt 信号导致的任何其他生物学结果都被称为非经典通路。

经典 Wnt 信号的激活促进间充质干细胞的成骨分化并减少成脂分化，从而导致骨强度的提高，抑制骨丢失[165]（图 1–14）。在成骨细胞分化中，经典的 Wnt 信号由 Runx2[166] 和 osterix 调节。

不同的 Wnt 配体和卷曲受体可以参与不同的信号反应。Wnt5a 与 Ror2 受体结合，激活非经典信号通路，从而促进破骨细胞分化和骨吸收活性。与之相反的是，Wnt16 可以激活破骨前体细胞细胞中的非典型 Wnt 信号，抑制 Rankl 诱导的 NF-κB 和 Nfalc1 的激活，从而抑制破骨细胞分化[158]。

Wnt 信号通路是骨活性药物的主要靶点，通过中和抗体抑制 Wnt 拮抗药如 Dkk1、硬化蛋白和 Sfrp1，以及抑制促进 β-catenin 的磷酸化和降解糖原合酶 3β（GSK3β）都可以达到干预成骨活性的目的。由于骨硬化蛋白对成骨细胞活性具有强制性抑制作用[167]，这使得它成为目前调控成骨细胞最有前景的方法之一，这块内容我们将在本书的

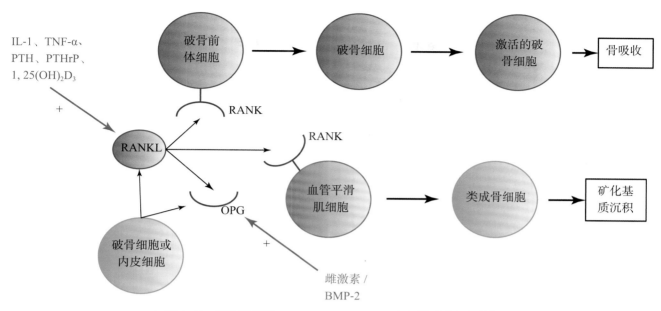

▲ 图 1-13　简化图显示 RANK/RANKL/OPG 参与骨重建和血管钙化

来自成骨细胞或内皮细胞的核因子 -κB 受体激活蛋白配体（RANKL）与破骨前体细胞或血管平滑肌细胞（VSMC）
的核因子 -κB 受体激活剂（RANK）结合。这导致骨骼分化为成熟的破骨细胞，VSMC 参与骨吸收，而在血管钙化中，
VSMC 转变为骨软骨细胞后，可以沉积矿化基质。护骨因子（OPG）是 RANKL 的诱饵受体，也是一种潜在的矿化
抑制药。影响 RANK/RANKL/OPG 信号通路的因素。雌激素和骨形态发生蛋白 -2（BMP-2）诱导护骨因子（OPG）表达，
而 1, 25(OH)$_2$D$_3$、甲状旁腺激素（PTH）、PTHrP、白细胞介素 -1（IL-1）和肿瘤坏死因子 -α（TNF-α）诱导 RANKL 表
达。OPG 是 RANKL 的诱饵受体，可阻断其与 RANK 的结合。因此，RANKL∶OPG 比率决定了破骨细胞的形成率

后面内容进一步讨论。硬化蛋白是 *SOST* 基因的产物，该基因在硬化症和 van Buchem 病患者中发生突变且表达下调。硬化症和 van Buchem 病是一种具有高骨密度特征的疾病[168]。在机械负荷和间歇性甲状旁腺激素治疗后，硬化蛋白的表达水平被抑制[169]。在动物和人中使用抗硬化蛋白的人源化单克隆抗体的初步研究表明，硬化蛋白可以促进骨的合成代谢[117, 170]。

二十一、激素对骨重建的影响

（一）甲状旁腺激素

甲状旁腺激素（PTH）是一种由甲状旁腺的主细胞分泌的多肽类激素。它通过直接作用于骨骼和肾脏从而提高血液中的钙离子水平，也可以通过维生素 D 间接影响肠道。这种激素由于受到血液中钙含量的影响，在生理上存在一个负反馈通路。当血浆钙离子浓度降低时，钙离子与甲状旁腺上的钙感应受体（CaSR）的结合就会减少，导致甲状旁腺激素的释放增加，从而提高钙的水平。甲状旁腺激素可以通过增加 RANKL 的活性间接作用于破骨细胞，调节破骨细胞活性，并导致更多的钙释放到血浆中。相反，高水平的血浆钙与甲状旁腺上的 CaSR 结合，并抑制甲状旁腺激素的释放。刺激 CaSR 会引起受体的构象变化，并激活磷脂酶 C 通路，进而导致细胞内钙离子升高，从而抑制甲状旁腺主细胞对甲状旁腺激素的胞吞作用。由于甲状旁腺激素可以在肾脏和肠道中调节钙和磷酸盐的水平[171, 172]，因此，以上调节方式只是钙稳态调节的一部分。

（二）雌激素

雌激素缺乏导致骨重建增加，骨吸收超过骨形成，最终导致骨量减少。动物研究结果表明，雌激素可能会影响调节成骨细胞和破骨前体细胞细胞的局部性细胞因子。雌激素可能会阻断白细胞介素 -6（IL-6）的产生和作用，从而阻碍骨的再吸收。此外，也有学者认为破骨细胞在雌激素缺乏的情况下

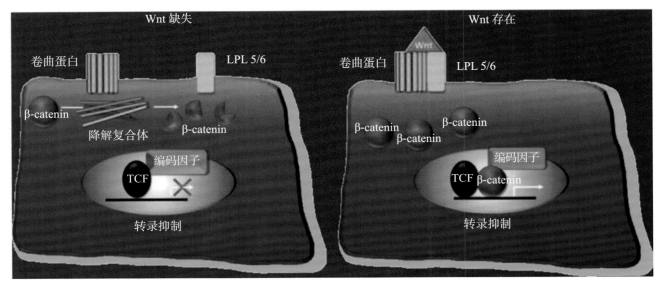

▲ 图 1-14　典型 Wnt 信号示意

在 Wnt 缺失的情况下，卷曲型及其共受体 LPL5/6 没有相互作用。细胞质中存在的降解复合物可以降解 β-catenin，靶基因的表达受到抑制。在 Wnt 存在的情况下，卷曲蛋白与它的共受体结合，并阻止降解复合物的作用。β-catenin 在细胞质中积累，转位到细胞核取代转录编码因子，并招募共激活因子，导致参与成骨细胞分化的关键靶基因的表达增加。TCF. T 细胞因子

会大量存活，导致骨转换的程度增加[173]。

（三）降钙素

降钙素是一种多肽激素，当钙水平升高时，甲状腺 C 细胞会释放降钙素。降钙素与破骨细胞上的降钙素受体结合并抑制骨吸收。人们认为，降钙素在成人的钙稳态中并没有发挥突出的作用，但它在骨骼发育中却更为重要。此外，降钙素在临床上还是被用作治疗骨质疏松症的一种可选方案[174]。

（四）生长激素

生长激素（growth hormone，GH）是一种由垂体分泌的肽激素，它可以通过胰岛素样生长因子刺激骨形成和吸收。生长激素通过胰岛素样生长因子（insulin-like growth factor，IGF）直接或间接地刺激成骨细胞增殖，但同时也可以刺激破骨细胞的骨吸收活性，然而，这种双重活性的累积净效应有利于骨形成[175]。

（五）糖皮质激素

糖皮质激素通过促进破骨细胞的存活并导致成骨细胞的死亡来减少骨的形成，它可以导致

RANKL 作用增加，护骨因子（OPG）作用减少。而 OPG 是一种细胞因子受体，是组织坏死因子超家族的成员，作为 RANKL 的诱饵受体，它通常可以抑制 RANKL-RANK 的相互作用和活性。

（六）甲状腺激素

促甲状腺激素（thyroid-stimulating hormone，TSH），甲状腺素（T₄）和三碘甲状腺原氨酸（T₃）通过软骨细胞增殖引起长骨骨骺板上的骨伸长，并刺激成骨细胞活性，在甲状腺功能减退或甲状腺功能亢进的状态下，骨转换的程度分别降低和升高。骨转换率的高低可以由 T_3/T_4 对成骨细胞和破骨细胞的数量和活性的影响所决定。例如，甲状腺毒症的高代谢状态导致成骨细胞功能增加，破骨细胞数量和活性增加，并导致更高的骨转换[176]。图 1-15 显示了内分泌对骨重建的主要影响。

二十二、骨塑建与骨重建

（一）骨塑建

骨塑建描述了在成骨细胞和破骨细胞的独立作用下，骨塑建或骨重建的过程。成骨细胞和破

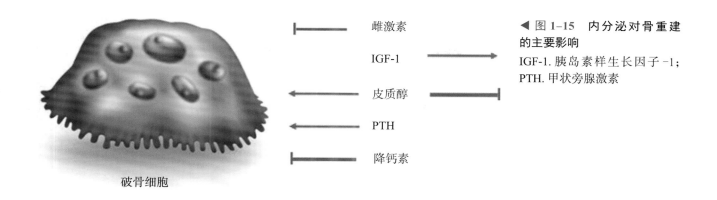

雌激素

IGF-1

皮质醇

PTH

降钙素

破骨细胞

◀ 图 1-15 内分泌对骨重建的主要影响
IGF-1. 胰岛素样生长因子 -1；
PTH. 甲状旁腺激素

骨细胞的活动不一定在解剖学上或时间上与骨重建有关。骨塑建是指骨骼的发育和生长，并与骨骼的成形和运动有关。即使在成人中，对长期张力变化的适应也会导致骨的塑建，其中一个例子是在腓骨重建手术后的胫骨塑建[177]。骨塑建的异常往往会导致骨骼发育不良或畸形。

骨塑建的一个重要例子是在线性生长过程中保持骨骼的形态。在干骺端的生长板下，骨膜表面有破骨细胞吸收，同时骨内膜表面有新的骨形成，从而将骨骺的形状转化为骨干[178, 179]。当这些过程被破坏时正常干骺端塑建会受到显著抑制，其中一个典型的例子是通过抗骨吸收药物（双膦酸盐）治疗儿童成骨不全[180]。此外，骨塑建也负责长骨骨干的径向生长，在这种情况下破骨细胞吸收发生在骨内膜表面，同时成骨细胞骨形成发生在骨膜表面，从而随着年龄的增长而增加骨总直径。

骨塑建曾被认为仅发生于骨骼发育时期，但最新研究证明，即使在成年后，为了适应骨骼生理病理环境改变，如对机械负荷和运动的适应性反应，以及在肾性骨病中，骨塑建依然存在[181-184]。也有研究表明，老年人体内同样存在骨塑建。随着年龄的增长，长骨和肋骨发生的骨膜扩张由骨塑建协助完成，而髓质扩张是由骨重建协助完成[185]。

骨塑建可能受到遗传因素与环境因素的共同调控，运动可以刺激骨塑建的发生，如在网球运动员中可以观察到常用击球手臂的骨量比对侧手臂高[186]。一项对非人类灵长类动物注射地舒单抗的研究发现，受到非轴向负荷的肋骨上可以产生基于骨塑建的骨形成[187]。另一项研究证明，抑制甲状旁腺激素（PTH）和硬化蛋白也可以刺激基于骨塑建的骨形成[188, 189]。

（二）骨重建

骨重建的作用很多，包括用新骨和钙稳态（长期稳态）替代陈骨和损伤骨。骨重建多发生在骨松质表面，尽管骨松质仅占全身骨质量的 20%，但是约 80% 的骨重建活动发生在骨松质中。随着年龄增长，骨松质丢失，骨小梁之间的骨重建活动随之增加，此时骨重建的重要性也愈发显著[190]。当骨重建发生障碍，骨丢失的过程可分为三个阶段：①重建周期中被吸收但尚未重建的骨量增加而导致的可逆性骨丢失。这种机制会导致平均骨小梁厚度和骨皮质宽度减小，并增加骨皮质孔隙度；②破骨细胞吸收的骨量超过了同一重建部位的成骨细胞形成的骨量，引起不可逆骨丢失。这种机制会导致骨小梁逐渐变薄、骨皮质宽度减小和骨皮质孔隙度增加；③过度吸收腔隙引起的小梁板穿孔导致结构骨成分的完全不可逆破坏[191]。骨重建在骨皮质的骨膜、皮质内表面以及致密的皮质中都会发生[192, 193]。在皮质表面发生的骨重建与骨松质中的类似，是一个基于表面的过程（图 1-16），其特殊之处在于破骨细胞侵蚀局部的骨密质形成圆锥形孔隙，然后成骨细胞填充空隙并闭合锥体（图 1-17）[194, 195]，这一系统被称为哈弗斯重构系统。

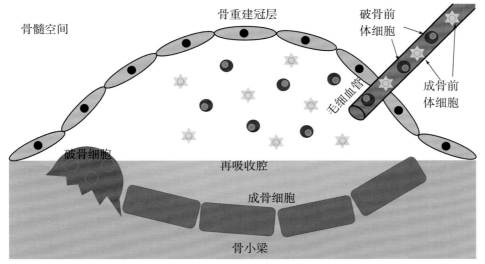

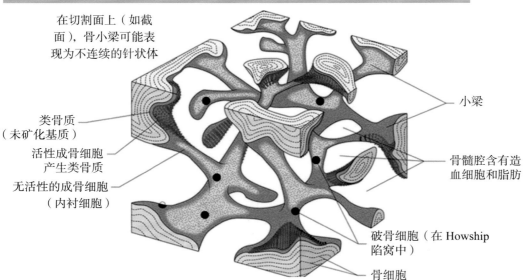

▲ 图 1-16　小梁重塑是一个基于表面的过程
骨细胞凋亡，如由骨基质微损伤引起的骨细胞小管破坏，导致旁分泌因子的释放。这些因子增加局部血管生成，以及破骨细胞和成骨细胞前体的募集［经开放获取计划知识共享署名（CC BY）许可转载，引自 Owen 和 Reilly[288]］

通过去除陈骨和受损骨，骨重建在维持骨的机械强度方面起着关键作用。然而，过度的骨重建和修复会导致骨骼应力集中，结构不稳定，从而对骨强度构成风险[195]。研究表明，即使是靶向的骨重建也可能是有害的。例如，骨重建在修复应力集中导致的局部微损伤时，不仅会靶向去除受损骨，还会影响周围的未受损骨骼，从而使损伤部位体积缺失，导致应力集中于邻近骨骼，并可能建立损伤和修复之间的恶性循环[196]。

众所周知，骨骼中的钙储存在维持机体钙稳态中起着重要的作用。例如，在女性妊娠期和哺乳期或雄鹿长鹿角时，机体都需要从骨骼中获取足够的钙[197]。随着年龄的增长，当机体钙吸收功

能减退、维生素 D 生成减少、继发性甲状旁腺功能亢进症发生时，保持骨强度和为机体其他部位提供钙之间的潜在冲突会变得更加明显，骨重建可以通过增加骨吸收来维持足够的血清钙水平。此外，绝经后女性的雌激素不足也会导致骨重建活动增加。

在年轻个体中，骨重建导致的骨吸收活动增加往往伴随着骨形成的增加，每个骨吸收单元内骨吸收和骨生成是相互平衡的，因此骨重建开始时造成的骨丢失是可逆的。而在绝经后的女性和老年男性中，骨吸收活性的不断增加导致骨吸收单元内骨生成和骨吸收进入负向调节的平衡，骨形成功能弱于骨吸收，从而导致骨小梁变薄、骨

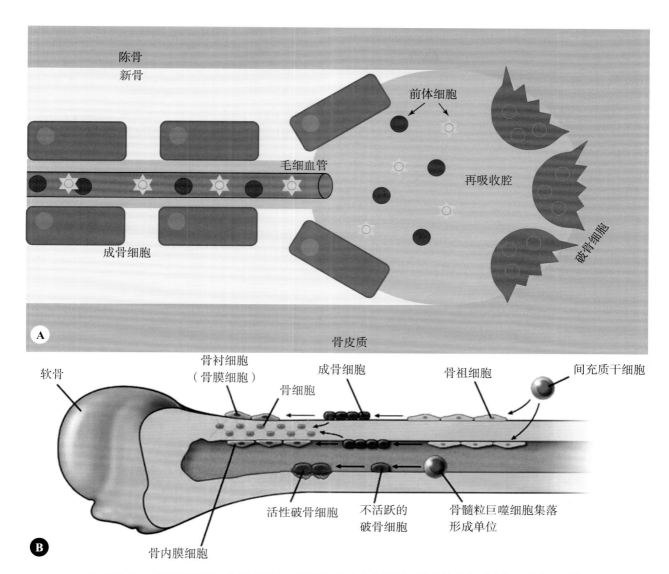

陈骨
新骨
前体细胞
毛细血管
再吸收腔
成骨细胞
破骨细胞
A
骨皮质

软骨
骨衬细胞
（骨膜细胞）
成骨细胞
骨祖细胞
间充质干细胞
骨细胞
活性破骨细胞
不活跃的
破骨细胞
骨髓粒巨噬细胞集落
形成单位
B
骨内膜细胞

▲ 图 1–17　骨皮质重塑，在骨皮质中，骨膜和皮质内表面以及致密的骨皮质内部都发生了重塑
经开放获取计划知识共享署名（CC BY）许可转载，引自 Owen 和 Reilly [288]

小梁丢失和骨皮质变薄，因此，骨重建造成的骨丢失是不可逆的（图 1–18）。

骨重建在维持酸 / 碱平衡和调控骨骼内生长因子的释放中也发挥作用。更重要的是，它提供了一个不稳定的矿物质库（短期稳态），是老化、濒临死亡或死亡的骨细胞更新换代的唯一机制 [198]。

二十三、应用骨生物学

骨重建周期异常

在健康成年人的骨骼中，骨重建周期内骨吸收和骨形成之间是紧密耦合的。一些代谢性骨疾病（如骨质疏松症）、甲状旁腺功能亢进以及佩吉特病等都会导致这种骨吸收 – 骨形成的耦联丧失。

骨质疏松症的细胞病理生理基础根据其潜在的发病机制而有所不同。在绝经后骨质疏松症中，最常见的病理改变是骨重建异常活跃，同时伴随单个骨重建单元内的骨形成减少，导致骨转换增加和重建负平衡。然而，在一些患有骨质疏松症的绝经后女性中，即使没有明显的继发性原因，骨转换率似乎也会减少 [199]。当骨质疏松症是由潜在疾病引起时，骨重塑的变化因潜在病因而异，但许多继发性骨质疏松症的特征是骨转换率低和重建负平衡，在疾病活动期间偶尔会出现骨转换增加[200]。在糖皮质激素诱导的骨质疏松症（继发性骨质疏松症的最常见原因）中，在整个糖皮质激素使用期间，骨重建的初始阶段存在骨转换增加与组织和细胞水平骨形成减少[201]。骨重建的变化决定了相关的骨结构的变化，与骨转换率增加导致的骨微结构破坏相比，骨结构在低转换状态下保存得相对较好[202]。此外，其他影响骨强度的因素，如矿化的程度和异质性、骨基质和矿物结构，以及微损伤修复的变化，在很大程度上也依赖于骨重建的调控。

二十四、骨塑建／重建作为治疗靶点

抗骨吸收药物

抗骨吸收药物抑制破骨细胞活性的机制是多样的，但都会降低骨转换速率。在细胞水平上，抗骨吸收药物的主要作用是抑制破骨细胞的募集和活性，从而降低骨重建速率并逆转尚未形成或已经形成的吸收腔，造成暂时性骨缺损，而骨重建速率的降低可以使先前形成的吸收腔重新填满并稳定骨小梁结构，从而在一定程度上增加骨密度。尽管这些药物可能无法完全纠正重建负平衡，但可以减少重建单元数量，显著抑制重建单元引起的骨丢失。同时，抑制骨重建可以促进骨的二

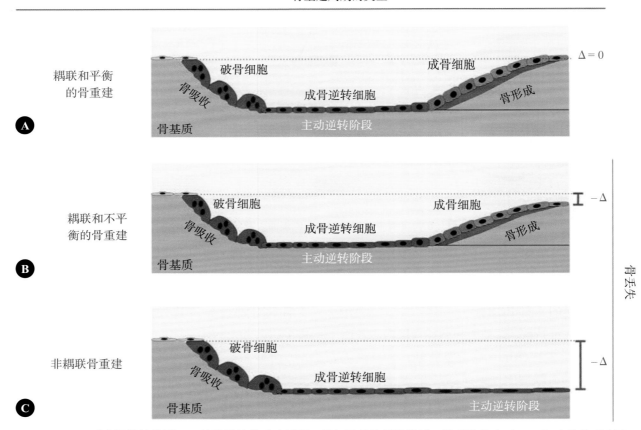

骨重建周期的类型

▲ 图 1-18　重建周期的类型：三种类型的骨重建周期。根据目前的假设模型，骨质疏松症（PMO）中的骨丢失取决于三种并发类型的骨重建周期的相对占比。它们都是从骨吸收开始的，但骨基质的恢复程度差异很大

A. 空腔被完全重新填充。它是在生理条件和原发性甲状旁腺功能亢进症中发生的主要骨重塑周期类型。B. 由于骨形成过程失败，空腔仅部分被重新填充。它是通常被认为导致 PMO 骨质流失的类型。C. 由于逆转停止，空腔保持完全未填充，因此甚至没有开始形成骨。它对 PMO 骨质流失的影响最常被忽视，但在本研究中得到强调

经 Andersen et al. 许可转载[289]（license 编号：4879510361059）

次矿化，这进一步有助于增加骨密度（BMD）[203]。批准用于骨质疏松症的抗吸收药物包括双膦酸盐（阿仑膦酸盐、利塞膦酸盐、伊班膦酸盐和唑来膦酸盐）、地舒单抗和雷洛昔芬。

本质上来说，抗骨吸收药物治疗可以维持现有骨量和骨结构，并增加骨矿化的程度和均一性。地舒单抗可能通过维持骨塑建，从而增加骨皮质厚度、减少孔隙度，改善全身多个部位的骨皮质强度和结构[195, 204–208]。此外，由于药代动力学特性的差异，相较于双膦酸盐，地舒单抗可能更能容易影响骨皮质的吸收[209]。

抑制骨重建可以使二次矿化发生的时间更长，从而提高矿化程度均质性。双膦酸盐和地舒单抗作用机制的差异可以为序贯治疗的时间和临床结果提供指导（图 1–19）。双膦酸盐可以在骨组织

中停留长达 10 年，它能附着在骨表面有代谢活性的羟基磷灰石上并被破骨细胞"摄取"，从而促进破骨细胞凋亡。地舒单抗通过与循环系统中的RANKL 结合并抑制其作用，导致成熟破骨细胞形成减少。地舒单抗可以进入循环系统中的每一个骨重建单元，并且抗体的分布也不依赖于骨重建的活性[209]。研究表明，接受双膦酸盐治疗后根据用药时间和用药剂量，可能会使得机体的骨骼矿化程度接近甚至高于正常水平[210–215]。对于每年注射唑来膦酸盐并持续 3 年的绝经后女性，治疗后的矿化值程度可能高于历史对照正常人群[213]。

与双膦酸盐相似，地舒单抗也可以使骨基质矿化程度得到实质性的增加。然而，双膦酸盐治疗可能会导致骨基质和骨矿物质的其他性质发生变化。与对照组相比，接受阿仑膦酸盐治疗 3 年

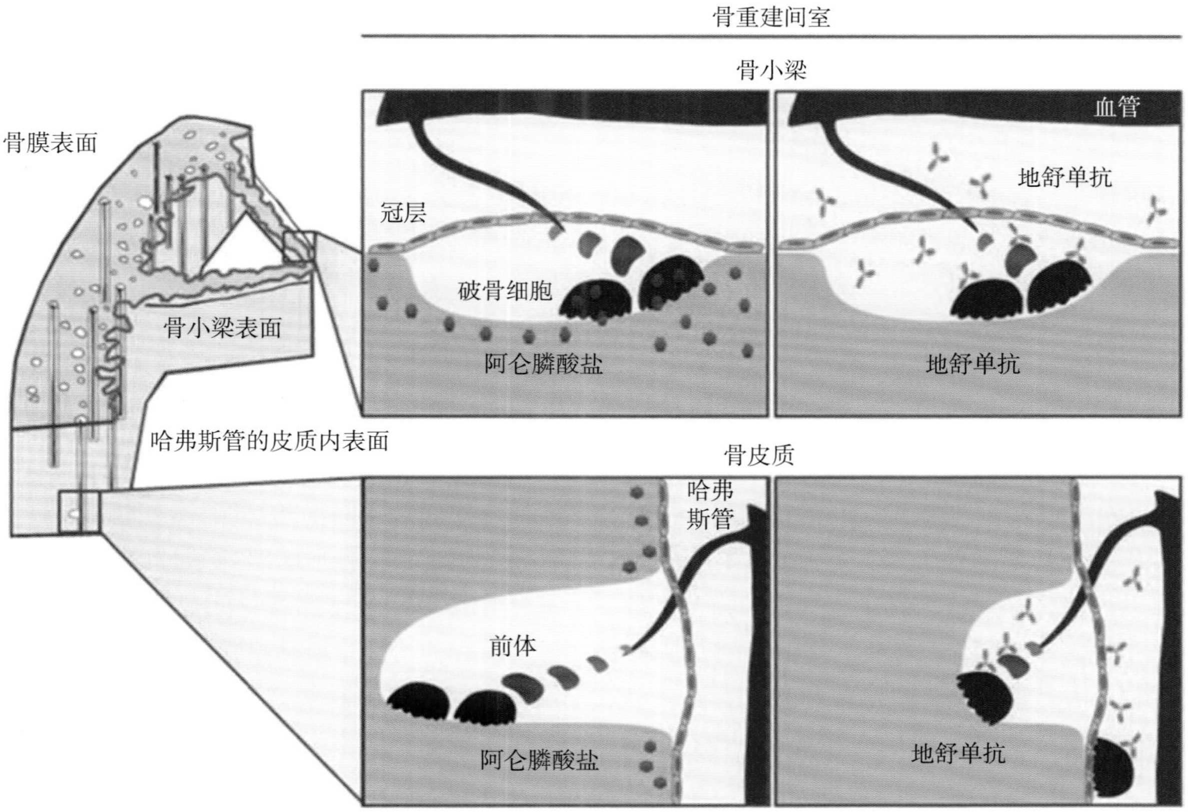

▲ 图 1–19　重建在骨重建室（BRC）内开始，位于骨小梁（上图）和骨皮质哈弗斯管（下图）内衬细胞的冠层下方的标记处。破骨前体细胞分化为 BRC 内的骨吸收破骨细胞。在骨小梁中，阿仑膦酸盐和地舒单抗抑制再吸收；破骨细胞吞噬含有阿仑膦酸盐的基质，地舒单抗通过细胞外液进入破骨细胞。在骨皮质中，破骨细胞很少遇到含有阿仑膦酸盐的哈弗斯管基质，因此会吸收骨质，但地舒单抗可以像在骨小梁中一样自由地进入 BRC（图片可通过 Hcense 获得：CC BBNC-ND 3.0）

的女性骨皮质中的矿物质与基质的比例更高，但是结晶度、碳酸盐/蛋白和胶原成熟度没有显著改变[210]。然而，在接受阿仑膦酸盐治疗6～10年的女性中，髂骨骨皮质的胶原成熟度和结晶度更高[211]。另一项研究评估了用阿仑膦酸盐或利塞膦酸盐治疗的绝经后女性骨小梁表面的骨质量指标，人们发现利塞膦酸盐治疗女性的矿物质成熟度/结晶度和吡啶啉/二价胶原交叉比例显著低于阿仑膦酸盐治疗组患者[215]。

由于非椎体骨折部位的骨皮质比例高，并且在所有骨折带来的负担中非椎体骨折具有重大贡献，而且目前对于该部位的干预所带来的抗骨折效益也比较差，因此探究抗骨吸收药物对骨皮质的影响更能激发大家的兴趣。然而，抗骨吸收药物对于不同部位骨皮质的作用可能有较大差别，这使得研究变得十分困难。此外，目前在体内评估骨皮质结构的方法也存在局限性，特别是在测量皮质孔隙度和厚度方面。据报道，与接受安慰剂治疗的女性相比，接受双膦酸盐治疗的女性桡骨远端、胫骨和髂嵴的皮质孔隙度降低[216-219]，尽管这一发现并不普遍[220]。一项针对随机分配到阿仑膦酸盐组或安慰剂组的绝经后女性的纵向研究发现，在2年干预后，尽管在桡骨处未观察到显著的治疗益处，但是胫骨皮质厚度增加明显。

早期的研究对抗骨吸收药物对特定部位骨皮质的影响提供了部分见解，但现有数据表明，双膦酸盐的主要作用是减少或预防与年龄相关的骨皮质结构变化，几乎没有证据表明双膦酸盐可以改善骨皮质的基线水平。相反，有证据表明地舒单抗可以改善多个部位的骨皮质结构和强度，包括髋关节[221-223]。有研究发现，相较于阿仑膦酸盐治疗的患者，接受地舒单抗治疗的患者髋关节骨密度的改善更加显著并且这种增长可以持续8年[224, 225]。有学者提出，由于皮质内骨的表面积/矿化骨体积小，双膦酸盐可吸附表面的较少，相较之下，地舒单抗更容易进入骨皮质内发挥作用[19]。此外，在注射地舒单抗后，在抑制骨转换的同时，血清甲状旁腺激素（PTH）水平的升高可

能也会发挥一定的合成代谢作用[226]。最近在切除卵巢的食蟹猴中发现，尽管切除卵巢有效抑制了骨重建活动，但在地舒单抗干预后股骨近端和第9肋骨的内皮层和骨膜表面仍存在基于骨塑建的骨形成，这为地舒单抗对BMD和骨强度的影响提供了另一种潜在机制[227]。然而，目前尚不清楚这些在实验动物中的发现是否在人类中同样存在，因为基于骨塑建的骨纤维断裂是否会发生在正常成年人骨骼的骨内膜表面还不是很清楚。另外，在接受地舒单抗治疗的女性的髂峰骨中也并未发现基于骨塑建的骨形成存在[228]。最后，由于缺少有力的数据支撑，地舒单抗和双膦酸盐在对骨皮质的影响的差异是否代表其对非椎体部位同样具有不同的抗骨折功效尚不清楚。

二十五、促骨形成药物

促进骨形成可以通过改变骨重建、骨塑建或两者相结合的方式来实现。促骨形成药物对骨形成的促进作用可能来自于两方面，一方面是基于骨塑建的骨形成增加，另一方面是骨构建单位（BMU）水平增加，从而产生更倾向于向骨形成的正向重建平衡发展。在第二种情况下，骨量的增加主要取决于骨重建率的变化，如果这种变化很小，重建平衡的改变对骨量的影响很小，而当高重建率与正向重建平衡相关时，骨量会得到显著改善。在组织水平上，骨重建过程中骨吸收和骨形成之间存在耦联，这种耦联描述了骨吸收和骨形成在时间和空间上的协调，当耦联被解除，骨形成的活性可以摆脱骨吸收活性的制约，从而促进骨形成（图1-20）[209]。

现有的治疗骨质疏松症的促骨形成药物有人重组甲状旁腺激素肽，也称为特立帕肽[1-34]。重组人甲状旁腺激素［rhPTH（1-84）］与内源性甲状旁腺激素（PTH）相似，可以与骨、肾脏中的PTH-1受体结合，并且对肠道中的钙重吸收有间接影响，被称为Preotact。还有一种高选择性和高亲和力的甲状旁腺激素相关蛋白（PTHrP）类似物，它能与PTH-1受体结合，称为阿巴洛肽。间歇使

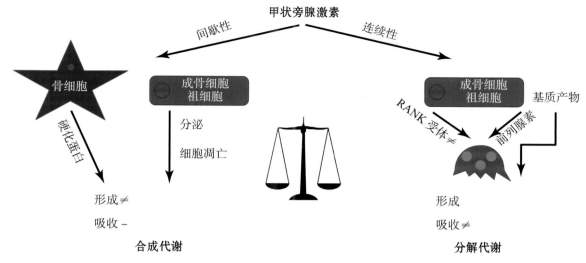

▲ 图 1-20 甲状旁腺激素对骨骼的合成代谢或分解代谢作用取决于应用方式
经开放获取计划知识共享署名（CC BY）许可转载，引自 Owen 和 Reilly[288]

用 PTH 治疗可能会引起脊柱 BMD 的增加，并根据治疗的部位和治疗时间，引起骨皮质不同类型的变化。对接受特立帕肽治疗的绝经后女性的骨组织形态学研究表明，骨小梁中骨量的增加是通过在静止的骨表面形成新骨（骨塑建）来实现的，而骨重建依然存在。这种混合的塑建 / 重建(mixed modeling/remodeling ）中，重建单位被过度填充，形成超出吸收腔的界限，并且随着重建平衡的增加，重建率也进一步增加[229-231]。而这些变化与骨小梁结构的连通性增加和结构模型指数的改善有关[232, 233]。

然而，可能是由于破骨细胞吸收作用容易使增厚的骨小梁分裂，在大多数研究中发现接受特立帕肽治疗后，骨小梁增加的厚度有限，且未能达到统计学意义[234]。有研究发现，在接受特立帕肽治疗后，在脊柱等骨小梁比例比较高的部位，骨密度大幅增加。并且在对绝经后骨质疏松症女性进行长达 21 个月（中位数）的临床试验中发现，椎体骨折减少了 65%～69%[235]。有趣的是，骨骼对特立帕肽的治疗反应在 12～18 个月后出现减弱的迹象，其原因目前尚不清楚，人们猜测着可能与 PTH 受体的下调或骨靶细胞的消耗有关，但似乎与中和抗体的产生无关[236]。

在 PTH 治疗后，骨皮质的骨密度变化不太一致，并根据骨骼部位和治疗时间而变化。在股骨近端，区域骨密度在治疗的前 6～12 个月只有很小的变化，甚至可能出现短暂下降，而在桡骨远端，大量研究报道表明区域骨密度会发生显著下降[235-238]。

对女性进行 12 个月的特立帕肽治疗后，体积骨密度（vBMD）测量表明脊柱和髋部的骨松质 BMD 增加，但股骨近端、桡骨远端和胫骨的骨皮质 BMD 减少[239]。后者的变化可能是由于皮质孔隙度增加和骨内膜上低矿化骨的形成所致。但也有报道显示，长期治疗（18～24 个月）可以使股骨颈骨强度增加[240, 241]。

对接受特立帕肽治疗的女性髂峰骨的组织形态学分析表明，增加的皮质内孔隙度被骨重建单位中的骨形成部分或全部逆转[242]。通过 CT 图像观测到的股骨近端皮质厚度显示，在接受特立帕肽治疗的绝经后女性中，局部承受机械负荷的骨皮质厚度增加[243]。尽管人髂峰骨中基于骨塑建的骨膜骨形成已被报道，但尚未有证据表明在骨的大小和形态变化上，特立帕肽对其他部位骨皮质有影响[240]。

综上所述，现有数据表明，间歇性给予特立帕肽可刺激骨松质、骨内膜和骨膜表面基于骨塑建的骨形成，这种效果在治疗的早期阶段最为显著。然而，骨松质中的大部分合成代谢作用是通过重建单位的过度填充来实现的。在骨皮质中，特立帕肽对骨形成的影响因部位而异，并可能受机械负荷的调节。在治疗的早期阶段可能会发生骨总面积增加、骨皮质孔隙度增加和低矿化新骨的形成，这导致髋部和桡骨等部位的骨密度几乎没有变化或降低。在特立帕肽预防骨折的临床试验中，可以观察到所有脆性非椎体骨折的发生率显著减少，但由于髋部骨折的数量太少，不足以评估特立帕肽对该部位的疗效（安慰剂组 $n=4$；特立帕肽 $20\mu g/d$，$n=1$；特立帕肽 $40\mu g/d$，$n=3$）[244, 245]。PTH（1-84）也已被证明可减少绝经后女性的椎体骨折发生，但尚未证实可减少非椎体骨折[246]。在一项小型开放性的非随机对照研究中，接受特立帕肽治疗的女性中桡骨和胫骨的骨强度未见明显变化，但在接受 PTH（1-84）治疗的患者中这些部位的骨强度发生下降[247]。因此，我们还需要进一步的研究来确定这两种肽之间的差异是否真实存在。

在一项针对 2463 名绝经后骨折高风险女性的队列中，阿巴洛肽可以使椎体骨折发生率减少 86%，非椎体骨折发生率减少 43%，相比之下，每日皮下注射 PTH（1-34）（特立帕肽）可使椎体骨折发生率减少 80%，非椎体骨折发生率减少 30%。此外，在阿巴洛肽治疗 18 个月后，总髋部 BMD 增加了 3.4%，腰椎 BMD 增加了 9.2%[248]。阿巴洛肽对骨转换的影响，目前尚未见报道。然而，在接受阿巴洛肽治疗 12～18 个月的绝经后女性中，髂嵴骨松质中的骨重建标志物水平通常与接受特立帕肽治疗的患者相似[249]。

然而，考虑到在 PTH 治疗的早期阶段可能对髋部骨皮质结构产生不良影响，在髋部骨折高风险的患者中应谨慎使用这些药物。

二十六、保留骨形成的抗骨吸收治疗

破骨细胞非常紧密地黏附在骨表面，封闭吸收腔隙，并通过分泌 H^+ 在吸收腔隙中产生酸性环境。骨矿物质被酸性环境溶解，胶原蛋白和其他非胶原蛋白则被蛋白酶降解，如金属原蛋白和组织蛋白酶 K[250]。目前针对蛋白酶这一靶点还没有任何药物可以发挥很好的作用。奥当卡替是一种组织蛋白酶 K 的抑制药，曾被评估用于治疗骨质疏松症和骨转移。然而，脑卒中风险的增加迫使制药公司放弃了对该药物的研发。虽然目前还没有其他针对组织蛋白酶这一靶点的药物，但我们认为，至少从研究的角度来看，有关奥当卡替治疗的现有数据是有价值的。

与其他生物抗再吸收药（如地舒单抗）相比，奥当卡替的治疗提供了不同的作用机制，因为使用奥当卡替治疗可以只抑制组织蛋白酶 K 的活性而破骨细胞的存活不受影响[250]。

有研究在成年恒河猴中探究了奥当卡替对骨骼的影响。使用奥当卡替治疗可以使腰椎和髋部的 BMD 和骨强度增加[251, 252]。椎骨、股骨近端和经髂骨活检的组织形态学分析表明，奥当卡替减少了猴子腰椎和臀部的骨松质重建，并减少了猴子股骨部位的皮质内重塑。然而，奥当卡替治疗保留或增强了皮质内骨形成，并且剂量依赖性地刺激了骨膜表面基于塑建的骨形成[252]。通过探索奥当卡替对股骨中段骨皮质的影响，人们发现奥当卡替治疗可刺激骨膜表面和内皮层的骨形成、骨塑建，减少内皮层和皮质内的骨重建。这些变化可以导致皮质厚度和体积增加[253]。

奥当卡替治疗可以促进基于塑建的骨形成增加，这种现象是否会在人类中出现，特别是出现在雌激素缺乏和骨衬细胞活力可能降低的老年人群体中，目前正在进行研究。假设机械负荷和组织蛋白酶 K 抑制的对骨塑建的相互作用真实存在，则可以解释在承受不同负荷的部位，使用奥当卡替观察到的不同负荷部位［高负荷的骨（髋）vs. 相对较少负荷的骨（桡骨）］骨量增加存在明显差异。发生在骨重建部位，特别是在骨周表面的组织蛋白酶 K 的抑制可以增加骨塑建，其机制仍有待阐明。然而，如前所述，由于药物导致脑卒中风险增加，制造公司于 2016 年停止了该药物的试验。

二十七、合成代谢和抗吸收联合治疗

骨细胞是由成骨细胞分化而来，它们嵌入新形成的骨基质中并产生硬化蛋白。如本章前面所述，硬化蛋白可以与脂蛋白相关肽（LRP）5/6 结合，从而抑制 LRP5 与卷曲受体结合并激活 Wnt 通路[254, 255]。Wnt 经典途径的激活诱导 β-catenin 易位至成骨细胞核，随后通过调控基因转录刺激成骨细胞分化、增殖和存活来刺激骨形成[256]。骨细胞通过释放硬化蛋白，抑制成骨细胞的骨形成。产生较少量的硬化蛋白的个体具有骨量高和骨折风险低的特点[257, 258]，因此人们正在研究通过抗体抑制硬化蛋白作为骨质疏松症的潜在治疗方案。硬化蛋白对成骨的抑制作用是通过早期、短暂地增加骨形成以及持续减少骨吸收来实现的。

目前，人们已在食蟹猴中研究了罗莫单抗（一种硬化蛋白抗体）对硬化蛋白的抑制作用，并发现 BMD 和骨强度呈剂量依赖性地增加[259]。骨样本的组织形态学分析显示，尽管骨吸收活性降低，但骨小梁、骨膜、内皮质和内皮质表面的骨形成增加。该研究还表明，罗莫单抗可以通过抑制硬化蛋白促进骨松质和骨皮质表面的基于塑建的骨形成[188]。

在绝经后骨质疏松骨折研究中，人们通过收集绝经后女性的髂嵴活检标本发现罗莫单抗治疗 2 个月后骨松质和骨皮质内骨的成骨量大大增加[260]，但是治疗 12 个月后罗莫单抗的治疗效果不再发生进一步变化。不管在治疗 2 个月还是治疗 12 个月，骨吸收的侵蚀面都显著减少，同时骨小梁体积、微结构和皮质厚度均显著改善。来自动物研究的数据显示，随着硬骨素被抑制，基于骨塑建的骨形成增加，但骨重建和骨塑建对人类骨形成的促进作用还有待进一步探究[259]。

二十八、作用于骨矿物质 / 基质复合物的药物

雷尼酸锶是一种比较有意思的治疗药物，研究表明它对骨重建几乎没有影响，但却能增加骨强度并降低骨折风险[261, 262]。

它发挥这些作用的机制尚未明确，推测可能与锶进入骨矿物质中的羟基磷灰石晶体有关[263, 264]。绝经后女性骨转换标志物和骨组织形态学的评估仅显示雷尼酸锶具体较弱的抗骨吸收作用，没有促进成骨形成作用[265, 266]，这与人们的预期并不一致。虽然该药物现在没有被广泛使用，但雷尼酸锶至少说明了靶向针对骨矿物质 / 基质复合物具有一定的治疗潜力。

二十九、骨转换和骨折风险

在临床上，骨质疏松症的直接结局是骨折。然而，抗骨质疏松药物对不同部位骨质疏松性骨折的作用有显著差异。早期的研究表明，在治疗过程的早期（通常在 6 个月内），椎体骨折的发生率显著减少，而在接受治疗的 1 年内，人们未观察到非椎体骨折（尤其是髋部骨折）发生率的减少[267, 268]。这个现象可以通过以下事实来解释：椎体的脆性主要是由被侵蚀区域骨小梁的压力增大所导致[269]，而另外一种在老年人中最为常见的周围骨骼的脆性是由骨小梁和骨皮质丢失，特别是皮质孔隙度增加引起的[270]。对外周骨骼而言，抗骨质疏松药物需要长期逆转骨吸收 - 骨形成负平衡并逐渐恢复骨皮质体积，这对于减少非椎体骨折至关重要。有研究表明，脊柱骨密度（BMD）的变化对椎体骨折风险降低的贡献度少于 50%[271-275]，而通过抗骨松治疗药物，如唑来膦酸和地舒单抗来增加髋部骨密度可以降低 60%～90% 的非椎体骨折风险[276, 277]。然而，相较于椎体骨折风险，髋关节骨折风险的降低需要通过提升更多的髋部骨密度来实现，例如，使用地舒单抗提高 6% 的骨密度才可以降低 1% 的非椎体骨折风险[268]。

三十、建立更好的骨骼：骨质疏松症的序贯疗法和联合治疗

与大多数慢性病不同，抗骨质疏松症药物的使用通常是针对单一药物进行以固定的剂量和频率的治疗。尽管如此，用药 3～5 年后患者用药依

从性的逐步下降仍然是骨质疏松症管理的一个巨大挑战。导致用药依从性下降中一部分很重要的原因在于骨质疏松药物存在罕见且严重的药物不良反应，如非典型股骨骨折和颌骨坏死，以及针对甲状旁腺激素受体的促骨形成疗法长达 2 年时间的使用和操作限制 [278-280]。此外，目前仍没有一种已被证明的被批准的治疗方法能够恢复大多数骨质疏松症患者的骨骼完整性，而且长期使用骨质疏松症药物的有效性和安全性仍存在争议。因此，骨质疏松症患者在治疗过程中可能需要使用一种以上的药物。了解骨质疏松症药物在序贯或联合使用时不同的作用可以帮助我们为患者制订最佳的治疗计划。

在临床试验中，与单独使用双膦酸盐相比，双膦酸盐治疗后给予地舒单抗治疗可以使骨密度继续增加，并且增加的幅度较前更大。因此，当骨密度增加的治疗目标尚未达到时，可以在双膦酸盐治疗后给予地舒单抗。同样的，停用地舒单抗后也应给予双膦酸盐以防止骨密度下降。VERO 和 ARCH 的研究都证明了在未经治疗或双膦酸盐治疗的高危人群（既往有椎骨骨折）中，骨质疏松症的促骨形成治疗在预防椎体骨折方面比单独的双膦酸盐干预更有效 [281]。因此，促骨形成治疗应被视为既往椎体骨折患者或在双膦酸盐治疗期间发生低创伤性骨折患者的一线治疗方案。然而，促骨形成治疗是有时间限制的，并且在停药后需要有抗骨吸收药物序贯治疗。DATA 的研究结果表明，与单独使用两种治疗方法相比，特立帕肽联合地舒单抗可有助于更好的增加骨密度 [282]。这是目前唯一推荐的在骨质疏松症中使用的联合治疗方法，但由于其成本高且缺乏关于抗骨折效益的证据，该方法仍然存在争议。然而，在另一项关于序贯治疗的研究中，DATA-Switch 研究发现，绝经后骨质疏松症女性从使用特立帕肽改为使用地舒单抗治疗时，骨密度继续增加，而从地舒单抗转换为特立帕肽会导致进行性或暂时性的骨丢失 [283]。因此，在选择绝经后骨质疏松症患者的初始治疗和后续管理时应考虑这些因素。

三十一、开发骨质疏松症防治方法所面临的挑战

在针对绝经后骨质疏松症女性的临床药物试验中，脊柱骨折风险降低 70%，髋关节骨折风险降低 40%，非髋关节非椎体部位骨折风险降低 15%～20%。考虑到骨折的高负担和高成本，药物治疗对降低非椎体部位骨折风险的作用相对有限是药物研发所面临的一个难题 [284]。导致这个问题的因素有很多，其中包括骨质疏松症管理和（或）治疗依从性差，以及持续的跌倒风险等非药物因素，但其中比较关键的一个因素是现有药物不能充分改善骨皮质量和结构。因此，研发能够更大程度地增加整个骨骼的骨皮质强度并为非椎体骨折提供更有效保护的药物是一个重大的挑战。

不同人群中，原发性和继发性骨质疏松症中骨重建、骨质量、微结构和成分变化多样，并且严重程度差异大，这是开发骨质疏松症防治方法的第二大挑战。目前，"一刀切"的治疗方法被广泛使用，无论基础病理生理学和疾病严重程度如何，抗骨吸收治疗是绝大多数患者的一线选择。随着不同作用机制的药物被发现，针对不同患者提供更加个性化的治疗方案也不断成为可能（图 1-21）。然而，目前针对这种方法还缺乏足够的证据支持。

抗骨质疏松药物，特别是抗骨吸收药物罕见但严重的不良反应受到越来越多的关注，虽然抑制骨转换与提高骨密度、降低骨折风险显著相关，但它也与非典型性骨折和颌骨坏死的发病机制有关 [279, 285]。尽管抗骨吸收药物在骨折高危患者的治疗益处大于治疗风险，但这些不良反应已被广泛宣传，从而对患者的用药依从性产生严重影响，因此我们需要通过进一步的研究提高对抗骨吸收药物不良反应发生的识别能力并尽量减少它们的发生。

总之，为了保持骨骼的承重能力、稳态功能，骨骼必须进行不断地更新和修复，骨骼重建周期保证了旧的或受损骨骼的更替，并维持矿物质稳

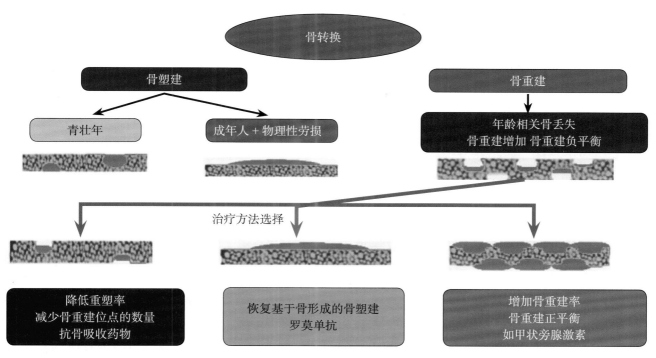

▲ 图 1-21　骨塑建 / 重建作为治疗靶点

态。骨重建是一个高度调节和高度统一的过程，其特征是破骨细胞调控骨吸收，然后是成骨细胞调控骨形成。这两个过程紧密耦联，以确保骨量的维持。

骨细胞是骨重建周期的关键协调者，这些生命周期长、终末分化的成骨细胞被嵌在骨基质中，通过广泛的树突网络连接来并充当骨骼的机械传感器，它们通过启动骨重建来响应微损伤和负荷变化，一旦骨修复完成，它们会抑制进一步的骨吸收和骨形成以维持骨量。此外，骨细胞还分泌成纤维细胞生长因子 -23（FGF-23），它可以对甲状旁腺激素等激素做出反应以启动骨吸收，从而维持矿物质稳态。

关于骨质疏松症目前和潜在治疗选择的最新研究揭示了一系列可以改善骨强度的机制，其中解耦骨重建、抑制骨吸收、维持或刺激骨形成，为我们提供了一种比目前批准的干预措施更有益于骨皮质的新方法，但是这种方法是否可以更有效地减少非椎体骨折风险以及长期使用的安全性仍有待确定，尽管如此，未来仍有望根据骨骼重建、结构和组成的潜在变化，为个体患者提供更为个性化的治疗方案。

第2章 肌肉健康

Muscle Health

Yasser El Miedany　著

骨骼肌是人体最具活力和可塑能力最强的组织之一。骨骼肌约占人总体重的 40%，包含所有身体蛋白质的 50%～75%，并负责全身 30%～50% 蛋白质转换。肌肉主要由水（75%）、蛋白质（20%）和其他物质（5%，包括无机盐、矿物质、脂肪和碳水化合物等成分）组成。一般来说，肌肉量取决于蛋白质合成和降解之间的平衡，而这两个过程都对营养状况、激素平衡、身体活动/锻炼情况以及受伤或疾病等因素敏感。因此，蛋白质的各种性质，包括结构性、收缩性和调节性等，因其对行动能力、运动能力、机体功能和健康的重要贡献而受到科学界的极大关注[1]。

骨骼肌对维持多项身体功能的正常运转具有重要的作用。从力学的角度来看，骨骼肌的主要功能是将化学能转化为机械能。这一过程能为维持体态、参与社会工作活动、保持健康体魄以及独立生活提供力和能量。从代谢的角度来看，骨骼肌的作用包括维持基础能量代谢，储存氨基酸和碳水化合物等重要底物，产生热量以维持体温，将氧气转化为体育活动和锻炼的能量。除此之外，骨骼肌还可以储存其他组织（如皮肤、大脑和心脏）合成器官特异性蛋白质所需的氨基酸[1, 2]。此外，肌肉中的氨基酸释放有助于在饥饿条件下维持血糖水平。与疾病预防和健康维护相关的是，肌肉量减少会损害身体应对压力和慢性疾病的能力。

本章讨论了作为骨骼肌肉健康重要组成部分，即肌肉健康的研究进展，以及肌肉健康对于机体健康和老化过程中的重要作用，结合了有关肌肉健康、肌肉骨骼相互作用的基本内容和最新研究进展，并对衰老和疾病中的肌肉受损及肌肉受损管理方法进行讨论。

一、健康的肌肉

肌肉在新陈代谢过程中起着核心作用，负责维持某些组织和器官（如皮肤、大脑、心脏和肝脏）的蛋白质含量，这对于生命活动至关重要。这些器官和组织依赖于通过血液稳定供应的氨基酸，血液中的氨基酸作为合成新蛋白质的前体，将所有组织中蛋白质的分解速率维持在平衡状态。这种平衡作用在营养摄入不足或缺乏的情况下更为复杂，肌肉蛋白作为氨基酸的主要储存库来替代血液氨基酸供其他组织吸收[3-5]。事实上，在空腹状态下，血液氨基酸不仅作为蛋白质合成的前体，也作为肝糖异生的前体[6]。因此，在没有营养摄入的情况下，如果肌肉质量足以提供机体所需的氨基酸，则基本组织和器官的蛋白质质量及血浆葡萄糖浓度可以保持相对稳定的状态。

由于机体内几乎不会有多余的蛋白质积累，在吸收期和吸收后期，大多数器官和组织对氨基酸的需求变化不大。吸收期是指胃肠道充满并且合成代谢过程超过分解代谢的时期，葡萄糖是此过程的主要能量来源。吸收后期是指胃肠排空时发生的代谢期，通常发生在食物被消耗后 4h 后，也就是早餐前和睡前。在此期间，机体的能量需求由先前储存的能量来满足，同时，随着营养摄入的减少，肝脏对糖异生氨基酸的摄取也会减少[7]。因此，机体摄入的氨基酸主要是存储于肌肉蛋白中，以补充在禁食状态下机体所需的氨基酸。

在正常情况下，肌肉蛋白质质量在吸收期的增加与在吸收后期的损失相互平衡。

只要有足够的肌肉质量，肌肉蛋白质有显著的分解维持血浆氨基酸浓度的能力。有研究报道，肥胖（肌肉量增加）个体在禁食 60 天后依然可以维持正常的血浆氨基酸浓度[8]。另外，肌肉量的过度消耗会危及生命。有研究报道，身体细胞量的消耗（可能反映肌肉量的消耗）与重症艾滋病患者的存活时间存在很强的关联[9]。Keys 等也发现，肌肉量的消耗是人类因饥饿死亡的主要原因之一[10, 11]。

二、肌肉质量

肌肉健康在维持全身健康中起到的作用引起了人们的广泛关注。在对患者的标准临床评估中，血压、脉搏、呼吸频率、身高、体重及体重指数（BMI）等生命体征被常规评估和记录。然而，虽然长期以来一直认为这些指标是预测健康风险的敏感因素，但并不能全面和真实地反映出个人全身健康状态。

在组织层面上，身体可以由于化学组成或解剖学差异被分成不同的部分。"二分模型"（2-compartment model）将体重分为脂肪质量和无脂肪质量[12]。骨骼肌质量是人类无脂肪组织体重的最大组成部分[13]。瘦体重（lean mass）也被称为无脂肪体重，是无脂肪和无骨矿物质的成分重量，包括肌肉和其他成分（如皮肤、肌腱和结缔组织）（图 2-1）。四肢无脂肪软组织（appendicular lean soft tissue，ALST）是来自双臂和双腿的无脂肪软组织的统称，而骨骼肌是四肢无脂肪软组织的主要组成部分（图 2-2）[14-16]。

相同体型的个体之间的身体成分可能会有所不同，这会对体重与健康之间的关联产生混淆。身体成分异常（如肌肉质量低），可以作为发病率和死亡率的有力预测因素，尤其是在疾病或疾病本身可能导致这种情况的临床环境中（图 2-3）[17, 18]。因此，由于涉及灵活性、力量和平衡功能，骨骼肌可以被认为是身体成分和临床结果之间关系的主要驱动因素[19]。

三、肌肉骨相互作用

在肌肉骨骼组织中，肌肉和骨骼相互作用以维持运转和发挥功能。许多证据已经证实肌肉和骨骼之间存在远程相互作用以及局部相互作用，并受遗传、内分泌、机械和年龄相关因素共同影响（图 2-4）。尽管肌肉和骨骼相关的一些生理和病理机制仍不清楚，但人们对肌肉/骨骼关系以及肌肉生物学愈发关注。

四、骨和身体成分

较高的体重指数（BMI）与较高的骨密度（BMD）和降低的骨折风险有关，该机制可能是由于较高的体重增加了对骨骼的压力，更多的脂肪组织产生了雌激素，以及脂肪组织对臀部的缓冲防御，从而减少了跌倒时的冲击力。此外，在一项针对绝经后女性的大型前瞻性研究发现，髋部骨折风险会随着 BMI 的降低而增加，而与体力活动强度并无关联[20]。

五、临床研究中肌肉与骨骼的关系

无脂肪体重与老年男性的骨密度相关，它解释了 20% 的股骨颈骨密度变化[21, 22]，肌肉面积的变化可能解释了运动对骨量的升高作用，在一项针对 10—17 岁网球运动员的为期一年的研究中发现，重复负荷刺激对骨量和肌肉面积的增加产生了诱导作用[23]。

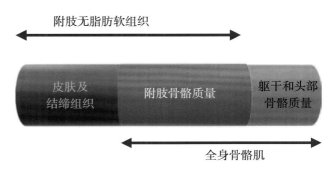

▲ 图 2-1　无脂肪软组织（ALST）与全身骨骼肌（SM）质量的关系

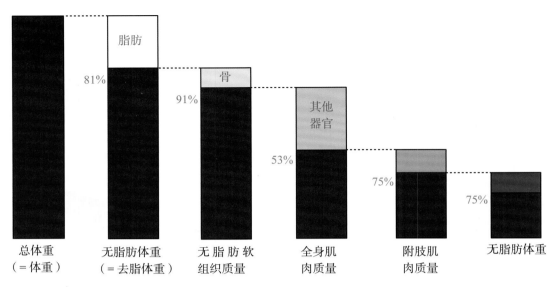

▲ 图 2-2　人的身体组成成分参考

　　关于较高的脂肪量是否对骨折风险产生积极或消极影响仍存在争议，早期的研究表明，尽管对骨密度有积极影响，但较高的脂肪量可能与骨折风险增加有关，许多骨质疏松性骨折发生在超重或肥胖人群中，肥胖男性可能特别容易受到影响 [24, 25]，这可能是由于肥胖引起的体力活动减少，导致残疾或住院，脂肪组织产生的脂肪细胞因子也可能会对骨骼产生负面影响，从而增加骨折风险。

　　肌肉参数通常与骨皮质厚度和全骨干面积最为相关，但在大腿中部的计算机断层扫描分析中，这些参数的变异性小于 10%。作为这一理论的验证，有研究发现肌肉的少量覆盖和低皮质厚度与骨折发生显著相关 [26]，这项研究还表明，骨骼和肌肉的流失可能由于年龄和性别的差异，以不同的速度进行。

　　大量研究表明，较高的无脂肪体重与骨密度增加和骨折风险降低有关，尤其是在绝经后女性中 [27]。与年龄相关的肌肉减少症受肌肉质量和功能降低两个诊断因素的影响 [28]。肌肉质量和肌肉力量也与绝经后骨质疏松症独立相关，在临床实践中应单独考虑 [29]。此外，有研究表明，居住在社区的欧洲中老年男性肌肉量减少，其骨密度显著降低，骨质疏松症患病率较高 [22]。

　　改善肥胖老年人健康的减肥疗法会导致进一步的骨质流失。在肥胖老年人的减肥治疗中加入运动训练可防止体重减轻引起的骨转换增加以及体重减轻引起的髋骨骨密度降低，而无脂肪体重的变化是髋骨骨密度变化的独立预测因素之一 [30]。在肥胖的老年人中，运动也可以防止硬化素水平随着体重减轻而增加，并且发现硬化素的变化与无脂肪体重之间存在反比关系 [31]。硬化素由骨细胞产生，负责对机械信号的敏感性诱导，由于硬化素可以拮抗对肌肉分化有抑制作用的经典 Wnt 信号通路，因此硬化素可能与运动引起的肌肉和骨骼的变化有关。

　　众所周知，绝经状态是骨量变化的重要影响因素，但最新研究表明，年龄是身体成分变化的最重要的决定因素。在一项研究中，对法国女性的身体成分变化进行了 6 年的长期随访调查。绝经前和围绝经期女性的无脂肪体重和脂肪量没有变化。然而，绝经后女性的无脂肪体重和骨量减少，但脂肪量增加 [32]。儿童无脂肪体重和脂肪量与骨密度的横断面和纵向关联的比较表明，无脂肪体重和脂肪量与骨骼的横断面关联可能不反映纵向关联 [33]。

　　肌肉质量的增加会在局部产生胶原纤维和骨膜的拉伸，从而刺激骨骼生长。更高的肌肉质量

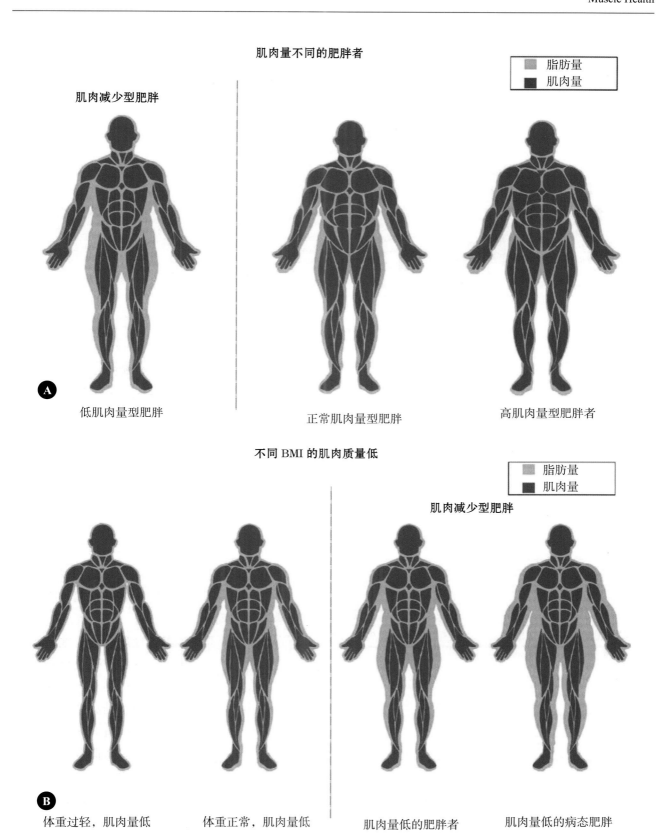

▲ 图 2-3　不同体重人群的身体成分
肥胖症（A）和任何体重（B）BMI 体重指数的人都可能出现低肌肉量
经开放获取计划许可转载，引自 Prado et al[327]

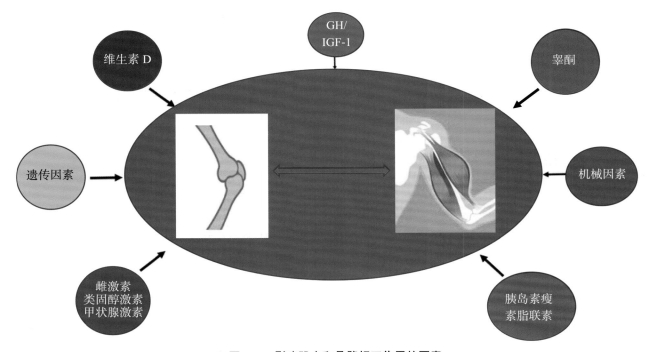

▲ 图 2-4　影响肌肉和骨骼相互作用的因素
GH/IGF-1. 生长激素 / 胰岛素样生长因子 -1

意味着流向四肢的血流量更高，骨骼的血流量可能导致骨骼强度的增加。

关于肌肉与治疗之间的关系，在一项针对 65 名残疾儿童的前瞻性临床试验中，高频、低强度振动增加了上肢的骨量和肌肉力量[34]。最新的一项研究表明，上肢附肢肌肉质量低和握力低与老年男性的骨皮质和骨小梁微结构不良独立相关[35]，在对包括体型在内的混杂因素进行调整后，这些关联是显著的。

骨骼和肌肉的相互作用涉及多种因素。Kaji 等撰写的一篇关于肌肉和骨骼之间相互作用的文章对此进行了评论[20]。在下面的部分中，将讨论这些因素及它们如何影响骨骼和肌肉。

（一）发育过程中的骨骼和肌肉相互作用

在发育和生长过程中可以观察到骨骼和肌肉之间的密切关系。多项研究表明，Indian Hedgehog 信号通路（Hedgehog 信号通路是将信息传递给胚胎细胞进行适当细胞分化所需的信号通路）和成纤维细胞生长因子（FGF）-2 可能在发育过程中骨骼和肌肉之间的相互作用中起重要作用[36]。发育过程中，无脂肪体重的上升速度快于骨密度的上升速度，这表明生长过程中肌肉质量的增加会刺激骨量的增加[37]。肌肉作为循环胰岛素样生长因子 -1（IGF-1）潜在来源之一，会促进青春期骨量的增加[36]。

（二）遗传因素

由于骨骼和肌肉细胞均来源于间充质干细胞，类似的遗传因素也被认为会影响骨骼和肌肉。60%～70% 骨质疏松性肌肉减少症的危险因素具有遗传倾向[38]。骨质疏松症和肌肉减少症可能受多种基因的遗传多态性影响，例如，雄激素受体、雌激素受体、儿茶酚 -O- 甲基转移酶、IGF-1、维生素 D 受体和低密度脂蛋白受体相关蛋白 5。在一项针对年轻成人双胞胎的研究中发现，无脂肪体重和骨密度之间的关系被证明受遗传因素的影响[39]。一项全基因组关联研究检测了多种基因，例如，生长和分化因子 -8（GDF-8）、肌细胞增强因子 -2C（MEF-2C）和增殖物激活受体 γ 共激活因子 -1α（PGC-1α），被认为与肌肉减少症和骨质疏松症有关[40]。

（三）内分泌因子

肌肉和骨骼的生理和病理受内分泌因素影响。维生素 D、生长激素（GH）/IGF-1 轴和睾酮是同时影响肌肉和骨骼的最重要的激素。此外，雌激素、糖皮质激素、甲状腺激素、胰岛素、瘦素和脂联素也调节肌肉 / 骨骼关系。其他主要因素可能对肌肉和骨骼产生负面影响，包括营养状态、体力活动、动脉粥样硬化、激素和炎症后细胞因子[28]。

（四）维生素 D

维生素 D 不足在老年人中很常见，但维生素 D 对骨骼和肌肉细胞有多种作用，因此有研究建议将血清 25- 羟基维生素 D［25(OH)D］水平的测量作为维生素 D 缺乏风险患者的初始检验诊断的方法[41]。维生素 D 缺乏症在指南中被定义为 25(OH)D 低于 20ng/ml（50nmol/L）。最近的一项系统评价表明，在不同时期使用钙补充剂的情况下，每天每微克维生素 D_3 补充剂的血清 25(OH)D 浓度平均增加 0.78ng/ml（1.95nmol/L）[42]。尽管单独使用维生素 D 对老年人无效，但髋部骨折后使用处方钙加维生素 D 或维生素 D 补充剂和抗骨质疏松药物似乎可以降低死亡率[43, 44]。

人体骨骼肌中存在 1, 25(OH)$_2$D$_3$ 受体，维生素 D 受体基因型变异会影响骨密度和肌肉力量。在维生素 D 受体缺失的小鼠中，肌纤维以及肌肉分化相关基因（如 *Myf-5*、*Myogenin* 和 *E2A*）的变化与钙代谢无关。在缺乏维生素 D 的骨软化症患者中观察到严重的骨质减少和肌肉减少。据研究报道，在 25(OH)D 水平低的骨质疏松症患者中，Ⅱ型纤维的萎缩发生率较高。维生素 D 缺乏会通过影响骨骼和肌肉从而导致跌倒风险增加，而维生素 D 补充剂可降低维生素 D 缺乏患者的跌倒风险。然而，间歇性大剂量维生素 D（每 3 个月口服维生素 D$_3$ 150 000U）对老年绝经后女性的跌倒、活动能力和肌肉力量无效[45]。Marantes 等报道，低 25(OH)D 或高甲状旁腺激素（PTH）水平对社区成年人的肌肉减少症或肌肉无力没有显著影响[46]。

这项研究表明维生素 D 状态和肌肉减少症之间存在年龄依赖性差异。

维生素 D 的作用与肌肉和骨骼之间的相互关系及维生素 D 影响骨骼和肌肉的分子机制目前尚不清楚。最近的一项研究表明，1, 25(OH)$_2$D$_3$ 通过抑制细胞增殖，降低 IGF-1 的表达，增加 IGF-2 和卵泡抑素的表达，以及降低肌生成抑制素来促进肌源性分化[47]。

（五）GH/IGF-1 轴

生长激素（GH）和胰岛素样生长因子（IGF-1）可诱导肌肉肥大、骨骼发育及骨量保存，GH 缺乏会导致肌肉和骨量减少及脂肪量增加。有研究表明，血清 IGF-1 水平与无脂肪体重和骨折风险的降低呈正相关。因此，GH/IGF-1 轴是维持骨量和骨强度的关键通路之一，IGF-1 增强肌肉祖细胞的增殖，促进肌肉修复过程中肌肉祖细胞与现有纤维的整合。机械生长因子（MGF）是通过可变剪接从 IGF-1 基因衍生而来的，其水平随着年龄的增长而下降，MGF 可以通过激活肌肉干细胞，在肌肉修复和肥大中起重要作用[48]。在对老年人的肌肉活检研究中发现，骨质疏松症与Ⅱ型肌纤维萎缩有关，原因可能是骨密度下降导致的 IGF-1/PI3K/Akt 通路中 Akt 水平降低[49]。Akt 通路或 PI3K-Akt 通路是响应细胞外信号促进存活和生长的信号转导通路，涉及的关键蛋白质是 PI3K（磷脂酰肌醇 3- 激酶）和 Akt（蛋白质激酶 B）。

在接受卵巢切除术后长期使用雄激素的女性变性者，以及接受长期睾酮治疗的男性中，表现出更高的肌肉质量和更强的握力以及骨小梁密度增加和更低的脂肪量，这些男性的桡骨和胫骨表现为较厚的皮质厚度和较低的骨皮质密度[50]。这些数据表明睾酮和雌激素对肌肉和骨骼的影响不同，睾酮可能通过调节肌肉因素，影响骨皮质的尺寸，而不是骨密度。尽管雷洛昔芬是一种选择性雌激素受体调节药，对骨质疏松症的治疗有效，但与雷洛昔芬相比，GH 与 17β- 雌二醇联合治疗可更有效地增加腰椎和股骨颈的瘦体重和骨密度[51]。这些发现表明，雷洛昔芬显著减弱了 GH 对身体成分的积极作用。

IGF 结合蛋白（IGF BP）在 GH-IGF-1 轴中发挥作用。一项队列研究发现附肢骨骼肌质量与皮质厚度和骨小梁密度有关[52]。在该研究中，血清 IGF BP-2 水平是附肢骨骼肌最强有力的负面预测因素，并且可能为反映肌肉骨骼系统健康的潜在生物标志物提供新的研究方向。

（六）性激素

雌激素和睾酮同时调节骨骼和肌肉，雄激素在男性和女性的肌肉和骨骼完整性的发育和维持中发挥着重要作用。睾酮水平与骨密度和肌肉力量相关。雄激素缺乏症的特征是骨骼和无脂肪组织的流失[40]。骨骼肌是骨强度最重要的决定因素之一，由此推测，骨 – 肌肉关系的性别差异可能导致了骨骼生长、年龄相关性骨质流失和骨折风险性别差异[53]。

在青少年时期，肌肉体积与骨骼体积的相关性存在明显的性别差异。男性的肌肉体积与骨骼体积有较强相关性。女性的骨骼体积变化高于肌肉体积，但骨皮质区域的变化与肌肉质量的变化相一致[53]。在 65 岁及以上的女性中，较高的内源性游离睾酮水平与较高的骨密度、较大的无脂肪体重和较大的脂肪量有关[54]。这些发现表明，睾酮或选择性雄激素受体调节药可能被用作治疗女性和男性肌肉减少症和骨质疏松症的药物。

（七）糖皮质激素过量

糖皮质激素常用于治疗患有风湿病、血液病、神经系统和慢性肺部疾病，众所周知，库欣综合征中糖皮质激素过量或其外源性给药同时对肌肉和骨骼产生负面影响，糖皮质激素过量会通过降低骨小梁的骨质量和骨密度，导致老年患者骨折风险增加。然而，糖皮质激素过量如何影响肌肉和骨骼之间的相互作用机制仍不完全清楚。早期研究表明，在接受糖皮质激素治疗的绝经后女性中，股骨颈骨密度与无脂肪体重占比呈负相关，同时发现身体成分对椎体骨折风险的影响似乎因年龄而异[55]。此外，在大量儿童和成人样本中，糖皮质激素的使用与 25(OH)D 缺乏独立相关[56]。

（八）糖尿病

糖尿病是继发性骨质疏松症的重要病因。早期的研究发现，1 型糖尿病患者会出现骨量减少和骨脆性严重增加，但越来越多的证据表明，2 型糖尿病患者的骨折风险也会增加，这可能是由于骨质量下降、肌肉减少和跌倒风险增加所致，并且已经在一些糖尿病患者中观察到优先累计 II 型纤维的近端显性肌病，2 型糖尿病中的骨骼肌以胰岛素抵抗、糖原合成受损、线粒体损伤和脂质积累为特征。2 型糖尿病患者的骨骼质量下降，这可能是由于晚期糖基化终产物对胶原蛋白的影响、成骨细胞活性受损和脂质积累所致。当通过前臂和前腿的外周定量计算机断层扫描评估脂肪和肌肉指数时，还发现肌肉密度与身体活动呈正相关，与脂肪分布标志物和 2 型糖尿病风险呈负相关[57]。

体重控制和运动疗法以及糖尿病的药物疗法可以调节肌肉和骨骼之间的相互作用，然而，虽然体重控制可能有利于血糖控制，但可能会减少糖尿病患者的肌肉量和骨量。有研究报道，对患有 2 型糖尿病的成人进行 1 年的强化生活方式干预以减轻体重后，髋部骨量丢失会有所增加[58]。几项研究表明，抗阻训练（力量训练）可以治疗由糖尿病代谢异常引起的肌肉和骨骼功能障碍，对 2 型糖尿病有强大而独特的疗效[59]。抗阻运动涉及使用机器或人为的阻力进行高负荷运动，重复次数较少。推荐有氧运动作为糖尿病的常规运动疗法[20]。

（九）机械因素

机械应力变化，例如，肢体固定和重力缺乏，会极大地影响肌肉和骨骼功能，宇航员在进入太空后，会出现肌肉和骨量的损失，然而当回到地球后，宇航员肌肉的恢复速度比骨量修复快约 6 个月[60]。有多项证据表明，低幅度的机械信号刺激对骨骼和肌肉合成具有促进作用[61, 62]。临床研究还表明，低强度振动信号会刺激骨骼和肌肉的形成以及增加肌肉力量，它们刺激间充质干细胞增殖并使它们的分化偏向成骨细胞生成而不是脂肪生成[63]，这表明造血祖细胞的分化选择可以由机械信号决定。

六、肌肉和骨骼耦联

多项研究表明，更高的肌肉质量与绝经后女性的 BMD 增加和骨折风险降低密切相关，钙离子对肌肉收缩很重要，低钙血症会导致肌肉痉挛。此外，有研究认为肌肉和骨骼可同时受到病理状态的影响，如糖皮质激素过量和维生素 D 缺乏，这些发现提示，肌肉和骨代谢之间可能存在相互作用[27]。

研究表明，相较于损伤严重的骨折，覆盖有相对完整肌肉的骨折恢复速度更快，同时，应用于自体骨移植的肌皮瓣也可以促进愈合，骨折部位的促炎细胞因子，特别是肿瘤坏死因子（TNF）-α 诱导肌肉中的基质细胞分化为骨祖细胞，促进骨折愈合[64]，另一项研究也表明，肌源性干细胞在骨膜严重损伤时的修复反应中发挥重要作用[44]。这些研究表明，肌肉组织可以通过与骨代谢的相互作用，发挥重要的病理生理作用。

从肌肉到骨骼的链接

1. 疾病和基因突变数据

进行性骨化性纤维发育不良（FOP），一种连接肌肉和骨骼的疾病，这是一种罕见的常染色体显性遗传疾病，伴骨骼畸形和进行性骨骼外骨化。肌肉、肌腱、韧带和筋膜的异位骨化始于儿童期，可由外伤或没有明确原因引起，导致中轴和附肢骨骼中所有主要关节的关节外强直，使运动无法进行[27]。

骨形态发生蛋白（BMP）Ⅰ型受体的杂合子构成激活突变（R206H），同时发现激活素受体Ⅰ型［ACVR1/ 激活素样激酶 2（ALK2）］在 BMP 信号分子通路 Smad1 或 Smad5 中诱导 FOP 异位骨形成，这些发现表明，ALK2 突变对 BMP 信号通路的构成性激活，与 FOP 的分子发病机制有关。从一名 FOP 患者的血清中发现了一些可能增强小鼠成骨细胞分化和 BMP-2 表达的可溶性因子[65]，在 FOP 病例中，报告了中年期骨化中伴有独特错义突变（G325A）引起的 ALK2 轻度改变[66]。BMP-9 参与了异位骨化的病理生理过程，其活性依赖于骨骼肌的微环境，如损伤等[67]。过度活跃的 BMP 信号通路参与了异位骨化和进行性假肥大性肌营养不良的发病机制，这是由于连接肌纤维细胞骨架和基底层的抗肌营养不良蛋白的突变所致[68]；虽然 BMP 受体 ALK3 参与了肌肉再生过程，但卫星细胞中的 BMP 信号可能会加重进行性假肥大性肌营养不良的疾病。

2. 影响肌肉骨化的局部因素

由于肌肉组织在生理状态下不会发生骨化，因此可能有一些局部调节因子专门增强或抑制肌肉组织的骨化，肌肉中存在着几种细胞群，在早期的一项研究中，Wosczyna 及其同事鉴定了一个组织常驻的干细胞 / 祖细胞群体，具有强大的成骨潜能，同时也是骨骼肌间质异位骨化的主要细胞来源之一[65]。另一项研究显示，ALK2（R206H）的过表达诱导了一些骨相关因子，如 Tmem119、骨激活素和卷曲蛋白 –3（图 2–2）。其中，Tmem119 是一种对 PTH 敏感的 Smad3 相关因子，在成骨细胞分化中与 Smad1/5 和 Runx2 相互作用[69, 70]。同时，Tmem119 被发现可以促进成肌细胞分化为成骨细胞，这表明它可能在肌祖细胞向成骨细胞谱系的分化中发挥关键作用[69]。

3. 连接肌肉和骨骼的体液因子

一些证据表明，肌肉组织和骨代谢之间存在一定的相互作用（图 2–5）。肌肉组织产生局部生长因子，在骨组织中发挥合成代谢作用，例如，由肌肉组织分泌的 IGF-1 和 IGFBP-5。这些发现提出了在肌肉组织中可能产生某些体液因子，以合成代谢的方式影响骨骼（图 2–3）。在肌源性骨合成代谢因子中，有序列相似的骨糖素家族 5 及其成员 C（FAM5C）。骨糖素是富亮氨酸小蛋白聚糖（PG）的第 7 个成员，它可能是介导机械负荷的合成代谢反应的机械敏感基因[71]。据报道，FAM5C 与各种细胞功能和病理条件有关，如动脉

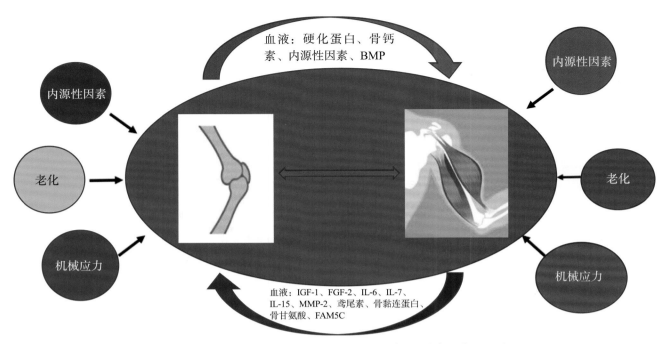

▲ 图 2–5　由肌肉或骨组织产生的系统性体液因子之间的相互影响

MMP-2. 基质金属蛋白酶 -2；IGF-1. 胰岛素样生长因子 -1；FGF-2. 成纤维细胞生长因子 -2；IL. 白细胞介素；
FAMM5C. 有序列相似的骨糖素家族 5 及其成员 C；BMP. 骨形态发生蛋白

粥样硬化和炎症[72]。骨糖素和 FAM5C 的水平以及骨糖素调节成肌细胞条件培养基的作用与成骨细胞的表型和矿化呈正相关。并在人血清中检测到骨糖素和 FAM5C 蛋白。这些发现表明，骨糖素和 FAM5C 可能是由肌肉产生释放的关键的体液性骨代谢因子。但这还需利用肌肉特异性基因缺失或转基因小鼠进行进一步临床研究和体内研究。

运动治疗的使用和肌肉质量的增加被认为对骨质疏松患者的骨密度增加和骨折风险降低非常有效。然而，这种治疗方式在临床上应用非常困难，因为他们的体力活动通常受到干扰，在肌肉组织中产生的体液性骨代谢因子可能是防治骨质疏松症的重要研究方向。

肌肉组织中还产生各种其他因素（图 2–6）。其中许多蛋白，如 IGF-1、白细胞介素（IL）–15、骨连接素、MMP-2、IL-7 和 FGF 等，可能在骨代谢中发挥某些作用[73]。由运动诱导的肌循环因子鸢尾素，可以增强棕色样脂肪细胞的生成，而这种蛋白的全身用药已被证明可以提高瘦体重。根据 Zhang 等[74]和 Bostrom 等[75]的研究报道，鸢尾

素通过 Wnt-β-catenin 通路促进成骨细胞分化，并且通过抑制 NF-κB 配体（RANKL）/ 激活 T 细胞核因子（NFAT）cl 通路，来抑制破骨细胞分化。对骨钙素或骨钙素受体缺失的雌性小鼠进行的其他研究表明，它们的肌肉质量下降了 10%～20%，主要原因是肌纤维直径减小。在羧化骨钙素功能缺失的情况下，肌纤维再生受到损害，对损伤的反应发生改变，这表明羧化骨钙素的缺失可以影响肌肉质量、功能和再生[76, 77]。

IL-6 由肌肉通过运动分泌，影响葡萄糖和骨代谢。机械负载的肌管分泌除 IL-6 以外的可溶性因子，它们影响破骨细胞的形成[78]。Wnt-β-catenin 信号通路是骨量和肌肉生长的重要调节因素。骨细胞可能是通过产生硬化蛋白，进而参与调节骨量以响应机械应力[31, 36]。在糖皮质激素的作用下，肌肉产生其他保护和保持骨细胞活力的因子，这些因子尚未完全确定[78]。

4. 肌生长抑制素

肌生长抑制素是转化生长因子（TGF）–β 超家族的成员，也是一种众所周知的骨骼肌生长

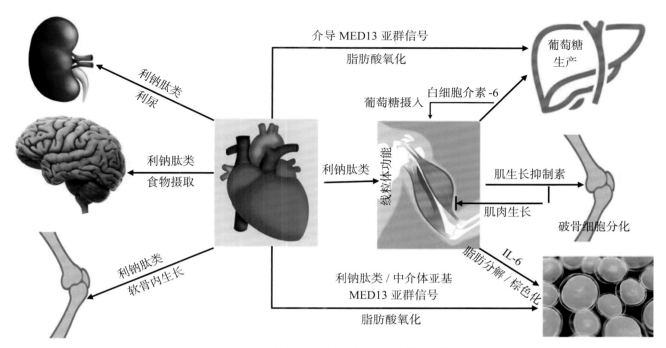

▲ 图 2-6　从骨骼肌向身体器官的内分泌信号传导

肌酸骨骼肌抑制素和白细胞介素 -6 从骨骼肌到身体器官的 IL-6 信号，也可以发挥自分泌功能，因为它们抑制肌肉生长且增强葡萄糖摄取。从心脏释放的利钠肽调节远端组织的过程中，中介体亚基 MED13 作用于心脏，以增强肝脏和白色脂肪组织中的脂肪酸氧化

抑制药[79]。有学者认为它对骨和肌腱有靶向作用[36, 78]，肌生长抑制素的缺失导致肌肉组织增生和肥大，以及肌肉功能增强和骨量的增加[79, 80]，反之，过度表达肌生长抑制素的小鼠表现出肌肉萎缩和全身性萎缩的恶病质表型，抗 ACVR2B-Fc 已被证明可以增加绝经后女性的瘦体重、骨形成标志物，并增强其脂肪代谢。然而，一项在肌肉萎缩的男孩中使用同样药物的研究，由于出现了意外的牙龈和鼻腔出血而被暂停[36]。此外，对老年小鼠应用肌生长抑制素抑制药（GDF-8 propeptide-Fc）虽然可以增加肌肉质量，但并未发现骨密度和骨强度的明显改变[76]。这些发现表明，小鼠肌生长抑制素的药理抑制作用对骨骼肌的影响比对骨骼的影响更显著。

5. 从骨骼到肌肉的链接

从骨骼到肌肉的链接也存在着与从肌肉到骨骼的链接同样的重要性，骨髓间充质干细胞支持骨组织中的骨形成和骨吸收，一项研究表明[77]，骨髓间充质间质细胞通过间充质干细胞的血管内皮生长因子（VEGF）刺激成肌细胞增殖，提示骨间充质干细胞影响肌细胞，IGF-1、MGF、肌生长抑制素、VEGF 和肝细胞生长因子（HGF）可能是骨细胞中产生的调节肌肉质量的合成代谢因子。

骨细胞在骨组织中含量丰富，作为内分泌细胞，骨细胞影响多种不同的器官，如肾脏和甲状旁腺。一项研究表明[81]，机械负荷的 MLO-Y4 骨细胞会产生多种因子，如 IGF-1、MGF、VEGF 和 HGF。此外，骨细胞产生诸如 Wnt 3a 和前列腺素 E_2（PGE_2）等因子，进而增加肌肉生成、增强肌肉功能[82]。Gorski 等[83] 最近报道，骨细胞通常通过分泌骨形态发生蛋白（BMP）来抑制骨骼肌的生长和分化，该蛋白由循环瘦素调节，证明了骨细胞可以通过多种方式来影响肌肉质量。

七、肌肉成像技术：瘦体重和肌肉质量的测量

近年来，四种主要的技术被广泛用于估计肌肉质量：生物电阻抗（BIA）、双能 X 线吸收法

（DXA）、计算机断层扫描（CT）和磁共振成像（MRI）。除此之外，一些新兴的评估肌肉质量的技术也被开发出来[84-86]，其中一部分现在已经可应用。每一种测量方法都依赖于不同的技术方式，并以此评估肌肉质量的不同方面（如全身肌肉质量、附肢肌肉质量或大腿中部肌肉横截面积等）。

八、双能 X 线吸收法

双能 X 线吸收法是测量身体成分应用最广泛的技术[87]，DXA 扫描使用两种不同的能谱来区分两种成分，即骨或软组织，这是测量骨密度（BMD）和含量、骨缺失部位的去脂软组织质量和脂肪质量的基础。综上所述，DXA 提供了 3 种身体成分的估计值，即肌肉、骨骼和脂肪。骨骼部分的计算是通过去除周围肌肉和脂肪组织所得。这些测量可以应用于全身和局部区域（如躯干、手臂和腿部）[88, 89]。使用 DXA 测量身体成分的原理是基于以下理念：当 X 线通过复杂材料时，光束根据材料的成分和厚度成比例地衰减。使用两种不同的能谱是分别量化骨矿物质和软组织，脂肪和去脂质量的基础。去脂软组织和脂肪组织主要由水和有机化合物组成，它们限制的射线通量[84, 90]少于骨[84, 90]。DXA 能够评估全身去脂软组织质量（包括骨骼肌质量以及所有其他器官的质量）和附肢去脂软组织质量（即对四肢肌肉质量的估计，约占全身骨骼肌质量的 75%）[87]。

DXA 测量的附肢去脂软组织质量与 MRI（$r=0.88$，$P<0.001$）和 CT（$r=0.77\sim0.95$，$P<0.0001$）高度相关[91-99]，关于骨骼肌体积测量的体内精度误差则取决于 DXA 设备、人群、局部和全身的测量结果、年龄和肥胖程度，最新公布的附肢去脂软组织质量测量误差在 1%～3.0%，双侧手臂肌肉质量的误差较高，约为 4%。DXA 的精度较高。根据 Hangartner 的研究，瘦体重的测量误差以 %CV 表示，约为 1.2%[100]。表 2-1 总结了 DXA 技术的优缺点。

值得注意的是，对于肥胖受试者的脂肪量、非骨去脂质量和脂肪百分比，DXA 半体分析似乎与全身分析非常相似，但没有关于附肢部位的对照性的数据。双能 X 线吸收法是在研究和临床实践中评估瘦体重（作为肌肉质量的代替）和身体组成的参考技术。然而，目前还需要进行标准化。标准化可以利用模型或真实人体来实现。现有的身体成分模型不是人体测量的，不能作为软组织

表 2-1　用双能 X 线吸收测量肌肉质量的优缺点	
优　势	**劣　势**
无创、辐射小（＜1μSv 全身扫描）[41]	无法单独评估单束肌肉
与 CT 或 MRI 相比，价格便宜	便携性差，妨碍了其在大规模流行病学研究和家庭环境研究中的使用
测量速度快	实用性受护理环境影响
允许测量三种身体成分	身体厚度或水合状态异常（如水潴留、心脏、肾或肝衰竭）可影响肌肉质量的测量[42]
测量误差低	过高或过胖的人无法测量
	不能量化肌肉中的脂肪浸润，这是肌少症和肥胖的诊断标准
	难以测量身体非肢体区域（如躯干）的骨骼肌质量
	不同设备、不同软件包和软件版本会导致不同的结果

经开放获取计划许可转载，引自 Buckinx et al[16]

CT. 计算机断层扫描；MRI. 磁共振成像

成分的绝对参考标准。因此，最近国际临床骨测量学会的一份报告得出结论："在比较不同制造商的体内结果时，还没有发现模型来消除身体成分的系统性差异。"因此，"当比较不同制造商的体内结果时，有必要进行体内交叉尺度研究"[101]。

然而，为了实现一种独特的标准化，使用模型将会更好，因为体内交叉校准受到年龄、性别、种族及受试者的健康状况影响[102-104]。理想情况下，用于推导精益质量的校准材料和方程应在不同制造商之间进行标准化，或者交叉制造商的算法应由行业开发，以标准化输出，同样重要的是要标准化重点区域，如躯干、手臂和腿，这些都意味着制造商[105, 106]的不同。

九、计算机断层扫描

计算机断层扫描（CT）是第一个引入的能够以高精度的量化局部骨骼肌质量的方法[107]。CT 决定 X 线吸收系数的横截面分布，衡量组织对光的吸收率称为 CT 值，以 Hounsfield 单位（HU）测量，使用手动分割或自动化软件，可以对不同组织预定义宽度的 CT 层面进行分析。例如，对肌肉面积的测量，既可以在单一层面内确定单个肌肉体积，也可以在分析一组图像的情况下，确定肌肉组群的体积，根据定义，空气的 HU 值为 –1000，而水的 HU 值为 0。骨骼、骨骼肌、脂肪组织和内脏器官具有特定的 Hounsfield 单位范围，可以在横断面图像中识别。随后，通过将给定组织的像素 / 体素数量乘以像素面积 / 体素大小，计算出图像的横断面 / 叠层的组织面积 / 体积（cm²/cm³）。肌肉质量可通过将肌肉体积乘以 1.04 得出，1.04 是无脂肪组织骨骼肌的假定恒定密度（kg/cm³）[16, 107]。

与 DXA 相比，CT 是一种三维成像技术，可以对单个肌肉进行定量评估。此外，肌肉组织组成可以通过单独分析肌肉和脂肪组织或总体分析肌肉密度来量化，即通过分化肌肉内的 HU 分布来量化[108]。

肌肉体积或质量测量的体内精度误差很少被报道，由于其分辨率较高（通常为 50μm 或更少），因此再分析的精度误差较低[109]，这一点很重要，因为随着三维成像的发展，肌肉面积和质量测量的精度更多地依赖于图像分割，而不是重新定位。在再分析时，我们报道了定量脂肪组织和肌肉质量的组内相关系数（ICC）为 0.98～1.00（$P<0.001$）[110] [111]。

CT 的主要缺点是操作它的放射科存在一定的资源局限，且成本和辐射暴露比 DXA 高得多。尽管已经将 HU 值以水为标准进行校准，但在比较来自不同设备的扫描结果时，仍然需要对不同型号和扫描仪制造商的 CT 进行进一步校准。并且，过度肥胖的患者可能不适合使用扫描仪，图像质量将会很差。此外，CT 扫描仪的操作也需要高素质的专业人员。因此，上述这些原因阻碍了 CT 成像在肌少症领域的进一步广泛应用。

十、磁共振成像

20 世纪 80 年代，MRI 的引入进一步扩大发展了 CT 作为骨骼肌、脂肪组织和其他器官三维成像的基本用途，这种发展通常被称为结构或解剖成像[86]，MRI 不仅有非常高的分辨率，其安全性也存在保证，几乎没有任何辐射暴露。随着 MRI 技术的发展，采集所需图像的时间明显减少。此外，大多数现代的 MRI 扫描仪都可以容纳肥胖的受试者。在临床工作和试验研究中使用 MRI 也存在一定的局限性，很大程度上与成本较高、对技术专业知识需求较高及呼吸运动对全身图像质量的影响有关。MRI 需要多层切片分析来评估全身的组成，包括全身骨骼肌质量等[112]。最后，多种数据采集协议的存在影响了该技术对肌肉质量研究的标准化[102]。考虑到以上这些因素，MRI 目前更适合于需要准确地测量肌肉的数量和质量中的小规模的研究。

十一、生物阻抗分析

生物阻抗分析（BIA）是在 20 世纪 50—60 年代由 Hoffer、Nyboer 和 Thomasset 开创的[113-115]。从那时起，BIA 就成为一种广泛应用于身体成分的测量和医疗保健评估系统的检查方法[116]。

BIA 基于这样一个概念，即富含水和电解质的组织（如骨骼肌）比富脂脂肪组织（如骨骼）对电流通过的抵抗力更小[117]。所有的 BIA 系统都利用这些组织特有的电导率差异来量化分析身体的成分。在生物阻抗测量中，人体分为 5 个不均匀节段，双上肢、双下肢和躯干[116]。很多可用的 BIA 系统设计范围是从单频到多频，采用接触式或凝胶式电极，并测量全身或某一节段的电通路[86]。所有的 BIA 系统测量出的电阻抗和（或）其两个组件，电阻（由全身的总水分产生）和电抗（由于细胞膜的电容），这些结果反过来可以纳入特定人群的身体组成预测方程[86]。BIA 的优缺点列于表 2-2 中。

影响 BIA 可靠性的因素有很多，包括仪器相关因素（如仪器内和仪器间的差异、电极质量、电极定位）、技术人员相关因素（如操作者自身因素和操作者间的差异）、主体相关因素（如检查位置、过夜禁食或排空膀胱、体温、皮肤电导、年龄、种族）和环境相关因素（如温度）。因此，BIA 似乎不是测量瘦体重较为理想的方法，其原因主要是个体预测误差。一个研究表明，BIA 评估附肢瘦体重的可靠性更高，同一操作者的 ICC 为 0.89（95%CI 0.86～0.92），两种不同操作者的 ICC 为 0.77（95%CI 0.72～0.82）。然而，在此研究中，DXA 评估的附肢瘦体重与 BIA 预测的一致性偏低［ICC=0.37（95%CI 0.25～0.48）］[117-119]。证明 BIA 在个体水平上可能存在较大的预测误差。实际上，BIA 60 对瘦体重测量值的总体最低估值存在系统性正偏差。然而，当其他更精确的技术不可行时，这是少数替代方法之一。

十二、评估肌肉质量的新兴技术

由于目前评估瘦体重的技术的局限性（成本、准确性、可行性），出现了一些新兴技术。在这些技术中，肌酸（甲基 $-D_3$）稀释物（D_3- 肌酸）是较有特点的一种[120, 121]。

肌酸主要存在于骨骼肌中（约 95%），每天大约有 2% 的肌酸通过一种不可逆的、非酶的机制转化为肌酐，因此每天约有 2g 的肌酸在全身被代谢。基于肌酸转化为肌酐在受试者之间和内部是恒定的假设，肌酐的每日清除率被用作提示全身肌酸总量的指标[122]。对该方法的综述表明，每克尿肌酐的肌肉质量范围（17～22kg）相对广泛，已经被用于估算肌肉质量，但同时也建议限制这种方法在某些患者群体中使用，如患有功能衰竭的患者[123]。

此外，这种方法存在固有的限制（除了不准确的 24h 尿液收集的问题），即 pH 和温度影响肌酐的非酶转化率、体内降解和代谢去除肌酐，所以产生的肌酐不会完全通过尿液排出体外[124]，同时结果也取决于肉的摄入量（影响肌酐清除率）。

表 2-2　用生物电阻抗分析（BIA）评估肌肉质量的优缺点

优　势	劣　势
价格便宜，使用方便[4]	受试者的条件变化对测量结果影响很大，如身体水化程度、最近的活动程度和时间等需处于同等水平[58, 59]
精确测量身体电阻和电抗	对肌肉质量的个体预测误差较大
安全，无创[17]	需要年龄、性别和特定人群的预测方程结合估计肌肉质量
便携性高，适用于大多数环境[57]	没有适用于体重指数（BMI）过高或过低患者的特异性 BIA 方程
使用简单，对检测人员专业性要求不高	设备种类繁多，对身体成分的测量结果也不尽相同

经开放获取计划许可转载，引自 Buckinx et al[16]

因此，准确的评估需要 1～2 周的无肉饮食。

电阻抗肌电图是一种基于使用和测量高频、低强度电流的非侵入性、无痛的肌肉评估方法。测量是在一个小的目标区域进行，能量被施加到身体，并分析产生的表面数据。获得的几个参数，包括组织的电抗、电阻和相角，进而可以对肌肉状况进行定量测量[125]。电阻抗肌电图的中心概念是骨骼肌可以被建模为一个电阻和电容的网络。肌肉组织的胞内和胞外基质起电阻作用，任何减少肌肉组织横截面积的肌肉萎缩都会增加电阻。构成肌膜的脂质双分子层作为电容器，当肌肉萎缩时，肌膜的累积电容增加[126]。使用电流后，输出结果是一组描述肌肉状态的定量参数，目前很少强调成像问题（尽管这或许是可能实现的）[127]。

超声探测是一种成像技术，可以确定浅表肌肉的厚度和横截面积。特别的一点是，通过超声分析，可以测量肌肉结构的关键参数，如肌肉体积、肌束长度和羽状肌夹角。肌束长度是肌纤维长度的估值，定义为与深筋膜和浅筋膜之间的肌束一致的某条线段的长度。肌束的长度表示肌肉能够主动产生力的长度范围，称为偏移电位，羽状肌夹角表示构成肌束的肌纤维相对于力产生轴的角度，直接影响力的产生和偏移，较大的羽状肌夹角会限制偏移电位[128]。

超声探测的优点是便于携带、不产生电离辐射。许多研究已经证实了这种技术在健康情况下测量股四头肌大小的可靠性。例如，发现股直肌超声与 DXA 相比，复测可靠性的 ICC 为 0.97（95%CI 0.92～0.99）[129]。然而，一个重要的问题是对探头施加的压力对测量结果的影响。尽管这种身体成分分析方法并没有广泛用于肌少症筛查和分期中[130, 131]，但在不久的将来，它可能成为评估不同环境下肌肉情况的有效方法[132]。

生物标志物是评估肌肉质量的另一种测量方法。先前的研究表明，血清Ⅲ型胶原前肽水平与全身瘦体重存在较高的相关性[133]，含有 IC6 表位的Ⅵ型胶原肽的循环水平也是如此[134]。Nedergaard 等表明，固定后再负荷的合成代谢反应（the anabolic response to reloading following immobilization）与基质金属蛋白酶产生的Ⅵ型胶原 C6M.74 片段的水平成负相关。Ⅲ和Ⅵ型胶原都是骨骼肌细胞外基质的重要成分[135, 136]。因此，在肌肉组织转化过程中产生的代谢产物可能与瘦体重相关[133]。随着年龄增长[137]，microRNA 的失调也可能导致肌肉可塑性的降低。

十三、针对参考标准

以上的考虑表明，目前没有一种可用的技术可以满足测量肌肉质量的所有要求，每一种方法都有其局限性，特别是缺乏关于准确性的信息。此外，没有一种技术是完全标准化的。因此，目前还没有肌肉测量的金标准。尽管如此，仍需要制订一个参考标准，用以评价替代技术。CT 的主要缺点是存在放射科的操作局限性，对比 DXA，需要更高的成本和辐射暴露。在临床应用和试验研究中使用 MRI 的限制在很大程度上受其较高的成本、分析所需的专业技术知识以及操作局限性有关。BIA 面临的主要问题是，根据用于验证 BIA 方程的参考标准，是否可以提供人群特定的方程来预测去脂体重（或其他身体成分参数）。事实上，目前已有一些较为合理的方程，但许多临床医生更依赖于设备本身产生的输出结果（使用内置的方程，通常被制造商"隐藏"）。

这些考虑表明，尽管有许多局限性[138]，但 DXA 也许是目前在试验研究和临床实践中评估肌肉质量和身体组成的参考技术，选择 DXA 而不是 BIA 的一个重要原因是，DXA 是在个体水平上测量身体组成。而 BIA 则是使用一个预测方程（因此它是对肌肉含量只能评估，而不是测量），并且在个体水平上受到较大的预测误差限制。此外，由于现用的 BIA 设备种类繁多，故而 BIA 标准化将比 DXA 标准化更加复杂。此外，DXA 作为 RCT 的一部分[139-141]，已成功地用于评估骨骼肌质量。目前，它是首选的、有效的测量技术。

为了保证 DXA 测量的准确性，需要进行标准化。用于推导瘦体重的校准材料和方程应在不同制造商之间进行标准化。研究议程上的一个重要项目是标准化目标区域，如躯干、手臂、腿，这在不同的制造商之间存在显著差异。最后，在采用参考人群时需要达成共识，这与 DXA 在骨质疏松症中的应用基本相同[142]。

值得注意的是，参考标准的采用并不意味着禁止在临床研究或临床实践中使用任何技术。事实上，这是值得鼓励的，类比于在评估骨质疏松症中使用骨密度，参考标准是股骨颈的骨密度[16, 143]，但在临床研究和临床实践中，许多评估工具被广泛使用（如其他骨骼部位的骨密度、CT、定量超声和骨小梁评分）。需要注意的是，一定情况下，骨密度也应该使用应用于参考人群的参考技术来报告，这也是许多骨骼方向期刊的要求。

采用 DXA 作为具有确定的正常范围的参考标准，为检查测量提供了一个平台，在此平台上可以比较不太成熟的、新的方法的性能特征，还可以在研究之间和国家之间进行比较。

十四、表达瘦体重的不同指数

骨骼肌指数（skeletal muscle index，SMI）是一种表达瘦体重与身高或体重的关系的测量方法，缺点是 SMI 的常用用法和术语是不一致的[144]。它被定义为附肢骨骼肌质量除以身高的平方，以 kg/m² 作为单位，或者被定义为骨骼肌质量除以身体质量 ×100，这是一个无单位指数，尽管一些作者将它们区分为附肢瘦体重 / 身高的平方和 SMI[145]，SMI 可以从 BIA 或 DXA 测量中得到。在一项老年人的大型流行病学研究中[146, 147]，这两种定义已被证明可以预测残疾和功能障碍。然而，将社区居住的老年人分为肌少症或非肌少症的两种定义有显著差异。对比于基于身高的指数，基于体重的 SMI 明显将更多居住在社区的老年人归类为肌少症，这一趋势在男性群体中比女性更为明显。最近甚至提出了第 3 个定义，使用生命周期管理 / BMI 指数[145]。由于观察到的差异，应制订更明确的术语，能够最好地描述在流行病学研究中，肌肉质量和临床结果之间的关系。

十五、营养和肌肉健康

通过饮食保持肌肉健康是非常重要的，不仅要提升健康肌肉状态，同时要促进剧烈运动后肌肉的修复，减少肌肉的消耗。此外，所吃食物的质量可能因个人的身体活动状况而异。例如，虽然运动是维持和锻炼肌肉的关键，但久坐的人在对肌肉修复的饮食方面，同样有非常高的需求。吃正确的食物不仅有助于人们保持健康的肌肉质量，而且还有助于保持骨骼、肌肉功能和力量的最佳健康状态。不同类型的食物以不同的方式改善肌肉健康，具体如下。

（一）蛋白质

虽然饮食摄入的全部元素对维持肌肉质量都很关键，但定期充足地摄入蛋白质对刺激蛋白质合成的作用至关重要[148-150]，蛋白质摄入不足主要影响肌肉组织的方式是减少肌肉蛋白的合成[151]，而不是增加肌肉蛋白的降解[151]。膳食蛋白质在身体活动时提供补充和重塑肌肉细胞所需的材料。为了达到最佳的肌肉健康，摄入的富含蛋白质的食物需含有必需氨基酸，这是人体无法合成的蛋白质组成部分，这些氨基酸在动物蛋白质来源中含量丰富，如奶制品、肉类、家禽、鸡蛋和海鲜。牛奶蛋白对肌肉的健康特别有益，因为它含有的支链氨基酸有助于肌肉的修复。植物性食物通常缺乏一种或多种必需氨基酸，但通过吃各种含有某些氨基酸的食物，可以补充身体所需的必需氨基酸，如含有全谷物的豆类。

（二）最佳肌肉质量和力量所需的膳食蛋白质

目前建议 19 岁及以上成年人的蛋白质摄入量为每天 0.8g/kg。该水平是通过 10～14 天的短期氮平衡研究确定的[152]。这对于年轻人来讲，只是维持氮平衡、预防蛋白质缺乏的最小蛋白质摄入量[153]，而不是促进最佳健康的摄入量[154]，值得注意的是氮平衡与其功能效果（包括维持骨骼肌和骨骼健康）并无直接相关性[153, 154]。人们普遍认为，最佳的每日摄入量高于 0.8g/kg 即可[153]。然而，有一些学者认为，摄入超过推荐膳食营养供给量（RDA）的膳食蛋白质可能会加剧肾脏损害[155]，蛋白质限制可能适用于现有的慢性肾病（CKD），尽管严格的限制可能导致非透析依赖性的 CKD 患者的蛋白质消耗[156]。

然而，没有证据表明肾功能正常的健康人摄入远超推荐膳食营养供给量时会产生有害影响[153, 155]。在老年人群中，考虑到对蛋白质的合成代谢反应减弱，在不影响肾功能的情况下，每天适度增加 0.8g/kg 到 1.0～1.2g/kg 的蛋白质可能最有利于骨骼肌健康[157]。

（三）维生素 D

维生素 D 可以通过基因组和非基因组途径发挥其作用。除了肌肉细胞（Ⅱ型纤维）外，维生素 D 也可以影响神经肌肉的活动，一些研究者用不同的方法发现了维生素 D 受体（VDR）存在于肌肉细胞和细胞系中的证据，如 mRNA、钙结合蛋白和 VDR 抗体[158-160]。活性维生素 D 代谢物 1, 25(OH)$_2$D$_3$ 刺激成肌细胞的分化[161]。此外，它还能刺激钙内流、磷酸盐运输和肌纤维分化。1, 25(OH)$_2$D$_3$ 也可以与膜受体结合，激活环腺苷酸或花生四烯酸，随后，钙自主转运到肌质网，增加细胞内的钙，这个环节是形成横桥和进行肌肉收缩所必需的[162]。

早期的研究表明，维生素 D 状态与身体体征之间存在显著的相关性[163-165]。起立行走试验和坐站试验中，较低的血清 25(OH)D 水平与不良结果具有相关性。一项在马尔默进行的对 986 名 25 岁以上的女性开展的骨质疏松症前瞻性风险评估（OPRA）研究显示，血清 25(OH)D 水平与步态速度、闭目直立测试结果、大腿肌肉力量呈正相关[166]，在英国的曼彻斯特也开展了一项对 12—14 岁的少女进行的研究。观察到血清 25(OH)D 水平与跳跃速度、跳跃高度、肌肉力量、健康指数和爆发力呈正相关[167, 168]。但相反的是，德国的一项研究并没有发现绝经后骨质疏松症女性的肌力

和血清 25(OH)D 之间存在显著相关性[169]。一般来说，血清 25(OH)D 与肌力或体征之间的相关性在血清 25(OH)D 的较低的情况下是显著的，但此结论可能不适用于"正常"或较高范围。在 LASA 研究中，观察到血清 25(OH)D 在 50～60nmol/L 时存在这种相关性[170]。

营养干预研究也表明，维生素 D 在肌肉质量和功能的发育和维持方面具有积极的作用。在一项随机对照试验中，在维生素 D 不足（记录为维生素 D 水平低于 50nmol/L）的老年女性中，测试了不同剂量的维生素 D 对肌肉力量、肌肉质量和骨密度的影响[171]。每天 800U 的常规剂量补充维生素 D 可导致 6 个月后所有观察对象的循环维生素 D 水平大于 50nmol/L。在补充期间，肌肉质量（通过 CT 扫描评估大腿所得）没有变化。然而，补充维生素 D 与动态肌肉力量和髋关节骨密度的改善具有相关性，同时可以完善住院的老年人群对补充维生素 D 的需求。肌肉力量和功能的增加被归因于活性维生素 D 与人类骨骼肌中发现的特定维生素 D 受体的结合，这些受体促进蛋白质的合成和细胞的生长[172, 173]。在一项小型的、不施加干预的研究中，补充维生素 D 3 个月后，观察到老年女性Ⅱ型肌纤维的相对数量和大小有显著增加[174]。一项对老年脑卒中幸存者的研究中，每天使用 1000U 的维生素 D，使Ⅱ型肌纤维的平均直径增加了 2～5 倍[175]。

（四）同型半胱氨酸水平、维生素 B$_{12}$ 和叶酸

研究显示[176, 177]，维生素 B$_{12}$ 和叶酸的摄入能够纠正高水平的同型半胱氨酸，已有报道，高血清同型半胱氨酸水平（高同型半胱氨酸血症）为心血管疾病的危险因素，3 个大型前瞻性队列研究（Rotterdam 研究、LASA、Framingham 研究）显示，高同型半胱氨酸血症与骨折存在相关性[177]，且在 LASA 和 Rotterdam 的研究中表明，两者之间的关联和骨密度无关，骨折的发生归因于骨质的改变（胶原交联的改变）或较高的跌倒发生率。另外，高同型半胱氨酸水平与身体功能的严重下降

相关[178]，在 NHANES 中，高同型半胱氨酸水平与老年人较低的股四头肌力量和较低的步态速度以及更多的残疾相关[179]。

此外，在外周动脉疾病患者中，高同型半胱氨酸水平与较低的小腿肌肉密度相关[180]。同样，OPRA 对 996 名 75 岁女性的研究显示，高同型半胱氨酸水平与不良身体体征之间存在相关性[180]。

营养介入研究表明，维生素 B_{12} 和（或）叶酸可能改善体态稳定性和（或）肌肉的功能和力量，在日本进行的一项针对脑卒中患者的前瞻性干预研究显示，与安慰剂相比，维生素 B_{12} 和叶酸都降低了骨折发生率[181]。然而，仍然需要进一步的随机临床试验来评估这种相关性。

（五）添加生产饮食

虽然饮食中的酸负荷不会改变肌肉细胞内 pH，但有学者认为，长期摄入过量的产酸营养物质（如肉类和谷物），同时结合低摄入碱化水果和蔬菜，可能导致慢性酸刺激并且带来骨骼和肌肉的负面影响[182][183]。

早期的研究表明，酸性环境是肌肉分解代谢的一个既定刺激因素，肌肉中氨基酸的外流通常出现于饥饿早期[3]、创伤、脓毒症和烧伤[184-187]、慢性肾衰竭[188]，以及肥胖受试者在摄入减肥膳食时的酸中毒[189] 等。此外，酸中毒的纠正已被证明可以逆转慢性肾衰竭患者[190] 和摄入生酮膳食的肥胖受试者[191] 的氮排泄（肌肉消耗）。

肌肉萎缩可能是对酸中毒的一种自适性反应[192, 193]。肌细胞释放的氨基酸在肝脏中转化为谷氨酰胺，继而被肾脏用来增加氨的合成[194]。氨结合质子并以铵离子的形式排出，从而减轻酸中毒。碱有利于优化肌肉质量和功能的潜在机制目前尚不清楚。在试验诱导的人类急性代谢性酸中毒中，肌肉蛋白水解途径（即泛素 - 蛋白体途径）上调[195]，肌肉蛋白合成途径（即 IRS-1/PI3K/Akt 信号通路）下调[195]，酸中毒对肌肉的影响也可能是通过抑制 IGF-1 来介导的[196]。

最近有研究表明，食用高产碱水果和蔬菜（以及低净产酸化合物）与老年人的去脂组织质量的维持具有相关性[197]。此外，三项前瞻性研究表明，摄入过量的碱（以碳酸氢钾或碳酸氢钠的形式）会减少尿氮排泄，从而减少健康老年人的身体蛋白质储备[198-200]。其中一项研究表明，长期服用碳酸氢盐（每日服用，持续 3 个月）对健康的绝经后老年女性的下肢肌肉力量和功能也有良好的作用，这表明碳酸氢盐对骨骼肌有持续性影响[199]。

部分证据表明，酸碱平衡和维生素 D 对肌肉的影响可能是相互依赖的，例如，酸中毒可能会间接地影响维生素 D 对肌肉的作用，维生素 D 的羟基化活性和非活性代谢物是依赖于 pH 的，其中所涉及的酶需要的最佳 pH 约为 7.4。较高或较低的 pH 往往导致调节 25(OH)D 代谢的酶的活性降低[201]，但培养基 pH 从 7.2 到 7.4 的变化并不会增加 $1, 25(OH)_2D_3$ 的产量[202]。另外，慢性代谢性酸中毒增加了人血清中 $1, 25(OH)_2D_3$ 的浓度[203]，其在急性和慢性 pH 变化的影响可能存在差异，在体外，维生素 D 受体的结晶需要的最佳 pH 为 6.0[204]。同时，pH 的变化可以影响维生素 D 结合蛋白与维生素 D 受体在靶组织内的相互作用。另外，酸中毒可能也是维生素 D 缺乏对肌肉产生不利影响的一种机制。动物研究表明，维生素 D 缺乏会导致代谢性酸中毒，而维生素 D 过量会导致代谢性碱中毒[205, 206]，酸碱和维生素 D 相互作用对肌肉影响的临床证据还需要进一步研究。

营养干预研究表明，产碱饮食有利于优化老年人的去脂组织质量[197]。在另一项研究中，无运动的健康老年女性使用碳酸氢盐 3 个月，可以改善下肢肌肉力量和耐力峰值[207]，同时降低氮排泄，证实了之前对绝经后女性的观察，即摄入中和剂量的碳酸氢钾，可以减少氮排泄[200]。

运动是唯一一种对肌肉有合成代谢作用的非药物干预措施。部分研究认为，碱可以增强运动对肌肉的影响，在运动过程中，乳酸通过肌肉细胞膜流出，同时伴随着细胞内 pH 的减少[208]。细胞内酸中毒可能直接作用于肌原纤维，是极短时间（1～7min）高强度运动中抑制肌肉收缩力和疲劳的部分原因[209]。通过摄入碳酸氢钠，增加细胞外碳酸氢盐缓冲能力，促进乳酸和氢离子从肌肉细胞流出，从而延迟细胞内 pH 的临界下降，进而改善 pH 下降导致的疲劳、对肌肉糖酵解产生的负面影响以及运动恢复的延迟[210]。

关于碱的补充与运动的相互作用，目前的临床证据还较少。在一项对健康年轻人群的试验中，研究了急性摄入碳酸氢盐对受试者身体表现的影响。Price 等指出[211]，与对照组（摄入 0.04g/kg 氯化钠）相比，摄入 0.3g/kg 碳酸氢钠的受试者在骑行过程中的运动耐受性有所改善。与对照组相比，摄入碳酸氢钠 0.4g/kg，增加了股四头肌的扭矩[110]，这表明碳酸氢盐改善了等长收缩中的非氧化性糖酵解，从而减少了疲劳，增强了恢复。然而，其他急性干预研究没有发现碳酸氢盐对短跑性能[212]、力量输出和疲劳[213]或阻力运动性能[214]的影响，因此，关于碱管理和运动对肌肉性能的协同效应，仍无明确的证据。

总之，长期摄入膳食酸负荷可能会导致与年龄相关的肌肉功能下降，也可能导致老年人的肌肉质量下降，调整饮食以减少酸负荷可能对肌肉和骨骼有益。

十六、衰老过程中和疾病状态中的肌肉

（一）衰老过程中的肌肉健康

从 25 岁左右开始，肌肉质量和肌肉力量下降，直到中年，特别是习惯久坐的人[13, 215, 216]。这最初是一个缓慢的过程，每 10 年强度损失约 10%，60—70 岁以后，体力下降进一步加快。因此，老年人的体力预计只有他们成年时峰值的 30%～40%。推测的细胞衰老机制包括氧化应激、慢性低度炎症 / 免疫功能受损、大分子损伤、基因组不稳定性增加、细胞衰老和应激抗性降低[217-220]。营养不良在老年人中很常见，因此存在微量营养素缺乏的重大风险，很可能影响肌肉，产生肌肉损失[217-219, 221]。因此，可以说，衰老过程的特征是肌肉质量和力量的下降，当这个下降程度超出病理下限水平时，就被定义为肌少症，这种肌肉和骨骼的损伤对老年患者造成了严重的残疾和疾病负担，更好地了解发病机制与肌 - 骨串扰，有助于改善预防策略和治疗选择。

（二）衰老过程中肌肉健康状况的测量

最初，肌肉力量的下降被认为是由于肌肉质量的损失造成的[222]。在一种类似于骨骼健康测量的方法中，研究人员定向于制订肌肉健康的诊断标准，以相对于健康的年轻人的肌肉质量指数高或低进行分组[223-225]。现在有越来越多的证据表明[226, 227]，当时间跨度超过 30 年，肌肉质量和力量变化并不像之前假设的那样与时间跨度显著相关[228, 229]。在绝对质量或横截面积（CSA）发生变化之前，肌肉随着年龄的增长会经历一系列的生理变化，这些变化隐含在肌肉力量下降的过程中，由于存活神经元的代偿性侧支发芽，运动单位的数量减少，而运动单位的体积也由此增加[230-232]。此外，据报道，老年人的最大运动单位放电率比年轻人低 35%～40%[233]，并且在运动单位放电中表现出更大的可变性[234]。随后，在组织水平上，兴奋 - 收缩耦合障碍被认为是由于肌质网钙释放障碍所导致的。这些变化因肌肉间和肌肉内脂肪细胞含量的增加而加剧[235]，有学者认为这直接损害了跨桥动力学[236]。由于脂肪浸润和结缔组织的增加，净收缩质量较少。事实上，非收缩性质量可占总肌肉横截面积的 15%，这个估计值是年轻对照组的 2～5 倍[237]。

因此，人们对测量与年龄相关的肌肉表现的变化越来越感兴趣，而不仅仅是肌肉尺寸。对此，欧洲[238]和美国[239]专家工作组的共识是，肌肉健康应该根据肌肉质量、力量和功能进行评估，较低的骨骼肌（SM）质量已被证明与通过短物理性能电池（SPPB）[240]测量的功能损伤[147]相关，增加膝关节伸肌扭矩与提高行走速度和坐位站起[241, 242]的能力有关，膝关节伸肌收缩速度已被发现是预测活动受限的老年人的步态速度的指标之

一[243]。尽管活动受限的老年人的肌肉质量、力量和功能之间已存在联系，但对健康老年人（>50岁）向肌肉功能障碍转变的时间和过程了解相对较少[244]。

此外，除了评估工具和测量方案的可变性外，还有研究表明肌肉质量、力量和功能的组成部分本身存在相当大的可变性。这与成年人的骨骼健康测量形成了鲜明对比[245, 246]。下文将讨论肌肉质量指数、力量和功能的识别以及它们随年龄的变化，并在可能的情况下提供对变化率的估计。

十七、肌肉或去脂组织质量的年龄相关性变化

目前，磁共振成像（MRI）和计算机断层扫描（CT）等成像方法是定量全身和局部骨骼肌（SM）的公认标准方法。这是由于它们能够区分脂肪、骨骼肌和其他无脂肪的非肌肉成分，如结缔组织[247-249]。双能 X 线吸收法（DXA），更常用于评估骨骼健康，目前被认为是一种可靠有效的方法，用于低辐射剂量下定量全身和局部的非骨去脂组织质量（LTM）[247, 249]。尽管 CT 和 DXA 在骨骼肌的估计中有很高的相关性（$r=0.88$，$P<0.001$），但在使用 DXA 报告骨骼肌中年龄相关性下降时仍需斟酌，因为它已被证明过高的预估了全身和局部骨骼肌。这种方法学问题可能会掩盖年龄或治疗相关的骨骼肌变化[91, 235, 250]。

许多研究试图量化骨骼肌的下降速度，认为这是一个从发育成熟时就开始出现的统一化的过程[251]。去脂组织质量在第 30 年开始下降的观点源于评估骨骼质量相对于体重下降的研究，由于脂肪质量的增加而导致其快速地下降[147]。Janssen等的研究[225]认为，通过 MRI 测量，直到 45 岁后，附肢骨骼肌才与年龄无关。此外，通过 DXA 或水下称重法测量到的全身去脂组织质量的变化，尽管骨骼肌的测量不那么精确，但在横向[252]或纵向[253]分析中，60 岁后的观察对象才被检测到出现明显变化，由于不同年龄范围的数据采集不完整，很难估计骨骼肌的年龄相关性下降，因此研究人员使用预测方程来预测下降[223, 224]，由于现有结论分别面向多个种族，因此这一方法显得尤为复杂，在西班牙裔、非洲裔美国人、白种人和亚洲人中，年龄相关性的骨骼肌下降有相当大的差异，这些种族群体中骨骼肌的变化率在男性和女性之间有所不同[147, 224, 251]。因此，建议根据性别和种族来研究和报告与年龄相关性的骨骼肌变化。

十八、年龄相关性肌肉质量变化

握力和膝关节伸肌力量的下降与 CT 测量出的肢体周长、瘦体重和大腿横截面积的变化无关[246]。最近的证据表明，我们可以利用现代成像技术和一些商用的测力计来准确地量化肌肉的质量和力量，验证了 Larsson 等[226]和其他研究者的更早期的报道，许多这些研究表明，随着年龄的增长，肌肉力量的降低略大于肌肉质量的降低，这意味着肌肉质量可能存在降低[235, 253, 254]，可以以功能性骨骼肌质量或去脂组织质量（LTM）表示单位组织的强度，有效地节段性地测量骨骼肌或去脂组织质量（LTM），结合肌肉功能的测量（如最大自主力量），可以开发出一个合理的肌肉质量指数。这提示肌肉质量或许能够更好地进行高功能和低功能的区分[238, 242]。

自 1992 年以来，BLSA 测量了手臂、腿部以及非骨性去脂组织质量（LTM）的峰值扭矩（0～308/s）（DXA）[255, 256]。据报道，肌肉力量的下降速度高于去脂组织质量（LTM）下降速度，这种差异始于 50 岁左右人群，并随着年龄的增长而增加，当肌肉质量以横截面积的膝关节伸肌扭矩或去脂组织质量（LTM）表示时[257]，出现与年龄相关的线性下降。然而，肌肉质量的定义是单位去脂组织质量（LTM）的力量，因此，在理论上，将肌肉质量表示为单位大腿去脂组织质量（LTM）。为此，Lynch 等[256]和 Francis 等[258]分别提出论述了每公斤体重的大腿综合扭矩和大腿去脂组织质量作为参考指数，使用该指数进行表示，男性每 10 年下降 5.1%[256]，女性每 10 年下降 8%～10%[258]。尽管对肌肉质量已有定义，但许多作者选择仅使用

每公斤体重的大腿骨骼肌或去脂组织质量（LTM）的膝关节伸肌扭矩来表示肌肉质量。我们之前曾报道过，当纳入膝关节屈肌时，肌肉质量指数会变得更加多变，而使用膝关节伸肌扭矩则或许是联合测量中方差更大的原因，这可能解释了为什么只有在生成大腿肌肉质量指数时，才倾向于使用膝关节伸肌力量。基于这些考虑，相对于膝关节屈肌，膝关节伸肌的骨骼肌和力量优先下降，膝关节伸肌通常是持续一生的力量活动（如爬楼梯），因此我们建议，最合适的肌肉质量指标是每单位骨骼肌的膝关节伸肌扭矩或去脂组织质量（LTM）。

十九、功能能力

衰老通常伴随着身体成分的变化（身体脂肪的增加，肌肉和骨量的减少）同时伴有认知、视觉和听力功能下降，睡眠障碍、抑郁，疲劳后身体功能下降，并显著增加残疾的风险和自主能力的损失[259]。肌力是关于严重活动受限、步态速度慢、跌倒风险增加、住院风险和高死亡率的重要预测因子。例如，与肌力高的老年人相比，肌力低的老年人发生严重活动受限的风险增加 2.6 倍，步态速度缓慢的风险增加 4.3 倍，死亡的风险增加 2.1 倍[260]。老年人肌肉力量的丧失不能只用骨骼肌萎缩的特征性存在来解释。几项研究表明，其他一些因素如中枢神经系统驱动的变化、周围神经功能障碍、神经肌肉连接结构和功能的改变、脂肪浸润、在单肌纤维上的许多复杂的细胞和分子变化等，都对肌力造成损害[261]。

执行功能任务所需的相对努力随着年龄的增长而增加[262]，与年龄相关的功能下降的研究需要区分功能等级和功能变化的，关于年龄大于 50 岁的功能异质性研究，还是存在一定挑战的。测试组套需要能够反映日常生活活动（ADL），同时还能捕获与个人相关的有意义的功能数据。因此，正如前文所述，很少有文献报道与年龄相关的功能下降。

SPPB[240] 是评估活动受限的老年人 ADL 能力的最常用的方法，测试使用步态速度（6m）、下肢功能（从椅子站起 5 次的时间）和平衡（并足站立和前后足站立）来组成一个 12 分的评分系统。该 SPPB 在 5000 名老年人（71 岁）中得到了验证，并被发现可以用于养老院的入院预测，从那时起，许多研究使用 SPPB 来报告老年人（65 岁）的身体能力[263-265]。此外，该测试组套或其组成部分的功能与前文所述的骨骼肌和肌肉功能有关。

虽然 6～10m 的步态速度测试可能被认为是 ADL 的代表，但其可能存在地板或天花板效应，在出现地板效应的情况下，一个虚弱的老年人可能无法完成 5 次坐立试验，因此不能达到最低的测试分数。而在出现天花板效应的情况下，大多数从事身体活动的老年人可能会达到最高的测试分数，这意味着该测试不能检测到有意义的功能等级和广泛功能范围内的变化。例如，Francis 等[266]和 Glenn 等[267]最近的研究表明，短距离（＜10m）步态速度测试不能分别在健康老年人（50—70 岁）和健康中年人（55—64 岁）中检测到预期的变化。这在很大程度上是由于两组患者的相对健康状况，即习惯性的步态速度（1.4m/s）远远超过了可能表明残疾的步态速度（＜0.8m/s）。此外，与虚弱或活动较少的老年人相比，使用这些测试的中年或健康老年人的肌肉质量、力量和功能之间的相关性可能不那么强。Buchner 等[268]报道了腿部力量与步态速度（15.2m）之间的关系是非线性的，对于身体素质较好的参与者，力量和步态速度之间没有相关性，但在身体较弱的个体中则存在相关性。因此，虚弱老年人生理上的微小变化可能导致功能能力的巨大变化，而强壮成年人生理上的微小变化在这种评估方式中可能不会表现明显的功能变化。

能够让参与者更大限度的发挥能力的测试，可能更适合随访调查残疾前与年龄相关的功能能力变化。6min 步行测试（Rikli 和 Jones[269]）和 30s 坐立测试（Jones 等[270]）最初的设计是为了对抗地板效应，即针对那些无法完成完整测试的参与者（如 5 次坐立试验）。然而，作者报告说，这些测试能够检测 70 岁、80 岁、90 岁之间的功能能力差异，以及那些自述活动高和低的人之间的表现差异，这些数据来自于 7183 名社区老年人（60—94 岁）的规范数据。最近，我们报道了 30s 坐立试验和 900m 延长步态速度测试，能够检测健康老年人在 60—70 岁的功能变化[271]。此外，在健康的老年女性中，膝关节伸肌力量矫正后的体重和小范围肌肉质量与功能相关。然而，当这两种测试都用于评估 12 周渐进式阻力训练干预的有效性时，只有 900m 步态速度测试的结果与干预存在相关性[272]。这些数据[242, 246] 已经确定肌力（握力和股四头肌肌力）与功能能力的关联比肌肉质量更强，此结论可能动摇了肌肉质量作为衡量标准的功能意义。相对于以肌力预测身体质量，测量肌肉质量的时间和费用显著增加，因此，如果此结论得到证实，将是一个潜在的重要发现。当然，这不会改变肌肉质量作为一个重要的身体指标，因为它对理解组织水平上的生理变化很重要。

其他的测试组套通常保留在 SPPB 中评估的核心身体能力，同时增加修改，以尝试和适应更广泛的能力范围。美国健康、体育、娱乐与舞蹈联盟（AAHPERD）的功能健身（Yaguchi 和 Furutani[273]）都包括延长步态速度测试（880 码步行）。除了测试组套之外，扩展步态速度测试（Simonsick 等[274]）和 10 步爬梯功率测试（Bean 等[275]）也被用于测量功能能力。然而，这些测试都没有由 Rikli 和 Jones 等[269] 开发的标准数据。为了报告健康成年人的功能能力，特别是整个生命周期的下肢功能能力，研究人员可以选择让参与者进行最大限度的测试，并结合实验室测量的骨骼肌质量和力量，这将有助于收集有意义的功能数据。这一建议是基于一些旨在测量健康的功能良好的成年人的研究：至少行走 6min 或 900m 和（或）完成坐立试验 30s。此人群中，扩展测试可以提供关于在一个城镇散步或度过一天所需的相对努力的重要信息。这些活动行为能力可能在满足基本生活的能力下降之前受到损害，如从椅子上站起来或行走 10m，因此或许可以提供对健康老年人肌肉功能衰退的更敏感的预测。

二十、肌肉与活动减少／卧床休息

与年龄相关的改变的直接原因是衰老还是废退，这是一个需要进一步研究的问题。事实上，随着年龄的增长，体力活动水平下降，至少部分导致肌肉纤维质量的改变和肌肉萎缩／虚弱。研究表明，在身体活动水平较高的人群中，老年男性和女性的鼻炎发病率都较低[276]。目前缺乏体力活动的人体试验模型是严格的卧床休息，以头朝下（−6）的姿势[277]，每天 24h。旨在模拟微重力／空间飞行的研究已经广泛地使用了这个模型。对卧床休息 2 天、8 天和 12 天的短期研究并未提示对肌肉质量或力量的显著影响[278]。另外，较长的休息时间（35 天或 90 天）会导致下肢肌肉的力量和功能能力的大幅下降[279, 280]。导致这种损伤的一个主要因素是肌肉萎缩，影响 I 型和 II 型纤维［肌肉纤维类型可分为两种主要类型：慢收缩（I 型）肌纤维和快收缩（II 型）肌纤维］[281]。这些快速收缩纤维可以进一步分为 IIa 型和 IIb 型纤维，也分别被称为"快速收缩氧化"和"快速收缩糖酵解"。萎缩的定义是由于细胞器、细胞质和（或）蛋白质的丢失而导致的体积减小。肌肉的大小是由蛋白质合成和降解之间的微妙平衡所决定的。卧床休息研究更倾向于表明蛋白质水解途径上调，这可以通过泛素－前酶酶体途径的激活增加和休息 35 天后的自噬来证明。与肌少症的情况类似，长时间的卧床休息会导致力量的损失超过质量的损失。这表明肌肉质量发生了变化，质量的降低不能用脂肪或结缔组织浸润来解释[282]，可能是由于单肌纤维上收缩元件质量的改变。事实上，在卧床休息的 I 型和 II 型纤维细胞中，力量、速度和功率都受到严重影响[281]。这些变化背后的分子机制可能包括肌动蛋白－肌凝蛋白交叉桥的破坏，这是由于肌凝蛋白异常的翻译后修饰，如磷酸化增加和 O-N- 乙酰氨基葡萄糖[279]。需要指出的是，尽管有这些相似之处，但肌少症和卧床休息还是有不同的。例如，在长时间的卧床休息后[281]，肌纤维合成逐渐增加（II 型与 I 型纤维比例增加），而在衰老过程中则相反。似乎缺乏体力活动会导致复杂的变化，这可能会受到环境条件的影响。

二十一、疾病中的肌肉健康

肌肉在全身蛋白质代谢中起着核心作用，在肠道不吸收氨基酸的情况下，肌肉作为氨基酸的主要储存库，维持重要组织和器官中的蛋白质合成，并向肝脏提供糖异生前体物质。此外，肌肉代谢的改变在许多常见的病理条件和慢性疾病的发生和预防中起着关键作用。Keys 等 [9] 的工作得出结论，在人类饥饿时，肌肉质量的减少是导致死亡的主要原因。在一篇关于肌肉在健康和疾病中的作用的文章中回顾了肌肉对疾病的反应 [2]。肌肉对疾病的反应可以分为急性疾病或慢性疾病来讨论。

（一）肌肉在急性危重疾病中的作用

应激状态，如与脓毒症、创伤性损伤或晚期癌症相关的状态，比空腹时对氨基酸的需求有所增加 [283]。这种额外的氨基酸需求可以从肌肉蛋白质的分解中获取。而恢复所必需的生理反应可能包括急性期时肝脏中蛋白的加速合成、参与免疫功能的蛋白质的合成，以及参与伤口愈合的蛋白质的合成。合成这些蛋白质对前体氨基酸的需求是非常重要的，例如，伤口愈合的定量研究表明，需要 >3g/（kg·d）的蛋白摄入量来提供必要的前体，以合成正常愈合身体 50% 的烧伤损伤所需的蛋白质 [284]。再加上大多数组织持续的氨基酸需求以及肝脏和免疫细胞的加速需求，严重烧伤个体的蛋白实际利用率可能超过 4g/（kg·d），这是正常每日蛋白质摄入量的 4 倍或更多。与此一致的是，在应激状态下刺激肝糖异生也是一种对氨基酸需求增加的状态 [285]，为了满足这些需求的增加，机体刺激肌肉蛋白质的分解以提供丰富的氨基酸，这种反应即使是通过积极的营养支持，也不会轻易逆转。由此可知，肌肉储备有限的人对压力的反应很差，例如，在瘦体重降低的个体中 [286]，严重臀部损伤的存活率最低。肌肉

质量的减少也被认为不利于癌症患者的生存，例如，在接受放疗的肺癌患者中，体蛋白的数量（通过体内中子激活分析测量）可以预测复发率。相比于那些能够维持或增加肌肉质量的患者，那些体蛋白减少的患者复发率更高，最终的生存率更低 [287]。虽然肌肉损失有可能是由于食欲受损，但是蛋白质摄入量的减少的确使这些患者更容易复发，由此可见，肌肉质量和疾病复发之间的相关性是很高的。

虽然肌肉质量在危重疾病或严重创伤的恢复中起着关键作用，但肌肉力量和功能是恢复过程的核心。危重症导致的虚弱的程度和持续时间是显著的，<50% 的患者在进入重症监护病房前在职的人在出院后的第 1 年可以回到工作岗位 [288]。急性疾病住院期间肌肉质量、力量和功能的广泛丧失导致持续的身体损害，这可能是恢复期延长的原因。如果创伤前已存在肌肉质量缺失，则肌肉质量和功能的急性丧失可能会将其推到一个阈值以上，从而使身体难以恢复到正常水平。因此，>50% 的 65 岁以上女性在跌倒时发生了髋部骨折后，从此再也无法下地行走 [289]。

（二）肌肉在慢性疾病中的作用

早期的研究表明，与不良生活方式行为相关的慢性疾病占死亡的 2/3 以上 [290]，基于人群的研究评估了饮食、重要参数及测量指标，如体重指数、血脂和骨骼生物标志物，以预测疾病的风险。另外，肌肉质量、身体或代谢功能，偶尔被用来评估肌肉在这些条件下的作用，肌肉改变在最常见的疾病和不良状况中起着重要作用，基于人群的研究结果表明，心脏病和癌症被认为是报道得最普遍的慢性病 [290]，心力衰竭和癌症通常与肌肉质量、力量和代谢功能（恶病质）的快速和广泛的丧失有关，对于心脏病和癌症恶病质，其肌肉质量的损失程度是影响生存的一个重要因素 [287, 291]。肌少症是指随着年龄增长而出现的肌肉质量和功能的逐渐丧失，是一种广泛存在的综合征，对生活质量和最终的生存有决定性的影响 [292]。进行性

肌少症是导致身体虚弱、跌倒可能性增加和日常生活活动能力受损的核心因素，严重的肌少症主要导致生活质量的下降。

二十二、肥胖与肌肉

尽管肌肉在诸如肌少症和恶病质等综合征中的核心作用已被评估，即至少部分是由于肌肉质量和力量的丧失，但是肌肉在预防肥胖中的潜在作用还没有得到很好的认识，肥胖的发展是由于长时间的能量失衡，这意味着能量摄入超过了能量消耗，因此，可以通过改变能量摄入或能量消耗来影响能量平衡，总能量消耗是静息能量消耗、食物的热效应和活动相关性能量消耗的总和，在大多数情况下，静息能量消耗占比最大[293]。与肌肉代谢相关的能量消耗是静息能量消耗中唯一有很大变动空间的组成部分。正常情况下，内脏组织、脑和皮肤的静息代谢需求变化较小，因为组织质量和蛋白质周转率相对恒定[294]。相比之下，肌肉质量可能会有很大的变化，而且肌肉蛋白质的周转率（即肌肉蛋白质的合成和分解）也可能会有所不同，肌肉蛋白质的合成和分解是静息肌肉能量消耗的主要原因，在考虑导致肥胖的能量失衡程度时，应当长期观察这种情况，因为肥胖的发生发展过程通常会持续数月甚至数年，每天 100kcal 的能量消耗的差异意味着每年约 4.7kg 的脂肪质量差异，因此，维持较高的肌肉质量和肌肉蛋白质转换有助于预防肥胖[295-297]。

不管肌肉蛋白质转换的能量如何，只要能量摄入足够大，肥胖就会发生，肥胖的临床特征是脂肪质量不成比例的增加，但不太被重视一点的是，患者肥胖的同时，肌肉质量也增加了（图 2-1）[298]，虽然肥胖患者中与较高的肌肉质量相关的能量消耗不足以抵消过多的能量摄入，但可以利用其高肌肉质量来促进减肥，在肌肉质量增加的情况下，刺激肌肉蛋白质转换可能对静息能量消耗有显著影响，从而产生能量平衡，这或许可以通过调节营养来实现，增加氨基酸可用性，提高肌肉蛋白质周转率[299]。

此外，肌肉蛋白质转换所需的 ATP 很大程度上来源于脂肪的氧化，因为这是静息肌肉消耗的首选能量来源[300]。因此，当老年男性通过注射睾酮来增加肌肉蛋白质合成时，随着时间的推移，瘦体重增加，同时伴随着脂肪质量的减少[301]，若将这一概念扩展到低热量饮食以减肥的领域，那么可以理解为高比例的蛋白质饮食或许可以有效地将营养沉积从脂肪重新分配到肌肉。最近有报道称，高蛋白、低热量饮食可以改善身体成分，此结论支持当蛋白质转换途径受到刺激时，营养摄入会重新分配的理念[302]，在能量平衡的情况下（即热量摄入 = 热量消耗），当蛋白质摄入量的比例增加时，是否会发生同样的重新分配尚未证实，但此理念可能也适用[2]。

二十三、胰岛素抵抗中的肌肉和糖尿病

2 型糖尿病呈阶段式发展，胰岛素刺激肌肉调控血糖的能力下降正是其开端之一，肌肉胰岛素抵抗是代谢综合征的一个标志，这被认为是糖尿病的一个显著前兆[303]，在胰岛素抵抗的初始阶段，胰岛素分泌增加，使肌肉能够充分清除血液中的葡萄糖，以维持正常的葡萄糖浓度，随着代谢综合征逐渐发展为糖尿病，胰岛素刺激肌肉对葡萄糖的摄取速率逐渐降低，胰岛素分泌增加并不能有效抵消这种情况，随后出现葡萄糖耐受不良，直到糖尿病的后期，胰腺逐渐失去在血糖升高时分泌额外胰岛素的能力，因此，肌肉对葡萄糖正常的摄取速率是糖尿病发生和发展的中心[304]。

体脂的相对增加是肥胖患者和老年人胰岛素灵敏度下降的一个比较合理的解释，更高比例的体脂通常意味着更高的血浆游离脂肪酸[305]，自1963 年 Randle 等[306] 提出葡萄糖 – 脂肪酸循环以来，游离脂肪酸的利用率升高与胰岛素抵抗之间的关联已经被证实，然而，在过去几年的研究里，相比以前已经认识到的，肌肉本身的代谢功能变化在胰岛素抵抗的发生中起着更直接的作用，葡萄糖 – 脂肪酸循环的中心论点是，血浆游离脂肪酸浓度升高，抑制葡萄糖的氧化，进而限制肌肉

对葡萄糖的摄取。因此，根据这一理论，胰岛素抵抗的发生完全在于游离脂肪酸利用率增加，且肌肉对该信号无反应，从而限制了肌肉对葡萄糖的摄取和氧化，然而其他研究表明[307, 308]，葡萄糖 – 脂肪酸循环不足以解释生理环境下肌肉对葡萄糖的摄取调节，相反，肌肉内代谢功能的改变更有可能是胰岛素抵抗发生的核心。

利用磁共振波谱来量化肌肉中三酰基甘油沉积的最新研究，已经修正了对脂质代谢改变可能影响肌肉中胰岛素敏感性的可能机制的假想，据报道，肌肉中的三酰基甘油沉积的增加与胰岛素抵抗相关[309–312]，而与非胰岛素抵抗性的肥胖无关，肌肉中三酰基甘油沉积增加被解释为肌肉脂代谢功能障碍的指标，可能通过与总脂质量无关的胰岛素抵抗机制有关[313]。细胞内三酰基甘油的积累是由于组织对脂肪酸的摄取和处理之间的不平衡，在多数情况下，肌肉对脂肪酸的摄入和处理成正比[300]，虽然在肥胖患者中，脂肪酸向肌肉的输送通常会升高（因为脂肪量很大），但在非胰岛素抵抗性的肥胖受试者中，肌肉中的三酰基甘油沉积并没有升高[308]，越来越清楚的是，肌肉中三酰基甘油沉积和其他潜在脂肪酸活性产物积累的主要基础更可能是由于氧化导致的处理机制受损，而不是游离脂肪酸向肌肉传递的增加，对胰岛素抵抗的个体在体内氧化脂肪酸的能力降低，这种缺陷可能在运动中更为明显[314]。脂肪酸氧化的缺乏很可能是由于线粒体氧化功能的下降[315]，导致线粒体氧化能力下降的潜在原因有许多，如遗传因素；缺少活动会降低线粒体氧化能力，体力活动缺乏很可能是 2 型糖尿病患者的一个主要危险因素[316]。只要少量的运动（刺激肌肉内三酰基甘油氧化）就可以短暂逆转胰岛素抗性[317]。

无论在分子水平上特定的细胞内机制如何，很明显，胰岛素抵抗不仅仅是肌肉对血浆游离脂肪酸浓度的升高做出的反应，也是脂肪质量增加和游离脂肪酸加速释放到血浆中的结果。肌肉代谢功能的改变是胰岛素抵抗和最终糖尿病发展的核心[318, 319]。

二十四、肌肉和骨质疏松症

骨骼的机械应力对于骨塑建和骨重建至关重要，这一过程增加了骨强度和质量[320]。虽然自重和负重运动对骨骼提供了直接的机械应力，但骨骼上最大的负荷可能来自肌肉收缩。在健康运动员[321]和脑卒中患者[322]中，握力与骨面积、骨矿物质含量和骨密度之间的相关性支持了肌肉收缩在骨强度和质量中发挥重要作用的观点，甚至体重和骨量之间的相关性也可以用肌肉收缩对骨施加的应力来解释[320]，因为它在单位面积上需要更多的力来移动更重的身体，此外，骨量和肌肉力量的变化在整个人的一生中存在协同变化，关于主要决定骨强度和质量究竟是肌肉力量还是仅为肌肉质量，目前仍存在争议，但在一项地中海强氧化剂强化研究（一项关于男性骨质疏松症及其决定因素的前瞻性研究）中，骨骼肌质量与骨矿物质含量和骨密度呈正相关[323]，骨骼肌质量少的男性由于静态和动态平衡受损，跌倒的风险也会增加，其部分原因是肌肉力量的下降。因此，随着年龄的增长，维持足够的骨强度和骨密度依赖于维持足够的肌肉质量和功能能力，相比于正常激素和营养，肌肉是否对骨骼有更重要的意义，目前仍然是有争议的，一些因素，如饮食蛋白质、胰岛素生长因子和睾酮等[324]，被认为是直接影响骨骼和肌肉的，如果这些因素对骨骼的影响是促进肌力增加，从而对骨骼施加更大的机械应力，那么在体内很难区分这些因素是否直接影响骨，无论如何，肌肉在预防骨质疏松症中的重要性是很明确的。

二十五、肌肉和肾脏疾病

在慢性肾脏疾病（chronic kidney disease，CKD）患者中，全身炎症、短暂的分解代谢并发症、透析期间营养损失、内分泌异常（如胰岛素、生长激素和胰岛素样生长因子抵抗）、高血糖、甲状旁腺功能亢进和血液透析期间血液流式是普遍的，此外，建议未进行透析的患者在饮食方面减少

0.6～0.8g/（kg·d）的蛋白。这些因素共同导致了肌肉的消耗，通常在蛋白质 – 能量消耗的框架下进行报道[325]。

据报道，在接受透析的个体中，老年、并发症、不活动、低白蛋白和炎症（C 反应蛋白）与较低的握力相关，但与 DXA 扫描测量结果中的低肌肉质量无关[326]。在同一项研究中，单项身体成分改变与生存率降低无关，然而，单独的低力量（HR=1.98，95%CI 1.01～3.87，P=0.04）或联合低肌肉质量（HR=1.93，95%CI 1.01～3.71，P=0.04）与高死亡率存在较强的相关性，这些发现表明，虽然力量和肌肉质量高度相关，但对肾损害患者的预后有不同的影响[327]。

二十六、处理肌肉损失的方法

目前有 3 种潜在的方法来维持或增强肌肉质量和功能，即激素治疗、运动和营养。

（一）激素治疗

激素治疗有 3 个一般方法：①激素替代不足；②提高激素浓度至高于正常值；③可以通过降低分泌速率或进行药物阻断以阻断激素作用。所有的方法都可能有维持或增加肌肉质量的作用，在性腺功能低下的老年男性中，替代睾酮已经成功地增加了肌肉质量和力量[301]。在严重烧伤患者中[328]，使用足以使血浆浓度升高至自然值以上的速率给予胰岛素已显示对严重烧伤患者的肌肉合成代谢具有促进作用[328]，在应激状态下，分解代谢激素皮质醇和肾上腺素是反调节激素，其作用可以通过阻断受体（肾上腺素），或阻断分泌（皮质醇）起到调控作用，因此，激素治疗在维持和增加肌肉质量和功能方面有明显的作用，合成激素的最新进展为未来的广泛应用提供了希望，例如，合成类固醇氧雄酮刺激肌肉生长，可能没有与睾酮同等的雄激素化作用[330]，同时，意外的、不良的、通常无法识别的并发症也会导致激素治疗的限制因素和危险，例如，大剂量的睾丸激素可以增加肌肉质量和功能，特别是在与运动训练同时使用时。然而，许多不良的不良反应可能伴随着睾酮或许多其合成类似物的生成，从而限制了其在广泛、无监督的临床基础上的使用[2]。

（二）运动

运动可以改善肌肉功能，在某些情况下，还会增加肌肉质量。改善的功能可能不仅限于肌肉的收缩性，还包括肌肉的代谢，例如，运动训练可以提高胰岛素敏感性[331]，在肌肉损失方面，运动的预防效果似乎比恢复效果更强，虽然对肌少症患者的运动干预可以成功地改善功能[332]，但随着年龄的增长，改善肌肉质量的损失效果也在降低，在老年人中，有计划的运动所带来的体力和功能的提高往往不如接受相同训练方案的年轻受试者有效[333]，运动所带来的有益影响在身体虚弱的老年人中明显减弱，可能源于最初的肌少症或缺乏肌肉质量和力量所造成的限制，老年人，特别是女性，往往过于虚弱，运动强度无法诱导其达到与年轻受试者相同程度试验效果所必需的程度，与其试图逆转肌少症，不如寻找有效预防其发生发展的方法，肌肉质量[334]和力量[335]的渐进性丧失发生在成年之后的一生当中，从中年时期之后，丧失会加速，直到老年[336, 337]。因此，在中老年人群中进行干预，以抵消老年肌少症的有害影响，是非常有必要的。

在一篇文献中[2]，关于肌肉在健康和疾病中的被低估的作用，Wolfe 报道说，关于运动对肌肉的有益影响（即是维持还是恢复肌肉质量和功能），几乎没有争论，然而，从公共卫生的角度来看，最关键的问题是机制问题，因此，必须确定可以达到预期的结果的最轻松的运动方案，包括最大限度地提高营养摄入结合运动后对肌肉蛋白质合成的交互作用，此外，期望的结果应该根据肌肉质量、力量和代谢功能的结果来确定，而不是最大耗氧量等与健康结果几乎没有直接关系的传统运动训练措施。

（三）营养

在考虑成人蛋白质摄入量的建议时，对于什

么样的标准为结论存在着很大的争论，在制订膳食指南时，要考虑如何维持肌肉质量，特别是优化肌肉的身体代谢功能，由于缺乏专门针对这一问题的研究，因此阐述此类问题的证据有限，然而，有大量的关于肌肉蛋白质代谢的相关研究支持这样的一个概念，即增加蛋白质的摄入量将有利于肌肉，肌蛋白直接受到饮食中蛋白质摄入量的影响，较高的膳食蛋白摄入通过增加氨基酸的利用率来增加蛋白质的合成[338]，消化吸收的氨基酸在一定剂量下刺激促进肌肉蛋白质的合成[339-341]，这种代谢反应在生理上也有所反映，例如，蛋白质摄入量较高的儿童，其生长速度更快[342]、肌肉质量更高[343]，运动的合成代谢作用会被氨基酸或蛋白质放大[344, 345]，估计的蛋白质平均需求 0.66～0.8mg/（kg·d），当摄入值高于此阈值后，会刺激分数合成率［分数合成率（FSR）是每单位合成物质量的前体化合物结合至产品的速率[346]，这个度量已经被用来估计蛋白质在人体中合成的速率］，肌肉蛋白质的分数合成率（FSR）约为每小时 0.075%；肌肉分数合成率与强度呈正相关[295]，分数合成率和肌肉强度之间关系还不确定，可能是较高的肌肉蛋白质周转率使得新的、功能更好的蛋白取代了旧的肌原纤维蛋白，即使在卧床休息、完全没有活动的健康年轻受试者中，肌肉质量和力量依然可以都通过增加氨基酸来改善[246]。

另一种确定的成年人蛋白质摄入量，已在膳食摄入量参考中被采用，该方法依赖于氮平衡测量的 Meta 分析[337]，氮是氨基酸的基本成分，是蛋白质的分子组成部分，因此，可以通过测量氮的摄入和损失用来研究蛋白质代谢[347]，维持正氮平衡在生长发育期、甲状腺功能减退期、组织修复期和妊娠期都有非常重要的意义，这意味着体内氮的摄入大于损失，蛋白质的总量增加，负氮平衡与脓肿、严重的组织虹膜损伤、发热、甲状腺功能亢进、消耗性疾病和禁食期间有关，这意味着从体内氮的损失大于摄入，负氮平衡可作为营养不良的一部分临床评估指标[348]，氮平衡是确定膳食蛋白质需求的传统方法，使用氮平衡确定膳食蛋白质需求需要严格测量所有氮输入和损失[349]，以确保所有氮交换都被计入[350]。

然而，尽管使用氮平衡作为指标或许很适合于建立防止氮缺乏的氮或氨基酸需求，但仅仅以能够最大化肌肉质量、力量和代谢功能的最佳氮摄入量可能是不够的，因为个体可以通过减少氮排泄来适应较少的蛋白质摄入，例如，在极端饥饿时，个体可以通过大量减少氮排泄来维持氮平衡直到死亡前的一段时间[351, 352]。因此，氮平衡与肌肉质量或功能的任何变量之间都没有绝对的相关性。

营养的有效性是有限的，其原因可能是由于膳食补充方案的类型和持续时间的差异性较大。最近出版的美国膳食指南中对健康美式饮食模式（2000cal 水平）下的肉类、家禽和鸡蛋的建议是每周 26 盎司当量（约 737g），这与美国农业部 2010 年膳食指南中建议的主要膳食结构摄入量相同，对于动物产品的食用（肉类、家禽和鸡蛋等），可以通过食用各种瘦肉和鸡蛋来满足，这些膳食结构选择可能包括加工肉类和加工家禽，同时最好维持在钠、饱和脂肪和添加糖的热量及总热量在健康限度内。

总之，由于研究者们认识到这一新兴研究领域的含义，肌－骨健康以及骨－肌相互作用已经成为基础医学、临床医学和转化医学的热点话题，骨骼和肌肉细胞在生物和分子水平上，以及通过直接的机械相互作用进行交流的，使人们对骨骼和肌肉如何在健康和疾病中共同工作产生了新的见解，随着人类预期寿命即将超过百年，并意识到衰老对骨骼和肌肉都有影响，骨质疏松症－肌少症等骨骼－肌肉疾病或许将对公共卫生和经济产生额外的、尚未完全了解的影响，管理肌肉质量损失的方法对于优化健康管理至关重要，抵消肌肉质量、力量和功能的损失需要多方面的配合，可能的饮食干预包括蛋白质/氨基酸配方、肌酸和微量营养素，而锻炼通常包括在监督或家庭干预下进行力量训练或有氧运动。

第3章　肌少 – 骨质疏松症
Osteosarcopenia

Yasser El Miedany　著

一、背景

　　肌少 – 骨质疏松症是近年来在慢性肌肉骨骼疾病中出现的一个新概念，包含了骨质疏松症和肌少症两种，与衰老有关的疾病是骨质疏松症和肌少症并存的老年综合征。骨质疏松 / 骨量减少是一种全身性骨骼疾病，表现为骨量降低和骨微结构紊乱，最终导致骨脆性增加和骨折易感性，肌少症则表现为进行性、全身性的骨骼肌质量、力量和功能的同步丧失，可伴有躯体残疾、生活质量严重下降或高死亡率等不良后果，两种疾病通常同时存在于虚弱的老年人群中，比单独一种疾病带来更严重的危害[1, 2]。

　　肌少症（sarcopenia）的词源来自希腊单词 sarx，意思是肌肉，penia 可翻译为损失，在这里指的是与年龄相关的骨骼肌质量的进行性和全身性损失，以及肌肉力量或身体状态的受损。这种受损会对日常生活活动产生负面影响，增加虚弱和跌倒的风险。骨质疏松症 / 骨量减少是一种全身性骨病，其中骨微结构紊乱，骨密度（BMD）降低是导致骨脆性增加和骨折的重要原因——在这种情况下，即使是在轻微跌倒也容易发生骨折。骨量减少和骨质疏松的区别主要是基于骨密度，当骨密度在 –1～–2.5 标准差时被认为是骨量减少，而当骨密度低于 –2.5 标准差时被认为是骨质疏松[3]。

　　骨骼和肌肉之间的连接不仅是物理的直接接触，还有化学和代谢的因素参与其中，此外，骨质疏松症和肌少症这两种疾病都有特异性的病理生理学表现，比如脂肪浸润和干细胞分化的改变，表明这两种疾病密切相关。由于骨质疏松症代表的是骨骼的耗损，而肌少症代表的是肌肉的耗损，因此，人们提出了肌少 – 骨质疏松症这一术语。因为同时患有这两种疾病会增高跌倒、骨折的风险，从而降低生活质量[4, 5]。因此，骨折危险因素筛查方法不仅应包括骨密度的测量评估骨骼的强度，还应包括肌肉的质量和功能以评估肌肉的强度，判断是否存在肌少症。

　　本章首先讨论了肌少 – 骨质疏松症和衰老对人体的影响以及与年龄相关的肌少症的潜在机制。接着重点阐述肌肉和骨骼之间的生化通信，以及肌肉和骨骼如何作为一个内分泌器官发挥作用。在详细介绍了肌少 – 骨质疏松症的诊断和治疗方案后，本章也提出了一种肌少症的标准计算分类方法。最后本章得出应该以患者为中心制订肌少 – 骨质疏松症的治疗方案的观点。

二、人体的衰老

　　衰老几乎影响所有的人体生理过程中，但人体成分和体型的变化在经历衰老后是变化最明显的（图 3-1），比如，静息状态下基础代谢率下降 5%～25%，即使饮食（能量）摄入和锻炼习惯不变，体重和体脂也会增加[6]，对于大多数人来说，身体脂肪在 20—25 岁开始逐渐增加，直到 65 岁左右[7]。更关键的是脂肪会重新分布到腹部的内脏器官，同时渗入肌肉和骨骼。

　　脂肪向骨髓的浸润的现象不仅与衰老有关，而且在生命早期、厌食和饥饿时也会发生[8, 9]。相反，肌肉和骨组织都会随着年龄的增长而减少（图 3-2）。肌肉质量在约 30 岁时达到顶峰，然后逐渐下降。在 70 岁时，肌肉质量下降 20%～40%，肌少症因而发生[10]。必须要注意的是，肌肉减少症要和肌力减少症区分开来，后者是指肌肉力量的丧失，并不一定存在按比例丢失的肌肉质量[2, 11]。这种肌肉质量的下降在女性中更为明显。

衰老也会严重影响骨组织[12]，导致骨结构的改变——骨小梁厚度逐渐减少，骨皮质孔隙度逐渐增加，骨量丢失和骨转换的增加。骨密度作为骨折风险评估的指标也会在 50 岁左右开始随年龄逐年下降[13]。女性在绝经后的 5～7 年可能会丢失 20% 的骨量，之后的以每年 0.5%～1% 的速度继续丢失（国际骨质疏松基金会，可登录：https://www.nof.org/prevention/general-facts/what-womenneed-to-know/ 查询了解更多信息）。男性的骨量也会随着年龄的增长而下降，但这种减少开始的时间较晚，且每年以 0.5%～1% 持续丢失（国际骨质疏松基金会，可登录 https://www.nof.org/prevention/general-facts/just-formen/ 查询了解更多信息）。

与骨组织相似，骨骼肌含量在青年时期达到峰值，45 岁以后，男性和女性的骨骼肌含量均逐渐下降，尤其是下半身的肌肉量[14]，流行病学研究表明，肌少症的患病率高达 1%～29%（在社区老年人中，女性高达 30%，在长期护理机构中，男性高达 68%），在急诊护理中，女性肌少症的发病率高达 10%。总体而言，肌少症的发病率随

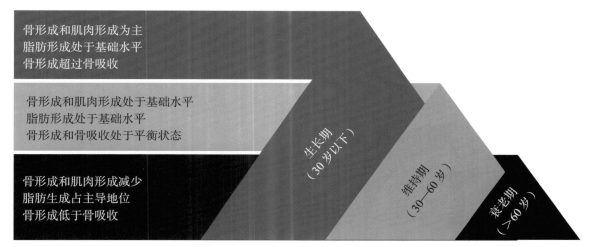

▲ 图 3-1 衰老对人体物质构成比例的影响，不同年龄组（＜ 30 岁、30—60 岁、＞ 60 岁）骨量、肌肉量、脂肪量变化比较

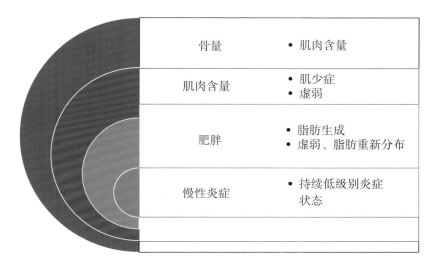

◀ 图 3-2 骨质、肌肉和脂肪组织随年龄增长而改变，并伴随低级别慢性炎症的增加

年龄的增长而增加，在一项针对欧洲老龄化男性的研究中，调查了 518 名 40—79 岁的男性，平均随访 4.3 年，四肢肌肉组织从 50 岁开始减少，但 60 岁以上的受试者的平均年体重丢失明显更大，70 岁后，男性的步态速度和握力开始明显下降[16]。

衰老与脂肪量的增加有关（图 3-3），男性在 70 岁之后，许多组织（包括骨髓和肌肉）逐渐被脂肪取代，而对于女性而言，因更年期和雌激素水平下降，则更早出现脂肪增加，随着年龄的增长，由于神经元信号通路和细胞募集的减少，纤维再生的减慢，从而肌肉收缩功能变差[17]。

三、年龄相关肌少症的潜在机制

肌少症的发病机制涉及多种因素和途径，如环境因素、内分泌疾病、运动神经元丧失、炎症途径激活、卫星细胞数量减少等[15]。此外，最近的研究表明，线粒体功能障碍和凋亡信号的激活是年龄相关性肌少症发病机制的关键因素，Yoo 等[18] 在最近发表的文章中对年龄相关性肌少症的潜在机制进行了综述。本部分将根据这篇文章中报道的信息，重点讨论与年龄相关的肌少症的潜在原因。

四、线粒体活性氧自由基与线粒体功能障碍

线粒体活性氧自由基（mtROS）与衰老骨骼肌的氧化应激密切相关，是引起衰老性肌少症的主要原因。衰老的骨骼肌线粒体中 ROS 的积累导致组织退化、骨骼肌萎缩、肌肉功能紊乱、纤维组织增加等一系列改变[19]，mtROS 的产生与氧化应激诱导的线粒体 DNA（mtDNA）突变有关，这些突变导致电子传递链（ETC）组件缺陷。缺陷亚基加入到 ETC 中破坏氧化磷酸化，减少了 ATP 合成，并进一步增加了 ROS 的产生[20]，Wanagat 等[21] 报道了线粒体 DNA 缺失的肌纤维显示出电子传递系统异常和纤维萎缩。另外，Hiona 等[22]

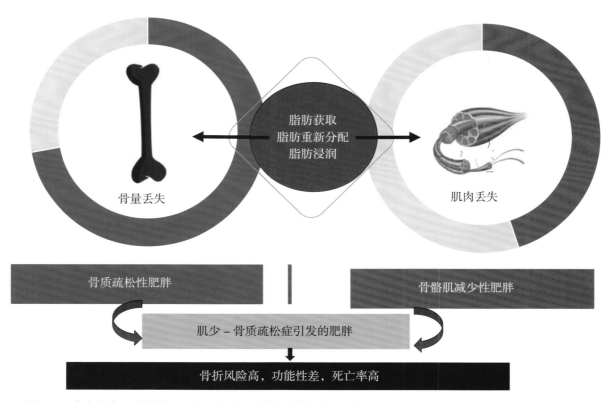

▲ 图 3-3　衰老状态下的骨骼、肌肉和脂肪。随着年龄的增长，骨骼、肌肉和脂肪组织的路径发生改变，从而导致骨骼肌减少性肥胖及其后果

研究发现 mtDNA 突变小鼠的骨骼肌线粒体呼吸和 ATP 产生率显著降低。因此，年龄诱导的 mtROS、mtDNA 突变和线粒体功能障碍可能是肌少症的潜在原因[20]。

五、线粒体凋亡

细胞凋亡是一种高度程序化的细胞死亡形式，其特征是细胞线粒体的片段化，诱导骨骼肌的纤维丢失和肌肉萎缩，线粒体在细胞凋亡过程中起主要作用，线粒体功能障碍和 mtROS 通过向胞质[23]释放促凋亡蛋白，触发线粒体介导的细胞凋亡的初始事件，线粒体中促凋亡蛋白（Bax）和抗凋亡蛋白（Bcl-2）的失衡诱导线粒体通透性转换孔（mPTP）打开，细胞色素 C 从线粒体释放到胞质，然后与凋亡蛋白酶活化因子 –1（Apaf-1）和前 caspase-9 结合，激活 caspase-3，最终导致 DNA 的碎片化[19, 23]。此外，凋亡也会由一条 caspase 单独主导的通路触发，核酸内切酶 G 和凋亡诱导因子（apoptosis-inducing factor，AIF）在线粒体中直接触发的 DNA 的碎片化[24]，既往研究表明，衰老的骨骼肌可直接诱导线粒体凋亡，Song 等[25]报道衰老骨骼肌中 Bax 蛋白表达升高，Bcl-2 表达降低，Gouspillou 等[26]同样发现 mPTP 在老年男性股外侧肌中更为敏感，此外，Siu 等[27]研究发现老年啮齿动物腓肠肌中 AIF 含量和凋亡 DNA 片段显著增加。因此，线粒体介导的细胞凋亡似乎是年龄性肌少症的主要原因。

六、线粒体动力学

骨骼肌纤维的功能和结构主要受细胞内和细胞外信号诱导的线粒体动力学和形态（形状和大小）的影响[28]。这些线粒体动力学和形态的变化是由持续的融合和裂变控制的，线粒体融合可以代偿线粒体损伤，而线粒体裂变可以通过将功能失调的线粒体与健康的线粒体分离来保持功能。此外，受损的线粒体可能通过失活融合或激活裂变机制使其融合过程失败，从而阻止受损的线粒体重新整合到健康的线粒体网络中[29]。因此，线粒体动力学不仅决定了胞内细胞器的形态，而且对 mtDNA 的调节和线粒体功能有重要影响，与动力蛋白相关的鸟苷三磷酸酶、视神经萎缩症蛋白 1（opa 1）和线粒体融合蛋白 1（mfn 1）及其类似 mfn 2 已被证明参与线粒体融合[28]。外线粒体膜的 mfn 1 和 mfn 2 连接相邻线粒体，内线粒体膜的 opa1 介导内线粒体膜融合[30]。Westermann 鉴定了参与线粒体裂变的蛋白为动力相关蛋白 1（dynamic-related protein 1, drp 1）和裂变蛋白（fission protein，Fis 1）[31]。线粒体动力学失衡对线粒体稳态和功能产生负面影响，近年来有报道指出，线粒体动力学失衡可引起骨骼肌的衰老和肌肉萎缩，如 Chen 等[32]报道 mfn1 和 mfn2 缺失导致 mtDNA 突变，mtDNA 突变累积导致线粒体功能障碍和肌肉萎缩。另外，Romanello 等[33]观察到 drp 1 和 Fis 1 的过表达引发线粒体破碎和功能紊乱，激活线粒体自噬（mitophagy），并引起肌纤维萎缩。

七、线粒体自噬

线粒体自噬是一种导致不必要的或受损的线粒体被移除的自噬。骨骼肌的膜电位老化消失是线粒体自噬现象发生的关键因素，这种自噬现象通常在线粒体裂变之后发生。近年来，线粒体自噬在骨骼肌，特别是在肌肉萎缩方面备受关注[34]。考虑到线粒体生成逐渐减少和细胞器的持续受损，一些作者认为衰老可能导致线粒体功能失调。例如，已有报道自噬相关基因 *LC3*、*Atg7*、*p62*、*Beclin 1*、*Bnip 3*、*Parkin* 的表达会随着骨骼肌的老化而降低[19]。此外，Romanello 等[33]报道 BNIP 3 过表达会诱导线粒体溶解，更高水平的自噬和肌肉萎缩[33,35]。Pagano 等[36]研究发现，相对于 2—5 岁的小狗，15—22 岁肌少症的小狗体内 Beclin 1 和二 LC3 Ⅱ表达水平更高。总的来说，线粒体自噬对维持线粒体功能和肌肉质量至关重要。

八、肌生长抑制素

肌生长抑制素是一种细胞外细胞因子，是转化生长因子 β 超家族成员之一，在骨骼肌质量和生长中起负调控作用[37]。在胚胎形成过程中，肌生长抑制素只在骨骼肌中表达，通过抑制胰岛素样生长因子（IGF-1）或卵泡抑制素的表达控制成肌细胞的分化和增殖，而后者被证实与肌肉肥厚呈正相关[37]。此外，有报道称肌生长抑制素与衰老有关。事实上，Yarasheski 等[38]报道，身体虚弱的老年女性血清肌肉生长抑制素水平升高最明显，与骨骼肌的质量呈负相关[39]，Siriett 等发现[40]，肌生长抑制素拮抗药治疗的老年小鼠腓肠肌中 myoD 和 Pax7（肌生成的有效标志物）蛋白水平显著升高。然而，有些研究未能证实年龄与骨骼肌中肌生长抑制素 mRNA 水平或循环中肌生长抑制素免疫反应蛋白的相关性[39]。因此，肌生长抑制素与年龄的关系还需要进一步的研究来揭示。

九、炎症细胞因子

已经证明炎症标志物会导致与年龄相关的肌肉萎缩。例如，肿瘤坏死因子 –α（TNF-α）水平的升高可通过抑制 Akt / 哺乳动物西罗莫司靶蛋白（mTOR）通路增加肌肉分解代谢。细胞炎性因子也可能通过上调生长激素的抵抗作用来拮抗 IGF-1 的合成代谢作用，从而降低循环和肌肉中的 IGF-1 水平[41]。然而，这些细胞因子的作用可能更为复杂，因为白细胞介素 –6（IL-6）可能作为促炎因子或抗炎因子发挥作用，最近的试验研究表明，血液中的 IL-6 可能与肌源性的 IL-6 不同，后者可抑制 TNF-α。细胞因子在骨骼肌减少中的作用尚不清楚，但尽管如此，肌少症似乎是一种细胞因子相关的衰老现象[42]。

十、肌肉 – 骨骼的相互作用

肌肉与骨骼不论从机械（力学调控系统假说）[4]还是生物化学上都存在密集而复杂的相互作用（图3-4）。作为一个独立的"功能单元"，人们认为骨骼肌和长管状骨在生命早期一起生长，并相互匹配和适应，以适应健康成年人的新陈代谢和机械需求。同时，这两种组织也会随着废用、疾病甚至衰老而一起退化。在 Maurel 等[43]最近发表的一篇关于肌肉 – 骨骼相互作用的综述中，提出针对肌肉 – 骨骼疾病的治疗将迎来新机遇。

十一、生物力学：机械力恒定理论和肌肉 – 骨骼单元的生物力学耦合

已有非常多的资料完整描述了肌肉与骨骼之间的生物力学调节。在生长发育期间，肌肉和骨骼是按比例生长的。这一现象一直是生物力学相互作用理论的基础，该理论认为骨骼在发育过程中适应肌肉力量[44]。此外，根据体力活动和废用对骨质疏松症和肌少症等衰老相关疾病的影响表明，肌肉和骨组织的数量改变是同步的[45-47]。因此，长期以来一直认为，骨量的调节仅仅是对邻近肌肉体积及其活动水平的机械适应。

肌肉对骨骼的机械刺激取决于肌肉活动的类型（等距、静态、增强式、同心、偏心、低频 / 高频等）。肌肉的附着部位与运动轴局部接近，从而形成小杠杆臂。因此，大的力量必须由肌肉产生，并传递给骨骼，骨骼作为杠杆臂的末端产生运动所需的扭矩[48]，有学者提出，这种来自肌肉的力是骨骼中应变机械负荷的主要来源[49]。

对肌肉 – 骨骼单元胚胎发育的研究提供了一个证据，即肌肉产生的力学刺激直接影响骨骼。在这一时期，肌肉对骨骼施加力量，促进形成机械上最理想的骨骼形状，能够抵抗以后生活中的变形，在瘫痪小鼠身上进行的研究支持了这一观点，研究发现，在子宫内肌肉发育不良的情况下，长骨骨干呈圆形，不太可能抵抗机械负荷[50]，进一步支持作用力直接影响骨骼这一观点的是在青春期前生长时获得骨量峰值，在这一时期内锻炼会对骨量有显著影响，体育活动的有益作用在以后的生活中也会持续存在，尽管刺激程度相对较低[51, 52]。

机械力调控理论也解释了肌肉 – 骨骼单元的生物力学耦合，该理论指出，骨骼在生理窗口内调整其质量和结构以适应张力[53]。大于此窗口的应变将诱导骨形成，而较低的应变将导致骨吸收，除了肌肉和骨骼之间的负载传递，这两种组织也

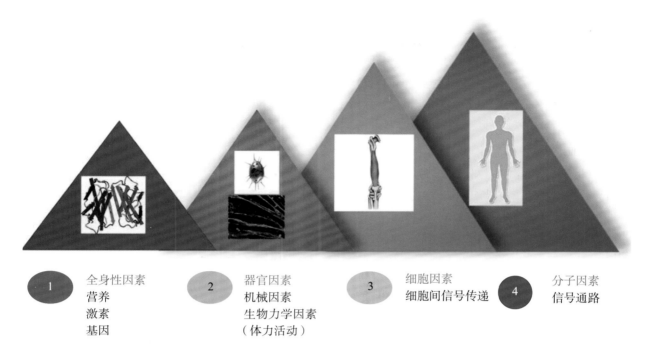

▲ 图 3-4　肌肉和骨骼之间的交互是机械内分泌和旁分泌信号的复杂相互作用

①全身性因素：营养、激素、遗传、神经；②器官因素：来自身体活动的机械和生物力学因素；③细胞因素：细胞间信号传递；④分子因素（信号通路）：肌肉因子、骨因子、细胞因子和生长因子

表现出相互依赖的肥大或萎缩适应，体育活动会增加肌肉和骨骼的质量[46]，而衰老或废用会导致这两个器官的质量损失[47]。然而，从疾病的角度来看，骨骼肌减少并不能完全解释骨质疏松的表型，而骨质疏松也不能完全解释肌少症，至少从大量的数据观测得出的结论是这样的。这可能是因为骨量和肌肉功能是能更直观反映这些疾病本质的指标[54]。又或者，除了生物 - 机械耦合外，肌肉 - 骨骼之间还有生物化学的相互作用。

十二、肌肉与骨骼的生化通讯：作为内分泌器官

近年来不断累积的数据为肌肉和骨骼之间的内分泌关系提供了强有力的证据，这两种组织之间相互作用的内分泌特性得到了以下发现的支持：运动后，肌肉分泌因子进入循环，对其他组织产生影响，这些因素被称为"肌源性细胞因子"（表 3-1），同样，骨骼作为内分泌器官可以分泌骨特异性激素或"骨源性细胞因子"（表 3-2）。近年来

的研究主要集中在骨骼肌生化交互影响，即肌源性因子对骨骼的作用和骨源性因子对肌肉的作用。这种类型的交流是在前文所述的生物力学相互作用之外起作用的，内分泌的相互作用，特别是肌源性和骨源性细胞因子的相互作用，进一步深化了对肌肉 - 骨骼单元内机械性变化的理解。这些生化交流包括以下内容。

（一）肌源性细胞因子

白细胞介素 -6（IL-6）是一种肌源性细胞因子，在运动过程中，Ⅱ 型肌纤维细胞产生大量的 IL-6[55, 56]，肌肉分泌 IL-6 调节卫星细胞（肌肉干细胞）分化介导骨骼肌肥大[57]，此外，来自肌肉的 IL-6 不仅发挥旁分泌作用，还发挥对远端器官如肝脏和脂肪组织的内分泌作用，IL-6 缺失小鼠出现早发性成年起病的肥胖症[58]，此后，其他白细胞介素如 IL-5、IL-7 和 IL-8 也被证实会刺激血管生成[59]，肌肉来源的 IL-15 可以减少肥胖，而表达高水平 IL-15 的小鼠骨矿物质含量会增加[47]。

表 3-1　目前已知的各种肌激酶和其对骨骼的影响		
肌激酶	分子形式	对骨的影响
鸢尾素	膜蛋白（Fndc5）	促进成骨细胞分化
肌生长抑制蛋白	生长分化因子 -8（GDF-8）	破骨细胞生成
生长因子	胰岛素生长因子 -1（IGF-1）	增加成骨细胞沉积骨的能力
	碱性成纤维细胞生长因子 -2（FGF-2）	促进成骨细胞生成
细胞因子	白细胞介素 -6（IL-6）	通过促进成骨细胞分泌核因子 -κB 受体激活蛋白配体（RANKL）来增加破骨细胞生成
	白细胞介素 -15（IL-15）	促进成骨细胞沉积矿物基质的能力
	白细胞介素 -7（IL-7）	在骨髓中抑制破骨细胞生成
	白细胞介素 -5（IL-5）	刺激血管生成，但尚未完全明确其作用
	白细胞介素 -8（IL-8）	尚未完全明确其作用
神经营养因子	脑衍生神经营养因子（BDNF）	调节成骨细胞中血管内皮生长因子（VEGF）的表达和分泌
	睫状神经营养因子（CNTF）	抑制体外成骨细胞分化
核心蛋白聚糖		促进骨基质形成和钙沉积
骨甘蛋白聚糖		增加碱性磷酸酶，Ⅰ型胶原蛋白和骨钙素
促卵泡激素抑释素样蛋白 -1		尚未完全明确其作用

神经营养因子是支持发育和成熟神经元的生长、生存和分化的生物分子家族，大多数神经营养因子属于三个家族之一：①神经营养因子；②神经胶质细胞来源的神经营养因子家族配体；③促神经元生长细胞因子。每个家族都有自己独特的细胞信号转导机制，尽管细胞反应经常重叠[60]，脑源性神经营养因子（BDNF）在运动后的大脑、血清和骨骼肌中高度表达[61-63]。BDNF 参与运动诱导的骨骼肌再生[62] 和脂肪氧化[63]。睫状神经营养因子（CNTF）是一种肌源性细胞因子，诱导抑制骨膜下骨形成。

肌肉分泌肌生长抑制蛋白（生长分化因子 -8，GDF-8），是肿瘤生长因子家族的一员。肌生长抑制蛋白是骨骼肌细胞增殖和生长的有效抑制药[64]，破坏小鼠体内的肌生成抑制蛋白基因会引起肌肉质量的急剧增加，这是由肌肉肥大和增生引起的，

在牛身上发生的自然突变也与肌肉质量的显著增加有关，最近，在人类身上也发现了一种有相似表型的肌生成抑制蛋白抑制突变，对这种抗肌生成素影响的分子基础的研究得出结论：肌生长抑制蛋白通过一个经典的肿瘤生长因子 -β 途径抑制成肌细胞的增殖和分化，肌生长抑制蛋白与肌细胞上的激活素受体Ⅱ型（ActR2B）结合，导致 Smad 2 和 Smad 3 在细胞内磷酸化，与 Smad 4 聚集，并进行核易位，激活靶基因[65]。在需要肌肉再生，特别是在一些变性疾病中，通过刺激卫星细胞的增殖和分化诱导肌生长抑制素缺失或失活的方法，已证明可显著改善肌肉的再生过程，这些数据表明通过对靶向肌生长抑制素途径调控有希望在肌肉疾病中开拓新的治疗方法[66]。

鸢尾素是肌肉运动后产生的激素样分子，鸢尾素由膜蛋白 Fndc 5（一种被切割并作为新激素

表 3-2　目前已知的骨因子对肌肉的影响	
骨因子	**对肌肉的影响**
成纤维细胞生长因子 -23	调节磷酸盐代谢
骨钙素	增加胰岛素敏感性，促进肌管蛋白质合成
骨基质	Wnt/β-catenin 通路
牙本质基质蛋白 -1（DMP-1）	尚未完全明确其作用
细胞外基质磷酸糖蛋白（MEPE）	尚未完全明确其作用
与 X 染色体内肽酶同源的磷酸盐调节基因（PHEX）	尚未完全明确其作用
核因子 -κB 受体激活蛋白配体（RANKL）	尚未完全明确其作用
前列腺素 E_2（PGE_2）	促进成肌细胞增殖
Wnt-3a	增强肌肉收缩能力

分泌的膜蛋白）的裂解产生；受 PGC1α（PPARγ 辅激活因子 -1α）的调控。PGC1α 是一种转录共激活因子，介导许多与能量代谢相关的生物程序，PGC1α 通过肌肉在运动中产生，并在运动过程中刺激许多众所周知的有益作用，包括线粒体生物生成、血管生成和纤维类型转换[67]。它还能抵抗肌肉萎缩和去神经支配相关的肌肉萎缩[68]，还能在体内外使某些白色脂肪组织"褐变"，增加能量消耗，提高高脂肪喂养小鼠的葡萄糖耐受能力[69]，在小鼠和人类中，通过运动诱导鸢尾素，在运动和食物摄入没有变化的情况下，血液中略微增加的鸢尾素水平会导致小鼠能量消耗的增加，这将改善肥胖和葡萄糖稳态，鸢尾素可能是一种蛋白质，用于治疗人类代谢疾病和其他疾病，这些疾病是可以通过锻炼得到改善的。

（二）骨源性细胞因子

直到数年前，骨组织才被认为是内分泌器官，过去一直认为其是对甲状旁腺激素（PTH）和性激素等激素做出反应的内分泌靶向组织，近年来越来越多的数据表明，骨骼产生的因子可以被称为"骨源性细胞因子"，因为对其他组织如肌肉、肝脏、肾脏和胰腺都有影响（表 3-2）。

由骨细胞分泌的成纤维细胞生长因子 -23（fibroblast growth factor 23，FGF-23）可能是最早发现的激素样"骨因子"[70]。FGF-23 基因突变是常染色体显性低磷性佝偻病（ADHR）的原因，FGF-23 和甲状旁腺素可能共同调控磷酸盐代谢，已知 FGF-23 作用于胃肠道和肾脏，能够下调负责吸收和再吸收磷酸盐的钠 / 磷酸盐共转运蛋白的表达[71-73]，FGF-23 水平升高可能在心肌肥厚中发挥作用，也表明该分子具有更广泛的作用[74]。

骨钙素，或骨 γ- 羧基谷氨酸蛋白（BGLAP），是一种主要由成骨细胞产生的分泌蛋白。它与骨细胞外基质密切相关，但在血浆中，胎儿期（胎牛）的表达水平比成年期（成年牛）更高[75]。骨钙素 / 小鼠 β- 细胞增殖、胰岛素分泌和灵敏度降低[76]，表明其在葡萄糖代谢中起调节作用。最近发现，骨钙素还能影响肌肉组织[77]，这在 G Karsenty 的团队研究中得到了证实，他们发现在运动前给予骨钙素注射可以增加年轻小鼠的运动能力，并且能恢复老年小鼠的有氧耐力[77, 78]。骨钙素甚至增加了老年小鼠的肌肉质量[75]。

骨硬化蛋白是一种主要由骨细胞分泌的蛋白。在骨骼中，硬化蛋白与 Wnt/LRP/Frizzle 三分子复合物的第二或第三 β- 螺旋蛋白结合，抑制 Wnt/β-catenin 通路的激活[79]，是骨骼和肌肉发育、生长和适应过程中的重要调节因子，Wnt/β-catenin 通路可能在骨（骨细胞）与远处器官之间的内分泌相互作用中发挥重要作用，因为骨硬化蛋白是一种在血浆中检测到的分泌性蛋白。然而，血浆中高水平的骨硬化蛋白是否与骨折风险增加相关仍存在争议[80, 81]。

其他分泌因子，如牙本质基质蛋白 1（dentin matrix protein 1，DMP1）[82]、基质细胞外磷酸糖蛋白（matrix extracellular phosphoglycoprotein，MEPE）、与 X 染色体上的内肽酶同源的磷酸盐调节基因（phosphate-regulating gene，PHEX）等，均参与磷酸盐代谢，Dmp 1 敲除的小鼠 FGF-23 水

平会升高[83]。

此外，骨是胰岛素样生长因子（IGF）、转化生长因子－β（TGF-β）和骨形态发生蛋白（BMP）等生长因子的来源[84]。IGF、TGF-β 和 BMP 由成骨细胞和其他骨细胞产生，会影响成骨细胞的增殖和分化，生长因子在矿化的骨基质中被嵌入，并在破骨细胞依赖的骨吸收过程中从骨中被提取时保持其活性，这些因子可通过骨细胞陷窝管系统与骨内血管的连接到达血液系统进入循环。

十三、骨骼和肌肉的间接联系

肌肉和骨骼通过肌腱、韧带、软骨和其他结缔组织在物理上相连。所有这些都可能影响肌肉和骨骼的相互作用。研究表明，骨膜是物理上分离骨骼和肌肉组织的纤维膜，是肌肉和骨骼来源因子的功能靶点，也是骨和肌肉之间液体和溶质交换的把关者[85, 86]。不同分子量荧光示踪剂的体外试验显示骨膜是半透明性的，截面积约为 40kDa[87]。肌源性细胞因子如 PGE_2、IGF-1、IL-15 和 FGF-2 满足这个分子量切点，而其他骨骼肌交互作用的候选者如 IL-6 和 TGF-β 则不太可能满足这个标准。其穿透骨膜的时间高于其生物活性寿命[86, 87]。然而，肌肉组织分泌的肌激素可以通过血管到达骨骼，分泌组的数量和因子的极性可能影响组织到组织的运输。此外，肌肉活动状态可能影响肌肉激素的释放量，就像年龄和疾病状态一样。需要进行体内试验，即利用荧光标记的肌因子来确认其向骨组织的转运及其组织间的活性。

十四、神经系统

肌肉收缩主要由中枢和躯体系统控制，中枢神经系统的动作电位刺激运动神经元，从而激活肌肉纤维。神经元输入是肌肉生理和肌肉收缩的基础，也是肌－骨相互作用的重要机制。骨组织的生长和发育依赖于肌肉中的神经元作用[88]。交感神经系统也在骨骼肌中发挥作用。合成 β 受体拮抗药能诱导肌肉肥大，减少骨骼肌萎缩和萎缩[89, 90]。$β_2$ 受体信号在健康人群的骨小梁生长、

发育和再生中非常重要[91-94]。

同时，交感神经系统已被证明可调节骨量。特别是，大脑中的瘦素信号是骨骼变化的原因，而不需要体液信号。成骨细胞和破骨细胞表达功能性 $β_2$ 肾上腺素能受体，如果阻断该受体，则会导致骨松质质量增加[95]。同样，神经肽 Y 受体（Y1 和 Y2）与骨稳态有关。在转基因小鼠中受体的缺失会对骨骼产生合成代谢作用[96-98]。其他中枢通路已被证明可以调节骨骼，如大麻素系统、黑素皮质素和神经调节肽 U[98]。瘦素通过 $β_2$ 受体信号在成骨细胞和破骨细胞调节骨松质形成，$β_2$ 受体信号刺激骨骼肌在疾病和健康人群的增长，$β_2$ 受体可能为肌肉和骨组织的产生和调节提供了一个可能的联系[64]。研究集中在遗传、旁分泌和代谢的相互作用，但神经元信号可能是肌肉和骨骼共同调节的机制。

在衰老过程中，肥胖和代谢综合征之间存在显而易见的关系，能量限制和锻炼会引起肌肉和骨骼的变化[99]，运动和减脂能改善超重人群的骨骼和肌肉质量[100, 101]，脂肪与肌肉和骨骼均密切相关[102]，棕色脂肪比白色脂肪更有益，脂肪量也可以通过运动等方式改变。交感神经系统在调节脂肪类型方面发挥着作用，不利于骨骼重塑。肌肉因子（如鸢尾素）和"骨因子"（如骨硬化蛋白）可以增加灰褐色脂肪的形成，从而对上述肌肉和骨组织产生进一步的影响。

十五、巨噬细胞

另一种可能的改变肌肉－骨骼相互作用的因素是巨噬细胞，肌肉分泌影响骨骼的细胞因子，而巨噬细胞影响肌肉组织，巨噬细胞与破骨细胞属于同一个细胞系，它们来源于造血前体细胞，后者具有分化为巨噬细胞或破骨细胞的能力，即使是巨噬细胞也能在合适的微环境中分化为破骨细胞[103]。骨组织中有一种特殊类型的巨噬细胞被称为"骨瘤细胞"，它位于骨内膜和骨膜的内衬细胞之间，并能调节成骨细胞的功能[104]，巨噬细胞分为 M1 和 M2 两种亚型，M1 巨噬细胞释放促炎

细胞因子，M2 巨噬细胞促进肌肉生长和再生[105]，再生过程中，M1 和 M2 巨噬细胞之间可能发生转换[106]，M2 巨噬细胞在损伤肌肉中大量存在，促进肌肉再生和辅助卫星细胞功能，这些细胞是卸荷后肌肉再生反应的一部分[107]。

十六、分子时钟

生理和行为在时间上协调成与 24h 太阳周期一致的节律，这种昼夜节律被一种叫作分子钟的机制所强调，它由一系列相互关联的转录 - 翻译反馈循环组成[108]，这个系统的功能是优化细胞事件的时间，以预测环境的变化，例如，日光和食物的供应，一个组织中的生物钟影响另一个组织的生理功能的机制还没有得到很好的研究。迄今为止，只有一项研究报道骨骼肌节律对维持骨骼健康很重要[109]，另一项研究对小鼠骨骼肌特异性敲除脑肌样蛋白 1（编码蛋白芳烃受体核转位子样蛋白 1，核心反馈回路中的一个非冗余基因）后，利用微阵列数据的分析发现几个肌源性细胞因子的表达发生了显著变化[110]，在这些小鼠中，几种已知对骨骼有影响的肌生长因子的 mRNA 表达发生了改变[115]，在这些差异表达的基因中，骨骼 - 肌肉相互作用介质，如 Fndc5/Irisin、血管内皮生长因子 A、转化生长因子 β₁、胰岛素样生长因子结合蛋白 4、白细胞介素 –15、肌肉生长抑制素和胰岛素样生长因子结合蛋白 5 都有相关报道。

很少有论文研究分子钟在骨组织功能中的作用，这使得目前还没有很好地理解从骨骼到肌肉这一层面的相互作用的机制，我们可以发现，骨细胞中原蛋白转化酶 Mbtps1 基因（膜结合转录因子肽酶，位点 1）的缺失可以刺激比目鱼肌的再生、大小和收缩力[111]，在较大且功能改善的肌肉中，许多肌源性基因被昼夜节律核心转录抑制子 DEC1（食管癌缺失基因 1）和 DEC2（食管癌缺失基因 2，是一种在人类中由 DEC1 基因编码的蛋白）调控[112]。

外泌体和它们的 microRNA "货物" 可能是影响肌肉 - 骨骼相互作用的其他因素，Cardozo 和 Graham[113] 的一篇综述论述了在肌肉与骨骼的机械 - 体液耦合领域中，骨骼肌对骨骼的运动和机械负荷的作用。

十七、肌少症的操作性定义

肌少症是一种进行性和全身性的骨骼肌疾病，可能导致跌倒、骨折、身体残疾甚至死亡等不良后果，2010 年欧洲老年人肌少症工作组（EWGSOP）对肌少症的操作定义在检测低肌肉量的基础上增加了肌肉功能的改变，这在当时是一个重大变化[114]，在 EWGSOP 的修订指南[2] 中，肌肉力量被提到了最重要的位置，因为力量比质量更能预测不良结果（表 3-3）[115-118]，肌少症患者的肌肉质量也会受损，故其定义覆盖了肌肉结构和组成的微观和宏观两方面。由于技术上的限制，肌肉数量和质量作为诊断肌少症的主要指标仍不妥当[119-121]，因为这些指标在能被检测到时已经预示着患者可能会有不良预后，因此这些手段只能用来识别肌少症的严重程度。

表 3-3　2018 年肌少症的操作定义[2]

标准

1. 低肌肉力量
2. 低肌肉质量或数量
3. 活动能力低下

诊断

- 标准 1 用来识别有无肌少症的可能性
- 标准 2 明确诊断
- 如标准 1、2、3 都满足，则认为是重度肌少症

在 2018 年的定义[2] 中，EWGSOP2 将低肌力作为肌少症的主要指标，因为目前测量肌肉功能最可靠的指标还是肌肉力量（表 3-3）。特别在检测到肌力低下时，肌少症的概率非常大。骨骼肌少症的诊断表现为肌肉数量或质量的低下，当肌肉强度低、数量少、质量差并且活动能力明显受限都存在时，说明患者已经患有严重的肌少症。

十八、肌少 – 骨质疏松症的临床诊断标准

考虑到肌少 – 骨质疏松症的病因是多因素的，机械、生化、遗传和生活方式等因素都会对骨骼 – 肌肉单元产生影响，造成退行性改变。建立诊疗机制时在筛选、评估和治疗患者时必须考虑这些因素（表 3-4）。欧洲老年人肌少症工作组（EWGSOP）[2] 提出了一种对肌少 – 骨质疏松症患者进行基础医疗康复管理，这就是 "F-A-C-S"：发现、评估、确认、严重性（图 3-5）。

在临床实践中，EWGSOP2 建议使用 SARC-F 问卷（表 3-5）来发现可能存在骨骼肌减少的个体，其建议使用握力和椅子站立法来识别肌肉力量的强弱，为了证明肌肉质量或数量是否低下，EWGSOP2 建议在标准临床护理中使用 DXA 和 BIA 方法对肌肉进行评估，在研究和特殊护理中使用 DXA、MRI 或 CT 对不良结果高风险的个体进行评估，为了评估肌少症的严重程度，建议使用身体活动能力评估（SPPB、TUG 和 400m 行走测试）（表 3-5）。

十九、目前有效的检测工具

在实践和研究中，有各种各样的检测和工具可用于肌少症的评估（表 3-3）[122, 123]。工具的选择可能取决于患者（残疾、流动）、卫生保健检测机构（社区、诊所、医院或研究中心）的技术资源获取情况，或检测的目的（逐步监测或监测康复和恢复情况）。

二十、肌少症病例的发现

肌少症的病例通常是通过症状或体征发现的（如跌倒、感觉虚弱、行走速度缓慢、从椅子上站起来困难或体重减轻 / 肌肉萎缩），对于这些患者通常会进行进一步的检查[2]。

EWGSOP2 推荐使用 SARC-F 问卷（表 3-6）筛查肌少症，SARC-F 在社区医疗保健和其他临床环境中使用很方便，它是一个由患者自我报告的 5 项问卷筛查工具[12]，患者的反应是基于对自己力量、行走能力、从椅子上站起来、爬楼梯和跌倒经验的局限性的感知。该筛查工具在非裔美国人健康研究，巴尔的摩老龄化纵向研究和美国健康和营养检查研究三个统计学研究中都进行过验证[124]，在中国男性和女性中也有相似的研究开展[125]。在这些人群中，SARC-F 在识别肌少症相关不良结果风险人群方面是有效和一致的。

SARC-F 预测低肌力的灵敏度偏低，但特异度非常高[126]，因此，SARC-F 的主要作用是发现严重病例，EWGSOP2 推荐 SARC-F 作为一种将肌少症的评估和治疗引入临床实践的方法，SARC-F 是一种廉价、简便的肌少症风险筛查方法，目前有一个将 SARC-F 翻译成多种世界语言并进行验证的项目正在进行中[127]，由于 SARC-F 是由患者自我报告的，其结果也反映了患者对不良结果的感知。

另外，临床医生可能更倾向于选择能够有效

表 3-4　肌少症筛查诊断算法：查找病例 – 评估 – 符合 – 严重程度（F-A-C-S）	
标　准	方　法
查找病例	为了确定肌少症的危险个体，建议采用 SARC-F 问卷或临床可疑病例来发现骨骼肌少症相关症状的病例
评估	为了评估骨骼肌少症的证据，可以通过使用握力或坐椅起立测量来进行，每个测试都有特定的截止点，对于特殊情况和研究，可以使用其他测量力量的方法（膝关节屈曲 / 伸展）
确认	通过检测低肌肉数量和质量来确定骨骼肌少症，临床实践中建议使用 DXA，研究中建议使用 DXA、BIA、CT 或 MRI
严重程度	严重性可以通过性能度量来评估：步态速度、简易机体功能评估法（SPPB）、计时起走测试（TUG）和 400m 行走测试

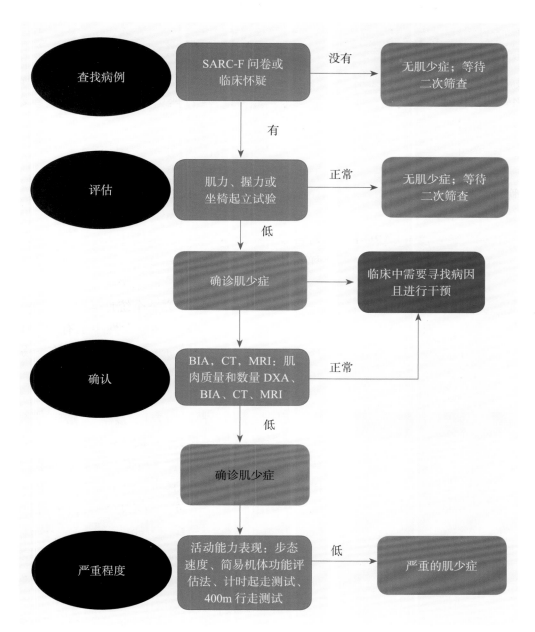

◀ 图 3–5　骨骼肌少症
EWGSOP2 查找病例算法，在临床实践中进行诊断并量化严重程度，该途径的步骤用 find-assessment-confrmseverity 或 F-A-C-S 表示
* 考虑肌肉力量不足的其他原因（如抑郁、脑卒中、平衡障碍、周围血管疾病）（引自开放获取方案的文献 [2]）

诊断肌少症人群的工具[128]。例如，Ishii 筛选试验是一种基于年龄、握力和小腿周长 3 个变量的方程衍生评分来评估肌少症患病概率的工具[129]。

二十一、肌少症的测量参数

对临床医师来说，评估骨骼肌少症的程度并判断哪些人可以从适当的治疗干预中获益更多才是更有意义和难度的，在目前骨骼肌少症的定义中，对于进行肌肉质量测量的条件有一个普遍的共识，肌肉力量评估和（或）身体活动能力对病情的评估作用也有不同的建议，目前，有几种可信度较高的工具可以测量这些参数（表 3–7）。本章的下一部分讨论了评估肌少症患者肌肉的不同方法。

二十二、肌肉力量

握力测量是一项简便又经济的测量工具，低握力对患者预后影响非常大，包括住院时间较长、功能受限增加、健康相关生存质量差和死亡等[116, 117]。要准确测量握力需要在标准的测试条

表 3-5 EWGSOP2 肌少症分界点

试 验	男性分界点	女性分界点	参考文献
EWGSOP2 中以低强度的坐椅起立和握力试验为肌少症分界点的标准			
握力	<27kg	<16kg	Dodds[132]
坐椅起立试验	坐椅起立 5 次>15		Cesari[136]
EWGSOP2 中以肌肉质量为肌少症分界点的标准			
四肢骨骼肌质量（ASM）	<20kg	<15kg	Studenski[154]
ASM/ 身高^2	<7.0kg/m^2	<5.5kg/m^2	Kim[142]
EWGSOP2 中以活动受限为肌少症分界点的标准			
步态速度	≤0.8m/s		Cruz-Jentoft[2, 114] Studenski[154]
简易机体功能评估法（SPPB）	≤8 分		Pavasini[160] Guralnik[155]
计时起走测试（TUG）	≥20s		Podsiadlo[159]
400m 行走测试	做不到或需≥6min 完成		Newman[143]

引自 cruz-Jentoft et al.[2]

表 3-6 SARC-F 评分 *

构 成		
力量	抬 10 磅的重物有多困难	• 无 =0 • 有一些 =1 • 很困难 =2
协助行走	行走穿过一间房间有多困难	• 无 =0 • 有一些 =1 • 很困难，需要搀扶或无法行走 =2
坐椅起立	从椅子或床上起来有多困难	• 无 =0 • 有一些 =1 • 很困难或需要帮助 =2
爬楼	爬 10 阶楼梯有多困难	• 无 =0 • 有一些 =1 • 很困难或无法爬 =2
摔倒	过去一年摔倒过多少次	• 无 =0 • 1~3 次 =1 • >4 次 =2

引自 Tanaka et al.，[Journal of Cachexia，Sarcopenia，and Muscle-Clinical Reports 2018；3（1）]

*.SARC-F≥4 提示骨骼肌减少的风险

件下使用校准的手持式测力仪，并以合适参考人群的数据解释[130]。握力与身体其他部位的力量有适度的相关性，因此它可以作为更复杂的手臂和腿部力量测量的可靠替代，由于握力的使用方便，在医院、专科和社区卫生保健可以常规使用[116, 117, 131-133]，另一项经验证并广泛用于握力测量的工具是贾马尔动态仪，其他相似产品也在不断开发创新中[134]，这一工具的主要作用是当手部残疾（如晚期关节炎或脑卒中）无法测量握力时，可以使用等距扭矩法测量下肢力量[135]。

椅立试验（又称坐椅起立试验）（表 3-8）可作为腿部肌肉（股四头肌群）力量的指标。椅立试验是测量患者在不使用手臂的情况下从坐姿起立 5 次所需的时间，椅立试验是一种变化，它计算患者在 30s 内起立并坐在椅子上的次数[133, 136, 137]，由于坐椅起立试验需要力量和耐力，所以这个测试是对于力量的测量更加准确。

测试后概率（PoTP）能够帮助临床医生判断老年人跌倒的风险能够降低多少，这个下降的概率一般在 30% 上下，最近的一项系统评价 Meta 分

表 3-7　临床和试验研究中骨骼肌少症患者肌肉状态的评估		
变量	临床	试验研究
肌肉质量	双能 X 线吸收法（DXA），生物阻抗分析（BIA），人体测量学	CT，MRI，大腿中段周长，肌酸稀释试验，超声
肌肉力量	握力	膝盖屈 / 伸试验，呼气流量峰值
活动能力（肌肉功能）	常规步态步速，起走试验，计时起走测试，爬楼力量试验	简易机体功能评估法（SPPB），400m 行走测试

表 3-8　坐椅起立 5 次
目的：评估下肢力量、过渡运动、平衡和跌倒风险等肌肉功能

准备
1. 一张直背，没有扶手，6 英寸（15.24cm）高的坚固座椅
2. 靠墙放置，防止移动
3. 一块秒表 / 计时器

告知患者
1. 坐在椅子中间
2. 两手在腕部交叉放在对侧肩上
3. 足跟始终不离地
4. 背挺直且上臂贴于胸前
5. "当我说'开始'后，请尽可能快的站直 5 次，中间不要停下来，过程中双臂始终交叉放在胸前，我会用秒表给你计时。准备好了，开始吧。"

对治疗师的指导
1. 让患者坐下时背部靠着椅背
2. 患者每做一次都要大声数出来让患者知道
3. 在患者第 5 次起立的时候结束试验

遇到以下情况需终止试验
1. 若你感觉患者在试验中会摔倒时
2. 若患者必须用上臂帮助其站立时

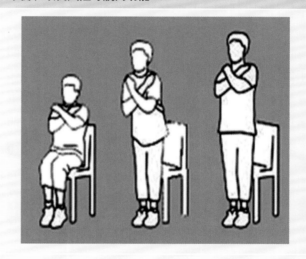

解释：用时越少 = 得分越高。年龄匹配标准：[a]60—69 岁：11.4s；70—79 岁：12.6s；80—89 岁：14.8s[a]

a. Bohannon[340]

析[138] 显示如下。

• 对于那些需要 12s 或更长时间完成 5 次椅立试验（阳性测试）的人，测试后的概率（PoTP）= 41%。

• 对于那些能够在 12s 内完成这项任务的人（阴性测试），PoTP=20%。

二十三、肌肉含量

肌肉数量或者含量可以用多种技术手段去评估，多种方法也可以用来校正由于身高或体重导致的个体差异[139, 140]，肌肉含量可以用全身骨骼肌总量（SMM）、四肢骨骼肌量（ASM），或特定肌群或身体某个部位的肌肉横断面积等指标来表示。

磁共振成像（MRI）和计算机断层扫描（CT）被认为是无创评估肌肉含量的金标准，然而，这些工具在初级保健中并不常用，因为设备成本高、携带性差，并且需要训练有素的人员操作[133]，此外，对于这些测量方法，低肌肉量的诊断切点还没有确定。

双能 X 线吸收法（DXA）仪器是一种更广泛的无创测定肌肉数量（全身瘦组织质量或四肢骨骼肌质量）的仪器，然而，不同的 DXA 仪器品牌测量无法达到一致性[119, 120, 141]，DXA 目前被一些临床医生和研究人员用于测量肌肉含量[109]，从根本上说，肌肉含量与体型大小相关，也就是说，体型较大的个体通常拥有较大的肌肉含量。因此，当量化肌肉含量时，全身骨骼肌总量（SMM）、四肢骨骼肌量（ASM）可以通过多种方式来校正体型大小，即使用身高的平方（$ASM/height^2$）、体重（ASM/weight）或体重指数（ASM/BMI）[142]。目前对于首选的校正方法以及同样的方法是否可以用于所有人群仍在持续争论中。

DXA 的优势是使用同一台仪器可以在几分钟内对四肢骨骼肌含量（ASM）进行可重复性评估，并提供诊断切点，其缺点是 DXA 仪器还不能在社区中便携使用，尤其是那些支持居家养老的国家。另外，DXA 测量结果受患者水化状态的影响。

生物电阻抗分析（BIA）[131] 已被用来估计全身或四肢骨骼肌含量，BIA 设备并不是直接测量肌肉质量，而是根据全身电导率来估计肌肉含量，BIA 使用一个转换方程，以特定人群中 DXA 测量的肌肉组织质量作为参考进行校准[77, 143-145]，BIA 设备价格实惠、可广泛使用、便携式，尤其是单频仪器，由于使用不同品牌的器械和参考人群时，肌肉含量的估计会有所不同，EWGSOP2 推荐使用不同器械产生的原始测量值，并使用交叉验证的 Sergi 方程进行标准化[144, 146]，BIA 预测模型与其参考人群最为相关，Sergi 方程是基于欧洲老年人口的。在临床实践中，患者与参考人群的年龄、种族和其他相关的异质性也应该被考虑到。此外，

BIA 的测量也会受到患者的水合状态的影响，就可及性和便携性而言，基于 BIA 的肌肉含量测定可能优于 DXA，然而，还需要更多的研究来验证特定人群的预测方程[146, 147]。

虽然人体测量学有时被用来反映老年人的营养状况，但它并不是评估肌肉含量的好方法[148]。小腿围已被证明可以预测老年人的体能表现和生存期（切点<31cm）[149]。因此，在没有其他肌肉群诊断方法可用的情况下，小腿围测量可作为老年人的诊断替代指标。

二十四、身体表现

身体表现指全身运动功能。这是一个多维概念，不仅涉及肌肉，还涉及中枢和外周神经功能，包括平衡[150]。可以通过不同的步态速度，简易机体功能评估法（SPPB）和计时起走测试（TUG）等测试来测量，避免总是使用单一的身体性能测量，例如，当患者因痴呆、步态障碍或平衡障碍受损影响测试，步态速度被认为是肌少症快速、安全、可靠的检测方法，并且在实践中得到广泛应用[151]。

步态速度已被证明可以预测与肌少症相关的不良并发症——残疾、认知障碍、需要住院治疗、跌倒和死亡的测试方法[152-155]。一种常用的步态速度测试被称为 4m 常规行走速度测试，速度可以用秒表手动测量，也可以用电子设备测量步态时间[156, 157]。为简便起见，EWGSOP2 建议将单次行走速度≤0.8m/s 作为诊断严重肌少症的切点。简易机体功能评估法（SPPB）是一种复合测试，包括步态速度评估、平衡测试和椅子站立测试[158]。最高 12 分，≤8 分表示体能差[114, 133]。

计时起走测试（TUG）用于评估身体功能。在 TUG 测试中，参与者被要求从标准椅子上站起来，走到 3m 远的标记处，转身，走回来，再坐下来[159]。

400m 行走测试评估行走能力和耐力。在这个测试中，参与者被要求完成 20 圈，每圈 20m 的行走，尽可能快，并且在测试期间最多允许 2 次休息。

这些体能测试（步态速度、SPPB、TUG、400m 行走测试）都可以在大多数临床环境中进行。由于步态速度的使用方便和预测肌少症相关结果的能力，EWGSOP2 建议步态速度用于评估身体性能[111]，SPPB 也可以预测结果[160]，但它更多地用于研究而不是临床评估，因为一组检查至少需要 10min。同样，400m 行走测试可以预测死亡情况，但需要一个 20m 以上长的走廊来设置测试路线[161]。TUG 也被发现可以预测死亡率[162]。表 3-5 显示了 EWGSOP2 建议的这些试验作为骨骼肌减少的诊断。

二十五、替代或新的测试工具

各种各样的方法正在被使用或评估来确定肌肉的数量和含量以及肌少症对患者生活质量的影响，这些诊断措施正在测试有效性、可靠性和准确性，并可能在未来发挥相关作用，为了在实践中使用，工具需要具有成本效益、标准化和可重复的特点，以便在不同的临床环境和不同的患者群体中使用[148, 163]。

二十六、第三腰椎的计算机断层成像

对于癌症患者来说，计算机断层扫描（CT）已经被用来显示肿瘤成像和评价治疗效果，而且这项技术也被证明可以提供实用和精确的身体成分测量。特别是，特定腰椎印记（L_3）的 CT 图像与全身肌肉显著相关[155, 165]。因此，该成像方法已被用于检测肌肉质量，即使是在正常或高体重的患者，也可以预测预后[166, 167]。L_3-CT 成像不限于癌症患者，在重症监护病房[168] 和肝病患者[169] 中，该参数被用作死亡率和其他预后的预测指标，MRI 也可以量化腰椎 L_3 横截面积[67]，随着对肌肉量化和早期肌少症检测需求的不断增加，高分辨率成像有望在未来得到更广泛的应用——最初是在研究中，最终是在临床实践中。

二十七、大腿中部肌肉测量

大腿中部成像（MRI 或 CT）也被用于研究，因为它可以很好地预测全身骨骼肌总量，对变化非常敏感[164, 166, 170]。与腰部肌肉 L_1～L_5 相比，大腿中部肌肉区域与全身肌肉总量的相关性更强[131]。

二十八、计算机断层扫描测量腰肌

基于 CT 的腰肌测量也被报道作为简单的并可以预测某些情况下（肝硬化、结直肠手术）发病率的方法[171, 172]。然而，由于腰肌是一种较小的肌肉，可能不能代表整体的肌少症[173, 174]。需要进一步的研究来验证或拒绝使用这种方法。

二十九、肌肉质量测量

肌肉质量是一个相对较新的术语，指的是肌肉结构、组成的微观和宏观变化，以及每单位肌肉质量所传递的肌肉功能，高灵敏度的成像工具，如 MRI 和 CT，已被用于研究机构的肌肉质量评估，如确定脂肪在肌肉中的浸润和肌肉的萎缩[162, 175]，另外，肌肉质量一词也被应用于肌肉强度与骨骼肌质量或肌肉体积的比值[176, 177, 178]，此外，肌肉质量的评估也采用了基于 BIA 的相角测量方法[163]，到目前为止，对于常规临床实践的评估方法还没有普遍的共识。在未来，肌肉质量的评估有望帮助指导治疗选择和监测治疗反应。

肌酸稀释测定

肌酸由肝脏和肾脏产生，也可从富含肉类的饮食中摄取。肌酸被肌肉细胞吸收，其中一部分每天不可逆地转化为磷酸肌酸，一种高能代谢物。过量的循环肌酸转化为肌酸酐并随尿液排出体外。肌酸酐的排泄率是评估全身肌肉质量的一个很有前景的替代指标。

在肌酸稀释试验中，禁食患者摄入口服示踪剂剂量的氘标记肌酸（D_3- 肌酸），尿液中的标记肌酸和肌酐接下来用液相色谱法和串联质谱法测定[179]。通过尿液中 D_3- 肌酐的富集量计算出全身肌酸池的大小和肌肉质量，肌酸稀释试验的结果与基于 MRI 的肌肉质量测量结果有良好的相关性，与 BIA 和 DXA 的测量结果有适度的相关性[180, 181]。

目前，肌酸稀释试验主要用于研究，因此需要进一步改进才能使该方法在临床应用中更实用。

三十、肌肉超声评估

超声是一种广泛应用的研究技术，用于测量肌肉数量，识别肌肉萎缩，也作为一种测量肌肉质量的工具，作为可靠和有效的方法开始被训练有素的临床医生床边使用。超声即使在老年受试者中也具有良好的可靠性[182]。对羽状肌（如股四头肌）的评估可以在相对较短的时间内检测到肌肉厚度和横截面积的减少，因此提示该工具在临床实践中的应用潜力，包括在社区中的应用[183, 184]。

超声在临床实践中已经被扩展应用到老年人群中，以支持肌少症的诊断，EuGMS 肌少症工作组最近提出了一项共识协议，使用超声评估肌肉，包括测量肌肉厚度、横截面积、肌束长度、摆动角和回声强度[184]。回声性反映了肌肉质量，与肌肉脂肪变性相关的非收缩组织具有高回声性[185, 186]。因此，超声波具有评估肌肉数量和质量的优势。

一项关于使用超声评估人群肌肉的系统综述得出结论，超声对于评估老年人肌肉大小是可靠和有效的，包括那些有冠状动脉疾病、脏卒中和慢性阻塞性肺病等疾病的老年人[187]。与 DXA、MRI 和 CT 相比，超声在评估肌肉质量方面具有良好的有效性。虽然有老年人的数据，但还需要更多的研究来验证不同健康状况和功能状态的预测方程[187-189]。

三十一、特定的生物标志物或生物标志面板

开发和验证一个单一的生物标志物可能是一个简单和经济的方法来诊断和监测人的肌肉减少症。潜在的生物标志物包括神经肌肉连接、肌肉蛋白转换、行为介导途径、炎症介导途径、氧化还原相关因子以及激素或其他合成代谢因子的标志物[190]。然而，由于肌少症复杂的病理生理机制，不太可能有单一的生物标志物能够在年轻人和老年人的异质人群中识别该疾病[147]。必须考虑开发一组生物标志物，包括潜在的血清标志物和组织标志物[190, 191]。对这些途径建模的多维方法的实施可以提供一种方法来分析肌肉减少症的风险，识别病情恶化的风险，并提供治疗效果的监测[191]。

SarQoL 问卷

从患者的角度来看，最好可以制订能解决生活质量（QoL）问题的肌少症治疗计划，为此，SarQoL 工具是一份针对肌少症患者的自我管理问卷[192-194]，SarQoL 可以识别并预测可能影响患者生活质量的肌少症并发症，SarQoL 帮助医疗保健提供者评估患者对其身体、心理和社会健康方面的看法，SarQoL 工具已被验证为可靠的、可用于临床护理和研究工具[195]，SarQoL 对患者状态随时间变化的敏感性需要在纵向研究中进行验证，一旦被证实，SarQoL 可以作为治疗效果的代理指标，为了促进 SarQoL 工具的广泛使用，它已被翻译成多种语言。

三十二、如何诊断肌少症

在大多数病例中，肌少症在发生骨折之前是无症状的，因此，对患者进行筛查是很重要的，F-A-C-S（发现－评估－确认－严重程度）是鉴别肌少症的好方法，筛查风险因素，如既往反复性跌倒和（或）骨折史，或者老年人骨折风险高，应提醒全科医生或医疗保健专业人员注意骨质疏松症的存在。骨质疏松症的常见临床症状包括中年后因病理性椎骨骨折引起的脊柱后凸和身高降低，肌无力、跌倒、功能减退可提示肌少症。此外，应筛查患者的营养史、认知、药物回顾（抗精神病药物、苯二氮䓬类药物、SSRI）、步态和平衡评估以及环境评估。

图 3-6 显示了应考虑的风险因素。下一步是定期评估患有这种疾病危险因素的老年人的骨骼和肌肉质量、力量和功能。然而，欧洲共识认为，即使在缺乏成像或生物电阻抗分析的情况下，临

床参数（步态速度和握力）在临床实践中也足够可靠，可以诊断肌少症[162]。表 3-9 列出了基于 FRAS 工具的跌倒危险因素列表[196]，表 3-10 列出了建议的实验室检查，用于确定导致老年人跌倒和骨折的代谢因素[163]。

三十三、临床实践中的肌少 – 骨质疏松症

骨质疏松症和肌少症是慢性恶化的疾病，因此，定期随访和患者教育是成功治疗的关键，联合骨骼健康和预防跌倒是最好的方法，一方面，筛查这种疾病和确定患者的高风险因素；另一方面，具有提供全面护理和最大限度地减少碎片化护理模式（分别评估和治疗骨骼健康问题和肌少症）风险的优势[197]。

因此，在标准的临床实践中，肌少症管理的一个重要部分，包括识别和转诊高危患者，那些有多种骨质疏松和肌少症危险因素的患者，或跌倒和骨折的患者，到专门的多学科医院，它提供综合护理模式，评估这些患者的骨骼和肌肉健康，有利于对他们的管理[197, 198]。

在没有专门诊所和服务的情况下，患者仍然可以从物理治疗师或运动生理学家的评估中受益，同时也可以参加社区保健中心，这些中心通常为体弱多病和老年人提供专门的锻炼项目。

此外，建议对低风险患者每两年进行一次 DXA 扫描，对高风险患者每年进行一次 DXA 扫描[198]。由于肌肉质量的变化比骨密度的变化更为迅速，建议每年用 DXA 评估肌肉质量，并结合临床定期评估肌肉力量和功能[199]。图 3-7 为肌少症诊断评估建议算法[200-202]。

三十四、肌少症和肌少症样症状的分类

（一）原发性和继发性肌少症

对某些人来说，肌肉减少症主要是由衰老引起的，然而，在许多情况下，可以找出其他原因。因此，确定原发性和继发性肌少症的分类在临床实践中可能是有用的（图 3-8）[2]。当没有其他明显的原因时，肌少症被认为是"原发性"（或与年龄相关），而当除了衰老之外的其他原因明显时，肌少症被认为是"继发性"。肌少症可继发于全身性疾病，特别是可引起炎症过程的疾病，如恶性肿瘤或器官衰竭。无论是由于久坐的生活方式，还是由于疾病导致的不活动或残疾，身体活动不足也会导致肌肉减少症的发生[203]。此外，肌肉减少症可因能量或蛋白质摄入不足而发生，这可能是由于厌食症、吸收不良、获得健康食品的机会有限或进食能力受限。

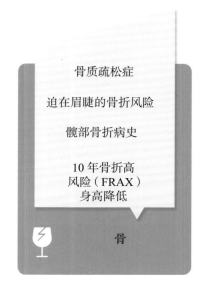

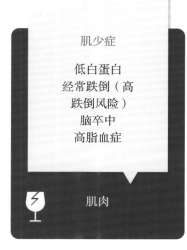

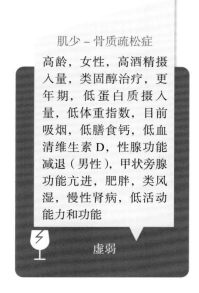

▲ 图 3-6 肌少症的危险因素

表 3-9 跌倒筛查（FRAS 工具）[196]。总分 3～5 分为高危，总分 2 分为中危

FRAS：危险因素	分 值	总 分
最近 12 个月跌倒 1 次	2	
步速减慢 / 步态改变	1.5	
平衡丧失	1	
视力下降	1	
握力减弱	1	

表 3-10 推荐的实验室检查以明确代谢因素在老年人跌倒和骨折的作用

- 推荐的实验室检查
- 骨骼轮廓（钙、磷、碱性、酸性酶）
- 血清 25- 二羟基维生素 D
- 甲状旁腺激素
- 白蛋白
- 肌酐 / 肾小球滤过率
- 男性血清睾酮

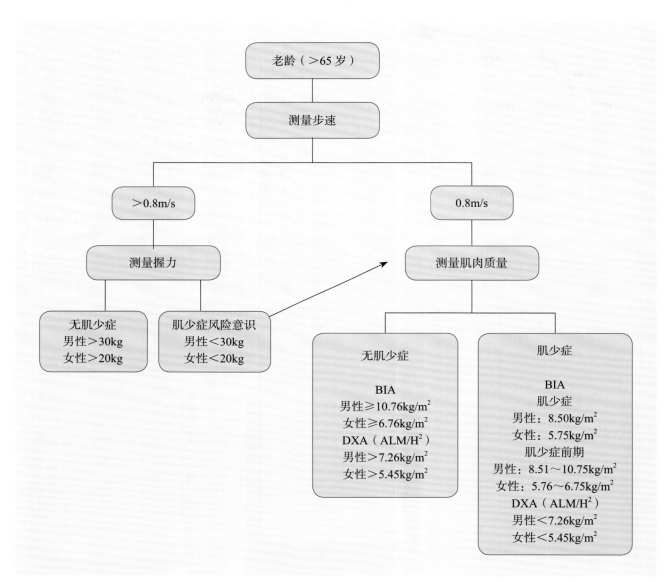

▲ 图 3-7　肌少症诊断的建议算法 [2, 91]

ALM/H². 阑尾瘦肉质量 / 高度 ²（来源于 DXA 全身检查）；BIA. 生物电阻抗分析；DXA. 双能 X 线吸收法

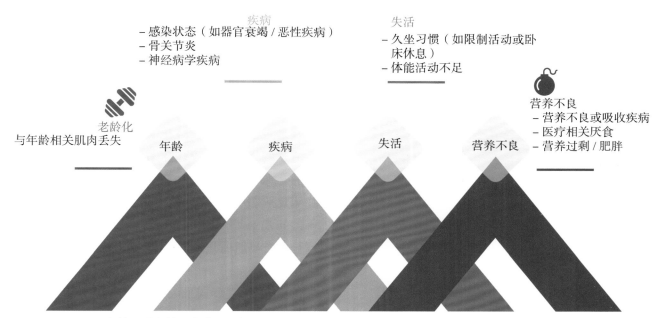

疾病
－ 感染状态（如器官衰竭 / 恶性疾病）
－ 骨关节炎
－ 神经病学疾病

失活
－ 久坐习惯（如限制活动或卧
床休息）
－ 体能活动不足

老龄化
与年龄相关肌肉丢失

营养不良
－ 营养不良或吸收疾病
－ 医疗相关厌食
－ 营养过剩 / 肥胖

年龄　　疾病　　失活　　营养不良

▲ 图 3–8　原发性和继发性肌少症。引起和恶化肌肉数量和质量的因素，即肌少症，可分为原发性（衰老）和继发性（疾病、缺乏活动和营养不良），由于肌少症的发生与多种因素有关，当这些因素相互作用时，会导致肌肉变化

（二）急性和慢性肌少症

EWGSOP2 最近将肌少症分为急性和慢性两大类，肌少症持续时间少于 6 个月为急性，持续时间≥6 个月为慢性，急性肌少症通常与急性疾病或损伤有关，而慢性肌少症则可能与慢性和进行性疾病有关，增加死亡风险，这种区别的目的是强调需要对可能有肌少症风险的个体进行周期性的肌少症评估，以确定病情发展或恶化的速度，这些观察结果有望促进早期干预治疗，帮助预防或延迟肌少症的进展和不良结果。

（三）肌少型肥胖

肌少型肥胖是在过度肥胖的背景下出现肌肉减少的一种情况[204]，肌少型肥胖最常见于老年人，其发病率和发病风险均随年龄增长而增加，肥胖加重肌少症，增加脂肪向肌肉的浸润，降低身体功能，增加死亡风险[185, 207]，肌少型肥胖是一种独特的疾病，学术界目前正在积极重新定义，因此，肌少型肥胖不在本章讨论范围之内。

（四）衰弱

衰弱是一种多维的老年综合征，其特征是多个身体系统或功能的累积性下降[185, 186]，发病机制

涉及身体和社会 2 个维度[187]，虚弱增加了对不良健康结果的并发症，如残疾、住院、生活质量下降，甚至死亡[187, 188]。

Fried 及其同事[189]描述的虚弱的生理表型与肌肉减少症有明显的重叠；握力低和缓慢的步态速度是两者的特征，体重减轻是虚弱的另一个诊断标准，也是肌少症的一个主要病因。体质衰弱和肌少症的治疗选择同样是提供最佳蛋白质摄入量、补充维生素 D 和体育锻炼[190, 191]。

综合来看，虚弱和肌少症存在明显的区别——一种是老年综合征，另一种是疾病。虽然肌少症是身体虚弱发展的一个因素，但虚弱综合征代表了一个更广泛的概念。虚弱被认为是一生中多个生理系统的衰退，会对身体、认知和社会等方面产生负面影响。衰弱的诊断工具反映了多维度，如 Groningen 脆弱性指标，Rockwood 脆弱性指数和其他方面[192-195]。

（五）营养不良性肌少症

肌少症表型也与营养不良有关，无论营养不良的根源是否在于膳食摄入量低（饥饿、无力进食）、营养生物利用度降低（如腹泻、呕吐）或高

营养需求（如癌症等炎症性疾病或伴有恶病质的器官衰竭）[196, 197]。低肌肉质量最近被提出是营养不良定义的一部分[198]。此外，营养不良通常存在低脂肪团，而肌肉减少症则不一定如此[197, 198]。表 3-11 显示了诊断主要分解代谢综合征的核心诊断标准，即肌肉减少症、营养不良和虚弱。

表 3-11 主要分解代谢综合征的诊断标准		
肌少症	营养不良	虚 弱
	体重减低 / 低体重指数	体重减低 / 低体重指数
力量下降		力量下降
低肌肉质量	低肌肉质量	
步速减慢		步速影响
握力下降		握力下降
	体脂量减少	虚弱

三十五、治疗性干预

以患者为中心的治疗理念的出现，增加了人们对这样一个事实的关注，即不同的分子变化可能导致对类似的疾病（如肌瘤）需要不同的治疗方法[56, 57]，肌少症可由多种分子改变引起肌醇代谢的改变和细胞特性的改变。这些通路的异常可能是由于胰岛素生长因子 -1/ 胰岛素受体、激活素（肌生成抑制素）受体、原肌溶素受体、激酶 C 受体（神经营养因子和 G 蛋白受体）、多种细胞因子以及通过激活 β-catenin 而产生的睾酮所致[59-63]，此外，肌肉和骨组织质量的相关性表明，同时靶向作用于这两种组织方面具有巨大的药物潜力，因此，从长远来看，理想的肌少症的治疗在于识别异常的分子途径和可能引起这种不平衡的激素，目前，肌少症的治疗主要基于三大支柱，即运动、营养和药物治疗。

三十六、运动

运动对健康至关重要，因为它能增加肌肉质量，减少身体脂肪，提高肌肉力量、耐力、免疫功能和心血管系统，因此，在肌少症患者中，运动干预可以有效增加骨骼肌质量、膝关节伸肌力量、正常步态速度和最大步态速度。然而，这种在健康人身上看到的对肌肉力量和身体功能的疗效是否也会在肌少症患者身上显现，仍有很多不清楚的地方。一项包含 7 个关于肌少症和运动的随机临床试验的 Meta 分析显示，大多数随机临床试验报告了肌肉力量[205-209]和身体功能的改善，如步态[206, 208, 210]，而这些研究中只有 3 个数据显示骨骼肌质量增加[15, 206, 207]。然而，这些随机临床试验主要分析的是居住在当地的老年人，他们的病情也因衰弱而复杂化[15]。因此，目前尚不完全清楚该研究结论是否也适用于老年肌少症患者。

运动干预包括综合的训练计划，包括每周进行 2 次 60min 的阻力练习，持续 3 个月[210-214]。与接受营养干预或健康教育的对照组进行比较，结果表明，综合训练后，患者的骨骼肌质量、正常步态速度、最大步态速度和膝关节伸展肌力均有改善。相比之下，综合训练项目没有观察到握力的变化。与其他运动干预相比，全身振动训练在改善股四头肌内侧肌横截面积和膝关节伸展肌力方面，与未参加训练计划的对照组参与者相比无明显区别[215]。

有氧运动使骨骼肌内线粒体产生 ATP，提高有氧能力、代谢调节和心血管功能，此外，它有助于诱导线粒体的生物活动，有助于线粒体代谢的恢复，减少分解代谢基因的表达，增加肌肉蛋白质的合成[28, 37]。

阻力运动被认为是预防肌肉萎缩的一种重要方式，因为它刺激肌肉肥大，通过改变肌肉蛋白质合成和降解之间的平衡来增加肌肉力量[216]。有规律的阻力运动增加了肌肉纤维的大小和横截面积，特别是快收缩肌纤维（Ⅱa 型和ⅡX 型），而不是慢收缩肌纤维（Ⅰ型）[217]。肌肉蛋白质合成和肌肉纤维肥大增加了肌肉力量[216]、肌肉质量和身体功能。然而，抗阻运动也有一定的局限性，特别是对线粒体蛋白表达或功能的影响很小，这些被认为是年龄相关性肌少症的潜在原因。尽管如此，就改善肌肉质量和功能而言，阻力运动是一种有意义的运动治疗。

大多数关于运动效果的研究都集中在有氧运动和阻力运动上，然而，与阻力运动相比，有氧运动对肌肉力量或质量的影响较小[217, 218]。阻力性运动可以增加受伤的风险，降低参与率，并由于重复的程度而引起厌倦[217]。此外，对于那些肌肉蛋白质合成[19]可能已经受损的老年人来说，阻力运动的效果可能会更差。因此，似乎没有一种单一的运动类型能够充分满足与年龄相关的肌肉减少症患者对治疗性运动的要求，建议首选由有氧运动和阻力运动组成的全面运动项目[218]，例如，一种结合了这两种运动类型的循环运动程序已经被开发出来了[217, 218]，最近，Lee 等[217]报道了 12 周的循环训练提高了行走、平衡能力和等速肌肉功能。Gudlaugsson 等[219]对 117 名老年受试者进行为期 6 个月的"多模式训练干预"，可以通过 6min 步行测试确定耐力表现。总的来说，这些报道表明定期的联合运动可以用来对抗年龄相关的肌少症，需要进一步的研究来确定联合运动延缓年龄相关肌少症的潜在分子机制。

三十七、营养

人们对饮食模式的作用和整体饮食在预测健康方面的影响非常感兴趣。"饮食质量"一词广泛用于描述一个人的饮食符合饮食建议的程度，以及描述饮食的"健康"程度[220, 221]。在某些情况下，可以使用主成分或因素分析确定"健康饮食"，如地中海饮食。尽管使用了不同的评估方法，但在饮食质量的衡量标准上有共性，比如饮食的"健康程度"。更好的饮食质量的特征是摄入较多的有益的食品（如水果和蔬菜、全谷物、鱼、瘦肉、低脂乳制品、坚果和橄榄油），不好的饮食治疗包括能源密度低、贫瘠的食物（如细粮、糖果和动物产品相关脂肪）[220, 222]。老年人的高饮食质量与各种健康结果有关，包括降低常见年龄相关疾病

的风险和延长寿命。一般而言，通过不同的饮食指数或"谨慎"/ 健康的饮食模式评估，坚持较优质的饮食与有益的健康影响有关，高质量的饮食可显著降低全因死亡率、心血管疾病、癌症、2 型糖尿病和神经退行性疾病的风险，并降低癌症幸存者的死亡率[223-226]。

饮食质量对老年人肌少症（肌肉质量和身体功能）的影响知之甚少，尽管有越来越多的证据表明"健康的"饮食与老年人肌肉力量和身体功能的改善有关[227, 228]。然而，这些证据大多是横向的。

有证据表明，营养摄入和状态的差异与肌少症之间存在联系，如蛋白质、维生素 D、抗氧化营养素和长链多不饱和脂肪酸，均与肌少症之间存在联系[229]。

蛋白质的摄入被认为是肌肉蛋白质合成的主要合成代谢刺激因素之一[227]，许多老年患者不能坚持足够的蛋白质饮食，饮食足够的蛋白质是预防肌少症发生的关键，健康人的推荐饮食量为 0.8g/（kg·d）。然而，在老年人中，蛋白质摄入量下降到低于建议饮食摄入量的 40%，就会导致肌少症的发生。因此，对于老年患者，推荐的营养供给量为 1 ～ 1.5g/（kg·d）。这应根据增加的身体活动和存在的合并症来考虑，肌肉的形成除了运动外，还需要摄入适量的蛋白质，充足的蛋白质饮食和运动是控制肌少症的主要疗法[230]。

通过调整膳食，可以预防肌少型肥胖，并帮助医疗专业人员在存在肌少型肥胖情况下管理体重，充足的蛋白质摄入量（每餐 25 ～ 30g 蛋白质）对于优化肌肉蛋白质合成反应非常重要[231, 232]，饮食中碳水化合物含量相对较低也可能有益，因为碳水化合物的吸收已被证明会对老年人的肌肉蛋白质转换产生负面影响[233, 234]。

在慢性炎症性心脏病中，优化饮食可能有助于能量平衡，从而增加非脂肪组织的质量，饮食的改变可以改善呼吸力学和氧的获得，也有利于免疫系统的功能[235, 236]。

亮氨酸是促进蛋白质合成的最有效的支链

氨基酸，有报道称补充亮氨酸有助于预防肌少症[237]。研究发现，在老年人中，补充亮氨酸与增加肌肉蛋白质合成之间存在关联，这种关联独立于摄入其他氨基酸[238]，亮氨酸是哺乳动物西罗莫司（mTOR）营养和能量传感信号通路的有效激活物。此外，补充亮氨酸与降低血清 TNF-α 水平和改善胰岛素敏感性有关[231, 239, 240]。

越来越多的证据表明维生素 D 可以保护肌肉、力量和身体功能，在老年和预防和治疗肌少症中，补充维生素 D 是很重要的[241]。

肌少症被认为是一种由细胞因子和氧化应激驱动的炎症状态，活性氧的积累可能导致氧化损伤，并可能导致肌肉质量和力量的损失[240-242]。"更健康的饮食"也含有更多的植物化学物质，如多酚，对肌肉质量和功能具有抗氧化和抗炎作用[234-233, 241]。因此，天然抗氧化补充剂（黄酮类化合物和多酚）的摄入量在成年人中增加，用以治疗肥胖和代谢综合征。它们在减少心血管疾病、癌症和神经退行性疾病方面有作用，其机制可能是有效的抗氧化和抗炎作用，以及组蛋白 NAD+ 依赖的去乙酰化酶 sirtuin 1（SIRT 1）的激活[237, 238]。SIRT 1 调节一些抗氧化酶的表达，并能去乙酰化和激活 PGC-1，从而抑制肌肉萎缩，在这方面，白藜芦醇和槲皮素治疗可能有助于预防肥胖引起的肌少症[238, 239]。

ω-3 脂肪酸具有强大的抗炎特性[240]，其摄入对肌少症有作用，除了对炎症有作用外，这些脂肪酸还可以对肌肉蛋白质的合成有直接作用[242]。

三十八、药物治疗

虽然治疗骨量减少的药物有多种，但对肌少症仅部分有效，证据水平低，因此推荐水平较低。然而，有报道显示，骨骼肌质量和肌力均可因一些治疗性药物如雄激素补充疗法而增加，但这些研究的参与者是性腺功能下降的男性和绝经后女性[243-245]，而不是老年肌少症患者。因此，目前还没有获得许可的治疗方法[246]，迄今为止，唯一的预防措施包括在整个生命周期内均衡饮食和有规律的锻炼，据相关报道，这些药物能够减缓肌少症患者肌肉质量和功能的下降[247]。研究用于治疗少肌症的治疗剂根据其作用机制和治疗靶点而有所不同，具体如下。

（一）维生素 D

老年人体内的维生素 D 水平比青年人低 4 倍，维生素 D 在肌肉和骨骼的新陈代谢中发挥作用，维生素 D 与其受体结合，诱导蛋白质合成并增加细胞膜对钙的吸收，低水平的维生素 D 与肌肉萎缩的发生有关，从而促进肌少症的发生。维生素 D 水平低通常也与老年人的肌肉无力和全身虚弱症状有关[247]。

维生素 D 的新作用之一是维持肌肉质量以及胰岛素敏感性[248]。胰岛素敏感性或改善或不受维生素 D 补充作用的影响[249, 250]。据报道，维生素 D 的补充可以增加不活动的老年女性的肌纤维大小；然而，维生素 D 缺乏的个体服用维生素 D 补充剂可以改善肌肉力量，但不能改善肌肉质量[250, 251]。在维生素 D 受体（Vdr）基因敲除小鼠中，肌肉尺寸减小，运动活动受损，肌肉发育异常[252, 253]。此外，Vdr 基因敲除小鼠更瘦，但有胰岛素抵抗[254]，维生素 D 状态与虚弱之间的关系在很大程度上是由肌少症的发展介导的，虚弱的老年患者建议血清 25- 羟基维生素 D 最低水平为 75nmol/L，达到这一水平所需的剂量为 800～2000U/d[255]。然而，维生素 D 补充治疗对提高身体功能的价值也仍然有争议，在服用维生素 D 时需要注意的是肾结石和高钙血症的发生[256, 257]。

（二）性激素

1. 雄激素

男性间质细胞和女性卵巢内膜产生的睾丸激素会随着年龄的增长而减少，睾酮在增加肌肉含量和合成蛋白质方面起重要作用，随着年龄的增长，血液中结合睾酮的性激素结合球蛋白（sex hormone binding globulin，SHBG）浓度增加，游离睾酮水平降低[247]。

睾酮增加肌肉蛋白质合成，其对肌肉的影

响受多种因素调控，包括遗传背景、营养和运动[258, 259]，肥胖个体的睾酮水平往往较低[260]，男性从 30 岁开始，睾酮水平每年下降 1%，生物有效睾酮水平每年下降 2%[261]，在女性中，睾酮水平从 20—45 岁迅速下降，这些合成代谢激素的高水平与肌肉强度的提高呈正相关，因此可能有助于肥胖个体的肌肉改善[262-265]。在年轻男性中，睾酮分泌水平低导致肌肉质量和力量下降，睾酮替代疗法增加了睾酮受体的敏感性，从而增加肌肉质量并恢复肌肉力量[265, 266]。Sinha-Hikim 等[267]证明，超生理剂量的睾酮可以诱导年轻男性肌肉尺寸和力量的增加，而无须伴随运动。

然而，增加肌肉质量的激素疗法可以帮助保持肌肉力量，但也有一定的风险，特别是当治疗人群不健康，或服用超生理剂量而不是替代剂量时[268]，考虑到适当的阈值，在不造成附带损害的情况下，计算每个人体内激素的正确浓度是困难的，因为增加肌肉质量可能会对不同器官产生负面影响。例如，睾酮（T）替代治疗虽然与生育能力提升相关，但同时，也与前列腺癌、前列腺特异性抗原、红细胞增多症、心血管事件、痤疮、油性皮肤、精子产量降低存在相关性[269]。口服雄激素具有肝毒性，可促进肝脂肪变性，导致血脂异常，并增加极低密度脂蛋白 - 甘油三酯（VLDL-TG）的分泌。它们还可能引起液体潴留、男性乳房发育和睡眠呼吸暂停[270]。然而，老年男性肌肉质量浓度的低增长与动脉粥样硬化和心肌梗死的高发病率相关[271]。以上表明，用于增加肌肉质量的睾酮浓度阈值，对于获得对代谢途径的有益影响并将这种激素的负面影响风险降至最低非常重要[185]。尽管如此，雄激素治疗也可能与改善胰岛素敏感性有关[246]。

未来可能会开发出一种选择性作用于雄激素受体的药物，它可能不会有这些不良反应。候选药物，如选择性雄激素受体调节剂 GTx-024（enobosarm）和合成的安德罗 - 原受体调节剂配体 S42，在临床前期和 Ⅱ 期试验中被报道对胰岛素敏感性、肌肉质量和力量有有益的影响[269, 272]。

2. 雌激素

大量研究表明，雌激素可减弱中性粒细胞和巨噬细胞等炎性细胞在运动或损伤后向骨骼肌浸润，它还在刺激肌肉修复和包括卫星细胞激活和增殖等过程中发挥重要作用，然而，雌激素对损伤肌肉的影响机制以及影响骨骼肌力量的机制尚不清楚[273]。雌激素的减少与肌肉形态减少和力量下降有关，这可以通过激素替代治疗来预防[274]。Lowe 等研究表明雌激素对绝经后女性的肌肉力量产生有益的影响，雌激素替代疗法对更年期相关的肥胖肌少症也带来获益[275]。

然而，雌激素对人体肌肉结构和收缩功能的影响是有争议的，这取决于年龄、肌肉大小和肌肉纤维类型[276]。例如，睾酮或雌激素对男性和女性都是有效的骨骼肌蛋白抑制药。在肥胖的绝经前女性中给药 3 周不影响血脂动力学和浓度[277]。使用激素替代疗法雌激素最令人担心的风险是乳腺癌，迄今为止尚未进行过检测[278]。

据报道，雌激素治疗的有益作用与前合成代谢标志物（如 MyoD、myogenin、Myf5）的增加以及蛋白水解标志物（如 FOXO3A）和负生长调节药（肌生长抑制素）的抑制有关。当与运动结合时，这些有益的效果更加明显[277]。

（三）胰岛素和胰岛素样生长因子 -1

胰岛素和胰岛素样生长因子 -1（IGF-1）对肌肉具有显著的代谢和合成作用，构成强大的合成信号[279]。PI3K 通路的激活对肌肉的大小和代谢有积极的影响，胰岛素能显著刺激年轻人而不是老年人的肌肉蛋白质合成。

在肌少症中，由于营养物质或胰岛素的作用，肌肉蛋白质合成减少，胰岛素介导的蛋白质水解抑制减少，这被称为"合成代谢抵抗"，肌肉质量正常的老年人也表现出对胰岛素合成代谢作用的抵抗，这可能先于肌肉减少症的表现[280-282]。不同的胰岛素抵抗水平相关的葡萄糖、蛋白质和脂质代谢可随着衰老而发展成肌少型肥胖。许多老年人对胰岛素的反应是通过改变葡萄糖代谢，但蛋白质合成不受胰岛素的影响[283]。当脂肪增加时，高水平胰岛素、必需氨基酸和阻力运动诱导肌肉蛋白质合成的效果降低[284-286]，胰岛素介导的肌肉质量的增加是通过激活 p38 丝裂原活化蛋白激酶 MAPK（p38 MAPK）和 mTOR/p70S6 激酶（mTOR/p70S6），后者是一种丝氨酸 / 苏氨酸蛋白激酶，它支持细胞生长、细胞代谢、细胞增殖、细胞运动、细胞存活、蛋白质合成及转录，如血管生成和自噬，刺激 mRNA 翻译[281, 287]。

用胰岛素增敏药唑烷二酮药物罗格列酮可改善肌肉质量，虽然肌肉中的 Akt-mTOR 通路受损（PI3K/AKT/mTOR 通路是调控细胞周期的重要细胞内信号通路），但在人类或小鼠的衰老过程中似乎不会发生，PPAR［过氧化物酶体增殖物激活受体 γ（PPARγ）配体］的罗格列酮刺激也可激活 Akt-mTOR 细胞信号通路，对胰岛素抵抗和肌肉质量产生有益影响[288]。

（四）生长激素

生长激素是前垂体腺的生长激素产生和分泌的单链肽，调节包括肌肉在内的多个靶组织的生长[289]，生长激素可以维持肌肉和骨量，生长激素的作用是刺激 IGF-1 的分泌，IGF-1 是一种来自肝脏的合成激素，可以刺激肌肉细胞的产生和肌肉蛋白质的合成，30 岁后，老年男性的循环激素水平逐渐下降，老年人每天分泌的生长激素比年轻人少 5～20 倍[290, 291]。

针对老年人的生长激素补充剂已在大量人群中进行了测试，其不良反应小，但治疗肌少症无效[291-293]。肥胖患者体内的高水平的游离脂肪酸，会抑制生长激素的产生并降低血浆中 IGF-1 水平的事实，并不支持其在肥胖患者中使用[294, 295]。最近的一项研究表明，与肥胖者相比，骨骼肌减少型肥胖受试者生长激素分泌受到抑制[296]。Makimura 等[297] 最近报道，与安慰剂相比，生长激素受体类似物可减少肥胖个体的脂肪量，增加肌肉组织含量，且与葡萄糖稳态异常或其他不良事件无关[298]。

（五）肌生长抑制素失活

在筛选转化生长因子（TGF- 超家族）的新成员时首次发现了肌生长抑制素（Myostatin）。肌生长抑制素是一种有效的肌肉生长负调控因子[299]。

低水平的肌生长抑制素对新陈代谢、肥胖和胰岛素敏感性带来有益影响。在肌生长抑制素缺失小鼠和肌生长抑制素可溶性受体［即 ⅡB 型激活素受体（ActR ⅡB）］治疗的小鼠中，肌肉葡萄糖利用和胰岛素敏感性升高与瘦体重增加和脂肪减少有关，肌生长抑制素导致受体介导的 Smad 2 和 Smad 3 的磷酸化，并与 Smad 4 结合，增加 Smad 2/3/4 信号通路进而抑制 Akt/mTORC1 通路，导致蛋白降解和肌肉萎缩（图 3-9）[300-302]。

肌生长抑制素突变可导致在发育中的动物显著的肥大和（或）增生[299]，基因调控或中和抗体诱导的肌生长抑制素抑制可通过增加骨骼肌质量和调控葡萄糖稳态来改善肌少症型肥胖。此外，当肌生长抑制素失活时，AMP 活化蛋白激酶（AMPK）的激活，导致周围组织脂肪分解增加，脂肪酸氧化增多，白色脂肪组织中棕色脂肪细胞标志物的表达增加[303, 304]。

肌生长抑制素前肽的过表达和活性肽的分离提高了骨骼肌葡萄糖的处理能力，因为肌肉质量增加了，这意味着添加或协同机制在起作用，虽然抑制肌生长抑制素活性作为一种治疗方法还没有得到有效的应用，反义介导的外显子破坏治疗正在被评估，在杜氏肌营养不良小鼠模型中，它似乎能保存肌肉质量[305]。

基于肌生长抑制素干扰肌肉中的生长激素导致萎缩和肌少症的发生，给予卵泡抑素（肌生长抑制素拮抗药）有望增加肌肉蛋白质的合成并增加肌肉质量，该疗法治疗本症很有潜力，但仍需进一步研究。另一项研究显示，抑制肌生长抑制素可导致肥胖和骨质疏松的脂肪减少，也被认为可用于其他存在恶病质的疾病，如癌症、获得性免疫缺陷综合征（艾滋病）、阻塞性慢性肺病和肾衰竭[306]。

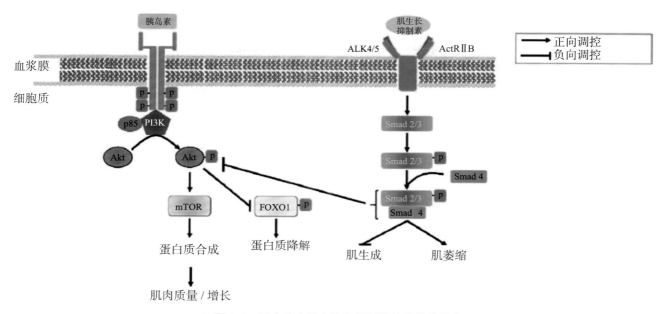

▲ 图 3-9 肌少症中肌肉生长抑制素信号通路示意

胰岛素激活的信号通路正向调节肌肉质量，该信号通路是蛋白激酶 Akt 和 mTOR 的下游，肌生长抑制素首先与骨骼肌上的激活素受体（ActRⅡB）/ALK4/5 结合，导致 Smad 2 和 Smad 3 磷酸化，并将 Smad 4 招募到 Smad 复合体中，从而导致肌肉萎缩。然后，Smad 2/3/4 复合物下调 Akt 的活性，从而抑制蛋白的合成。Akt 通过阻断 FOXO1 核转位抑制蛋白降解

引自 Rubio-Ruiz et al. [233]

此外，在一项使用 MSTN 抗体的 Ⅰ/Ⅱ 期试验中，肌营养不良患者的肌力或功能没有改善[307]。在另一项包括肌肉营养不良患者的研究中，虽然在细胞水平上肌肉功能有所改善，但抑制肌生长抑制素对肌肉强度也没有明显改善[308]。

（六）尿皮素

中枢神经系统和外周组织表达促肾上腺皮质激素释放因子受体 2（CRFR2）的神经肽配体，即尿皮素（Ucns），这个家族的蛋白质在代谢功能中起着不同的作用，包括适应性应激。

调节 CRFR2 或其配体可以通过激活下丘脑 - 垂体 - 肾上腺（HPA）轴来改善肌肉质量和代谢[309]。骨骼肌具有高水平的尿皮质醇 2（Ucn2）和促肾上腺皮质激素释放激素受体 2（CRFR2）[310]。尿皮质素 2（Ucn2）或 CRFR2 敲除小鼠能够抵抗饮食诱导的肥胖，而尿皮质素 2（Ucn2）敲除小鼠肌肉质量增加[311]。尿皮质素 3（Ucn3）的过表达也会导致小鼠肌肉肥大。大鼠短期过表达尿皮质素 3（Ucn3）可增加葡萄糖的处理，提高葡萄糖转运蛋白的表达

水平，使腺苷酸活化蛋白激酶（AMPK）和胰岛素信号分子磷酸化，小鼠的肌肉质量增加[312]。

由于尿糖皮质激素（Ucns）或促肾上腺皮质激素释放因子受体 2（CRFR2）激动药在与其他疾病（如癌症）相关的恶病质状态下对保持骨骼肌质量 / 功能具有潜在的有益作用，因此可能有望测试它们在肌少型肥胖治疗中的应用[313]。

（七）血管紧张素 1～7 和血管紧张素转换酶抑制药

肾素 - 血管紧张素系统（RAS）是骨骼肌质量的重要调节剂，最新的研究进展提高了我们对肾素 - 血管紧张素系统（RAS）的认识，其中包括认识到血管紧张素（Ang）1～7 是 RAS 级联的生物活性产物[314]，经典肾素 - 血管紧张素系统中"经典 RAS 轴"包括血管紧张素 Ⅱ、血管紧张素转换酶（ACE）、AT1 受体和 AT2 受体，而"非经典 RAS 轴"涉及血管紧张素 1～7、ACE2 和 Mas 受体。这两个轴存在于骨骼肌中，并通过纤维的生化和（或）代谢特征的差异表达在肌肉功能的

调节中发挥作用[315]。

RAS 在骨骼肌中的代谢作用在早期的研究中得到了阐述[248]，经典 RAS 的激活导致骨骼肌影响，包括肌肉萎缩。血管紧张素 1～7 通过下调肌节蛋白分解代谢途径，阻止 TGF-β 诱导的萎缩作用，对骨骼肌产生有益作用[316]。

血管紧张素 1～7 治疗可以激活 Mas（血管紧张素 1）受体，通过激活 IGF-1 和 Akt 信号通路，维持肌肉强度，防止肌肉直径和质量下降，这也可能改善骨骼肌的胰岛素抵抗[317]。此外，在代谢综合征模型中，血管紧张素 1～7 对胰岛素抵抗、高甘油血症、脂肪肝、炎症、肥胖和氧化应激有促进作用[318]。基于此，有学者建议使用血管紧张素转换酶抑制药调节 RAS，有利于血管紧张素 1～7 的产生，从而改变机体组成，防止肌少症的发生，同时改善病理生理参数[319]，ACE 抑制药对

肌肉骨骼系统的有益作用被归因于多种机制，如抗炎作用、内皮功能改善以及促进肌肉循环的血管生成作用（图 3-10）。然而，很少有研究确定 ACE 抑制药对肌肉骨骼的影响，因此，需要更大的研究来证明上述机制的效果[320]。

（八）选择性雄激素受体调节药（SARM）

对医学界来说，保持瘦体重的好处是显而易见的，人们正在努力探索肌少症的医疗管理方案。

目前研究的一个方向是 SARM 的开发，它是一组合成的化合物，结合在许多细胞表面的雄激素受体的特定区域，激活或抑制类固醇受体的选择性功能。

这种选择性的激活 / 抑制可以促进肌肉的生长，同时防止激素治疗的不良反应，如男性的前列腺生长，并最大限度地减少对女性男性化影响，同样，SARM 临床用于肌少症的治疗，需要确保

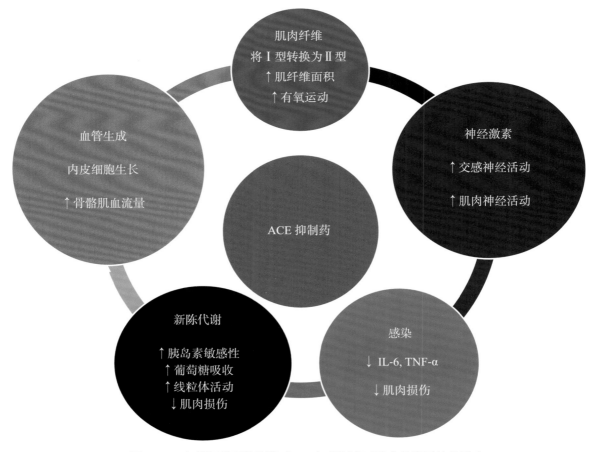

▲ 图 3-10　血管紧张素转换酶（ACE）抑制药对肌肉骨骼系统的影响

不会对患者的心血管风险产生负面影响[321]。

目前有几种 SARM 正在进行临床试验，其中一个例子是 Ostarine，用于帮助缓解恶性肿瘤继发的肌肉萎缩，使用 86 天后，老龄男性和女性爬楼梯的能力有所提高，瘦体重也有所增加，更重要的是，男性没有增加前列腺特异性抗原水平，女性没有增加头发的生长，表明这种药物的选择性雄激素性质和不良反应较低[322]，然而，治疗以外的其他目的导致潜在的新疗法会出现滥用的情况，虽然 SARM 可以帮助增加消耗状态下的肌肉组织，包括肌少症和恶病质，但运动员有可能利用这些新产品来提高成绩。世界反兴奋剂机构（World Anti-Doping Agency）在任何相关产品上市之前就将 SARM 列入了禁用物质名单。检测这些新化合物的临床检测机制已经到位[323]。

三十九、未来的治疗

其他未来的治疗包括过氧化物酶体 – 增殖物激活受体 –δ（PPAR-δ）和腺苷一磷酸（AMP）活化蛋白激酶。PPAR-δ 和 AMP- 活化蛋白激酶是调节新陈代谢和肌肉收缩的蛋白，给予激动药 PPAR-δ 和 AMP 活化蛋白激酶可以提高体能和运动能力，但这仍仅在动物实验中[278]。二甲双胍是一种用于治疗 2 型糖尿病的药物，据报道有抗炎作用，这是因为它能够刺激相同的代谢途径（AMPK），模仿运动的一些效果。然而，二甲双胍是否能有效治疗肌少症仍存在争议[279]。人们对 β 受体拮抗药的作用也很感兴趣，早期研究显示，β 受体拮抗药可减轻严重慢性心力衰竭患者恶病质的发展并促进其部分逆转，支持延长交感神经激活在体重减轻发生中的作用[324]。

四十、以患者为中心的肌少症管理方法

以患者为中心的护理的出现吸引了人们的注意，即多因素共同参与的疾病需要不同的治疗方法，以适应患者的病情和相关的并发症，肌少症就是一个很好的例子，目前，肌少症的治疗主要集中在骨骼保护、补充钙和维生素 D、抗阻力运动等方面，营养和蛋白质补充也是起重要作用的另一个因素，特别是对老年人，亮氨酸必需氨基酸和（或）β- 羟基丁酸盐的使用尚未明确，但似乎是低蛋白质摄入人群的一种合理的辅助疗法。

然而，虽然这些措施有助于减少骨质疏松的一级预防和管理，但对于骨质疏松症的二级和三级预防是远远不够的（图 3–11）。导致继发性肌萎缩症的疾病包括癌症、慢性阻塞性肺疾病（COPD）、慢性肾脏病（CKD）、心力衰竭、骨质疏松症等。

（一）癌症

目前很少有报告描述临床试验结果，调查改善肌少症与癌症治疗的影响，早期的研究表明，对癌症患者补充维生素 D 或 β 羟基 –β- 甲基丁酸可以有效减少肌少症[325]，合适的运动有助于减缓乳腺癌患者的肌肉减少[326]。另外，在一项对 57 例接受雄激素抑制治疗 2 个月的前列腺癌患者的随机对照研究中，将患者分为静息 + 有氧运动组（29 例）和常规护理组（28 例），观察 12 周，结果显示，与常规护理组相比，运动组患者骨骼肌质量（全身、下肢、上肢）明显增加，肌力和步态功能明显增强[327]。

（二）慢性阻塞性肺病（COPD）

改善慢性阻塞性肺病（chronic obstructive pulmonary disease，COPD）的呼吸康复和身体训练已被证明可以增加体重和骨骼肌质量、改善运动功能，在一项调查氨基酸补充的影响的研究中，32 例年龄 40 岁以上，伴有严重 COPD 并骨骼肌减少的患者被分为 4g/d 氨基酸组（16 例）或安慰剂组（16 例），分别观察 4 周和 12 周后病情的变化程度。结果显示，与安慰剂组相比，氨基酸组患者体重平均增加了 6kg，体力活动增加，认知功能改善，整体健康状况改善[328]。

（三）慢性肾脏病（CKD）

骨骼肌减少容易使慢性肾脏损害和慢性肾脏病（chronic kidney disease，CKD）的病例复杂

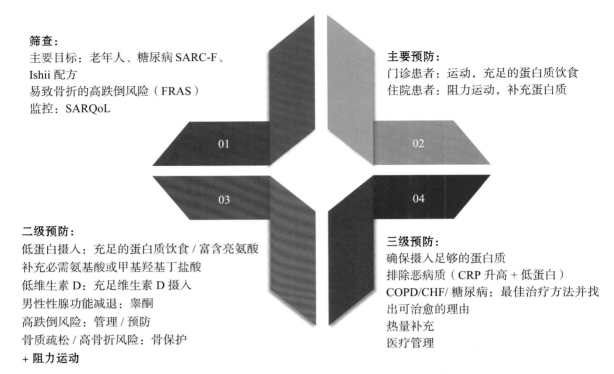

筛查：
主要目标：老年人、糖尿病 SARC-F、Ishii 配方
易致骨折的高跌倒风险（FRAS）
监控：SARQoL

主要预防：
门诊患者：运动，充足的蛋白质饮食
住院患者：阻力运动，补充蛋白质

二级预防：
低蛋白摄入：充足的蛋白质饮食 / 富含亮氨酸
补充必需氨基酸或甲基羟基丁盐酸
低维生素 D：充足维生素 D 摄入
男性性腺功能减退：睾酮
高跌倒风险：管理 / 预防
骨质疏松 / 高骨折风险：骨保护
+ 阻力运动

三级预防：
确保摄入足够的蛋白质
排除恶病质（CRP 升高 + 低蛋白）
COPD/CHF/ 糖尿病：最佳治疗方法并找出可治愈的理由
热量补充
医疗管理

▲ 图 3-11 肌少症的靶向治疗，即以患者为中心的方法

化，且肌少症患病率随着 CKD 的严重程度进展到更高阶段显著增加[329]。运动、补充氨基酸和维生素 D 对改善 CKD 患者的活动缺乏和肌肉减少的症状是有效的[330]。为了支持这一观察结果，在一项包括 119 例 3 期或 4 期 CKD 患者的研究中，患者被随机分为进行运动训练组（65 例）和常规护理组（54 例）。随访 12 周，结果显示，运动训练组 6min 步行测试成绩提高了 19%，而常规护理组下降了 10%（$P < 0.001$），运动训练组和常规护理组的计时起走测试成绩分别提高了 29% 和 0.7%（$P < 0.001$）。这些结果表明，运动计划对提高 CKD 患者的身体功能和生活质量是有效的[331]。

（四）心脏功能受损

慢性心力衰竭患者由于心功能减弱而限制身体活动，可导致肌肉质量下降和肌无力，大约 20% 的老年慢性心力衰竭患者会出现肌减少的并发症[332]，尽管营养补充、运动和激素替代疗法已被提出作为改善肌少症和心功能减弱的方法[330]，但也有学者强调高蛋白饮食和（或）氨基酸补充

可导致慢性心力衰竭患者体重增加[333]。而运动训练已被证明有助于降低肌生长抑制素并提高有氧能力[334, 335]。虽然睾酮与慢性心力衰竭患者出现肌肉无力关系不大，但由于睾酮的补充，这些患者的步态功能得到改善，肌肉力量增强[336]。虽然在补充人生长激素、胃饥饿素和维生素 D 方面有类似的效果，但目前关于血管紧张素转换酶抑制药、血管紧张素 II 受体拮抗药和 β 受体拮抗药在肌少症患者中的作用的证据不足。

（五）骨质疏松症

骨质疏松症与肌肉质量和肌肉强度下降密切相关，在一项对 131 名男性既往有脆性骨折史，且低骨密度和低血睾酮水平的［平均年龄（77.1 ± 7.6）岁］人群研究中，受试者被分成 5mg/d 睾酮补充组或安慰剂组，观察 12～24 个月，结果显示，睾酮补充组其股骨颈和腰椎的骨密度分别增加了 1.4% 和 3.2%。此外，尽管睾酮补充组体重增加，体脂减少，但与安慰剂组相比，运动能力没有差异[337]。

此外，在另一项对 38 名骨密度降低的女性［平均年龄（56.0 ± 8.00）岁］进行的研究中，给予 5mg/d 的阿仑膦酸钠和 0.5μg/d 的骨化三醇，6 个月后白细胞介素 -6 水平降低 56.5%，而腰椎骨密度和平均握力分别增加了 2.62% 和 33.5%。这些发现表明，阿仑膦酸钠和骨化三醇的治疗对骨密度降低的女性有效地抑制骨丢失和增加骨骼肌质量 [338, 339]。

总之，鉴于其特点，肌少症可以被认为是一种新的老年综合征，它描述了骨质疏松症和肌少症这两种与衰老相关的慢性肌肉骨骼疾病的共存。

这种表型与跌倒、骨折、药物成瘾和卫生保健费用的风险高，其病因是多因素的，机械因素、生物化学因素、遗传因素以及生活方式因素都与"骨骼肌单元"的形成有关。因此，了解其病理生理学和诊断，以及对其进行非药理学和药理学管理是一项重要的任务，综合管理干预可能是肌少症的有效选择。解决这一表型的挑战来自于传统上的对肌少症和骨质疏松症的单独管理，对肌肉和骨骼相互作用的深入了解，有助于开发以肌肉和骨骼为靶点的新型治疗药物，采取以患者为中心的管理方法将在疾病管理中发挥重要作用。

第 4 章　女性骨骼健康
Bone Health in Women

Yasser El Miedany　著

一、背景

骨是一种有活力的组织，在人的整个生命周期中不断地进行重建，这对于骨在生长过程中尺寸增大，对于施加的物理压力做出应力反应以及修复由于骨疲劳或骨折造成的结构损伤是必要的，这一过程需要从血液中吸收一系列蛋白质和矿物质[1]，在幼年时期，骨骼的生长和修复速度非常快，但随着年龄的增长，这一过程会变得缓慢，骨骼一般在 16—18 岁停止长度上的生长，但骨密度会继续增加到 20 多岁，约从 35 岁开始，骨密度逐渐下降。这是衰老的正常部分，但对一些人来说，却会导致骨质疏松症，而骨质疏松症是一种影响骨骼的疾病，导致骨骼变得脆弱，更容易骨折[2]。

女性在 30 岁之前，身体获得的骨量要多于流失的，在 30 岁左右，骨的获得与流失会达到一个平衡点，对于大多数女性来说，骨量在绝经前会保持稳定，然而，随着年龄的增长以及雌激素的缺失则会导致骨量下降。女性在 50 岁左右由于绝经可能会导致骨量流失增速，如果骨量流失严重，可能就会患上骨质疏松症[3]。家族病史、性别和种族是影响峰值骨量的主要因素，然而，饮食和运动对峰值骨量的影响可高达 25%。

女性患骨质疏松症的风险比男性更高，已确定的女性患骨质疏松症的风险因素包括年龄增长、白种人或亚裔、绝经后状态、月经初潮较晚或绝经期较早、低峰值骨量、骨质疏松症或骨折家族病史、饮食中钙和维生素 D 摄入量低、体育锻炼

缺乏、吸烟、过量饮酒和长期使用某些药物（如类固醇、抗惊厥药、免疫抑制药和肝素等）[4, 5]。

女性骨骼健康可按年龄划分为不同阶段，绝经后女性骨质疏松症发生通常是由于雌激素缺乏导致骨转换加快，而在老年男女性中，维生素 D 不足和继发性甲状旁腺功能亢进可能进一步导致骨流失。在一些受试者中，当髋部或腰椎骨密度（BMD）低于年轻成年人骨密度平均值 2.5 个标准差（SD）时（T 值≤-2.5）即可诊断为骨质疏松[6, 7]，与常见的脆性骨折（通常是指脊柱或髋部）一起，T 值≤-2.5 被认为是骨质疏松症治疗的明确指征，尽管可能还需考虑到年龄和影响骨折可能性的临床风险因素[9]，相比之下，儿童和青少年的低骨量被定义为面积骨密度（aBMD）比相应年龄的平均值低 2 个 SD 以上（Z 值<-2SD）[8]，并且有学者建议骨的脆性不应仅仅根据低骨量来判断，还应包括低能量创伤导致的骨折[10]。

此外，与儿童和绝经后 / 老年人群相比，年轻人（即年龄在 20—50 岁）骨质疏松症的诊断和治疗仍然不明确。真正的困难在于那些 aBMD 明显较低的年轻健康个体，他们的峰值骨量与他们的体型、青春期时长、遗传背景和成长环境有关[11-13]，这并不一定代表就是一种病理状况，和那些生长过程中及之后由于骨构建和（或）骨重建改变导致的真正患有骨质疏松症的年轻人区分开来，后一种情况常与慢性疾病有关，也可能是一种遗传性或特发性疾病，区分这两种情况可能是很困难的，因为多达 30% 的年轻女性和 50% 的年轻男性在儿童和青少年时期有过骨折，这些骨

折通常是创伤性的，而不是罕见的多发骨折[14-17]，这些骨折与健康个体的骨量获取减少和峰值骨量降低相关[16]，即没有潜在的病理生理机制。因此，这样研究骨质疏松症可能达不到想要的效果，例如，进行 DXA 检查并去寻找大多数普遍患有骨折的年轻人骨质疏松症的继发原因，除非是低能量创伤情况，骨折频率超过 2 次骨折和（或）骨折部位异常如椎骨。

本章将讨论女性在青年和成年时期、妊娠期和哺乳期、绝经前后以及老年时期的生理和病理变化。之后，这一章还将讨论女性骨质疏松症的诊断标准，并提出一种标准的评估骨质疏松症患者的临床方法。

二、青年和成年时期

在 8—18 岁，骨矿物含量（BMC）增加了一倍以上，而真正的体积骨密度（vBMD）几乎没有改变[18]，这种骨量积累主要与骨膜附着（骨构建）导致骨大小（直径）和皮质厚度增加有关，而在较小程度上与骨小梁形成和增厚有关[19]，与此同时，骨内膜表面既进行着骨构建，也发生着骨重建，并在约 20 岁时达到成年人骨的骨量、几何形

状和微结构[20]，反过来，峰值骨量是人生中骨强度和脆性的主要决定因素，因此，在成长过程中，女性骨骼直径和骨量的增加速度与男性大致相同，然而，这种增加在男性中持续的时间更长，导致平均峰值骨量增加 10%～15%，因此，这就很好解释老年男性比老年女性有着较低和较晚的骨折倾向。然而，由于持续的骨重建，骨皮质和骨小梁在两性骨量达到峰值后不久就开始丢失（尽管在负重和非负重骨中的比例不同），并在绝经后女性和老年男性中加速[21-24]。

遗传因素，即基因及其多态性的加性效应占个体之间骨量和结构变异的 50%～80%[25]，这可能导致了男性和女性骨骼之间的一些表型差异[26]。然而，基因表达取决于内部和外部环境，即依赖于激素水平，特别是性激素（青春期）和生长激素（GH）– 胰岛素样生长因子 –1（IGF-1）轴、营养（如钙和蛋白质摄入量）、体育活动（特别是负重运动）、生活方式等[19]（图 4-1 显示了骨质疏松症发生的危险因素）。因此，在生长过程中可能发生的可改变一个或多个因素的任何疾病都会对骨构建和骨重建产生负面影响。正因如此，这将影响骨量获取及其在骨皮质和（或）骨小梁中

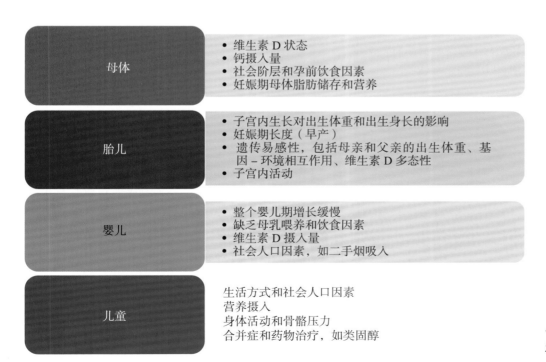

母体	• 维生素 D 状态 • 钙摄入量 • 社会阶层和孕前饮食因素 • 妊娠期母体脂肪储存和营养
胎儿	• 子宫内生长对出生体重和出生身长的影响 • 妊娠期长度（早产） • 遗传易感性，包括母亲和父亲的出生体重、基因 – 环境相互作用、维生素 D 多态性 • 子宫内活动
婴儿	• 整个婴儿期增长缓慢 • 缺乏母乳喂养和饮食因素 • 维生素 D 摄入量 • 社会人口因素，如二手烟吸入
儿童	生活方式和社会人口因素 营养摄入 身体活动和骨骼压力 合并症和药物治疗，如类固醇

◀ 图 4-1 骨质疏松症发生的危险因素

的分布，这种影响不仅在生长过程中，也可在成年后导致骨骼脆弱，同样，在成年早期出现的内分泌、营养和其他障碍也会导致较年轻时的骨质流失，一个很好的例子就是炎症性肠病（IBD），特别是克罗恩病，影响骨量增加和（或）加速骨丢失主要是由于吸收不良和营养摄入不良，体力活动水平低，青春期延迟或继发性闭经，除全身炎症外，在许多情况下，还有皮质类固醇激素治疗的影响[27]。年轻人骨质疏松症的复杂病理生理学的另一个例子是重型地中海贫血，它导致激素缺乏（生长激素-胰岛素样生长因子-1和性腺类固醇），以牺牲骨组织为代价扩大骨髓，铁过载干扰骨组织矿化，此外，去氧化胺治疗抑制成骨细胞功能[28]。在与骨量流失有关的众多药物中（图 4-2），用作避孕药的长效醋酸甲羟孕酮（Depo-Provera）引起了极大的关注[29, 30]。

三、妊娠期和哺乳期

骨转换会在妊娠期间适度增加（图 4-3）[31]，但骨量是否会发生显著变化，这点仍不明确，妊娠期可在腰椎中观察到 aBMD 的小幅下降，但在长骨中不明显，可能是通过骨内膜和骨外膜附着来补偿的[32]，在妊娠期，母亲肠道中钙吸收增加，而在哺乳期恢复到正常值[33]，考虑到母乳喂养对钙的需求，这就对骨骼造成了进一步的压力，身体通过增加骨的吸收和减少肾钙排泄来适应受甲状旁腺激素生成增加和高水平催乳素引起的低雌激素状态的影响[32, 34, 35]。骨量的减少，主要表现在骨松质上，这种减少通常在断奶后 6～12 个月恢复[36]。

妊娠相关骨质疏松症是一种罕见的疾病，可表现为脊柱骨质疏松症或一过性髋部骨质疏松症，这与长期使用肝素有关[37]。髋部一过性骨质疏松症可伴有单侧或双侧髋关节疼痛，可能并发骨折，有时是自发性的[38]。妊娠后骨质疏松症可导致椎体骨折、身高下降和严重的背痛[39]，以及其他部位的骨折。妊娠期和哺乳期间预先存在的低骨密度和骨的高转换可能都对上述现象起作用[34]。因此，在患有骨质疏松症的育龄女性中，建议避免母乳喂养。对产后健康女性进行的随机双盲对照

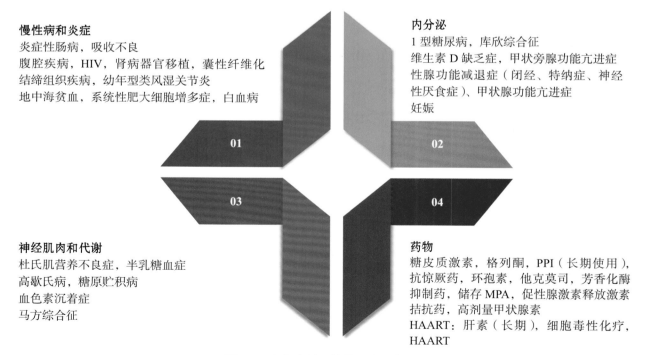

慢性病和炎症
炎症性肠病，吸收不良
腹腔疾病，HIV，肾病器官移植，囊性纤维化
结缔组织疾病，幼年型类风湿关节炎
地中海贫血，系统性肥大细胞增多症，白血病

内分泌
1 型糖尿病，库欣综合征
维生素 D 缺乏症，甲状旁腺功能亢进症
性腺功能减退症（闭经、特纳症、神经性厌食症）、甲状腺功能亢进症
妊娠

神经肌肉和代谢
杜氏肌营养不良症，半乳糖血症
高歇氏病，糖原贮积病
血色素沉着症
马方综合征

药物
糖皮质激素，格列酮，PPI（长期使用），抗惊厥药，环孢素，他克莫司，芳香化酶抑制药，储存 MPA，促性腺激素释放激素拮抗药，高剂量甲状腺素
HAART：肝素（长期），细胞毒性化疗，HAART

▲ 图 4-2　年轻人继发性骨质疏松症的原因
HIV. 人类免疫缺陷病毒；MPA. 醋酸甲羟孕酮（用作避孕药）；HAART. 高效抗逆转录病毒治疗；PPI. 质子泵抑制药

研究表明，补钙并不能防止哺乳期间的骨量流失，且在断奶后仅能略微增加骨密度[40]。

四、绝经前女性

骨质疏松症在绝经前女性中比在绝经后女性少见，然而，骨折和低骨密度确实都发生在绝经前的几年，患有这些情况的年轻女性需要专门的临床考量，绝经前女性的骨质疏松症可能是由于低峰值骨量或者绝经前骨丢失增加，或两者兼有[41]。如前所述，骨量在 30 岁时达到峰值，其中 90% 的发育过程在 18 岁时完成，对大多数女性来说，骨量在绝经期前一直保持稳定，但当雌激素缺乏和衰老时，骨密度会下降。在 60%～70% 的病例中，峰值骨量差异是遗传性的[42]，骨的丢失是由于成骨细胞的骨形成能力和破骨细胞的骨吸收能力失衡，大多数治疗骨质疏松症的方法都是为了调整这种不平衡[43]，在绝经前骨质疏松症的病例中，至少有一半是由继发性因素引起的[41]，继发因素见表 4-1，之前的研究（Michigan 骨骼健康研究）对 600 多名绝经前女性进行了 6 年的随访，结果显示，从 20 多岁开始，女性的腰椎骨密度发生了不同的变化，但股骨颈骨密度下降了 1.6%[44]，绝经前女性骨密度低的危险因素包括低体重、闭经、缺乏体育活动、吸烟、低钙或低维生素 D 饮食、个人或家族骨折史、妊娠及白种人或亚裔种族[42]。在妊娠期和哺乳期间，骨量流失很少，不过这种骨丢失通常在妊娠和哺乳完成后不久可以得到纠正[45]。

健康的绝经前女性在达到峰值骨量（通常是指股骨颈）后，每年骨密度下降 0.25%～1%；然

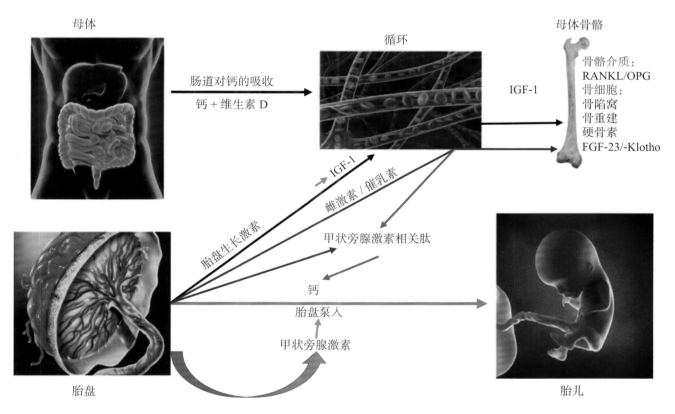

▲ 图 4-3　在母亲和胎盘单元中，为了促进足够的钙转运到胎儿骨骼中，有一些主要的变化发生。母亲是向胎儿转运钙的主要来源。这些变化主要发生在母体领域、母体骨骼、胎盘和胎儿 3 个主要领域中。在母体领域中的变化包括钙的肠道吸收增加。进一步的钙补给通过母体甲状旁腺激素相关肽和母体骨骼内的局部变化提供，其中核因子 -κB 配体 / 护骨因子（RANKL/OPG）和骨细胞可能参与其中。钙的流失部分被增加的合成过程所抵消，胎盘生长激素刺激的 IGF-1 可能参与其中。其他潜在因素包括催乳素和雌激素。尽管有反应性骨形成过程，但对于母亲来说，骨平衡似乎是负的。胎盘钙梯度由胎儿甲状旁腺激素和甲状旁腺激素相关肽的胎盘泵维持

（续表）

表 4-1　绝经前女性骨质疏松症的继发性原因

激素	• 任何影响青春期和（或）骨骼发育的儿童疾病 • 绝经前闭经（如脑垂体疾病、药物治疗、运动性闭经） • 绝经过早（＜40岁）
内分泌	• 库欣综合征 • 性腺功能减退 • 垂体功能减退 • 甲状腺功能亢进 • 原发性甲状旁腺功能亢进 • 糖尿病（1型） • 高催乳素血症
慢性和炎症性疾病	• 维生素D，钙 • 炎性肠病 • 囊性纤维化 • 类风湿关节炎，系统性红斑狼疮，其他炎症疾病
营养不良/吸收不良	• 神经性厌食症 • 肠搭桥/胃肠手术 • 乳糜泻 • 吸收不良 • 原发性胆汁性肝硬化
结缔组织疾病	• 成骨不全症 • 马方综合征 • 埃勒斯-当洛斯综合征 • 特纳综合征和克兰费尔特综合征
系统和代谢	• 肾病 • 肝病 • 高钙尿 • 其他罕见疾病，包括肥大细胞增多症、戈谢病、血色素沉着症、磷酸盐缺乏症
生活方式的变化	• 高盐摄入 • 吸烟（主动/被动） • 酗酒 • 活动受限 • 低钙摄入 • 维生素A过量
器官移植	• 实体器官和骨髓移植
药物治疗（其中一些还没有被研究过绝经前人群）	• 糖皮质激素 • 免疫抑制药（如环孢素） • 抗癫痫药物（特别是细胞色素P450诱导剂，如苯妥英、卡马西平） • 癌症化疗/芳香化酶抑制药 • 促性腺激素释放激素（GnRH）激动药（用于抑制排卵时）促性腺激素释放激素（GnRH）激动药（用于抑制排卵时） • 醋酸甲羟孕酮（脱酮） • 肝素 • 其他可能与骨质疏松症有关的药物：质子泵抑制药，选择性血清素再摄取抑制药，低分子肝素

而，在健康女性中，骨密度的逐渐减少和骨折的风险之间没有相关性，0.5%的绝经前女性Z值较低（比其他年龄匹配的女性低2.5个标准差）[42]。另一项研究[41]显示，在20—44岁的西班牙女性中，0.34%患有腰椎骨质疏松症，0.17%患有股骨颈骨质疏松症。总的来说，50%～90%的绝经前女性有骨质疏松症的继发原因（如饮食失调或糖皮质激素的使用等），而其余的女性被诊断为特发性骨质疏松症[46]。由于年轻女性的基线骨折风险较小，所以患有骨质疏松症的绝经前女性的骨折风险仍然很低。由于仅有3/10 000的低概率发生骨折，所以35岁以下女性的骨折发生率更难检测，但在35—44岁的女性中，骨折发生率增加到21/10 000[41]。绝经前骨折会使绝经后骨折风险增加1.5～3倍[42]。一旦骨密度降低10%，骨折风险就会增加2倍或3倍。然而，能使骨密度增加5%的治疗才可以降低骨折风险[47]。

第三项研究[48]评估了在三级医疗中心转诊的患有骨病的绝经前女性，并寻找继发性和特发性骨质疏松症，回顾了所有骨折或低骨量超过1年（$n=61$）的绝经前女性，39%的患者发现患有特发性骨质疏松症，而29名有低能量创伤性骨折史的女性中有49%患有特发性骨质疏松症。这与绝经前女性的其他检测结果一致，低能量创伤性骨折的定义是指因站立高度或更低高度坠落而发生的骨折，但手指或颅骨骨折除外，超过一半的女性（57%）报告有骨质疏松症的家族史，继发性骨质疏松症因闭经占 34%，神经性厌食症占 16%，使用糖皮质激素占 13%，腹腔疾病占 10%。继发性疏松症的绝经前女性脊柱（Z 值：–2.39 vs. –1.58，$P=0.001$）和髋部的骨密度低于特发性骨质疏松症患者，这就表明有继发性骨质疏松的女性更需要治疗，在因骨折而转诊的女性中，28% 的骨密度并不低，47% 低骨密度但无骨折史的女性和 50% 特发性骨质疏松症女性使用过双膦酸盐，这表明该人群可能过度骨质疏松症治疗。因此，需要进一步深入了解骨质疏松症治疗在年轻绝经前女性中的作用[49]。

五、绝经后骨质疏松症（Ⅰ型骨质疏松症）

绝经期雌激素的缺乏与骨质疏松症的发生有着直接的关系，首先，有两种基本类型的骨质疏松症已经确定，Ⅰ型骨质疏松症使用绝经后女性作为典型（尽管男性也有很少会遭受性激素的突然流失，性激素的突然流失对骨组织的维持有着极大的影响）。下一部分讨论的Ⅱ型骨质疏松症与年龄相关，通常发生在男女性生命的最后几十年（我们对Ⅱ型骨质疏松症的原因知之甚少，但当肌肉骨骼系统功能下降会使Ⅱ型骨质疏松症发生加速）。在骨水平上，Ⅰ型和Ⅱ型骨质疏松症也可以被区分，绝经期（Ⅰ型）雌激素缺乏导致的骨松质（骨小梁）加速流失主要是由骨小梁穿孔和连通性丧失引起的，老年女性和男性出现的缓慢骨量流失的后期阶段（Ⅱ型）主要影响骨皮质部位，并与成骨细胞数量和骨形成率下降有关（图 4-4）。此外，老年男性的骨量流失与骨小梁变薄有关，而不是穿孔[50]。

雌激素缺乏导致骨丢失，与骨重建的增加，破骨细胞和成骨细胞数量的增加，以及骨吸收和形成的增加有关。很明显，这种增加是不平衡的，相反，雌激素可以减少骨吸收，抑制骨重建的速率，并有助于维持骨形成和骨吸收之间的平衡。这些作用是激素对骨髓中破骨细胞和成骨细胞祖细胞出生率的影响，以及对破骨细胞的促凋亡作用和对成熟成骨细胞和骨细胞的抗凋亡作用[50-52]。然而，雌激素缺乏也可能与绝经后女性的衰老过程密切相关或相互关联。而女性骨皮质流失的发生与雌激素缺乏密切相关，有研究已经证明雌激素缺乏对骨骼稳态的不利影响及其对年龄相关性骨丢失的促进作用[53]，人一生中相当大比例的骨小梁流失与年龄相关且与雌激素无关[52, 53]。绝经后，年龄相关的脊柱骨小梁流失加速，手腕、脊柱和髋部骨折的发生率也是如此。在绝经期至 75 岁，女性失去了约 22% 的全身骨量。据估计，其中 13.3% 是由于衰老，7.75% 是由于雌激素缺乏。在股骨颈中，14% 的丢失与"年龄相关"，只有 5.3% 是因为雌激素缺乏[54]。

绝经引起的骨松质（骨小梁）骨流失的加速期主要是由于骨小梁穿孔和连通性的丧失，这一阶段在几年之后会出现了一个较慢的骨量流失阶段，主要影响骨皮质部位。较慢阶段可发生在女性和男性中，并与成骨细胞数目和骨形成率的减少以及骨小梁数量的减少有关。与此一致的是，骨壁宽度减小是成骨细胞功能降低的标志，是女性和男性老年骨质疏松症最一致的组织学发现[55-57]。

雌激素缺乏也可能导致男性中骨质疏松症的发展[58, 59]，雌激素来源于雄激素芳香化作用，通过雌激素受体对男性骨骼稳态很重要，这可以通过雌激素受体或芳香化酶突变的男性骨异常以及芳香化酶抑制药的短期临床试验结果得到验证[60]。此外，一些临床研究表明，在老年男性中，生物可利用性雌二醇的减少与骨量之间有相关性，但与睾酮无关[51]。对特定细胞类型的雌激素受体和雄激素受体靶向缺失小鼠模型的研究表明，雌激素或雄激素在骨松质和骨皮质的抑制骨吸收作用是由不同类型细胞介导的[60-62]，雌激素对骨松质的保护作用是通过在破骨细胞谱系中表达的雌激素受体 –α、信号传导来介导的[63, 64]。另外，成骨

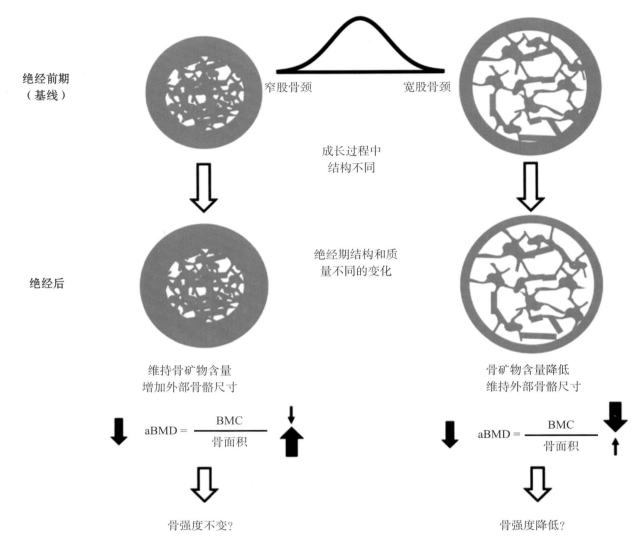

▲ 图 4-4　**DXA 测定的区域骨密度随年龄增长而下降示意**

由于不同的原因，DXA 测定的区域骨密度随年龄增长而下降。随着年龄的增长，股骨颈较小的女性往往会通过骨膜和骨内膜骨形成增加皮质厚度来增加骨面积。由于骨密度可能仅略微降低，但骨面积增加更多，因此尽管骨强度可能变化不大，但 DXA 测量的结果是较低的面积骨密度。对于股骨颈较大的女性，骨内膜皮质会过度吸收，而骨膜不会扩张，从而导致皮质变薄，结果是较低的骨矿物含量，而骨面积没有显著变化。DXA 区域骨密度降低，可能导致骨强度降低（引自 Choksi, P., Jepsen, K.J. & Clines, G.A. The challenges of diagnosing osteoporosis and the limitations of currently available tools. Clin Diabetes Endocrinol 2018; 4: 12）；BMC. 骨矿物含量；BMD. 骨密度

细胞中的雌激素受体 –α 信号通路负责雌激素对女性皮质内吸收的保护作用，但对骨松质吸收没有影响，雌激素受体 –α 是否也在骨松质或骨皮质形成中发挥作用仍存在争议[62, 65–68]。

　　骨质疏松症是最常见的代谢性骨病，大约70% 的骨质疏松症患者是女性，因此应该重视绝经后骨质疏松症，有一半 50 岁以上的绝经后女性中在某一时刻会经历骨质疏松性骨折[45]。最常见

的骨折部位是椎骨（脊柱）、股骨近端（髋关节）和桡骨远端（手腕）。大多数骨折会引起疼痛，许多骨折会造成持续性残疾，而髋部骨折可能会导致死亡。此外，骨质疏松症会对个人及其家庭造成心理伤害，特别是骨折引起的不适和活动受限会导致患者抑郁和丧失独立性能力。另外，绝经后骨质疏松症还会引起一个重大的经济问题，就是要考虑到急性护理住院、康复、长期照护、药

物花销和生产力丧失等导致的与骨质疏松症相关费用[69]。

六、老年女性骨质疏松症

鉴于世界上大多数人口正在逐渐老龄化，可以预期到与年龄相关疾病的发病率将会增加，因此，对这些患者的治疗和管理将得到越来越多的优先考虑，骨质疏松症和身体虚弱这两者相加在一起后大大增加了骨折的风险，尤其值得关注，髋部骨折的高死亡风险使得其是最严重的骨质疏松性骨折，很大比例（超过 50%）的髋部骨折住院的患者年龄在 80 岁以上[70]，幸存者有再次遭受严重骨折的高风险以及面临生活质量恶化和依赖的风险，此外，80 岁以上的患者通常不建议进行骨密度评估或骨质疏松防治，因为可能无效，或者"为时已晚"[71]。

老年和雌激素缺乏症是导致女性和男性发生骨质疏松症的两个最关键的因素，然而，目前尚不清楚导致老年骨吸收和骨形成不平衡与性激素缺乏之间的细胞和分子机制是否相似或不同，也不清楚性激素缺乏是否以及在多大程度上导致了年龄依赖性的骨骼退化，由于女性绝经期卵巢功能突然下降，而男性随着年龄的增长雄激素和雌激素水平下降较慢，这两种情况不可避免地重叠，因此无法剖析它们对累积解剖缺陷的独立贡献。然而，来自小鼠模型的研究结果表明，老年对骨骼的不利影响是独立于雌激素的，是由于不同于性激素缺乏影响的分子机制引起的[72-74]。这种骨内的分子机制可能包括线粒体功能障碍、氧化应激、自噬下降、DNA 损伤、骨祖细胞和骨细胞衰老、衰老相关分泌表型（SASP）和脂质过氧化[75]。

在女性和男性中，随着年龄的增长，骨形成和骨吸收之间的平衡逐渐呈负值（图 4-3）。与年龄相关的骨量流失在男女骨量峰值后立即开始，但大多数骨量流失发生在 65 岁之后。然而，与女性相比，男性患骨质疏松症的可能性较低，原因有二：首先，男性在青春期获得更多的骨量；其次，男性在衰老过程中失去的骨量更少，因为与

女性不同，男性不会经历雌激素的突然丧失。接受长期护理的老年人面临的风险最大，80 岁以上的养老院女性中有 85% 患有骨质疏松症，养老院老年人的髋关节和非椎体骨折的发生率是社区的 2～3.5 倍[76]。

65 岁后大多数的骨折主要发生在皮质部位，对于 50—80 岁女性的桡骨和死后股骨进行高分辨率外周定量计算机断层扫描（HRpQCT）显示，老年人中的大多数骨质流失是皮质内孔隙度增加的结果（图 4-4）[77]。重要的是，双能 X 线吸收法（DXA）骨密度（BMD）检测不能捕捉到皮质内孔隙度的年龄依赖性增加[78]。

除了对骨量的影响外，衰老还会增加骨折的风险，这与骨量无关，正如证据所强调的那样，对于相同的骨密度，年龄增加 20 岁伴随着骨折风险增加 4 倍（图 4-4）[79]，与此一致，人类尸体标本显示出随着年龄的增长，全骨强度显著下降，较年轻的标本比较老的标本强 3～10 倍。此外，基于人群的 3D-QCT 成像研究表明，女性一生中椎体压缩强度的下降幅度明显大于男性（-43% vs. -31%）。在侧向跌倒测试中，女性股骨力量的下降幅度也明显大于男性（-55% vs. -39%），并且超过了股骨骨密度的下降幅度（女性和男性分别为 -26% 和 -21%）。此外，年龄在 20—90 岁，皮质内孔隙度分别增加了 176% 和 259%（图 4-5）。

50 岁以后，肌肉力量每 10 年下降 10%～20%，这显然会影响跌倒的风险，可能还会影响跌倒的严重程度，也可能会影响日常活动中施加在椎体上的负荷。肌肉力量对椎体压缩力的影响取决于所进行的活动。随着肌肉力量的降低，椎骨压缩力可能保持不变、减少或大大增加。

衰老过程是在细胞水平上由随机的分子损伤驱动的，并随着年龄的增长而缓慢积累，虽然细胞具有修复或清除损伤的机制，但损失不会 100% 修复，而且这种修复效率会随着年龄的增长而下降，在骨水平上，有几种骨内在的分子机制影响老年人的骨骼，具体如下。

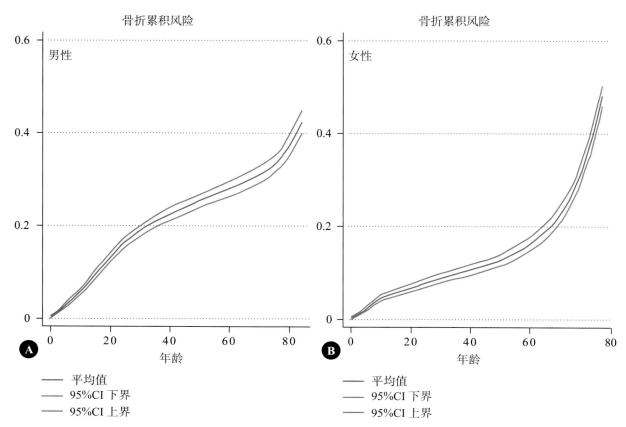

▲ 图 4-5　男性和女性自出生以来骨折住院的累积风险

引自 Liang W and Chikritzhs T. The Effect of Age on Fracture Risk: A Population-Based Cohort Study. Journal of Aging Research. 2016, Article ID: 5071438（https://doi.org/10.1155/2016/5071438）

1. 氧化应激

氧化应激是几种与衰老相关的退行性疾病的共同发病机制，包括骨质疏松症[80, 81]。活性氧（ROS）的增加与年龄增长相关的骨形成减少，以及与雌激素缺乏相关的骨吸收增加有关[81]。根据这一证据，成骨细胞中活性氧产生的增加会刺激细胞凋亡并减少骨形成。另外，活性氧（特别是 H_2O_2）是核因子 -κB 配体（RANKL）诱导破骨细胞生成、激活和存活的受体激活药关键分子[82]。

2. 成骨细胞和骨细胞衰老

细胞衰老是一个细胞停止分裂并经历独特的表型改变的过程，包括严重的染色质和分泌蛋白质组变化，称为衰老相关分泌表型（SASP）[83]。非增殖的、终末分化的细胞也会衰老，并表现出 SASP。细胞衰老是大多数（如果不是全部的话）组织衰老的标志之一[84]。老年小鼠的成骨细胞祖细胞和骨细胞表现出典型的细胞衰老特征[85-87]。此外，在 6～24 个月龄的雌性和雄性小鼠中，骨祖细胞的细胞衰老与它们的数量下降超过 50% 相关，以及与 SASP 相关的前破骨细胞生成因子，例如，肿瘤坏死因子（TNF）-α、白细胞介素（IL）-1α、基质金属蛋白酶 -13（MMP-13）、SDF1 和 RANKL 相关，衰老的骨细胞表现出相似的 SASP，包括在骨祖细胞中发现的一些相同的细胞因子，在成骨细胞和骨细胞中，通过敲除 *Bak* 和 *Bax* 这两个细胞凋亡所必需的基因来预防细胞凋亡，可以极大地增强衰老对皮质孔隙度的影响[88]。值得注意的是，凋亡的衰减刺激细胞衰老[89, 90]。衰老、凋亡或功能失调的骨细胞及其受影响的相邻细胞（旁分泌衰老）可增加 SASP 细胞因子的产生，刺激破骨细胞生成、基质降解、局灶性骨吸收和皮质内孔隙度。

3. 自噬

自噬是对细胞饥饿的主要适应性反应，是一种重要的蛋白质 / 细胞器质量控制，随着年龄的增长，自噬水平下降是蛋白酶稳态丧失的一个重要组成部分，而蛋白酶稳态是衰老的另一个标志性机制。通过条件敲除 *ATG7* 基因，骨细胞自噬减弱，重现了 6 月龄小鼠的大部分老年影响，包括皮质内孔隙度。连同其他几条证据[91-93]，这些发现支持了这一普遍观点，即骨细胞在生理性骨重建中扮演的重要角色，在压倒性的压力条件下，骨修复的生理机制被夸大并成为疾病机制[94]。

七、骨质疏松症的定义

年轻 / 绝经前女性

在骨量达到峰值前，不能根据 T 值判定骨质疏松症，因此，儿童和青少年的低骨量被定义为 Z 值低于 –2。对于青春期延迟的患者，这一定义也可以延长到 20 岁以上，就像儿童期慢性病的情况一样[9, 10]。

然而，必须指出的是，考虑到年轻人的 T 值和 Z 值是几乎相同的，2007 年国际临床密度测量学会官方职位（International Society for Clinical Densitometry Official Positions）建议继续使用 Z 值来定义年轻成人（绝经前）女性的"低骨量"[95]。另外，为了与世卫组织对骨质疏松症的定义保持一致，也保留了基于 T 值的年轻人疾病定义，除非年轻人骨量呈现出仍在增长的状态。因此，在患有已知会影响骨代谢的慢性疾病的年轻人中，当脊柱或髋关节的 T 值低于 –2.5 时，应被诊断为骨质疏松症。另外，值得注意的是，在年轻人中，aBMD 和骨折风险之间的关系还没有很好地建立，并且骨折预测工具，如 FRAX®，并不能预测年轻人群骨折，在没有继发性原因的情况下，脆性骨折的发生，以及低 T 值，可能表明是遗传性或特发性骨质疏松症，因此，在没有严重背部创伤的情况下，常见的椎体骨折很可能表明骨骼脆性增加，这在鉴别年轻人骨质疏松症中起着重要的作用。为此，基于 DXA 的椎体骨折评估（VFA）工具现在作为 aBMD 评估的主要附加工具[96]。

理论上，根据 T 值≤–2.5，30—40 岁的年轻女性中只有 0.5% 符合骨质疏松症的诊断标准，另外，人群中有 15% 被认为是骨量减少（T 值在 –2.5～–1）[97]。这一结果得到了一些研究的证实，包括一项对 282 名绝经前健康女性（平均年龄 34.8 岁）的研究，这些女性无家族史或骨骼脆性继发原因，其中 10.6% 的女性出现骨量减少[98]，在 579 名西班牙绝经前女性（年龄在 20—44 岁）中观察到类似的低骨量发生率，使用腰椎骨密度为标准时，骨质疏松和骨量减少的女性分别占 0.3% 和 13.1%，使用股骨颈骨密度为标准时，该比例分别是 0.2% 和 12.6%[99]。

在这种背景下，健康年轻人骨质疏松症患病率低，在患有炎症性肠病[100-102]、乳糜泻[103-105]、囊性纤维化[106-108]、1 型糖尿病[109-111]、类风湿关节炎[112]、神经性厌食症[113-115] 以及其他继发性骨质疏松症的原因的年轻人中，骨质疏松和（或）脆性（脊椎）骨折的患病率可达 15%～50%。

对于解释绝经前女性的骨密度结果需要特别考虑。绝经前女性峰值骨密度的累积骨密度的动力学主要取决于峰值骨量，峰值骨量的达到因性别[116, 117]、种族[118]、体型、月经年龄[119, 120] 和骨区域而不同，在健康女孩中，骨量积累的高峰期发生在 11—14 岁[121]，而骨量积累率在月经初潮后大约 2 年显著减慢[116]，尽管至少 90% 的峰值骨量是在青少年晚期时获得的[122, 123]，但研究显示在 20—29 岁骨量有微小的额外增加[124]。此外，基于人群的横断面研究表明，峰值骨量积累的时间可能因部位而异[116]，女性在 20 多岁时达到股骨近端峰值骨量，在 30 左右达到脊柱和前臂的峰值骨量[125]，在解释绝经前女性骨密度时，必须始终考虑峰值骨量尚未达到的可能性。

八、妊娠和哺乳期骨量的生理变化

大多数人类流行病学研究表明，哺乳期间和哺乳后骨量流失和恢复的净效应并不影响绝经后骨量或长期的骨折风险[126-128]，然而，其他研究表明，多胎次和较长时间的泌乳期与骨矿化降低有关[129-134]。此外，在土耳其、中国和墨西哥进行的研究表明，在一些人群中，哺乳史可能对绝经后骨密度有影响[130, 135, 136]，在解释这些不同的结果时，必须考虑到人口年龄、身高、已产子女数、社会经济条件、研究持续时间以及研究设计、分析技术和所包含的协变量等方面的差异。

由于这些与生殖相关的生理骨量变化，对绝经前女性骨密度结果的解释必须考虑到任何近期怀孕或哺乳的时间，根据现有数据，腰椎骨密度很可能在断奶后 12 个月恢复到绝经前的基线水平[137]。

1. 妊娠和哺乳相关骨质疏松症

在一些女性中，绝经前骨质疏松症可能首先表现为低能量创伤性骨折，通常发生在像椎体等骨小梁丰富的部位，发生的时间多在妊娠的最后 3 个月或哺乳期间[136-139]。鉴于上述生理骨量的变化，妊娠和哺乳可能是绝经前女性骨骼特别脆弱的时期，特别是在怀孕前骨密度较低的情况下。

然而，绝经前骨折，包括那些与妊娠和哺乳相关的骨折，仍然相当罕见，这表明有其他因素导致了在这段时间内出现骨折的女性的骨骼脆性，在妊娠和（或）哺乳期间的低能量创伤性骨折的女性，与发生与生殖事件无关的骨折的年轻女性一样，需要对继发原因进行彻底的评估。我们纳入了妊娠和哺乳相关骨质疏松女性，在广泛的评估后没有发现原因的，在队列定义为特发性骨质疏松症[140, 141]。

2. 绝经后和老年女性

几个临床小组参与了绝经后女性骨质疏松症的诊断和有关治疗建议的项目，其中两个研究组［美国国家骨质疏松症基金会（NOF）[148]和英国国家骨质疏松症指南工作组（NOGG）[143]］提供一个关于他们使用 FRAX 作为患者识别和干预决策工具的有趣的对比观点（表 4-2），虽然 NOF 建议当骨密度表明骨折风险升高时需要进行 FRAX 预测，但治疗的决定主要取决于骨密度；NOGG 建议在病例发现过程中使用 FRAX，并且在风险评估处于临界区域的情况下应当进行骨密度检测[144]。

在超过诊断阈值（即风险升高）的情况下，可以寻求更多的临床数据来确定是否应该开始治疗，如果骨密度还没有检测过的话，这可能就是

表 4–2　NOF 和 NOGG 在骨质疏松症干预指南方面的比较，重点关注老年人		
	NOF	**NOGG**
BMD 检测	• 女性年龄≥65 岁 • 男性年龄≥70 岁 • T 值≤2.5（股骨颈、全髋或腰椎）的患者开始治疗	FRAX 建议
椎体成像	• 女性年龄≥70 岁 • 男性年龄≥80 岁	未提及
	• 在股骨颈 BMD 低的患者中使用它是必要的。应注意，在腰椎 BMD 较低而股骨颈 BMD 相对正常的患者中使用 FRAX 会导致骨折风险被低估	• 在所有年龄≥50 岁的绝经后女性和男性中使用 FRAX 发现病例 • 在与患者讨论风险后开始治疗

NOF. 美国国家骨质疏松症基金会[142]
NOGG. 英国国家骨质疏松症指南工作组[143]
BMD. 骨密度

需要的临床数据（如 NOGG 所建议的）。生物标志物分析也可能具有潜在的好处，因为高水平的骨转换标志物与绝经后女性的骨折风险增加相关[145]。本次风险分析任务的目标之一是提高抗骨质疏松药物的靶向性，以确保需要接受治疗的个体被识别并提供他们的治疗方案。

关于干预阈值，NOF 对治疗的指导（同时侧重于 50 岁及以上的男性和女性）是在股骨颈 T 值≤-2.5 或 -1.0～-2.5 时进行治疗以及 10 年髋部骨折概率（在 FRAX 上）≥3% 或严重脆性骨折≥20%。NOGG 的指导是治疗当年龄相关的骨折概率超过 FRAX 给出的干预阈值时（其中 FRAX 阈值相当于先前有脆性骨折的女性的风险）。NOGG 所青睐的年龄依赖性干预阈值旨在避免符合条件的年轻患者治疗不足，以及可能来自固定阈值的老年组过度治疗。

因此，FRAX 定义的干预阈值对应于"严重骨质疏松症"，即存在至少一处脆性骨折[146]。严重骨质疏松症或高风险患者的其他定义可包括 GLOW 研究（女性骨质疏松症的全球纵向研究）中使用的定义[147]，有患者的年龄≥65 岁和之前骨折或至少 2 处其他 FRAX 危险因素（父母髋部骨折、当前吸烟者、每天≤3 杯酒精饮料、类风湿关节炎、目前使用皮质类固醇、体重指数（BMI）<20kg/m²，或者继发性骨质疏松症）。

九、患者识别与诊断的临床方法

年轻 / 绝经前女性

在标准的临床实践中识别容易患有骨质疏松症的个体是其管理过程的基石，患有慢性疾病（表 4-1）和（或）表现为低能量创伤性骨折的年轻人，特别是椎体骨折（＞椎体高度损失 20%）和（或）多次低能量暴力长骨骨折（2 处以上）的年轻人应视为可能发生骨质疏松的目标。评估过程从彻底的病史和检查开始（表 4-3）。病史应包括骨脆性和（或）内分泌、代谢和炎症性疾病的完整个人史和家族史（记住骨质疏松症的遗传原因）。此外，

它还应包括过去和现在的药物治疗、月经初潮年龄和（或）闭经史、食物不耐受、腹痛和排便情况、荨麻疹、妊娠和哺乳的时间，以及饮食和运动模式。体格检查应特别寻找以下迹象：营养缺乏或饮食失调、库欣综合征、甲状腺激素过量、结缔组织疾病（如成骨不全症、埃勒斯 - 当洛斯综合征、马方综合征）和炎症状况（如类风湿关节炎、系统性红斑狼疮）[148]。

表 4-3　年轻 / 绝经前女性骨质疏松症治疗前的病史采集和体格检查 *

病史应该包括的信息	体格检查应遵循的体征
成人和儿童骨折	低身高和（或）体重指数
成人和儿童疾病和药物暴露史	腹部压痛
月经史	皮肤过敏症状（荨麻疹）
近期妊娠或哺乳期的时间安排	色素沉着或毛发减少（性腺功能减退）
饮食和锻炼习惯	脊柱后凸
肠道症状	肢体畸形
肾结石病史	关节炎
骨质疏松症和（或）肾结石家族史	（关节）松弛
	蓝色巩膜
	牙列不良

*. 年轻 / 绝经前女性骨质疏松症的临床治疗方法主要依靠患者的病史和临床评估。许多继发性原因可以通过详细的病史和体格检查来确定

实验室评估：除临床评估外，还进行了实验室测试，以筛查最常见的骨骼和矿物质疾病（表 4-4）。所有患者均应进行基本骨质疏松血液检查，这旨在确定骨变薄的常见原因，包括维生素 D 缺乏症、原发性甲状旁腺功能亢进症、甲状腺功能障碍、糖尿病、肾功能损害和肝功能障碍、全身炎症，以及男性的性腺功能减退症（特别是在存在其他临床症状的情况下）。特别重要的是要

表 4-4　易患骨质疏松的年轻患者的实验室评估*	
基本骨质疏松症血谱	**具体的实验室评估**
全血细胞计数，电解质，肾功能，血清钙，磷酸盐，血清白蛋白，转氨酶，总碱性磷酸酶，血清 TSH，血 25- 羟基，维生素 D，PTH，24h 尿中检测钙和肌酐	雌二醇、LH、FSH、催乳素，库欣综合征筛查：24h 尿液中游离皮质醇（或地塞米松抑制试验），乳糜泻筛选（血清学），血清 / 尿液蛋白电泳，ESR 或 CRP，维生素 A/ 视黄醇水平，对其他罕见疾病（如肥大细胞增多症、戈谢病、低磷酸酯酶症、血色素沉着症）的特异性检测。如果考虑到遗传性疾病，如戈谢病、低磷酸酯酶症或成骨不全症等遗传性疾病，则可以进行基因检测骨转换生物标志物经髂骨活检

LH. 黄体生成素；FSH. 促卵泡激素；ESR. 血沉的意思；CRP. C 反应蛋白；PTH. 甲状旁腺激素；TSH. 促甲状腺素
*. 实验室评估的目的应是确定维生素 D 和（或）钙缺乏症（以及可能区分骨软化症和骨质疏松症的实验室证据）、甲状腺功能亢进症、甲状旁腺功能亢进症、库欣综合征、早期更年期、肾脏或肝病、乳糜泻，以及其他形式的吸收不良和特发性高钙尿

排除维生素 D 缺乏的可能性［25(OH)D＜10ng/ml 或 25nmol/L］，因为这可能影响骨矿化，并转化为低面积骨密度，而不存在骨质疏松症（骨软化症），考虑到骨质疏松症的继发因素，一些患者可能需要特定的实验室检测，值得注意的是，乳糜泻（患病率为 1%）可能以隐匿的形式出现，特别是因为大多数成年人会改变饮食以避免食物不耐受 / 肠道症状，特别应该怀疑是在 25(OH)D 较低的情况下，抗肌内膜抗体或抗组织转谷氨酰胺转移酶抗体滴度的升高对这种疾病具有极好的阳性预测价值[149]，在患有炎症性肠病（IBD）、克罗恩病和溃疡性结肠炎的患者中，通常会在出现第一个消化系统症状后延迟长达 2 年。因此，低骨量 / 骨骼脆性和腹部症状 / 体征的患者，其抗组织转谷氨酰胺酶抗体检测阴性（可能有炎症标志物），应评估粪便钙保护素，并转给专家进行进一步的肠道检查。

特别是当临床和（或）基线实验室结果指向特定情况时，可应用额外一套选定的诊断试验。尽管系统性肥大细胞增多症（SM）是一种罕见的疾病（0.3/10 000），但在 0.4%～1% 的骨活检中被诊断为骨质疏松症[150]，60% 的患者临床表现为色素性荨麻疹，40% 为胃肠道表现，20% 为特发性类过敏反应。然而，所有这些症状都可能不存在，骨骼表象可能是唯一的表现，高达 30% 的系统性肥大细胞增多症患者报告有骨质疏松症[58, 59]，血

清胰蛋白酶升高（＞20ng/ml）对系统性肥大细胞增多症的阳性预测值为 98%[151]。

除了骨碱性磷酸酶同工酶（BALP）外，它还可以在碱性磷酸酶水平持续升高的患者中进行评估。在生长完成后，如果其升高，会导致骨软化病［以及低 25(OH)D 水平］、佩吉特病或骨肿瘤形成；如果含量低，就会增加磷酸低下的可能性。

骨生物标志物，即胶原蛋白前肽（N 和 C 末端，分别为 PINP 和 PICP）用于检测骨形成和 I 型胶原末端肽［N 和 C 末端（分别为 NTX 和 CTX）、去氧吡啶啉 / 吡啶啉、抗酒石酸酸性磷酸酶用于检测骨吸收］在年轻人骨质疏松症的应用仍存在争议[152-154]。到目前为止，骨生物标志物对继发性骨质疏松症骨折风险的预测作用尚未得到充分证明，尽管它们与某些疾病中的骨骼肌变化相关（炎症性肠病）[155]。有几个例子显示了这种糟糕的关联。首先，骨生物标志物与 25(OH)D、IGF-1、体力活动等水平相关[156-159]，在慢性疾病的情况下，骨生物标志物可以升高、正常或低，这取决于基础疾病的性质、其严重程度和复发、过去和目前的治疗，以及受试者的活动能力和营养能力。其次，在患有特发性骨质疏松症的绝经前女性中，骨转换也可能是高、正常或低的[160]。此外，在 1 型糖尿病患者中，骨生物标志物与 HbA 呈负相关，即血糖控制不良时，骨生物标志物较低[161]。

相反，当达到峰值骨量延迟时，通常是从儿童期或青春期开始的慢性疾病，骨生物标志物可能会一直升高到成熟早期（20—25 岁），以反映正在进行的生理骨构建 / 重建状态而不是分解代谢状态。此外，最近的骨折也可能导致生物标志物升高几个月。还有，成骨不全患者、PINP 和 β-CTX 水平正常或降低，而骨钙素水平正常或升高，这反映了一方面的胶原蛋白代谢和另一方面的骨转换的变化[162]。

尽管在解释骨生物标志物方面存在这些困难，但具有低面积骨密度的青年人的正常骨生物标志物会证明获得性低峰值骨量，而高骨生物标志物往往表示正在进行的骨量流失过程，就如神经性厌食症与体质瘦弱的女性相比较。因此，结合低 T 值和一些骨骼脆性的证据，骨生物标志物的升高可能促使进一步调查潜在的原因，并可能有助于治疗指导[163]。另外，在一部分特发性骨质疏松症的年轻女性中观察到低骨转换与更明显的骨微结构和硬度不足相关[160]。

所有怀疑患有骨质疏松症的患者都应该进行 DXA（最好结合 VFA）扫描，对于那些 T 值＜-2.5 和（或）脆性骨折但没有已知继发原因的患者，应开始寻找潜在与骨质疏松相关的可能的疾病和（或）药物（图 4-5）。单独低面积骨密度和（或）伴随骨和肌肉疼痛（以及后者的虚弱）可能是由于维生素 D 缺乏，最终导致骨软化病，即不一定是骨质疏松症。此外，当维生素 D 水平足够时，低面积骨密度且无脆性骨折，包括 VFA 和（或）侧位 X 线评估的无椎体压缩骨折，并不一定代表病理情况，特别是在体型较小的受试者中[24]。在没有慢性疾病症状和（或）体征的情况下，应限制对该病例的检查。

十、绝经后女性

确定绝经后女性有骨质疏松症 / 骨质疏松性骨折的风险主要依赖于人群筛查，目前，没有普遍接受的人口筛查政策，然而，在大多数情况下，患者是由于先前的脆性骨折或存在显著的危险因

素而被发现确定的，用于临床评估的危险因素总结在表 4-5 中。无论是否有骨密度信息，结合骨折风险的临床危险因素权重的算法已经被开发出来——FRAX™。FRAX™ 工具（www.shef.ac.uk/FRAX）可计算髋部骨折或主要骨质疏松性骨折（临床脊柱、髋部、前臂和肱骨骨折）的 10 年概率[164]。可以计算多个国家 / 地区的概率，并根据不同的风险级别进行分类。

表 4-5　用于临床评估骨折概率的危险因素

骨质疏松 / 骨质疏松性骨折的危险因素

- 年龄
- 性别
- 低体重指数
- 既往的脆性骨折，特别是髋关节、手腕和脊柱，包括形态学椎体骨折
- 父母有髋部骨折的病史
- 糖皮质激素治疗（口服 3 个月或以上）
- 目前吸烟
- 每天酒精摄入 3 个或以上单位
- 骨质疏松症的继发因素包括
  - 类风湿关节炎
  - 未治疗的男性和女性性腺功能减退
  - 炎症性肠病
  - 长时间不活动
  - 器官移植
  - 1 型糖尿病
  - 甲状腺疾病
  - 慢性阻塞性肺病

与年轻女性相似，所有骨质疏松症患者都应采用同样的方法，然而，临床和生物试验的范围取决于疾病的严重程度、出现时的年龄以及是否存在椎体骨折[165]。临床病史、体格检查和临床试验（表 4-6）的目的如下。

- 排除类似骨质疏松症的疾病（如骨软化症、骨髓瘤病）。
- 确定骨质疏松症的原因和相关因素。
- 评估后续骨折的风险。
- 选择最合适的治疗方式。

表4-6 在绝经后骨质疏松症的研究中提出的常规程序	
骨质疏松症的基本概况	**其他检测**
• 病史及相关检查 • 血细胞计数、沉降率、血清钙、白蛋白、肌酐、磷酸盐、碱性磷酸酶、维生素 D 和肝转氨酶 • 腰椎和胸椎侧位片 • 骨密度仪（双能 X 线吸收法）	• X 线 - 椎体骨折评估 • 骨翻转标志物（可用 / 合适时）

• 为后续的治疗监测进行基线测量。

（一）方法 1：定量评估

骨质疏松症的诊断依赖于骨密度（BMD）的定量评估，通常通过双能 X 线吸收法（DXA）检测。股骨颈的骨密度为参考部位。它的定义是骨密度低于年轻成年女性平均值 2.5 标准差或更多（T 值≤ -2.5 标准差）。严重骨质疏松症（已确定的骨质疏松症）描述为存在 1 个或多个脆性骨折的骨质疏松症[164]。

然而，诊断阈值与干预阈值的不同有几个原因。首先，即使 T 值相同，在不同国家和不同年龄的骨折风险显著不同。决定干预阈值的其他因素包括临床危险因素的存在、高骨转换指标、治疗成本和效益以及其他合并症的存在[166]。

除了骨密度评估外，还应进行跌倒评估，特别是老年女性。有几种工具可用来评估标准实践中的跌倒风险，这些工具在用于研究或标准临床实践之间有所不同[167]。

（二）方法 2：基于概率评估

既往有脆性骨折的女性应考虑进行治疗，存在其他临床危险因素的情况下，应使用 FRAX™（www.shef.ac.uk/FRAX）确定 10 年发生主要骨质疏松性骨折（临床脊柱、髋关节、前臂或肱骨）的概率。低于评估阈值下限的女性可以安心（图 4-6）。高于评估阈值上限的女性可以考虑进行骨密度测试并重新评估其骨折概率，对于概率超过干预阈值的女性应考虑进行治疗。每个年龄段的干预阈值设定等效于先前骨折相关的风险，因此

干预阈值的设定随着年龄的增长而上升，但随着年龄的增长，英国有资格接受治疗的女性比例从 20% 上升到 40%。

在没有计算机使用的情况下，可以使用以下管理算法，既往有脆性骨折的女性应考虑进行治疗，在存在其他临床危险因素的情况下，应测量股骨颈骨密度，图表（图 4-7）根据骨密度 T 值和临床危险因素的数量给出了平均骨折概率，这个图表是用颜色编码的，绿色表示个体的风险低于干预阈值，即未指示需要治疗，红色表示骨折概率始终高于上评估阈值，无论混合多少临床危险因素，通常强烈推荐治疗，中间类别（橙色）表示概率介于这些界限之间，可以推荐具有较高风险因素的患者进行治疗，吸烟和酒精是低度危险因素，糖皮质激素和骨质疏松症的继发因素是中度危险因素，父母有髋部骨折史是一个高度的危险因素，然而，需要注意的是，应该与骨密度一起使用的唯一的骨质疏松症继发因素是类风湿关节炎[166]（图 4-8）。

十一、青少年特发性骨质疏松症的具体临床情况

青少年特发性骨质疏松症

在一些绝经前女性的低能量创伤性骨折的病例中，经过广泛的评估，没有发现已知的继发性因素。这些女性据说患有特发性骨质疏松症（IOP）。基于目前的指南，骨质疏松症一词仅适用于有低能量创伤性骨折史的患者，而不适用于低骨密度和没有骨折史的患者[148]。

特发性骨质疏松症已在绝经前女性中有报道，但其病理生理尚不清楚，最近一项对 45 名绝经前脆性骨折女性（其中 19 名低面积骨密度组和 40 名对照组）的骨活检研究表明特发性骨质疏松症的骨皮质和骨小梁明显更薄，且平均壁厚较低，即骨形成缺陷[168]，其他研究，利用定量 CT、外周高分辨率 CT 和 Micro-CT 检测骨骼活检样本显示相似的发现，与正常对照组相比，骨质疏松症女性的骨皮质明显更薄，骨小梁更少、更薄、

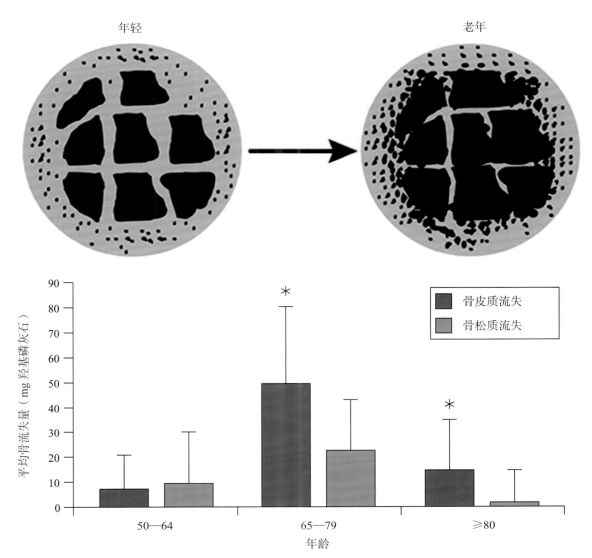

▲ 图 4-6　在一项对 **122** 名平均年龄 **62.8** 岁（**27—98** 岁）的白种人女性进行的横断面研究中，使用高分辨率外围 **CT** 测量羟基磷灰石随年龄损失的毫克数。需注意的是，**65** 岁以后丢失的大部分是骨皮质。使用扫描电子显微镜对 **24** 名平均年龄为 **69** 岁（**29—99** 岁）的女性的死后股骨标本进行测量，并以示意图的方式进行描绘

*$P < 0.0001$. 经 Elsevier 许可转载，在 STM 许可指南范围内使用，引自 Zebaze et al. [83].Figure 4.5: Assessment threshold for BMD testing（left）and treatment threshold（right）

更稀疏，且分布不均匀，这样的骨组织估计硬度较低，对生化和骨重建特征的研究表明，骨质疏松症的发病机制是异质的，一些女性表现出低骨转换的证据，而另一些女性则表现出高骨转换的证据[168, 169]。

因此，发病机制可能是多样的，病因包括尿钙排泄过多和 IGF-1 轴异常[137]。然而，在这些女性中，骨转换和骨重建指数是极其异质性的。只有在低骨形成率和更严重的骨微结构破坏亚组中，

血清 IGF-1 水平升高，这表明对该种骨质疏松症对生长因子有抵抗力，在另一项研究中，据报道患有特发性骨质疏松症的年轻女性的游离雌二醇水平低于正常，而骨转换率则高于正常[170]。值得注意的是，高尿钙可能存在于患有特发性骨质疏松症绝经前女性[171]。绝经前女性骨折或低骨密度与已知的继发性因素有关。

对于低骨密度或低能量创伤性骨折和已知的骨质疏松症的继发因素的绝经前女性，治疗的第

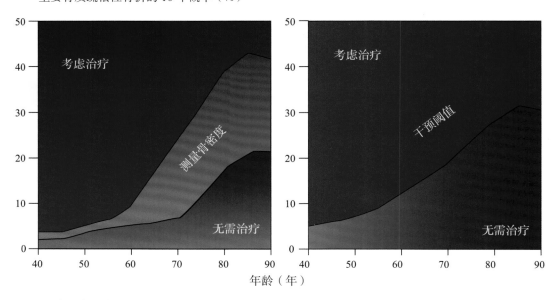

▲ 图 4-7　在没有（左）和有（右）骨密度检测的情况下，评估和治疗阈值并计算男性和女性的骨折概率
引自 National Osteoporosis guideline Group. JA Kanis, J Compston, A Cooper, C Cooper, R Francis, D Marsh, EV McCloskey, D Reid，P Selby and M Wilkins, on behalf of the National Osteoporosis Guideline Group（NOGG）. Guideline for the diagnosis and management of osteoporosis in postmenopausal women and men from the age of 50 years in the UK. https://iofbonehealth.org/sites/default/files/PDFs/National%20Guidelines/nogg_pocket_guide-healthcare_professionals.pdf（Accessed on 18th October 2020）

一个目标应该是解决潜在的病因。在对绝经前女性的几个继发因素进行干预的背景下，已经显示出骨密度的益处。

- 雌激素缺乏症患者的雌激素替代疗法[172-174]。
- 停用药物，如醋酸甲羟孕酮（丙酮)[175,176]。
- 乳糜泻的无谷蛋白乳糜泻饮食[177-179]。
- 神经性厌食症的营养康复和体重增加[180]。
- 甲状旁腺切除术治疗原发性甲状旁腺功能亢进症[181]。

虽然噻嗪类药物用于特发性高钙尿，并且似乎对男性的骨密度有益，但其对年轻女性的数据很少。继发性原因的持续或严重的影响可能导致药物治疗的必要性。

总之，女性的骨骼健康是一个需要仔细考虑的重要话题，大多数绝经前女性有低能量创伤骨折或低骨密度合并有骨质疏松症或骨量流失的继发因素，

出现不明原因骨折或低骨密度的女性应进行彻底的临床和实验室评估，以寻找骨折和（或）骨量丢失的已知原因。绝经后和老年女性很容易发生骨折。在可能的情况下，对潜在原因的治疗应该是管理的重点。有持续骨量丢失原因的女性和那些已经有或继续有低能量创伤性骨折的女性可能需要药物干预。

在图 4-7 中举例，60 岁类风湿关节炎患者口服糖皮质激素，骨密度 T 值为 -1 标准差（即两个临床危险因素），该图表给出了任何 2 个 CRF 组合的 10 年平均骨折概率为 12%，并被编码为橙色。对于该女性的两中等危险因素，其骨折概率接近于平均水平（11%），并超过了治疗阈值，如果风险因素较弱（如吸烟和饮酒），则骨折概率可能会较低（6.8%），并低于治疗阈值。这个范围（6.7%～12%）不是一个置信区间，但是，由于不同风险因素的权重不同，它是一个真实的范围。

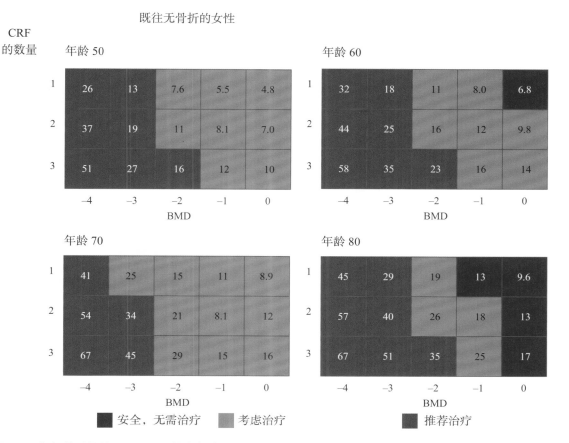

▲ 图 4-8　根据体重指数（BMI）和临床危险因素（CRF）数量对男性进行评估和既往无骨折史的女性进行评估

引自 National Osteoporosis guideline Group. JA Kanis, J Compston, A Cooper, C Cooper, R Francis, D Marsh, EV McCloskey, D Reid, P Selby and M Wilkins, on behalf of the National Osteoporosis Guideline Group (NOGG). Guideline for the diagnosis and management of osteoporosis in postmenopausal women and men from the age of 50 years in the UK.https://iofbonehealth.org/sites/default/files/PDFs/National%20Guidelines/nogg_pocket_guide-healthcare_professionals.pdf（Accessed on 18th October 2020）

第 5 章　男性骨骼健康
Bone Health in Men

Yasser El Miedany　著

一、背景

骨质疏松症以骨密度减低为特征，表现为骨骼脆性增加和轻微外伤后易骨折，其被认为通常易发生于绝经后的女性，但事实上，骨质疏松也会影响男性，高达 20% 的椎体骨折和 30% 的髋部骨折发生在男性身上[1]，由于老年性骨折发病率翻倍和老龄化加剧，男性骨折率也在逐步上涨。

应关注男性高风险脆性骨折，特别是在 70 岁以上的男性中，通过性别的筛查、诊断和治疗的应用，降低这一疾病的发病率和死亡率是医务人员和医疗决策者面临的关键挑战，筛查已发生的男性脆性骨折将是第一步，骨折是未来再次发生骨折高风险的明确信号，然而这些男性的骨质疏松患者评估和治疗率非常低，大多数低于 20%，来自国际骨质疏松基金会[2] 的一份报告称，已经遭受脆性骨折的男性普遍缺乏二次骨折的预防措施。同样，在接受雄激素阻断治疗的前列腺癌患者或使用糖皮质激素治疗疾病的男性同样对骨骼健康关注不够，其中糖皮质激素治疗是男性继发性骨质疏松的最常见原因。

为了避免二次骨折的发生，我们需要提高医生和社区对男性骨质疏松症的认识，并实施预防脆性骨折的系统。目前有一系列的治疗方法已经被证明对治疗男性骨质疏松症有效，包括原发性（或特发性）骨质疏松症以及继发性骨质疏松症（如糖皮质激素或性激素水平低）。

本章将介绍男性骨质疏松症的流行病学以及从儿童到老年阶段男性不同阶段的骨骼发育，讨论男性骨质疏松的发病机制和激素的作用，男性

骨质疏松的原因以及诊断标准以及评估男性骨质疏松风险的临床方法。

二、关注男性骨骼健康的重要性

男性老龄化正在加剧，预计到 2050 年，60 岁或 60 岁以上的男性数量将增加 10 倍（图 5–1）。衰老导致机体功能障碍，对个体的自主性和独立性产生了负面影响，机体功能下降的速度取决于内在因素（如存在的疾病）以及环境因素（包括社会和经济因素），虚弱和残疾属于老年综合征，影响老年人的生活质量和功能，影响神经、肌肉骨骼、内分泌和免疫系统，使跌倒、骨折、住院残疾和死亡的风险增加[4, 5]。

在男性和女性中，骨质疏松性骨折的发病率都很高，男性髋部骨折后有相当大的致残率，骨折一年后，只有 21% 的人在社区独立生活，而 26% 的人接受家庭护理，53% 的人住在养老院中[2]，有症状性椎体骨折的男性通常会表现为背部疼痛、身高下降和脊柱后凸，且与同一年龄段的对照组相比，他们也有明显的精力不足、睡眠不足、更多的情绪问题和行动障碍[6]。

另外，尽管女性发生脆性骨折率较高，但通常男性骨折死亡率更高[7, 8]。男性髋部骨折后的死亡率随年龄增长，骨折后一年的死亡率最高，并且在骨折后 6 个月内，男性的死亡率约是同龄女性的 2 倍[9]。椎体压缩性骨折也与 5 年的高死亡率（约 18%）有关，这主要是由于骨质疏松症相关的疾病导致，而非骨折本身[10]。

据估计，50 岁以上的男性罹患骨质疏松性

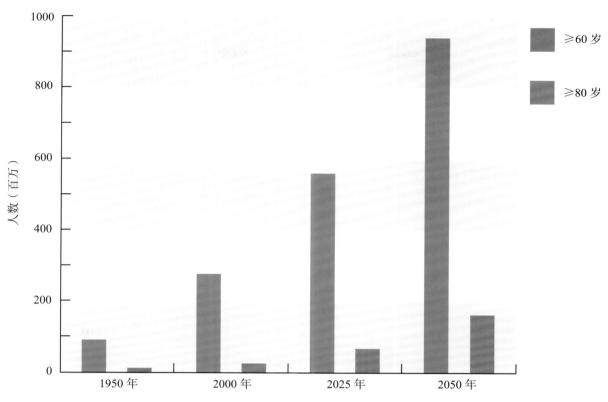

▲ 图 5-1　**1950—2050 年世界男性人口的老龄化示意** [3]

骨折风险高达 27%，高于罹患前列腺癌的风险 11.3%[11, 12]。此外，髋关节、前臂和椎体骨折风险大约为 40%，这一概率相当于患心血管疾病的风险[13]。另外，骨质疏松症会对个人和经济造成巨大损失。在欧洲，骨质疏松症造成的残疾大于癌症（肺癌除外）造成的残疾，与各种慢性非传染性疾病（如类风湿关节炎、哮喘和高血压相关心脏病）造成的残疾相当或更大[14]。

三、流行病学

在世界范围内，骨质疏松症每年导致 890 万起骨折，每 3 秒就会发生一次骨质疏松性骨折。预计到 2050 年，与 1990 年相比[15]，世界范围内男性髋部骨折的发病率预计将增加 310%，女性髋部骨折的发病率将增加 240%[16]，其中男性脊柱或髋部骨折的发生率约为女性的 1/3。男性骨折发生率呈现指数增长的开始时间比女性晚 10 年[17]，与 70 岁后骨丢失加速阶段相一致[18]。尽管女性骨折的总体患病率较高，但随着骨密度（BMD）的下降，骨折风险的增加在男性中更高。此外，髋部骨折的相关死亡率男性是女性的 2~3 倍[19, 20]。

据估计，50 岁以上男性发生骨质疏松性骨折的风险高达 27%[11]。以下观察说明了这一问题在男性中的严重程度。

• 全球范围内，每年有 39% 的骨质疏松性骨折发生在男性身上[21, 22]。

• 一个 60 岁的男性一生中有约 25% 的机会出现骨质疏松性骨折[23]。

• 到 90 岁时，1/6 的男性会发生髋部骨折，老年男性脊柱或髋部骨折的发生率约为女性的 1/3（5%~6% vs. 16%~18%），Colles 骨折的发生率为女性的 1/6（2.5% vs. 16%）[24]。

• 与髋部骨折以及椎体骨折和其他主要骨折相关的死亡率，男性高于女性。此外，在髋部骨折后，男性接受评估或骨吸收抑制药治疗的可能性比女性更低（分别为 4.5% vs. 49.5%）[25]。

尽管低骨密度会增加骨折的风险，但大多数骨折发生在绝经后女性[26-28]和中度风险的老年男性[29]，男性脆性骨折的情况尤其糟糕。2010 年，丹麦发表了一项国家注册研究[30]，该研究与之前的研究结果一致[31-34]：男性髋部骨折与女性相比，死亡率更高，骨折后第一年的死亡率高达 37%。此外，不仅在髋关节骨折后，男性大多数脆性骨折后死亡率都会增加[35]。

四、男性的骨骼发育和流失

从幼年到少年、成年

有许多因素影响着人体骨骼的生长和终生的骨量维持，人体骨量在不同发展阶段会不断发生变化[2]。在 10—12 岁之前，男孩和女孩的骨量没有显著差异。然而，在青春期开始时，男性的骨量增加更多，男性和女性的骨量在 20—30 岁[36]达到峰值（图 5-2）。

为什么会发生这种情况？儿童期和青春期的骨量积累是由内分泌系统的性激素和生长激素 / 胰岛素样生长因子 –1（IGF-1）轴所调控的[36]。哥德堡一项对年轻人的研究试图确定雄激素是否可以增加骨皮质的大小，而雌激素是否有相反的效果[37]，通过测定游离睾酮和雌二醇水平并研究其与骨皮质大小的相关性，研究结果支持了雄激素使骨皮质的大小增加而雌激素使骨皮质的大小减少的观点，因此在青春期，男孩比女孩长出更粗壮的骨骼，因此积累了更大的骨量，骨骼的大小和皮质的厚度是骨骼强度的主要决定因素，因此男性的骨骼尺寸和强度通常比女性更大。

在患有特发性促性腺激素性减退症（IHH）的年轻男性中发现低骨量，说明了性激素的产生在获得峰值骨量中的重要性[38]，促性腺激素释放激素（GnRH）缺乏导致的特发性性腺功能低下大多是先天性的，因此该疾病为评估性腺激素降低对青春期骨骼发育（即骨量达到峰值）的影响提供了一个有价值的模型，骨皮质密度和骨小梁密度（图 5-3）在这些男性中明显下降[39]。甚至在骨骼达到成熟之前这些人群就可以检测到骨质疏松症，这表明其发病是由于青春期骨质增生不足，而不是成熟后骨质流失。

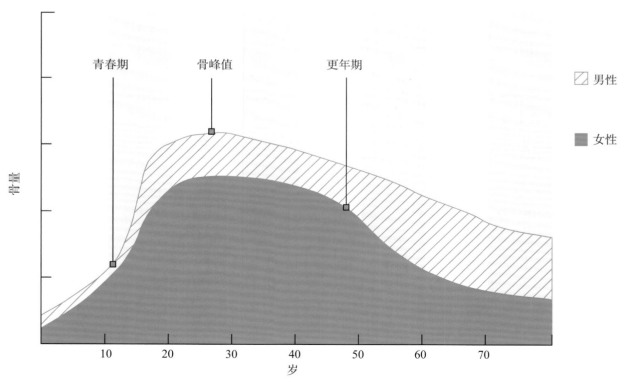

▲ 图 5-2　生命周期中的骨量[61]

虽然观察到患有先天性性腺功能减退症的男性骨密度峰值降低，说明了性腺类固醇在骨骼发育中的重要性，但这些发现并不能说明雄激素、雌激素或两者都是青春期骨密度增加和达到骨量峰值的主要原因，有报道称，雌激素受体 α 无效突变的男性中对雌激素的反应基本上是不存在的，这些人群表现为骨密度显著降低，在雄激素芳香化酶基因无效突变的男性中，雌二醇的合成几乎不存在，这也表明雌激素提供了主要的激素刺激，促使机体达到骨量峰值[40]。

另一个决定骨密度峰值的重要因素是青春期的时间，在有青春期延迟病史的成年男性中，桡骨、腰椎和股骨近端骨密度明显低于年龄匹配的正常男性，且没有随时间而改善[40, 41]，在青春期延迟的男孩中也有类似的发现[42]，这些观察结果表明，在关键时期内骨骼对性激素有响应。

在儿童和青少年时期实现骨量峰值的遗传潜力是骨骼生命周期第一阶段的主要目标，通过计算机建模人们已经可预测峰值骨密度（BMD）以及更年期和年龄相关性骨丢失[43]来说明女性骨质疏松症的发展，并且 10% 的峰值骨密度增加可以延缓 13 年骨质疏松症的发展。

对年轻男性峰值骨量的重要影响因素包括如下。

1. 锻炼

在澳大利亚发表的"在整个生命中构建健康骨骼的策略"报道中指出[44]，"儿童和青春期可能是最佳的骨骼生长机会窗口，在此期间，运动可以提高骨骼强度，防止老年骨质疏松和相关的脆性骨折，系统的文献综述报道了参与中、高强度负重体育活动对儿童骨密度的有益影响[45]，1985 年进行的澳大利亚学校健康和健身调查的长期随访表明，儿童时期的健康水平越高，在 30 岁时骨量峰值越大[46]。

2. 钙摄入量

大约 40% 的成人峰值骨量是在青春期前后的 2 年获得的[47]，因此，确保在这一生长时期摄入足够的膳食钙是至关重要的，令人关注的是，一项跨国研究报告指出，青春期男孩钙摄入量仅达到国家推荐量的 60%[48]。

3. 维生素 D 水平

维生素 D 缺乏症和佝偻病之间的联系已被充分证明和了解。因此，儿童时期维生素 D 缺乏对骨骼健康产生显著影响[49]。来自欧洲[50-55]、中东[56]、北美[57]和大洋洲[58-61]的报道表明，儿童维生素 D 水平低是一个引起全世界关注的问题。美国医学研究院建议膳食中婴儿维生素 D 的适当摄入量（0～12 个月）为 400U，1—18 岁儿童维生素 D 的推荐膳食摄入量为 600U/d[62]。

4. 蛋白质摄入

蛋白质可以被认为是构建模块，有助于保持骨骼的强壮，相反，蛋白质摄入量低与骨骼生长受损相关，从而影响骨量峰值[63]，肝脏产生的胰

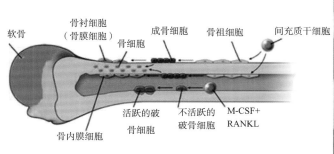
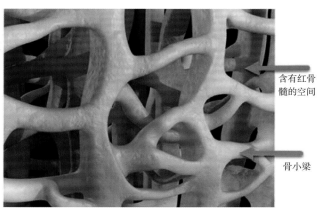

▲ 图 5-3 骨皮质和骨小梁
M-CSF. 巨噬细胞集落刺激因子；RANKL. 核因子 - κB 受体激活蛋白配体

岛素样生长因子 –1（IGF-1）可以对骨骼和肌肉产生积极作用[64]，血清水平的 IGF-1 与生长发育密切相关，从出生到青春期 IGF-1 不断增长。此外，IGF-1 被认为是骨纵向生长的主要因素，它刺激生长板软骨细胞，并刺激肾脏中活性形式的维生素 D（1,25- 二羟基维生素 D）的产生，乳制品、鱼、肉、坚果和豆类都是蛋白质的良好饮食来源。动物和植物的蛋白质来源都有利于强健骨骼。

其他对年轻男性骨量峰值和骨密度有不利影响的因素包括青春期延迟[65]、吸烟[66-68]、饮酒[66]和某些儿童疾病，如急性淋巴细胞白血病[69]，以及药物，如糖皮质激素[70] 和抗癫痫药物[71]。

五、20—60 岁

成年 20—60 岁阶段的主要目标是避免过早的骨质流失和保持健康的骨骼，由于肌肉作用于骨骼可产生强机械应力[72]，避免肌肉质量的损失（肌肉减少症）在成年阶段也是至关重要的，在构建健康成人中健康骨骼的建议里[43, 73, 74]列出了有益的活动类型和频率（表 5-1）。

在年轻男性达到骨量峰值后不久骨质流失就开始发生，瑞典的一项研究调查了 17—26 岁男性骨密度的变化[75]，从 19 岁骨量达到峰值开始，髋部骨密度开始逐年下降，对这些年轻男性的父亲骨密度数据的分析表明，25% 的男性髋部骨密度可能会在 50 岁时降低，而髋关节的骨重塑调节可能与其他部位不同。

随着年龄的增长，男性和女性发生骨质流失的机制有所不同，为了理解这些差异，必须首先考虑骨骼生物学的基础知识，骨骼是一种生物活性组织，能够给予人体强大的支撑力量，但同时也具有弹性，以吸收冲击而不折断，如图 5-3 所示，骨骼主要有两种形式，一种是骨皮质，形成骨壳或外壳，另一种是骨小梁，也称为海绵骨或骨松质，在皮质内形成蜂窝状网状结构。当负载时骨小梁提供结构支撑，能够使整个骨骼弯曲。

骨骼在一生中处于持续的重塑状态，整个骨骼每 10 年更换一次[76]，破骨细胞被吸引到微损伤的部位，以清除陈骨（骨吸收），破骨细胞完成骨吸收后，骨形成细胞（成骨细胞）就会沉积新骨来填补所产生的间隙，这一过程被称为骨重塑，如图 5-4 所示，为了使骨量保持恒定，破骨细胞所吸收的骨量需要与成骨细胞的骨形成相平衡。

随着男性年龄的增长，骨皮质内表面破骨细胞的骨吸收率增加（称为皮质内吸收），与此同时，新骨在皮质外表面沉积（称为骨膜化骨），这些并存的进程可增加骨骼的周长，增加骨骼的大小，并使骨皮质远离骨中心，从生物力学的角度来看，这两种变化都使骨强度增大，然而这也会使骨皮质变薄，在 70 岁以下的男性中，这两种过程之间存在一定程度的竞争性平衡。

在绝经后的女性中，有证据表明骨皮质内吸收的速度加快，以致骨膜化骨不能作为一种

表 5-1 对健康成年人建立健康骨骼的建议	
体育活动的形式	
负重	强烈建议定期参加中等强度的负重体育活动。这可以是高冲击训练的形式（如 50～100 跳）或至少相关的冲击负荷运动每周 3～5 天，每次 30min
肌肉加强练习	至少要定期进行肌肉锻炼每周 2 天，为了达到最大的效果，项目应该是高强度的（60%～80% 的峰值能力），随着时间的推移逐渐变得更具挑战性，特别是针对臀部和脊柱周围的主要肌肉
多运动方式	在可能的情况下，建议每周至少参加 3 次多模式运动（包括负重 / 高冲击 / 高强度抵抗运动）
钙和维生素 D 的摄入	男性应遵循相关的国际 / 国家钙和维生素 D 摄入量建议

充分的补偿机制来预防骨骼变脆[77-80]，男性和女性的骨横截面结构随年龄的变化（图 5-5），其中细微的差异可解释为何女性骨折率比男性更高。

男性与女性不同的另一个方面是老年性骨小梁丢失的机制，男性骨小梁变薄可能与 IGF-1 的降低有关，而女性骨小梁的吸收和丧失，特别是水平面骨小梁，与绝经时雌激素缺乏有关[81]，这是女性骨脆性较高的另一个原因。

在骨骼方面，达到峰值骨量后，男性一生中会失去大约 30% 的骨小梁和 20% 的骨皮质。骨小梁丢失开始于青年时期，而骨皮质丢失并不明显，或从晚年开始[81]。研究显示，股骨颈骨密度在达到峰值骨量后不久即开始下降[82, 83]，股骨颈骨质疏松率随年龄增长而增加[84]。一项研究报道，桡骨近端和远端骨矿物质含量在 30 岁后以每年约 1% 的速度下降，而另一项研究发现，骨皮质密度直到晚年都保持稳定[81, 85]。

脊柱骨密度的变化因测量技术模式的不同而不同。定量 CT（quantitative computed tomography，QCT）仅评估椎体骨小梁的骨密度，脊柱的骨密度下降比髋部或桡骨的骨密度下降更快[86]。当用双能 X 线吸收法（DXA）在前 - 后位投影中测量脊柱骨密度时，老年男性的骨密度通常会增加[87, 88]，这可能是由于脊柱后凸发生退行性改变引起[87]，因此，在评估老年男性脊柱骨密度时，应谨慎使用 DXA 得出的结果。

六、70 岁及以上

纵向研究表明，男性 70 岁后骨质流失加速[89]，睾酮或雌二醇水平不足时骨快速丢失更为常见[90]，与男性的骨丢失相反，女性随着年龄的增长，骨吸收增加而失去骨小梁，在男性中，骨形成减少导致骨小梁变薄而发生骨丢失[91]，男性骨小梁数量的保留可能有助于解释他们骨折风险较低的原因，在长骨中，骨髓腔内的骨丢失不能通过骨膜上的骨沉积得到补偿，从而导致骨皮质丢失[92]。一项系统的综述表明，70 岁以上的男性比年轻男性更易发生脆性骨折[93]。

除了继发性因素，与女性相似，衰老是男性骨质流失的主要原因，激素水平变化和与年龄相关的成骨细胞功能障碍导致骨质流失。

（一）激素在衰老过程中的变化

随着年龄的增长，激素的变化会导致骨质流失，特别是性激素水平的下降和皮质醇的相对增加会对骨重塑产生负面影响。

人们普遍认为，随着年龄的增长，性激素浓度的降低与男性骨密度的降低、骨折风险的增加有关[94-96]，然而，男性睾酮水平的下降是渐进的，并不是所有老年男性都有这种现象，事实上，游离雌二醇的减少比睾酮的减少更可能是老年人骨质流失的原因[97]。

无论是内源性还是外源性的糖皮质激素过量，都对骨骼有害，糖皮质激素主要通过降低成骨细

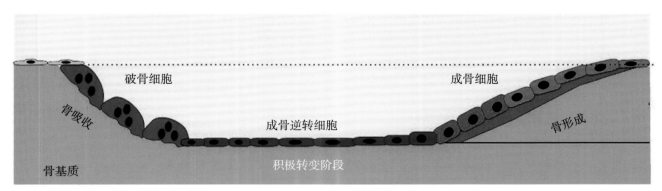

▲ 图 5-4　平衡和耦合的骨重建

骨吸收开始于破骨细胞移除一部分骨后由成骨细胞的作用取代，这是传递骨形成信号的重要一步，成骨细胞在之前被破骨细胞重塑的区域沉积胶原蛋白和矿物质，成骨细胞的活性对于维持骨密度和骨强度至关重要

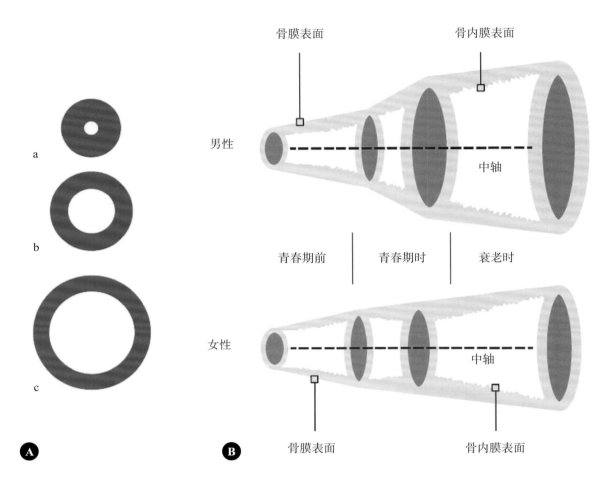

▲ 图 5-5　骨几何形状对骨强度的影响[105]（国际骨质疏松基金会：男性骨质疏松症）

A. 对于相同的区域骨密度，骨 c 的弯曲强度和轴向强度逐渐大于骨 b 和骨 a，因为骨 c 的质量分布在离中心更远的地方[106]。B. 性别和年龄在骨膜和管状骨的皮质内吸收的差异[107]

胞功能来影响骨质[98]，糖皮质激素的作用依赖于11β- 羟基类固醇脱氢酶同工酶的表达，它可以促进活性皮质醇和非活性皮质醇的相互转化，这种酶的表达随着年龄的增长而增加，由于这种酶的存在，骨组织能够将皮质醇转化为活性的氢化皮质醇[99]，老年人对内源性和外源性糖皮质激素更敏感，这导致皮质醇血症相对增高，并可能导致骨损伤。

（二）年龄相关性成骨细胞功能障碍

成骨细胞功能障碍导致骨形成减少已被认为是老年人骨质疏松的潜在机制之一，人们也分析了成骨细胞募集、分化和功能与年龄相关性变化，成骨细胞是由骨间充质干细胞分化而来的，在体外间充质干细胞能够分化为成骨细胞、脂肪细胞或软骨细胞[100]，并能自我更新[101]，研究表明，间充质干细胞分化为成骨细胞的能力的降低在与年龄相关的骨丢失中发挥作用[102-108]，一项基于小鼠的动物实验研究表明，年龄对间充质干细胞分化成成骨细胞的能力有损害[109, 110]，因此，这可能是骨质形成随年龄增长而减少的机制之一。

此外，成骨细胞可通过获得包括炎症细胞因子、生长因子和蛋白酶在内的典型衰老分泌表型来改变其微环境[111, 112]，从而促进破骨细胞活性的增加和骨丢失。

（三）维生素 D 缺乏

众所周知，维生素 D 在调节钙代谢中起着重要作用，缺乏维生素 D 会导致骨质脱钙，增加骨折风险。超过 80% 的维生素 D 由皮肤合成，而只有 20% 来自饮食，通过肝脏和肾脏中的两羟基化作用胆钙化醇转化为其活性形式 1, 25- 二羟基维生素 D_3［1, 25$(OH)_2D_3$］，肾细胞通过甲状旁腺激素控制的 1-α 羟化酶使维生素 D 羟基化，1, 25$(OH)_2D_3$ 结合其核受体（VDR），并有助于钙和磷稳态维持，在小肠细胞中，维生素 D 受体（VDR）的激活增加了钙的吸收，维持了适当的钙水平，从而促进了骨矿化[38]。如果钙的摄入量减少，甲状旁腺激素就会增加，更多的维生素 D 会被转化为 1, 25$(OH)_2D_3$，这种维生素 D 的活性形式通过刺激破骨细胞的活动来增加钙的含量，从而增加骨的吸收和血液中钙和磷的释放[38, 39]。

据报道，维生素 D 缺乏症（表 5-2）在成年男女人群中普遍存在，维生素 D 缺乏症的发病率在老年人中高，这不仅与生活方式的改变有关，还与皮肤合成的减少有关[45]。由于维生素 D 在骨骼和钙稳态中发挥了重要作用，老年男性骨质疏松症的诊断过程中如有维生素 D 的不足，必须保证维生素 D 的补充，以获得最佳治疗效果。表 5-3 显示了美国食品和营养委员会（医学研究院，国家科学院，2010 年）建议的钙和维生素 D 的摄入量。

七、发病机制：激素的作用

尽管性腺激素在达到骨量峰值方面起着至关重要的作用，但它们是否在年龄相关性骨质流失方面起着重要作用尚不清楚，与女性不同的是，男性与年龄相关的性腺激素下降的速度没有那么突然，因此这些更细微且温和的激素下降对骨骼的影响尚不清楚，然而，性腺水平的极端缺乏与老年男性低骨密度和骨质流失有关，大量流行病学研究报道了性腺激素与骨密度或骨折之间的关系[112-116]。然而，当在不同人群中研究单一激素与骨密度和骨折等复杂终点的相关性表明他们之间的联系是微弱的。

（一）睾酮

一些研究已经报道了睾酮、游离睾酮和（或）

生物可利用睾酮与骨密度、骨丢失率以及脆性骨折普遍存在显著相关性[112-114]。例如，在包含 2447 个 65 岁以上男性骨质疏松性骨折的横向和纵向研究（MrOS）显示，与总睾酮水平 >200ng/dl 的男性相比，总睾酮水平 <200ng/dl（6.9nmol/L）的男性髋部骨质疏松的患病率是 >200ng/dl 的 3 倍[112]。

（二）雌性激素

一般来说，骨密度与雌激素的相关性略强于与雄激素的相关性[115]，MrOS 研究发现，随着总雌二醇水平或生物可利用性雌二醇水平的降低，髋部骨质疏松的患病率（T 值 <-2.5）逐渐增加[112]，此外，低血清雌二醇水平与男性未来髋部骨折风险增加相关[116]，血清雌二醇和睾酮浓度较低的男性骨折的风险似乎更高[115, 116]。

（三）雌激素对比睾酮

一些研究已经评估了性激素在成年男性骨吸收和骨形成调节中的相对作用（通过尿液和血清标志物以及骨密度测量）[117-119]，雌激素似乎对骨吸收和骨形成有主导作用，在一项诱导性腺功能减退的生理学研究中，198 名健康男性（年龄 20—50 岁）接受 GnRH 激动药治疗（暂时抑制内源性性激素的产生），然后随机接受 0mg（安慰剂）、1.25mg、2.5mg、5mg 或 10mg 睾酮凝胶治疗 16 周[119]，第二组 202 名健康男性同时服用相同药物和阿那曲唑（抑制睾酮对雌二醇的芳构化），通过比较接受和未接受阿那曲唑男性的骨转换标志物、DXA 测定的骨密度和 QCT 测定的骨密度的变化表明，性腺功能减退男性骨吸收增加和骨密度降低主要是由于缺乏雌激素，在血清雌二醇水平低于 10pg/ml 和（或）血清睾酮水平低于 200ng/dl 之前，发生性腺功能减退骨丢失的风险似乎很小。

（四）完全型雄激素不敏感综合征

完全雄激素不敏感综合征为研究性激素对骨的作用提供了一个有价值的天然模型，来评估峰值骨密度的性别差异是由遗传决定还是激素决定，在这些基因为男性但表型为女性的受试者

表 5-2　血清 25- 羟基维生素 D［25(OH)D］，血清维生素 D 水平（不足 / 缺乏 / 最佳）和健康状况临界点 [a]

血清维生素 D 水平	nmol/L*	ng/ml**	健康状态
缺乏	<30	<12	与维生素 D 缺乏有关，导致佝偻病在婴儿和儿童，成人骨软化
不足	30～50	12～20	通常在健康个体被认为对骨骼和整体健康不够
最佳	50～75	20～30	一般认为在健康个体对骨骼和整体健康是足够的
正常的	75～125	30～50	在健康个体适合骨骼和整体健康
高	>125	>50	新出现的证据将潜在的不利影响与此联系起来，如高水平，尤其是 >150nmol/L（>60ng/ml）

25(OH)D 的血清浓度报告为每升纳米摩尔（nmol/L）和每毫升纳米克（ng/ml）。**. 1nmol/L=0.4ng/ml

a. 由医学、食品和营养研究所委员会报告，饮食参考钙和维生素 D 的摄入（华盛顿特区：国家科学院出版社，2010）

表 5-3　钙和维生素 D 的推荐摄取量 *

人生阶段	钙（mg/d）		维生素 D U（μg）		总摄入水平上限（U）	怀 孕	哺 乳
	男	女	男	女			
0—12 月	200	200	400（10μg）	400（10μg）	0—6 月：1000 7—12 月：1500		
1—13 岁	1—3 岁：700 4—8 岁：1000 9—18 岁：1300	1—3 岁：700 4—8 岁：1000 9—18 岁：1300	600（15μg）	600（15μg）	1—3 岁：2500 4—8 岁：3000 9—18 岁：4000		
14—18 岁	1300	1300	600（15μg）	600（15μg）	4000	• 钙：1300 • 维生素 D：600U	• 钙：1300 • 维生素 D：600U • 最大摄入上限：4000U
19—50 岁	1000	1000	600（15μg）	600（15μg）	4000	• 钙：1000 • 维生素 D：600U	• 钙：1000 • 维生素 D：600U • 最大摄入上限：4000U
51—70 岁	1200	1200	600（15μg）	600（15μg）	4000		
>70 岁	1200	1200	800（20μg）	800（20μg）	4000		

*. 根据美国食品和营养委员会、美国食品和营养研究所的报告医学，国家科学院，2010。（https://ods.od.nih.gov/factsheets/VitaminD-HealthProfessional/）

中，桡骨骨密度低于正常男性，但与正常女性相似，相反，其腰椎骨密度比正常的男性和女性均低[120-122]，这些结果表明雄激素作用是骨皮质密度具有性别差异的原因，Y 染色体本身不足以保证正常男性的更高骨皮质密度，然而，不能排除性腺切除术后雌二醇替代不足导致了这些结果，例如，在一项研究中，性腺切除术后雌激素替代治疗依从性不佳与低腰椎骨密度相关[121]。

（五）其他激素

其他可能与年龄相关的骨质流失相关激素变化包括血清甲状旁腺激素（甲状旁腺激素）浓度升高和血清 25- 羟基维生素 D 和胰岛素样生长因子 -1（IGF-1）浓度降低[123-125]。使用 GnRH 激动药抑制老年男性的性腺激素可增加骨骼对药物剂量外源性甲状旁腺激素的反应性，这一观察结果可能有助于解释性腺功能低下男性骨丢失的原因[126]。

八、男性骨质疏松症的原因

骨质疏松症主要有两种类型：原发性和继发性。原发性骨质疏松症由年龄相关的骨质流失（有时称为老年性骨质疏松症）或原因不明的骨质流失（特发性骨质疏松症）引起。特发性骨质疏松只用于 70 岁以下的男性，老年男性大多为年龄相关的骨质流失。

男性骨质疏松症通常是继发性的，大多数男性骨质疏松症患者至少有一个或更多继发性病因。流行病学调查显示，40%～60% 的男性骨质疏松性骨折患者有骨质疏松的病因或促成因素[127-129]。在继发性骨质疏松症的病例中，骨量的流失是由某些生活方式、疾病或药物引起的。一些最常见的继发性骨质疏松症的原因包括使用糖皮质激素类的药物，性腺功能减退（睾酮水平低）、酗酒、吸烟、胃肠道疾病、高尿钙和制动[130, 128-132]。表 5-4 列出了与男性骨质疏松症有关疾病的列表。

继发性骨质疏松需要额外进行临床或常规实验室评估，实验室检测应包括血常规、肝功能、促甲状腺素（TSH）、血清睾酮、25- 羟基维生素 D、钙和肌酐水平（考虑测量 24h 尿钙和肌酐）。

男性骨质疏松症的一些常见原因如下。

（一）性腺功能减退

性腺功能减退症是指性激素水平异常减低。众所周知，缺乏雌激素会导致女性骨质疏松症。而在男性中，明显的性腺功能减退导致性激素水平下降，已被认为是骨质减少或骨质疏松的可能原因[133, 134]。

尽管睾丸激素水平随着年龄的增长而下降是生理现象，但其激素水平并不会像女性在更年期时雌激素水平的下降一样迅速。然而，药物治疗（如糖皮质激素）、癌症治疗（特别是用于前列腺癌的雄激素去势疗法），以及许多其他因素都会影响睾酮水平（表 5-5）。除了直接诱导骨质流失外，皮质类固醇可能通过引起性腺功能减退而间接起作用。下丘脑促性腺激素释放激素的分泌可以直接影响睾丸睾酮的产生[135]。

在血清睾酮水平低约 200ng/dl 的男性中，骨转换增加，骨密度下降，可能是由于相应的血清雌二醇水平下降到低于 10～15pg/ml[43]。研究表明雌激素缺乏也可能是男性骨质疏松症的一个原因。研究发现性腺功能减退症男性的雌激素水平较低，这可能与骨质流失有关，骨质疏松症在一些患有罕见雌激素失调症的男性中被发现，因此，雌激素在男性中的作用正在被积极研究，此外，低骨密度似乎不是由于双氢睾酮缺乏所致，因为服用非那雄胺的男性骨质流失并未加速，而非那雄胺会抑制睾酮向双氢睾酮的转化[136]。

患有血色素沉着症[137, 138]和神经性厌食症[139]的性腺功能减退的男性也出现骨质疏松症。在这些男性中，很难确定骨质减少是由于伴随的肝病和营养缺乏还是性腺功能减退导致。因性腺功能减退而增加患骨质疏松风险的男性纵向研究很少。但是有研究发现，因性犯罪而被阉割的年轻男性骨密度下降[140]，以及接受雄激素去势治疗的晚期前列腺癌老年男性骨密度是下降的[141-144]。

原　因	临床／实验室的信息
表 5-4　男性骨质疏松症的继发原因	
普通原因	
糖皮质激素	每天至少 5mg 泼尼松，连续 3 个月
家族史	有轻微创伤骨折的家族史，遗传
生活方式	吸烟；酒精消耗量高（即每天 2 杯／单位）
原发性或继发性	原发性或继发性性腺功能减退（血清睾酮水平＜300ng/dl）；药物治疗
性腺功能减退症	使用药物（如皮质类固醇、阿片类药物、雄激素剥夺疗法）
维生素 D 缺乏和低钙摄入	血清 25- 羟基维生素 D＜30ng/ml（74.88nmol/L）；肾脏疾病治疗后；尿钙＜50mg/d 表明钙和（或）维生素 D 摄入量不足，钙摄入量不足（每天少于 600mg）
不常见的	
抗癫痫药	使用苯妥英钠、苯巴比妥、扑米酮或卡马西平
慢性肝脏或肾脏疾病	肌酐升高；肝酶升高或其他肝功能检查异常；24h 尿检测游离皮质醇；考虑对有库欣综合征的男性进行测试
库欣综合征	综合征和不明原因的椎体骨折
进食障碍	低体重指数（＜20kg/m²）；专注于重量；低血压；电解液异常
内分泌疾病	1 型糖尿病，甲状腺毒症，原发性甲状旁腺功能亢进症
炎性	类风湿关节炎，炎症性肠病，强直性脊柱炎
活动受限	长期卧床／慢性疾病／神经功能缺损
HIV 感染	艾滋病毒抗体阳性；用蛋白酶抑制药治疗
高尿钙症	尿钙过高（每日＞250mg）可能意味着钙或维生素 D 摄入过量或肾脏钙潴留受损
吸收不良（如乳糜泻）	血清 25- 羟基维生素 D 和（或）尿钙水平低；组织转谷氨酰胺酶抗体阳性
多发性骨髓瘤或其他单克隆疾病	贫血；肾功能不全；钙和血沉升高；血清和尿蛋白电泳显示异常的免疫球蛋白（M 蛋白）
器官移植	使用免疫抑制药（如环孢素、他克莫司）
软骨病	血清 25- 羟基维生素 D 可能很低［＜15ng/ml（37.44nmol/L）］；碱性磷酸酶偏高或正常，血清钙或磷偏低或正常
罕见的	
肥大细胞增多症	骨折，不明原因的骨质疏松症和骨痛，高血清类胰蛋白酶水平［11.5ng/ml 或更高的类胰蛋白酶含量表明肥大细胞活化（如过敏反应）或总肥大细胞水平增加（如肥大细胞增多症）］
成骨不全症	骨折；听力损失；Ⅰ 型胶原基因检测阳性

表 5–5　性腺功能减退的原因	
原发性性腺功能减退（睾丸病理）	**继发性性腺功能减退（下丘脑或脑下垂体病理）**
• 遗传 / 染色体疾病（克兰费尔特综合征 XXY） • 无睾丸素（先天性或睾丸切除术后） • 隐睾症（1 个或 2 个睾丸不能从腹部进入阴囊的情况） • 化疗（烷基化剂）、放疗 • 睾丸炎（腮腺炎、艾滋病毒、自身免疫） • 睾丸外伤或扭转 • 药物（秋水仙素，糖皮质激素） • 酒 • 慢性肝脏或肾脏疾病 • 血色素沉着症	• 特发性的 　– Kallmann 综合征（嗅觉丧失和性腺功能减退） • 功能性的 　– 过度运动，体重变化 　– 低体重指数 　– 全身性或并发性疾病 • 结构性的 　– 垂体或下丘脑肿瘤，催乳素瘤 　– 浸润（结节病、血色素沉着病、X 型组织细胞病、淋巴瘤） 　– 颅骨辐射，手术，头部外伤 • 药物 / 医源性的 　– 前列腺癌的雄激素剥夺疗法 　– 阿片类药物，大麻 　– 雄激素外源性给药

睾酮替代疗法可能有助于预防或减缓骨质流失，治疗效果取决于年龄和睾丸激素水平降低了多长时间。此外，目前还不清楚睾丸激素替代的有益效果能持续多久，因此，医生通常使用批准的药物直接治疗骨质疏松症（表 5–6）。

（二）类固醇

糖皮质激素是一种类固醇药物，用于治疗哮喘、炎症性关节炎以及自身免疫性疾病等。骨质流失是这类药物常见不良反应。这些药物引起的骨质流失可能是由于它们对骨骼的直接影响，以及肌肉无力或活动不稳、肠道对钙的吸收减少、睾丸激素水平下降，或者以上因素的组合。

骨细胞在骨微损伤修复中具有重要作用，糖皮质激素诱导骨细胞凋亡，骨细胞在骨微损伤修复中具有一定的作用，骨细胞的凋亡导致骨细胞的丢失，干扰了骨细胞 – 小管网络，骨小管网络用于从血液供应中获取营养物质，并与骨骼表面的其他细胞交流，因此，骨细胞凋亡导致这个网络系统的破坏，从而影响骨骼重塑的变化，糖皮质激素通过改变骨细胞陷窝周围的弹性部分，影响骨细胞的功能，导致男性骨质疏松症[145]。

糖皮质激素也能增强破骨细胞的活化，糖皮质激素可增强破骨细胞因子白细胞介素 –6 的表达并抑制破骨细胞生成抑制因子 –β 干扰素的表达。这些药物均能减少骨细胞的凋亡，因此，在男性糖皮质激素引起的骨质疏松症中，破骨细胞数量增加，骨吸收增强且延长。

当糖皮质激素药物持续使用时，骨量通常会迅速而持续地下降，导致肋骨和椎骨的大部分骨丢失，因此，服用这些药物的人应该考虑进行骨密度检测，男性也应该检测睾丸激素水平，因为糖皮质激素通常会降低血液中的睾丸激素。

在长期糖皮质激素治疗期间，减少骨质流失的治疗计划可能包括：①考虑停止药物治疗；②使用最小的有效剂量；③如果可能的话，通过皮肤或局部（如关节内）给药。摄入足够的钙和维生素 D 很重要，可有助于减少糖皮质激素对骨骼的影响，其他治疗包括睾酮替代和（或）骨质疏松药物[130]。

（三）饮酒

大量证据表明，酗酒可能会降低骨密度，导致骨折增加，因过度饮酒而寻求医疗帮助的低骨量男性很常见。

饮酒会通过激素、维生素和局部生长因子

表 5-6　男性骨质疏松症的原因	
• 内分泌疾病 　– 性腺功能减退 　◆ 主要的 　◆ 次要的 　– 青春期延迟 　– 雌激素缺乏症 　– 皮质醇增多症 　– 甲状腺功能亢进症 　– 甲状旁腺功能亢进症 　– 维生素 D 缺乏症 　– 生长激素缺乏症 　– 糖尿病（1 型和 2 型） • 胃肠疾病 　– 吸收不良综合征（如乳糜泻、术后状态） 　– 炎症性肠病 　– 肝硬化 • 血液病 　– 多发性骨髓瘤 　– 慢性溶血性贫血 　– 肥大细胞增多症	• 结缔组织疾病 　– 成骨不全症 　– 爱唐综合征 　– 马方综合征 　– 高胱氨酸尿 • 药物 　– 含酒精的 　– 肝素 　– 糖皮质激素 　– 甲状腺素抑制治疗 　– 抗癫痫药 　– 促性腺激素释放激素类似物 　– 环孢素 　– 化学疗法 　– 艾滋病毒的药物（如替诺福韦） • 各种各样的原因 　– 饮食失调（如神经性厌食症） 　– 高钙尿 　– 活动受限 　– 类风湿关节炎 　– 肾脏疾病 　– 肝脏疾病 　– 烟草

破坏钙稳态，从而对骨骼状况产生负面影响。Laitinen 等[146]研究表明，每个人摄入 5～11 标准杯的酒精后，血液中的甲状旁腺激素（PTH）水平会增加，导致骨量损失。

骨质流失与酗酒有关，治疗的首要目标是帮助患者停止或至少减少饮酒，需要进行更多的研究以确定戒酒后，因酗酒导致的骨质流失是否会停止，甚至是否能防止进一步的损害。然而，酗酒会导致许多其他的健康和社会问题，所以戒酒是理想的选择，治疗计划也包括均衡饮食，食用富含钙和维生素 D 的食物，体育锻炼计划和戒烟。

（四）吸烟

吸烟的男性骨质流失更快，髋部和脊椎骨折的发生率更高，但还需要更多的研究来确定吸烟损害骨骼的机制，香烟中发现的烟草、尼古丁和其他化学物质可能直接对骨骼有负面作用，或者它们可能会抑制骨骼健康所需的钙和其他营养物质的吸收。

目前解释吸烟对人体骨骼负面影响有几种理论，其中一个机制是吸烟诱导一氧化氮（NO）的产生。一氧化氮是一种自由基，参与许多生理过程的调节，如血管松弛、血小板聚集和免疫调节。在过去的 10 年中，一氧化氮对骨细胞功能的影响已经研究明确[147]。一氧化氮自由基导致氧化应激，氧化应激随着年龄的增长而增加，体内持续的氧化应激会损害保持骨骼健康有关的细胞、器官和激素，或导致自由基的产生与身体通过抗氧化剂中和其有害影响的能力之间的失衡[148]。在动物和体外研究中，自由基引起的氧化应激参与成骨细胞的形成、骨细胞和成骨细胞的凋亡以及破骨细胞的形成，导致骨吸收[149]。

吸烟对身体的另一个影响是提高血清皮质醇水平，Lewis[150]指出，吸烟是一种"压力源""身体里不受欢迎的客人"。吸烟对激素分泌有多种影响，包括下丘脑 – 垂体 – 肾上腺轴（HPA）。下丘脑 – 垂体 – 肾上腺轴在身体对生理和心理压力的反应中起着重要的作用。当身体受到压力（如吸烟）时，大脑皮层识别生理压力，激活边缘系统，刺激下丘脑，从而刺激交感神经系统，导致肾上腺分泌过量的皮质醇。早些时候的研究也显示，皮质醇的小幅但持续的升高与骨密度的降低有关。

戒烟是理想的选择，因为吸烟在很多方面都是有害的。然而，与酒精一样，目前尚不清楚戒烟是否会降低骨质流失率或增加骨量[151]。

（五）糖尿病引起的骨质疏松症

早在几十年前，1 型糖尿病和骨质疏松症之间的联系就被认识到了[152]，虽然许多细胞机制介导了这种联系，但成骨细胞分化和活化的缺陷是 1 型糖尿病骨脆性风险增加的主要原因，其他因素包括晚期糖基化终末产物的积累和糖尿病并发症（如神经病变和低血糖）的发展，这导致骨密度进一步下降，骨骼内形态结构恶化，增加跌倒的风险。因此，1 型糖尿病患者与对照组相比，糖尿病患者髋部骨折发生率增加 6.9 倍。尽管骨折风险增加，骨脆性仍然是 1 型糖尿病的一个未被重视的并发症，并且在大多数糖尿病指南中没有提及。此外，关于该类患者群体中骨质疏松防治的有效性也缺乏数据[153]。

（六）高钙尿症

高钙尿症是一种疾病，它会导致过多的钙通过尿液流失，无法用于骨骼生长。特发性高钙尿症（IH）的定义是：在没有任何潜在代谢原因的情况下，女性尿中钙排泄量＞4mg/（kg·d），男性尿中钙排泄量＞4.5mg/（kg·d）。高钙尿症和低骨密度之间存在关联，在含钙结石患者中，高钙尿症的患病率更高[154]，这与研究报道尿石症患者的椎体骨折风险是健康对照组的 4 倍相一致[154]。在没有结石形成的情况下，高钙尿对骨骼的有害影响并不像结石形成者那样明确，在骨质减少的患

者中，应该考虑对无症状结石进行放射学评估，以调整治疗方案[155]。显然，在结石形成的特发性高钙尿中，需要积极地解决骨质流失问题，而在没有结石形成的情况下，需要根据情况个体化治疗，骨密度降低在特发性高钙尿症患儿中也出现，并与 25(OH)D$_3$ 水平降低相关[156]。

特发性高钙尿症中骨丢失的确切机制仍不完全清楚，骨组织形态测量学研究证实其成骨细胞活性、矿化率和类骨质下降[154]，特发性高钙尿的特点是肠钙吸收增加、骨吸收增加、肾小管钙再吸收减少[157]。在 40%～60% 的高钙结石患者中，发现循环 1, 25– 二羟基维生素 D$_3$［1, 25(OH)$_2$D$_3$］水平升高，以及维生素 D 受体（VDR）单核细胞表达升高[158, 159]。动物研究已经证实 1, 25(OH)$_2$D$_3$ 在尿钙浓度和骨密度降低中的作用[160-161]，这些发现在人体还有待确定，但它们为特发性高钙相关骨病的潜在致病机制提供了见解。

（七）制动

负重活动对保持骨骼健康至关重要，没有负重活动骨密度可能会迅速下降，长期卧床（骨折、手术、脊髓损伤或疾病）或身体某些部位的固定往往会导致严重的骨丢失，长时间卧床休息后尽快恢复负重活动至关重要（如散步、慢跑和跳舞），如果做不到，那么应尽量减少骨质疏松的其他危险因素。

（八）胃肠疾病

一些营养物质，包括氨基酸、钙、镁、磷、维生素 D 和维生素 K，对骨骼健康很重要，由于胃和肠道的紊乱，这些营养物质的吸收受损，会导致骨骼疾病，因此治疗骨质流失可能包括服用这些营养补充剂。

钙和维生素 D：在观察性研究中，维生素 D 缺乏与骨质疏松、运动能力差和骨折风险增加有关[162]。前瞻性、随机、安慰剂对照试验的证据表明补充钙和维生素 D 对男性骨质疏松症有益[163, 164]，尽管许多试验已经报道了钙或钙＋维生素 D 对绝经后女性和老年男性骨密度的有益作

用[163-167]，但骨折率的数据变化较大[81]。本主题将分别进行详细回顾。

九、特发性骨质疏松

40%～60%的男性骨质疏松症的原因无法确定，称为特发性骨质疏松症，这类患者骨组织形态学研究表明有许多骨形成减少[168-170]，但有些骨吸收增加[171]，其中的多数可能有骨质疏松症遗传倾向[172]。

一些患有特发性骨质疏松症的男性血清胰岛素样生长因子–1（IGF-1）浓度较低，2%～3%的男性有青春期延迟的经历，这可能是特发性骨质疏松症的前兆，雌激素缺乏也可能是某些无法解释的男性骨质疏松症的原因。

十、诊断

在世界范围内，骨质疏松症对男性构成的威胁缺乏认识，这在男性本身、医疗专业人员和卫生系统决策者中都是明显的，直到最近，男性骨质疏松症的诊断都是基于轻微创伤后骨折的发展。在发生明显的骨质流失之前，骨质疏松症可以有效治疗，诊断骨质疏松症的医疗检查包括完整的病史、X线、尿检和血检。

相比之下，骨折可能是大多数男性骨质疏松症患者的最初表现，会导致严重的疼痛、残疾和功能损害。男性可能会出现无症状的身高下降（对于身高下降超过1.5英寸（3.81cm）的男性，应考虑测量骨密度）。男性最常见的骨折部位是髋部、椎骨、前臂和肱骨[173]。

在临床环境中，重要信息包括使用药物、慢性疾病、酗酒或吸烟、成年时跌倒伴有或不伴有骨折，以及家族骨质疏松史。体格检查应评估患者身高、最大身高值、脊柱后凸、平衡、活动能力、整体脆弱性，以及继发性骨质疏松症的病因证据。这些症状包括睾丸萎缩、甲状腺功能亢进症的迹象和慢性阻塞性肺病的迹象，使用双膦酸盐治疗的患者应该进行口腔检查。

双能X线吸收法在骨折发生前对骨质疏松症

进行诊断，世界卫生组织（WHO）将骨质疏松症定义为骨密度低于年轻人平均值2.5标准差或更多（T值≤-2.5），但这只适用于女性。研究表明，无论男女，绝对骨密度测量值与骨折风险之间也存在类似的关系[174]。此外，来自美国的研究表明，50岁以上男性髋部、脊柱或前臂T评分低于–2.5的患病率与这些部位的骨折风险大致相似[175]。这表明世卫组织的标准可能适用于男性和女性骨质疏松症的诊断。

最近的流行病学数据表明，对于脊柱或髋部的任何绝对骨密度值，相同年龄的男性和女性发生骨折的风险是相似的。然而，男性髋部骨折患者的平均骨密度高于女性，这表明其他因素（骨微结构或创伤）可能比女性更容易导致骨折。出于诊断目的，使用性别特异性T值评分可以解决这一差异，但这种做法仍存在争议[176]。

根据男性髋骨密度的界限，国家健康与营养检验调查Ⅲ期研究显示6%的50岁及以上的美国男性患有骨质疏松症，47%患有骨质减少症，而相应的女性患病率分别为18%、50%。如果在男性中使用女性参考范围，骨质疏松和骨质减少的患病率将减少2/3。

推荐70岁或以上或有骨质疏松的主要危险因素的更年轻男性进行骨密度测定，股骨颈的骨密度测量优于脊柱测量，患者应定期评估骨质疏松的危险因素和继发原因的临床体征。

FRAX®是世界卫生组织的骨折风险评估工具，用于预测有或没有骨密度的10年绝对骨折风险[177]。它包括骨质疏松症的关键风险因素。

- 既往有脆性骨折史。
- 父母有髋部骨折史。
- 当前吸烟情况。
- 长期口服糖皮质激素。
- 风湿性关节炎。
- 继发性骨质疏松的其他原因。
- 每天饮酒超过3个单位。

对于出现或不出现脆性骨折的低骨密度男性，应通过仔细的病史、体格检查和适当的实验室检查来寻找骨质疏松的继发原因，对椎体骨折患者包括全血细胞计数、红细胞沉降率、生化指标、甲状腺功能、血清睾酮、性激素结合球蛋白和促性腺激素，以及血清和尿蛋白电泳[7]。对于有椎体骨折、前列腺症状或 X 线示硬化症证据的男性，也应检测前列腺特异性抗原。骨质疏松的老年男性，血清 25- 羟基维生素 D 和全套的甲状旁腺激素测量可能排除维生素 D 不足和继发性甲状旁腺功能亢进，但如果计划补充钙和维生素 D，这些可能是不必要的。

十一、临床评估

患有骨质疏松症的男性通常表现为低创伤性骨折或在评估肌肉骨骼疼痛（如背部疼痛）时偶然发现的影像学表现为骨质减少。患有已知与骨质流失相关疾病或治疗的男性，如性腺功能减退症、炎症性肠病或糖皮质激素治疗，应怀疑存在骨质疏松。导致女性骨质疏松症的疾病也可能导致男性骨质疏松症，包括内分泌疾病、胃肠道疾病、结缔组织疾病、药物和血液学疾病。大多数骨质疏松症患者有继发性骨质流失，特别是酗酒、过量糖皮质激素治疗和性腺功能减退[178]。前列腺癌的雄激素剥夺治疗是导致严重性腺功能减退的重要原因之一。特发性骨质疏松可以出现在任何年龄，但在年轻男性中最显著。

男性患者应筛查骨质疏松的危险因素。诊断男性骨质疏松症的临床方法如下[179]。
- 常规筛查男性患者的危险因素。
- 寻找继发病因的临床体征。
- 执行 FRAX® 计算。
- 如果男性患者年龄超过 70 岁，或年龄低于 70 岁患者伴有主要危险因素，则进行骨密度测试。
男性骨质疏松的危险因素如下。
- 50 岁及以上既往骨折。
- 有轻微创伤骨折家族史。
- 缺乏体育活动。
- 跌倒风险高，经常跌倒。
- 使用镇静药。
- 体重指数低。
- 吸烟。
- 过度饮酒。
- 服用一种引起骨质疏松的药物。
- 具有一项男性骨质疏松症的次要危险原因。

建议 Lat 测试

骨质疏松症基线血液概况包括测量血清钙、磷、肌酐（估计肾小球滤过率）、碱性磷酸酶、肝功能、25- 羟基维生素 D［25(OH)D］、总睾酮、全血计数和 24h 尿钙（肌酐和钠）排泄，以评估骨质疏松症或考虑进行药物治疗的男性。

如果病史或体格检查提示骨质疏松症的特发性原因，应进行进一步的检查，根据病史和体格检查的结果，包括（但不限于）游离睾酮或生物可利用睾酮（使用 SHBG 测量），血清蛋白游离 κ 和 λ 轻链电泳和（或）尿液蛋白电泳，组织转谷氨酰胺酶抗体（用于乳糜泻），甲状腺功能测试和甲状旁腺激素水平。

对于低骨量（骨质减少）或骨质疏松的男性，如果之前可能有未诊断的椎体骨折，建议使用 DXA 设备进行椎体骨折评估（VFA）。如果脊椎骨折评估（VFA）不可用或技术上受限，应考虑拍摄脊柱侧位片。

十二、DXA 检查

对男性骨密度测量的解释一直存在争议，数据表明，在相同的骨密度水平上，男性和女性的骨折风险相似，这导致一些人建议基于 T 值的骨质疏松症定义应该对男女都相同[180]。然而，这会导致被确定为有风险的 50 岁以上的男性较少，2003 年 7 月召开的国际临床骨密度测量学会（ISCD）会议回顾了这一争议，并建议使用风险因素和 T 值的组合[181]。然而，2019 年 ISCD 关于成人骨质疏松症的官方报告称，在 50 岁及以上的男性中，如果 T 值为 –2.5 或低于年轻男性的正常平均值，则应使用 T 评分并诊断骨质疏松。如果年龄在 50 岁以下，T 值≤–2.5，并识别出其他骨折危险因素，则可以使用 T 值并诊断骨质疏松。任何年龄的男性，如果有继发低骨密度的原因，临床上可以诊断为骨质疏松。50 岁以下男性骨质疏松的诊断不应仅根据密度测定标准，还必须有临床依据。需要进行纵向研究以更好地确定男性骨密度与骨折风险之间的关系[182]。

脊柱骨密度测量采用双能 X 线吸收法（DXA）测量，可能是由于腰椎棘突发生了退行性改变，骨密度在老年男性中经常出现升高[183-186, 31, 34, 35]，（图 5-4）[185, 34]。因此，在评估老年男性脊柱骨密度时，应谨慎评估 DXA 结果。

十三、实验室检查

进一步的检测强烈建议排除 Z 值低于 -2.0 男性的继发原因（比年龄平均低 2 个标准差）。常规检查包括血清钙和肌酐水平的测量，肝功能测试，甲状腺激素水平的测量和全血细胞计数。如有临床需要，可进行血清蛋白电泳和尿本周氏蛋白检测（用于检查单克隆丙种球蛋白病），抗组织转谷氨酰胺酶抗体（用于检查乳糜泻），24h 尿皮质醇或钙，并进行人体免疫缺陷病毒抗体检测。

由于性腺功能减退症通常很难发现，仅根据患者的病史和体格检查，建议对所有患有骨质疏松症的男性患者测量总睾酮水平，性激素结合球蛋白水平可能在某些情况下提供额外的信息（例如，在有胰岛素抵抗或肥胖的男性中，性激素结合球蛋白水平低可能解释总睾酮水平的复杂情况）。

血清 25- 羟基维生素 D 水平也应测量，低于 30ng/ml（75nmol/L）应予以治疗。骨转换标志物与男性骨折风险的相关数据有限[187]。这些标志物有很高的生物学变异性，且并未显示与男性骨质疏松患者的预后改善有关，因此目前不推荐在实践中常规使用它们，然而，对于其他检测无法发现明显骨质疏松症原因的男性，以及对于骨密度极低的男性，检测低水平的骨形成标志物可能是有用的[188]。

十四、椎体骨折评估

50 岁后有轻微创伤性骨折史是最重要的骨折临床危险因素[189]。明确是否骨折对于风险分层很重要，特别是对于骨质减少的男性，在最轻的创伤性骨折中，椎体骨折是最常见的，通常临床无症状。脊柱 X 线检查对诊断很有用，但其涉及的辐射剂量相对较高[190]。双能 X 线吸收法也可以评估椎体骨折[191]，对中度骨折（高度丢失 30%～40%）和重度骨折（高度丢失超过 40%）具有较高的灵敏度和特异度，但脊柱 X 线片仍然是金标准[192]。

使用双能 X 线吸收法发现的轻度椎体畸形的特异性较低，应与非骨质疏松性椎体高度降低（高度损失 15% 或更少，无中央终板受压）相鉴别，后者是脊柱 X 线片上常见的表现[193]，图 5-6 显示了在标准临床实践中对评估男性骨质疏松风险的临床方法。

总之，骨质疏松和随之而来的骨折并不局限于绝经后女性，人们越来越关注男性，尤其是老年人的骨质疏松症。男性患骨质疏松性骨折的年龄比女性晚 10 年左右。但是，随着男性的平均寿命延长，年龄越大出现骨折概率越高。需要重视的是，男性髋部骨折的后果比女性更严重，男性髋部骨折后 1 年的死亡率约为女性的 2 倍，高骨折风险的男性包括已经有脆性骨折的男性，口服糖皮质激素的男性，或那些接受雄激素剥夺疗法治疗前列腺癌的男性，除了这些高危男性，还有许多其他危险因素和男性骨质疏松的次要原因，评估包括仔细的病史和体格检查，以揭示潜在的次要原因，包括药物治疗史，实验室检查和脊柱和髋关节双能 X 线吸收法的骨密度测试，国际组织提倡建立一个男性和女性的单一规范数据库来说明 DXA 的检测结果。男性骨质疏松症的治疗有几种选择，大多数骨折复位的评估是基于女性的研究。

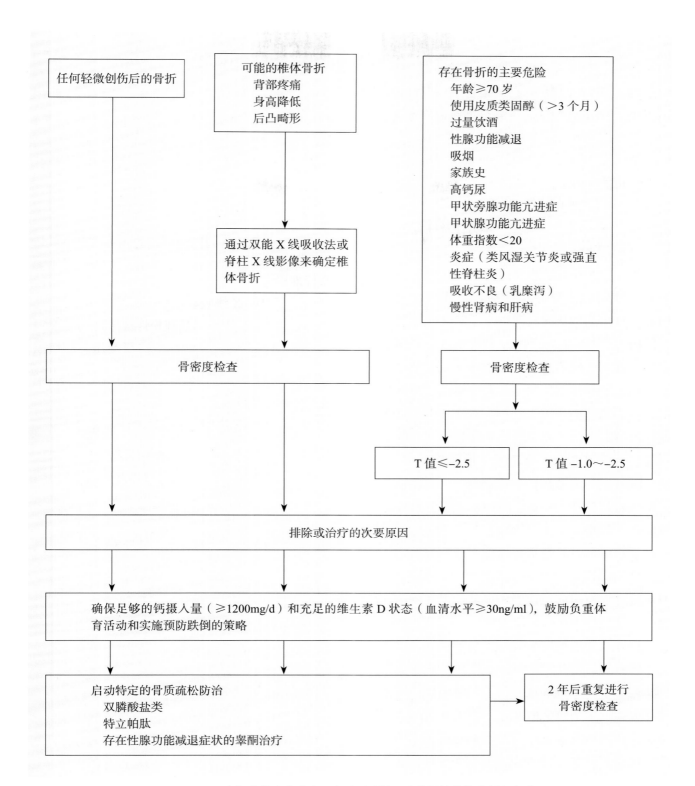

▲ 图 5–6　在标准临床实践中，有骨质疏松风险的男性的临床判断方法
过量饮酒的定义是每天 18 盎司（约 511ml）以上的啤酒，或者 7 盎司（约 199ml）以上的葡萄酒，或者 2 盎司（约 57ml）以上的烈性酒

第 6 章　跨性别者的骨骼健康
Bone Health in the Transgenders

Yasser El Miedany　著

一、背景

联合国人权组织将"性别认同"定义为个人对自身性别的体验,"跨性别者"或"性别不认同者"是指性别认同与他们出生时被赋予的性别不同的人群[1]。换句话说,"跨性别者"一词描述了一个群体,他们的身体性别特征(被赋予的性别)和他们的性别认同(人们体验自己与同性别的其他人相似的程度)之间存在不一致[2]。在某些情况下,由于被赋予性别和性别认同之间的不一致,个人可能会产生不适(性别焦虑),这可能伴随着躯体或心理的健康问题[3],跨性别者相关概念包括男性、女性、跨性别男性或跨性别女性,或者是非二元性别的人(表 6-1)。性别认同不同于性取向,跨性别者可能有任何性取向,因此,他们可以是异性恋、女同性恋、男同性恋、双性恋、无性恋或泛性恋(可被任何性别的人所吸引)。

过去跨性别被定义为一种精神疾病,世界卫生组织将其归类在国际疾病分类 10 中,随着对性别认同生物学基础的认知深入,跨性别的疾病描述和分类发生了较大的变化,事实上,2018 年发布的最新国际疾病分类 11 中将跨性别的术语更改为"性别不一致",并将其重新归类于性健康相关的范畴内[4]。

目前关于跨性别者数量和比例的文献存在高度异质性,报告的自我认定为跨性别者的比例为每 100 000 人中 100～2000 人,即在成年人中为 0.1%～2%,学龄儿童的跨性别占比为 1.3%～

2.7%,报道异质性的原因可能包括人群的文化和法律背景不同以及跨性别者在社会中的看法和被对待方式[5]。

实现性别重新赋予通常并不容易,其中心理影响应仔细考虑,并始终将其作为个人评估的一部分,这种过渡过程可能需要几年时间,通常首先要明确诊断,然后再讨论其影响并商定治疗计划,讨论的影响如下。

1. 决定患者是否要开始激素治疗并考虑进行手术。

2. 需要更改身份文件上的个人姓名和性别,并探索经济方面的影响。

3. 讨论该人将如何以确定的性别开始生活。

治疗计划包括激素治疗,如果患者接受了手术,可能会涉及不止一次手术,手术后,受试者可能需要长期的激素治疗并定期监测可能的不良反应。

关于跨性别者变性手术后死亡率和身体健康状况的研究表明,这部分人群的躯体发病率和死亡率都升高了,一项对接受变性手术个体进行的长期随访研究[6]显示,23.1% 的人在变性手术后发生躯体疾病,其中 1978—2010 年在丹麦正式接受变性手术的所有变性人中的 98%(总计 104 人),约 1/3 的人患有躯体疾病,1/10 的人死亡,跨性别女性和跨性别男性个体之间的躯体发病率或死亡率没有显著差异,躯体疾病包括心血管、癌症、骨骼肌和骨骼健康、肺部及肝脏疾病。本章将重点关注跨性别者的骨骼健康、性激素对骨骼健康的作用,以及跨性别者跨性别激素治疗对骨量的

表 6-1 与性和性别相关的术语

术 语	定 义
性别认同	内在感觉是男性、女性或两者都不是
出生时被赋予的性别	生物学特征,包括解剖表型和(或)染色体组成(通常在出生时或出生不久被赋予)
顺性别者	性别认同和表达与出生时指定的性别一致
性别焦虑	可能伴随所经历或表达的性别与出生时所赋予的性别不一致而引起的痛苦
跨性别者	持久的性别认同与出生所赋予的性别不同
非二元性别认同	描述不完全是男性或女性的性别身份,因此在男性和女性的二元性别之外,这可能意味着这个人觉得他 / 她没有性别之分
变性男性	出生性别为女性,现为男性身份
变性女性	出生性别为男性,现为女性身份
异装癖	穿异装的人通常对他们所赋予的性别感到满意,并且不希望改变它(异装者喜欢穿与异性有关的衣服,通常是在相对较短的时间内,为了个人的舒适和快乐)
性方向	一个人被吸引的性别
性别平等医疗保健	包括旨在支持和肯定个人性别认同的任何单一或多种社会、心理、行为或医学(包括激素治疗或手术)干预措施的组合

影响,本章将回顾有关成年跨性别男性和女性以及青少年骨骼健康的当前可用数据,进一步讨论跨性别激素治疗指南、跨性别个体的骨质疏松症风险以及筛查跨性别个体骨质疏松症的方法,最后讨论标准临床实践中跨性别者骨骼健康管理的临床意义。

二、性激素与骨骼健康

性激素是骨稳态的主要决定因素,男孩在青春期,睾酮刺激骨膜附着,导致与女孩相比骨宽度和大小增加,尽管皮质厚度相似[7]。然而,雌激素在女性和男性的骨代谢中均起主要调节作用,能够影响骨重建使其保持在生理限度内,雌二醇可影响成骨细胞的寿命,减少细胞凋亡并提高成骨细胞的功能,在破骨细胞中,雌二醇能够诱导细胞凋亡并降低破骨细胞的分化[8],雌激素缺乏与骨吸收和骨形成失衡密切相关,这与成骨细胞凋亡、氧化应激和成骨细胞 NF-κB 配体(RANKL)活性有关[9]。

尽管性激素对骨骼健康的重要性已被广泛接受,但雌激素和睾酮的不同作用仍然是一个热点讨论话题,在 20 世纪 90 年代后期,Riggs 等阐述了雌激素在女性和男性骨骼中的关键作用,近期有评估骨骼结构的研究对此提出了质疑[10],骨皮质的丢失似乎仍然与雌激素缺乏有关,但在男性和女性中,在性激素状态正常的情况下,骨小梁丢失发生在成年早期,这表明骨小梁丢失要么不依赖(或部分)于雌激素,要么需要其保持更高的水平[11-13],因此,定量计算机断层扫描(QCT)是骨骼几何结构可视化一种有效的工具,可用于揭示性激素与骨小梁和骨皮质的相互作用。

性激素也会影响骨骼大小,男性的骨膜(外)和骨内膜(内)周长比女性大,部分原因是青春期时性激素、机械负荷和生长激素(GH)/ 胰岛素样生长因子 –1(IGF-1)轴之间的相互作用[14-16]。在成年期,骨膜附着仍然存在,但女性的速度低于男性[17]。正如在接受睾酮治疗的变性人中遇到的那样,性激素逆转可能会阐明性激素对个体骨骼几何结构的性别二态性作用。

三、跨性别激素治疗对跨性别人群的骨量影响

动物研究有助于阐明雌激素和睾酮在骨骼健康中的作用,在雄性小鼠中,成骨细胞中雌激素受体表达的缺失会导致青春期骨皮质骨量增加的延迟。然而,与雌性小鼠相比,这种影响是短暂的,几个月后,雄性小鼠的骨量恢复正常,这表明雄激素通过与雄激素受体结合具有代偿雌激素的作用。有意思的是,成骨细胞和骨细胞中雄

激素受体表达的缺失均对骨皮质没有影响，这表明雄激素对骨代谢主要发挥间接作用，此外，雄激素还可以通过旁分泌机制作用于肌肉成纤维细胞发挥合成代谢作用[18, 19]。事实上，肌肉含量是骨膜沉积的主要诱导因素之一，促进骨膜周长增加[20]，值得我们注意的是，DXA 扫描不能提供有关骨体积的信息，而且男性的骨骼比女性大，即使在相似密度的情况下，男性也有更大的抵抗力，DXA 也无法检测到与治疗相关的骨体积变化。然而，外周定量计算机断层扫描是一种能够评估骨体积大小的技术，这种技术的使用表明，跨性别男性的骨体积骨密度增加[21, 22]，雄激素治疗后骨内膜和骨膜周长更大[21]。

在人类中，跨性别男性的出生性别为女性，但认同或渴望成为一名男性。在性别焦虑的情况下，这种不一致会引起不适或痛苦，这种情况下往往导致他们选择进行睾酮治疗和（或）变性手术（包括子宫切除术 / 输卵管卵巢切除术和乳房切除术）。早先一项使用外周 QCT（pQCT）的横断面研究报道，与年龄匹配的跨性对照组女性相比，进行变性手术且长期（10 年）使用睾酮后的跨性别男性有着更高的肌肉含量和更大的骨膜和骨内膜周长、更高的小梁体积骨密度（vBMD）和更低的皮质 vBMD。这种较大的骨骼尺寸可能与跨性别男性较高的雄激素引起肌肉含量增加相关[23-27]。这些数据可能（至少部分地）为这项荟萃分析所产生的关于跨性别激素治疗对跨性别男性骨量影响的证据提供了机制基础。

相反，接受雌激素治疗的跨性别女性可能会因雄激素缺乏而瘦下来，随着时间的推移，这可能会导致骨骼变小和更高的低骨量发病率。最近的研究显示，在长期的跨性别激素治疗后，18.3%的跨性别女性出现低骨量，而在男性和女性对照中没有观察到这种情况[23, 24]。此外，Lapauw 等[28]发现，平均 96 个月的雌激素治疗后，低骨量发生率为 35%，报告骨质疏松症或低骨量患病率＞25%的研究包括在手术后随访 5[29, 30]～6.3 年[31] 的跨性别女性。

四、跨性别者激素治疗实用指南

世界跨性别健康专业协会（WPATH）和内分泌学会都制订了针对跨性别者的指南[32]，为少数性别患者的护理提供指导，这些指南主要基于该领域专家的临床经验。跨性别男性的激素治疗指南大多是从目前存在的用于治疗性腺功能减退的正常男性的建议中推断出来的，而跨性别女性的雌激素治疗大致基于绝经后女性的治疗方法。

先前，激素治疗开始指南建议所有患者在开始药物治疗之前都要接受"真实生活测试"。该测试要求患者在开始使用跨性别激素之前，在一段预先确定的时间（通常为 12 个月）内以自我确认的性别全天生活，该建议的目的是为了帮助患者进行社交过渡，然而，上述两个学会都认识到，这一步对许多患者来说是不合理的，因为如果个人自我确认的性别与其外貌不一致，社会转型可能会非常具有挑战性。因此，更新后的指南不需要这一步，相反，学会建议患者同时进行社会过渡和药物治疗[32]。

WPATH 建议，一旦完成心理社会评估、确定患者是治疗的合适人选，并获得审查开始治疗的风险和益处的知情同意，就应该开始激素治疗。根据 WPATH，必须有合格的心理健康专业人员转诊，除非处方提供者在此类评估中合格。跨性别激素治疗的标准包括：①由精通该领域的心理健康专业人士诊断出持续存在的性别焦虑（一种感觉自己的情感和心理身份为男性或女性与生理性别相反的状态）；②具有做出充分知情决定和同意治疗的能力；③法定成年人的年龄；④对重要的医疗和（或）精神合并症进行良好控制[32, 33]。

这第 4 个标准有时很难以解释，许多患者可能同时患有与其性别焦虑相关的情绪障碍，经验丰富的医生可能会通过允许患者开始医疗过渡来成功减轻这些症状，这是一个关键概念，这一概念在评估患者是否可以开始激素治疗时应予以考虑。应密切监测合并精神疾病的患者，对这些患者而言，心理健康支持仍然至关重要，表 6-2 显示了跨性别男性和女性可选用的激素，而表 6-3 显示了对使用睾酮的跨性别男性和使用雌激素的跨性别女性的监测建议[34]。

对于使用雄激素拮抗药目前还没有一致的建议，可用的药物列表见表 6-2，螺内酯是用于抑制跨性别女性患者内源性睾酮的最常用药物之一，与螺内酯相关的最大风险是高钾血症，治疗时应密切监测，其他选择包括 5α- 还原酶抑制药，如非那雄胺，但这些可能与肝毒性有关，并且可能不如螺内酯有效[33]。促性腺激素释放激素（GnRH）激动药非常昂贵，而且对一些患者来说并不总是一个好的选择，医生也会使用孕激素，但应谨慎使用，因为理论上存在与长期使用外源性孕酮相关的乳腺癌风险[35]。

五、跨性别个体的骨质疏松症风险

跨性别者群体很庞大，并非所有跨性别者都会选择通过生理转变成为另一种性别，因此，从生物学的角度来看，许多跨性别者实际上符合他们的出生性别，在选择过渡的人中，有些人可能正在或可能已经私下服用性激素和自我调节，而其他人可能正在接受或可能已经完成了医学指导下的激素和手术治疗，手术治疗包括男性睾丸切除术或女性卵巢切除术，除此之外，跨性别者暴露于可改变的骨质疏松症风险因素的比率很高，吸烟在跨性别者中非常普遍[36]。一项全国性调查显示，30.7% 的跨性别者吸烟，并且许多跨性别者在充满烟雾的酒吧工作，导致大量被动吸烟，大概有 25% 的跨性别者因性别认同或表达问题面临的歧视，因而滥用酒精或药物[37]。

与顺性别人群一样，跨性别者将经历的这些可变风险因素作为其多重的、相互作用的和累积的生活习惯的一部分[38]，这些风险因素以及跨性别者使用跨性别激素可能会使他们患骨质疏松症的风险增加。此外，由于性激素和骨代谢之间复杂的相互作用，无论是骨骼成熟时的峰值骨量，还是随着年龄的增长而导致的骨量流失，以及相关风险行为的增加，使得跨性别者患骨质疏松症的风险存在很大差异。

另外，跨性别者经常不能及时获得医疗保健服务，使他们面临短期和长期健康状况不佳的风险[39]，世界跨性别者健康护理标准专业协会强调

表 6-2　跨性别男性和女性的激素选择					
跨性别男性			跨性别女性		
方　式	药　物	剂　量	方　式	药　物	剂　量
口服	十一酸睾酮	每天 160～240mg	口服	雌二醇	每天 2～4mg
双选（皮下、肌肉）	丙酸睾酮	每周 50～200mg；每 10～14 天 100～200mg	双选（皮下、肌肉）	戊酸雌二醇	每 2 周 5～30mg
植入（皮下）	睾酮颗粒	每粒 75mg	经皮外用	雌二醇	0.1～0.4mg，每周 2 次
	睾酮凝胶	每天 2.5～10g		黄体酮	每天 20～60mg
				醋酸甲羟孕酮	每 3 个月 150mg
				GnRH 激动药（亮丙瑞林）	每月 3.75～7.5mg
经皮给药	（1%）睾酮贴片	每天 2.5～7.5mg	抗雄激素	组胺释放素植入物	每 12 个月 50mg
				螺内酯	每天 100～200mg
				非那雄胺	每天 1mg

表 6-3　对跨社会性别者进行激素治疗的监测建议	
针对跨性别男性的睾酮监测建议	**针对跨性别女性的雌激素监测建议**
• 第一年每 3 个月监测一次男性化和不良反应，然后每 6～12 个月监测一次 • 获得血细胞比容和血脂谱基线，并在随访中监测 • 如果患者有骨质疏松症的风险，则获取骨密度基线；60 岁以后常规筛查，或者如果性激素水平持续低则更早进行筛查 • 在前 6 个月及之后监测血清雌二醇，直到子宫出血停止 • 随访时监测血清睾酮；目标 30～1000ng/dl • 注射后 24～48h 测量肠外睾酮的峰值水平 • 注射前测量肠外睾酮最低水平	• 第一年每 3 个月监测一次女性化和不良反应，然后每 6～12 个月监测一次 • 获得基线血细胞比容和血脂谱，并在随访时监测 • 如果患者有骨质疏松症的风险，则获取基线骨密度；60 岁以后的常规筛查，或者如果性激素水平持续低则更早进行筛查 • 在基线时、开始治疗后 12 个月、此后每 2 年检测一次催乳素水平 • 在前 6 个月监测血清睾酮，直到水平＜55ng/dl • 随访时监测血清雌二醇；目标 100～200pg/ml

获得循证医疗保健是跨性别者的权利，相应地，美国护理学会发表了一份关于跨性别者医疗保健服务的立场声明[40]，虽然已经有大量的关于骨骼健康和骨质疏松预防的研究以及个人的知识和健康信念进行健康行为，但目前还没有关于经常使用自我管理的跨性别激素跨性别人群的知识、健康信念或骨质疏松预防行为的研究。因此，在跨性别群体中关注这些影响因素是合乎逻辑的。

使用跨性别激素是跨性别者使内分泌和心理系统达到平衡最常见的身体改造方式[40]，但这可能会影响一个人的骨密度（BMD），跨性别者的境遇导致越来越多的人通过互联网和自我用药的方式获得激素和激素拮抗药[40, 41]，使用跨性别激素疗法进行自我治疗可能会增加患骨质疏松症的风险[42]，该研究仅限于使用非医生、非处方的跨性别激素[43]，如果没有医疗建议和知识来最大限度地减少自行使用跨性别激素的健康风险，跨性别者可能会产生误解和不准确的健康信念，从而导致高风险的不健康行为，包括心血管并发症、骨骼健康改变和骨质疏松症等。目前，没有关于长期使用跨性别激素的随机对照试验，我们对其长期影响知之甚少[44]，随着越来越多的青少年和年轻成人服用跨性别激素，青春期对骨密度的抑制尚未得到系统探索，仍然需要进一步长期研究[45]。

对跨性别者骨折的相关研究也很稀少，在

Weinand 和 Safer 对成年跨性别者的跨性激素安全性的系统文献综述中，指出大量现有数据来自病例报告，很少有大型队列研究涉及长期激素治疗的效果[46]，比利时的一项较早进行的跨性别横断面研究探讨了 100 名跨性别者在接受变性手术后平均使用 10 年跨性别激素的不良反应。研究结果表明，跨性别男性没有骨质疏松症的不良反应，但跨性别女性在腰椎和桡骨处的骨密度更低且有骨质疏松的情况发生。

Van Caenegem 等研究了跨性别激素使用的前 2 年中跨性别女性的骨密度、骨结构和骨转换指标的变化[47]，这一研究被公认为该领域的首批前瞻性研究之一，与年龄匹配的对照男性相比，在研究开始时，与同龄对照组男性相比，跨性别女性在使用跨性别激素之前的骨密度就较低，骨骼尺寸较小，随着监测使用规定的跨性别激素，跨性别女性的骨转换水平降低，但肌肉质量和力量下降明显，对于该研究，建议延长随访时间以明确跨性别激素对骨骼的长期影响以及对老年人的影响，事实上，对跨性别者进行有关使用跨性别激素的教育以增加有关骨质疏松症预防知识和骨骼健康意识的时机已经成熟[48]。

此外，对跨性别人群的骨质疏松症筛查建议的调整是复杂的，因为现有的骨质疏松筛查建议在非跨性别人群中的差异很大，其中对于非跨性别男性的筛查就缺乏共识，并且缺乏关于筛查频率的建议。

六、跨性别者的骨质疏松症筛查

内分泌学会建议，如果存在骨质疏松性骨折的临床危险因素，在接受跨性别激素治疗的所有跨性别者都应考虑进行骨密度基线检测，对于低风险个体，应在 60 岁和不依从激素治疗的跨性别者人群中进行骨质疏松症筛查[49]，对于 50—60 岁的已确定有骨质疏松症危险因素的跨性别者也应当考虑筛查。接受过性腺切除术且有至少 5 年未进行激素替代治疗的跨性别者，无论出生性别如何，无论年龄大小，均应考虑进行骨密度检测。进行中心骨密度检查的原因有 3 个：①诊断骨质疏松症；②确定骨折风险（50 岁或以上）；③监测对治疗的反应[50]。在这些适应证中，只有对治疗反应的监测（即明确骨密度随时间的变化）是不考虑性别的。受试者在进行自身比较时，任何观察到的骨密度变化都具有相同的统计相关性，就好比该人的性别在连续检测之间保持不变一样。

但是，骨密度扫描仪软件会根据技术人员输入的性别确定受试者的标准分数（T 值和 Z 值）。在骨密度测量分析过程中，由于男性和女性所参考的数据库不相同，因而不同性别对应的标准值也是不同的，目前还没有针对跨性别者的特定参考数据库，T 值是通过世界卫生组织确定的诊断分类用来诊断骨质疏松症，在广泛使用的 FRAX（骨折风险评估工具，世界卫生组织，瑞士日内瓦）骨折风险预测工具以及其他此类工具（如加拿大骨折风险协会）中 T 值也是用于评估骨折风险的关键衡量标准，加拿大放射科医师和骨质疏松症协会（CAROC）系统、骨质疏松症研究和教育基金会骨折风险计算器（FORE FRC）和 Garvan 骨折风险预防工具，这些都要求在分析软件中输入男性或女性参数[51]。因此，当个体被扫描仪识别的性别与他们实际生理性别不同时，骨质疏松症诊断分类和骨折风险评估这两个参数可能无法准确反映个体的骨骼健康状况，在解释接受激素治疗的跨性别者的实验室检查结果时，也存在类似的问题[52]。

大多数负责 DXA 扫描的技术人员和 DXA 结果解读的医生可能并不完全了解跨性别患者的评估和诊疗方案，骨密度检测师的报告中可直接提示骨密度的一系列变化且不考虑患者记录的性别，但是对于骨质疏松症的诊断分类和 10 年骨折风险评估是有问题的，因为我们的常规数据库默认每个个体都是符合他或她的出生性别。

目前，DXA 技术人员的解决方案可能是对每位跨性别患者进行两次数据处理，第一次基于患者问卷上声明的性别，第二次基于另一种性别。这样可提供两组 T 值，每个性别为一组。然后，报告医生可以决定如何最好地去解释和报告这些数据。例如，对于骨质疏松症的诊断分类和骨折风险评估可以使用标准的男性和女性参考数据库计算 2 次，将这两份报告都发给对应的临床医生，他可能是最适合确定跨性别者在生物学上是男性还是女性，并评估，DXA 结果的临床意义的人。据建议，在某些个体中，临床医生可能希望将骨折风险确定在生物学男性和女性值之间[53]。但是，这种方法也存在一些缺点，如花费时间多、不够准确、不适用于监测，以及可能造成混乱。显然，每个设备需要确定最适合该设备采用的方法和策略。

建议应该给出可以改善骨质疏松症风险因素，包括根据当前针对非跨性别人群的指南建议患者戒烟、纠正低维生素 D 水平、维持钙摄入量、负重活动和适度饮酒[54]。

七、对标准临床实践的影响

目前，还没有关于跨性别者骨骼健康和骨质疏松症预防的研究发表，这是未来研究的一个重要领域，越来越多的跨性别者不仅像普通大众一样面临骨质疏松症和骨折的风险，而且由于长期使用跨性别激素而面临额外的风险，人们对长期使用跨性别激素相关信息知之甚少，尤其是在青年期开始并持续到成年时的跨性别激素治疗。

确定跨性别者对骨骼健康和骨质疏松症的健康信念认知很重要，因为他们存在独特的医疗保健问题，改善骨质疏松症预防行为，特别是膳食钙摄入和负重运动，是男性和女性在衰老过程中随着骨密度降低都会面临的问题[38]。然而，跨性别人群面临着使用跨性别激素的复杂问题，尤其是当他们自行管理使用激素时，自我管理激素的使用可能会导致激素失衡，从而对骨骼健康产生长期影响。先前有研究表明，跨性别者缺乏可以促进骨骼健康和预防骨质疏松症的骨骼健康意识和行为[55]，因此，重要的是，医疗保健提供者必须考虑跨性别者在预防骨质疏松症和促进骨骼健康方面的知识不足，临床工作应当包括在照顾跨性别者时进行适当的评估和提供教育。需要对使用跨性别激素的跨性别者（包括自我管理或由卫生专业人员管理激素使用的）进行全面评估，并确定跨性别者关于骨质疏松症预防和促进骨骼健康方面的知识和健康信念[56]。

与跨性别者建立一种尊重的沟通方式至关重要，这样就可以保证顺利地进行风险行为和激素使用有关方面的沟通。通过识别跨性别者在相关知识上的差距，医疗保健提供者可以通过对风险因素（如激素使用）和预防行为（饮食、锻炼）的认识，教育这些处于危险中的少数群体如何去主动维护骨骼健康[57]。医疗保健提供者可以扮演照顾者、教育者和倡导者等关键角色来影响积极的骨骼健康行为，通过识别跨性别者的健康方面知识的差距，设计更好的预防和健康计划，不仅仅是为了骨骼健康，而是为了整体健康和福祉，这些都将是可以实现的[48, 58]。

综上所述，许多医疗保健专业人员没有接受过处理跨性别患者的正规培训，且可能在与他们互动或者提供护理方面感到不自在。进行男性睾丸切除术或女性卵巢切除术等手术治疗、跨性别激素治疗及暴露于可修正的骨质疏松症高患病率的风险因素将对跨性别者的骨骼健康产生负面影响，并使他们容易患上骨质疏松症。在制订专家指南之前，一些定期处理跨性别患者的机构不妨考虑以下政策：在评估已申明性别的跨性别者进行 DXA 扫描时，骨密度检测师应遵循当前的社会惯例并尊重患者选择的性别认同，输入患者声明的性别。扫描完成后，在初始输出文件中应反映此声明的性别身份，接下来，骨密度检测师应更改记录的性别，生成第二份文件，这两份文件都应该提供给报告医生，他们可能会考虑为患者出两份报告，同时为男性和女性两种性别做出骨质疏松症诊断和骨折风险评估。然而，如果此次扫描是随访性质的，那么骨密度的间隔变化在两份输出文件中将是相同的。将来相关的纵向队列研究可探究跨性别激素使用对骨骼健康的长期影响，更大的样本量将提供机会按照参与者年龄分析每日钙和维生素 D 的摄入量。最重要的是，需要进行干预研究以确定最佳方式来接近这些历来隐蔽人群并教育他们有关骨骼健康和骨质疏松症预防行为的知识。在未来的研究中考虑跨性别者的种族和文化因素，将为跨性别激素的使用和骨骼健康以及预防骨质疏松症提供不同的视角，医疗保健提供者可以在帮助提高跨性别者对骨骼健康的认识方面发挥关键作用。

第二篇

![诊断：临床医师指南 / Diagnosis: Clinician's Guide]

第 7 章　骨质疏松症风险评估工具
Osteoporosis Risk Assessment Tools

Yasser El Miedany　著

一、背景

许多骨质疏松症和骨折的风险因素已经明确，并且已经开发了数种将各种风险因素整合成单一评估体系的骨折风险评估工具。已开发的预测工具如骨折风险评估工具（FRAX）运算程序[1]、QFracture 运算程序[2] 和 Garvan 骨折风险计算器（Garvan）[3, 4]，旨在帮助临床医生通过对已知风险因素的组合计算患者的 5 年或 10 年骨折风险进而对患者进行治疗，除了这些最流行的算法之外，还有其他几种工具，它们所包含的风险因素的类型和数量有所不同。所有这些工具的共同点是能够识别骨质疏松性骨折风险增加的女性，并将她们分为骨质疏松症或骨折不同风险等级，数项研究比较了各种评估工具识别骨折高风险女性的能力[5-10]，研究结果表明简单的评估工具与复杂的评估工具评估效果相同。

在这些算法出现之前，一些自我风险评估工具被用来识别低骨密度的女性和（或）评估骨折的风险，包括年龄、体型、雌激素缺乏量表（ABONE）[11]、骨质疏松症风险评估工具（ORAI）[12]、骨质疏松症自我评估工具（OST）[13, 14]、简化骨质疏松症风险评估量表（SCORE）[15]、骨质疏松性骨折研究（SOF）筛查工具[16]，以及骨质疏松风险指数（OSIRIS）[17]。

骨质疏松领域识别骨质疏松性骨折高危人群目前仍存在挑战，风险评估工具可通过辨别哪些患者将从 DXA 扫描或治疗中获益最多，帮助进行医疗服务的决策，本章将梳理总结骨质疏松症筛查的证据、骨质疏松症早期检测的益处和危害，以及最常见的骨质疏松症风险评估工具，包括自我评估工具，此外将对骨折风险的干预阈值和评估工具的改进空间进行讨论。

二、骨质疏松症的筛查证据

多种可通过测量骨密度来筛查骨质疏松症的技术：①双能 X 线吸收法（DXA），可测量全身骨密度；②超声波，用于测量足跟、手指、腕关节和膝关节；③ CTXA（一个软件应用程序），用于髋部测量；④定量 CT（QCT），用于测量脊椎和腕关节。

鲜有研究报道使用这些技术进行骨质疏松症普查，尽管有研究报道了不同技术的相对检出率及成本，但未涉及人群的筛查是否有效或具有成本效益，然而，一项研究表明在 DXA 进行准确测量之前，对人群使用超声进行筛查，性价比并不高[18]。

经验证的调查问卷也可用于识别可能从治疗中受益的高危患者，或筛选可能需要进行骨密度检查的患者，这些评估的问卷包括 OST、OSIRIS、SCORE、ORAI 及 ABONE[19-21]。

对于以上不同调查问卷的研究结果表明，以上问卷调查对于骨质疏松症普查筛选或许是经济实用的方式。一项研究测算在人群水平上进行筛查的费用约为每位患者 300 欧元，但同样这个测算没有提供关于大规模筛查是否有效或其成本效益的任何信息[22]。

在英国对 6282 名 50—54 岁的女性进行了一

项关于骨密度筛查效果的前瞻性研究，随访时间为 5 年，在接受筛查的女性中，发现 36% 的骨密度需要干预，这些患者被推荐至全科医生（GP）接受治疗和随访。总共对 1462 名女性进行了随访，其中 12% 在筛查开始时已经接受了治疗（使用 HRT，这是当时的首选治疗），经主治医师诊断，发现 57% 适合进行 HRT，60% 患者拒绝治疗，作者得出结论，通过测量骨密度来筛查所有绝经后女性是不可取的，原因有数个，其中筛查后治疗依从性低是一个突出原因[23]。此外，基于人群的骨质疏松症筛查的灵敏度和特异度非常低[24]。

在 WHO 层面，WHO 技术报告中讨论了骨质疏松症的筛查，其中发现对所有女性进行一般筛查的论据不足[25]，许多其他研究、综述和机构得出的结论是，推荐对骨质疏松症进行普查证据不足，尽管他们承认有证据表明骨密度测量可用于诊断需要治疗的患者[26-31]。

然而，推荐对骨质疏松症进行普查的证据不足这一结论并未得到普遍认可，根据对文献的系统回顾，美国预防医学工作组（USPSTF）发现了很好的证据表明骨质疏松症和骨折的风险随着年龄和其他因素的增加而增加，骨密度测量准确地预测了短期内骨折的风险，并且对无症状骨质疏松症女性患者的治疗可降低骨折风险，基于这一间接证据，工作组认为，筛查和治疗至少对因年龄因素或其他风险因素导致骨折风险增加的女性具有中等程度的益处，并建议常规进行筛查和治疗，65 岁以上女性骨质疏松性骨折风险增加，建议开始常规筛查[32, 33]。

三、早期发现骨质疏松症的利弊

确切证据表明，骨量检测可准确预测女性和男性的骨质疏松性骨折，一项评估骨质疏松症筛查对骨折率影响的研究结果表明[34]，骨质疏松症筛查降低了髋部骨折的发生率，但未发现对其他类型的骨折的影响[35, 36]。多项研究与该结果一致，药物疗法可降低绝经后骨质疏松症女性的骨折发生率，对于 65 岁及以上的女性，确切证据表明，

筛查可以检测出骨质疏松症，并且治疗患有骨质疏松症的女性至少可以在预防骨折方面提供中等程度的益处，对于 65 岁以下骨质疏松症风险增加的绝经后女性，也有充分的证据表明筛查可以发现骨质疏松症，并且治疗对预防骨折有一定的益处。

对于男性来说，治疗筛查发现的骨质疏松症以降低骨质疏松性骨折风险的益处和危害的研究证据不足。

另外，一项研究[35] 报告了筛查骨质疏松症的危害。结果表明筛查没有增加焦虑，也没有降低生活质量，基于骨量检测筛查的特性和极低的严重危害发生率，美国预防医学工作组（USPSTF）发现了足够的证据，将与筛查相关的危害限定微乎其微，与筛查相关的危害包括 DXA 的辐射暴露和机会成本（患者和医疗系统所需的时间和精力）。

骨质疏松症药物治疗的危害取决于所使用的具体药物，最常见的抗骨质疏松药物（双膦酸盐）的相关严重不良事件、上消化道事件或心血管事件发生的风险微乎其微[33]，因此，总体而言，充分证据表明骨质疏松症药物的危害很小。

四、风险评估工具

在决定对哪些女性进行骨量检测时，临床医生应首先考虑与骨质疏松性骨折风险增加相关的因素，包括父母的髋部骨折史、吸烟史、饮酒过量、体重过轻及跌倒的高风险，此外，女性的绝经状态也是一个重要的考虑因素，因为证明治疗有益处的研究主要纳入的是绝经后女性，对于至少有一个风险因素的 65 岁以下的绝经后女性，确定是否该接受骨量检测的合理方法是使用临床风险评估工具。

骨密度（BMD）评估是骨折风险的关键决定因素，许多指南已使用骨密度阈值来确定是否建议治疗，然而，骨折风险的多因素性质意味着骨密度不能捕捉骨折风险的非骨骼决定因素，如跌倒的可能性，已经确定了许多骨折风险因素，这些因素对骨折风险的影响超过了骨密度[37]。一个

很好的例子就是年龄因素，相同的骨密度在不同年龄具有不同的意义，因此老年人的骨折风险远高于年轻人[38, 39]。这是因为年龄对骨折风险的影响是独立于骨密度的。用于评估骨质疏松症的风险的工具主要包括如下几种。

（一）FRAX

在过去的数年里，学者们进行了一系列的Meta分析，以确定可用于与骨密度一起或单独进行骨折风险评估的其他临床风险因素。这促成了谢菲尔德大学对FRAX®的开发，该工具整合了来自临床的风险因素和骨密度的信息，从而评估了一个人的10年骨折风险概率[40]。

FRAX（图7-1）通过年龄、体重指数和其他风险因素来计算个体的骨折概率，这些风险因素包括脆性骨折史、父母髋部骨折史、吸烟史、长期口服糖皮质激素史、类风湿关节炎造成的继发性骨质疏松的其他原因和饮酒史（表7-1）[40]。可选择输入股骨颈骨密度以增强骨折风险预测。骨折概率的计算同时考虑了骨折风险和死亡风险。临床风险因素结合骨密度和年龄提高了骨折预测的灵敏度，而对特异度无影响[41]。尽管使用骨密度检测可提高FRAX的预测性，但应该认识到使用或不使用骨密度，FRAX对骨折风险的预测性没有太大差异[42-44]，在许多国家，骨密度检查的检测率和信息采集率性都很低[43]，因此FRAX的

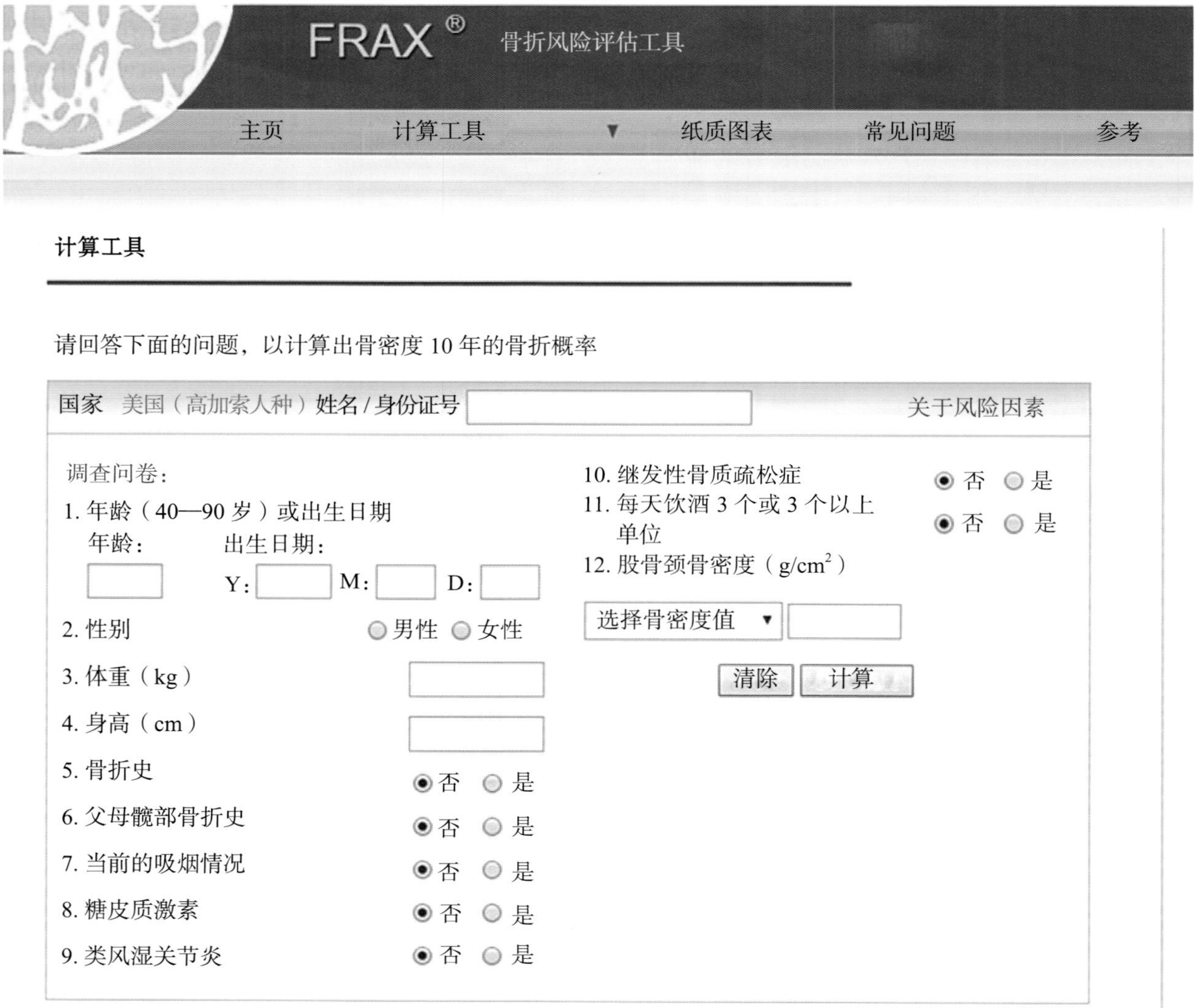

▲ 图 7-1　骨折风险评估工具 "FRAX"

表 7–1　骨折风险评估工具中包含的风险因素的定义*

风险因素	风险因素和应对措施的说明
年龄	该模型接受 40—90 岁的年龄，如果输入的年龄低于或高于该年龄，程序将分别按 40 岁和 90 岁计算概率
性别	男性或女性，根据情况输入
体重	以 kg 为单位输入
身高	以 cm 为单位输入
骨折史	骨折史更准确地指的成人自发性骨折，或者是由于轻微暴力（对健康人不至于引起骨折）引起的骨折，输入"是"或"否"（请参阅风险因素注释）
父母髋部骨折史	此处询问患者的母亲或父亲是否有髋部骨折史，输入"是"或"否"
当前的吸烟情况	根据患者目前是否吸烟，输入"是"或"否"（请参阅风险因素注释）
糖皮质激素	如果患者目前口服糖皮质激素，或已口服糖皮质激素超过 3 个月，每日 5mg 或以上剂量的泼尼松龙，请输入"是"（或同等剂量的其他糖皮质激素）（请参阅风险因素注释）
类风湿关节炎	如果患者确诊为类风湿关节炎，请输入"是"，否则输入"否"（请参阅风险因素注释）
继发性骨质疏松症	如果患者患有与骨质疏松症密切相关的疾病，请输入"是"。这些疾病包括 1 型（胰岛素依赖型）糖尿病、成人成骨不全、未经治疗的长期甲亢、性腺功能减退或绝经过早(＜45 岁)、慢性营养不良或吸收不良和慢性肝病
饮酒史（每天 3 个或 3 个以上单位）	如果患者每天摄入 3 个或 3 个以上酒精单位的酒精，请输入"是"。一个单位的酒精在不同的国家略有不同，8～10g 的酒精，相当于一杯标准的啤酒（285ml）、一杯烈酒（30ml）、一杯中等大小的葡萄酒（120ml），或者一杯开胃酒（60ml）（请参阅风险因素注释）
骨密度（BMD）	请选择所使用的 DXA 扫描设备的品牌，然后输入实际的股骨颈骨密度（单位：g/cm²）。或者根据 NHANES Ⅲ 的女性参考数据，输入 T 值。对于没有进行骨密度检测的患者，该栏应留空（请参阅风险因素注释）。（由 Oregon Osteoporosis Center 提供）

关于风险因素的说明

骨折史	一个特殊的情况涉及椎体骨折史，仅通过影像学观察发现的骨折（形态上的椎体骨折）也算作既往骨折史，既往的临床椎体骨折或髋部骨折是一个强风险因素，因此，根据 FRAX 计算出的骨折概率可能被低估了，多处骨折时也会使骨折概率被低估
吸烟史、饮酒史、糖皮质激素使用史	这些风险因素似乎具有剂量依赖性效应，即接触量越多，风险越大，这一点未考虑在 FRAX 内，计算时假定为平均接触量，临床应用判断时应该采用低或高暴露量
类风湿关节炎	风湿性关节炎是骨折的风险因素，然而，骨关节炎会降低骨折风险。因此，除非有临床或实验室证据支持诊断，否则不能给患者诊断为关节炎
骨密度	参考技术为股骨颈双能 X 线吸收测定法（DXA）测量。T 值是基于 20—29 岁女性的 NHANES 参考值，同样的绝对值也适用于男性

NHANES. 国家健康和营养检查调查

*. https://www.sheffield.ac.uk/FRAX/tool.aspx?country=58

一个主要优势是能够在没有骨密度的情况下评估骨折风险。

世界不同地区的骨折发生概率差异很大[44]。因此，FRAX® 模型需要对那些骨折和死亡流行病学已知的国家进行校准。模型目前适用于 58 个国家及地区：阿根廷、亚美尼亚（代理）、奥地利、澳大利亚、比利时、巴西、加拿大、智利、捷克、中国大陆（2013 年修订）、哥伦比亚、克罗地亚、丹麦、厄瓜多尔、爱沙尼亚、法国、芬兰、德国、希腊、中国香港、匈牙利、冰岛、印度（代理）、印度尼西亚、爱尔兰、以色列、意大利、日本、约旦（更新）、韩国、科威特、黎巴嫩、立陶宛、马耳他、墨西哥、摩洛哥、荷兰、新西兰、挪威、巴勒斯坦（代理）、菲律宾、波兰、葡萄牙、罗马尼亚、俄罗斯、新加坡、斯洛伐克、斯里兰卡（代理）、西班牙、瑞典、瑞士、中国台湾、泰国、突尼斯、土耳其、英国、美国和委内瑞拉。该机型有 27 种语言可供选择：阿拉伯语、孟加拉语、中文（繁体和简体）、捷克语、丹麦语、荷兰语、英语、芬兰语、法语、德语、希腊语、冰岛语、印度尼西亚语、意大利语、日语、韩语、立陶宛语、挪威语、波兰语、葡萄牙语、罗马尼亚语、俄语、斯洛伐克语、西班牙语、瑞典语、泰国语和土耳其语[45]。

自 2008 年网站推出 FRAX 以来，它已被广泛用于骨折风险评估，目前每月约处理 225 000 次评估。经过美国食品药品管理局（FDA）的监管审查，FRAX 被组合入 DXA 扫描仪，以在 DXA 扫描时同时行 FRAX 概率评估，对于那些不能上网的人，国际骨质疏松基金会（IOF）已经开发了手持计算器以及适用于苹果和安卓智能手机的应用程序（http://itunes.apple.com/us/app/frax/id370146412?mt=8）和纸质 FRAX 便签本（https://play.google.com/store/apps/details?id=com.inkrypt.clients.iof.drfrax）。

使得患者能够在医疗咨询之前记录风险变量，可以从 IOF 官网（www.iofbone-health.org）以多种语言获得。

最近有研究回顾分析了 FRAX（表 7-2）的局限性[46, 47]。尽管 FRAX 工具因其在社区医疗中使用时的简便性而受到肯定，但其不足是没有考虑暴露反应。例如，骨折的风险随着糖皮质激素的暴露（剂量和持续时间）而增加，但 FRAX 只接受对相关问题的"是 / 否"回答。其他经过充分研究的"剂量反应"示例包括骨折史的次数和饮酒量。另一个问题是缺乏治疗指南中通常推荐的腰椎骨密度，以及缺乏对骨骼材料或结构特性的测量，因此 FRAX 的报告结果对治疗的指导存在局限性[48]。

表 7-2 FRAX 的局限性

FRAX 在骨折风险评估中的应用
- 无法识别即将发生的骨折风险（能够区分近期和既往的骨折）
- 高、中、低的糖皮质激素接触史
- 腰椎骨密度的同期数据
- 骨小梁评分（TBS）的信息
- 髋部轴长
- 跌倒史 / 跌倒风险
- 低估了糖尿病患者的骨折风险

FRAX 在指南制订中
- 没有对照试验
- 年龄相关的阈值存在年龄偏见
- 各国标准不统一
- 各亚组 NOGG 的敏感性

FRAX（一般考虑）
- 对电脑存取的依赖
- 并非所有国家都有 FRAX 模型
- 疗效评估的患者没有骨密度

NOGG. 英国国家骨质疏松症指南工作组

如果通过加入不同程度的暴露因素使 FRAX 更加准确，那么不仅需要采集骨折风险相关的暴露因素信息，还需采集 FRAX 中关于这些暴露因素所依赖的其他风险性变量及其对死亡风险的独立影响信息，这需要在足够数量和具有广泛地域代表性的人群中收集包括以上信息以及其他 FRAX 变量。

为了解决其中的一些问题，目前已经提出了

相对简单的算术程序，可应用于传统的 FRAX 对髋部骨折和严重骨折概率的评估，用类固醇剂量和持续时间[20]、腰椎骨密度[49, 50]、骨小梁评分（TBS）[51-53]、髋部轴长[54] 以及中度或高度跌倒风险/反复跌倒史等因素来调整评估概率。

这样的分析可以告诉临床医生如何在现有的 FRAX 模型输出中调整临床决断，然而，最常见问题是 FRAX 模型中遗漏了其他风险评估工具中所包含的跌倒这一风险变量。事实上，国际临床骨密度测量学会（ISCD）的专家组建议将跌倒纳入 FRAX[55]。虽然从跌倒风险的文献回顾来看，这个观点具有很好的询证医学证据，但由于以下原因，将其纳入 FRAX 仍存在问题。

第一，在 FRAX 发布时，现有的跌倒数据质量不高，包括跌倒问题的异质性构造。

第二，跌倒风险虽然不是输入变量，但是在算法中作为内在因素已经被考虑进去了，因此，对于任何风险因素组合给出的骨折概率，在构建 FRAX 时都默认队列中跌倒风险已观察到（但没有记录）。

第三，跌倒风险与其他 FRAX 变量的相互关系在国际上还没有得到充分的探讨。

第四，需要考虑跌倒风险变量和死亡率之间的关系，但目前还没有可用的数据。

FRAX 在患者管理中的应用

在临床实践中应用 FRAX 指导治疗需要评估骨折概率——这被称为干预阈值。有许多不同的方法设置 FRAX 的干预阈值，然而，所用的阈值各异，因为它们十分依赖于地方政策，例如，报销问题、健康经济评估、为骨质疏松症患者支付医疗费用的意愿以及是否可行 DXA 检查，FDA 批准用于绝经后女性和 50 岁及以上男性的药物治疗，基于以下几点。

• 髋部或椎体（临床或形态上）骨折。

• 充分评估排除次要因素后，股骨颈或脊柱的 T 值≤−2.5。

• 骨量减少（股骨颈或脊柱 T 值为 −1.0～−2.5）和基于美国采用的 WHO 算法 10 年髋部骨折概率≥3% 或 10 年严重骨质疏松症相关骨折概率≥20%。

• 对 10 年内骨折概率高于或低于以上水平人群的治疗根据临床医生的判断和（或）患者的选择。

（二）QFracture

2009 年，Hippisley-Cox 和 Coupland 发表了一篇论文，描述了 QFracture（www.qfracture.org）的开发和验证——一组风险预测算法，用于在社区医疗中预测 10 年髋部骨折和骨质疏松性骨折（髋部、椎体骨折或桡骨远端骨折）的风险。这些算法是使用 QResearch 数据库中 2/3 临床样本数据建模，并使用剩余的 1/3 进行验证，因此验证样本与建模样本在物理上是分开的，QResearch 数据库源于 EMIS 临床系统（EMIS 是全英国 55% 以上的全科医疗使用的临床系统），可以在 www.qfracture.org 上公开找到可用的网络计算器和开源软件。

与 FRAX 工具一样，它考虑了吸烟史、酒精史、皮质类固醇使用史、家族史（父母髋部骨折或骨质疏松症）以及骨质疏松症的几个次要原因（图 7-2），与 FRAX 不同，QFracture 还包括跌倒史（是/否确定时间范围），运用大量临床风险因素，但排除了骨密度（BMD），它已经过内部验证（即来自同一人群的一个社会阶层），并在相似人群中进行了外部验证（在全科医生记录中常规收集的数据），在英国的髋部骨折方面，QFractur 的性能特征和校准已与 FRAX 进行了比较，其结果具有一致性[56]，该工具尚未针对其他国家的流行病学进行校准，QFracture 的一个特点是它比较烦琐（含更多问题）并且不兼容骨密度的准入标准，骨密度测量被认为是"昂贵且不方便的检测"，因此该模型忽略了已证明骨密度检测在骨折风险评估中的有效的大量研究数据[57]。

（三）Garvan

Garvan 骨折风险计算器或 Garvan 量表（www.garvan.org.au）由 Garvan 医学研究所的澳大利亚研究人员设计，用于预测特定患者在 5 年和 10 年内发生任何骨质疏松性骨折的绝对风险[58]，Garvan 工具基于澳大利亚达博骨质疏松症流行病学研究

个人信息

年龄（30—99岁）： 64
性别　　　　　　　○男　◎女
种族：　　　　白种人或未明确

临床信息

吸烟状态：　　非吸烟者　　　　▼
饮酒状态：　　无　　　　▼
糖尿病：　　无　　▼
你的父母有过骨质疏松症 / 髋部骨折吗？　　　　□
你住在疗养院或护理院吗？　　　　□
你有手腕、脊柱、髋部或肩部骨折史吗？　　　　□
跌倒史？　　　　□
痴呆症？　　　　□
癌症？　　　　□
哮喘还是慢性阻塞性肺病？　　　　□
心脏病发作、心绞痛、脑卒中或暂时性脑缺血发作　　　　□
慢性肝病　　　　□
慢性肾病（4 期或 5 期）　　　　□
帕金森病？　　　　□
类风湿关节炎或系统性红斑狼疮？　　　　□
营养吸收不良疾病，例如，克罗恩病、溃疡性结肠炎、腹腔疾病、脂肪泻或盲襻综合征？　　　　□
内分泌问题，例如，甲状腺功能亢进症、甲状旁腺功能亢进症、库欣综合征？　　　　□
癫痫或服用抗惊厥药？　　　　□
定期服用类固醇片？　　　　□
服用雌激素（仅做激素替代疗法）　　　　□

如果不知道请留空

体重指数

身高（cm）：
体重（kg）：

计算未来 10 年风险　　　　计算风险

▲ 图 7-2　QFracture®-2016 风险计算器：*http://qfrac-ture.org*

（DOES），研究中的男性较女性少很多，该研究涉及大约 2500 名 60 岁或以上的男性和女性，它与 FRAX 的不同之处在于包括跌倒史（前一年归类为 0 次、1 次、2 次、>2 次）和之前的脆性骨折次数（归类为 0 次、1 次、2 次、>2 次），但不包括其他 FRAX 变量，例如，父母髋部骨折病史、继发性骨质疏松症、类风湿关节炎、糖皮质激素的使用、吸烟和饮酒（图 7-3）。这一工具的输出与 FRAX 的不同之处在于它报告了更多骨折部位的风险（包括股骨远端、胫骨 / 腓骨近端、胫骨 / 腓骨远端、髌骨、骨盆、胸骨肋骨、手部骨折，

和足部不包括足趾的骨折)[59]。

Garvan 量表虽然表面上非常实用且便于使用，但相关参考书目有限。与 FRAX® 相比，Garvan 工具的使用不太广泛，在一些两种量表比较研究中经常显示出不一致的结果[60]。

1. 特征比较

输入变量、输出结果和模型特征存在重要差异，这使得模型间比较存在困难（表 7-3）。

2. 输入变量比较

关于输入变量，Garvan 和 QFracture 都包含跌倒的历史，而 FRAX 中不含，特别是，Garvan 工

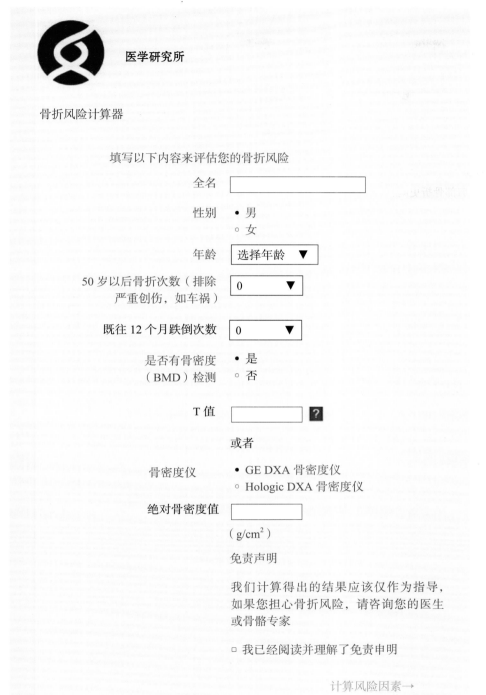

医学研究所

骨折风险计算器

填写以下内容来评估您的骨折风险

全名

性别　• 男
　　　○ 女

年龄　　选择年龄　▼

50 岁以后骨折次数（排除
严重创伤，如车祸）　0　▼

既往 12 个月跌倒次数　0　▼

是否有骨密度　• 是
（BMD）检测　○ 否

T 值　　　　　　?

或者

骨密度仪　• GE DXA 骨密度仪
　　　　　○ Hologic DXA 骨密度仪

绝对骨密度值

（g/cm²）

免责声明

我们计算得出的结果应该仅作为指导，
如果您担心骨折风险，请咨询您的医生
或骨骼专家

□ 我已经阅读并理解了免责申明

计算风险因素→

具对过去一年的跌倒次数进行加权。尽管跌倒是骨折的一个重要风险因素，但将跌倒纳入 FRAX 有困难，原因如前所述[61, 62]。撇开这些技术问题不谈，风险评估工具旨在识别适合治疗干预的风险。然而，跌倒作为风险变量并不能始终通过风险可逆性测试[63, 64]，而这是任何评估工具风险变量的必要特征[42]。最近，一项针对老年男性的分析（可作为会议摘要获得）表明，跌倒对骨折的预测价值随着时间的推移而显著下降[65, 66]。如果这种现象是普遍的，那么跌倒史在骨折风险的长期（如 10 年）评估中的效用将受到质疑，在他们的评论中，Kanis 及其同事[57]认为跌倒历史在骨折

表 7–3　FRAX、QFracture 和 Garvan 的特征比较			
	FRAX	**QFracture**	**Garvan**
即将发生的骨折风险	否	否	否
已外部验证	是，国际范围	是，仅限英国	是，加拿大
已校准	是	是（仅髋关节）	是
适用范围	国际	英国	不确定
调整竞争性死亡风险	是	否	否
输入变量			
跌倒情况	否	是	是
骨密度	是	否	是
骨折史	是	是	是
家族史	是	是	否
输出结果			
骨折部位	髋部、前臂、肱骨脊柱	髋部、前臂、脊柱、肩部	除手指外的骨折
指标	发病率	发病率	发病率
结果	• 严重骨折的 10 年风险 • 髋部骨折的 10 年风险	• 未来 1～10 年髋部骨折或骨质疏松性骨折（髋部、脊柱、腕部或肩部）的风险	• 5～10 年所有部位的骨折 • 5～10 年髋部骨折
截断点	• 髋部骨折 10 年概率≥3% 或严重骨质疏松症相关骨折 10 年概率≥20%（基于美国改善的 WHO 算法）	• 对女性而言，风险最高的前 10% 人群的 10 年风险为 11.1% • 对于男性来说，最高风险的前 10% 的临界值是 2.6%	• 低于 18.5% 表明骨折风险低 [a]
髋部骨折的 AUC 值 [b]	0.78（0.70～0.88）	0.69（0.64，0.74）	0.78（0.74，0.82）
完成问卷的时间	较短	较长	较短
网址	shef.ac.uk/FRAX	qfracture.org	Garvan.org.org/bone-fracture-ris

a. Reyes Domínguez et al. [60]

b. Gourlay et al. [102]

风险评估中的有效作用仍然存在争议。然而，相反，最近的一项研究[61]显示，在常规临床实践中，自我报告的前一年跌倒次数与骨折风险密切相关，并且这种风险与年龄、性别、骨密度和基线骨折概率无关，此外，多次跌倒（最多 3 次）的剂量效应比单次跌倒风险更大。

除了跌倒之外，QFracture 输入的许多风险因素（心血管疾病、2 型糖尿病、哮喘、三环类抗抑郁药的使用、跌倒史或肝病）均属于少数几种骨靶向干预的风险因素，模型之间的其他重要差异包括骨折史的问题结构，如脆性骨折史（FRAX）、50 岁以后的骨折（Garvan）或过去的手腕、脊柱、髋关节或肩部骨折（QFracture）。对于骨密度，FRAX 和 Garvan 的参考部位是股骨颈，但骨密度不是 QFracture 的输入变量。

3. 输出结果比较

结果输出和模型特征方面，Garvan 比 QFracture 或 FRAX 纳入了更多的骨折结果，与 FRAX 相比，这些额外骨折结果的纳入预计会使女性的骨折风险增加 34%～45%，具体增加取决于不同年龄[67]，模型之间的结果变量不同，不仅在骨折部位，而且在衡量标准上也有所不同，以 FRAX 为例，评估骨折风险时，该算法计算的骨折概率（是一种包含死亡风险的衡量标准）不是简单骨折发生率[68]。

考虑到大多数比较研究中的方法学缺陷[68-75]，3 个预测模型的性能特征的比较似乎主要在髋部骨折风险方面具有可比性[69-75]，当 QFracture 和 FRAX 应用于英国人群时，髋部骨折风险存在合理的一致性，因为两者都针对英国进行了校准，尽管校准方式不同，Garvan 仅对达博市进行校准，本身不具代表性。加拿大报道了 Garvan 和 FRAX 工具的结果具有一致性[69]。Kanis 等[70]考虑这是由于加拿大和达博市之间相似的流行病学引起的偶然事件。申称对挪威也具有良好校准的说法证据不足[71-74]。

虽然 QFracture 和 FRAX 对髋部骨折风险评估标准相似[69, 71, 75]，但对于主要部位骨质疏松性骨折来说，两者显然是完全不同的模式，FRAX 评估的概率明显高于 QFracture 评估的发生率。在相同的临床背景下 Garvan 往往会输出更高的风险值，Garvan 工具由于其输出的结果是所有骨折的 10 年发病率（减去足趾骨折），因此输出的风险估计值最高，而 QFracture 给出的估计值最低[76-78]。

造成差异的原因是 QFracture 源自全科医生记录，这些记录中一些重要变量通常是不完整的[78]，例如，髋部骨折的档案中全科医生记录相对准确，但对于其他严重骨折，尤其是脊椎骨折，却明显不可信[79]，QFracture 数据库得出主要部位骨折史为 1.9%[72]，而英国女性骨折史估计为 21%～45%，

具体患病率与年龄相关[80-83]，其中，大约一半是主要部位骨折。对于父母骨质疏松症或髋部骨折病史，QFracture 数据库给出的患病率为 0.3%，而前瞻性研究的 Meta 分析显示父母髋部骨折史的患病率为 13%[81]。不准确的影响难以量化，但可能会降低人群中 10 年风险分布的中位数，经验观察也支持这一观点，1/10 的风险等级中，QFracture 低于 FRAX。

相应地，临床风险因素的缺乏和不准确采集可能会使髋部骨折风险和严重骨折风险的权重产生偏差，在 FRAX 和 Garvan 的病例中，之前有骨折史的患者骨折的发病率大约翻了一倍，这在全球范围内都是如此[73, 82]，在严重骨折发病率的方面，QFracture 仅使风险比增加约 8%，而不是预期的风险加倍[78]，正如 Meta 分析所预期的那样，骨折史的影响在年轻人中会更大一些[73]，这适用于 FRAX 的评估，相反，对 QFracture 来说将骨折史作为骨折风险因子给予权重是不合适的，并且权重也不会随年龄而变化（后者，Garvan 也是如此）。

将年龄与骨折模式联系在一起时会出现另一个问题，正如预期的那样，在所有年龄段，FRAX 评估主要部位骨折的概率都超过了髋部骨折的概率，在 QFracture 评估时，髋部骨折的发生率和主要部位骨折的发生率从 85 岁开始是相同的，这意味着 85 岁以上的女性不会出现脊柱、肱骨或前臂远端骨折。这与实际情况形成矛盾[83, 84]。事实上，髋部骨折以外的脆性骨折分别占 85—89 岁女性和男性骨折的 64%～67%[67]。

4. 骨质疏松症自我评估工具

在 FRAX 出现之前，还有其他风险评估工具用于识别骨密度降低的女性，或者用于评估骨折的风险，大多数工具都是基于少量的临床相关风险因素预测骨密度降低，这些工具包括年龄、体型、雌激素缺乏量表（ABONE）、骨质疏松症风险评估工具（ORAI）、骨质疏松症自我评估工具（OST）、简化骨质疏松症风险评估量表（SCORE）以及基于骨质疏松性骨折研究（SOF）的筛查工具。ABONE 和 ORAI 风险评估工具基于年龄、体

重和雌激素使用史进行分析[11, 12]。OST 风险评估工具基于体重和年龄进行分析[14]，简化骨质疏松症风险估计工具（SCORE）基于患者种族、类风湿关节炎病史、45 岁后最小创伤骨折病史、年龄，雌激素使用史和体重的相关数据进行分析[15]，而骨质疏松症风险指数（OSIRIS）则从年龄、体重、当前激素替代疗法使用史和低能量骨折史这几个方面进行分析[17]，SOF 风险评估工具分析的相关因素包括髋部骨折一级亲属、体重、痴呆、皮质类固醇使用史、癫痫药物使用史、苯二氮䓬类药物使用史、50 岁以后骨折史，更年期激素治疗史、心率、25 岁时身高、年龄，种族，步行锻炼及从椅子起立的能力。

这类工具主要是为了确定那些可能发生骨密度降低的女性，然后对其进行骨密度的测量以及最终评估，所有这些工具都是基于女性相关数据开发的，并在独立队列中得到验证，并且其性能

与开发队列中看到的相似[14, 15, 67, 85, 86]，表 7-4 比较了用于最常见的骨质疏松症自我骨折评估风险工具的临床风险因素。并与最常见的骨折预防工具 FRAX 也进行了比较。没有研究确定上述相关评估工具在选择患者进行治疗从而预防骨折方面的有效性[87, 88]。

5. 骨质疏松症自我评估工具（OST）

骨质疏松症自我评估工具（OST）是一种目前用于预测骨质疏松症风险的预测算法[13]。它是由 Koh 等[13] 使用来自 8 个亚洲国家的绝经后女性的数据首先建立的，筛查算法仅基于年龄（岁）和体重（kg）：OSTA 评分，=（体重－年龄）×0.2，有 3 个骨质疏松症风险类别，低风险（>–1），中度风险（–1～–4）和高风险（<–4）。它在明确女性骨质疏松症风险方面表现良好[14]。Kung 等率先使用 OST 对亚洲男性进行骨质疏松风险评估，它在男性中预测骨质疏松症表现中等[89]。当应

	表 7-4 与 FRAX 相比，用于计算最常见骨质疏松症自我评估风险的临床风险因素					
	FRAX	**SCORE**	**OST**	**ORAI**	**ABONE**	**OSIRIS**
临床风险因素	• 年龄 • 性别 • 体重指数 • 骨折史 • 父母髋部骨折史 • 吸烟 • 类固醇使用情况 • 类风湿关节炎 • 饮酒 • 与继发性骨质疏松症相关的病史	• 年龄 • 体重 • 种族 • 骨折史 • 类风湿关节炎 • 雌激素治疗史	• 年龄 • 体重	• 年龄 • 体重 • 目前雌激素使用情况	• 年龄 • 体重 • 雌激素使用情况	• 年龄 • 体重 • 骨折史 • 目前雌激素使用情况
AUC 指数	所有骨折*: 0.69（0.54e0.83）；髋部骨折: 0.78（0.70～0.88）	0.65～0.87	0.32～0.82	0.32～0.84	0.67～0.72	0.63～0.80
建议骨密度检查的阈值	≥9.3%	≥6	<2	≥9	>2	<–3

FRAX. 骨折风险评估工具；SCORE. 简化骨质疏松风险评估量表；OST. 骨质疏松症自我评估工具；ORAI. 骨质疏松症风险评估工具，AUC 指数 . 受试者工作特征曲线下的面积；ABONE. 年龄、体型、雌激素缺乏量表；OSIRIS. 骨质疏松风险指数

*.10 年重大骨质疏松性骨折风险

用于亚洲女性时，OST 被称为 OSTA（亚洲人的 OST），OSTA 的建立只涉及来自东亚和东南亚的绝经后女性和男子，OST 后来在亚洲和白种人人群的几项研究中得到验证，并与绝经后女性大样本中的其他风险指数进行了比较[88, 90]，结果表明，OST 是一种有效且高效的工具，可帮助针对高危女性进行 DXA 检测[14]。

6. 骨质疏松风险指数（OSIRIS）

OSIRIS 是一个简单的指数，基于 4 个绝经后女性易于收集的变量，在西欧高加索血统女性骨质疏松症风险等级分类方面表现出高度的准确性和良好的表现，使用 OSIRIS 任意创建 3 个类别，临界值为：+1 和 –3。低风险（OSIRIS＞+1）占所有女性的 41%，这一组中只有 7% 的女性患有骨质疏松症；高危组（OSIRIS，＜–3），占所有女性的 15%，骨质疏松症的患病率极高（66%）；中等风险组的骨质疏松症患病率为 39%（–3＜OSIRIS＜+1），占所有女性的 44%。基于该工具，提出了一项策略，即开始对高风险女性进行治疗，推迟对低风险女性进行骨密度测量，并将骨密度测量限制在具有中等骨质疏松症风险的女性，与大规模筛查方案相比，这将节省超过 55% 的骨密度测量费用[17]。

五、骨折风险模型的效能

预测模型的效能通常通过两个指标来评估：区分度和校准度，区分度是指一种模型的将有骨折风险的患者与没有骨折风险的患者区分出来的能力，区分度主要通过受试者工作特征曲线（AUC）下的面积来进行计算，它评估敏感性和特异性之间的权重，因此是对预后准确性的全局估计，校准度则用于评估在预测概率范围内观察到的和预测的骨折风险之间的一致性。

在过去 10 年中，有几项独立研究对 Garvan 模型[9, 91–93]、FRAX[94–99] 或两者结合[9, 100] 的预后效能进行了检测，总的来说，髋部骨折的区分度优于总体骨折。在预测髋部骨折风险方面，Garvan 的 AUC 中位值为 0.80，与 FRAX 相当（AUC 为 0.78）。

在预测主要部位骨折风险方面，Garvan 和 FRAX 的 AUC 中位值分别为 0.76 和 0.69[104]。然而，需要注意的是，作为一项标准，对于像髋部骨折等概率事件（如少于 100 例）的评估，其 AUC 值往往过于乐观[105]。对于男性骨折的区分度要低于女性[106]，在某些人群中[91, 93, 100]，Garvan 模型效能似乎在骨折区分度上表现良好，尤其是在男性人群中[103]。例如，在加拿大多中心骨质疏松症研究中，Garvan 模型对髋部骨折具有较高的区分度（女性 AUC 为 0.80，男性 AUC 为 0.85）[91]。在最近的一项系统评价中，FRAX 和 Garvan 得出的总体骨折的平均 AUC 分别为 0.67（95%CI 0.64～0.71）和 0.70（95%CI 0.64～0.75）[107]。

虽然 FRAX 和 Garvan 的区分度相当，但它们的校准度却有很大的差异，大多数研究均表明，FRAX 往往低估了骨折风险[100, 101, 103, 108]，尤其是在糖尿病患者中[109]，一些研究表明，Garvan 模型具有更好的校准度，一项对生活在新西兰的 1422 名绝经后女性进行的研究发现，Garvan 预测的骨折风险为 99%，与观察到的骨折数量一致。然而，Garvan 模型倾向于高估骨折风险，这在最初的发展研究中也有所提及[100]，在 CaMoS 队列中，Garvan 模型也显示预测的 10 年骨折概率与观察到的 10 年骨折风险之间的显著一致性[91]。

Garvan 和 FRAX 之间的骨折预测概率的一致性较弱，相关系数为 0.67[110]，造成这种不一致的原因之一是，Garvan 模型在风险估计中考虑了跌倒因素，但 FRAX 模型没有考虑这一因素[49]，2012 年，一项针对波兰绝经后女性的效度分析发现，Garvan 模型和 FRAX 模型之间的风险估计存在相当大的差异，Garvan 模型预测骨折比 FRAX 更准确[45]，尽管 Garvan 和 FRAX 在预测骨折风险方面存在差异，但大多数差异似乎不会影响治疗的选择[111]。

Garvan 和 FRAX 之间的不一致是意料之中的，因为这两种模型使用了不同的风险因素。本质上，风险估计是一种条件概率，取决于风险因素及其统计学权重。与每个风险因素相关的估计权重依赖于风险因素与骨折之间关系建模的统计方法。Garvan 模型中与 5 个风险因素相关的权重来自于多变量 Cox 比例风险分析[29]，而 FRAX 模型的推导方法还未知[112]。因此，根据预测中选择因素的不同，个体可能具有不同的骨折风险预测结果[113]。此外要认识到，预测的风险实际上是一种平均的"群体智慧"[114]，其"真实"值的波动低于或高于典型值。因此，个人并不一定具有唯一的风险估值。这个微妙的事实也解释了为什么不同的有效预测模型可以对个体产生截然不同的结果。

预测的骨折风险是否与临床指南一致？在对 801 名随访 10 年的男性进行的验证研究中，Pluskiewicz 等[103]发现，Garvan 预测的骨折风险与 FRAX 预测的骨折风险相比，其与治疗指征具有更高的一致性。例如，在 218 名既往有骨折（即需要治疗）的男性中，82% 的患者 Garvan 预测风险≥20%，而只有 8% 的患者 FRAX 预测风险≥20%。同样，在男性骨质疏松症患者（即需要治疗）中，Garvan 和 FRAX 预测风险≥20% 的比例分别为 72% 和 10%[103]。因此，预测风险的阈值 20% 定义为"高风险"与当前的临床指南一致。

然而，目前尚不清楚对当前预测模型所定义的高危患者进行治疗是否会降低他们未来骨折的风险，几乎所有评估骨折疗效的随机对照试验都是基于骨密度降低（即骨质疏松）和（或）已存在骨折的患者，在这些患者中，药物干预显示了良好的疗效[10]，由于尚未对基于 FRAX 或 Garvan 的骨折高危个体进行临床试验，目前尚不清楚这些患者是否可以从药物治疗中获益，然而，随机对照试验的 Post hoc 检验表明，基线检查时的骨折风险高的患者（根据 FRAX 评估），使用地舒单抗[115]和巴多昔芬[116]，相关的高骨折风险的略有降低，但使用雷奈酸锶[117]和雷洛昔芬[118]的患者骨折风险没有降低。在另一项 Post hoc 检验分析[67]，表明在骨折概率高达 25%（平均概率为 24%）的女性中，使用氯膦酸钠治疗，可在 3 年内将骨折风险降低 23%；在前 10% 的女性中

（平均骨折概率为 30%），治疗将骨折风险降低了 31%[119]。综上所述，这些结果似乎与以下假设相一致：对预测模型确定的高风险或中风险患者的治疗有助于降低骨折发生率。

六、极高骨折风险的概念

2020 年，IOF 和 ESCEO[120]发布了将高危人群分为高危和极高危人群的报告。这是基于对主要骨质疏松性骨折（脊柱、髋关节、前臂或肱骨）的 10 年概率的评估。骨折概率低于评估阈值下限的女性为低风险女性，概率高于评估阈值上限的女性考虑进行治疗，骨折概率介于评估阈值上下限之间的女性，应进行骨密度检查，并重新评估其骨折概率，然后再将需要治疗的亚组分为高危组和极高危组。

这种骨折高风险的新概念是由最近批准的罗莫单抗、阿巴洛肽以及现有的特立帕肽等药物试验的数据驱动的，与抗骨吸收治疗相比，促进骨形成药物可以更快、更有效的降低骨折风险[121-123]，这种根据患者的需要量身定制医疗管理的策略代表了骨质疏松症管理的一场革命，特别是对于那些骨折风险极高的人群。所以，虽然当前指南建议对绝经后女性存在高骨折风险时，治疗是从抗骨吸收药物（主要是口服双膦酸盐）开始[124-126]，但根据最近的建议，对于骨折风险极高的绝经后女性，先使用促进骨形成药物，然后再使用抗骨吸收药物更合适[123, 127-129]。

（一）骨折风险干预的阈值

至关重要的是，目前可用的骨折风险评估工具都没有直接给出治疗指征。因此，需要对给出的风险概率进行解释，并设置阈值，超过该阈值就可以判断为有必要进行药物干预，治疗方法的成本效益通常是设定阈值时的关键因素。

在特定条件下进行健康经济评估有 2 种主要方法[130, 131]。首先，可以评估干预的成本效益，并相应地设置干预的阈值，如 FRAX 概率，或者，可以通过获取临床资料，设定适当的干预阈值，并

使用成本效益进行分析确认。2017 年美国国家健康与护理卓越研究所（NICE）更新了关于双膦酸盐在骨质疏松症中使用的多项技术评估（MTA）[132] 作为一个例子，说明了对于常见疾病，针对相对便宜的药物，严格执行成本效益阈值是如何导致相反的效应及可能得出存在潜危害的临床指南（图 7-4）[130, 133]。由于主要的口服和静脉注射双膦酸盐低成本仿制药的广泛使用，导致口服治疗被认为性价比超过 1% 的严重骨质疏松性骨折风险。不幸的是，这一指标最初被一些支付者作为临床干预阈值，但实际操作中，医师参考的是 NICE 推荐的英国国家骨质疏松症指南工作组（NOGG）的指南，该指南对阈值设定进行了调整，制订基础为临床适用性，将阈值设定为 FARX 10 年骨折概率达到与其年龄相当女性骨折的发生率，这种方法避免了对老年人的不当过度治疗和对年轻人的治疗不足，已被证明具有成本效益[134]，并已在许多国家采用[135]。

世界各地的阈值设置方法差异很大，指南使用固定或可变的年龄依赖性阈值，有时将概率阈值与骨质疏松范围内的骨密度相结合[136]。即使在美国和英国之间，指导建议也存在明显的差异。美国国家骨质疏松症基金会建议分别对≥65 岁或

70 岁的女性和男性进行 骨密度评估，如果有骨折史，则建议在更年轻的时候进行骨密度评估；对有椎体或髋部骨折史或骨密度检查提示骨质疏松症或骨质减少，如果 10 年 FRAX 计算的髋部骨折概率≥3% 或主要骨质疏松性骨折≥20%，则建议进行治疗[137]。相反，如上所述，英国国家骨质疏松症指南工作组（NOGG）建议使用 FRAX 联合或不联合骨密度作为风险评估的第一步，事先无论其他风险因素如何，老年人的脆性骨折通常是治疗的充分基础（图 7-5），FRAX 生成 10 年的概率后使用阈值图来指导适当的干预。可能的结果包括对患者之后进行进一步的风险评估（低风险）、骨密度检查（中等风险）或无须骨密度检查的立即治疗（高风险）[138]。一旦进行了骨密度检查，根据年龄绘制，高于或低于单一治疗阈值的 10 年的骨折概率，该阈值是根据以前有过脆性骨折的 10 年骨折概率设定的，与较早的英国国家指南相对应。因此，治疗阈值随着年龄的增长而增加，但即便如此，在评估的年龄范围内，可能有资格接受治疗的女性比例从 20% 上升到 40%（图 7-6），关键是，不应理所当然地认为一个标准适用于所有国家。例如，如果在中国以美国使用的 FRAX 严重骨质疏松性骨折的 20% 阈值进行干预，将导

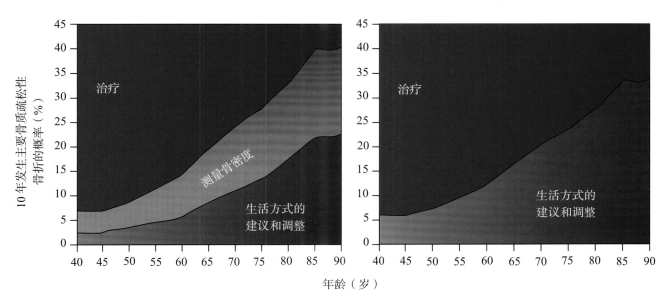

▲ 图 7-4　无（左）或有（右）骨密度测试的评估和治疗阈值，用于计算男性和女性的骨折概率
引自 Kanis et al. [134]. ©The International Osteoporosis Foundation and National Osteoporosis Foundation）

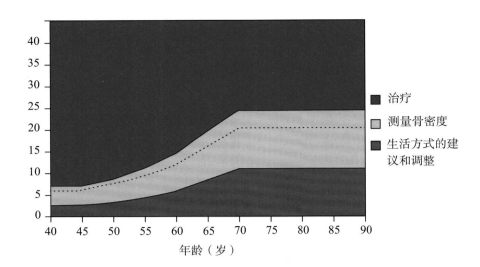

◀ 图 7-5　英国国家骨质疏松症指南工作组骨质疏松症管理建议

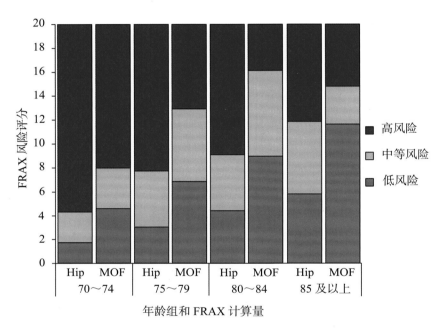

◀ 图 7-6　可见我们提出的按年龄分层 FRAX 髋部和主要部位骨质疏松性骨折风险评分阈值（走向骨折预测的新概念提高骨折风险评估预测准确性的潜在选择）
Hip MOF. 髋部骨质疏松性骨折

致接受治疗的人群仅占很小比例[136]。因此，国际骨质疏松症基金会发布了与骨质疏松症和皮质类固醇诱导的骨质疏松症相关的指南，可以容许根据国家政策及治疗阈值对其进行修改[139-143]。

（二）缩小差距：极高风险与高骨折风险的干预阈值

已经发表了两种识别高和极高的骨折风险的方法，描述法如下。

1. 英国国家骨质疏松症指南工作组（NOGG）

NOGG 为英国制订了与年龄相关的评估阈值，干预阈值设置为与骨折史相关的风险，已经确定了干预阈值周围的两个界限，其中骨密度的评估

将有助于确定接近阈值的个体是超过该界限还是低于干预阈值，这些被称为骨骼的评估阈值，设置较低的评估阈值是为了排除在没有任何临床风险因素的女性中进行骨密度检测的要求[144, 145]，评估上限设定为干预阈值的 1.2 倍[146]，极高风险被确定为高于评估阈值上限的风险，而高风险位于干预阈值和评估上限之间。另外，当风险低于干预阈值时，报告低风险。评估阈值如图 7-7 所示[147]。

2. 欧洲内分泌学会

2019 年，欧洲内分泌学会发布了其绝经后骨质疏松症的管理算法[148]，该算法骨折风险的

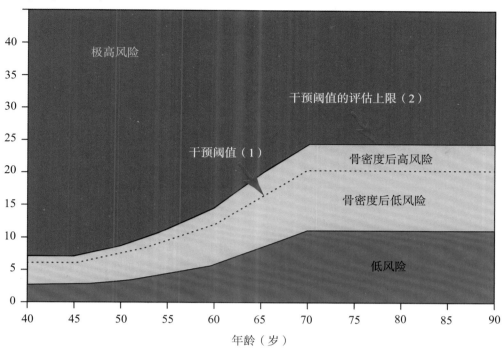

Ten year probability（%）

▲ 图 7-7 四种骨质疏松症风险类别概述

最初的风险评估依赖于单独使用带有临床风险因素的 FRAX。确定了两个干预阈值。红色区域中的 FRAX 概率高于干预阈值，（2）表示风险极高，对于这群人来说，首先进行促成骨药物治疗，然后再进行抗骨吸收治疗可能比较合适。绿色区域的 FRAX 概率表明风险较低，建议提供有关生活方式、钙和维生素 D 补充剂的建议。中间（黄色）区域的 FRAX 概率应遵循骨密度评估和重新计算 FRAX 概率，包括股骨颈骨密度，重新计算后，如果风险达到干预阈值（2）以上的红色区域，则表明骨折风险极高，而如果风险介于干预阈值（1）和干预阈值（2）以下，则表明风险高，这表明需要开始抗骨吸收治疗。如果风险低于干预阈值（1），则表明风险低（管理类似于绿色区域，先前患有脆性骨折的患者被指定为高风险或可能处于极高风险，这取决于 FRAX 概率

从图 7-1 修改，经开放获取计划许可转载，引自 Kanis et al.[120]

确定包括腰椎和髋关节骨密度的测量，并将髋关节和股骨颈的骨密度值插入 FRAX 工具中。通过 FRAX 算法，我们确定了四种风险类别："低风险"包括没有髋关节或脊柱骨折史，髋关节和脊柱的骨密度 T 评分均在 –1.0 以上，10 年髋关节骨折风险<3%，10 年重大骨质疏松性骨折风险为<20%；"中等风险"包括既往无髋关节或脊柱骨折，髋关节和脊柱的骨密度 T 评分均在 –2.5 以上，10 年髋部骨折风险为<3% 或重大骨质疏松性骨折风险为<20%；"高风险"包括既往有脊柱或髋部骨折史，髋关节或脊柱的骨密度 T 评分为≤–2.5，或 10 年髋关节骨折风险≥3%，或重

大骨质疏松性骨折风险≥20%；"极高风险"包括多发性脊柱骨折和髋部或脊柱的骨密度 T 评分≤–2.5（表 7-5）。

七、骨折风险评估工具的改进空间

从预测精度来看，目前所有的骨折风险评估模型都不是最佳的，实际上，FRAX 和 Garvan 预测的总体骨折的平均 AUC 值仅为 –0.7[150]，这或许被认为是"足够的"，目前的挑战是如何提高骨折预测的准确性，表 7-6 总结了提高骨折风险评估预测准确性的潜在选择，Liu 等[143] 在他们的文章中推测结合新的骨折风险标志物和采用新的建

	低分险	中风险	高风险	超高风险
FRAX	髋：<3%	髋：<3%	髋：≥3%	髋：≥4.6%
	脊柱：<20%	脊柱：<20%	脊柱：≥20%	脊柱：≥30%
骨密度	>-1.0	<-1.0，>-2.5	≤-2.5	≤-2.5
骨折	既往无髋关节或脊柱骨折	既往无髋关节或脊柱骨折	有髋关节或脊柱骨折病史	多处脊柱骨折、服用抗骨质疏松药物时骨折、服用对骨骼有不利影响的药物（如长期糖皮质激素治疗）时骨折、跌倒风险高或有摔伤史[149]

表 7-5　根据欧洲内分泌学会确定的四种骨质疏松症风险类别的特征

BMD. 骨密度

表 7-6　迈向骨折预测的新概念——提高骨折风险评估预测准确性的潜在选择

新的建模方法	新的标志物
特定骨折类型预测	骨小梁评分
时变预测	
特定人种预测模型	骨转换指标
人工智能与骨折	
风险预测	遗传分析

模策略可以提高准确性。

（一）基因图谱

众所周知，脆性骨折的风险受到遗传因素的影响。个体间骨折易感性的差异几乎有一半受遗传因素影响[151]，在过去 20 年，几项大规模的合作研究[69]表明，有 62 个位点与 BMD 相关，在确认的 62 个单核苷酸多态性（SNP）中，8 个 SNP 在全基因组水平上与骨折风险显著性相关[152]，这些单核苷酸多态性的一个共同特征是它们的效应量中等，优势比在 1.1～1.4，这表明单核苷酸多态性对骨折预测的效用有限，然而，基因图谱可能有助于提高骨折预测的准确性，一项模拟研究表明，在一个多达 50 个遗传变异的基因图谱中，每个遗传变异的效应量中等（优势比为 1.01～1.35），可以将骨折预测的精度提高 10% 的 AUC[153-155]。最近的研究显示，将 62 个骨密度相关 SNP 的"骨基

因组谱"纳入现有的 Garvan 骨折风险计算程序中，可以适度提高骨折预测的准确性[156]，这一发现与此前 MrOS 研究的观察结果一致[157]。综上所述，这些最新研究结果表明，遗传分析有助于提高骨折预测的准确性，其效应量超过临床风险因素。

（二）骨小梁评分

骨小梁评分（TBS）是衡量骨小梁分布结构的一种指标[158]，它能反映双能 X 线吸收成像图像中像素灰度的变化，已有研究报道 TBS 与骨小梁数量、骨小梁分离度及结构模型指数显著相关[159]，此外，TBS 被发现与老年女性和糖尿病患者的骨折风险相关[160]，但与骨密度和经典临床风险因素无关[161]。最近的一项 Meta 分析发现，TBS 是 FRAX 独立的骨折风险预测因子[162]，这表明 TBS 可以提高骨折风险评估能力。

（三）骨转换指标

几项横断面和纵向研究观察到，脆性骨折的发生不仅是因为骨密度低，而且是由于快速的骨转换导致不利的结构变化，越来越多的证据表明，骨吸收加速是骨折的风险因素，且与骨密度和其他临床风险因素无关[163]。例如，尿中吡啶交联剂脱氧吡啶（DPD）含量的增加会使髋部骨折的风险增加 2～3 倍[164]，在对骨密度和身体活动能力校正后，尿 I 型胶原 C- 末端肽（CTX）和游离脱氧吡啶啉（DPD）水平增加与髋部骨折风险双倍增加相关[165]。在男性中，骨吸收也与骨折风

险相关[166]，一项纵向研究的 Meta 分析发现，血清 I 型胶原氨基末端前肽和 C- 末端肽（CTX）水平的升高与男性和女性骨折风险的增加有一定关联[167]，这些结果强烈表明，将骨代谢标志物纳入现有的预后模型可以提高对绝对骨折风险的预测，然而，使用骨代谢标志物进行骨折风险评估面临对存在个体差异进行测量和治疗标准化的挑战。

（四）特定骨折类型的预测

现有的个体化风险评估模型是为预测全身（或主要部位）骨折和髋部骨折的风险而开发的，开发这些模型背后的隐含假设是，所有骨折类型都有共同的风险因素，然而，这个假设不太可能实现，因为一种骨折类型的风险因素可能与另一种骨折类型没有关系，例如，跌倒是髋部骨折的一个主要风险因素，但它不是椎体骨折的一个风险因素。因此，未来的模型应该摆脱"一刀切"的做法，将重点放在特定的骨折部位。

（五）人工智能

即使不是全部，但大多数现有的模型是在假设风险因素之间没有相互作用的情况下建立的，然而，这种假设可能并不成立，因为风险因素之间可能存在复杂的相互作用，但没有被传统的统计方法发现，在存在或潜在相互作用的情况下，实施人工智能，如人工神经网络（ANN）可以在预测骨折方面发挥作用，通过模仿人脑功能，ANN 可以模拟复杂的现实世界关系，包括相互作用的变量，最近的研究表明，在预测绝经后女性的椎体骨折[168]和髋部骨折后的死亡率方面，ANN 比传统的统计模型效果更好[169]。早期的研究[170]表明，对于髋部骨折的预测，人工神经网络（ANN）比传统的统计方法（如逻辑回归模型）预测结果更准确。从概念的角度来看，区分预测和关联是很重要的[171, 172]，传统的统计方法侧重于关联，主要是识别具有统计学意义的预测因素，以解释一组个体的预测因素和结果之间的关系。另外，预测法关注的是根据观察到的数据推导出规则，以预测个体的具体结果，尽管强有力的关联

可以转化为良好的预测，但它们并不是同义的，事实上，一组个体中具有统计学意义的关联不一定能转化为对个体的良好预测[173]，一个风险因素在大样本量下可能达到统计学意义（即 $P < 0.05$），即使它对未来结果的预测效果不佳，一个风险因素或一组风险因素可能由于对人群中少数事件的影响较大从而结果有统计学意义，但对人群中的个体的预测效果不佳[174]。因此，有学者提出，未来的骨折风险评估模型应该超越关联分析，采用更多的预测分析[170]。与其寻找与骨折相关的因素，不如关注对骨折风险具有高预测价值的因素。影响骨折风险的因素可能是相关的，它们对骨折风险的影响可能是相互作用的，使用机器学习方法（如 ANN 和深度学习）进行预测分析，从统计学上来看可能不那么完美，但它可以帮助识别传统关联分析所忽视的潜在高预测性因素[170, 171]。

（六）时变预测

所有的风险因素都会随着时间的推移而发生变化，而且变化的速度在个体之间有很大差异。例如，老年人的骨密度随着年龄的增长而下降，而且下降的速度在个体间有一定的差异[175]。然而，所有现有的预测模型都假定风险因素随着时间的推移是不变的，虽然这种假设是不现实的，但它方便预测模型的建立，因此，未来模型发展的一个重要方面应考虑到风险因素的时变性，以实现更好的风险评估。

（七）特定人种的预测模型

要充分认识到所有现有的预测模型（如 FRAX、Garvan 和 QFracture）都是根据与北美和欧洲人群相关的数据开发的，而不是亚洲或非洲人群，这些模型在高加索人群中也得到了很大程度的验证，它们在亚洲人群中的表现没有得到很好的记录，然而，一些研究试图评估 FRAX 在预测亚洲个体骨折风险中的效用，一项基于香港骨质疏松研究（266 名绝经后女性）的验证分析中，FRAX 模型预测总体骨折的 AUC 约为 0.73，与单纯使用骨密度的模型（AUC 为 0.71）没有本质

差异[176]。Chen 等[177] 对 198 名近期骨折的中国患者进行的一项研究发现，FRAX 预测骨折的平均风险为 6.6%，只有 2 名（1%）患者的 10 年风险 ≥20%，表明 FRAX 的校准不佳，在日本人群中，FRAX 模型对自我报告的总体骨折有中度的鉴别作用（AUC 为 0.69），与年龄和股骨颈骨密度模型相似（AUC 为 0.69）[141]。在对 405 名绝经后女性和 139 名男性骨折患者的分析中，Min 等[178] 观察到韩国 FRAX 模型和日本 FRAX 模型在 FRAX 预测骨折风险方面存在 2 倍以上的差异，尽管这两种人群的背景风险相似。综上所述，这些结果表明 FRAX 模型在亚洲人群中的预测性能并不高。因此，在亚洲人群中发展个体化的骨折风险评估模型是非常有必要的，这是事实，在人口水平上，亚洲人的骨折发生率普遍低于高加索人[179]，而且骨折行为风险因素的分布在亚洲人和高加索人之间可能存在差异。

另外，亚洲女性吸烟的流行率低于高加索女性，但亚洲男性比高加索男性更喜欢吸烟[180]，在估计个体骨折风险时，需要对这些种族相关的差异进行方法上的权衡，认为亚洲男性和女性与高加索人群具有完全相同的风险因素是不切实际的，更不切实际的是，假设白种人女性吸烟和骨折之间的关联程度与亚洲女性相同，心血管疾病领域的经验表明，基于高加索人的模型（如 Framingham 风险评分和 QRISK2）在亚洲人群中表现不佳[181]，国际上迫切需要基于人群的前瞻性研究，以开发和验证新的亚洲人群骨折风险评估模型。任何统计模型相对于现实都不完美。模型开发是复杂性和简单性之间的斗争，包含多种因素过于复杂的模型可能会产生更高的准确性，但它们几乎没有实际用途，因为在实践中很难实现这样的模型。另外，过于简单的模型可能会忽略高风险人群，然而，鉴于目前对简单模型的校正和判别能力有限，在现有模型中加入高预测因子可能有助于提高预测精度，而不会增加预测的复杂性。

总之，在过去的 10 年里，大量的个体化风险评估模型已经被开发并在临床环境中实施，这些模型的发展是骨质疏松转化研究的重要成果，FRAX 工具是世界上最常用的计算 10 年骨折风险概率的工具，这将有助于医患之间的沟通，并帮助决定骨质疏松症的治疗和骨折预防，风险评估模型的最终目标是为临床医生和患者提供准确、可重复性的风险评估，以帮助指导临床决策，目前的骨折风险评估模型在过去的 10 年里已经对骨质疏松症患者的管理做出了很大的贡献，然而，针对加强现有模型的区分和校准，及开发新的评估模型仍有许多工作要做，从而有助于实现利益最大化和防止过度医疗及审计陷阱等潜在问题。

第 8 章　通用影像学技术
Current Imaging Techniques

Yasser El Miedany　著

一、背景

骨质疏松症源于希腊语，字面意思是有太多洞的骨头，该疾病的临床诊断基于以进行性骨量丢失和骨组织微结构恶化为特征的系列病变[1, 2]，超微结构研究显示，骨为矿化结缔组织，由 80%的骨皮质（致密）和 20% 的骨小梁（疏松）组成，骨的负荷能力取决于骨的数量、大小、骨的空间分布（即几何形状和微观结构）以及构成骨的材料的内在特性[3, 4]。骨质疏松症是一种全身性骨骼疾病，以低骨量和骨组织微结构恶化为特征，随之而来的是骨脆性和骨折易感性增加[5]。

低骨量是骨质疏松症定义的一部分，而反映骨量的骨密度（BMD）评估是诊断、风险预测和监测抗骨质疏松药物治疗的基础[6]。骨密度可以解释骨强度变化的 60%～90%[7, 8]。1994 年，世界卫生组织（WHO）根据骨密度对骨质疏松症进行了定义[9]。在此定义应用之前，骨质疏松症的诊断要求发生脆性骨折，新的定义允许在脆性骨折发生前对骨质疏松症进行前瞻性诊断[10]。

过去 10 年中，随着人们对骨质疏松症在公共健康领域重要性的认识日益加深，以及预防骨质疏松症的新疗法的进展，用于骨骼完整性无创评估的新的放射学技术迅速发展（表 8-1）[11, 12]。近年来与骨密度测定最相关的技术进步是双能 X 线吸收法（DXA）[13]，DXA 是 20 世纪 80 年代中期由早期的双光子吸收测定法（DPA）发展而来，它用 X 线球管取代了 153Gd 放射性核素源，由于DXA 具有精度高、扫描时间短、辐射剂量低、校准稳定等优点，已被证明是满足临床需求的扫描设备，有助于骨质疏松症的诊断和治疗决策，表8-2 列出了评估骨密度的不同工具及其优缺点的比较，本章将讨论骨质疏松症影像学在诊断和治疗中的重要性，还将回顾骨质疏松症的定量影像学方法，包括 DXA、定量计算机断层扫描法（QCT）和超声（US）等方法的最新进展，以及这些方法在技术、辐射、测量指标、精度和治疗监测能力

表 8-1　骨密度测量方法

方式	特征
电离辐射	
电离辐射：γ 射线	
单能光子吸收测定法	外周骨
双能光子吸收测定法	中央骨
中子活化分析法	研究方法
康普顿散射法	研究方法
电离辐射：X 线	
单能 X 线吸收法	外周骨
双能 X 线吸收法	外周骨和中央骨
定量计算机断层扫描法	外周骨和中央骨
X 线放射测量法	外周骨和中央骨
磁共振成像	研究方法
非电离辐射	
磁共振波谱学	
定量磁共振成像	
超声成像	外周骨

Information from references[17-24]

表 8-2 用于评估骨密度的不同方法的比较，包括每种方法的优缺点

技 术	检查位置	测量指标	辐射	精度	治疗监测	优 点	缺 点
双能 X 线吸收法（DXA）	脊柱，髋部，前臂	面积骨密度/HAS/椎体骨折评估/骨小梁评分	低	极好	极好	WHO 定义（面积骨密度）中使用的许多验证研究和诊断可以测量多个位点和多个应用	不是体积骨密度，不能区分骨皮质和骨松质
X 线放射测量法	指骨，掌骨	骨密度	高	中		设备便携	不能测量中央骨
（高分辨）定量计算机断层扫描法（QCT）	脊柱，髋部，前臂	体积骨密度/微结构	高	好	好	可区分骨皮质和骨松质，可结构分析，测量不同体型的人的体积骨密度更准确	比 DXA 验证研究少
数字 X 线放射测量法	掌骨	DXRBMD/孔隙度	高	中		用标准的 X 线方法，低辐射，高精度，可用于历史 X 光片	不能测量中央骨
定量超声	跟骨	BUA, SOS	无	低	低	设备便携，无辐射	低精度
磁共振成像	脊柱，髋部，前臂	微结构	无	好	好（仍在研究）	可分析微结构，体积和结构，无辐射	成本高和不易获取，低精度
正电子发射断层扫描法	脊柱，髋部	骨转换	高	无数据	无数据	可分析骨转换	辐射高，成本高和不易获取
微标记法	胫骨	硬度/强度	无	差	无数据	可直接测量骨性能	有创，验证研究少，低精度

方面的比较。

二、骨质疏松症影像学的重要性

2000 年，美国国立卫生研究院（NIH）成立了一个专家小组，聚焦骨质疏松症的预防、诊断和治疗。该专家组提供的共识至今仍在使用，并在过去 10 年中对骨质疏松症成像和相关研究产生了影响，根据共识，骨质疏松症被定义为一种骨骼疾病，其特征是骨强度受损，骨折风险增加，骨强度是主要反映骨密度（BMD）与骨质量的综合指标，骨密度（BMD）代表单位面积或体积的矿物质克数，对于个体而言，由峰值骨量和骨丢失量决定。骨质量与骨结构、骨转换、骨损伤积累（如微骨折）和骨矿化有关[7]。

另外，通过药物治疗，可以预防骨质疏松性骨折，然而，由于治疗费用昂贵和治疗相关的不良反应（如继发于阿仑膦酸钠治疗的非典型转子下骨折），需要明确的指南来启动药物治疗[14, 15]。理想情况下，应该有高准确性的生物标志物来评估脆性骨折风险。然而，到目前为止，评估 BMD 的诊断技术仍然是用于监测药物治疗保护作用的标准方法，包括评估对药物治疗的反应。

除了这些用于骨量和骨质量评估的定量技术，标准的影像学技术还需要应用于常见的骨质疏松性骨折的诊断，因为这将影响治疗决策，并可能预防后期的骨折，使用所有可用的影像学方法正确诊断和解释脆性骨折是放射科医师的主要职责之一[16]。

三、双能 X 线吸收法（DXA）

骨密度（BMD）检测是一种广泛用于诊断骨质疏松症、预测骨折风险和监测治疗反应的临床工具，尽管用各种技术评估不同部位骨骼骨密度可以预测骨折风险[25-27]，脊柱、髋部和前臂的 DXA 检测是诊断缺乏脆性骨折病史的骨质疏松症的唯一方法和监测骨密度变化的最佳方法。原因如下[26]。

• 生物力学研究表明，DXA 测量的骨密度与骨力学强度存在很强的相关性[27]。

• 前瞻性队列研究显示，DXA 测量的骨密度与骨折风险存在很强的相关性[25]。

• 世界卫生组织（WHO）骨质疏松症的诊断标准是基于 DXA 获得的参考数据[28]。

• 骨折风险算法［骨折风险评估工具（FRAX）］使用 DXA 测量的股骨颈骨密度。

• 基于使用 DXA 测量受试者骨密度的随机临床试验表明，药物治疗可降低骨折风险[29]。

• 早期研究表明，药物治疗降低骨折风险与 DXA 测量的骨密度增加之间存在显著相关性[30]。但是，骨密度增加导致的骨折风险降低的幅度是可变的。

• DXA 的技术优势包括极高的准确度和精度[31]，以及极低的辐射剂量[32]。

DXA 技术

标准的双能 X 线吸收法（DXA）包括一个供患者平躺的检查床和一个可移动的 C 臂，在患者下面有一个 X 线球管，上面有一个探测器（图 8-1），X 线球管产生两种不同能级的光子，因此称为双能，检查床下的准直器限制光子的散射，并将它们导向感兴趣区，当双能 X 线穿过不同成分的人体组织时，其衰减（强度降低）的差异可将骨骼和软组织区分开来，进而给出骨密度的定量，越致密、越厚的组织包含更多的电子，允许

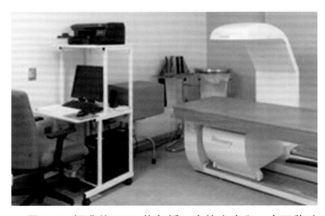

▲ 图 8-1　标准的 DXA 仪包括一个检查床和一个可移动的 C 臂，在患者下面有一个 X 光球管，上面有一个探测器。配有各制造商自行设计的专用软件的计算机组成 DXA 系统和分析计算

更少的光子到达探测器，DXA 系统还包含由各个制造商设计的配备专门分析软件的计算机[33, 34]。

DXA 检查中患者受到的辐射非常小，不到标准胸部 X 线检查辐射剂量的 1/10，通常相当于日常背景辐射的强度，而超出 DXA 检查床边缘的散射线可以忽略不计，无须对技术人员或机房进行辐射防护，安全起见，患者接受扫描时，技术人员不应坐在离检查床边缘 3 英尺（91.44cm）以内的地方，DXA 测量骨矿物含量（BMC，单位为 g）和骨面积（BA，单位为 cm^2），然后用 BMC 除以 BA 计算面积骨密度（g/cm^2）[34]。

不同制造商所使用的技术存在显著差异，有时同一制造商生产的 DXA 的型号也有不同。制造商使用不同的方法来产生双能 X 线（如 K 边缘滤波和管电压切换），不同的骨边缘检测算法，不同的体型和组织成分假设，不同的准直方法，以及不同类型的光子探测器。X 线束有不同的结构，如铅笔束和扇束，测量的骨感兴趣区（ROI）可能不同，特别是股骨颈，在 20 世纪 90 年代，大多数人使用 DXA 的报告单位为 g/cm^2，但是，当骨密度仪商业化以后，不同厂商之间没有就标准的测量方法达成一致。尽管骨密度的单位都是 g/cm^2，但同一个人在 Lunar 机器上测量的骨密度比在 Hologic 机器上高 6%，如果这些公司使用相同的标准，那么我们就可以用 g/cm^2 来衡量骨密度，就像我们用 mg/dl 来衡量胆固醇、用 kg 来衡量体重一样。有学者尝试建立一个 mg/cm^2 的标准化单位，但没有成功。有研究公布了将 Hologic、Lunar 和 Norland 的测量数据转换为标准化单位的公式，自此，T 值被发明了出来[35]。

用于诊断骨质疏松症的 T 值是通过患者的骨密度减去年轻成年参考人群的平均骨密度，再除以参考人群的标准差（SD）来计算的，Z 值用于比较患者的骨密度与同龄人群的骨密度，其计算方法是用患者的骨密度减去年龄、种族和性别匹配的参考人群的平均骨密度，然后除以参考人群的 SD，参考人群的平均骨密度和 SD 是确定 T 值和 Z 值的一个关键变量，但是，由于不同厂商采用的技术存在显著差异，计算 T 值和 Z 值时使用的参考数据库可能不同。因此，除非已经进行了交叉校准研究，否则不可能对不同仪器测量的骨密度进行定量比较，特别是不同制造商的仪器[36]。

四、术语

DXA，而不是 DEXA，是双能 X 线吸收法的首选缩写，T 值的英文书写"T-score"不能使用斜体，不能使用"T score"、"t-score"或"t score"。同样，Z 值的英文书写应该使用不带斜体的"Z-score"，而不是"Z score"、"z-score"或"z score"。数值应该保留 1 位小数，如 2.3，而不是 2 或 2.31。骨密度应保留 3 位小数，如 $0.946g/cm^2$[37]。

五、DXA 的临床应用

DXA 用于诊断骨质疏松症或骨量减少，评估未来骨折的风险，并监测骨密度随时间的变化。除评估骨密度外，全身 DXA 扫描还可用于测量全身成分和脂肪含量，具有较高的准确性。换句话说，DXA 给出了身体组成的详细情况，将体重分解为脂肪、骨骼和肌肉组织。新的研究表明，与大多数其他确定身体组成的方法相比，这种扫描是高度准确的，在跟踪肌肉和脂肪随时间的变化方面非常有用。

禁忌证：尽管电离辐射的剂量很小，并不推荐将 DXA 应用于怀孕或可能怀孕的女性，应推迟到妊娠完成。与任何医学检查一样，除非结果可能对患者的治疗起作用，否则不应进行 DXA 检查。由于失能无法平躺在检查床上，有些患者可能不能进行髋关节和脊柱 DXA 检查。由于骨骼结构异常，骨密度测量在某些情况下可能无效，如严重的骨关节炎、手术植入器械或脊柱侧弯[37-39]。

1. 骨骼测量部位的选择

WHO 建议采用股骨颈 DXA 测量的 T 值作为骨质疏松症诊断的国际标准[19]，然而，NOF 和国际临床骨密度测量学会（ISCD）建议在临床实践中使用腰椎（$L_1 \sim L_4$）、全近端股骨或股骨颈的最低 T 值来诊断骨质疏松症。在髋部，Ward 三角、转子和其他感兴趣区（ROI）不应用于诊断（图 8-2）。如果测量前臂且是 T 值最小的部位，桡骨远端 1/3 可以用于诊断[26]。

使用骨骼最低 T 值的理由是，所有这些部位都可以很好地预测骨折风险，且腰椎、髋部和前臂 BMD 的应用与 WHO 在 1994 年的最初诊断分类一致[28]。

骨骼测量部位的选择受危险因素的影响，标准方法是扫描脊柱和髋部，然而，在容易出现药物性骨质疏松症的患者（如长期服用类固醇者，正在接受雄激素阻断疗法的前列腺癌患者或正在接受抗雌激素治疗的乳腺癌患者）中，更有可能首先在前臂远端发生骨质疏松症。因此，建议对这些患者进行前臂远端扫描[40, 41]。

2. 参考数据库

WHO 建议使用统一的标准化的参考数据库来计算所有种族群体的女性和男性的 T 值，即使用国家健康和营养检查调查（NHANES）Ⅲ 数据库来测量年轻的成年白种人女性的股骨颈[19]。2013 年，ISCD 在这一问题上改变官方立场与 WHO 达成一致，根据这两个组织的建议，为所有族裔群体的女性和男性建立统一的白种人（非种族调整）女性规范数据库[20]。然而，需要注意的是，ISCD 建议的应用可能会根据当地需求而有所不同，目前临床使用的大多数 DXA 系统仍然使用男性参考数据库报告男性 T 值，尽管 ISCD 提出了建议，但一些配备 DXA 的机构可能选择继续以这种方式报告 T 值，DXA 制造商应使用 NHANES Ⅲ 白种人数据作为股骨颈和全髋 T 值的参考标准，同时继续使用仪器自带的腰椎数据库作为 T 值的参考标准。如果有当地参考数据，只用于计算 Z 值，不计算 T 值，计算 Z 值的参考数据库与年龄、种族和性别相匹配（图 8-3A 和 B）。

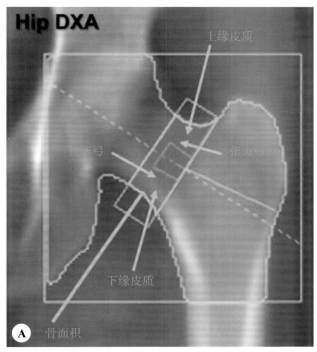
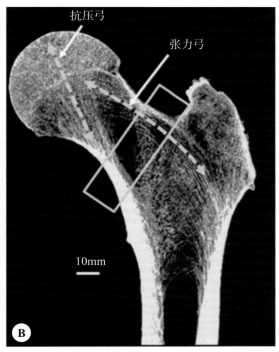

▲ 图 8-2　骨皮质和骨小梁的策略性布局，股骨近端受到不同方向的应力

A. 髋部 DXA 扫描图像上股骨颈应力叠加的关键部分。B. 站立时，股骨颈承受下表面的压力和上表面的张力。压缩负荷由增厚的下缘皮质和小梁网络组成的抗压弓加强，张力弓主要由骨小梁网加强。这些加强物跟外侧皮质和内侧皮质相结合，提供额外的对抗左右两边的力量。使用菲尼克斯纳米片（GE Sensing and Inspection Technologies，GmbH，Wunstorf，Germany）

经开放获取计划知识共享归因条款许可转载，引自 Choksi et al.

3. 系列骨密度检测

对于正在接受骨质疏松防治的患者，建议进行骨密度检测复查，以稳定或增加骨密度为目标，对于未接受治疗的患者，骨量丢失的证据将促使其接受治疗，如果骨密度检测在技术上有效，并且临床医生了解数据的意义，那么骨密度变化或稳定的系列骨密度检测可以提供有用的临床信息。

应尽可能用同一仪器进行系列 DXA 检查，由于前面提到的原因，不鼓励用同一厂商或不同厂商制造的不同仪器测量骨密度，除非进行了交叉校准研究，否则不可能通过不同仪器的测量来定量骨密度的变化，骨密度的比较应该使用 g/cm^2，而不是 T 值，因为参考数据库随着软件升级可能会产生错误的 T 值变化。

4. 精度评估

在每个骨密度测量中心，每个技术人员应根据指南，通过体内精度评估，建立 95% 置信区间的最小显著变化（LSC）[34]。LSC 的定义是，对于每个技术人员来说，每个骨骼测量点的精度误差为 2.77 倍的变化，最好用绝对值（g/cm^2）表示，DXA 仪器制造商提供的精度误差值通常优于骨密度测量中心，不应用于 LSC 的计算。

5. 复查 DXA 的时间间隔

当检查结果可能影响临床管理，例如，预期的骨密度变化量等于或超过 LSC 时，可以考虑复查骨密度[34-36]。复查时间一般为药物治疗开始后 1 或 2 年，糖皮质激素治疗开始后 6 个月，如果预期变化很小或检测结果不太可能影响患者处理决策，则可能一次也不复查。

6. 骨骼监测部位

骨骼最佳监测部位是对治疗或缺乏治疗均反应迅速且 LSC 较低的部位，通常为腰椎。如果腰椎不能评估，则应该考虑股骨近端。

7. 比较的有效性

如前所述，不鼓励用不同仪器测量骨密度进行定量比较，应使用以 g/cm^2 为单位的骨密度，而不是 T 值，因为参考数据库的变化可能会产生错误的 T 值变化[42]，比较时应仔细检查骨骼部位的图像，以保证正确的定位、标记和骨骼边缘的识别，如果要比较腰椎，则必须用同样的方法标记椎体水平，如果要比较髋部或前臂，必须使用同一侧的相同 ROI，且比较的骨面积必须是相似的。

8. BMD 变化的解释

在坚持治疗的患者中，坚持治疗的患者，希望骨密度稳定或增加，一组来自 2984 名阿仑膦酸盐骨折干预试验（FIT）的女性数据表明，骨密度增加的女性相较于骨密度稳定的女性，骨折发生事件减少幅度最大[43-53]，与 LSC 相比，骨密度减少更值得临床关注，这可能与治疗依从性差有关[44-47]，或存在以前未认识到的需要干预的相关因素[48]。

六、椎体骨折评估

椎体骨折（VF）是所有类型骨折风险的有力预测指标[29, 49]。椎体骨折是脆性骨折最常见的类型，但约有 2/3 的椎体骨折在临床中漏诊[30, 50]。因此，对骨质疏松症的另一个有价值的评估是通过侧位 DXA 或 X 线检查进行椎体骨折评估（VFA）（图 8-3C）。椎体骨折也可通过其他影像方法评估，如 CT、MRI 等[51]。DXA 可在骨密度检测同时进行椎体骨折评估，与传统的脊柱 X 线相比，更方便，成本更低，辐射更小[52]。

DXA 在诊断中度和重度椎体骨折方面优于脊柱 X 线，但对轻度椎体骨折的诊断效果不如脊柱 X 线[53, 54]。在一项 65 岁以上女性的研究中，DXA 诊断中度和重度椎体骨折的灵敏度和特异度分别为 87%～93% 和 93%～95%[53]。

对以前未发现的椎体骨折的识别可能会改变诊断分类、骨折风险评估和临床处理[55-57]。ISCD 已经发布了针对椎体骨折评估的潜在适应证的指南（表 8-3）[55]。目前有几种影像学评分方法，每一种都使用不同的标准来进行骨折诊断和分级。这些评估骨质疏松性椎体骨折的方法，包括已经在其他方面得到广泛验证的定量形态测量（QM）分析[58]。常用方法除了基于（半）QM 评估椎体高度[59]，也可基于算法进行定性（ABQ）[60]，后者主要判断终板的完整性，而不考虑椎体高度的降低。

虽然所有的椎体骨折都有畸形，但并非所有的椎体畸形都是骨折。对于有椎体畸形的个体，需要考虑鉴别诊断，常见如休门氏病（Scheuermann's disease）和退行性病变[60-62]。休门氏病是一种脊柱骨软骨病，病因不明，其特征是胸椎圆弧状后凸伴有椎体结构的畸形[63, 64]。然而，在临床实践中，单纯测量椎体高度往往会导致包括休门氏病在内的非骨质疏松性骨折的误诊[64]。同时评估椎体高度和终板完整性可以正确区分这些病例，椎体骨折是决定启动抗骨质疏松药物治疗或者改用更有效、更昂贵药物的重要依据，因此，正确的骨折诊断非常关键[65, 66]。

表 8-3　国际临床骨密度测量学会（ISCD）椎体骨折评估（VFA）适应证
当 T 值 < -1.0 且出现以下一种或多种情况时需使用标准 X 线片或骨密度仪进行椎体骨折评估
• 女性＞70 岁，男性＞80 岁
• 椎体高度丢失＞4cm（1.5 英寸）
• 自我报告但既往无记录的椎体骨折
• 糖皮质激素治疗，每天≥5mg 泼尼松，3 个月以上

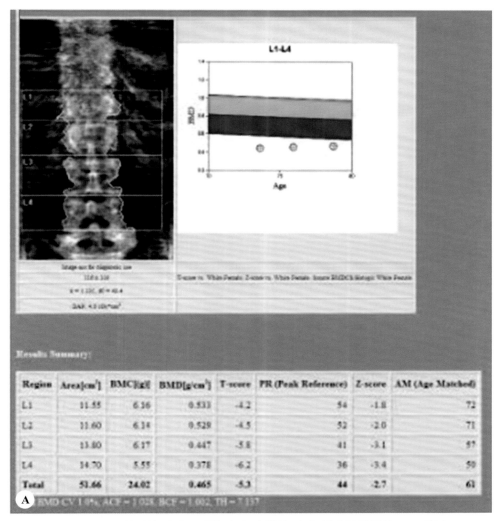

▲ 图 8-3　股骨近端（A）、腰椎（B）和椎体（C）形态计量学的 DXA 研究

A. 在一名 66 岁女性的股骨近端，全髋和股骨颈 ROI 的最低 T 值将骨骼分为正常、骨量减少或骨质疏松，这名绝经后女性的 T 值为 -3.1，属于骨质疏松

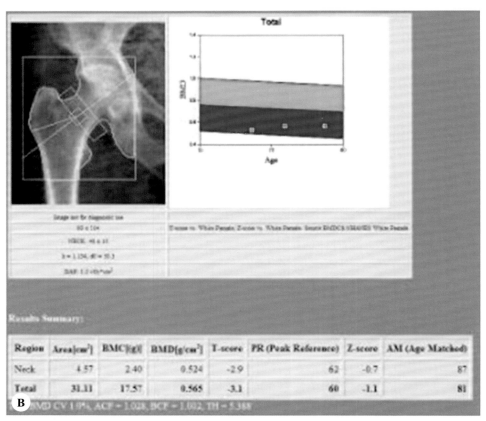

Region	Area[cm²]	BMC[g]	BMD[g/cm²]	T-score	PR (Peak Reference)	Z-score	AM (Age Matched)
Neck	4.57	2.40	0.524	-2.9	62	-0.7	87
Total	31.11	17.57	0.565	-3.1	60	-1.1	81

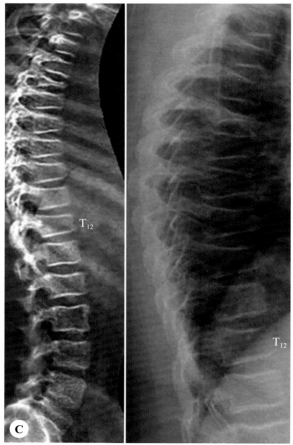

◀ 图 8-3（续） 股骨近端（A）、腰椎（B）和椎体（C）形态计量学的 DXA 研究

B 和 C. 分析一例 58 岁女性腰椎 L₁～L₄，排除任何有变形或退化的椎体，T 值为 -5.3 属于骨质疏松

骨小梁评分（TBS）是一种用专门软件从DXA 腰椎图像中提取灰度纹理的测量方法。它获得与骨微结构相关的信息，提供了独立于骨密度的骨折风险评估参数[67]（图 8-4）。

此前的研究表明，TBS 可预测绝经后女性和老年男性的骨折，FRAX 是一种用于评估个体 10 年主要骨质疏松性骨折风险的计算工具，目前，TBS 与骨密度结合使用，以增强 FRAX 的骨折预测能力。

在一项大型研究中，一组国际研究人员使用来自世界各地 14 项研究的 17 809 名男性和女性的数据，验证了 TBS 的骨折预测能力。其目的是验证独立于 FRAX 的 TBS 对骨折风险预测的贡献，并检验应用 TBS 调整对 FRAX 概率的影响。研究结果表明如下。

• TBS 是骨折风险评估的一个独立因素，与其他危险因素的相关性都很稳定，与何种性别、种族、地域和骨折发生率无关。

• 与单独的 TBS 或 FRAX 危险因素相比，TBS 结合临床危险因素（包括 BMD）可提高对髋部和非髋部主要骨质疏松性骨折的预测效能。

2018 年，西班牙骨矿盐学会（SEIOMM）总结并发表了 TBS 临床应用的科学证据综述[68]，提出了其对 TBS 的官方立场。讨论了 3 个问题：① TBS 能否用于临床评估骨折风险？② TBS 能用于监测骨质疏松患者吗？③ TBS 对哪些疾病特别有用？表 8-4 总结了对这些问题的建议[69]。

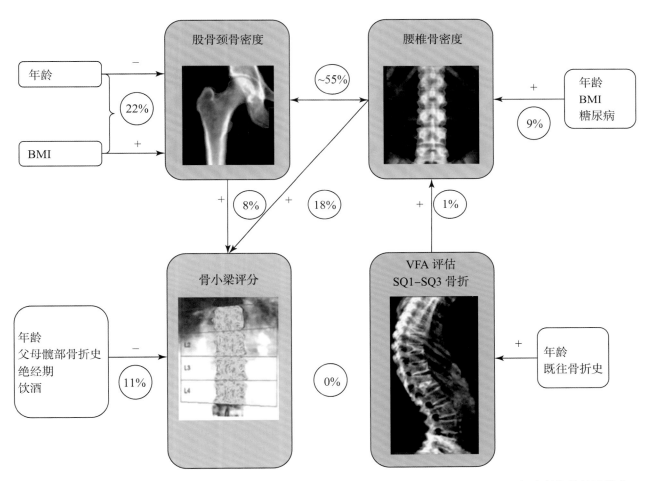

▲ 图 8-4 股骨颈和腰椎骨密度（BMD）、骨小梁评分（TBS）和椎体骨折在 VFA（SQ1-SQ3）上的相关性及其决定因素的归因差异

经开放获取计划知识共享归因条款许可转载，引自 Borgen et al.[225]

BMI. 体重指数

表 8-4	西班牙骨研究与矿物质代谢学会对骨小梁评分的推荐[68]	
问题	临床应用	证据等级 / 推荐程度
1.TBS 能否用于临床评估骨折风险？	• TBS 可用于评估 50 岁女性和男性的椎体骨折、股骨和全身脆性的风险	• 证据等级：2++ • 推荐程度：B
	• TBS 结合骨密度可评估 50 岁以上男性和女性的椎体、股骨和整体脆性	• 证据等级：2++ • 推荐程度：B
2.TBS 能用于监测骨质疏松患者吗？	• TBS 可用于评估随时间的变化	• 证据等级：2+ • 推荐程度：C
	• 在评估治疗效果时，TBS 不能改善 BMD，它不应用于评估对双膦酸盐的反应	• 证据等级：2++ • 推荐程度：B
3.TBS 对哪些疾病特别有用？	• TBS 可用于评估糖尿病患者骨折的风险 • TBS 可用于评估接受糖皮质激素治疗患者骨折的风险 • TBS 可用于甲状旁腺功能减退症和甲状旁腺功能亢进症患者骨病变的临床定位 • TBS 可用于骨关节炎患者受累关节的诊断定位	• 证据等级：2++

七、DXA 其他参数

近年来，从现有的 DXA 数据中可以提取一些额外的定量参数。例如，可以对 DXA 图像进行髋部结构分析[70-72]，可导出的参数包括截面积（CSA）、截面惯性矩（CSMI）和截面模量。通过适当的推算，可以估计皮质宽度和皮质厚度（35）。CSMI 是骨抵抗弯曲的一个估计值，其计算公式为 $[（骨膜直径 /2）^4 -（髓腔直径 /2）^4] \times \pi/4$[73]。截面模量的计算方法为 CSMI 除以从中心到内侧或外侧面的测量距离中较大的部分，它是弯曲和扭转强度的衡量标准[74]。

八、定量计算机断层扫描法（QCT）

最初开发的 QCT 方法是使用层厚约 10mm 的单层 CT 图像进行椎骨取样，以避开椎体终板的影响，然而，现在这种方式很大程度上被覆盖脊柱或髋部 ROI 的体积成像所取代。

对于接受 CT 结肠成像检查（CTC）的患者，可通过 QCT 同时进行骨密度筛查，而不需要额外的影像检查、辐射暴露和患者时间安排[75]。此外，需要进行 CT 检查和有骨质疏松危险因素的患者存在很大数量的重叠，基于体积的 QCT 技术（而不是老的单层图像分析协议）可以利用已获得的 CT 图像进行骨密度测量[76, 77]。这种 CT 成像的双重使用可以提高骨质疏松症的筛查率，并在某些个体中免去了必要的 DXA 筛查。

九、QCT 的临床应用

长期以来，QCT 一直被认为是在体获得特定个体体积骨密度的金标准，在 QCT 中，骨骼被设定为由水和矿物质组成的模型，体素级骨密度是通过比较每个体素的亨式单位（HU）与已知 CHA 密度的校准标准来计算的，先前的研究使用材料测试技术发现骨表观密度（不含骨髓的骨质量除以包括气孔在内的骨体积）与骨力学性能（如弹性模量和屈服强度）之间存在很强的相关性，因此，通过将基于 QCT 的骨密度转换为表观骨密度，可获得感兴趣的骨骼的体素级力学特性，此外，通过将区域特定的力学特性分配给基于 QCT 的骨网格，可以生成非均匀骨有限元（FE）模型，从而可以计算机械负荷下的骨折风险，然而，由于软组织在 QCT 上显示的信号很少，用有限元模型同时构建骨骼和软组织（如髋股关节模型）具有挑战性[78]。

以往将标准 CT 成像与 QCT 相结合的研究主要集中在腰椎骨密度的测量上[79]，其中 QCT 可以单独测量椎体骨小梁的体积骨密度。由于骨小梁转换率较高，测量骨小梁的体积 BMD 具有灵敏度高的优势[80]，但 QCT 平均 T 值略低于同龄人群的 DXA T 值，用 WHO 建立的 DXA T 值进行骨质疏松分级的方法不适合 QCT[81]，相比之下，股骨近端的 QCT 3D 数据可以用来获得 2D 图像，该图像可以使用 DXA 标准的 ROI 进行分析，以确定与 DXA 等效的"CT X 线吸收测定法（CTXA）"面积骨密度（aBMD）值，单位为 g/cm² [82]。使用这种方法，可以应用 WHO T 值进行骨质疏松分级，并可将面积骨密度纳入 FRAX 计算。

双重用途 CT 扫描的相关工作流程可以通过无体模或异步校准方法得到改进，因此不需要在 CT 扫描之前规划骨密度测量。此外，通过此方法，可以回顾性地使用已存档的 CT 扫描数据[83]。最后，因为存在测量偏倚，在脊柱 QCT 中通常不使用静脉对比剂增强 CT 图像[84]。然而，最近的一些研究表明，对比增强导致的髋部测量差异可能并没有临床意义，因此进一步拓宽了 CT 扫描在骨密度测量中的应用范围[85]，Brett 和 Brown 最近发表的一篇文章对基于双重用途 CT 扫描的 QCT 和机会性骨密度筛查进行了综述[86]。

十、标准 QCT

通过使用校准体模和专用分析软件，QCT 可在任何 CT 扫描仪上实现。患者通常取仰卧位，在体模和患者之间放置水或凝胶填充垫。校准体模将测量的 HU 衰减转换为骨密度值。当患者和体模同时被检查时，此过程称为同步校准。有 3 种最常用的校准体模：①固态 Canne-Genant 体模（Mindways 软件公司，奥斯汀，德克萨斯州，美国）（包含 5 个磷酸钾当量密度）；②五相固态羟基磷灰石体模；③ Kalender 等开发的体模（采用两相羟基磷灰石，已用于西门子公司商业 QCT 产

品）[87]。然而，除非进行交叉校准计算，否则，不同类型的校准体模的骨密度测量是不可互换的。

十一、单层 QCT

单层 QCT 是最初的 QCT 方法，它是在单层 CT 扫描仪上开发的，用于测量腰椎骨密度。使用标准方法扫描 T_{11}～L_4 中的连续 3～4 个椎体[88-94]，由技术员从侧位定位图像交互式选择机架倾斜角度，采集平行于椎体终板的椎体中间部分的 10mm 厚的断层图像。

尽管单层 QCT 的辐射剂量比很多其他放射学检查小，但是比 DXA 高，当扫描参数为 80kVp（或 120kVp）和 120mAs（或 150～200mAs）时，可将单层 QCT 有效辐射剂量控制在 200uSv 以内[88]。比较而言，DXA 对脊柱和髋部的辐射剂量为 10～15uSv，腰椎正位 X 线的辐射剂量为 700uSv，标准腹部 CT 的辐射剂量约为 8000uSv[89]。

虽然与体积 QCT（vQCT）相比，单层 QCT 的辐射剂量可以大大降低（图 8-5）（详见下文），但单层 QCT 测量骨密度的一个重大缺点是精度较 DXA 低（1.5～4%vs.1%），这导致需要一个更大的最不显著变化（LSC）来检测骨密度的显著变化（6～11%vs.3%）。然而，由于骨小梁的代谢活性更高，即使精度较低的单层 QCT 通常也足以监测与 DXA 相同范围内的骨密度纵向变化，部分抵消了单层 QCT 的缺点[90]。

十二、体积 QCT

与单层 QCT 相比，vQCT 精度更高，更容易操作。通常为层厚 1～3mm 的连续容积扫描，且 CT 机架无倾斜。腰椎扫描协议一般只包括 T_{11}～L_4 的 2 个椎体（L_1、L_2 最多），在减少辐射剂量的同时实现优于或不劣于已知单层 QCT 的测量精度。当通用扫描参数为 80～120kVp 和 50～200mA 时，根据药物临床试验方案估计的剂量，1mm 层厚脊柱扫描辐射剂量高达 1.5mSv，髋部高达 2.5e3mSv[88]。

QCT 可进行独立的脊柱骨小梁体积骨密度（vBMD）测量，由于骨小梁的转换率较高，这种

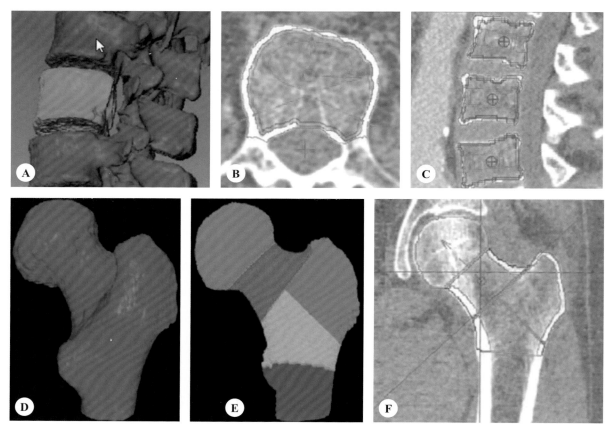

▲ 图 8-5　脊柱（上排）和髋部（下排）的 **vQCT** 可用于分析不同部位的骨密度，并准确测量几何参数和骨密度值

A. 选择用于分析的椎体节段。B 和 C. 整体（红色）和去除皮质的感兴趣骨小梁体积（VOI）（深蓝色），以及传统的椭圆形和 Pacman VOI（浅蓝色）。D. 股骨近端节段。E 和 F. 髋部 VOI 分析

经开放获取计划知识共享归因条款许可转载，引自 Genant et al.[226]

方法具有更高的灵敏度[80]，还可以避免关节间隙狭窄、骨赘、主动脉钙化和其他可假性提高 DXA 脊柱骨密度测量值的骨外钙化的混杂效应[91-93]。然而，对离体骨小梁的测量显示，对于同龄的患者，QCT 的 T 值平均略低于 DXA 的 T 值[10]，因此根据 DXA 的 T 值建立的 WHO 骨质疏松分类方法不适用于 QCT，为了便于对脊柱 QCT 结果的解释，美国放射学会于 2008 年和 2013 年发布了 QCT 实施指南[94]。根据指南，骨小梁体积骨密度值在 80~120mg/cm³ 被定义为骨量减少，小于 80mg/cm³ 为骨质疏松。

十三、高分辨率外周定量 CT（HR-pQCT）

HR-pQCT 可用于胫骨和桡骨远端的骨密度测量，同时扫描羟基磷灰石校准体模，获得骨小梁和骨皮质的测量值[16]。骨皮质方面，标准分析包括以 mm 为单位的皮质厚度（Ct.Th），皮质孔隙度（Ct.Po）相对于皮质孔隙体积（Ct.Po.v）的百分比，以 mm³ 为单位的骨皮质体积（Ct.BV）[95, 96]。研究表明，随着年龄的增长，大部分骨丢失发生在皮质，主要是皮质内结构重塑所致[97]，导致孔隙的空间分布、数量和大小增加[98]，骨小梁方面，标准分析主要为骨小梁结构特性的定量，包括骨体积分数（BV/TV），它来源于骨小梁密度（Tb.BMD）、平均骨小梁数量（Tb.N）、平均骨小梁厚度（Tb.Th）和平均骨小梁间距（Tb.Sp）[99]。胫骨、桡骨的不同 HR-pQCT 测量值与椎体及各型骨折的相关性已得到证实[100-104]（图 8-6）。

HR-pQCT 体积评估在糖尿病骨病等复杂类型

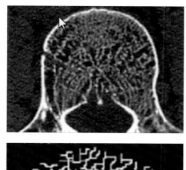
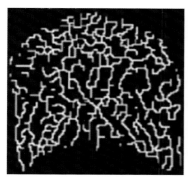
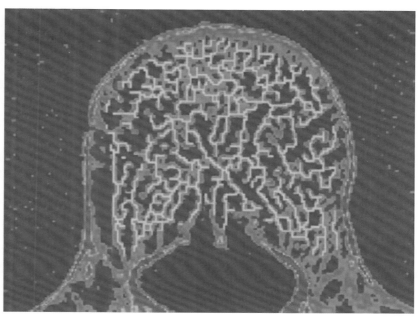

▲ 图 8-6 **HR-CT 图像处理实例**

如果每个骨小梁分离良好，骨小梁结构可以近似计算。左上为脊柱原始 HR-CT 图像，通过"二元化"和"骨骼化"将图像加工成如左下的单像素厚的白色骨小梁和围绕在周围的黑色骨髓，以及右边的伪彩版本，接着可对图像进行定量处理

经开放获取计划知识共享归因条款许可转载，引自 Genant et al.[226]

中也有附加价值，基于 DXA 的研究显示，血糖控制较差的 2 型糖尿病患者虽然骨密度较高，股骨皮质较厚，但骨折风险更高[105]，一项使用 HR-pQCT 的研究报道，2 型糖尿病患者的桡骨皮质孔隙度增大，是对照组的 2 倍[96]。这支持了以下假设：在血糖控制不佳的糖尿病患者中，无效的骨量重新分布、微骨折的累积和反映骨修复受损的皮质孔隙度增大导致了 2D 评估表面上"强壮"的骨骼实际上脆性反而增加，随后，Patsch 等根据是否患有 2 型糖尿病和是否发生脆性骨折进行了四组比较，结果表明，皮质孔隙度增大是 2 型糖尿病合并骨折患者所特有的表现[106]。此外，一项胫骨在体微压痕试验表明，与对照组相比，2 型糖尿病患者的血清骨转换标志物水平下降，骨力学强度降低[107]。同时发现，患者既往 10 年的血糖平均水平与骨力学强度呈负相关。因此，有必要在更大的人群中开展 pQCT 与骨质量关系的相关研究，由于医学证据有限，目前还不能在临床实践中大规模应用 CT[108, 109]。未来可能会分别将骨皮质和骨小梁作为诊断和治疗的靶点。

十四、投影 QCT：髋部

相比之下，在股骨近端，QCT 的 3D 数据可用于导出 2D 投影图像，该图像可使用 DXA 的标准 ROI 进行分析，以确定与 DXA 等效的 CTXA 的 aBMD 值（g/cm²）。由于 QCT 计算得到的股骨近端骨密度值与 DXA 得到的骨密度值相关性极高，因此可以采用 WHO 的 T 值分级[106]。在同一患者中，髋部投影骨密度值的精度略优于 DXA，可能是因为髋部旋转是通过软件而不是在数据采集时进行的，FRAX 工具包括髋部 QCT 的 CTXA 面积骨密度测量[107]，Hologic 和 Lunar 已在各自的 DXA 和 QCT 上应用髋部骨密度转换方程。此外，2008 年和 2013 年美国放射学院 QCT 实践指南指出，髋部 QCT 也可为面积骨密度提供与 DXA 等效的 T 值。

十五、QCT 和 DXA 诊断骨质疏松症的不一致性

DXA 和 QCT 测量的骨密度结果不能直接比较，有时两种技术的骨密度结果所提示的诊断是不同的，因此，这种不一致性可能会影响诊疗方案，DXA 扫描主要获得包括骨皮质和骨小梁的面积骨密度，QCT 是一种真正的 3D 技术，可以定量不受脊柱退变和腹主动脉钙化影响的骨小梁体积骨密度[108]。

可能导致骨密度不一致的原因总结如下。① DXA 测量包括骨皮质和骨小梁，而 QCT 定量的是骨小梁密度，众所周知，与骨皮质相比，随年龄增长，骨小梁量丢失更快。这可能会降低 DXA 评估骨质疏松的敏感性[109-112]；②椎体骨密度通过 QCT 测量椎体中心平面获取（9mm 层厚），测量结果可能会受到整个椎体小梁分布不均匀的影响；③既往研究显示脊柱退变和腹主动脉钙化可能与脊柱后 - 前路 DXA 高估骨密度和低估骨质疏松有关[113-117]。鉴于 DXA 对腰椎骨密度的影响，有研究认为髋部 DXA 应该用于识别骨质疏松症，尤其是老年患者[118]。

十六、超声扫描

由于电离辐射暴露、成本较高和基层医疗单位缺少相关设备等局限性，DXA 不能用于大规模人群筛查。为了克服这些限制，有学者提出了几种基于超声（US）技术的替代方法，目的是利用其众多的潜在好处，与 DXA 相比，定量超声（QUS）有几个潜在的优势，包括无电离辐射、仪器便携和成本较低，但其在识别骨质疏松症患者方面的准确性尚未取得广泛共识[16, 119-122]。商业化的骨骼特征分析和骨质疏松诊断超声设备目前只能应用于外周部位（如跟骨），临床效果有限[122-126]，在此背景下，最新的研究前沿进展是一种适用于股骨颈[127-129]和（或）腰椎[130, 131]的骨质疏松症超声诊断方法。

最常见的 QUS 设备通过声学传导测量来提供相关参数，如超声宽带衰减、声速和刚度指数，最近，一些试验研究报道了超声背向散射作为一种骨质疏松症诊断新方法的潜力，探索了诸如背向散射系数[132, 133]、表观积分背向散射系数（AIB）[134, 135]、表观背向散射频域斜率（FSAB）和表观背向散射时间斜率（TSAB）[136]、频谱质心偏移（SCS）[137]、宽带超声背向散射[138]、积分反射系数、背向散射差平均值、背向散射差斜率等参数[129]。从既往研究总结发现，背向散射参数（主要是在体外对切除的人骨样本进行测量）与骨密度有明显的相关性，试验数据通常支持这样的观点，即背向散射测量也可以评估骨微结构。然而，尽管少数探索性研究报道了令人鼓舞的体内试验结果[137]，但背向散射方法仍处于研究的早期阶段，缺乏适当的临床验证。

改善这种情况的潜在方法是开发基于超声的参考解剖部位的无辐射的骨密度测量。事实上，虽然外周骨 QUS 参数与 DXA 测量的中央骨（脊柱或股骨）骨密度值之间的相关性较差，但 DXA 测量的骨密度值与相应的 QUS 估计值之间的部位匹配相关性通常要强得多[139]。因此，通过参考中心位点的超声测量，有希望得到更好的诊断效果。基于这些考虑，股骨近端已成为最近几项有关 QUS 入路的试验研究的目标[140-143]，并取得了令人鼓舞的结果。在脊柱方面，Garra 等[137]使用 2.5MHz 相控阵超声探头测量了 9 名女性志愿者的 L_3 和 L_4 椎体的频谱质心偏移（SCS），评估了活体超声测量在人体脊柱定量诊断中的潜力。

然而，ISCD 目前关于 QUS 的官方立场是，在骨质疏松症管理中，临床应用 QUS 的唯一有效的骨骼部位是足跟，经过验证的足跟 QUS 设备可以预测患者的脆性骨折。结合临床危险因素，QUS 可用于识别极低骨折风险的 65 岁以上人群，这些人群可能不需要进一步的诊断评估[144]。然而，ISCD 也明确指出脊柱和股骨的 DXA 测量是治疗决策的首选，应在可能的情况下代替 QUS，特别是当 QUS 不能满足治疗监测要求时（ISCD 2013）[136]。

十七、MRI

与 QCT 相比，MRI 可以在不丢失软组织信号的情况下用于体积骨密度计算。然而，使用 MRI 来定量骨密度是有挑战性的，主要是因为矿物中的质子信号很低[6]。在过去的 20 年里，发展了一些增强磷信号的 MRI 技术用于骨密度的计算。高分辨率（HR）MRI 可以直接或间接地帮助评估骨结构，然而，与 DXA 和 CT 相比，MRI 也有其优缺点。一方面，MRI 成本较高，耗时较长，空间分辨率低于 CT。另一方面，MRI 的一个主要优势是无电离辐射风险。Oei 等最近综述了应用 MRI 评估骨密度的现状[145]。下文将总结这些技术。此外，我们还将讨论 MRI 在微结构和分子水平上对骨骼特征进行详细描述的巨大潜力。

由于组织形态学是直接分析骨细胞及其活性的最好也是唯一的方法，因此被认为是骨评估的金标准[146, 147]，然而，由于骨活检是侵入性检查，因此很少用于骨质疏松患者的诊断和治疗[148]，分子成像，即在细胞和分子水平上对生物过程的活体特征分析和测量，被认为是影像学的下一个重大进展[149]，MRI 公认是一种无创的骨结构分析工具，然而，对于人体的应用，MRI 的技术改进是必要的，特别是在临床可接受的扫描时间内最大限度地提高信噪比和空间分辨率，这是未来将其引入大规模人群影像学研究和临床实践以辅助分析包括骨质疏松症在内的多种骨骼肌肉疾病的先决条件。

我们可以通过 HR-MRI 推断骨小梁的结构，不论有无骨折的骨质疏松症患者与无骨质疏松者相比较，在桡骨远端和跟骨的基于 MRI 的骨纹理参数评估中存在差异[150-152]，为数不多的基于 MRI 的糖尿病骨病研究报道，2 型糖尿病患者的骨小梁异质性大于健康对照组[153]，鉴于糖尿病对骨质量影响的最新研究，有必要对糖尿病骨病进行更多的 MRI 研究。

间接 MRI 方法如用于评估骨结构的 MRI 波谱分析，可在无须造影剂的情况下，在分子水平上可视化骨的结构及其变化，质子磁共振波谱（¹H-MRS）被认为是骨髓脂肪定量的 MRI 金标准，点分辨波谱（PRESS）和激励回波采集模式（STEAM）单体素 ¹H-MRS 脉冲序列已被广泛用于骨盆、脊柱和髋关节骨髓脂肪的波谱特征分析[154]，图像采集使用专用线圈来检测和量化水、脂类和其他代谢物的频率信号，测量以通用 PPM（百万分之一）为单位表示，并评估峰下面积，除定性解释，也用于（半）定量分析，如对未抑制的水或噪声的比例调整[155, 156]，目前提倡更加重视通过 MRS 对代谢物含量进行定量评估，而不是定性分析[157]。充分区分分子峰和 ROI 在技术上具有挑战性[154]，因此 MRS 的测量质量和对可能出现的伪影的识别非常重要[158]，同时应用校正技术可使混叠效应最小化[159]。

直接 MRI 方法包括化学位移成像、扩散加权成像和血流灌注成像，化学位移成像旨在分别检测处理频率相似但略有不同的质子，即水和脂肪的质子[160]，有研究评估了使用不同厂商和不同场强的 MRI 系统测量健康志愿者信号强度指数（SII）的可重复性，发现观察者内部和观察者之间的相关系数在 0.82~0.98[161]，在骨质疏松症方面，迄今为止进行的少数研究主要是评估骨髓[162-164]。扩散加权成像在微观水平上测量水的布朗运动，并提供了用表观扩散系数（ADC）表示的细胞密度和细胞完整性的信息[160]，最近也有一篇综述文章讨论了肌骨放射学中的扩散加权成像[165]，与化学位移成像类似，在骨质疏松症中应用扩散加权成像进行的大多数研究都集中在骨髓测量上[166-168]，少数研究报道扩散加权 MRI 参数与 BMD 相关[169, 170]。有研究比较了椎体成形术前后的 ADC 值，发现术前高 ADC 值可以预测新的压缩性骨折的发生[171]。因此，有必要进行重复性研究，血流灌注成像可以使用不同的灌注成像方法，其中动态对比增强 MRI（dynamic contrast-enhanced MRI，DCE-MRI）是最常用的技术[160]。DCE-MRI 数据可行的分析方法包括时间 - 信号强度曲线、从时间和药代动力学模型方法量化血流的增强模式，据报道，急性骨质疏松性椎体骨折和正常外观椎体的扩散加权成像和 DCE-MRI 的定量结果存在差异[172]，此外，骨质疏松症患者股骨和椎体的最大增强峰值[E（max）]和增强斜率[E（slope）]显著降低[173-177]，有作者采用 DCE-MRI 研究骨质疏松症合并急性椎体骨折患者与对照组的血流定量参数[178]，血浆流量（ml/100ml/min）用于定量单位时间内流过 ROI 的血浆体积；血浆体积（ml/100ml）对应 ROI 内每组织体积的血浆体积，提取流量（ml/100ml/min）表示血浆和间质间隙（细胞外血管外间隙）之间的净流量。与对照组相比，这些灌注参数在骨质疏松症患者的正常椎体骨髓中降低，但在急性骨折椎体中增加。

MRI 的一个缺点是，由于骨皮质的 T_2 弛豫时间短，传统的 MRI 脉冲序列无法获得其信号[179]。因此，需要具有超短回波时间的序列来捕捉短 T_2 组织（如骨皮质、肌腱、韧带、半月板和髓鞘）的信号[180]。新型的超短或零回波（UTE/ZTE）MRI 技术可以克服这个难点，^1H 是氢原子最丰富的同位素，存在于骨的水分中，这些信号可以通过上述技术获得，^1H 信号来自不同的质子池，可以根据它们的弛豫时间来区分，大孔隙内相对自由的水 T_2 弛豫时间最长，小孔隙中的水具有更大的表面体积比，表面弛豫率更大，T_2 弛豫时间更短[181]。与骨基质结合的质子在运动中受到更严格的限制，T_2 弛豫时间更短，目前已开发有多种 UTE 脉冲序列，能够采集来自骨中不同质子池的信号（图 8-7），并通过 T_2^* 弛豫测量法进行水的定量，该领域正在逐步将动物和尸体实验的经验转化为活体研究[182-185]。由于骨的水分主要存在于骨的孔隙系统中，这一参数为孔隙度提供了替代指标，已有研究表明，绝经后女性的骨皮质的水浓度高于绝经前女性[186]。

十八、骨髓脂肪成像

据报道，在骨质疏松症和糖尿病骨病等疾病中，骨髓脂肪会受到影响[187]，骨髓脂肪体积可测量[188]，也可检测骨髓脂肪的组成，包括氢键的存在和类型，其中不饱和脂肪含有至少一个双键，饱和脂肪有最大数量的氢键与碳结合，这可以通过 MRS、双能 QCT[189, 190]、T_1 加权和较少应用的 T_2 加权 MRI 评估[191]。有报道，椎体骨髓脂肪含量在 MRS 上的平均变异系数为 1.7%[97]，MRS 与双能 CT 获得的骨髓脂肪分数的相关性非常高，相关系数 $r=0.91$[192]。与骨量减少或骨密度正常者相比，骨质疏松症患者的椎体骨髓脂肪含量显著增

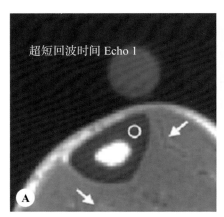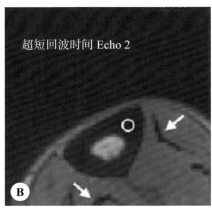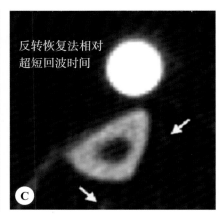

▲ 图 8-7　骨皮质的总水和结合水图像

根据 dualecho UTE 序列的第一（A）和第二（B）回波重建的来自 48 岁男性受试者的骨水图像和来自 IR-rUTE 序列的 BW 图像（C）。需注意，在 C 中，周围的软组织以及髓腔内的骨髓通过绝热反转被选择性地抑制，只留下短 T_2 ^1H 密度校准样品和水密结合到胶原基质上。从圆形 ROI 测量的图像强度在第一回波中明显更高（0.32 对第二回波中的 0.03）。还要注意筋膜的类似强度特性（箭）
经开放访问计划许可转载，引自 Zhao et al.[227]

加，MRS 上的脂肪分数更高，MR 扩散加权成像 ADC 值更低[193]，一项基于人群的年龄、基因 / 环境易感（AGES）队列研究发现，MRS 检测的女性高骨髓脂肪与较低的骨小梁密度相关，男性高骨髓脂肪与椎体骨折发生率相关[194]，当然，这些结果应该得到后续研究的验证。

Dixon 定量化学位移 MRI（QCSI）利用脂肪 – 水共振频率差异产生的相位变化将水从脂肪中分离出来[195]，有研究报道，Dixon QCSI 测量 $L_1 \sim L_4$ 椎体的骨髓脂肪分数具有良好的可重复性，且该测量似乎独立于 DXA-BMD[196]。

一项针对失用性骨质疏松的小型研究显示，下肢骨髓在骨小梁线的强化、软骨下脂肪含量、信号强度和脉管系统等方面出现了形态学改变[197]。当然，有必要进行更大样本人群的进一步的定量纹理分析。

QCT 和 MRS 联合研究表明，脆性骨折的患病率与骨髓脂肪的低不饱和水平和高饱和水平有关，其中伴有骨折的糖尿病患者骨髓不饱和水平最低，饱和水平最高[198]，与未患糖尿病的对照组相比，2 型糖尿病患者较高的平均椎体骨髓脂肪含量与内脏脂肪组织和糖化血红蛋白显著相关，代表更差的代谢状况[199]，目前已经提出高饱和脂肪相关的脂肪炎症和胰岛素抵抗的概念，然而，其潜在的分子机制仍有待阐明。

十九、正电子成像法（PET）

PET/CT 在骨质疏松症领域的应用仍然有限，在某些临床骨折病例中，在 CT 和 MRI 对良恶性病变的鉴别不确定时可以应用 PET/CT，同时发现其他骨骼部位或骨骼以外的转移[200]，标准化摄取值（SUV）是一个无量纲参数，通常被用作组织摄取氟代脱氧葡萄糖（FDG）的相对度量，但要参考 FDG 注射量和患者体型作为参数校正[201]，此外，PET/CT 可以显示骨折愈合情况，但主要是应用在动物模型研究中[202-205]，近一半研究发现，在 ^{18}F- 氟化物 PET 扫描中，认为 PET 代谢强度反映了成骨细胞和破骨细胞的活性，至少在动物实

验中可以检测到微损伤[206]，以骨转换标志物为参考的区域骨灌注和转换研究已经开展，主要比较初治患者和骨质疏松患者使用各种抗骨质疏松药物后，不同骨骼部位的治疗效果[207-213]，据报道，^{18}F- 氟化物 PET 参数的变异系数（12.2%～26.6%）和组内相关性（0.44～0.85）反映的长期精度与骨转换生化标志物研究结果相仿[214]，另有学者假定 PET/CT 可能对非典型股骨骨折的诊断有帮助，但需要研究数据支撑[215]。

目前还没有关于 PET/MRI 在骨质疏松症中的应用报道，也没有使用 PET/MRI 的糖尿病性骨病的临床研究，一项比较糖尿病猪和健康猪的小型研究发现，椎体骨髓葡萄糖摄取与其脂肪含量呈显著负相关[216]。第一个检测骨关节炎骨代谢异常的 PET/MRI 研究正在进行，PET/MRI 可以检测出软骨下骨的代谢异常，而在 MRI 上显示正常[217]，PET/MRI 定量成像技术的发展是一个值得进一步探索的有潜力的研究领域。

二十、生物工程：利用电子听诊器和机器学习从叩诊反应中检测骨质疏松症

人们可以通过轻叩材料的表面来确定它的坚固性，同样，医生在临床检查中也使用叩诊技术来确定密度或是否存在空腔，并评估胸腹部的情况[218]，叩诊也可用于评估身体其他部位的状况，据报道，叩击声通过骨骼传播，使用听诊器在胸部聆听，可用于检测骨质疏松症[219]。最近有研究证实骨共振频率与骨密度密切相关[220]，可将胫骨的最低共振频率和其他生理信息映射到 FRAX 算法上，从而诊断骨质疏松症[221]，最近，一种机器学习方法被提出来分辨振动 – 声学信号并检测骨质疏松症[222]。图 8-8 所示的方法如下：临床医生用泰勒反射锤敲击患者胫骨近端，电子听诊器在胫骨中点和（或）远端捕捉诱发的声音。信号通过蓝牙数据链传输到计算机进行进一步的信号处理和模式识别，最终得出诊断结论。通过使用常见的临床设备和仪器，该方法有相当大的潜力被初级保健提供者用作全人群的筛查试验，从而能

够早期发现骨质疏松症（图 8-8）。

该方法的诊断决策机制基于大量记录的统计机器学习，机器学习算法将个体的脉冲响应映射到一个连续的输出库，然后将其分为两类：健康的（OK）和骨质疏松的（OP）。这是基于医生考虑了 DXA T 值及其他生理参数对患者的综合诊断。最低共振频率与骨的弯曲刚度密切相关，因此也与骨质量密切相关[222, 223]。最近有研究发现，长骨共振频率与全身骨密度有明确的相关性[220]（图 8-9）。

使用叩诊技术在体内获得的脉冲响应有伪影：泰勒反射锤有一个半刚性橡胶头，软组织层引入了阻尼效应，因此，脉冲响应包括这些阻尼 / 软层的卷积分量，它们在人群中变化很大，而可以去除卷积复杂信号的特征提取方法可能是有益的，机器学习可以从大量的例子中学习，从而忽略在信号中发现的卷积成分。

总之，本章回顾了骨质疏松症影像学在诊断和治疗中的重要性，总结了骨质疏松症的定量成像方法。目前临床实践中最常用的评估方法是 DXA 和常规 X 线，QCT 具有独特的功能，一次扫描可以提供解剖形态学信息，并获得很多关于骨骼健康的定量参数，尤其是老年人和骨折患者，不会因活动而造成疼痛（如辨认椎体骨折的细节），由于治疗决策是基于骨骼参数而制订，因此，对结果的正确解释是至关重要的。目前正在进行进一步的技术发展，以扩大从这些影像学方法中获得丰富的数据，最后，US、CT、MRI 和 PET 定量参数的潜在新应用正在临床和基础研究中进行，然而，在此背景下，目前 ISCD 的官方立场以及 DXA 在脊柱和股骨的测量参数仍是治疗决策的首选，应该在标准的临床实践中遵循。

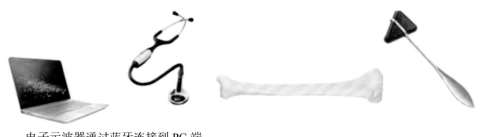

电子示波器通过蓝牙连接到 PC 端
声学数字信号处理系统用于区分声音

◀ 图 8-8 用于骨质疏松诊断的电子听诊器和机器学习工具的组件：用于骨质疏松症筛查测试的实用方法的图示
经开放获取计划知识共享署名（CC BY）许可转载，引自 Scanlan et al[228]（http://creativecommons.org/licenses/by/4.0/）

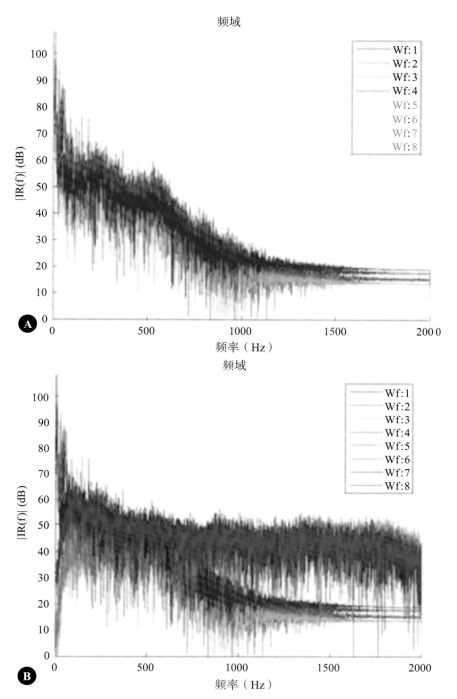

第 9 章　骨质疏松症诊断的挑战和局限性
The Challenges and Limitations of Osteoporosis Diagnosis

Yasser El Miedany　著

一、背景

骨质疏松症是一种以骨量减少，导致骨脆性和骨折风险增高为特征的进行性全身性骨病，全世界骨质疏松性骨折的数量不断增加，已成为全球面临的重要公共健康问题[1]。骨质疏松症是老年人非创伤或低能量骨折（脆性骨折）最常见的原因[2]，骨质疏松性骨折也是该疾病的主要临床后果。在全世界范围内，1/3 女性和 1/5 男性在 50 岁以后都会罹患骨质疏松性骨折，事实上，全球每 3 秒就会发生 1 例骨质疏松性骨折[3]。

年龄是骨质疏松性骨折的主要危险因素，约 90% 的脆性骨折发生在 60 岁及以上的患者中。随着人口老龄化日趋严重，全世界骨质疏松性骨折的发生率随之增加[4, 5]。骨质疏松性骨折最常见部位是髋部、脊柱和腕部。骨质疏松性骨折可导致疾病、残疾、疼痛和死亡等严重后果，尤其是椎体（脊柱）和髋部骨折。腕部骨折通常伴有剧烈疼痛和轻度残疾（有时会限制日常活动 / 工作）[6]，而髋部骨折通常会导致住院和手术，还可能并发感染、心肌梗死、血栓栓塞和谵妄[7]。此外，髋部骨折患者术后行走和日常生活可能持续受限，更重要的是死亡风险增加[8, 9]，椎体骨折会导致严重后果，包括身高下降、剧烈背痛和畸形（Dowager's hump，又称为遗孀驼峰、老妇驼背症）等。如此严重并发症和发病率突出了骨质疏松症作为主要健康问题的重要性。

尽管骨质疏松症的患病率很高，但其诊断和治疗往往不足。这在一些报告和 Meta 分析中得到

了证实，它们描述了全球范围内对骨质疏松症诊断和治疗的不足[10-14]，特别是在脆性骨折发生的前几个月，这一阶段骨折发生风险显著增加，治疗至关重要，然而，实施骨质疏松症治疗仍然存在挑战（即使已诊断）[15]。这突出了一个事实，即：尽管有多种药物可用来治疗骨质疏松症和预防骨折，但在骨质疏松症诊疗和骨折预防领域仍然存在诸多挑战和不足。

本章将讨论骨质量概念及其对患者管理的影响，以及讨论骨质疏松症诊断和管理的挑战，包括诊断不足（甚至发生骨折后）、骨密度（BMD）检测不足、患者意识不足，以及跌倒风险评估不足。

二、挑战 1：骨质疏松症诊断不足（即使在骨折后）

骨质疏松症的诊断和治疗不足是一个重大的医疗保健问题，来自 1999—2000 年的医疗保险索赔数据显示，只有 30% 的 65 岁以上符合条件的女性接受了骨密度测试[16]，尽管许多机构都意识到，65 岁以上女性是骨折高风险人群，且有必要行 DXA 检测[17-19]。任何骨折[20]，即使是创伤性骨折的成人[21]，都可能患有骨质疏松症，可能未来存在再骨折风险，应考虑进一步评估。椎体骨折是最常见骨质疏松性骨折类型，通常被忽视和漏诊[22, 23]，这可能是因为它在发病初期往往无明显症状，因此错过了诊治时机，另外，临床椎体骨折是指由于症状发生导致临床注意而得到适当诊断的骨折，而形态学椎体骨折是指不

考虑症状而仅通过影像学检测判断的骨折；在临床实践中，只有大约 1/3 椎体骨折是明显有症状的 [24]。

骨质疏松症普遍得不到妥善护理，往往不像其他慢性疾病那样得到重视。在美国，每年治疗骨质疏松性骨折相关的费用甚至超过心肌梗死、乳腺癌和脑血管意外的年费用 [25-27]。此外，加拿大马尼托巴省的一项大型研究显示，骨质疏松性骨折相关的年度总费用所占比例超过了许多严重慢性疾病 [28]。更糟糕的是，一项来源于美国的数据显示，即使在发生髋骨骨折后，接受骨质疏松症治疗的患者比例从 2001 年的 41% 下降到 2011 年的 21%。家中跌倒导致的骨折往往是 70 岁以上人群丧失独立能力的主要原因 [29-31]。

尽管骨质疏松性骨折后再骨折的风险非常高 [36]，但是，有专家认为目前还没有一种明确有效的持续改善骨质疏松症的治疗 [37, 38]，所以，依然有许多髋部骨折后出院的患者没有诊断或治疗骨质疏松 [34, 35]，早在 2005 年，有报道表明，67 岁以上女性发生骨折后，仅有 10.2% 在随后 6 个月内接受了骨质疏松症检测 [32, 33]。

关于骨质疏松症的诊断和治疗水平下降，众说纷纭。在笔者看来，主要有以下 5 个原因。

• 在非专业机构指定的 DXA 场所（如私人诊所）进行骨密度检测次数减少 [39-42]。

• 对所有骨质疏松性骨折（包括无症状椎体压缩性骨折）严重性认识不足，且未能确保将骨质疏松性骨折住院患者纳入骨质疏松症管理计划中，以防止再骨折发生 [43-49]。通常要求患者在出院后进行 DXA 检测，因此患者往往没有转诊到骨骼健康专门诊所。

• 初级保健医生经常负担过重的临床、管理和监管职责，几乎没有时间考虑一种可能增加未来骨折风险的沉默性疾病。

• 急性骨折通常由骨科或急诊科医生治疗，但他们往往没有参与患者长期护理及预防再骨折，而初级护理医生常常在再骨折发生很久之后才会了解到。

• 双膦酸盐引起下颌骨骨坏死和非典型股骨转子下骨折（AFF）的宣传和病例，一直困扰着部分患者和许多医生 [50, 51]。

美国本土的另一个因素是医疗保险和医疗补助服务中心（CMS）公布的计划，该计划将显著减少 DXA 的报销，根据医院门诊预期支付系统（HOPPS）的报告，该计划将在 2017 年作为医院门诊服务实施。如果该计划最终确定实施，到 2023 年，它将削减 37% 的 DXA 检测费用。自 2006 年以来，医院对 DXA 的报销减少了 75%（2007 年为 140 美元，2018 年降至 42 美元）。这必将带来可预见的后果：确诊为骨质疏松症的患者将减少，接受抗骨质疏松症治疗的患者将减少，骨质疏松性骨折的发生率将增加，与骨折相关的医疗费用将远远超过削减 DXA 检测和骨折风险药物处方所节省的费用 [52-54]。

国际临床骨密度测量学会（ISCD）和参与骨质疏松患者管理和研究的多个其他专业学会最近在国会支持一项法案（2015 年医疗保险受益人增加骨质疏松症检测法案，HR 2461，第 114 届国会）为全国所有 DXA 提供商设定了一个统一的标准，即每次 98 美元 [55]。骨质疏松症的管理费用也存在很大的不平衡，一个例子是骨质疏松症管理的一项重要检测项目，即血清 25- 羟基维生素 D，可报销费用约 200 美元，而 DXA 作为一种广泛应用于诊断、风险评估和治疗监测的检测项目，其报销费用却少得可怜，比 DXA 成本收支平衡所需的费用低 2/3。

改善骨质疏松症诊断的策略（表 9-1）包括：①任命一位有助于识别高危人群的倡导者。考虑到初级保健医生或急诊科医生可能没有足够的时间专注于骨质疏松症管理，任命专职工作人员作为骨骼健康的"倡导者"可能会有所帮助，"倡导者"可以是一名医疗助理、护士或保健教育者，他们的职责是在需要进行骨密度检测时提醒医生，或者有权力基于预先制订的流程进行 DXA 扫描和血液检查（钙、磷、碱性磷酸酶以及维生素 D 血清水平）[56]；②改善医疗保健措施可能比改变医生个人行为更能有效地提高临床结果，将骨质疏松症治疗过程模式化的疾病管理计划是可行的[57, 58]。同样，骨质疏松性骨折后及时实施干预计划可以更好地管理再骨折风险极高的患者[59, 60]。

表 9-1　改善骨质疏松症诊断的方法（管理骨质疏松症的挑战和策略）

挑战	策略
人员	在标准临床环境下任命一名倡导者
识别	设置用于识别迫在眉睫骨折或高跌倒风险人群的标准
	开发识别脆性骨折患者的软件
资源有限	没有 BMD 情况下评估骨折风险（如 FRAX）
管理	制订疾病管理计划
支持	游说立法者
治疗标准	实施骨质疏松症管理指南

为了确保患者能够获得诊断服务以评估骨骼健康，倡导者正致力于通过立法恢复 DXA 报销，使门诊 DXA 设施能够避免经济损失并继续运营[61]。由于 DXA 数量较少，部分患者需前往距离较远的机构进行骨密度检测，因此基层医生和患者非常支持这一方案。美国最大的骨质疏松症管理机构—美国骨质疏松症基金会（www.nof.org）正在倡议一项运动，旨在教育立法者了解检测骨密度所带来的价值，并最终通过修正法案，2019年6月，美国风湿病学会（ACR）代表参加了在华盛顿特区举行的宣传会议，以支持《增加医疗保险受益人获得骨质疏松症检测法案》（H.R. 2693/S. 283）的立法。如果该法案获得通过，医疗保险报销的最低费用定为 98 美元，这将确保更多患者进行骨密度检测，CMS 提高了医院 DXA 检测的报销率，但 ACR 期待私人诊所的报销率也能随之提高[62]。

识别迫在眉睫骨折或高跌倒风险人群对人群危险分层以及优先考虑 DXA 检测人群是非常有

必要的，骨折基线风险最高的患者经药物治疗后，其骨折风险往往下降最明显[63]，因此，骨折风险评估对于明确治疗适应证至关重要，虽然骨密度是预测骨折风险的良好指标，但相比于单纯骨密度或临床危险因素，骨密度结合临床危险因素更能准确预测骨折风险。即使在没有骨密度情况下，FRAX[64] 或 QFracture[65] 等可以有助于识别高骨折风险人群。

《骨质疏松症防治临床指南》（*Clinician's Guide to Prevention and Treatment of Osteoporosis*）在协调国内外骨质疏松症治疗方面起着重要作用。目前，由美国 NOF、英国 NICE[66]、NOGG[67] 和法国等发布的临床指南值得推荐[68]。这些指南大多针对所有群体 50 岁以上绝经后女性和男性，旨在帮助医生在临床实践中做出决定，这些建议仅提供一般框架，不应被视为严格执行的实践标准，医生做出临床决策时仍需考虑患者的个性化需求。

三、挑战 2：从 T 值到骨强度和骨质量

骨质疏松症流行病学及其药物治疗的许多研究，对骨密度越高意味着骨骼越强的概念形成了挑战，由于骨强度是骨密度和骨质量共同决定，因此，常规骨密度检测并不能准确反映骨强度或抵抗骨折能力[69]。DXA 是对骨骼复杂的三维结构进行二维图像生成，报告的骨密度值为骨矿物质含量与骨面积比值，这种计算方法的一个明显缺陷是，较大的骨骼传递较大的强度信息，但实际上较大的骨骼可能与较小的骨骼具有相同的骨密度[70]，骨强度涵盖的是一种骨骼抵抗骨折的复合性能，包括生物力学特点（微结构及其累积的微损伤）、胶原蛋白的质量、矿物质晶体大小和骨转换，骨强度的决定因素很复杂，但可分为 4 个基本组成特征（图 9-1），即大小、形状、结构和成分。生命体的骨骼有一种独特能力来协调、调整这些特征，使得骨骼结构具有足够的刚性，既能抵抗惯有负荷，又能最大限度地减少骨骼自身质量，使整体运动能量降至最低，骨骼的骨强度取决于骨皮质和骨小梁的比例、形态和组成成分

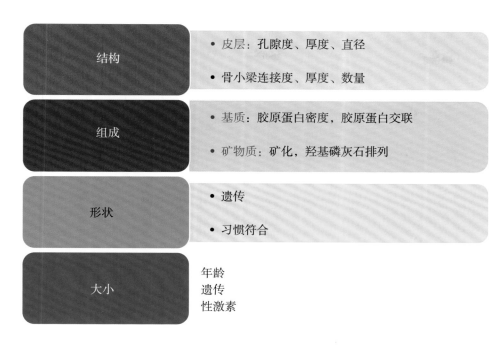

◀ 图 9-1 骨强度的决定因素

骨强度是不同骨骼结构经过复杂相互作用的产物，包括骨皮质和骨小梁在内的结构成分相互作用构成了骨骼结构的基础，骨皮质厚度、直径和孔隙度与骨皮质强度相关，而板和棒的数量、厚度和连接度决定骨小梁强度。骨骼成分依赖于骨基质强度，而骨基质强度是基于胶原交联程度和密度，因此，很难无创评估骨骼成分，骨骼大小随着年龄增长和青春期而增加，但最终的骨骼大小很大程度取决于遗传因素，遗传和习惯负荷相互作用决定了骨骼形状

及这些特性之间相互作用，个体基因（遗传背景）对骨强度也有重要影响作用，研究估计，70% 的最终骨强度和结构由遗传因素决定[71]。

骨骼结构特征显示，骨骼是由致密的骨皮质包裹着海绵状的骨小梁网络组成，骨外径直径和骨内径直径共同决定了骨皮质厚度，骨骼大小、骨皮质厚度和孔隙度显著影响着骨强度，骨骼内部由板和棒组成的骨小梁间室同样影响着骨强度（图 9-2）[70]。

骨骼结构对骨强度起着重要作用，相比于同等质量的实心骨结构，骨小梁方向、骨皮质厚度以及孔隙度共同提供了一个更加坚固的骨骼结构，骨髓腔内的骨小梁结构由板和棒组成（图 9-3），具有较高的板 / 棒比例赋予较高的强度，反之亦然，随着年龄增长，骨板逐渐转变为类似棒状的结构，与棒状结构的连接度下降，从而导致骨强度和刚度降低[71]。

骨皮质与骨小梁的比例因骨骼部位不同而有差异，例如，在桡骨远端约 25% 为骨皮质、75% 为骨小梁，在桡骨近端 1/3 部位则主要为骨皮质[70]，此外，骨小梁的排列也与强度相关，这在股骨颈部位尤为明显[72, 73]，股骨颈下方皮质和股骨距具有抵抗压力负荷能力，上方皮层和股骨距

具有抵抗拉力负荷能力，两者有机结合构成了最大的骨强度和韧性（图 9-2），股骨颈的骨小梁网络受到破坏是脆性骨折的主要原因，因此，通过施加更多或更大的负荷刺激骨形成，维持骨强度，可能会增加日常负荷的骨骼强度。遗憾的是，一旦股骨颈骨量明显丢失（拉力拱形结构破坏）时，尚不清楚运动负荷是否能够恢复丢失骨量。

皮层孔隙度是影响骨皮层强度的另一因素，与骨皮层大小无关，破骨细胞吸收可扩大哈弗斯管形成大孔隙，导致能够承受负荷的皮质组织逐渐变薄，随着年龄增加，孔隙的体积增大但孔隙数量保持相对恒定[74]，其机制是吸收过程都开始于骨内膜附近，并非骨外膜表面，所以开始的孔隙增大最大限度减少了对骨强度的影响[75-77]，尽管这些开始时的骨丢失机制在生物力学上有是有利的，但皮质孔隙度仍然是骨折的一个有利预测因素，因为破骨细胞吸收导致孔隙增大是骨脆性增加的一个重要信号，尤其在皮质丰富的前臂区域[78]。

骨质量概念在 20 世纪 90 年代初开始提出，这一概念与当时普遍接受的骨质疏松症治疗理念相违背，即骨密度是评估骨强度的最佳方法[69]，所以，骨质量最初被定义为骨密度无法解释的影

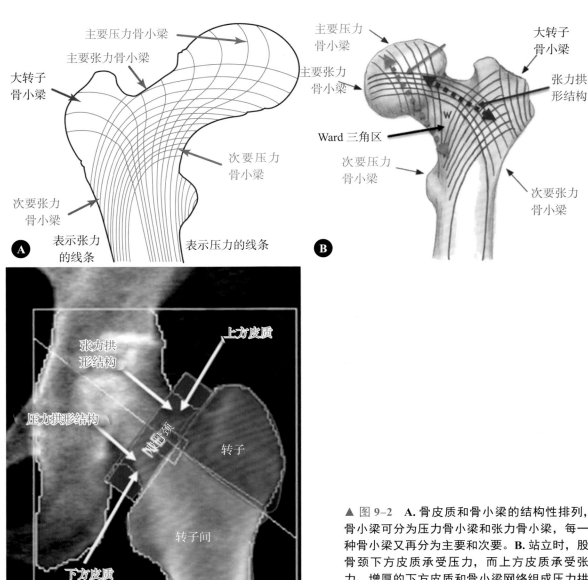

▲ 图 9-2　A. 骨皮质和骨小梁的结构性排列，骨小梁可分为压力骨小梁和张力骨小梁，每一种骨小梁又再分为主要和次要。B. 站立时，股骨颈下方皮质承受压力，而上方皮质承受张力。增厚的下方皮质和骨小梁网络组成压力拱形结构以加强压力负荷，骨小梁网络还可以加固张力拱形结构。这些强化结构结合内、外侧皮质用以对抗侧方应力。C. 股骨颈强度的关键部位显影在髋关节 DXA 扫描图像上

响骨强度的因素，从临床角度来看，骨质量为无法解释的因素提供了一个名称，可以描述为决定骨骼抵抗骨折能力的所有因素总合。从工程学角度来看，这个定义意义不大，因为它没有提出一个可定义的生物力学概念，即：将强度与骨骼物理特征以及潜在的生物学联系起来[79]。目前知道骨骼成分、胶原排列次序、相邻胶原纤维的交联程度、骨矿物质与蛋白质基质的比例都对骨质量有着重要影响。在使用氟化钠治疗骨质疏松症

时，首次出现了骨密度和骨强度之间的不统一，氟化钠可使骨质量大幅增加（骨密度提高），但骨强度并未随之成比例增加[80, 81]，氟化物改变了骨矿物质的质量，使骨组织脆性增加，更容易断裂；骨密度虽然提高，但高血清氟化物水平却增加了椎体骨折的发生率[81]。另外，Paget 病、糖尿病和成骨不全症等疾病及长期使用糖皮质激素均导致骨质量下降，骨质量下降也可是由于反复损伤而发生的应力性骨折，高骨转换也是导致骨

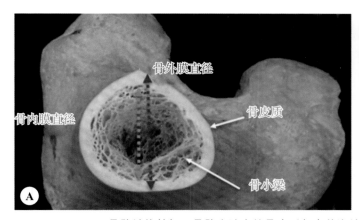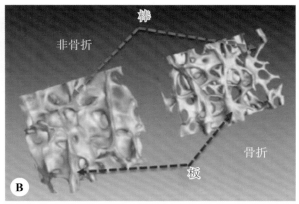

▲ 图 9–3　**A.** 骨骼结构特征，骨骼由致密的骨皮质包裹着海绵状骨小梁网络组成，骨外膜直径（紫色）与骨内膜直径（绿色）共同决定骨皮质厚度，骨骼大小、骨皮质厚度和孔隙度明显影响骨强度；**B.** 骨骼内部由板和棒组成的骨小梁间室同样影响着骨强度

质量差的一个因素，有报道称骨转换标志物可独立于骨密度预测骨折风险[82-84]，评估骨质量的临床测试目前正在开发中，但还不能用于常规临床应用。

如前所述，DXA 图像是对骨骼三维结构的二维（垂直和水平）呈现，此扫描中并不测量骨骼厚度。骨矿物含量（BMC）反映了结构中衰减 X 线信号的骨皮质和骨小梁数量，骨组织结构越多，信号衰减越强，测量的灰度值和 BMC 就越高。骨面积是衡量骨骼中感兴趣区域（ROI）大小的度量。髋部 ROI 宽度是固定的，因此骨面积反映了外部骨骼大小的差异。然而，除了标准化测量面积骨密度外，其他试图纠正与尺寸相关问题的尝试在预测骨折风险方面没有额外收益[85]。此外，这两个变量比值反应质量密度的度量，并非形态或材料属性的度量。因此，骨密度不能区分骨密度变化是源于骨皮质、骨小梁或外部骨骼大小。

女性的骨内膜和骨小梁均以相似的方式丢失骨量，然而，最近的数据表明，随着年龄增长，女性骨量丢失的方式并不统一[86]，事实上，绝经过渡期的骨骼形状和大小决定了长期骨量丢失形式。与股骨颈较宽的女性相比，股骨颈较窄的女性骨矿物含量略有下降。因为股骨颈较窄者的分母（面积）增加与股骨颈较宽者的分子（BMC）

减少幅度相似，因此，随年龄增长，两类女性的骨密度降低一致，原因却截然不同。这些表明了 DXA 在准确预测骨强度和骨折风险方面也存在局限性[71]。

骨密度变化是骨折减少的部分原因

临床研究表明，抗骨质疏松症药物在预防骨折方面获得的收益远比我们预期更好，维生素 D 仅可以使骨密度增加 0.5%，而大剂量特立帕肽（Forteo）使骨密度增加超过 10%，椎体骨折风险从 23%～69%（表 9-2）[87, 88]。Cummings 等[12, 89]回顾了骨折干预试验[90]的数据，预估 5mg 阿仑膦酸钠（Fosamax）的骨密度变化仅能解释 16%（95%CI 11%～27%）脊柱骨折风险降低的原因，在使用雷洛昔芬（Evista）时，只有 4% 的椎体骨折风险降低归因于密度的变化，其中 96% 尚未得到解释[91]。

绝对骨折风险降低率定义为安慰剂组的骨折发生率减去治疗组的骨折发生率。绝对风险降低率也可用于计算为防止所考虑事件发生（在本例中为骨折）而需治疗人数（NNT）。NNT 为绝对风险降低率的倒数（表示为原始值而不是百分比）在许多临床试验中，各类抗骨吸收药物在骨密度增加达到最大值之前就已经开始降低骨折风险。雷洛昔芬治疗后 6～12 个月显著降低骨折发生率，而 3 年后脊柱骨密度仅增加 2%～3%[92]，进一步

表 9-2 骨密度适度增加与骨折风险显著降低 [93-100]

药物	脊柱骨密度增加百分比	新发骨折减少百分比（绝对减少）		新发骨折减少百分比（相对减少）	
		椎 体	非椎体	椎 体	非椎体
维生素 D	0.4	—		37	—
钙剂	1.7	—		23	—
雷洛昔芬	2.5	3.5	0.8	35	8.6
伊班膦酸盐	—	4.9	NA	62	NA
利塞膦酸盐	4.5	5	0.4	36	19.7
阿仑膦酸盐	6.1	7.1	1.1	47.1	50.8
唑来膦酸盐	6.7	7.3	1.1	70	44
地舒单抗	5.92	4.8	1.5	67.5	18.8
特立帕肽	9.7	9.3	3.5	65.3	52.9

体现了骨密度和骨强度的差异，并强调了药物治疗影响骨生理学的其他因素。

四、挑战 3：DXA 扫描过程

由于 DXA 单次扫描无法考虑骨骼深度，因此 DXA 只能检测面积骨密度，并不能真实反应体积骨密度。骨折发生与骨密度外的其他因素（如是否发生跌倒、跌倒程度、患者对跌倒应答以及决定骨质量的其他因素）相关，因此 DXA 并不能完全识别患者是否发生骨折，然而，骨密度 BMD 越低，患者发生骨折的风险越高 [101]，虽然 DXA 的电离辐射很低，但仍需按照电离辐射的规定进行安装和操作，经规范培训的技术人员可以确保正确的患者体位和准确的结果。然而，所有 DXA 中心都应该意识到可能出现的评估错误以及假阳性和假阴性结果，这与以下因素有关：①扫描仪和软件有关；②技术人员和对患者的定位和扫描分析；③各种与患者相关的伪影有关。

为尽量减少与仪器相关的误差，应进行适当校准，依据制造商推荐的指导意见扫描体模，通常每周至少扫描一次，如果在绘制和审核体模数据时存在明显偏差，在扫描患者前需检查仪器。此外，应仔细评估所有 DXA 图像的患者体位、扫描分析和伪影，患者常见的体位问题包括腰椎不

居中、髋关节外展或外旋，扫描脊柱时，常见的分析错误与椎骨编号、椎间标记物放置和骨骼边缘检测有关，扫描髋部时，分析错误与股骨 ROI 选取和骨骼边缘检测有关，腰椎 DXA 图像上发现的常见解剖伪影源于退行性椎间盘疾病、压缩性骨折、术后缺损和动脉粥样硬化钙化斑重叠。此外，一些伪影可能是由植入设备引起，如支架、腔静脉过滤器、胃肠道造影剂、腰椎钙化、椎体成形使用的骨水泥以及外部物体（如佩戴饰品、胸罩夹和金属纽扣）。髋部 DXA 图像上发现的解剖伪影包括骨关节炎、异位骨化和大的骨环。钱包、钥匙、硬币、手术器械和运动人工制品也可看到，患者运动导致 DXA 图像上骨骼边缘轮廓模糊或不规则，都可能影响分析 [102-104]。

不同制造商采用不同的边缘检测法，分析不同的 ROI 来评估髋部，因此，不同 DXA 的结果是不可互换的，在纵向研究中，使用相同的 DXA 和软件程序是至关重要的，医生应该像对待 X 线片一样对待 DXA 图像 [105]。

五、挑战 4：患者意识

美国的一项针对 2008—2013 年首次发生髋部骨折的观察性研究显示，只有 17% 和 23% 的女性在骨折后的 6 个月或 12 个月内接受骨质疏松症评

估和治疗[106]，最近一项对未治疗绝经后骨质疏松症患者及其医生的调查研究显示，在未治疗的患者中，至少一半病例是由于患者依从性差，未经医生同意自行停药。

NOF 委托开展了一项以患者为导向 POV 研究[107]，该研究旨在调查患者在骨质疏松症治疗过程中如何评估和如何优先考虑与治疗相关的各种因素，各种因素包括治疗的不良反应、可负担性、治疗方案的机制和成本。对这项研究，NOF 首先与衰老和骨骼健康领域的几个"患者倡导组织"联合审查了研究设计框架、过程、价值，然后，调查了患者和护理人员，了解提高治疗决策和依从性的因素，以便更好地了解与患者相关的因素，提出缩小诊断和管理骨质疏松症的护理差距。这项调查研究显示患者主要关心的结果包括：①有骨质疏松性骨折风险的患者主要担心骨折后会丧失独立生活能力；②不愿意考虑治疗的患者中绝大多数表达了对治疗不良反应的担忧或有相关经历；③所有骨质疏松性骨折患者认为具有促进骨形成和抑制骨吸收双重作用是最理想的药物。有趣的是，低自付费用是患者做出治疗决策时最后考虑的因素；④不同患者对药物配方和剂量偏好存在很大不同，这说明让骨质疏松性骨折高风险患者有足够的治疗方案选择，对患者坚持治疗非常重要。

POV 研究报告提示，以患者为中心的医疗护理对治疗方案执行非常重要，特别在骨质疏松症和骨折预防方面，当疗效分析能够确定患者获得特定效果时，这些信息是患者有效自我管理的关键组成部分[108]；以患者为中心信息可以提高治疗效果，包括增加患者以健康为导向的行为、增加积极参与生活的兴趣、增加获得健康技能和融入社会的能力[109]；以患者为中心教育可以帮助患者了解自己的病情，配合采取积极的防治干预行为[110]，从而改善、维持或减缓其健康状况的恶化[111]。然而，这种教育观点并未采纳患者意见和选择，而是暗示卫生专业人员制订教育议程并定义最佳的健康行为[112]。

患者往往并不满意卫生专业人员提供的信息，最近一项针对国家骨质疏松症协会（NOS）1088 名支持者的全国性调查研究显示，40 个领域中"从卫生专业人员轻松获取信息"评为骨质疏松症和骨折首要研究任务[113]，本次调查小组强调了医疗保健专业人员尽早向参与者提供信息的重要性，但目前却相对缺乏，如及时诊断以及长期与初级保健医生沟通[114]。

最近的一篇综述了解和分析了患者对骨质疏松症和脆性骨折的信息需求[115]，综述中许多研究提出：一种信息并不适合所有人的广泛需求和偏好，其中骨质疏松症的衰老与疼痛关系、药物治疗与非药物治疗本质差异等核心信息是患者主要需求，这些观点非常值得重视，它确定了包括卫生专业人员在内的相关人员的骨质疏松症患教认知态度，它也提出了信息提供及信息交流支持资源的目的和难点，最后，综述表明，患者信息需求未得到满足会在治疗依从性、与卫生专业人员关系、与疾病相关的身心疾病发病率等方面产生主要影响。

另外，在早期的一项研究中，Wluka 等对骨肌疾病的健康信息需求进行了广泛临床回顾[116]，结果显示，与骨质疏松症患者一样，患有类风湿关节炎和骨关节炎患者也希望更多了解疾病的性质，骨质疏松症和骨关节炎常被认为是一种与衰老相关的疾病，然而，如果患者（或其临床医生）将他的病情完全归因于年龄增长，将对治疗产生负面影响[116, 117]，对骨折风险评估的调查结果受到质疑，这与大型多中心流行病学研究一致，该研究表明，绝经后女性大多低估了自己的骨折风险[118]。

影响信息需求是否得到满足的其他因素还包括一些报告的健康信息过于复杂，部分健康素养偏低的患者无法理解，这可能是需求未得到满足的主要原因，健康教育是指个人和社区获取、理解、评估和使用信息和服务以做出健康决策所需的个人特征和社会资源，在英国，对于 43% 健康素养有限的人群来说，大多数患者健康信息过于复杂[119, 120]。

另一个需要考虑的问题是临床医生对骨质疏松症的认知程度，很少有研究探讨初级保健医生对骨质疏松症的重视度，有限的证据表明，与心血管疾病等其他慢性病相比，骨质疏松症的重要性相对较低[121]，而且这些临床医生可能有自己的教育方式[122]。此外，有研究表明，初级和二级保健临床医生低估了患者病情[123]。并非所有患者的信息需求都应该由临床医生提供；部分研究报告了患者如何利用专职医疗人员（如药剂师和营养师），以及他们的社交网络和其他组织机构获取信息，患者对皇家骨质疏松症协会（ROS）等第三方组织提供的健康信息非常满意[114]。

如何更好地提高患者意识和告知骨折风险目前还没有明确的方法，尽管在小型研究中表明告知患者骨折风险的治疗决策可以提高治疗依从性，但尚未进行定性评估[124-126]。骨质疏松症的独特之处在于长程治疗过程中需要进行患者教育，以及监测疾病和治疗效果同时和患者进行有效沟通。此外，在医疗环境中提供的健康信息尽可能给予更大的优先性，并与在其他途径提供的信息保持一致，在临床实践中，初级和二级保健服务需要考虑患者的随访路径，以及如何与患者保持沟通，各组织机构应大力科普骨质疏松症及其药物治疗，例如，通过在线工具，制订科普内容时要确保健康素养有限的人群也能够理解[127]。

六、挑战 5：跌倒风险评估缺位

评估绝对骨折风险看似很有吸引力，其重点关注实际骨折，而不是骨密度或相对骨折风险等指标，但是，"评估绝对骨折"有一个基本概念缺陷，因为只有不到 1/3 的髋部骨折归因于骨骼脆性（骨质疏松症）[128]，跌倒引起的低能量创伤性骨折多发生在年老体弱人群[129]；在 55—85 岁年龄段中，女性髋骨骨折发生率随年龄上升了 44 倍，而衰老的影响比骨密度降低增大 11 倍[130, 131]，在 65 岁以上的老年人群中，约有 1/3 的人每年至少发生一次跌倒[132]，到 80 岁时，这一比例增加到 1/2[133]。"你发生过跌倒吗？"，这个问题可以预测

40% 髋部骨折[134]，而骨质疏松症的预测率则不到 30%。衰老确实会增加骨骼脆性，但没有发生跌倒，便不会发生骨折[135]。

跌倒的危险因素是多种多样且相关的，且随着危险因素增加跌倒的可能性也会增加[136]。跌倒的危险因素包括内在危险因素和外在危险因素。①内在风险因素：控制姿势稳定有关的感觉、认知和神经肌肉系统所有组分中与年龄相关变化，影响这些系统的任何疾病、功能和认知缺陷以及精神活性药物使用；②外在危险因素：影响姿势稳定性的环境或活动[137]。尽管跌倒风险评估在骨折发生中很重要，可是在骨质疏松症 / 骨折风险评估的标准中却并未纳入跌倒风险评估（FRA），FRAX 中也没有包括跌倒，这是骨折风险评估的主要缺陷。

在应用跌倒风险多因素筛查工具后，通过管理或锻炼可以降低跌倒风险和跌倒发生率[138, 139]。因此，首选一级到二级的预防措施，以减少老年人群的跌倒风险[140, 141]。

跌倒风险评估（FRA）是一种有效降低跌倒发生率和相关发病率的方法[141-143]，目前已有多种 FRA 方法，大多数具有跌倒风险分层的临界值[144]。最受欢迎的 FRA 方法包括 Berg 平衡量表（Berg balance scale，BBS）、多药疗法（polypharmacy）、跌倒风险评估评分（falls risk assessment score）、跌倒风险评估工具（fall risk assessment tool）、跌倒效能量表（fall efficiency scale）和姿势描记法（posturography）。

Berg 平衡量表（BBS），该方法量化了动态姿势稳定性：人体从动态的运动状态过渡到静止状态时在支撑面上控制身体重心平衡的能力[145]。该量表由 14 个项目组成，涵盖了日常生活中常见的功能性任务；每个项目按照难易程度进行分类：0（无法完成任务）到 4（独立完成任务）[146]。得分 0～46 分为高风险、47～56 分为低风险，该量表灵敏度为 88.2%、特异度为 76.5%[147]。

多药疗法（polypharmacy），该方法主要依据同时使用药物（苯二氮䓬类、抗抑郁类、抗精神

病类和抗癫痫类）的数量评估[148]，同时使用上述5种以上药物为高风险，使用少于5种药物为低风险，该方法灵敏度为49%，特异度为67%[149]。

跌倒风险评估评分（FRAS），该方法是一套包含5个问题的问卷，涉及临床实践中易于评估的临床变量。FRAS的分值从0～6.5分，分数越高表明跌倒风险越大。过去12个月存在1次以上的跌倒史（"是"=2）；缓慢的步行速度/步态变化（"是"=1.5）；失去平衡（"yes"=1）；视力不好（"是"=1）；握力弱（"是"=1）；年龄（从60岁开始每年增加0.02）。得分>3.5分为高风险，≤3.5分为低风险，该方法灵敏度为96.2%，特异度为86.0%[150]。

跌倒风险评估工具（FRAT-up），该方法表示12个月内跌倒发生率[151]，FRAT-up问卷包含28个项目，因为插入了个体危险因素的患病率信息，可能会留有空白区域[152]，FRAT-up评估的风险因素包括风湿性疾病、帕金森病；使用镇静药、抗癫痫药、降压药、糖尿病药物情况；独居、使用助行器，遭受任何疼痛情况；去年头晕或不稳情况；去年尿失禁情况；害怕跌倒情况；既往跌倒史、脑卒中史；受试者使用药物次数情况；患者性别、年龄、听力障碍等情况。报道的准确率为64.2%[152]。由于缺乏临界值，基于模型中所有因素的患病率，FRAT-up>0.31定义为高风险，<0.31为低风险。

跌倒效能量表（FES），该方法是衡量室内和社区层面进行日常活动时对跌倒恐惧程度[153]。通常使用"葡萄牙-巴西版FES-I，其具有较高的内部一致性（Cronbachs'α=0.93）和可靠性（ICC=0.84～0.91）。该问卷评估16项活动的跌倒恐惧程度，每项活动得分为1～4分；得分≥23分为高风险，<23分为低风险；该量表灵敏度为47%，特异度为66%[154]。

姿势描记法（posturography），该方法是描记了量化的静态姿势稳定性：人体在静止状态时控制身体重心平衡的能力[146]，采用Wii平衡板

（WBB）便携式力量平台（日本任天堂有限公司）收集信号，并通过定制软件（Lab-VIEW 2014，美国国家仪器公司）操控。WBB对老年人静态姿势平衡的评估比较有效、可靠[155]；该方案遵循姿势成像的国际建议[156]，包括以双足分开或合拢、睁眼或闭眼为特征的静态姿势任务，共4个试验。

对姿势描记数据的采样频率进行标准化处理，将采样频率降至50Hz，并缩短至55s，以提高计算变量的准确性[157]。我们使用Romberg商对跌倒者和非跌倒者进行分类，该商计算为压力位移中心前后范围的闭眼值和睁眼值之间的比率[158]。并根据RQ AP临界值对跌倒者和非跌倒者进行分类，依据WBB的两个数据选取临界值，RQ AP<1.64为高风险，用于前瞻性筛查近半年内没有跌倒史人群中非跌倒者和单次跌倒者；该方法灵敏度为81.8%，特异度为59%～6%[159]。

虽然跌倒时常发生，且是致残、致死的主要原因[160-162]，但在检测老年人群骨密度时却很少关注跌倒风险评估，如果仅用骨密度预测骨折风险，那么，很容易忽视决定骨折风险的另一个主要因素，即跌倒风险，事实上，英国和威尔士的国家老年人群服务框架强调了在骨折风险评估和预防中考虑跌倒和骨质疏松症管理的重要性[162]，早期研究[163, 164]表明，女性可以通过开放途径骨密度测定法（open access bone densityometry）轻松检测骨密度和评估跌倒风险[165]，使用简易跌倒筛查测试量表评估老年人群骨折风险至关重要，后续的降低骨折风险管理措施需采取个性化处理。

总之，骨质疏松症的理论知识与其在临床实践中的应用之间存在差距，尽管骨质疏松症发病率很高，但往往未被充分诊断和治疗，即使做出诊断并进行治疗，在实施骨质疏松症管理方面仍存在挑战，本章回顾了骨质疏松症诊断面临的挑战以及骨生物力学的基本原理，旨在推进脆性骨折的临床管理并提高骨质量。

第 10 章　关于 DXA 扫描和报告的最佳实践建议
Best Practice Recommendations for DXA Scans and Reports

Yasser El Miedany　著

一、背景

骨密度（bone mineral density，BMD）检测是骨质疏松症患者管理中的关键组成部分。双能 X 线吸收法（Dual-energy X-ray absorptiometry，DXA）是一种定量放射学方法，可用于测量骨密度，判断骨强度[1]，事实上，世界上多个国家的骨质疏松防治指南也都建议使用 DXA 评估骨密度[3-6]，DXA 测量不仅仅用于诊断骨质疏松症，还可用于监测骨密度变化以及评估骨折风险，常用于指导干预性治疗，世界卫生组织（World Health Organization，WHO）已将 DXA 确定为评估绝经后女性骨密度的最佳测量技术，可用于定义骨量减少和骨质疏松症，此外，WHO 目前采用的骨折风险评估指南［骨折风险评估算法（FRAX）][7]也将 DXA 测量的股骨颈密度作为骨折风险评估的重要危险因素纳入了评估模型。DXA 除了用于检测 BMD，也可应用于其他方面（表 10-1），包括椎体骨折评估[12]、身体成分分析[13]、髋部结构分析[14]，骨小梁评分测定[15]。此外，医生也可依靠 DXA 测量来管理骨骼疾病患者。

DXA 采集、分析不准确和（或）DXA 报告错误均可增加不必要的诊疗、耽误必要的诊疗，或导致不适当地开始、停止或改变治疗方案，令人担忧的是这种错误在临床实践中很常见，有时代价高昂，甚至可能对患者有害[8, 16-21]。特别是在对成长中的儿童和青少年进行 DXA 扫描时，检查更具挑战，数据获取和解读[22]方面的错误也更常见。这些错误可能导致治疗药物的不恰当使用以及采用其他不恰当的治疗方案，其中许多药物在儿童患者中可能有未知的不良反应。

本章将讨论 DXA 扫描的基本原理，如何收集本地参考数据，跌倒风险评估以及医疗卫生专业人员（医生、放射技师及骨质疏松症护理专家）在 DXA 扫描服务中的作用。本章也将扩展讨论成人和儿童的 DXA 扫描报告以及标准实践中可能出现的错误，本章包含词汇表、问卷评估模板以及在书写 DXA 扫描报告时要考虑的因素，其目的是为相关的医疗卫生人员提供充分的信息和指导，以便能够制订最合适的管理决策。

二、DXA 扫描的基本原理

DXA 是一种常用的测量骨密度的定量放射学方法，目前 DXA 有几种不同的操作系统，但它们的工作原理是类似的，都是将辐射源对准检测部位正对面的辐射探测器，患者被放置在辐射束路径的检查床上，然后扫描源 / 探测器组件将扫描测量区域。辐射束的衰减量是确定的，并与骨密度有关[9, 10]。然而，DXA 扫描仪使用的是两种能量峰值的 X 线，而人体组织成分有骨矿物质、肌肉组织和脂肪组织 3 种，脂肪组织在人体中分布不均匀，检测结果可能出现一定的误差[11]，早期研究显示这种测量结果误差大概在 5%～8%[12-14]。

理论上，DXA 技术可用于检测骨骼的任何一个部位，然而，在临床实践应用中，DXA 主要用于测量腰椎、股骨近端、前臂和全身骨密度[15]，DXA 系统既可用于全身骨骼测量（能够进行多部位骨骼测量，包括脊柱和髋部），也可以用于外周

表 10-1　DXA 扫描在骨健康评估中的应用	
基于骨密度测量的应用	**骨密度测量以外的应用**
a. 评估骨密度状态和骨矿物质含量水平（诊断骨量减少 / 骨质疏松症） b. 评估骨折风险 c. 指导干预性治疗 d. 监测骨密度的变化 　– 随着时间的推移对疗效的反应 e. 测量多个骨骼部位的骨密度	a. 椎体形态测量 / 椎体骨折的评估 b. 人体成分分析，髋部结构分析 c. 骨小梁评分测定 d. 骨 – 假体界面评估（假体周围骨骼的评估）

骨骼测量（仅限于测量外周骨骼），全身骨骼的 DXA 测量系统可用于测量临床上感兴趣的骨骼部位的骨密度，所以，常用于临床上评估骨质疏松症，而与测量全身骨骼的 DXA 系统相比，测量外周骨骼的 DXA 系统则相对更经济，且便于携带，常用于骨质疏松症筛查和早期风险评估，但不能用于监测疗效。临床上 DXA 大多数用于检测椎体和股骨近端骨密度，但大多数测量全身骨骼的 DXA 系统还能进行其他的扫描分析，包括脊柱侧位骨密度测量、人体成分分析、椎体形态学评估、儿童和婴儿骨密度测量、假体周围骨骼状态评估、小动物研究和离体骨标本测量，但是，儿童骨密度检测应该由熟练儿童扫描的临床医生在有儿童检测配套软件的中心进行[16]，表 10-2 提供了 DXA 术语和常用缩写词的词汇表[16]。

三、DXA 的最佳实践

随着时间的推移，骨密度仪组件（如 X 线管和探测器）可能出现老化、位置变动或其他各种因素发生变化，骨密度仪的校准可能也会随之发生变化。DXA 专业技术人员的技术可能会随着经验的积累而提高，也可能随着时间的推移而变差，或者一个高度熟练的技术人员可能会离开，而被一个不熟练的人所取代。同样地，有些医生可能力求高质量的 DXA 扫描，也有些医生可能不看重 DXA 检查，由于以上这些原因，DXA 测量和报告的可靠性有时会受到影响，这将对患者的管理产生潜在的不利影响[16, 17, 19]。

要比较同一台 DXA 设备上连续测量的骨密度，则需要根据公认的标准进行精度评估，以计算精度误差和最小有意义变化值（least significant change，LSC）。精度误差是骨密度测量所固有的，很大程度上取决于技术人员在进行多次扫描时将患者摆放在同一位置的技术。精度代表了骨密度测量的可重复性，通常通过在同一天对 15 名患者进行 3 次或 30 名患者进行 2 次骨密度测量（每次扫描需重新摆位）计算获得，LSC 是通过精度计算得到的值，是在 95% 的置信度下具有统计学意义的骨密度最小变化值。遗憾的是，许多 DXA 设备并没有进行过精确度评估，因此，无法对骨密度测量进行定量比较，此外，由于未严格遵守制造商对设备维护和质量控制的建议、骨密度测量技术人员和报告解读人员的教育和培训差别大等原因，骨密度检测的错误很常见，有时会对患者治疗产生不利影响[19]。

四、如何收集本地参考数据

由于骨质疏松症诊断的标准化是基于 WHO 标准的单一参考数据库，因此，本地参考值主要对身体成分分析和在年轻的（儿童）人群中确定 Z 值有价值，这些本地参考值可以定义为"健康"、"代表性"或"正常"。然而对于这些术语并没有标准的定义，例如，BMD CS 研究是一个健康队列研究，排除了所有患有骨骼相关疾病的儿童、正在服用任何可能影响骨密度的药物的儿童、患有多发性骨折的儿童等[18]，NHANESIII 研究是美国各地按邮政编码随机招募的代表性女性队列，与健康状况无关[19]。

表 10-2　在 DXA 扫描过程中使用的术语和定义的词汇表

术　语	定　义
数据采集	在 DXA 检查床上定位、扫描患者的过程
校准	校正已知参考值和 DXA 实际测量值的过程
分析	必要时评估和校正系统默认的骨边缘、感兴趣区和椎间隙标记；选择参考数据库；生成解读数据
伪影	可能影响 DXA 测量的内部或外部因素
骨折风险评估工具	一种有效的人群骨折风险评估系统
解读	分析 DXA 扫描的图像和数据，以提供诊断，评估骨折风险，与以往研究进行对比，同时认识检测质量存在局限性的过程
LSC	一骨密度值与另一骨密度值具有差异性，且差异在 95% 的置信水平上具有统计学意义（具有统计学意义的骨密度最小变化）
体模	一种已知骨密度的标准化物体，用于定期评估 DXA 测量的稳定性
精度评估	通过多次扫描多个患者，获得计算 LSC 的数据
参考数据库	用于计算 T 值和 Z 值的某个确定人群的平均骨密度和标准差数据
感兴趣区	用于测量骨密度的标准部分骨骼
报告	将采集和分析的数据转化为临床上有用的报告
休哈特控制图	用于记录体模连续测量以确定 DXA 系统稳定性的曲线图
希沃特	电离辐射剂量的衍生单位；1Sv=100rem（人体伦琴当量）
标准操作流程	每个 DXA 设备必备的 DXA 使用流程信息
T 值	患者骨密度和青年参考人群骨密度的标准差
Z 值	患者骨密度与同年龄、同性别和同种族参考人群骨密度的标准差
TBLH	全身去头，评估全身减去头部区域的情况
资格证书	证明某人已经掌握了骨密度测量的相关基本知识
认证	由中立的第三方声明，该方案的开发、实施和维护符合国家和（或）国际标准级的认证方案
DXA 设备认证	认证 DXA 设备提供高质量骨密度测试的过程

　　获取标准范围的指南是以某一制造商使用的研究信息为依据，研究对象的数量和年龄分布都基于统计学依据，如果研究者偏离该方案，特别是研究对象数量偏少时，可能导致研究失去统计效力和相关性，下面介绍了成人参考数据收集的流程，按性别和种族分组，研究人员需要为每组招募至少 300 名受试者，例如，充分描述两个不同种族、不同性别需要 1200 名受试者（即在 20—80 岁，每个隔 10 岁的年龄层、不同性别和种族各有 50 名受试者），研究者还需要收集研究对象所有的生物信息，QC 体模扫描应在扫描受试者当天进行，最好每周 3 次或每日 1 次，研究者可根据需求选择不同的感兴趣区域（Regions of interest, ROI）进行测量，如只需要评估骨密度，对于成人，DXA 测量脊柱、髋部和前臂即可，如进行身体成分研究，则需测量全身，每个受试者的每个部位

都要测量一次，并将结果记录在病例记录表（Case record form，CRF）上，后交由统计人员分析[20]。

如图 10-1 所示，人口统计资料、病史和药物治疗情况应在患者信息问卷中注明，目前对于评价参考数据的统计方法尚存在一些争议，最简单的分析是计算每个 10 岁年龄组的人口平均值和标准差（SD），通过比较患者的 DXA 测量值和 10 年内的参考值来产生 Z 值。还有学者认为，连续性 5 年的均值分析可以更好区分绝经前和绝经后女性[21]，回归模型可以用于实现 10 年间更高的分辨率和 Z 值的稳定，非线性模型和分段线性模型是过去广泛使用的模型，其中，非线性模型的测量值是根据年龄绘制的。与下一个低阶回归模型相比，最高阶回归（即年龄 1 次方、2 次方、3 次方）有显著改善，应作为最终参考数据方程的基础，然后使用这个方程计算 Z 值，以生成患者年龄的测量平均值和标准差，SEE 用于整个年龄范围内的平均标准差（SEE 是均方根误差的一个例子，可提示一些关于预测的准确性），然而，这是建立在平均值周围是正态分布的假设上的。最复杂的方法则是将均值周围的偏态分布也考虑在内，Cole 开发了一个模型和软件来计算百分位曲线，而不需要假设分布的正态性，这种方法被称为 LMS，LMS 是一种采用 3 个立方曲线对年龄或大小相关的增长的百分位估计拟合程序[22]。T.Cole 提供了一个免费的程序来进行以上分析（http://homepage.mac.com/tjcole/ FileSharing1.html）。L 曲线是被测变量的 Box-Cox 幂次变换，表征偏度；M 曲线是测量值的中位数（如 aBMD）；而 S 曲线表示测量值的 CV（变异系数）。Z 值和百分位数可以从 L、M 和 S 值中生成。对于单个受试者的 Z 值，可使用下式公式计算得出：

$$Z=\left[(\text{Measurement}/M)\,L\text{-}1\right]/(L\times S)$$

其中，测量值代表了 DXA 扫描的结果（aBMD、BMC、PCTFM 等）。L、M 和 S 都是与特定年龄相关的值。同样，年龄的百分位数也可以用以下公式得到。

$$\text{Centile}=M\,(1+L\times S\times Z)\,1/L$$

其中，L、M 和 S 为所需的年龄和性别，Z 是相应百分位的标准正态偏差（例如，第 50 百分位，Z=0）。这类参考数据曲线的例子有 CDC 生长曲线（在美国，CDC 生长曲线用于 2 岁及以上儿童）[23]，以及 Kalkwarf 的儿童 aBMD 和 BMC 参考数据曲线[18]。

五、医疗卫生人员在 DXA 扫描服务中的作用

（一）主管医生

负责监管 DXA 设备、解读 DXA 结果和签署报告的医生必须接受足够的培训，以确保数据的准确性，并确保解读和报告符合该领域的现有标准[38]，专家建议为转诊医生提供所有 DXA 扫描结果的精确解读和后续的患者管理指导，目前的实践是不一致的，指导可能不明确，因此参与转诊患者进行骨密度测量的许多专家（包括护士、全科医生、老年科医生、妇科医生、骨科医生等）可能不清楚如何最好地根据检测结果采取下一步诊疗，在这些不同的学科中，关于 DXA 结果的意义以及哪些检查和干预是合适的，其技术、知识和兴趣都各不相同。

在全球范围内，医疗卫生人员培训、执行和解读 DXA 扫描的要求各不相同[24]，在美国，尽管 DXA 检查对技术要求很高，但当地的法规并没有要求 DXA 的解读需要任何特定的资格[25]，美国医疗法规只要求在独立诊断检测机构中的主管医生具备一定的资格[26]，而不要求在医院机构或私人诊所中的主管医生具备资格，在加拿大，目前有 3 个省份要求解读报告或监管 DXA 设备的医生获得国际临床骨密度测量学会（International Society for Clinical Densitometry，ISCD）的认证，在巴西，进行 DXA 数据采集、分析和报告的所有相关医生都需要获得巴西放射学和诊断成像学院的认证。

许多 DXA 扫描报告是由注册的医疗卫生人员（如放射科医生、放射技师、内科医生、护士等）

骨质疏松症与跌倒综合服务
推荐进行 DXA 扫描

推荐进行 DXA 扫描:		转诊医生 / 全科医生:	官方认可的 DXA 扫描
地址:		地址:	用途
出生日期:	电话:		既往是否进行 DXA 检测
就诊号:			脊柱
隐私性:□	国民医疗保险:□	常规:□ 紧急:□	髋部
		日期:	前臂
		签名:	椎体形态测量
		体重: 身高:	椎体形态测量

推荐进行 DXA 检测的理由			
骨质疏松症诊断:□		药物治疗监测 *:	□
骨折风险评估:□		药物名称:	治疗持续时间:

DXA 检测指征	其他现有的健康问题	
低能量创伤性骨折	慢性肝 / 肾疾病	□
Hip:□ Spine:□ Forearm:□ 其他部位:□	吸收不良综合征	□
2 年内是否发生低能量创伤性骨折	乳糜泻	□
类固醇类治疗	男性骨质疏松症 / 性腺功能减退	□
绝经较早或外科性绝经（<45 岁）	前列腺癌去势疗法	□
绝经后（＋危险因素）	乳腺癌内分泌治疗	□
放射性骨量减少（＋危险因素）	甲状腺疾病	□
继发性骨质疏松症	癫痫（抗惊厥治疗）	□
	关节置换	□
	其他疾病	□

DXA 随访: 与上一次主要部位扫描相比
过去两年: 高度缩短≥2cm □ 高度缩短≥2% □
其他评估:

患者信息调查问卷

这些问题有助于判断您可能存在的骨折风险。请尽可能准确地回答以下问题。请在你认为合适的方框内打勾，谢谢！

骨折风险评估		跌倒风险评估	
我有过低能量创伤性骨折	□	过去 1 年有过步态不稳	□
我父母中有 1 人或 2 人有过髋部骨折史	□	我有视力下降	□
我使用过类固醇类药物	□	我的行走速度下降 / 步态改变	□
我患有类风湿关节炎	□	我的握力下降	□
我目前正在吸烟	□	过去的 12 个月里，我跌倒超过 1 次	□
我每天饮酒 3 个以上酒精单位	□		
我患有另一种慢性疾病 什么疾病?	□		

目前在用的药物:

El Miedany et al. Ann Rheum Diseases 2006; 65 (SII): 642

▲ 图 10-1　DXA 扫描转诊使用信息表模板

提供的，不论他们是否具备医疗资格，他们可能并没有管理骨质疏松症和代谢性骨病的直接经验，此外，许多解读报告的医疗卫生人员并没有接受过 DXA 扫描方法或图像解读方面的正式培训，他们自己也未操作过 DXA 扫描设备，因此，他们需要了解解读报告的微妙之处、伪影和异常的意义以及前后对比扫描时正确摆位的重要性[27]。此外，可能还需要让转诊医生了解患者临床病史中的其他因素，这些因素可能影响患者的骨折风险，或可能影响临床指导的实践，或进一步检查或随访扫描的必要性，因此，有必要确定和解决这一领域的医疗卫生人员的教育和培训需求，并建立一个标准来检验学习效果。

（二）执业护士和全科医生

在初级护理中，执业护士在提供高质量的初级护理中发挥着重要作用，由于护理从急诊护理转向初级护理的日益增多，他们在管理包括骨质疏松症在内的长期疾病方面肩负着越来越多的责任。骨折的有效预防是通过完整的体系应对识别脆性骨折带来的挑战，执业护士和全科医生能够很好地识别脆性骨折，评估患者的骨质疏松症，并对他们进行治疗，监测他们对治疗的依从性，从而防止进一步的致残和更严重的骨折，皇家骨质疏松症协会对执业护士在初级护理中的作用进行了概述[28]。

识别有骨质疏松症风险的患者是执业护士可以处理的任务之一，他们可筛查患者的骨质疏松症风险因素，包括家族史、低体重指数、乳糜泻、类风湿关节炎、吸烟或酗酒。同样，有了相关知识，执业护士可以识别那些使用特定药物治疗的患者，如类固醇、抗癫痫药物，以及用于乳腺癌治疗的激素拮抗药 / 去势疗法，如芳香化酶抑制药和前列腺癌药物，这些药物使他们患骨质疏松症风险更大。同样，执业护士和全科医生可以在低能量创伤性骨折预防中发挥作用，通过辨别所有 50 岁以上除面部和颅骨外的所有脆性骨折患者，并将他们转诊到骨折联络服务（fracture liaison

service，FLS）进行骨质疏松评估，如果执业护士发现一名 50 岁以上患者出现脆性骨折，但没有进行 DXA 扫描或骨质疏松症评估，那么就应该将其标记为重点关注对象，全科医生或执业护士可以进行在线 FRAX 评估和饮食中钙摄入量评估，如果合适的话，建议患者进行 DXA 扫描，或开始使用骨保护剂治疗。如果患者情况比较复杂，并且口服治疗不能耐受或无效，可以转到风湿免疫科或当地的 FLS。

此外，执业护士还可以在初级护理中识别骨质疏松性椎体骨折方面起到至关重要的作用，因为大多数椎体骨折表现为没有明显外伤的急性发作性腰背痛，所以，如果不进行骨质疏松症的评估，这些骨折就很容易遗漏。由执业护士辨别和治疗椎体骨折的措施可以迅速降低患者未来发生脆性骨折的风险，如果执业护士发现患者具有骨质疏松症的危险因素，急性背痛发作，没有明显外伤和（或）身高变矮或 CT、MRI 或 X 光报告明显的椎体骨折，那么应该提醒全科医生对该患者优先进行 DXA 扫描。

最后，对所有患者进行随访，监测患者治疗的依从性，这对于达到最佳实践标准、实现骨折预防和成本效益都是至关重要的，面对没有 FLS 地区的病情复杂的患者，职业护士的随访和监测会让患者受益。另外，据报道在医院 / 二级护理机构中设立专业护士主导的骨质疏松症管理服务，对快速评估和管理骨质疏松症患者，特别是对急性骨折患者有较大价值，早期的一项研究表明，采用专科护士主导的骨质疏松症椎体骨折管理服务可以快速识别高危患者，进行准确诊断，并缩短评估和管理的时间[29]。

六、放射技师

作为 DXA 服务的一部分，放射技师应对 DXA 扫描技术、风险、误区以及国家最佳实践指南有充分的了解，此外，放射技师还需要具备特殊的 DXA 技能和骨质疏松症服务。除了获取图像外，他们还有责任保护成人和儿童，在工作时，放射技师可能会遇见一些特殊患者（如行动困难），因此，他们需要了解人工安全操作的原则以保护自己和他人，DXA 服务可能是在偏僻或移动地点进行，放射技师应了解独立工作对他们自己和患者的安全和利益所带来的挑战[30]。

DXA 扫描通常需要 15～20min，WHO 推荐的标准测量部位是腰椎、单侧或双侧股骨近端，在某些情况下，测量可选择前臂[31]。对于符合扫描标准的患者，可使用 DXA 椎体骨折评估（Vertebral fracture assessment，VFA）扫描对第 4 胸椎（上脊柱）到第 4 或第 5 腰椎（下脊柱）水平的椎体进行低剂量视觉评估[32, 33]。由于 VFA 扫描使用的电离辐射剂量比胸腰椎 X 光片低得多，因此，即使临床上没有明显骨折表现的情况下，也可对有骨质疏松症风险人群进行扫描[34]。

在 DXA 扫描过程中，准确定位和扫描技术对保证检查结果的可重复性、准确性和精确性尤为重要，放射性定位是一种触觉技能，放射技师需了解知情同意内容[35]和陪护人[36]的相关要求，检查时的一些实际情况，如靠垫高度和患者腿部高度以及后期处理技术都会影响诊断结果，放射技师需要了解可能出现的可避免和不可避免的伪影以及这些伪影可能对骨密度的影响，有时，DXA 图像可能会显示一些需要处理的异常表现，放射技师应查看 DXA 图像，运用相关知识、技能和能力，按照报告标准，以正确流程得出结果[37]。

七、防跌倒服务

跌倒和骨质疏松症与骨折发生密切相关，因此，医疗卫生人员应将预防跌倒服务作为处理骨骼健康问题的优先事务之一，跌倒倾向被认为是老年人脆性骨折非骨骼相关的主要预测因素[38]。据报道，约 90% 的髋部骨折与跌倒有关[39]。Kaptoge 等[40]在欧洲多国进行前瞻性骨质疏松症研究（European prospective osteoporosis study，EPOS）中发现，在分析欧洲不同人群中女性上肢骨折发生率差异时，与特定部位的跌倒风险以及跌倒相关因素的影响相比，骨密度影响似乎没有

那么大。跌倒的性质可能决定了骨折的类型，而骨密度与增加或减弱的跌倒冲击力等因素决定了跌倒者受力的骨骼部位是否会发生骨折[39]，大多数老年人的跌倒可能是由衰老和健康状况不佳相关的多种因素造成（如肌肉力量和功能的下降、步态失调和平衡丧失）[41]。癫痫、使用癫痫药物、帕金森病、佩戴矫正眼镜等因素往往与男性和女性骨盆骨折风险增加有关[42]。

识别频繁跌倒的患者并将其转诊到适当的服务机构是扫描和诊断服务的一个重要补充，建立一体化的"骨质疏松和防跌倒"服务将有助于管理那些有跌倒高风险的患者，并防止进一步的骨折[38]。"使每一次接触都有价值"（Making every contact count，MEEC）是一种基于证据的方法，通过帮助人们改变自己的行为来改善他们的健康，可以作为支撑骨骼健康服务的框架[44]。在管理过程中，可以对患者进行问卷调查筛查跌倒风险[43, 45, 46]，以早期识别跌倒的风险因素，有助于防止患者进一步的跌倒，由于骨折预防的重点扩大到包括骨质疏松症和防跌倒，一些中心在 DXA 扫描的转诊表格中将骨折和跌倒风险进行了组合[47]，这个内容也将包括在 DXA 扫描报告中，作为高跌倒风险管理的建议。

八、DXA 扫描在标准临床实践中的应用

（一）DXA 扫描转诊

BMD 检测申请内容应该包括患者人口统计资料、骨密度检测指征、与扫描评估相关的因素（关节置换、骨骼相关手术或扫描区域的骨病）、骨质疏松症用药史、评估 50 岁或以上患者骨折风险相关的因素（脆性骨折史、糖皮质激素使用史）和任何其他相关的医疗信息[48-50]。近 2 年内的骨折史对于预警骨折风险至关重要，在转诊患者进行 DXA 扫描时，应使用 FRAX® 工具预测患者未来 10 年的骨折发生率，以判断转诊患者进行 DXA 扫描是否有帮助。即使骨折风险非常高，了解骨密度也是有必要的，可用于评估患者对药物治疗的反应情况，并可作为监测治疗效果的基线。在

大多数情况下，对 75 岁以上的患者进行 DXA 扫描临床上是合适且可行的，同时建议在 DXA 扫描过程中将患者跌倒风险以及迫在眉睫的骨折风险发生率包括在内[51]，图 10-1 显示了一个完整的 DXA 扫描转诊表的示例。

在对接受抗骨质疏松症药物治疗的患者进行随访扫描时，如果骨密度检测申请能显示主要感兴趣区扫描的年份及当前骨质疏松症药物治疗详细情况和治疗持续时间，这将特别有用[52, 53]，虽然这种级别的信息一般难以获取，但仍应鼓励尽量从转诊医生处获取完整的患者病史信息[48-50]。

（二）扫描前评估

DXA 不适用于那些不太可能改变临床结果的患者以及已经怀孕或可能怀孕的女性，如果患者最近接受了不透射线的造影剂材料或放射性化合物，DXA 检查则应推迟，直到这些材料不再成为一个潜在的混杂因素后再检查，DXA 扫描前的当天不应服用钙补充剂，因为位于扫描区域的未被吸收的钙片可能会影响骨密度的结果。体重超过 DXA 检查床限值的患者（通常老式仪器限重约 130kg；其他仪器限重为 180～200kg），不应躺在检查床上，以免损坏检查床或导致患者受伤。因此，在进行 DXA 扫描前一般会通过问卷调查先对患者进行筛选。图 10-2 提供了一份问卷模板，用于获取成人（定义为 18 岁或以上人群）骨密度检测所需的信息，问卷可以在患者坐在等候区时填写，也可以邮寄给患者以在线或纸质形式完成填写[54, 55]，问卷填写完成后，将由经过培训的医护人员检查问卷，此外，问卷内容也可以直接由机构的医护人员采集后记录下来。问卷上除了要收集用于分析骨密度扫描及评估 50 岁及以上人群的绝对骨折风险的最基本信息以外[48, 49]，还应收集与患者相关的其他病史信息，如绝经史、用药史和疾病史[42-44]。

（三）DXA 扫描报告

获取并准确解读骨密度测量扫描结果是任何临床评估过程中必要的第一步，DXA 报告的作用是将患者数据清晰地传递给临床医生，一份及时、简明、翔实的报告可很好地传递 DXA 的检测结果，也可避免那些对骨密度测量数据不熟悉的临床医生在解读报告时产生错误，而为此付出昂贵且具有潜在风险的代价。

自 20 世纪 80 年代末基于 X 线的骨密度仪广泛上市以来，使用 DXA 制造商的专有软件生成的报告已经有了显著进步，通常，这些报告提供患者的基本人口统计资料和骨骼扫描的图像，以及每个区域（和亚区域）的骨面积（bone area，BA）、骨矿物含量（bone mineral content，BMC）和骨密度的数据，此外，将患者的骨密度数据与来自健康对照组的参考数据进行比较，生成标准偏差分数，Z 值代表与同年龄人群的标准进行比较，T 值代表与年轻人群的标准进行比较。

制造商提供的标准软件一般不区分年龄，大多都会自动根据 WHO 规定的标准报告 T 值，并做出骨量减少或骨质疏松症的诊断[1, 2]。虽然软件生成的报告可以提供一个相对全面的临床评估结果，可用于评估骨质疏松症风险，但仅依据这些软件生成的报告来解读 DXA 结果是不合适的，往往会产生误导，更重要的是，软件生成的报告必须由经验丰富的骨密度结果解读专家提供正式的书面报告来进行修改和补充。

（四）报告目标

临床 DXA 报告主要有 6 个目的（表 10-3），通常情况下，报告只发送给转诊医生，但是一些知识水平较高的家庭也可能要求提供一份报告的副本，因此，最好提供所有技术和临床术语的定义，并进行客观的、非判断性的审查。

与其他临床报告类似，DXA 技术报告也有基本要素（表 10-4），其中包括：①患者人口统计资料；②简要病史；③检测结果；④技术说明；⑤解读和建议。下面将详细描述每个要素，并阐明每个部分通常包括的数据，正式的报告和相关管理建议应该由该领域内有资质、知识渊博、经验丰富的医生撰写和签署[55]。

患者问卷调查 *
请在等待您的骨密度检查时填写此问卷，我们将与您一起审阅本问卷内容，医务人员会测量您的身高和体重。

姓名：_____ 日期： / /20

出生日期：_____ 女性 □ 男性 □

如果您对前 3 个问题中的任何一个回答"是"，请立即联系接诊的医务人员。
1. 您是否有怀孕的可能？ 是□ 否□
2. 过去 2 周内您是否进行过钡剂灌肠或钡餐检查？ 是□ 否□
3. 1 周内您是否做过核医学扫描或 X 线造影检查？ 是□ 否□
4. 您是否有甲状旁腺功能亢进症或高血钙症？ 是□ 否□
5. 您是否做过脊柱或髋部手术？ 是□ 否□

以下信息将有助于我们评估您的个人状况。
1. 您既往是否做过骨密度检测？ 是□ 否□
  如果有，您是在什么时候？哪个地方检测的？……………………………………
2. 您最近的体重是否有变化？ 是□ 否□
  如果有，变化了多少公斤：……………………… 体重降低持续了几个月：……………………
3. 您年轻时（20 岁左右）的身高多少？……………………………………
4. 您 2 年内有没有发生过骨折？ 是□ 否□
  哪个部位发生骨折：……………………… 发生骨折的时间：………………………
5. 除了近 2 年发生过骨折，是否还发生过其他骨折？ 是□ 否□

骨折	单纯摔倒引起的？	如果不是单纯摔倒，请描述一下具体情况	发生骨折的时间

以下信息将有助于我们评估您未来的骨折风险，请勾选。

骨折风险评估	
我有过低能量创伤性骨折	□
我的父母中有 1 人或 2 人既往有髋部骨折史	□
我服用过类固醇类药物	□
我有类风湿关节炎	□
我目前正在吸烟	□

▲ 图 10-2 DXA 扫描前评估问卷模板

我每天饮酒 3 个以上单位	☐
我有其他慢性疾病 什么疾病？	☐

以下信息将有助于我们评估您的跌倒风险

跌倒风险评估	
我过去 1 年中有步态不稳的情况	☐
我的视力有问题	☐
我的行走速度变慢 / 步态改变	☐
我的握力下降	☐
在过去 12 个月内，我摔倒了 1 次以上	☐

6. 在过去 12 个月内，您是否服用过类固醇类药物（如泼尼松或可的松）超过 3 个月？　　是☐　　否☐
　　如果是，现在是否正在服用类固醇类药物？　　　　　　　　　　　　　　　　　　　是☐　　否☐
　　您使用了多长时间？ ……………………………您目前的使用剂量是多少？ …………………
　　你服用类固醇药丸的原因是什么？ …………………………………………………………………
7. 您是否曾接受过抗骨质疏松症药物治疗？　　　　　　　　　　　　　　　　　　　　是☐　　否☐
　　如果是，使用哪种或哪些药物以及服药多长时间了：………………………………………………
　　………
　　………

8. 您现在或以前是否接受过下列药物治疗？

治疗下列疾病的药物	是	否	用了多长时间？
癫痫发作或癫痫			
癌症化疗			
前列腺癌			
乳腺癌			
预防器官移植排斥反应			

9. 您是否被诊断出患有以下任何一种疾病？

慢性肾脏病	是	什么时候诊断的	备注
慢性肝病			
甲状腺功能亢进症			
高泌乳素血症			
绝经前闭经（不包括妊娠）			
50 岁以下女性的卵巢切除术			
性腺功能减退			
系统性红斑狼疮			
强直性脊柱炎			
Paget 病			
乳糜泻			
癌症			
骨质疏松症			

▲ 图 10-2（续） **DXA 扫描前评估问卷模板**

10. 你有没有接受过下列药物治疗？

	是	当前正在用？	用了多长时间？
激素替代疗法			
类固醇类药物每天用量超过 50mg			
抗癫痫药			
他莫昔芬			
雷洛昔芬（易维特）			
睾酮			
阿仑膦酸钠			
利塞膦酸盐			
甲状旁腺激素			
唑来膦酸盐			
地舒单抗			
钙补充剂			
维生素 D 补充剂			

仅限女性回答：
1. 您是否还有月经？　　　　　　　　　　　　是□　　否□
2. 除了怀孕，绝经前是否有过停经 6 个月或更长时间？　是□　　否□
3. 您是否出现过更年期症状？　　　　　是□　否□　如果回答是，切除时间大概是在多大年龄？…………
4. 您做过子宫切除术吗？　　　　　　　是□　否□　如果回答是，切除时间大概是在多大年龄？…………
5. 您两侧卵巢是否都已切除？　　　　　是□　否□　如果回答是，切除时间大概是在多大年龄？…………

* 这是一份修改后的问卷，是根据国际临床骨密度学会在 http://www.iscd.org 提供的样本开发的

▲ 图 10-2（续）　**DXA 扫描前评估问卷模板**

（五）人口统计学

通常情况下，DXA 报告包括患者基本的人口统计资料和人体测量数据，人口统计资料应包括患者姓名、出生日期、性别、医保编号 / 医院编号或其他标识、身高、体重、扫描日期、报告日期、转诊医生姓名、报告医生姓名以及骨密度机构的名称和位置[49, 50]。患者身高和体重应该由骨密度检测机构[48, 49]进行测量，记录患者的身高和体重非常重要，因为 DXA 测量的是"面积"，而不是真正的体积骨密度，除了在无法进行测量的特殊情况外（如患者无法站立），不应使用患者提供的数值或其他医生提供的测量值，如果身高或体重数据不是在 BMD 检测机构测量，应在报告中加以说明。

体重可用医疗级的机械或电子秤来测量，鼓励医疗机构使用壁挂式身高测量装置——身高测量仪，让患者进行标准化定位，还鼓励进行 3 次身高测量，每次测量都需重新定位，最后使用 3 次平均值作为身高测量值。采取以上做法的原因是，身高测量和骨密度定量一样，均有显著的精度误差，所以，通过多次测量后计算平均值以将误差最小化（在一些中心，这种身高测量方法只作为推荐，而不作为强制要求）[56, 57]。

人口统计资料和人体测量数据有助于确定体型是否高于或低于预期范围，以调整 DXA 结果，如果有必要，建议尝试调整体型大小对骨密度的影响[59]。

九、用于评估风险的病史信息

DXA 报告应包括患者身体状况相关的临床病史总结和扫描结果解读，具体内容可能包括主要的临床诊断，低能量创伤性骨折史，特别是近 2

表 10-3　DXA 扫描报告的主要目的

DXA 扫描报告的预期目标
- 以一种简明的、有条理的、易于理解的方式将数据呈现给转诊医生
- 提供扫描区域粗略的 X 线图像，以便识别扫描过程中的任何异常
- 提供足够的技术信息，以便与随访的 DXA 检测或在其他地方进行的 DXA 检测进行比较
- 在临床背景下对这些检测结果进行初步解读
- 评估骨折发生率
- 指导患者的管理

表 10-4　国际临床骨密度测量学会（ISCD）指南中关于 DXA 报告中相关内容的命名

测　量	小数点位	举　例
BMD（g/cm²）	3	0.725
T 值	1	-1.7
Z 值	1	-2.1
BMC、脊柱或髋部扫描（g）	2	27.61
BMC、全身扫描（g）	0	1652
骨骼面积、脊柱或髋部扫描（cm²）	2	44.66
骨骼面积、全身扫描（cm²）	0	1850

DXA. 双能 X 线吸收法；BMD. 骨密度；BMC. 骨矿物含量

年内发生的，潜在疾病史或使用已知影响骨密度的药物（如抗癫痫药和糖皮质激素治疗）、活动状态和跌倒风险、内分泌异常、青春期状况、手术导致的绝经、骨龄、骨质疏松症家族史[48, 49]、身体活动水平、饮食史、维生素或矿物质补充剂的使用史。

DXA 扫描转诊表中包含的临床信息将有助于骨密度的测量和结果解读。患者的相关病史应直接从转诊医生那里获取并记录，如果当地有骨骼健康服务系统能提供则更好。理想情况下，应该制订一个公认的 DXA 扫描服务的转诊表格（图 10-1）[58]，内容应包括：①转诊的原因（如诊断骨质疏松症或监测治疗效果）；② DXA 扫描指

征；③可能影响患者骨密度的其他健康问题 / 药物；④骨折风险评估的主要项目（如 FRAX），强调患者骨折风险；⑤患者的跌倒风险。这将有助于 DXA 报告的书写和患者再发骨折风险的评估。然而，在某些情况下，患者可能是由一些不熟悉申请表的临床科室转诊行骨密度评估，扫描前的相关病史可能并不容易获得。因此，应在患者进行 DXA 检查时准备好一份登记问卷并让患者填写，由医务人员审查问卷，注意骨折史、药物和补充剂使用情况以及骨质疏松症家族史等内容的填写。

如果由于某种原因（如语言障碍或阅读、听觉障碍），在检查时没能完成调查问卷，可以在 DXA 检查完成后将表格通过传真 / 电子邮件发送到转诊科室，由熟悉患者的医务人员完成。

（一）检测结果

DXA 扫描过程中的所有相关技术层面都需要关注，包括遵守制造商协议，正确定位，子区域指派、骨骼示踪、感兴趣区的确定和质量保证[49, 50, 59]。DXA 扫描和报告应至少包括两个骨骼部位，常用的部位是腰椎和股骨近端[60]。每个被检测的骨骼部位应有这些评估参数，包括骨密度、骨矿物含量、T 值和 Z 值。ISCD 目前建议使用统一的性别匹配（白种人）年轻人数据库来计算美国所有种族患者的 T 值，其他国家可根据当地要求使用替代数据库[61]。关于 Z 值，ISCD 推荐使用与性别、种族和年龄相匹配的数据库，虽然没有关于 Z 值是否根据体重进行调整的既定标准，但证据似乎倾向于不进行体重调整[62]。

对于每个有效扫描的骨骼部位，报告的骨密度结果应包括绝对骨密度值（以 g/cm² 为单位，小数点后保留 3 位）、50 岁及以上人群参考的 T 值（小数点后保留 1 位）、50 岁以下人群参考的 Z 值（小数点后保留 1 位）[63]（表 10-4）。对于女性来说，计算 T 值和 Z 值应该使用制造商提供的白种人女性参考数据库，同样，对于 50 岁以上的男性，计算用于诊断分类的 T 值应使用白种人男性参考数

据库，用于风险评估的股骨颈 T 值应使用白种人女性参考数据库；而脊柱 T 值评估低到中等的风险变化时（如果值为≤-2.5）应使用白种人男性参考数据库。对于 50 岁以下的男性，计算 Z 值应该使用白种人男性参考数据库。参考数据库和版本应在报告中指出[62]。

当分析腰椎时，通常使用 $L_1 \sim L_4$，除非由于技术因素可能会排除 1~2 个椎体，但应至少使用 2 个椎体进行分析，报告解读不应基于单一椎体[49, 59]。如果报告中包含结果的图解，那么图上必须显示椎体的数据和参考曲线用于解读，如果某一椎体的 T 值比相邻椎体的最高 T 值大一个标准差，则可以考虑排除该椎体[64]。高密度椎体并非一定要排除，但应评估伪影的原因，并决定其是否应在椎体分析中保留。

股骨近端骨密度测量一般首选左侧，除非左侧无法测量和测量无效或之前测量过右侧[49]，DXA 报告应包括全髋和股骨颈的骨密度结果。如果脊柱或髋部因伪影而不可用或无效，则应以其他部位替代，其中非优势侧前臂是首选替代部位，应测量桡骨远端 1/3（或 33%）[59]，如果非优势侧前臂不可用或无效，则可以使用优势侧。如果腕部无法测量，则可以评估全身骨密度。在进行扫描分析时，可以包括或排除头部。如果头部被排除在外，则应在报告中注明，如果脊柱、前臂和全身都无法测量，则可以测量双侧髋部，但两侧髋部测量值应分别报告，而不是报告平均值[64]，当应用髋部数据来诊断骨质疏松或评估骨折风险时，应使用两侧髋部值中的最低值。对于体重超过 DXA 设备极限的患者，可以检测双侧前臂，除非其中一侧不可用或无效，但这样无法确定骨折风险[63, 64]。

（二）技术说明

DXA 报告应考虑后续的 DXA 扫描，以便于与过去和未来的骨密度测量结果进行比较，因此，DXA 报告应该包含 DXA 检测过程和解读相关的信息，鉴于 DXA 扫描设备的可变性和 BMD 评估软件的差异性事实，DXA 报告应具体说明仪器的制造商和型号（如 Hologic Delphi A/Lunar iDXA），同样，报告还应提供用于获取和分析扫描的软件模式［如自动低密度、低密度脊柱（LDS）软件］。如果在计算 Z 值时使用的参考数据与制造商的标准数据不同，那么也要记录下来。

在书写报告之前，应仔细检查每次扫描结果，以确保伪影不会影响记录的数据（图 10-3），同时该报告应概述在扫描过程中遇到的任何技术问题，无论是对于 DXA 扫描的初步解读，还是为了提醒 DXA 技术专家在未来的扫描采集数据中注意这些影响，报告记录都有相当大的作用。这些可能的影响因素包括脊柱侧弯、退行性疾病、椎体压缩性骨折或不可移动的金属伪影（表 10-5）。扫描到的移动伪影或可拆卸的金属物体（如来自内衣钢圈或扣子、皮带扣、裤子拉链或肚脐环等金属）不应包含在报告里，而应在患者离开检测机构前重复扫描一次[65]。

（三）诊断分类

诊断分类是根据腰椎、全髋、股骨颈、桡骨远端 1/3（或 33%）和全身[2]的当前结果的最小 T 值（对于 50 岁或以上人群）或 Z 值（对于 50 岁以下人群）来确定的。而股骨近端粗隆和 Ward 区数据一般不纳入考虑[16]。用于诊断分类的 T 值或 Z 值计算应使用白种人女性的参考数据库和白种人男性参考数据库。最初的 WHO 标准见表 10-6。

WHO 标准不适用于其他骨密度测量，包括 QCT 扫描脊柱或髋部，使用超声、DXA 或其他技术扫描手指、掌骨或足后跟的外周密度测量系统[31]。

（四）骨折风险

50 岁及以上的男性和女性应报告绝对骨折风险类别，目前 WHO 诊断和治疗骨质疏松症的指南是基于一个综合骨折风险模型"FRAX"，WHO 的 FRAX 算法估计了一个人在 10 年内由于低骨量或骨质疏松症而发生髋部或其他主要骨折的概率，美国国家骨质疏松症基金会（National osteoporosis

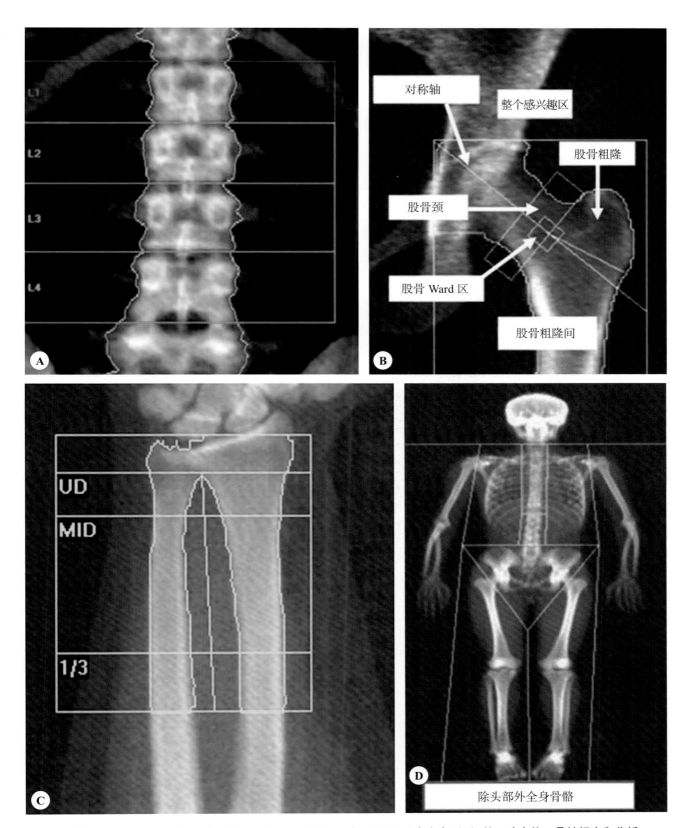

▲ 图 10-3　L_1～L_4 椎体（A）、股骨近端（B）、桡骨远端（C）和儿童全身（D）的正确定位、骨性标志和分析

表 10-5　DXA 扫描报告 *	
相关技术事项	
脊柱扫描	• L₁～L₄ 压缩性骨折 • 腰椎安装的钢板 / 螺钉 / 外科椎板切除术 • 腰椎区的脊柱侧凸 • L₁～L₄ 骨关节炎 • 腰部的主动脉钙化和椎体韧带钙化 • 其中一个椎体曾行椎体成形术 • 心脏起搏器
股骨近端扫描	• 左侧髋关节置换术，右侧股骨近端扫描 • 髋关节内旋不足，小转子突出
全身扫描	• 右腕骨折后安装的永久性钢板 / 螺钉 • 白齿上的金属牙冠
可避免的伪影	
脊柱扫描	• L₃、L₄ 水平的脐环、裤子拉链 • 其他扫描遗留的造影剂
股骨近端扫描	• 牛仔裤后口袋上的铆钉 • 口袋里的金属硬币物品，干扰股骨颈扫描
全身扫描	• 左前臂上的手镯 • 左、右两个象限上的内衣钢圈

*. DXA 扫描报告中提到的技术问题相关例子：伪影的存在是不可避免的。熟悉误区、变异及识别伪影将有助于更好地解读，从而避免解读错误

foundation，NOF）提供了一份骨质疏松症临床医生指南，讨论了 FRAX 模型的细节以及 FRAX 模型与单用 BMD 评估骨折风险应用的区别（http://www.nof.org/professionals/NOF_Clinicians%20_Guide.pdf）。

总之，对临床医生诊断骨质疏松症的主要建议如表 10-7 所示[66]，WHO 的 FRAX 模型是评估骨折风险最常用的工具，虽然已明确指出 WHO 的 FRAX 算法只适用于未接受过抗骨质疏松症治疗的人群，但其他研究显示，对于目前正在接受或以前接受过抗骨质疏松症治疗的女性中，FRAX 这个工具也可用来预测骨折发生率，骨质疏松症的治疗并不妨碍对骨折风险的预测。FRAX 工具在指导临床医生决定继续或停止治疗方面有一定

的价值[67]。

（五）解读

DXA 报告应包括结果的解读和含义的叙述部分，但不是对数据的简单重述。报告医生应整合患者有关的特定危险因素、骨折风险概率、跌倒风险以及当前药物治疗（适当时）等可用的充分信息。关于治疗方面的指导意见可以依据当地 / 国际骨质疏松症指南而提出，但意见内容的深度主要根据报告医生的知识和经验[48, 49]。

（六）随访建议

随访建议内容应包括下一次 DXA 检测的时间，连续检测的时间间隔应由预期的骨量流失率来决定。连续监测的目的是为预期的骨密度变化提供足够的时间，使其超过 DXA 方法本身的精度误差，这也是一种稳定的骨密度信息测量方法[59]。

表 10-8 提供了随访的指南，但具体需要结合当地的建议来使用，当制订随访骨密度检测时间时，应考虑直接注明建议随访的年份，而不是一个时间间隔，这将使得转诊医生更容易执行报告内容，对于 2 年以下的随访，也可以具体指定建议随访的月份。

（七）局限性

在解读骨密度结果时，需要考虑任何结构异常、解剖变异、伪影、定位欠佳或其他影响扫描可靠性和解读的问题，并判断这些问题是否会使结果无效或影响解读。一些伪影的来源是可以避免的，在扫描前应该注意评估这些伪影（如衣服或口袋里的金属，或最近的钡剂或核医学检查），可尝试去除伪影的来源或将扫描时间推迟。同时，应在报告中注明与扫描相关的伪影来源。骨骼大小会影响骨密度结果，较大的骨骼产生虚高的数值，而较小的骨骼产生偏低的数值[64]，目前还没有公认的方法来校正骨骼大小，但身高或体重超出正常范围时应予以注意，并在解读结果时加以考虑，成人 DXA 首次和后续随访报告的组成部分见表 10-9。

表 10-6　WHO 依据 T 值诊断骨质疏松症的标准[143]*

年龄在 50 岁或以上		50 岁以下	
状　态	标准（T 值）	状　态	标准（Z 值）
正常	aBMD 在"年轻正常"成人的 1 个标准差范围内（T 值≥-1.0）	在预期年龄范围内	>-2.0
低骨量（骨量减少）	aBMD 比"年轻正常"成年人低 1～2.5 个标准差之间（T 值 -1～-2.5）		
骨质疏松症	aBMD 低于"年轻正常"成年人的 2.5 个标准差或更多（T 值≤-2.5）	低于预期年龄范围	≤-2.0
严重（已确诊）骨质疏松症	T 值≤-2.5 合并一处或多处骨折		

aBMD. 面积骨密度

*. 值得注意的是，该标准只适用于绝经后的女性和 50 岁以上的男性，而不适用于较年轻的成年人或儿童

表 10-7　NOF 对临床医生启动抗骨质疏松症治疗的建议

适用于绝经后女性和 50 岁及以上的男性

- 建议告知患者发生骨质疏松症和相关骨折的风险
- 建议排查继发病因
- 建议给予足量的钙（至少 1200mg/d，包括必要时的补充剂）和维生素 D（对于有营养缺乏风险的人，每天 800～1000U 的维生素 D_3）
- 建议定期进行负重和肌肉强化运动，以减少跌倒和骨折的风险
- 建议患者避免吸烟和过量饮酒
- 建议 65 岁及以上的女性和 70 岁及以上的男性进行骨密度检测
- 对于绝经后女性和 50—70 岁的男性，建议根据其危险因素选择性进行骨密度检测
- 建议对骨折患者进行骨密度检测，以确定疾病的严重程度
- 髋部骨折或椎体骨折（临床或影像学诊断）的患者应开始治疗
- 股骨颈、全髋或椎体骨密度 T 值<-2.5 的患者，应在适当评估后开始治疗
- 对于绝经后女性和 50 岁及以上的男性，如股骨颈、全髋或脊柱为低骨量（T 值 -1～-2.5，即骨量减少），且美国使用的 WHO 绝对骨折风险模型预测未来 10 年髋部骨折概率≥3% 或未来 10 年所有主要骨质疏松相关骨折概率≥20%，应建议开始治疗
- 目前 FDA 批准的用于预防和（或）治疗骨质疏松症可选择的药物有双膦酸盐（阿仑膦酸盐、伊班膦酸钠、利塞膦酸盐和唑来膦酸盐）、雌激素和（或）激素治疗、雷洛昔芬和甲状旁腺激素（PTH 1～34）
- DXA 中心有公认质量保证措施进行的骨密度检测适用于监测骨丢失（建议每 2 年 1 次），对于接受药物治疗的患者，通常在开始治疗后 2 年进行复查，此后每隔 2 年进行 1 次

引自 Physician's guide to prevention and treatment of osteoporosis, National Osteoporosis Foundation, Washington, D.C.（2008）

十、成人骨密度随访报告

DXA 扫描随访需求在日常临床诊疗中很常见，这也提示后续需要进行新的扫描，所以在骨密度报告中应反映多次扫描结果。因此，成人骨密度随访报告中除了包括成人骨密度首次报告的所有内容外，还应包括特定的新项目，如骨密度的变化、与测量误差相关的统计参数、与临床状态相关的骨密度变化的解读以及与随访相关的内容。

表 10-8 DXA 骨密度检测的建议随访时间

预期骨密度变化率	临床情况	随访时间
非常高	中至高剂量类固醇类药物、合成代谢药物、激素拮抗药治疗、即将发生的骨折风险	12 个月
高	计划开始或调整骨质疏松症药物治疗、低至中等剂量糖皮质激素	1～2 年
中等	使用营养补充剂或调整生活方式	1～3 年
低	有营养补充剂或调整生活方式的稳定记录，临床状态无变化，药物治疗显示有效	3～5 年
极低	结果正常或骨折风险低，无临床风险	5～10 年

（一）随访转诊表

转诊内容应包括复查骨密度的原因，以及是否监测治疗反应或患者状态变化，如反复发生骨折。新近发生的骨折应作为迫在眉睫的骨折风险加以强调。此外，表格应包括患者身体状况的任何变化，如是否出现新的疾病，或服用可能影响骨骼健康状况的药物。转诊医生还应特别指出患者是否已经开始使用改善骨密度状态的药物以及治疗的时间。在没有骨密度的情况下，转诊医生也可计算骨折风险概率，并记录在转诊表中。

（二）人口统计资料

应注意骨密度检测机构中记录到身高的任何变化，如在 3 年或更短的时间内身高下降超过 2cm，这种情况应要特别关注，原因是在监测期间这种高度的变化对椎体骨折发生有很高的预测价值。因此，身高的变化可作为进一步完善脊柱 X 线片或椎体形态测量以评估椎体骨折的一项检查指征[48, 57]。

患者体重的变化是另一个需要注意的人口统计学参数，因为这可能导致骨密度值的非真实变化。虽然关于体重变化影响骨密度值的具体阈值并没有达成共识，但一些医生建议使用体重的百分比变化，而另一些医生则建议使用体重的绝对变化，有相关建议推荐在监测期间体重变化达到 10% 作为阈值。关注体重变化也意味着每个报告医生必须定义一个体重变化阈值，并在所有系列报告中采用它，将其应用于报告骨密度变化的每一对骨密度测量值[68]。

（三）骨折风险类别

不论采取哪种治疗，所有 50 岁及以上的男性和女性都应该报告绝对骨折风险类别，如果患者目前正在接受骨活性药物治疗，应提供骨折风险类别，且报告应包括一份声明，说明如果骨质疏松症药物治疗有效，风险可能低于计算值[49, 67]。

（四）骨密度变化

只要有可能，在进行连续性骨密度评估时，最好使用同一台 DXA 设备。在一致性方面，强烈建议定位和亚区域分配必须是一致的[59]。此外，连续研究尽可能使用相同的参考人群数据库[64]。如果必须更改参考数据库，则应在报告中注明这一点。骨密度变化的描述应包括绝对骨密度的变化（单位 g/cm^2，保留小数点后 3 位）和百分比变化（保留小数点后 1 位）[52]。百分比变化必须使用绝对骨密度（g/cm^2）得出，而不是 T 值或 Z 值。尽管在一些地方，报告骨密度年度变化率不是强制性要求，但仍建议在报告中描述。报告骨密度变化的骨骼部位是腰椎（所有有效的椎体都应被使用，且至少有 2 个椎体）和整个股骨近端（包括股骨颈和整个髋部），而不应使用其他髋部亚区域。如果脊柱或髋部不可用，则允许报告单个部位的变化。如果用前臂或全身骨密度代替脊柱或髋部进行监测，则可以报告桡骨远端 1/3（或 33%）或全身骨密度的变化，但必须认识到，这些部位的变化可能与脊柱和髋部的变化不尽相同，可能与药物反应相关性不大，这一点需要在解读部分中加以说明[69]。

表 10-9　DXA 扫描首次及随访报告的主要内容

（续表）

成人 DXA 首次报告的组成部分

- 患者和提供者信息
  - 患者姓名
  - 病历号
  - 出生日期
  - 性别
  - DXA 扫描日期
  - 转诊医生
  - 报告日期
  - 报告医生
  - 设备名称和地点
  - 测量的体重，身高
  - 计算体重指数，身高，体重
  - 临床资料
  - ◆ 初步诊断
  - ◆ 扫描指征和其他危险因素
  - ◆ 跌倒史
  - ◆ 当前使用的相关药物清单，列出可能的危险因素，包括非创伤性骨折史
  - ◆ 过去 2 年内低能量创伤性骨折史
  - ◆ 骨折风险概率（无骨密度）
  - ◆ 钙摄入量或钙补充剂使用情况
- 诊断分类
  - 检测结果
  - ◆ 扫描的骨骼部位，感兴趣区（ROI）骨密度单位 g/cm²
  - ◆ 每个 ROI 的 T 值或 Z 值，保留小数点后 1 位
  - 骨折风险类别（如 50 岁及以上）
  - ◆ 骨折风险概率
  - ◆ 迫在眉睫的骨折风险
  - 跌倒风险评估结果
- 技术说明
  - 所用仪器的制造商及型号
  - 使用的软件版本
  - 获取扫描图像的技术质量
  - 检测的局限性（如伪影、脊柱侧弯）
  - 使用的参考数据库
- 解读和建议
  - 对骨密度 T 值结果的定性评估，包括患者属于哪个诊断类别的具体陈述
  - 关于骨折风险概率的陈述
  - 关于迫在眉睫的骨折风险的说明
  - 对椎体骨折评估扫描的解读

- 建议包括一般意见以及药物干预的要求（骨保护剂、补充钙和维生素 D_3 + 生活方式建议）
- 跌倒风险评估结果和建议转诊到专科
- 转诊到专科 / 可能需要进一步调查
- DXA 扫描随访的必要性和随访时间的建议

成人 DXA 随访报告的组成部分

- 患者和提供者信息
  - 患者姓名
  - 病历号
  - 出生日期
  - 性别
  - 扫描日期
  - 转诊医生
  - 报告日期
  - 报告医生
  - 设备名称和地点
  - 测量的重量、高度
  - 计算出的体重指数，身高，体重变化的百分比
  - 临床资料
  - ◆ 初步诊断
  - ◆ 扫描指征和其他危险因素
  - ◆ 跌倒史
  - ◆ 当前使用的相关药物清单
  - ◆ 患者开始当前骨质疏松症治疗的日期
  - ◆ 列入可能的危险因素，包括非创伤性骨折史
  - ◆ 近 2 年低能量创伤性骨折史
  - ◆ 骨折风险概率（无骨密度）
  - ◆ 钙摄入量或钙补充剂使用情况
  - ◆ DXA 扫描随访的指征
  - ◆ 反复骨折，临床状态改变，药物治疗
- 诊断类别
  - 检测结果
  - ◆ 扫描的骨骼部位
  - ◆ 每个部位的骨密度、骨矿物含量、骨面积
  - ◆ 每个部位的骨密度 T 值和 Z 值
  - 骨折风险类别（如 50 岁及以上）
  - ◆ 骨折风险概率
  - ◆ 迫在眉睫的骨折风险
  - 跌倒风险评估结果
  - 骨密度的变化
  - ◆ 骨密度变化的百分比
  - ◆ 与基线扫描、上次扫描以及开始骨质疏松防治前的扫描结果相比，骨密度变化的百分比
  - ◆ 骨密度变化的统计学意义

（续表）

- 技术说明
  - 是与以前的哪些扫描结果相比较
  - 关于中心骨密度变化或"最小有意义变化"（LSC）的统计学意义的陈述
- 解读和建议
  - 对骨密度 T 值结果的定性评估，包括患者属于哪个诊断类别的具体陈述
  - 关于骨折风险概率的陈述
  - 关于迫在眉睫的骨折风险的说明
  - 对椎体骨折评估扫描的解读
  - 建议包括一般意见以及药物干预的要求（骨保护剂、补充钙和维生素 D_3+ 生活方式建议）
  - 跌倒风险评估结果和建议转诊到专科
  - 转诊到专科 / 可能需要进一步调查
  - DXA 扫描随访的必要性和随访时间的建议

与下述有关的骨密度变化必须报告：①档案中的首次基线研究；②最近一次的骨密度研究；③可明确的最接近当前启动的临床管理 / 药物治疗（如果有）的研究。最后一种研究中骨密度变化对接受药物治疗的患者来说意义更为重要；它也与患者调整生活方式和（或）补充促进骨骼健康的营养补充剂有关。理想情况下，转诊医生应在申请单上注明主要关注的对比点，但如果没有提供，报告医生应负责从患者的病史中获取这些信息[52, 64]。

当进行前后扫描比较时，必须报告每个骨骼部位骨密度的统计学意义，说明差异在 95% 的置信水平下是否显著[50]，而不应使用制造商的软件来确定是否有统计学意义[2]。每个机构必须使用 LSC 来确定每台 DXA 设备和每个骨骼部位（如果机构会进行前臂和全身测量并用于连续监测，则要将其纳入）的精度误差，并在确定统计意义时使用该值。一侧（前臂或髋部）的精度检测结果是允许应用于身体另一侧进行的系列扫描结果。随访骨密度报告应说明变化的每个骨骼部位的绝对值（g/cm^2，保留小数点后 3 位）的 LSC。

对同一个患者进行连续检测时，应尽可能使用同一台设备，如要比较不同设备上的测量值，则要确定两台设备之间的精度误差[59, 64]。

（五）解读

骨密度或骨折风险变化的临床意义也必须纳入报告的解读部分[49, 50]，这对患者接受抗骨质疏松症药物治疗后的疗效评估尤为重要，骨密度常被用于监测治疗效果，主要感兴趣部位的骨密度改变是自开始使用当前治疗方案以来骨密度的净变化[53]。

一般来说，骨密度的净增长被认为是药物起效的表现，而骨密度的净丢失被认为是药物无效的证据。在解读中也需要考虑骨密度的继发性变化，这些变化可能不同于药物治疗的净变化，如可能源自最近一次研究产生的变化，在那些未使用抗骨质疏松症药物治疗的系列研究中，使用营养补充剂、调整生活方式和运动疗法对骨密度也会产生类似的影响[70]。

到目前为止，还没有足够的数据来定义骨密度丢失量与由此导致的骨折风险变化之间的关系，但是，骨密度丢失的影响和骨折风险概率的任何变化都应该在解读结果时进行讨论，成人 DXA 扫描随访报告的组成部分见表 10-9。

（六）儿童 DXA 扫描

儿童被定义为 18 岁以下的人群，与成人骨密度首次报告相比，儿童骨密度首次报告的组成部分见表 10-10，与成年人相比，儿童骨密度报告有类似的组成部分，包括人口统计资料、设备型号和限制性条件[71]，另外，两者在骨密度数据和解读方面也存在差异。所以，有适用于该年龄组报告的特定定义[72]。关于儿童 DXA 随访时间目前尚无相关指南，所以随访日期的建议不是强制性的，可由报告的医生酌情决定是否列入，如果转诊医生没有转述扫描指征和相关的病史，可以要求患者、父母或双方在进行 DXA 扫描时填写一份简短的登记问卷，应收集个别儿童患者的情况，可能包括骨折史、药物治疗和疾病情况。年幼儿童的身高和体重测量需要特殊的设备和方法，如果没有这些设备，年龄较小的儿童可以使用其他医生提供的数值，如果身高或体重没有由骨密度检测

表 10-10　根据骨龄或身高年龄调整 Z 值的方法

根据骨龄的 Z 值调整	根据身高年龄的 Z 值调整
• 根据实际年龄确定所有扫描部位的 Z 值 • 进行手腕 X 线摄片，推算骨龄 • 使用骨龄来确定患者的"调整出生日期" • 如果骨龄与实际年龄相差超过 1 岁，在 DXA 程序中将出生日期改为"调整出生日期"，计算所有扫描部位调整后的 Z 值 • 报告所有扫描部位的基于年龄的 Z 值和骨龄调整后的 Z 值。如果骨龄与年龄相差不超过 1 岁，应在报告中注明，不需要报告骨龄调整后的 Z 值	• 根据实际年龄确定所有扫描部位的 Z 值 • 根据孩子性别的生长图表来确定"身高年龄"（可在 www.cdc.gov/GrowthCharts 获得） • 测量身高 3 次，取平均值作为患者的身高 • 使用 CDC 生长图表垂直轴上的患者身高，确定这条身高线与第 50 百分位生长曲线相交的位置。通过推断到水平轴，确定与第 50 百分位生长曲线上的点对应的年龄，这是患者的"身高年龄" • 如果身高年龄与实际年龄相差超过 1 岁，在 DXA 程序中将出生日期改为"调整后的出生日期"，并为所有扫描部位计算调整后的 Z 值 • 报告所有扫描部位基于年龄和身高年龄调整后的 Z 值，如果身高年龄与实际年龄相差不超过 1 岁，则应在报告中注明，并且不需要报告经身高年龄调整后的 Z 值

机构直接测量，这应在报告中注明[71]。

（七）诊断类别

对于每个被评估的骨骼部位，应包括骨密度、骨矿物含量和骨面积（bone area，BA），以及相应的骨密度 Z 值，以使临床医生能够确定测量值是否在预期的年龄范围内。骨矿物含量和骨面积用于估算骨密度值［即骨矿物质单位面积密度（Bone mineral apparent density，BMAD）］，并应记录在报告中。报告骨矿物含量和骨面积还可以让临床医生评估由骨骼生长引起的后续变化，目前在儿童人群中报告诊断类别的标准是基于腰椎和全身骨密度结果调整后的最低 Z 值，而 T 值不用于儿童 DXA 报告。对于使用骨矿物含量或骨密度，则由报告医生决定，如果脊柱或全身的骨密度数值不可用或无效，则应报告其局限性。如果没法测量脊柱或全身骨密度值，则可以使用前臂测量（1/3 或 33% 的位置），但必须有参考人群数据库才可得出前臂 Z 值。虽然在年龄较大的青少年人群中开始测量髋部密度，可用于临床上过渡到成人的监测模式[71, 73]，但股骨近端测量值仍不能用于儿童人群的诊断分类。

（八）技术说明

在扫描过程中要关注所有相关的技术说明，包括遵守制造商协议、正确定位、亚区域分配、骨轮廓追踪、感兴趣区的确定和质量保证，DXA 结果应报告腰椎和全身的骨密度结果，包括每个部位的骨矿物含量和骨密度。在分析腰椎骨密度时，一般要包含 L_1 到 L_4，除非由于技术问题可排除一个或两个椎体[64]，但至少应该使用两个椎体进行分析，报告解读不应基于单一的椎体，如果报告包含结果的图解，那么图上必须显示椎体的数据和参考曲线用于解读。如果某一椎体的 T 值比相邻椎体的最高 T 值大一个标准差，则可以考虑排除该椎体，高密度椎体并非一定要排除，但应评估伪影的原因，并决定其是否应在椎体分析中保留，在一些制造商的数据库中，如果排除椎体，Z 值可能无法获得。在这种情况下，将 L_1 到 L_4 纳入以计算 Z 值是可取的，但解读部分必须说明脊柱测量的准确性，以及 Z 值可能受到异常椎体干扰的情况。对于全身测量，在扫描分析时可以包括或排除头部数据[72-74]，如头部被排除在外，则应在报告中特别注明，对于体重超过 DXA 设备限制的青少年患者，可以测量双侧前臂，除非有一侧不可用或无效，则可以只测量单侧[71, 72]。

对于每个有效扫描的骨骼部位，报告骨密度结果应包括绝对骨密度（g/cm^2，保留小数点后 3 位）和调整后的骨密度 Z 值（保留小数点后 1 位）

以及骨矿物含量（g，保留小数后 2 位），骨矿物含量 Z 值（保留小数点后 1 位），调整后的骨矿物含量 Z 值（保留小数点后 1 位）[59]。

Z 值的调整是为了校正相对骨骼大小或发育程度差异，目前，对于具体的调整方式还未达成共识，因此，调整方式应由报告医生酌情决定，可基于身高、体重、体重指数、骨面积、骨龄、青春期、瘦体重，或者这些参数的组合进行调整[75, 76, 77–79]。同时，调整方式应在报告中注明，如采用了多变量方法，则应提供已公布的参考资料。

诊断分类应基于调整后的 Z 值，对于使用骨矿物含量 Z 值、骨密度 Z 值或两者中较低的，由报告医生自行决定。一些制造商 DXA 软件会提供身高或体重校正，但对于那些制造商 DXA 软件没有提供此类校正功能的情况，表 10-10 中描述了一种校正骨龄或身高年龄的方法。每种校正方法都有限制及约束条件，这些在解读中需加以考虑[64, 71]。

骨面积、校正骨面积和面积 Z 值不是必须的，但可以由报告的医生自行决定是否包括在内[79]，所有男孩和女孩的 Z 值都分别使用的白种人男性参考数据库和白种人女性数据库得出的，同时使用的参考数据库和版本应在报告中注明，如果用于计算 Z 值的参考数据库不是由制造商提供的，则应提供一个已发布的参考数据库，某些骨骼部位在年轻时可能无法计算 Z 值，因此不需要报告[71]。

十一、儿童 DXA 扫描随访

儿童骨密度随访报告的组成部分见表 10-11。儿童骨密度随访报告应包括儿童骨密度首次报告的所有内容。此外，还需要包含具体的随访项目，包括骨密度的变化、与测量误差有关的统计参数，以及与骨密度变化有关的解读。

在进行连续比较分析时，定位和亚区域分配必须保持一致[78, 79]，尽可能使用相同的参考人群数据库。如果必须更改参考人群数据库，则应在报告中注明。骨密度变化的描述应包括绝对密度变化（g/cm²，保留小数点后 3 位）、百分比变化（保留小数点后 1 位，使用绝对骨密度而非 Z 值计算

得出）、Z 值的变化以及调整后 Z 值的变化[59, 64]，骨密度年度变化率可根据报告医生意见决定是否报告[79]，报告骨密度变化的骨骼部位是腰椎（所有有效的椎体都应被使用，且至少有 2 个椎体）和全身[71, 72]，如果用前臂或全身骨密度代替脊柱或髋部进行监测，则可以报告桡骨远端 1/3（或 33%）或全身骨密度的变化[78]，但必须认识到，前臂的变化情况可能与脊柱和全身的变化不尽相同，可能与药物反应的相关性不大，这一点需要在解读部分加以说明。

与下述有关的骨密度变化必须报告。①档案中的首次研究；②最近一次研究有关的情况。儿童抗骨质疏松症药物治疗方案尚未明确，如果转诊医生没有提供信息，就很难确定与临床治疗方案启动相对应的骨密度研究时间。因此，目前不强制要求报告与开始治疗有关的变化。如果报告医生认为可确定对比研究与治疗相关，则可自行决定是否提供。

必须报告每个骨骼部位骨密度的统计学意义，说明差异在 95% 的置信水平下是否显著，而不应使用制造商的软件来确定，每个机构必须使用 LSC 方法确定每台 DXA 机器和每个骨骼部位（如果机构会进行前臂测量并用于连续监测，则要将其纳入）的精度误差，并在确定统计意义时使用这个值[64]，一侧前臂的精确度检测结果是允许应用于对身体另一侧进行的连续扫描结果，鼓励各机构使用儿童受试者检测精确度，特别是只进行儿童临床试验的机构。然而，在没有数据证明成人和儿童之间存在精度差异的情况下，目前可以接受所有机构都使用来自成人受试者的精确度。如果精确度是由成人受试者得出，应在报告中加以说明，儿童骨密度随访报告应说明每个骨骼部位的 LSC 的绝对值（骨密度以 g/cm² 为单位，保留小数点后 3 位，骨矿物含量以 g 为单位，保留小数点后 2 位），以及骨密度和骨矿物含量的变化，对同一个患者进行连续检测时，应尽可能使用同一台设备，如要比较不同设备上的测量值，则要确定两台设备之间的精度误差[59, 64]。表 10-12 为

（续表）

表 10-11　儿童 DXA 报告的建议内容 [a]

儿童 DXA 首次报告建议内容

- 患者和提供者信息
  - 患者姓名
  - 病历号
  - 出生日期
  - 性别
  - 扫描日期
  - 转诊医生
  - 报告日期
  - 报告医生
  - 设备名称和地点
  - 测量体重、身高
  - 计算体重指数、身高、体重 *
  - 临床资料
  - ◆ 初步诊断
  - ◆ 扫描指征和其他危险因素
  - ◆ 跌倒史
  - ◆ 当前使用的相关药物清单 *
  - ◆ 骨龄或青春期阶段 *
  - ◆ 纳入可能的危险因素，包括非创伤性骨折史 *
  - ◆ 钙的摄入量或使用钙补充剂 *
- 诊断分类
  - 检查结果
  - 扫描的骨骼部位
  - 每个部位的骨密度、骨矿物含量、骨面积
  - 基于实际年龄确定所有扫描部位的 Z 值
  - 按骨龄调整每个部位的骨密度 Z 值（如果可用）*
- 技术说明
  - 所用仪器的制造商，型号
  - 使用的软件版本（标准、儿童、低密度软件）
  - 获取扫描图像的技术质量
  - 检测的局限性（如伪影、脊柱侧弯）
  - 使用的儿童参考数据库源
- 解读和建议
  - 对骨密度 Z 值结果的定性评估，包括患者属于哪个诊断类别的具体陈述 *
  - DXA 扫描随访的必要性和随访时间的建议 *

儿童 DXA 随访报告的组成部分

- 患者和提供者信息
  - 患者姓名
  - 病历号
  - 出生日期
  - 性别
  - 扫描日期
  - 转诊医生
  - 报告日期
  - 报告医生
  - 设备名称和位置
  - 测量的重量、高度
  - 计算体重指数、身高、体重 % 或 Z 值
  - 主要诊断、检测指征
  - 当前使用的相关药物清单
  - 骨龄或发育阶段
  - 纳入可能的危险因素，包括非创伤性骨折史
  - 钙摄入量或使用钙补充剂情况
  - DXA 扫描随访的指征
  - 反复骨折，临床状态的改变，药物治疗
- 检测结果
  - 扫描的骨骼部位
  - 每个部位的骨密度，骨矿物含量，骨面积
  - 按骨年龄调整每个部位的骨密度 Z 值（如果可用）
  - 骨矿物含量及骨密度的年度变化 *
  - 骨矿物含量变化的百分比 *
  - Z 值的变化 *
  - 骨矿物含量变化的统计学意义 *
- 技术说明
  - 是与以前的哪些扫描结果相比较
  - 关于中心骨密度变化或"最小有意义变化"（LSC）的统计学意义的陈述 *
  - DXA 扫描随访的必要性和随访时间的建议

根据参考文献 [4, 8]，以及 Ellen Fung 的 DXA 扫描报告修改
a. 其内容是大多数骨密度测量中心的标准内容；*. 表示内容仅供参考
DXA. 双能 X 线吸收法

DXA 扫描和骨密度评估的常见误区。

到目前为止，还没有公认的方法来评估不同时间点的 Z 值差异的统计学意义，应注意对比骨密度研究之间的 Z 值的变化，关于这种差异是否有临床意义的意见应被纳入解读部分。没有必要报告身高或体重的变化。

总之，一份及时、简明、翔实的报告可以很好地传递 DXA 的检测结果，也可以避免那些对骨密度测量数据不熟悉的转诊医生在解读报告时产生错误，而为此付出昂贵且具有潜在风险的代价。

类　别	错　误	举　例
表 10-12　DXA 扫描和骨密度评估的常见错误		
转诊	转诊不合适的对象进行 DXA 扫描	无任何危险因素，月经正常的 30 岁健康女性
	未转诊有风险的对象进行 DXA 扫描	有前臂远端骨折的 70 岁老人
质量控制	未遵循系统的维护规定	球管没有接收到扫描服务
	未进行体模测量	无体模扫描记录
	在校准中没有识别出正确的显著变化	如果不计算最小有意义变化值，则不能进行骨密度的定量比较
	没有评估精度误差和未能计算最小有意义变化值	
数据采集	患者检查时定位不准确	脊柱与 DXA 检测台边缘未平行或髋部没有充分内旋
	扫描模式不正确	扫描模式可能会改变骨密度，可以手动或自动选择，具体取决于使用的仪器
	骨骼部位选择不正确	测量患者全髋置换术侧的髋部骨密度
	扫描区的伪影未去除	患者内衣钢圈或肚脐环时进行脊柱扫描
	人口统计学资料不正确	男性错填为女性，或出生日期 / 年龄填写错误
	未对不当的违约行为进行审查和纠正	脊柱测量区域包含大的骨赘
分析	识别骨骼边缘和感兴趣区域	典型的标记如髂嵴，通常在 $L_4 \sim L_5$ 间隙，最低的一组肋骨，通常在 T_{12} 处
	椎体标记不准确	
解读	WHO T 值诊断标准及 ISCD 官方标准应用错误	健康绝经前女性使用 T 值并应用 WHO 诊断标准可能导致骨折风险评估不正确
	骨密度对比错误	LSC 未知，使用不同的骨密度仪，扫描的骨面积不同，椎体标记不同，将左髋和右髋作对比，比较 T 值而非骨密度，扫描模式不同
	只凭一系列骨密度检测来说明骨量丢失	只有在进行了一系列骨密度测试并且 LSC 已知的情况下，才能确定骨丢失
	骨折风险表述错误	如果比较人群的骨折风险较低，则将骨折风险表达为相对风险会高估骨折概率

第 11 章 DXA 扫描中的陷阱
Pitfalls in DXA Scanning

Abdellah El Maghraoui　著

英中文词汇对照

BMC	bone mineral content	骨矿物含量
BMD	bone mineral density	骨密度
CV	coefficient of variation	变异系数
DXA	dual-energy X-ray absorptiometry	双能 X 线吸收法
IOF	International Osteoporosis Foundation	国际骨质疏松基金会
ISCD	International Society for Clinical Densitometry	国际临床骨密度测定学会
LSC	least significant change	最小有意义变化
PE	precision error	精确误差
ROI	region of interest	感兴趣区
SD	standard deviation	标准差
SDD	smallest detectable difference	最小可检测差异
TBS	trabecular bone score	骨小梁评分
VFA	vertebral fracture assessment	椎体骨折评估
WHO	World Health Organization	世界卫生组织

骨质疏松症是一种骨骼脆性增加、易骨折、伴有低骨量及微观结构退化的代谢性骨疾病，它包括从无症状的骨量流失到致残率高的髋部骨折等一系列常见表现，双能 X 线吸收法（DXA）具有尚可接受的误差、良好的精度及可重复性等优点，是目前公认测量 BMD 的标准方法 [1]。世界卫生组织（WHO）专家推荐 DXA 作为评估绝经后女性骨密度的最佳技术，并根据其结果分为骨量减少和骨质疏松症 [2, 3]。

DXA 可以准确诊断骨质疏松症，评估骨折风险，并对接受治疗的患者进行监测。DXA 的其他特点包括可测量多个骨骼部位 BMD、安全性好、检测时间短和使用方便 [4-6]。DXA 测量可在约5min 内完成，且辐射剂量很小（约为标准胸部 X线的 1/10）。此外，DXA 亦能提供如评估脊柱骨折、身体成分，甚至腹主动脉钙化等信息，这对一些患者可能非常有用 [7]。

一、DXA 扫描的原理

虽然 DXA 系统有几种不同类型，但它们的工作原理相似，放射源对准放置在待测部位正对面的射线探测器，被检查者置于射线束经过的扫描台上，随后放射源与射线探测器组件对整个测量区域进行扫描。射线的衰减与骨密度有确定关系[8, 9]，由于 DXA 使用两种能量的 X 线同时扫描 3 种组织（骨矿物质、瘦组织和脂肪组织），因此脂肪组织在人体内的不均匀分布会产生相当大的误差[10]（可以通过尸体研究[11]、CT 成像来描绘骨外脂肪组织的分布[12]，或者通过 MRI 来测量骨内骨髓脂肪的百分比[13]）。

DXA 技术几乎可以测量任何骨骼部位，但临床应用主要集中在腰椎、股骨近端、前臂和全身[6]，DXA 系统可分为全身系统（能够进行多种骨骼测量，包括脊柱和髋关节）或外周系统（仅限于测量外周骨骼），全身 DXA 系统具有多功能性以及测量最具临床意义的骨骼部位的能力，因此是目前评估骨质疏松症的临床首选，便携式外周 DXA 系统比全身系统便宜，更常用作筛查和早期风险评估工具，但不能用作治疗随访。脊柱和股骨近端是大多数临床测量中使用 DXA 进行扫描的部位，大多数全身 DXA 系统能够执行其他类型的扫描，包括侧位脊柱 BMD 测量、身体成分研究、脊柱骨折评估、儿童和婴儿测量、假体周围骨评估、小动物研究和离体骨标本测量。然而，对于儿童测量，检查应该在具有合适的儿科软件的中心中进行，并由能熟练解读儿童扫描的临床医生操作。

早期的 DXA 系统采用笔型射束源和单个探测器，对整个测量区域进行扫描。现代全身 DXA 扫描仪使用扇形束源和多个探测器，扫描整个测量区域，与单束系统相比，扇形束具有缩短扫描时间的优势，但由于需要多个 X 线探测器，这些机器通常成本更高。扇形束系统使用单视图或多视图模式对骨骼进行成像[14]。

在临床实践中，骨密度（BMD）测量被广泛用于诊断骨质疏松症，骨量的测定通常被用作骨折风险的替代指标[15]。BMD 是通过计算测量的以克为单位的骨矿物含量（BMC）和以 cm² 为单位的骨骼二维投影面积得出的参数；因此，BMD 的单位为 g/cm²。BMD 值不用于诊断骨质疏松症，

WHO 的一个工作组建议根据 T 值［即测量的 BMD 和年轻成年人平均值之间的差值，用相同性别和种族的正常人群的标准差（SD）表示］来定义骨质疏松症[16]，尽管这一定义只适用于绝经后女性和 50 岁以上的男性，具有局限性，但目前在全世界适用。因此，WHO 的骨质疏松症诊断标准根据 T 值定义：当 T 值小于 –2.5 时诊断为骨质疏松症，当 T 值介于 –2.5 和 –1 诊断为骨量减少。

T 值使用以下公式计算：（被检测者的 BMD– 正常青年人均值）/ 正常年轻人的标准差。例如，一个被检测者的 BMD 是 0.700g/cm²，正常年轻人均值是 1.000g/cm²，正常青年人的标准差是 0.100g/cm²，那么他的 T 值就是（0.700–1.000）/ 0.100，即 –0.300/0.100，即 –3.0[16]。T 值为 0 相当于正常年轻人均值，–1.0 相当于低 1 个 SD，–2.0 相当于低 2 个标准差，以此类推。虽然 WHO 的分类对于个别人群并不适用，但它很好地定义了"骨量正常"（T 值 ≥ –1.0）和"骨质疏松"（T 值 ≤ –2.5）。几项大型研究表明，T 值在 –2.5 及以下的绝经后女性骨折的风险急剧增高。因此，该阈值是评估患者的基础。然而，对于治疗决策而言，尚需考虑其他风险因素，如常见骨折、年龄和跌倒风险。

除了 T 值外，DXA 报告还提供了 Z 值，其计算方法与 T 值类似，只是将患者的 BMD 与年龄匹配（包括种族和性别匹配）的平均值进行比较，结果以标准差表示[16]。在绝经前女性中，Z 值较低（< –2.0）表明骨密度低于预期，应重点关注潜在诱因。

总之，临床医生都必须牢记，发现低骨密度值后，应积极分析是否为继发性骨质疏松，包括分析其完整的病史及生化指标，只有排除继发性骨质疏松后，才考虑绝经后骨质疏松的诊断。

二、禁忌证

DXA 检查没有绝对的禁忌证。然而，在某些情况下，检测可能意义较小（伪影或难以解释）。

- 最近使用过胃肠造影剂或放射性核素。
- 检测区域存在严重退行性变或骨折畸形。

- 检测区域存在植入物、金属制品、设备或其他异物。

- 患者无法摆放到正确的检测体位，或无法在检测时保持静止。

- 极低或极高的身体质量指数（BMI）可能会影响测量结果的精确性。在这些群体中，定量计算机断层扫描（QCT）可能是一个理想的替代方案。

- 任何妨碍患者采取正确体位从而无法获得准确 BMD 值的情况。

- 早期模型的骨密度仪会发出大量辐射，普遍认为在妊娠期进行评估是不安全的，随着发射低电离辐射的扇形束骨密度仪出现，在妊娠中期使用骨密度仪成为可能，但是，目前不建议孕妇进行 DXA 扫描，推荐在分娩后重新安排检查更合适。

三、谁应该进行 DXA 测量

大多数官方组织建议在 65 岁时对健康女性进行骨质疏松症筛查，并尽早对高危女性进行检测[17]。国际临床骨密度测定学会（ISCD）建议在 70 岁时筛查无骨质疏松风险因素的男性，并尽早筛查高危男性。危险因素包括痴呆症、健康状况不佳、近期跌倒、长期制动、吸烟、酗酒、体重偏低、一级亲属有脆性骨折史、早年（45 岁以下）雌激素缺乏及使用类固醇超过 3 个月。当然，对于患有疾病（如甲状腺功能亢进症、甲状旁腺功能亢进症、乳糜泻等）或使用可能导致骨量流失的药物（如糖皮质激素、GnRH 激动药、芳香化酶抑制药等）的患者，BMD 检测也是一种合适的评估方式。DXA 的另一个适应证是影像学提示"骨量减少"或椎体骨折。

四、骨密度测量的部位

ISCD 建议测量前后位脊柱和髋关节的 BMD 值[18]。侧位脊柱和髋关节 Ward 三角区域不可用于诊断，因为这些部位测量的 BMD 值偏低，结果可能是假阳性。有证据表明，股骨（股骨颈部或全髋关节）是预测髋部骨折风险的最佳部位，脊柱是监测治疗反应的最佳部位。因此，许多作者推荐仅用髋部测量值来评估骨折风险[19-24]。在过度肥胖的患者、原发性甲状旁腺功能亢进症患者中，髋关节、脊柱或两者都不能进行测量或解释时，可使用非优势前臂 33% 的桡骨测量 BMD 值。

五、解读 DXA 扫描

DXA 扫描应该由测量操作技师及诊断医师严格评估可能影响 BMD 测量的异常情况。在临床实践中，识别可能影响 BMD 结果的各种伪影和疾病，对 DXA 扫描结果的准确判读具有重要意义[25]。没有直接参与 DXA 操作和解读的医生也应该足够熟悉，从而能发现常见的定位和扫描问题，并且知道报告上应该出现什么；如果报告上没有必要的信息，应该明确原因；如何根据检测结果治疗患者，以及何时进行和如何解读第二次测量以监测治疗结果[16]。

最重要的是核实被检测者的身份信息，他的出生日期，还有性别和种族，这是计算 T 值所必需的。所有制造商都根据性别来计算 T 值（例如，女性的 T 值是使用女性规范数据库计算的，而男性的 T 值是使用男性规范数据库计算的）。尽管所有制造商都根据种族计算 Z 值，但在计算 T 值时，处理种族的方式并不一致。Norland 和 Hologic 根据种族计算 T 值（例如，高加索人的 T 值是使用高加索人的规范数据库计算的，黑种人的 T 值是使用黑种人的规范数据库计算的）；然而，GE Lunar 和最近的 Hologic 机器使用年轻正常白种人的数据库来计算 T 值，而不考虑被检测者的种族，ISCD 建议在北美使用后一种方法[26]。原因有：①并非总能确定被检测者的种族，也并非所有种族都有参考数据；②在其他种族群体中，没有充分的证据表明 BMD 与骨折风险有关；③在非裔美国人中使用高加索人的参考数据，会导致"骨质疏松症"的发病率偏低，这与非裔美国人的骨折率较低是一致的。

（一）体位

技术员应该在被检测者离开检测中心之前，根据 DXA 扫描图像确定被检测者的体位是否正确，还应由解读检测结果的临床医生进行复核[25]。有许多可用于 BMD 技术员和医生培训的资源，如 ISCD 或国际骨质疏松基金会（IOF）课程。

基本的 BMD 测量要求患者躺在扫描台上大约 2min，穿轻便衣物，去除金属配件。脐钉可能影响检测，因为它们覆盖了常见的扫描部位 L_4 椎体。扫描台的最大承重为 136kg。

在检测脊柱时，被检测者应仰卧，屈膝 90°，以使部分减轻腰椎前凸，脊柱正确定位后的扫描结果如图 11-1A 所示，被检测者在扫描台上是直的（脊柱在图像上是直的），没有旋转（棘突居中），并且在视野中居中（脊柱两侧的软组织视野大致相等），脊柱侧凸者不能将脊柱笔直地放在扫描台上，此外，对于严重的脊柱侧凸，会发生退行性改变，从而使脊柱检测结果无效。扫描应延伸足够远，上至肋骨相连的最低脊椎（通常是 T_{12}）的一部分，下至骨盆边缘（通常是 L_4～L_5 间隙的水平）。

为了正确定位髋部，患者应将股骨伸直放在扫描台上（股骨轴平行于图片边缘），并使用定位装置使下肢内旋 15°～25°。通过让患者在进行内旋之前弯曲足部，然后在绑带固定之后放松足部，可以改善内旋。内旋使股骨颈的长轴垂直于 X 线束，可提供最大的面积和最低的骨矿物含量（以及最低的 BMD），在扫描中几乎无法看到小转子可进一步证实内旋（图 11-1B）[4, 27]。如果不能达到所需的内旋量，比如患有髋关节炎或短股骨颈的患者，技师应该将患者舒适地放置于一个在今后的扫描中可重复的位置[5, 28]。

（二）DXA 扫描分析

该软件在脊柱和髋部标记感兴趣区，必要时技术员应该可以进行调整。脊柱的感兴趣区包括 L_1～L_4 椎体（图 11-1A）。脊柱"框"的顶部和底部的正确位置至关重要。如有必要，可以移动椎间线或调整椎间线的角度。脊柱两侧必须有足够的软组织，否则 BMD 将被低估。髋部的感兴趣区域包括股骨颈、股骨转子和全髋关节（图 11-1B）。Ward 区和转子间区没有重要意义（可以从结果报告中删除）。髋部默认的分析包括一条必须正确

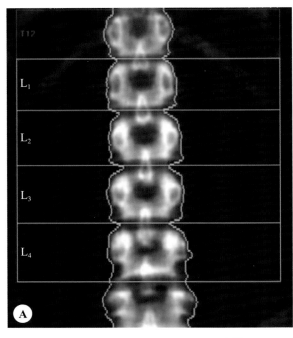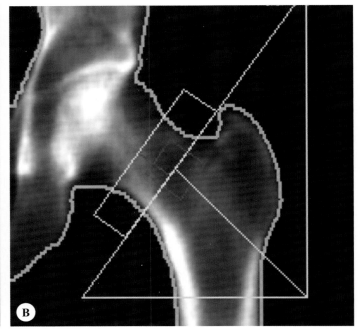

▲ 图 11-1　脊柱 L_1～L_4（A）和股骨近端（B）的正确定位和分析

放置的中线，如此才能正确识别其他部位。不同的厂商对股骨颈直角框的首选位置有所不同。GE Lunar 的股骨颈框被分析程序定位在颈部最窄且密度最低的部分；通常，这会是股骨头和股骨粗隆之间的中部（图 11-1B）。Hologic 的框位于股骨颈的远端（图 11-1B）。由于股骨颈沿线的骨密度存在梯度变化（近端最高，远端最低），会导致这两个测量值之间存在很大差异。因此，必须仔细检查股骨颈框。

应评估图像是否存在伪影（例如，手术夹、脐环、硫酸钡、金属拉链、硬币、夹子或其他金属物体）或局部结构变化（例如，骨赘、结缔组织钙化、压缩骨折、主动脉钙化）。几乎所有的伪影和局部结构变化都会使 BMD 偏高[29]。脊柱退行性改变尤甚，它可以使脊柱骨密度 T 值升高 2~3 个 SD 或更多。在脊柱中，骨缺失（椎板切除术或脊柱裂）或脊柱旋转（特发性脊柱侧凸）会使 BMD 偏低。所有可评估的椎体都应使用，但受局部结构变化影响的椎体应从分析中删除。大多数人认为根据两个椎体即可判定，但是不建议仅使用单个椎体。如果所有的椎体都受到影响，脊柱测量应报告为"无效"，不应给出 BMD 或 T 值结果。图 11-2 和图 11-3 展示脊柱和髋部常见扫描问题的示例。

六、测量部位的一致性

推荐测量腰椎和股骨近端，并根据 3 个部位（腰椎、股骨颈和全髋）的最低 T 值对患者进行分类。尽管不同解剖区域的 BMD 是相关的，但在将被检测者分类为骨质疏松症或非骨质疏松症时，各部位之间的一致性很低。因此，腰椎和髋部两个测量部位之间的 T 值不一致是骨密度测定中常见的现象，T 值的不一致性是指观察到同一个体在两个不同关键测量部位之间的 T 值存在差异。

（一）T 值不一致的发生率及危险因素

许多研究已经分析了 T 值不一致的发生率和

对骨质疏松症诊治的影响[30-33]。很少有研究分析导致这种常见的不一致的原因[30, 34, 35]。下面列出导致脊柱和髋部两者出现不一致的五个不同原因[31]。

1. 生理上的不一致

这与骨骼对于正常的内外因素及应力刺激的反应有关，特别是与承重有关的机械应力尤为关键。这种不一致的例子是在优势和非优势全髋关节之间观察到差异[28, 36]。这可以解释为负重能引起骨密度的增加，特别是在髋部和股骨区域。此外，通常脊柱和髋部起始的 T 值不同（有观点认为脊柱比髋部至少早 5 年达到高峰）[37]。另一种解释认为，随着个体年龄的增长，可以观察到骨松质内的骨量流失可能比骨皮质更快、更重要[38]。目前已知在绝经后早期，骨松质（腰椎区域的典型）与骨皮质（股骨近端的典型）相比，有更快的流失速度。

2. 继发于某种疾病的病理生理学上的不一致

在老年人中观察到的常见例子包括椎体骨赘、椎体终板和小关节硬化、骨软化症以及主动脉钙化[39, 40]。在年轻患者中另一个重要原因是强直性脊柱炎[29, 41-44]，DXA 感兴趣区（ROI）内的异常钙沉积导致脊柱 T 值偏高。第二个亚类是由于腰椎骨密度比髋部更低而导致的真正的不一致。事实上，大多数继发性骨质疏松症的原发病因（如糖皮质激素过多、甲状腺功能亢进、吸收不良、肝病、类风湿关节炎）首先影响脊柱[45, 46]，这些原因导致腰椎骨质疏松症的发生率更高。

3. 解剖学导致的不一致

由于测量的骨膜成分不同，例如，在同一个体中的腰椎前后位和侧位 T 值的差异。

4. 伪影导致的不一致

由测量区域内存在高密度物质导致，例如，硫酸钡、金属拉链、硬币、夹子或其他金属物体。

5. 技术原因导致的不一致

由于设备误差、技术人员的变动、被检测者的移动以及其他不可预测的来源造成的变异，会出现技术层面的不一致。关于体位错误，一些研究表明，在测试过程中股骨过度内旋或外旋，与

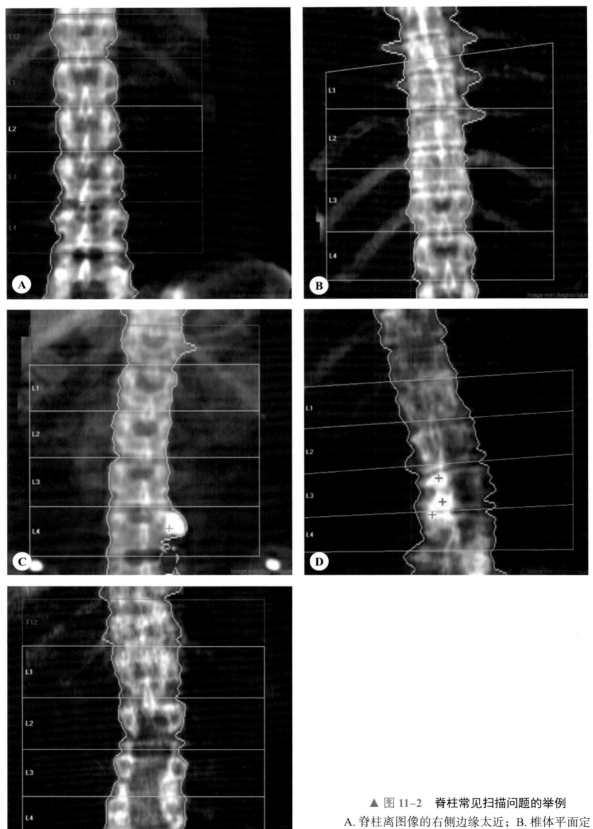

▲ 图 11-2 脊柱常见扫描问题的举例

A. 脊柱离图像的右侧边缘太近；B. 椎体平面定位错误；C.L₄ 上方有金属纽扣；D.L₃～L₄ 的脊柱侧弯和骨质增生；E. 椎板切除手术史

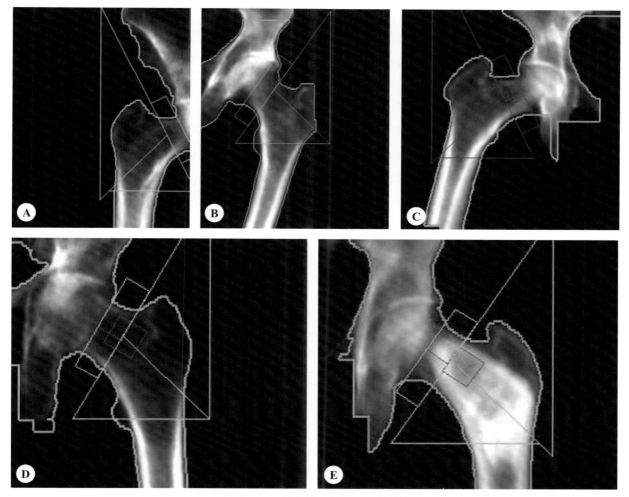

▲ 图 11-3　髋部常见扫描问题的举例

A. 扫描的横向距离不够，缺失部分股骨头；B. 股骨内收；C. 股骨外展；D. 股骨内旋不足（小转子显示过多）；E. 骨质异常（有髋部骨折和植骨手术史）

正确体位相比，导致的 BMD 差异高达 10%。我们在既往研究中证实，DXA 在髋部的测量可重复性是脊柱的 2 倍，特别是在测量双侧髋部时。最后，由于设备软件用于分析检测的标准化参考数据，可能会出现技术不一致 [5, 47, 48]。当用于计算 T 值的标准组的平均 BMD 与整个人群的平均值明显不同时，就会出现这种类型的不一致。

（二）T 值不一致对骨质疏松症管理的影响

T 值不一致的高发率可能会影响医生的诊治决策。总体而言，腰椎和髋部之间 T 值不一致的高发率表明，WHO 提出的定义骨质疏松症和骨量减少的临界值存在一些缺陷。

这种不一致说明在评估骨质疏松症患者时，BMD 仅是影响做出治疗决定的因素之一。由 WHO 召集的一个国际小组开发了 FRAX，这是一个全球适用的绝对骨折风险测量方法，基于多种风险因素，包括 BMD（http://www.shef.ac.uk/FRAX）。自 2008 年发布以来，已为 64 个国家提供了 34 种语言的模型，覆盖了世界人口的 80%[49]。

七、DXA 的监测

复测 BMD 以监测 BMD 状态或治疗干预的效果已经变得越来越普遍。当对患者进行第二次测量时，临床医生需要区分 BMD 的真实变化和与测量程序的变异性有关的随机波动。通常 DXA

测量具有很好的可重复性。这种变异性是由多种原因造成的，如设备误差、技术人员的变动、被检测者的移动以及其他不可预测的来源造成的变异[50-54]。在理想的条件下，同一技术员应在同一密度仪上和相似的情况下进行 DXA 扫描[55]。

精度误差通常用变异系数（CV）来表示，即标准差（SD）与测量平均值的比率，但也存在其他一些表示可重复性的统计数字，如最小可检测差异（SDD）或最小有意义变化（LSC）。SDD 代表可以在个体身上测量的临界点，在临床实践中通常被认为比 CV 更有用。

（一）检验骨密度测量可重复性的方法

通过对一组有代表性的个体进行重复扫描来评估精度误差，以表征技术的可重复性[56]。大多数已发表的研究考察了短期精确度误差，其基础是在不超过两周的时间内对每个受试者进行重复测量。在如此短的时间内，预计 BMD 不会发生真正的变化。

1. 变异系数（CV）

CV 是最常用的 BMD 变异性测量方法，其是根据配对测量的平均值进行标准差校正得出的。CV 通常以百分比表示，其计算公式为 CV (%) = $\{\sqrt{[\Sigma(a-b)^2]/2n}\}/[(Ma+Mb)/2] \times 100$

其中 a 和 b 是第一次和第二次测量，Ma 和 Mb 是两组的平均值，n 是配对观测的数量。

BMD 测量的可重复性远远好于大多数实验室测试。在 BMD 值正常的个体中，用 CV 表示的可重复性通常在脊柱前后位图像上为 1%～2%，在股骨近端为 2%～3%，这两个部位的差异可归因于股骨的重新定位和相较于脊柱的检测难度。然而，这些在接近试验条件下获得的数据可能不适用于日常临床实践，可重复性在很大程度上取决于质量保证因素，包括机器质量控制和性能测试以及操作员的经验，机器性能的评估需要每天扫描体模（可能是人形或非人形的），然后计算体外变异系数（CV），这有助于评估短期和长期的性能并检测测量精度的漂移，然而，这些体外数据并不一定反映体内的可重复性，应在每个测量中心进行评估[57]，15 名被检测者中的每一位都要进行 3 次测量，或者 30 名被检测者每一位都要进行两次测量，根据这些重复测量的平均值（m）和标准偏差（r）来计算 CV（m/r）。CV 以百分比表示，并取决于 BMD 的平均值。标准偏差反映了测量误差，它是机器性能的一个特征，与测量值无关。

2. 最小有意义变化（LSC）

对于两个时间点的测量，BMD 变化超过技术精确误差（PE）的 2√2 倍被认为是显著变化（95% 的置信水平）：相应的变化标准被称为"最小有意义变化"或 LSC。LSC=2.8×PE，其中 PE 是所使用技术的最大精度误差（或更简单地以百分比表示的 CV）。这种被认为具有统计学意义的最小变化也以百分比表示。

3. 最小可检测差异（SDD）

使用 Bland 和 Altman 的 95% 一致性界限法可以计算出测量误差[58]，用这种方法表示的精度给出了随机测量误差的绝对估计和度量估计，也称为 SDD。在这种情况下，每个对象有两个观测值，差值的标准差（SD_{diff}）估计测量的内部变异性。绝大多数测量之间的不一致预计在被称为"一致性界限"的界限之间，即 $d \pm z_{(1-a/2)} SD_{diff}$，其中 d 是测量对之间的平均差，$z_{(1-a/2)}$ 是正态分布的第 $100_{(1-a)}$ 百分位数。d 值是测量 1 与测量 2 的平均系统偏差的估计值，d 预期为 0，因为假设在两次 BMD 测量的间隔期间不会发生 BMD 的真实变化，将 a 定义为 5%，一致性界限为 +1.96SD_{diff} 和 −1.96SD_{diff}。因此，机器进行两次测量的 95% 的一致性界限可由两次标准偏差（SD）的差值得出。如果检测能够分辨出绝对单位的差异，那么其至少需符合一致性界限的范围。

（二）骨密度测量可重复性的临床意义

在临床实践中，必须比较两个绝对值（g/cm^2），而不是两个百分比（T 值），当对患者进行连续测量时，只有大于 LSC（以 % 为单位）或 SDD（以

g/cm² 为单位）的变化才能归因于治疗效果，较小的变化可能与测量误差有关。

我们研究了 3 组 BMD 差异较大的受试者——健康青年志愿者、绝经后女性和慢性风湿病患者（大多数服用皮质类固醇）——以分析活体 BMD 测量值的短期变异性，在所有研究对象中，不同方法表达的可重复性良好，不受临床和 BMD 状况的影响，因此，临床医生在解读一个受试者的重复 DXA 扫描时应注意，超过 LSC 的 BMD 变化才有临床意义，在我们的中心，全髋关节的 BMD 变化至少为 3.56%，脊柱为 5.60%，以 SDD 表示的 BMD 的变化在全髋关节应超过 0.02g/cm²，在脊柱应超过 0.04g/cm²，才能被认为是显著变化[41]，事实上，反复进行 DXA 测量已成为惯例，绝经后女性用来监测疗效，以及慢性风湿性疾病患者的骨量流失率较高，尤其是在长期使用皮质类固醇治疗时。已经证明，用 SDD 表示的可重复性与 BMD 值无关，而用 CV 或衍生的 LSC 表示的可重复性则取决于 BMD 值，年龄对于 BMD 可重复性的影响是有争议的，以往研究表明，BMD 的测量误差与年龄无关，甚至有些研究表明，SDD 在极端年龄段（儿童和老人）可能会有变化，可能是因为 BMD 以外的年龄相关因素。然而，关于 70 岁以上女性的 DXA 可重复性的数据很少，Ravaud 等[59] 以及 Fuleihan[53] 的数据显示，老年骨质疏松症患者的测量误差更大，一些因素可以解释这类患者的测量误差的增加，例如，重新定位存在困难。因此，在评估明显的 BMD 变化时，使用 SDD 比在低 BMD 时使用 CV 更保守，由于 SDD 与 BMD 水平无关，且以绝对单位表示，因此，与 CV 和衍生的 LSC 相比，SDD 是日常临床实践中使用的一个较好的指标。

与以往所有关于 DXA 可重复性的文献相反，我们发现髋部 BMD 变异性的结果比腰椎更好。事实上这是由于我们的研究是第一次使用 2 个股骨（双侧股骨）的平均测量值。在这项研究中，我们在一组年轻的健康志愿者结果中显示，当测量两个股骨时，SDD 为 ±0.0218g/cm²，而当只测量一个股骨时，SDD 为 ±0.0339g/cm²。因此，这些结果强烈鼓励测量双侧髋部，以提高 DXA 在该部位的可重复性[41, 60]。

综上所述，在组间水平用不同方法表示的 DXA 测量骨密度的可重复性良好，然而，临床医生必须意识到，单个患者的骨密度明显变化可能代表精确度误差，在每个测量中心，应根据活体的可重复性数据计算 SDD，在临床实践中，SDD 应该用绝对值来估计观察到的变化的意义。

（三）影响 DXA 监测的其他因素

第一个因素是同一患者两次测量之间的时间间隔，该时间间隔必须足够长，以便发生大于 SDD 或 LSC 的变化。因此，它取决于 BMD 测量的预期变化率（根据测量部位主要由骨松质还是骨皮质组成而变化）和该部位 BMD 测量的可重复性，因此，在临床实践中，一般只有在 2 年后才能检测到治疗引起的 BMD 增加[26]。然而，在接受长期类固醇治疗的患者中，BMD 的变化可能非常显著，以至于在 1 年后就可以被检测到，因此，尽管由于脊柱退行性疾病的高发率，脊柱可能不是诊断骨质疏松症的最佳部位，但它是检测 BMD 随时间变化的最敏感部位。

BMD 测量的变化受到骨质疏松症治疗方法对不同骨骼部位增加 BMD 的能力影响[61]。在绝经后骨质疏松症中，与重复测量的精确度误差（通常为 1%～2%）相比，使用骨转换抑制药治疗引起的 BMD 增量不大（通常为每年 2%），因此重复测量的时间间隔必须足够长，才能确定是否存在任何真实变化。此外，没有证据表明重复测量 BMD 可以改善治疗的依从性，因为大多数患者在几个月后因给药限制、不良反应、药物费用或缺乏关注而停止服用抗骨吸收药物[62]。因此，在没有其他临床要求的情况下，3～5 年的间隔可能是合适的。对于某些治疗药物如特立帕肽、阿巴洛肽和罗莫单抗，大多数患者的脊柱 BMD 在 1～2 年的时间尺度上会发生显著变化[63]，因此，可以考虑进行更频繁的 BMD 检测。

所有骨质疏松防治的目的都是为了增加骨骼强度，以降低骨折风险[49]。在未经治疗的男性和女性中，BMD是骨强度的主要决定因素之一，而低BMD是骨折的重要预测因素。然而，用于治疗骨质疏松症的药物的长期抗骨折效果是否取决于它们能在多大程度上增加或保持BMD仍存在争议，Meta回归显示，BMD的变化与骨折风险降低之间的相关性比基于个体患者数据的结果更强，其中一部分原因可能是，迄今为止，大多数现有疗法的T值变化相对较小（特别是髋关节），完成的长期研究的受试者数量较少，以及以前试图将骨折率降低与药物治疗BMD变化的百分比联系起来，而不是BMD的绝对值，最近的一项Meta分析[64]发现，在所有已发表的随机试验中，BMD的变化对髋部和脊柱骨折的减少具有很强的预测性。值得一提的是，全髋关节或股骨颈的BMD变化对髋部和椎体骨折的预测作用相似。相反，腰椎BMD的变化只能预测脊柱骨折的风险，此外，临床前研究表明，经治疗后骨质量和生物力学性能恢复正常或改善，尽管这些结果不能直接应用于预测单个患者的治疗效果，但这些研究表明，能够显著增加髋部BMD的药物可以降低髋部和脊柱骨折的风险。

以治疗为目标（或目标导向）的策略在骨质疏松症管理中的可行性一直是争论的主题[65]，虽然目前对哪个参数最能定义治疗目标还没有达成共识，但根据2017年ASBMR骨质疏松症目标导向治疗工作组的建议，T值被认为是可能的选择（同时还有避免骨折的目标）[66]，具体来说，该工作组提出脊柱或髋部T值高于–2.5的参考，因为达到–2.5的T值（对于T值<–2.5的患者开始治疗）将反映患者的BMD高于许多指南中用于开始治疗的干预和诊断阈值，值得注意的是，工作组还建议继续治疗，直到患者3～5年内没有骨折，并且对于基线风险较高的患者，如70岁以上或最近发生脊柱骨折的患者，可能需要更高的T值目标（即T值大于–2.0），在接受治疗时BMD显著下降表明要么是依从性问题，要么是缺乏疗效。除BMD

外，骨转换标志物的测定可能有助于监测治疗情况[56]。

八、椎体骨折评估（VFA）

大多数椎体骨折没有引起关注，因此仍然没有得到诊断，此外，中度或重度的椎体骨折，即使在没有症状的情况下，也是脊柱和其他部位骨骼再骨折的高危因素，因此，应考虑使用腰椎和胸椎侧位X线片或侧位椎体DXA成像，对高危个体进行椎体骨折评估。随着高分辨率DXA系统的出现，基于DXA的侧位脊柱图像对骨折的视觉评估成为可能（图11-4）。在这种情况下，DXA系统基本上是作为一个数字X线成像设备发挥作用的，通过计算机显示器或高分辨率打印输出进行视觉评估[67-69]，使用DXA系统来评估椎体骨折状况有几个优点，脊柱骨折的评估可以在没有传统的脊柱侧位X线片的情况下进行，这可以在测量BMD的同一时间和同一地点进行，且其辐射量比传统的脊柱X线小得多，此外，VFA是一种诊断椎体骨折的技术，可以改变诊断分类，改善骨折风险分层，并发现可能受益于药物治疗的患者，否则他们可能不会得到治疗[67, 70]，还有一些局限性是应该考虑的，一些骨放射科医生批评这项技术在检测脊柱骨折方面不敏感和不准确，特别是在上胸椎，DXA图像的分辨率比常规X光低，可能无法识别脊柱胶片上明显的其他潜在问题或疾病，然而，VFA也许会排除脊柱骨折最常见节段的椎体骨折，即腰椎和中、下胸椎，而且铅笔型射束的评估模式消除了查看椎体时的视差误差，这种误差有时会使正常的椎体在常规脊柱X光中看起来像是被压缩了[69, 71–73]。

国际临床密度测量学会（ISCD）公布了将VFA作为骨密度测量的部分适应证[74]。目前认为适合进行VFA的人群是那些存在一个或多个常见椎体骨折的预检概率超过10%，并且曾记录有一个或多个椎体骨折需改变患者治疗的人群，当T值<–1.0时，且存在以下一种或多种情况时，建

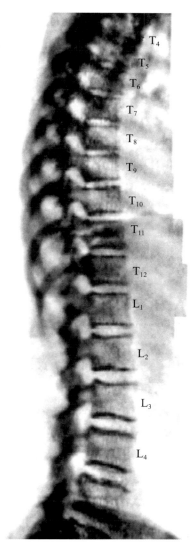

▲ 图 11-4　从脊柱的双能 X 线吸收法图像中评估椎体骨折的情况

议使用骨密度仪测量 VFA。

- 女性年龄≥70 岁或男性年龄≥80 岁。
- 较年轻时最高身高缩短＞4cm。
- 自诉但未记录的既往椎体骨折。
- 接受相当于每天≥5mg 泼尼松或同等剂量的糖皮质激素治疗，持续≥3 个月。

骨折诊断应以视觉评估为基础，包括等级／严重程度的评估。不建议单纯使用形态测量法，因为它的诊断不可靠，Genant 视觉半定量法是目前临床上 VFA 诊断椎体骨折的首选技术。必要时可以通过形态测量来确认畸形的严重程度。

使用带有可旋转 C 形臂的骨密度仪时，患者

的定位特别容易，在这种情况下，患者需保持与获得 AP 位腰椎骨密度相同的姿势，仰卧，在下肢远端下垫一个长枕，使髋部屈曲 90°，手臂举过头顶。在没有可旋转 C 形臂的情况下，VFA 的侧位脊柱图像是在侧卧位获得的。采用这种方法，技术员的适当定位可得到与仰卧时侧位 VFA 图像相当的 VFA 图像质量。患者需要侧卧，没有躯干旋转，使身体的冠状面与骨密度仪的平面垂直，如果身体侧卧时向前或向后旋转，椎体的轮廓就会被掩盖。脊柱后方的一侧肋骨角突出既可能发生了这种情况。

在评估椎体骨折的同时，实际上腹主动脉钙化亦可以在 VFA 图像上充分显示。主动脉钙化是一个公认的心血管危险因素：许多研究表明，它能显著预测心血管疾病总体的发病率和死亡率、冠心病、脑卒中、充血性心力衰竭和外周血管疾病，而不受高血压、高水平的总胆固醇和低密度脂蛋白、吸烟、肥胖和糖尿病等典型危险因素的影响[75-78]。一些研究还表明，不管在男性还是女性中，主动脉钙化均与低骨密度和脆性骨折密切相关。因此，识别出同时存在心血管事件和骨质疏松性骨折风险的患者可能有助于降低与这些非常常见的疾病相关的发病率和死亡率。

九、骨小梁评分（TBS）

TBS 是最近开发的一种分析工具，可以在腰椎 DXA 图像上进行新的灰阶纹理测量。目前已证实，它可以捕获与骨小梁微结构相关的信息。低 TBS 始终与常见骨折和突发骨折的增加有关，这在一定程度上独立于临床危险因素、腰椎及股骨近端的单位面积 BMD[79, 80]。因此，它可以作为 BMD 测量的辅助工具，是骨密度仪的一个软件选项。包括一项 Meta 分析在内的研究表明，当腰椎 TBS 与 FRAX 变量结合使用时，骨折预测的效果会有进一步改善。

十、身体成分

虽然也可以使用 DXA 测量全身骨、脂肪和瘦

体重，这可能有助于肌少症（众所周知的跌倒和骨折的风险因素）的诊断，这些测量对于研究是有用的，但是它们无益于骨质疏松症的常规诊断或评估。

结论

在 DXA 中常见的陷阱和错误可以归类为患者体位、数据分析、伪影和（或）人群统计学特征等。

当错误地进行 DXA 检查，它可能导致诊断和治疗的重大失误。在进行一系列评估时，必须考虑测量误差。要确定变化是否是真实的，而不是简单的随机波动，就必须清晰地理解影响其解释的统计原理。对骨质疏松症治疗感兴趣的医生，即使没有直接参与 DXA 的检查操作和解读，也应该熟悉这里概述的原则，以减少严重错误并合理使用骨密度测量。

第 12 章　骨量减少症：还存在很多未知
Osteopenia: Mind the Gap

Yasser El Miedany　著

一、背景

"骨质疏松症"和"骨量减少症"这两个术语最初是为了表达这样一种观念，即个体因为"没有足够的骨骼"，在受到轻微创伤后容易骨折[1-3]。在缺乏金标准的情况下，世卫组织建议参考标准应基于使用双能 X 线吸收法（DXA）在股骨颈部位进行的骨密度测量。该部位经过了最广泛的验证，并提供了与许多其他技术相同或更高的骨折风险梯度[4]。推荐的参考范围是基于国家健康和营养检查调查（NHANES）Ⅲ 类参考数据库，这些数据主要源于 20—29 岁白种人女性股骨颈测量值[5]。这项提议得到了许多国际机构的认可，包括国际骨质疏松基金会（IOF）、国际临床密度测定学会和欧洲骨质疏松症和骨关节炎临床和经济方面的学会（ESCEO）。而有争议的是，当时提出的"骨密度值低于成年女性平均值的 2.5 个标准差或更多"是用于定义女性骨质疏松症，现也用于男性骨质疏松症的诊断[6]。

虽然已经证实骨密度值在骨质疏松范围内的女性骨折风险增加（即骨密度 T 值＜-2.5），但也有报道提出骨密度较高于骨质疏松水平时，如骨量减少范围内的女性（T 值在 -1～-2.5），骨折风险也增加，在一项纳入 200 160 例绝经后女性的国家骨质疏松症风险评估（NORA）研究表明，骨质疏松症女性的 1 年骨折风险增加 2.74 倍，骨量减少女性的 1 年骨折风险增加 1.73 倍，而且相关性与人口统计学和临床因素无关[7]。

在评估降低人群整体骨折率的可能性时，一个关键问题是骨折风险增加的绝经后女性中什么

样的骨密度水平适合进行药物干预，有几种药物已被证明可以在绝经后女性低骨量或骨质疏松人群减少骨质流失或降低骨折风险[8-15]。然而，对于哪种程度的骨密度需开始药物干预尚无一致意见，对治疗干预阈值缺乏共识的原因主要源于 3 方面，即治疗的已知潜在益处与风险之间的权衡、患者开始治疗和继续治疗的意愿，以及药物费用的可支付能力。

临床实践中参考的治疗阈值水平主要基于世界卫生组织（WHO）和国家骨质疏松基金会（NOF）的报告，WHO 在 1994 年提出了骨量减少和骨质疏松症的定义[16]。即绝经后女性任何部位（脊柱、髋部或桡骨远端）骨密度等于或低于年轻人平均值 2.5 个标准差（即 T 值≤-2.5 标准差）都被认为患有骨质疏松症，而骨密度介于 -2.5 和 -1.0 被认为是骨量减少，尽管 WHO 提出了诊断阈值而并没有提出治疗阈值的标准，但许多临床医生临床干预标准都使用 WHO 的骨质疏松症水平标准（T≤-2.5）作为治疗干预阈值。

NOF 通过将髋部骨密度与骨折的临床风险因素（如成年时有骨折史、骨折家族史、BMI＜18、吸烟、过量饮酒）相结合来制订治疗阈值[17, 18]。根据 NOF 的建议，T≤-2.0，或 T≤-1.5 且至少有一个风险因素的患者应考虑接受治疗，这些特定阈值水平的考量主要基于已有研究证据支持且兼顾了成本效益[19]。

在 NORA 研究中发现骨密度 T 值为 -1.0 至 -2.5 的女性中，有超过一半（52%）在 1 年内发生骨质疏松性骨折，这项研究强调了筛选出最有

可能骨折并可能受益于靶向药物干预的患者非常重要，而现有的诊疗标准却未满足这种需求，本章将讨论骨量减少人群中与骨折风险相关的证据，然后，扩展到包括目前目标人群的筛选诊断标准和骨量减少患者的合理管理。我们在相应的内容中进一步分析对护理模式的已有研究，最后，我们将介绍一个骨量减少患者需要临床药物干预时的治疗流程图。

二、从 T 值到骨骼健康

骨小梁丢失和椎体骨折是骨质疏松症的主要特征，人体 80% 的骨骼是骨皮质，80% 的骨折是非椎体骨折，其中 30% 是前臂骨折，在衰老过程中由于皮质内重塑，四肢骨的骨丢失约 70% 是骨皮质，这种重塑发生在整个皮质，但在骨皮质和骨小梁连接（过渡）区尤为活跃（图 12-1）[20]，随着年龄的增长，骨吸收大于骨形成，骨重塑过程失衡，增多骨皮质孔隙度，留下残余的皮质孔隙，进一步增加骨骼脆性[21-23]。

T 值概念的提出最初是为了评估 65 岁以上绝经后白种人女性发生脆性骨折的概率[21]，在这个年龄组中该疾病的患病率很高，所以 T 值有较好的临床价值，老年人骨组织因增龄变得脆弱，容易发生脆性骨折，T 值评分越低骨折风险越大，因此被认为可很好地反映老年骨组织学的变化，普遍认为，T 值越低、越能够做出原发性骨质疏松症的诊断，因此，今天的骨骼健康专家都公认 T 值在诊断骨质疏松症中的重要性[24]。

但是，T 值在小于 65 岁的人群使用时有它的局限性，一般临床认为 T 值低的患者都患有原发性骨质疏松症，然而，由于小于 65 岁的人群中的患病率较低，仅仅通过 T 值不足以准确地对做出诊断，此外，T 值也受很多具体情况影响，包括不同骨骼部位（腰椎、髋部、桡骨远端 1/3）的 T 值评分不同[25]。

此外，对关键临床试验数据的重新评估使长期以来的观点受到质疑，即骨密度的增加是否等同于骨强度的增加和骨折的减少，骨密度的改善是否可以认为是治疗成功的标志，其实，骨强度或抗骨折能力比单纯的骨密度更为复杂，该领域的另外一个重要概念是骨质量[26]。

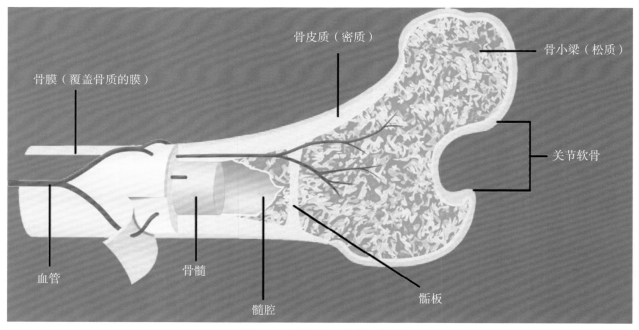

▲ 图 12-1　骨松质 – 骨皮质交界区

三、骨量丢失是一个连续过程，而不是单点值

"骨量减少症"一词的另一个局限性是，在曲线下从 –1～–2.5 个标准差有较大的跨距。因此在进行风险评估时，重要的是要记住骨质丢失是一个连续变化过程。由于骨折风险与骨量直接相关，因此骨折风险也是一个连续变化过程，骨量丢失每多一个标准差，骨折的相对风险都会翻倍，但绝对骨折风险与年龄高度相关（图 12-2）。越年轻的女性中，骨折的相对风险很低，即使数值翻了一番也仍然很低。例如，女性 50 岁 T 值 –3 时（大多数临床医生会非常关注这类人群）的绝对骨折风险与 80 岁女性 T 值 –1 时（许多临床医生认为这个年龄段女性的骨密度很不错了）的绝对骨折风险完全相同，因此，T 值只能反映骨质量的一部分。

骨密度（BMD）测量骨量，它只是骨强度的一个组成部分，尽管 BMD 可以根据 WHO 的定义帮助诊断骨量减少或骨质疏松症，但它不能评估骨微结构。而且，BMD 被用于监测骨折风险的情形就像血压用于预测心血管疾病风险一样并不准确，比如许多高血压患者从来没有发作心脏病或脑卒中，而许多血压正常的患者却有心脏病或脑卒中发生。但总的来说，血压升高和心血管疾病风险增加是同时发生的，骨密度用于监测对治疗效果的反应在一致性方面，只有考虑到最小有意义变化值（LSC）的概念才是准确的，LSC=2.77× 机器的精度误差。因此，在一个好的测量中心，脊柱的骨密度误差范围是 ±3%，髋关节的则为 ±5%[27]。

总之，骨密度主要用于反映骨转换的连续变化和骨量丢失的程度（图 12-3）。反过来，这会引发另外的问题：哪些女性应该接受骨密度测量，哪些女性需要接受治疗，各种组织协会发布指南建议测量女性骨密度以评估骨折风险。

四、脆性骨折的负担

绝经后女性的所有骨折病例中有多少来自于骨密度正常或骨量减少的人群，相关研究还不多。这些信息很重要，因为在项目研究开展时是选择整个社区人群还是仅针对骨质疏松症患者人群，不同选择策略将很大影响骨折患者的发现。在一

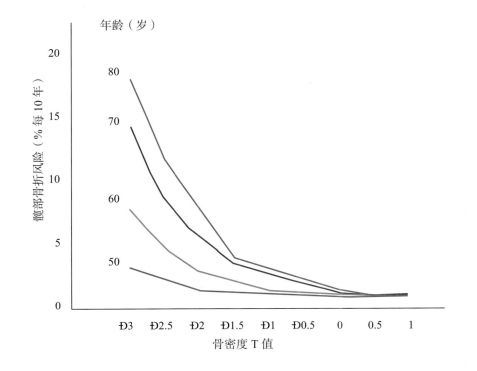

◀ 图 12-2　骨折的风险随着年龄的增长和骨量丢而增加

经 Springer 许可转载，引自 Kanis et al.[118]

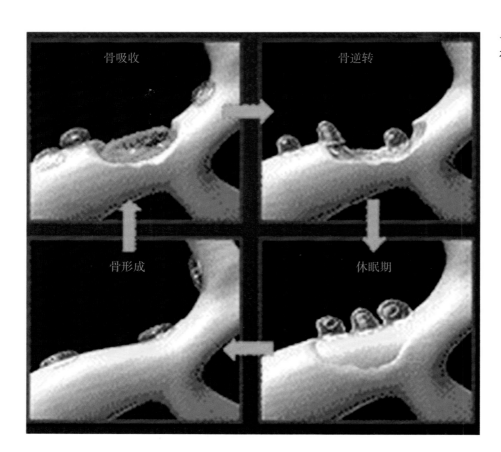

骨吸收　　骨逆转

骨形成　　休眠期

◀ 图 12-3　骨重塑的连续变化，在老年人中进入骨丢失的阶段

项旨在确定社区骨折的年龄和骨密度特定负担以及靶向药物治疗的成本－效果的研究中，对 1224 名 50 岁以上的女性进行了为期 2 年的骨折持续评估。在骨折的女性中，50—59 岁的女性中有 80% 之前没有诊断为骨质疏松症，60—79 岁的女性中这一比例是 50%，即使在 80 岁以上的女性中，也有 30% 没有诊断为骨质疏松症[28]。

因此，将这些脆性骨折称为"骨质疏松性骨折"可能是一种误导，因为这些人群仅仅只是测量骨密度而定义的。虽然患有骨质疏松症的女性骨折的风险增加，并且患有骨折的女性的骨质疏松患病率是普通人群的两倍，但除了高龄人群（80 岁以上），其他大多数骨折发生在没有诊断为骨质疏松症的女性身上。

这些观察结果对决定谁、何时以及如何治疗具有重要意义，如果一种药物使骨折风险减半，那么每避免一次骨折，女性中需接受治疗的 50—59 岁人群要比 80 岁以上患者人群多 3 倍。此外，为了确定 50 岁以上女性的骨质疏松症，需要进行大规模筛查，这可以通过问卷调查来评估骨折风险发生率，例如，可使用 FRAX 工具，结合其他风险因素，如骨重塑状态或已发生了常见部位的骨折，可增加评估的敏感性和成本效益，通过评估识别出风险最高的人群，使他们通过避免实际最有可能发生的骨折事件而受益。

这些背景促成了一些相关研究，如国家骨质疏松风险评估（NORA）研究[29]，NORA 进行了一项纳入 200 000 名 50—104 岁的绝经后女性的纵向研究，该研究基于外周骨密度，比较了 50—64 岁与≥65 岁人群低骨量的发生率及其与骨折的关系。NORA 的另一项研究纳入 50 岁以上的绝经后女性，基于足跟、前臂或手指骨密度，163 935 名女性完成了为期 1 年的随访调查，其中 87 594 名（53%）为 50—64 岁。结果显示，超过一半（52%）发生骨质疏松性骨折女性的骨密度的 T 值 –1.0～–2.5。

两项结果均显示，在所有骨折部位当外周骨密度 T 值较低时，不管是年轻女性还是老年女性骨折发生率都较高。风险梯度模型，即将年龄和骨密度与绝对骨折风险等多种风险因素综合起来，而不只是单一的骨密度值，将能更好地反映骨质疏松症的内涵并更有益于药物治疗标准的制订[30-33]。

五、骨量减少的问题

"杰弗里·罗斯预防悖论"适用于许多慢性病，包括骨量减少症，即"处于低风险的多数人比处于高风险的少数人将产生更多的病例。"在大多数国家，不到一半的女性和男性脆性骨折患者 DXA 骨密度测量值为骨质疏松，大多数人属于骨量减少范围，NORA（北欧老龄化研究）研究首次关注"骨量减少的挑战"。这项研究发现在 149 562 名年龄在 50—104 岁（平均 64.5 岁）的绝经后女性中，只有 6.4% 的女性骨密度＜-2.5SD（占所有骨折的 18% 和髋部骨折的 26%），但 45.3% 的女性骨密度＜-1.0SD（占所有骨折的 70% 和髋部骨折的 77%）[19, 29]。鹿特丹研究对 4878 名女性进行了股骨颈 DXA 测量，并进行了平均 6.8 年的随访。在这项研究中，非椎体骨折发生率在骨质疏松症患者中为 44%，在骨量减少患者中为 43.3%，在正常骨密度患者中为 12%～6%[34]。同样，在一项澳大利亚社区研究中对 616 名女性进行了 DXA 检查，其中 124 名女性有一处或多处骨折，在这些骨折的女性中，只有 26.9% 患有骨质疏松症，56.5% 患有骨量减少症，16.6% 的骨密度正常[35]。大多数患有脆性骨折的女性和男性并没有 WHO 定义的骨质疏松症。因此，骨折风险评估、诊断和治疗不应局限于骨质疏松症患者，而应包括所有骨质疏松症患者和所有有骨折临床风险因素的患者。

美国骨质疏松性骨折研究小组开展的另一项研究计算了不同程度骨量减少的女性从骨量减少过渡到骨质疏松的间隔时间，这些骨量减少的女性占 10%。在这项研究中，正常骨密度定义为股骨颈和全髋关节的 T 评分为 -1.00 或更高，骨量减少定义为 T 评分为 -1.01～-2.49，骨量减少被依次定义为：轻度 -1.10～-1.49，中度 -1.50～-1.99，重度 -2.0～2.49。结果发现，4957 名 67 岁及以上

女性（根据 BMI、目前使用的雌激素和吸烟、目前或过去使用的口服糖皮质激素和类风湿关节炎进行调整）从基线检查到发展至骨质疏松症之间的时间间隔为正常骨密度人群为 16.8 年（11.5～24.6 年），轻度骨量减少人群为 17.3 年（13.9～21.5 年）、中度骨量减少人群为 4.7 年（4.2～5.2 年）和重度骨量减少人群为 1.1 年（1.0～1.3 年）。很明显骨量减少的程度是预测骨质疏松症发展和随之而来的骨折风险的一个主要因素。因此，在做出所有治疗决定时应考虑骨量减少的程度[36]。

六、病例发现的挑战：还存在很多不足

在一大群骨量减少的人群中有很多因骨脆性导致骨折，如果在骨质疏松症筛查项目中仅使用骨密度测量结果，那么骨量减少的女性将被排除在关注之外而因此没有得到进一步治疗[37-39]。发现骨量减少患者病例的挑战是多方面的（表 12-1），包括医疗保健专业人员对骨骼健康的认识和兴趣，确定高骨折风险的特定人群，以及采用适当的管理算法，一种重要的病例发现方法是使用 FRAX[38]，该方法在标准临床实践中可以识别需要治疗的骨折风险患者。另一种方法是确定骨密度测量未捕捉到的骨脆性的结构基础，从而量化"骨组织的微结构退化"，即"骨质疏松症"定义中的重要内涵，随着世界人口老龄化和生活方式的改变，如果要显著降低骨折率，在正确的时间为正确的患者提供正确的治疗至关重要。

在相关服务机构中，一种可取的方法是建立当地医联体，包括对骨质疏松症特别感兴趣的全科医生和专科医生，并根据当地资源就转诊流程和治疗标准达成一致，在大型医院，集合了不同学科的"骨质疏松症诊所"可能有助于病情诊治和患者管理，毫无疑问，通过这些途径，对骨质疏松症患者、骨量减少症患者以及脆性骨折患者，尤其是年龄较大患者的治疗将大大改善。

在病例发现层面，卫生系统已经确定了针对易发生脆性骨折、尤其是髋部骨折高危人群的可靠策略，并发布了治疗的最佳实践指南[40]。

表 12-1　骨量减少病例发现的挑战：可能的原因和解决方法	
挑　　战	**病例发现方法**
医疗保健专业人员	• 有潜在的骨矿物含量丢失（如骨质疏松和骨量减少）的患者通常由全科医生和各种学科的专家治疗管理，包括骨科、风湿病、妇科、老年病学和内分泌学 • 少数专业的专家接受骨质疏松的培训以获得更高的专业资格 • 同意转诊途径 • 建立专门的骨骼健康诊所
骨折风险	• 标准临床实践中实施专门方法去评估骨折风险的绝对值 / 概率 • 标准临床实践中有专门方法去识别高风险骨折人群 • 对骨组织微结构退变的量化 • 开通骨折患者随访服务
合适的管理方法	• 在正确的时间对正确的患者进行正确的治疗对于预防骨折至关重要 • 采用有效的诊疗策略治疗骨量减少症

七、骨折风险患者识别策略

虽然骨密度仍然是衡量骨折风险的最有效、最可靠的指标之一，但对风险因素的更好描述已使人们对 FRAX 等绝对风险模型产生了新的兴趣，包括椎体形态计量学等新的成像方法已经被添加到诊断设备中，并有助于在疾病早期和较少辐射暴露的情况下识别骨折，这对于发现因骨量减少和骨质疏松症导致的典型骨折很重要，而髋部骨折及临床中更为常见的脊柱骨折都将带来严重后果。

（一）骨量减少合并高骨折风险患者的识别

虽然骨密度用于反映骨强度，而且低骨密度被认为是骨折的主要风险因素，但大多数骨折患者没有符合 WHO 定义的骨密度<-2.5。最好的例子是髋部骨折，其中只有一半患者的 T 值<-2.5 [41, 42]。此外，与骨相关风险无关的骨骼外风险因素如跌倒等也会导致骨折风险，在大多数 50 岁以上临床骨折患者中，跌倒是导致前臂和髋部骨折的主要因素 [43]。因此，针对存在骨量丢失危险因素患者以及年龄>50 岁且经常跌倒的患者进行定期骨密度筛查非常重要。

（二）骨折患者的识别

继发骨折的主要风险因素是低能量损伤，无论其骨质疏松临床表现是否明显，因此，大多数

治疗指南针对骨量减少患者合并低能量骨折时，明确建议按骨质疏松的标准治疗 [44, 45]。继发骨折发生风险在非椎体骨折发生后加倍，而在椎体骨折发生后风险甚至翻了 4 倍。再骨折的发生风险随着时间的推移在不断变化，在第一次骨折发生后的近几年再骨折风险是最高的（2～3 倍），然后随着时间延长风险逐渐递减 [46]。由于 40%～50% 的再骨折发生在首次骨折后 3～5 年内，因此此类骨折患者需要使用特定的骨质疏松药物进行快速干预，以降低再骨折的风险。髋部、脊柱和其他几种非椎体骨折都使发病率和死亡率增加，而且在骨折发生的随后几年更加明显 [15]。髋部、椎体和非髋部、非椎体骨折导致的死亡患者各占 1/3，死亡的主要原因与心血管和呼吸系统并发症有关 [47]。

不幸的是，对骨折术后进行随访以确定是否需要特定骨质疏松症治疗的患者占的比例仍然非常少。许多研究表明，在骨科接受治疗的骨折患者中，只有 10%～15% 进行了 DXA 评估，而接受维生素 D 和钙补充或特定骨质疏松防治的患者更少 [48]。好在越来越多的机构认识到了这种不足，建立了许多骨折治疗联防中心，并采取了不同干预措施以减少随后的骨折、发病率、死亡率和再入院率。

虽然髋部和其他非椎体骨折在临床上很容易确诊，但椎体骨折的诊断却不容易。椎体压缩性骨折是 50 岁以上女性和男性最常见的骨折[49]，它发生后预示着未来椎体、非椎体和髋部再发骨折风险较高[50, 51]。椎体骨折的临床表现主要是持续 2～3 个月的背痛。存在背痛的患者取决于骨折的严重程度，且仅占了所有椎体骨折的一小部分。在大规模试验中，症状性椎体骨折伴有形态改变的椎体骨折患者的比例不到 10%[52, 53]。因此，大多数椎体发生形态骨折变化的患者没有确诊，导致许多患者没有进行预防性治疗，最终发展为严重骨质疏松症、并发多处骨折和慢性疼痛，在临床上如果患者出现身高显著降低、后凸增加、腹部突出、肋骨 – 髂嵴距离小于 2cm、急性或慢性

背痛时，怀疑患有椎体骨质疏松时才进行脊柱 X 光检查。但是，即使拍了脊柱 X 光片，脊椎骨折也经常被遗漏[54, 55]。

因此，对骨量减少的女性制订治疗决策时，很有必要监测常见部位骨折的发生，DXA 扫描仪可以拍摄脊柱的侧位 X 线，并通过辅助软件评估脊椎骨折状态，对骨折的评估有很大帮助。这一过程有很多名称：如椎体形态计量学、椎体侧位评估（LVA）、椎体骨折评估（VFA）（图 12-4）。尽管不如常规 X 光片详细，但这些评估图像通常质量很好，而且在大多数情况可以对腰部 4 个椎体范围内的压缩性骨折进行良好的评估，其优点是辐射剂量低、可平行椎体投影以及高阴性预测值，可使用半自动图像分析工具来帮助测量单个

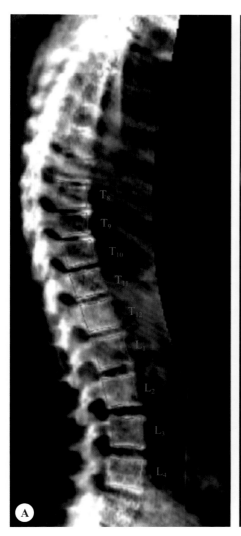
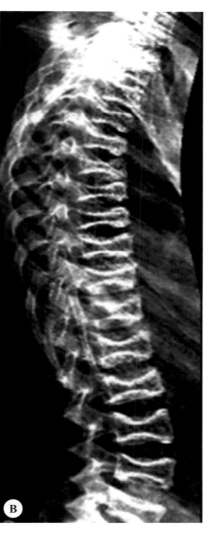

◀ 图 12-4　椎体形态表现
A. 正常的脊柱；B. 骨质疏松性椎体骨折

椎体的形状。缺点是无法研究上胸椎，且只能发现少数骨折。

如果怀疑感兴趣区域（ROI）之外出现病变，则必须使用其他成像技术。然而，大多数中心的经验是不到10%的病例需要这种进一步的检查。根据国际临床骨密度测量学会（ISCD）指南建议在以下情况需要复查X线片，如果两个或两个以上的椎体轻度畸形（1级）且没有任何中度（2级）或重度畸形（3级），椎体病变不能归因于良性原因，或者在已知有相关恶性肿瘤病史的患者中发现椎体畸形[54]。该方法还允许评估脊椎病，甚至可以评估腹主动脉的动脉硬化。骨量减少放射学的鉴别诊断如表12-2所示。

表12-2　放射学骨量减少的鉴别诊断	
疾　病	特殊的影像学证据
甲状旁腺功能亢进症	骨膜下骨吸收
骨软化症	Looser氏带
播散性多发性骨髓瘤	局灶性溶解性病变

有些调查专门对不同的高危人群研究未诊断出脊椎骨折的患病率，在一项关于发生了非椎体骨折的男性和女性的研究中，有1/4人的椎体骨折是以前没有发现的[56]。在另一项研究中，骨量减少的绝经后女性的椎体骨折患病率为21%[68, 25]。

在骨密度诊断为骨质疏松症的患者中，脊椎骨折的基线评估（脊椎形态计量学）对于治疗决定不是必需的，但有助于评估随访期间的治疗效果。$L_1 \sim L_4$骨折后会增加显性骨密度，并且在常规扫描提供的标准正位图像上可能很难看到，这些都会带来一些潜在的误差。

（三）无骨折病史的高骨折风险患者识别

绝大多数骨质疏松性骨折发生于没有出现过常见部位骨折的骨量减少患者中。一方面，骨质疏松症和骨折很多风险在临床上是可识别的（如年龄、性别和体重），甚至在第一次骨折发生之前也

可进行评估；而另一方面，日常临床实践中相对风险估计却很难应用。这是因为其临床效益和普通人群中骨折的患病率有关。为了更好地筛查骨质疏松性骨折高危人群，世卫组织开发了骨折风险评估（FRAX）工具（www.shef.ac.uk./FRAX）。FRAX基于互联网，根据骨质疏松性骨折的重要风险因素评估个体患者的骨折风险。FRAX算法基于大规模前瞻性人群研究，考虑了骨折风险的重要决定因素：年龄、性别、体重和体重指数、骨折史、父母髋部骨折史、当前是否吸烟、过量饮酒、类风湿关节炎、糖皮质激素使用，以及其他形式的继发性骨质疏松症（表12-3）[44]。

表12-3　在FRAX工具中确定继发性骨质疏松的原因
FRAX工具中用来计算骨折概率所纳入的继发性骨质疏松因素
● 未经治疗的男性和女性性腺功能减退症，神经性厌食症，乳腺癌和前列腺癌化疗，垂体功能低下
● 炎症性肠病，长期不能活动（如脊髓损伤、帕金森病、脑卒中、肌肉萎缩症和强直性脊柱炎）
● 器官移植
● 1型糖尿病，甲状腺疾病（如未治疗的甲状腺功能亢进症和过度治疗导致的甲状腺功能减退症）

美国的国家骨质疏松基金会（NOF）和英国国家骨质疏松学会（NOS）将FRAX和骨密度结合起来，用于高危骨折患者的发现和新指南中的治疗决策，根据FRAX算法，将治疗阈值设定为10年骨折风险估计值，基于这个阈值骨折预防变得可进行成本效益分析。一般将骨质疏松性骨折的合理干预阈值定义为基于FRAX的10年总骨折风险概率为≥20%，髋部骨折风险概率为大于等于3%[45]。

FRAX基于综合的而不是单独的风险因素来识别骨质疏松性骨折风险患者，然而，FRAX中不包括几种已知的骨折风险决定因素。该算法没有考虑"剂量效应"，比如糖皮质激素药量，此外，FRAX没有区分有一个或多个骨质疏松性骨折史和骨折发生的时间，因此错误估计了即将发生的

骨折风险，骨密度结果的纳入仅限于股骨颈的骨密度结果，然而，全髋关节骨密度是一种更精确的测量方法，它在女性中可以与股骨颈骨密度互换使用，而在男性不能，维生素 D 缺乏是跌倒和髋部骨折的一个公认风险因素，在 FRAX 中没有包括在内，已经证明可独立影响骨折风险的骨标志物也是如此，FRAX 也可能低估经常跌倒个体的骨折风险，在急诊室就诊的临床骨折患者中，超过 80% 的女性和男性有一种或多种与跌倒相关的风险，并且他们在入院前一年跌倒风险比正常人增加了 4 倍，在另一项关于使用糖皮质激素患者骨折 5 年和 10 年绝对风险的研究中，跌倒史对骨折风险的影响大于任何其他评估风险[57]。最后，重要的是要记住 FRAX 仅适用于未经治疗的患者。对于已经接受过特定骨质疏松症治疗的患者，它不能作为决策的辅助工具，然而，最近的研究揭示了 FRAX 在接受骨质疏松症治疗的患者中的适用性[58, 59]。瑞士最近的一项研究表明使用改良的 FRAX 工具来预测骨折概率，其准确性要高于目前常用的基于骨密度。该研究还发现年龄、体重指数和父母的骨折史这 3 个风险因素尤其显著增加了骨折风险[60]。

对于通过骨密度诊断为骨质疏松症的患者或临床骨折患者，排除继发性骨质疏松症的诊断评估是必要的。此类评估应包括血液学参数（血红蛋白、白细胞）、血清 25(OH)D_3、钙、肌酐、促甲状腺激素、甲状旁腺激素（PTH）、血清 / 尿液电泳、睾酮和催乳素。根据临床表现和疑问，还需要进行其他血清测量，如血浆皮质醇、乳糜泻检测，以及寻找次要原因的其他评估[61]。人们普遍认为，继发性骨质疏松症在男性比女性更常见，在次要原因中，芳香化酶抑制药治疗乳腺癌或使用雄激素剥夺疗法治疗前列腺癌导致的性腺功能减退被认为是一个新出现的临床挑战[76, 29]。

对于脊柱或髋部骨折合并低骨密度患者是否需要特殊的骨质疏松症治疗，人们有着普遍的共识。而对于其他非椎体骨折，不同的社会倡导不同的策略，NOS 建议对所有有脆性骨折史的绝经后女性进行药物治疗[12]，而 NOF 则主张对非椎体骨折后的患者进行 DXA 测定以确定是否需要特定的骨质疏松防治，当 FRAX 工具评估显示髋部骨折的 10 年骨折概率超过 3%，或全部类型骨折的 10 年概率超过 20% 时，骨质疏松症患者和骨量减少症患者均应考虑药物治疗[41]。

八、骨质疏松症的治疗阈值

关键的是，目前可用的骨折风险评估工具都不能直接提供治疗指征，因此，需要对产生骨折风险的概率进行评估并设定阈值，超过该阈值的患者药物干预被认为是有必要的。治疗方法的成本效益通常是阈值设定的关键考虑因素。

在特定条件下，有 2 种主要的健康经济评估方法[62, 63]。首先，可以评估干预的成本效益，并相应地设置干预的阈值，如 FRAX 概率。或者，我们可以得出一个临床推荐的且适当的干预阈值，并使用成本效益分析来验证阈值。2017 年国家卫生保健卓越研究所（NICE）更新的关于多项技术评估（MTA）方法应用在双膦酸盐治疗骨质疏松症中的研究是一个例子[64]。这个研究说明了对于一种常见疾病，严格应用相对便宜的药物的成本效益阈值可能会导致违反直觉和潜在有害的误导[62, 65]。常用的口服和静脉注射双膦酸盐的低成本且广泛使用，导致口服治疗被认为在主要骨质疏松性骨折风险超过 1% 的患者中是有成本效益的。一些医保政策制订者最初将其解释为临床干预阈值，但事实上，在 NICE 指导从业者参考英国国家骨质疏松症指南工作组（NOGG）制订的指南中，该指南只是建议该阈值为替代方法，NOGG 根据临床适用性制订了指南，基于特定年龄的 10 年 FRAX 骨折概率设定阈值，符合阈值的患者治疗标准等同于已经发生骨折的女性。这种方法避免了对老年人的过度治疗和对稍年轻人员的治疗不足，已被证明成本效益显著[44]，并已被许多国家所采用[66]。

设定阈值的方法在世界各地差异很大，正规指南使用固定或可变的年龄依赖性阈值，有时需结合概率阈值和符合骨质疏松诊断标准的骨密度参数要求[67]。即使在美国和英国的指南之间，也存在明显的异质性。美国国家骨质疏松症基金会建议针对老年男性≥70岁，女性≥65岁，或者如果年龄低于上述标准但之前有骨折史，对这些人群都要进行骨密度评估；对有脊椎或髋部骨折史的患者、骨密度符合骨质疏松诊断，或骨量减少且FRAX计算的髋部骨折风险10年概率≥3%、整体骨质疏松性骨折风险10年的概率≥20%，对这些患者人群都要进行骨质疏松干预治疗[68]。相反，如上所述，NOGG建议将FRAX评估作为风险评估的第一步，可结合或不结合骨密度，如果老年人先前有脆性骨折发生史通常是治疗的充分理由，而不用再考虑其他风险因素，当FRAX工具计算出了10年的骨折风险概率，则随后可使用阈值图来指导适当的干预，后期可能的结果包括对低风险患者定期风险评估，对中等风险患者进行骨密度评估，对高风险患者立即治疗而无须骨密度评估[69]。对应于较旧的英国国家指南该阈值设定为之前发生过脆性骨折所赋予的10年骨折概率，一旦进行了骨密度检查，不管是高于或低于单一治疗阈值，10年骨折概率将按年龄绘制，因此，治疗阈值随着年龄的增长而增加，但即便如此，在整个评估年龄范围内，潜在有指针接受治疗的女性比例从20%上升到40%。一个关键信息是，不应假设一种尺度适合所有国家。例如，在中国，如果采用美国使用的FRAX评估工具中整体骨质疏松性骨折风险阈值20%作为标准，这只会导致接受治疗的人群占非常小的比例[67]，相应的，国际骨质疏松基金会发表了有关骨质疏松症和皮质类固醇继发的骨质疏松症指南，可以相应修改以反映国家的优先顺序和随后的治疗阈值[70-72]。

九、治疗的决定

骨质疏松症和骨量减少症的诊断标准与治疗标准不同，治疗必须基于评估未来骨折风险和每个人的医疗状况/风险因素，因此，有关治疗的决定必须个性化，并基于良好的临床判断，如考虑患者偏好、合并症、既往药物使用和FRAX中未记录的风险因素，以及FRAX可能低估或高估的骨折风险因素[73, 74]。Erickson[40]发表的一篇文章中对骨量减少症的治疗进行了综述。

（一）生活方式的改变

一般生活方式的改变，如戒烟、定期锻炼和优化营养，应在所有骨质疏松症患者中实施。然而，患者对这些措施的依从性很差，关于此类措施抗骨折疗效的前瞻性数据也很少，在许多流行病学研究中，吸烟已成为骨折的一个重要风险因素[75-77]，尽管剂量和持续时间的影响尚不明确。运动也是如此[78, 79]，但运动可以减缓绝经后的骨质流失，对老年人的肌肉力量和协调性很重要[77]。营养不良对骨骼健康的影响在神经性厌食症中表现得最为突出，对这些年轻女性，在不改变热量摄入时而显著改善骨骼质量非常重要[80, 81]。

（二）钙和维生素的补充治疗

近年来，维生素D缺乏已成为骨质疏松性骨折的一个非常重要的危险因素，尤其是在髋部骨折。维生素D缺乏引起的继发性甲状旁腺功能亢进导致的高转换性骨丢失被认为是老年骨质疏松症的主要致病因素[82]。维生素D缺乏症在世界范围内普遍存在[83]，髋部骨折患者的维生素D水平通常在所有研究患者组中最低[100, 101/39, 40]。维生素D缺乏不仅会导致骨软化症使骨骼变弱，还会导致严重肌力丧失引起的肌病，由于快速2型纤维选择性丧失使肌肉协调失调从而增加跌倒的倾向[84]。因此，Meta分析表明纠正维生素D缺乏可降低跌倒和骨折风险[85, 86]。维生素D的效果还取决于剂量和目标人群[87]。考虑到维生素D基线水平和通过补充达到的预期血清水平，什么剂量的维生素D_3或D_2补充是必要的以及最佳的补充时机仍然是一个值得争论的问题。摄入400U/d是不够的，而每天摄入800U可以显著减少跌倒和骨折[85, 86]。Bischoff Ferrari等在他们的病例对照临床研究中证明，在髋部骨折后患者群体中甚至可能需要更高的剂量。在这项针对 176 名接受中度物理治疗的患者队列研究中表明，D_3 的剂量 2000U/d 效果优于剂量为 800U/d；在一年的时间里与每天接受 800U D_3 剂量的患者相比，接受 2000U 的剂量的患者跌倒发生率减少了 25%，再入院率减少了 39%，而且感染率惊人地减少了 90%[88]。

几篇综述强调了在维生素 D 中添加钙以预防骨折的必要性，并提倡每天 1000～1200mg 的剂量[89]。钙剂量是否会过高仍有争议，但 2008 年发表的一个中心研究报告称，在 800mg/d 的基线摄入量基础上补充 1000mg/d 的钙会增加健康绝经后女性和男性发生血管事件（包括心肌梗死）的风险[108, 109/47, 48]。在这种情况下，比较放心的方法是在维生素 D_3 的摄入量足够时，钙摄入量保持较低水平[90]。

（三）预防跌倒和防止跌倒创伤

超过 90% 的髋部骨折和所有 Colles 骨折都是由跌倒引起的，且这些骨折主要发生在室内。体育锻炼的作用仍有争议，但运动干预措施以及其他措施，如去除松散的地毯、减少使用睡眠药物和其他镇静药、纠正视力障碍等，都可以降低社区老年人跌倒的风险和比率[91]，但目前还没有数据表明预防跌倒可以降低骨折的风险。同样，如上所述，补充维生素 D 可以改善肌肉功能，降低跌倒风险。髋关节保护器的作用仍然存在争议，他们似乎在养老院中用的较多[92, 93]，但在社区居住的老年人中使用的较少，主要是因为不舒服和实用方面不佳[94, 95]。

（四）药物治疗

骨质疏松症和骨量减少症的大多数特定药物治疗的临床试验都集中在骨质疏松症和髋部或脊椎骨折的患者身上，很少有对骨量减少患者进行随机对照试验，但有一些研究允许对骨量减少患者进行事后分析。

1. 阿仑膦酸盐

在股骨颈骨量减少伴或不伴椎体骨折患者的骨折干预试验（FIT）1 和 FIT 2 试验中，阿仑膦酸盐降低了放射学骨折的风险（RR=0.48，95%CI 0.41～0.81）和临床椎体骨折的风险（RR=0.41，95%CI 0.19～0.76）[96]。FOSIT 研究评估了 10mg 阿仑膦酸盐对绝经后女性的安全性和疗效，这项研究表明阿仑膦酸盐对腰椎骨密度 T 值评分为 –2 以上的女性治疗 12 个月后非椎体骨折的发生率显著降低了 47%[97]。

2. 利塞膦酸盐

对利塞膦酸盐 4 个 III 期临床试验数据的事后分析：多国骨密度研究（BMD-MN）[98]，北美 BMD 研究（NA）[99]，多国利塞膦酸盐脊柱疗效研究（VERT-MN）[100]，和北美利塞膦酸盐脊柱疗效研究（VERT-NA）[101]，这些研究开展了利塞膦酸钠预防和治疗绝经后骨质疏松症的有效性和安全性方面的研究，这项研究评估了利塞膦酸钠在股骨颈 T 评分在骨量减少范围内且无脊椎骨折的女性中降低脆性骨折风险的效果。研究包括 620 名绝经后骨量减少的女性，她们服用安慰剂（309 人）或利塞膦酸盐 5mg（311 人）。安慰剂组的累积脆性骨折发生率为 6.9%，利塞膦酸钠组为 2.2%；与安慰剂相比，利塞膦酸钠在 3 年内将脆性骨折的风险降低了 73%（P=0.023）；在亚组的敏感性分析中这种效应仍存在[102]。

3. 唑来膦酸盐

唑来膦酸盐（也称唑来膦酸）的特性使其对骨量减少的女性具有吸引力。它的使用方法为每隔 1 年或更长时间通过静脉注射给药。Reid 等[103]进行了一项为期 6 年的双盲试验，涉及 2000 名年龄 ≥65 岁骨量减少症女性（在全髋关节或两侧股骨颈 T 值评分为 –1.0～–2.5）。参与者被随机分配接受 4 次注射，每 18 个月注射一次剂量为 5mg 的唑来膦酸盐（唑来膦酸盐组）或生理盐水（安慰剂组）。参与者每天摄入 1g 膳食钙，但不提供补充药物钙剂。未服用维生素 D 补充剂的参与者在试验开始前（单剂量 2.5mg）和试验期间（每月 1.25mg）服用骨化醇。主要研究终点是发生首次非椎体或椎体脆性骨折的时间。结果显示，接受唑来膦酸钠治疗的女性组发生骨折的风险均减低，其中非椎体脆性骨折（RR=0.66；P=0.001）、症状性骨折（RR=0.73；P=0.003）、椎体骨折（OR=0.45；P=0.002）和身高下降（P<0.001）这些指标均有明显差异。该研究得出结论，接受唑来膦酸钠治疗的骨量减少症患者发生非椎体或椎体脆性骨折的风险显著低于接受安慰剂治疗的患者。

4. 锶

在脊柱骨质疏松症治疗干预研究（SOTI）和绝经后骨质疏松症治疗研究（TROPOS）的临床试验中[104]，雷奈酸锶都降低了未发生常见骨折女性（RR=0.41，95%CI 0.17～0.99）和发生了常见骨折女性（RR=0.62，95%CI 0.44～0.88）的椎体骨折风险。在腰椎和股骨颈骨量减少的女性中，雷奈酸锶治疗降低了骨折风险（RR=0.48，95%CI 0.24～0.96）。针对骨量减少患者尤其是那些发生了常见骨折的患者，特定抗骨质疏松药物治疗是有效的，并且可进一步降低骨折风险。

5. 雷洛昔芬

选择性雌激素受体调节剂（SERM）是一种非甾体合成剂，在骨骼和心血管系统中发挥雌激素样作用，但在乳腺和子宫内膜中发挥雌激素拮抗作用。第一种用于乳腺癌预防和骨质疏松症治疗的 SERM 雷洛昔芬，在许多国家被批准用于治疗骨质疏松症。

雷洛昔芬多重疗效评估研究（MORE）[105]的结果显示，雷洛昔芬治疗骨量减少症患者（定义为全髋关节 T 评分>-2.5 且没有发生过脊椎骨折）的 3 年效果和骨质疏松患者的效果相似。与安慰剂相比，使用雷洛昔芬治疗组骨量减少女性椎体骨折的相对风险降低（RR=0.53，95%CI 0.32～0.88）；骨量减少女性临床椎体骨折的相对风险为 0.25（RR=0.25，95%CI 0.04～0.63）。关于雷洛昔芬在非椎体骨折疗效的相关信息尚未报道。

6. 激素替代疗法（HRT）

在女性健康倡议（WHI）研究中发现，雌激素显著降低了绝经后女性临床椎体、髋部和全身骨折的风险；其中绝大多数女性没有进行骨密度测试，而且没有诊断为骨质疏松症[106]。

雌激素受体已在成骨细胞和破骨细胞上得到证实[107, 108]。雌激素替代疗法（ERT）或雌激素/孕激素联合疗法（HRT）可改善每个骨构建单位（basic multicelluler unit，BMU）的转换平衡、使绝经后女性骨转换率减少约 50%[109]，WHI 是一项包含 16 000 多名绝经后女性的随机研究，结果表明，在接受子宫切除术的女性中，联合应用共轭马雌激素[110]和单独雌激素治疗后[111]，髋部骨折风险均显著降低。然而，该研究还发现一些并发症，如冠心病风险增加了近 30%，脑卒中风险增加了 40%，血栓栓塞事件风险增加，乳腺癌风险增加了 26%～35%。这些结果导致我们对长期雌激素治疗的热情降低，启动 ERT/HRT 的治疗决定应个体化，并基于医生和患者对风险和益处的评估，目前针对大多数围绝经期女性，激素替代治疗的主要目的是减少潮热和其他绝经后症状，指南建议应定期进行乳房 X 光检查且使用时间限制在 5 年[40]。

十、男性雄激素替代疗法

在性腺功能减退的男性中，低睾酮水平会导致骨骼的高转换状态，从而导致骨质流失和骨折风险增加。这种骨转换增加的主要原因是低循环雌激素水平，就像绝经后女性一样[112]。低雌激素源于睾酮通过芳香化酶转化不足，睾酮水平低或芳香化酶活性不足都可能导致这种情况[113]。性腺功能减退症的睾酮替代疗法将增加循环中的雌二醇水平，从而减少骨转换、增加骨密度[114]。性腺功能减退症通常定义为总睾酮水平低于 8nmol/L 且伴有性腺功能减退症状[115]。睾酮替代疗法类似于 ERT/HRT 可增加骨量[115, 116]，但该研究仍缺乏骨折终点事件的随机对照研究。然而，由于担心诱发前列腺癌，临床医生一直不愿意进行睾酮替代治疗。而最近的数据表明，性腺功能减退的男性比正常性腺功能的男性患前列腺癌的预后差[117]。此外，16 项人口研究无法证明睾酮水平与前列腺癌风险之间的任何关系[50]。尽管如此，在治疗前后定期检查前列腺特异性抗原（PSA）和直肠指诊仍然是必要的。

十一、老年人骨质疏松症和骨量减少症的治疗

80 岁及以上的老年男女是人口增长最快的群体，在所有脆性骨折的人口负担中，25%～30% 的人是 80 岁以上的女性和男性，由于骨质疏松症的发病率以及跌倒发生率都较高，这类老年人群有很高的骨折风险，尤其是常发生非椎体骨折。髋部骨折后，约 20% 的患者无法存活超过 1 年，50% 的患者无法恢复之前的独立水平。椎体骨折与背痛、身高降低、脊柱后凸畸形和功能残疾有关。脊椎畸形的患病率从 50 岁左右女性的 5%～10% 增加到 80 岁的 45%～55%。只有一部分患有骨质疏松症或骨量减少的老年女性和老年男性接受了骨质疏松治疗。一些临床医生认为 80 岁以上的患者年龄太大，或者治疗已经太晚无法显著改变疾病的病程。根据 1392 名 80 岁或 80 岁以上女性的髋部、VERT-MN 和 VERT-NA 试验的汇总数据[10-13]，利塞膦酸钠使脊椎骨折风险减少 44%，但非脊椎骨折风险没有减少[102]。在接受 SOTI 和 TROPOS 试验[104] 并随访 3 年的 1488 名 80—100 岁的女性中，雷奈酸锶在第一年内分别降低了椎体骨折、非椎体骨折和临床症状性骨折发生风险的 59%（$P=0.002$）、41%（$P=0.027$）和 37%（$P=0.012$），3 年后，椎体、非椎体和临床症状性骨折发生风险分别减少了 32%（$P=0.013$）、31%（$P=0.011$）和 22%（$P=0.040$）。据报道雷奈酸锶耐受性良好，与年轻患者一样安全。因此，女性和男性的治疗年龄永远不会太大，治疗骨质疏松症或骨量减少症也永远不会太晚，尤其是当他们患有脆性骨折时。

十二、骨量减少症的诊疗流程图

越来越多的有效治疗方法可用于保护骨量减少患者免受骨折，虽然对于发生了常见部位脆性骨折的骨量减少患者的治疗有普遍共识，但对于无骨折的骨量减少患者的治疗仍有争议。然而，目前的证据表明，如果骨量减少症患者发生了常见部位的骨折或出现新骨折，无论是临床骨折还是无症状骨折，都应进行特定的药物治疗。此外，如 FRAX 工具所示，多个重要风险因素的显著累积可能构成药物治疗的适应证。没有此类危险因素的患者应接受"骨友好"的生活方式咨询，包括营养调整、定期锻炼、适量饮酒，以及在可能的情况下戒烟。对于维生素 D 水平较低的患者，也可能需要补充钙和维生素 D（图 12-5）。

口服或静脉注射双膦酸盐仍然是骨量减少症的主要治疗方式。它们可以降低骨质疏松和骨量

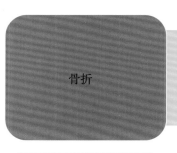

◀ 图 12-5　骨量减少治疗算法示意

基于骨折发生率和 FRAX 工具计算的骨质疏松性骨折 / 髋部骨折 10 年风险概率的干预阈值。高骨折风险：主要部位骨质疏松性骨折风险 > 20%，髋部骨折风险 > 3%；低骨折风险：主要部位骨质疏松性骨折风险 < 20%，髋部骨折风险 < 3%

减少患者的骨折风险。虽然这些药物的长期安全性存在疑问，但迄今为止获得的最佳数据[72]表明，10 年内抑制 90% 的骨转换的用药剂量是安全的。地舒单抗是双膦酸盐的可能替代药。在绝经后骨量减少的年轻女性中，雌激素或雌激素/孕激素仍然可以作为短期（最多 5 年）治疗，尤其是存在有绝经期症状的女性。同样，年轻的绝经后女性，尤其是那些乳腺癌风险增加的女性，也可以考虑使用 SERM。在睾酮水平较低的男性中，睾酮替代疗法可以改善骨量。虽然前列腺癌的风险似乎并不像之前预期的那么大，然而仍然需要对这种治疗方法进行长期对照研究。目前，当有价格更为廉价的骨合成代谢药物时，在女性或男性中很少考虑使用特立帕肽；然而，先使用合成代谢药物将骨量减少患者带出危险区，然后再序贯使用抗吸收药物可能是理想的治疗方法[40]。

总之，骨量减少不是一种疾病，而是骨折风险的标志。老年人有患不明原因骨质疏松症的风险，很多只有在骨折（如髋部骨折）后才能发现。鉴于以绝对骨折风险为干预决策基础的临床趋势，确定骨量减少症治疗效果的需求变得更加迫切。许多骨折高危患者的 T 评分不低于 –2.5，但存在骨量减少与年龄等其他风险因素累积效应。目前对这类患者尽管有几种治疗方法的选择，但是否需要干预缺乏充分的证据基础，基于骨密度和骨折风险概率提出了治疗的流程图，如果骨密度已经异常，生活方式的改变可以帮助减缓骨丢失的进展并减少骨折的发生，药物疗法适用于骨量减少、低能量骨折或骨折风险高的患者。

第三篇

预防：最新进展
Prevention: Recent Advances

第 13 章 "迫在眉睫"的骨折风险
Imminent Fracture Risk

Yasser El Miedany　著

一、背景

骨质疏松导致的脆性骨折很常见，据统计估算，早在 2000 年时，全世界就有超过 900 多万的脆性骨折患者[1]，仅在欧洲每年就达 350 万[2]，一项瑞典马尔默的病例研究发现，50 岁的女性在其一生中发生髋部脆性骨折的概率为 23%，发生椎体脆性骨折的概率为 15%[3]。随着人口老龄化的进展，脆性骨折的发生率将持续增加，到 2025 年欧洲的数量估计会增加 28%[4]。

脆性骨折会导致活动能力、功能水平和生活质量显著下降，从而给患者带来巨大的负担[5, 6]。众所周知，骨折会导致患者寿命缩短[7-10]，尤其是髋部和脊椎的骨折。一些轻微骨折，如前臂骨折等，虽不能证实其对死亡率有直接影响[9, 15]，但或多或少还是会增加死亡的风险[8-14]。有研究显示脆性骨折的发病率增势比其他因单纯衰老引发的疾病更为显著[16-19]。因此，对脆性骨折易感因素的研究可以使治疗策略集中于高危人群中，更加有效有效地减少骨折带来的危害。

脆性骨折的原因有很多[20-22]，其中，既往脆性骨折史是一项主要的危险因素[23-26]。随着时间的推移，引发脆性骨折的风险因素也会发生变化，距离上次脆性骨折发生的间隔时间是一个重要因素（图 13-1）。"迫在眉睫"的骨折风险这一概念，是指在脆性骨折发生后的 12~24 个月内发生骨折的风险显著增加，近几年这个概念越来越受重视，并呼吁将其纳入标准的临床实践[27-30]。

本章将讨论"迫在眉睫"骨折风险的概念及其重要性；如何识别骨折的长期风险；既往骨折部位是否与近期骨折风险相关；提供一种预测近期发生骨折风险的方法；患者对脆性骨折的认知度，以及将"迫在眉睫"的骨折风险概念扩展到存在骨质疏松但还未发生骨折人群的可能性；最后本章将介绍基于此概念应如何预防再次骨折发生的，并为建立骨折联络服务提供依据。

二、"迫在眉睫"的骨折风险

既往脆性骨折史是发生再次骨折的最大风险。研究表明，只要发生过脆性骨折（无论在任何部位），其未来发生再次骨折的风险大约是未骨折人群的 2 倍。Johnell 等[31] 报道称，腕部、髋部、肱骨近端或踝部发生脆性骨折的患者，未来再次骨折的风险将提高 4 倍，而椎体骨折的患者将在未来 3 年内发生新的椎体骨折，且大部分出现在第一年内[31]，其他研究显示，椎体骨折患者未来再发椎体骨折的风险提高了 5 倍，而髋部及其他非椎体部位骨折的风险也将提高 2 倍，腕部骨折患者未来发生髋部骨折的风险也提升 2 倍，再次骨折将在初次骨折后迅速发生，尤其是在第一年内[32, 33]。

在一项大型社区人群调查研究中发现，在初次骨折后的 2 年内，女性和男性发生再骨折的比率分别是有 41% 和 52%[34]。初次骨折后的再次骨折将很快发生[35]，一项对 4140 名 50—90 岁绝经后女性人群的研究证明了这一点，22% 的人仅有一次骨折，26% 的人有再发骨折，23% 的再发骨折发生在 1 年内（54% 在 5 年内）[35]。因此，再

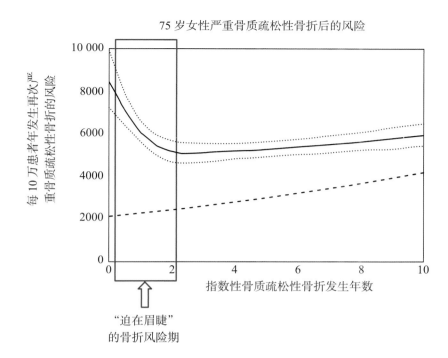

75 岁女性严重骨质疏松性骨折后的风险

纵轴：每 10 万患者每年发生再次严重骨质疏松性骨折的风险

横轴：指数性骨质疏松性骨折发生年数

"迫在眉睫"的骨折风险期

◀ 图 13-1　骨折后再骨折的时间依赖性指数

实线代表每 10 万人风险；虚线代表 95% 置信区间；点线代表人群中第 1 例严重骨质疏松性骨折的风险

经 Springer 许可转载

骨折的相对风险指数不是一成不变的：骨折后第一年最高为 5.3，随后逐渐下降，2~5 年为 2.8，6~10 年为 1.4。再骨折的 1 年绝对风险为 6.1%。对时间依赖效应的详细分析表明，女性患者中近期发生过骨折的与 5 年内未骨折者相比，再次骨折的风险要高出 65%。这一结果在 18 872 人的大型人群队列研究中也得到了证实：发生严重脆性骨折后的一年，再次骨折的风险是整体人群的 2.7（2.4~3.0）倍[36]。因此，对初次骨折的患者优先进行评估并开始治疗是很有必要的，可以避免再次骨折的发生[37-39]。与传统观念相反，这部分患者可以从中获得更多的收益[40, 41]。

因此，应向所有 50 岁以上发生过脆性骨折的人群，提出避免再次骨折的倡议，因为这些骨折可能都是最终导致髋部骨折前的一环（一个骨折导致另一个骨折，形成了一连串骨折[42-44]）。发生脆性骨折后应当引起重视，要进行包括骨密度测定、骨折风险评估等评测，并开始治疗（没有用药禁忌时）[45, 46]。有最高证据水平的研究表明，骨质疏松症是可以治疗的，可以降低未来发生骨折的风险[46]。约有 50% 的髋部骨折病例是发生在有骨折史的绝经后女性人群中的（占人群的 16%）。

因此，二级预防可以为大约一半的髋部骨折患者提供早期预防的机会[47-49]。

三、确定骨折的长期风险的难点

由于死亡的干扰，再骨折等事件长期发生风险的评估变得困难。分析时间与事件结果的相关性，最广泛使用的是 Kaplan-Meier 方法，此方法设计之初是用于分析时间与单个事件的相关性，因此发生任何其他事件（如死亡），就可能会对所研究事件（如再骨折）的结果产生影响，如果其他事件与研究事件的关联性不强（如失访），则问题不大，相反，如果与研究事件相关，特别是密切相关时，则可能会对分析结果的准确性产生较大影响，骨折后的情况正是如此，因为骨折后会使再骨折发生率和相关死亡率都增加，而再骨折本身也会增加死亡率。此外，如患者死亡则不可能再发生骨折了[50]。

竞争风险模型的使用克服了 Kaplan-Meier 方法的缺点，在该模型中，这两种结果都被视为独立的时间相关性事件，并且对依赖关系不做任何的假设。竞争风险或累积发生率竞争风险（CICR）分析原先主要用于癌症相关的研究，现在在其他医学领域也有了广泛的应用。

为了呈现骨折后所有相关事件结果的真实图景，描述这些事件结果单独发生率最准确方法是使用竞争风险模型。在这样的设计中，所有的独立事件都被建模，而排除标准只涉及那些因入组或失访而影响随访时间的人群。重要的是，此时的竞争风险分析应该包括骨折后所有可能的事件结果，如再骨折、死亡和再骨折后的死亡等，较为简单的竞争风险模型，将再骨折本身视为终点事件，不再追踪其结果，会使总体死亡率降低。

出于多种原因，从临床角度来看，了解再骨折、骨折后死亡率及再骨折后死亡率的真实风险因素是很重要的。第一，众所周知，至少对于那些患有骨质疏松症和骨量减少的人来说，高达50%的再骨折是可以通过治疗来预防的；第二，越来越多的证据表明，过早的死亡与骨折有关；第三，最近有证据表明，治疗可以降低骨折后的死亡风险。因此，准确报告所有骨折的相关结果是必不可少的 [51-55]。

四、"迫在眉睫"的风险与骨折的部位

中央与外周部位骨折

骨折的好发部位随着年龄的增长而变化，原因包括跌倒倾向、跌倒机制的变化，以及不同年龄阶段骨皮质和骨松质骨丢失的不同 [56, 57]。在脆性骨折后的临床评估中，骨折部位为未来再次骨折的风险评估提供了重要的信息。一般来说，脆性骨折会使随后发生骨折的风险增加一倍 [44]，髋部骨折会使再次发生髋部骨折的风险增加2倍，而椎体骨折会使随后发生椎体骨折的风险增加4~7倍 [44, 58]。在发生严重骨质疏松性骨折（椎体、髋部、前臂远端、肱骨近端）后的第一年，短期内再发骨折的风险最高，而高龄患者表现得更为明显 [27, 59]。

各部位骨折发生率和再骨折风险的差异可归因于其骨皮质和骨松质的骨量及分布的不同。早期数据显示，含骨松质比例较高的中央部位（椎骨、髋部、肱骨近端和骨盆）骨折患者，似乎比含骨皮质比例较高的外周部位（前臂、踝部及其他）骨折的患者年龄更大，同时在骨密度（BMD）、骨小梁评分（TBS）和脊柱骨折评估（VFA）方面表现出更多的病理特征。这种中央与外周部位的骨折分类与现有的将骨折分为中轴骨折（脊柱、胸部和骨盆）与四肢骨折（上肢和下肢），髋部或脊椎与非髋部/非脊椎骨折的方式不同，在中心和外周性骨折之间观察到的这种差异可能具有重要意义，因为它可以帮助在标准护理模式下将短期内再发骨折风险更高的患者群体优先识别出来 [27]。

近年来，中央和外周型骨折之间的差异以及发生骨质疏松性骨折的部位是否可以为骨折后的风险评估提供更多的信息，引起了相关研究人员的关注，最近在一项对超过50岁有脆性骨折史的495名女性和119名男性患者进行的横向研究显示：中央和中轴部位骨折患者的骨密度和骨小梁评分（TBS）均低于外周和四肢部位骨折的患者，椎体骨折的发生率也更高。在对性别、年龄、BMI和股骨颈骨密度等因素进行调整后差异依然显著，这支持了内在的骨骼特性与骨折部位是有关联的观点 [60]。

对这类骨折患者相似之处的临床观察支持将脆性骨折分为中央型和外周型骨折，这也与骨小梁和骨皮质在这些部位的相对比例一致，除了肱骨近端骨折之外，中央骨折组还包括中轴骨折和髋骨/椎骨骨折，外周骨折组主要包括前臂和踝部骨折，还有四肢的其他骨折如肱骨和股骨从干到远端的骨折，与外周型骨折患者相比，中央型骨折患者表现出较低的骨密度（包括股骨颈）、较低的骨小梁评分（TBS）和较高的椎体骨折发生率，所有这些都与骨折风险增加相关 [61, 62]。解剖学上，中轴及四肢近端的骨骼中含有很大比例的骨松质，在多数区域超过了50%。中央型骨折患者的股骨颈骨密度也低于外周型患者，股骨颈骨密度可以被认为是骨皮质强度的替代指标，因为该部位骨骼中75%是骨皮质 [57]。与外周型骨折患者相比，中央型骨折患者的骨松质和骨皮质的强

度都有所降低。正如早期著作《特罗姆研究》(the Tromsø study)[63] 所显示的那样，骨皮质结构与骨折倾向密切相关。股骨近端皮质变薄、孔隙度变大，增加了骨折的风险[64]。另一项用 CT 评估女性前臂远端骨骼的研究也发现骨皮质和骨小梁共同退化加重了骨折的倾向[65, 66]。这些研究的结果显示，当骨小梁密度退化时，皮质孔隙度与骨折有关（OR=2.3，95%CI 1.3%～4.05，P=0.004）， 而骨小梁不存在退化时则不相关（OR=0.96，95%CI 0.50～1.86，P=0.91）。同样，当皮质孔隙度过大时骨小梁密度与骨折相关（OR=3.35，95%CI 1.85～6.07，P＜0.0001），而皮质孔隙度正常时则不相关（OR=1.60，95%CI 0.78～3.28，P=0.2）。因此，最好通过同时测量骨皮质和骨小梁的退化来评估骨脆性程度，同时测量骨皮质和骨小梁的退化指标，比单一的皮质孔隙度、骨小梁密度或骨密度的绝对值更有利于预测女性骨折的风险[65]。

五、预测"迫在眉睫"的骨折风险

了解增加短期骨折可能性的因素，对于识别易发骨折的高危人群非常重要，为了预防骨质疏松及骨折，这些因素需要迅速评估并治疗。此外，在老年绝经后女性和最近骨折的女性中，明确短期内易发骨折的危险因素，要比找到那些对长期预后有重要作用，但短期预测准确性较差的危险因素，具有更重要的临床意义。

尽管美国国家骨质疏松症基金会（NOF）和世界卫生组织（WHO）都认可 FRAX，但它仍有一些限制：①某些项目的一般特性（如骨折史中没有考虑到骨折的时间或数量）；②未纳入跌倒信息[67, 68]；③验证研究中的曲线下面积（AUC）相对较低(只有约 60% 为主要骨质疏松相关的骨折)；④仅适用于未接受骨质疏松症治疗的人群[69, 70]。FRAX 中一些项目的重要性也值得商榷。例如，一项研究显示，以 AUC 衡量的 FRAX 与仅基于骨密度和年龄的简单模型相比，其预测准确性没有显著差异[71]。最后，10 年的骨折风险并不能作为短

期骨折风险的指标，因为随着年龄的增长骨折的发病率也是增加的，所以，这 10 年中第 1 年的骨折风险肯定是低于第 10 年的。此外，有骨折史的患者在骨折发生后不久（即 1～2 年内），再骨折的相对风险最高，此后下降[72]。将这些高危患者从未得到充分治疗的人群中识别出来，可以及时进行补充治疗。

对于患有骨质疏松症的老年女性来说，短期风险预测比 10 年风险更重要，特别是在决定使用新的、价格高的骨合成代谢药物的情况下。此外，在预测老年女性骨松患者短期骨折风险与一般绝经后人群的长期骨折风险时，年龄、骨密度和其他危险因素的重要性也是不同的。为了在老年骨质疏松或骨量减少的女性中，识别出易骨折的高危人群，了解可能导致 1～2 年内发生骨折的危险因素是至关重要的[73]。

最近的几项依据保险索赔数据库和临床资料对短期骨折风险因素的研究中报道了一些相似的因素。用 20% 的美国国家老年人医保数据库和 Truven 商业及医疗保险索赔数据库对 1～2 年内骨折风险因素的两项研究中，发现了几个重要的因素，包括高龄、其他成年后骨折史、近期跌倒史、健康状况较差、骨质疏松症、患有易发跌倒的疾病（阿尔茨海默病、中枢神经系统疾病），以及因认知障碍、身体功能和运动技能较差而需使用药物和设备（轮椅、助行器、拐杖、麻醉药、中枢镇静抗胆碱能药和镇静催眠药）。其他的观察队列研究（骨质疏松性骨折研究、加拿大多中心骨质疏松研究、Kaiser、瑞典注册数据研究）也有类似的发现：高龄、骨密度 T 值、既往骨折史、跌倒、与跌倒相关的危险因素（合并症、药物）是主要的预测因素[73]。这些结果表明许多用于骨折长期（5～10 年）风险预测的工具是有效的，但跌倒和与跌倒相关的因素(疾病、药物)也相当重要。目前，只有像 Q Fracture 这样的工具才能捕捉到这些重要的风险因素，而 FRAX 和其他工具则不行。以往的研究报告称，跌倒至少占骨折风险的 30%，考虑到这些因素的一致性和显著性，评估工具在

评估跨数据源和不同类型患者短期内骨折风险时，结果应该是相对准确的[67]。短期内（1～2年）骨折风险是一个重要的时间框架，可以激发更多患者关注于那些旨在预防骨折的治疗方法[74]，可是目前研究的相对较少。

骨密度与骨折风险之间有很强的负相关性，骨密度每下降一个标准差，骨折风险就增加2～3倍。然而，在骨密度水平相同时，骨折风险随着年龄的增长而增加，这表明除了骨密度外，还存在与骨折风险独立相关的其他因素。尽管许多因素与骨骼（骨转换、骨小梁结构等）直接相关，但非骨骼相关因素也可能发挥了重要的作用，因为它们增加了跌倒的风险，而跌倒是绝大多数脆性骨折的诱发因素[73]。

尽管关于跌倒发生的数据范围有限，它仍是发生短期内骨折风险的主要预测因素之一。2016年，一项使用美国保险索赔数据库的短期骨折风险病例对照研究显示，跌倒、健康状况不佳、存在特定合并症、使用精神活性药物、活动障碍的老年人存在更高的短期内骨折风险[72]。2017年的一项对女性骨质疏松性骨折研究（SOF）的队列也发现，既往跌倒及骨折、行走障碍、帕金森病、吸烟和脑卒中是预测因素[75-77]。索赔数据库研究调查了药物类别（不是特定药物），在包括抗抑郁药在内的各种药物中均有类似的发现[72, 76]。将骨折风险归因于处方药物也可能存在误差，因为很难区分是疾病本身还是用于治疗的药物与风险相关。跌倒和其他变量（表13-1）最能预测一年内的短期骨折风险。因此，了解这些增加短期骨折风险的因素对于识别存在"迫在眉睫"的骨折风险的患者非常重要，这部分患者更需要及时评估和治疗骨质疏松症。

六、"迫在眉睫"的骨折风险与患者的认知

即使被确诊患有骨质疏松症，存在平衡能力失调，甚至接受了抗骨松治疗，大多数患者仍然认为自己发生骨折的风险很低[78]。骨折被认为是随机事件，患者认为高风险与自身情况几乎没有

表13-1　迫在眉睫骨折风险的危险因素
骨折危险迫在眉睫的危险因素
• 性别
• 既往骨折
• 2年内骨折
• 骨折位置：脊椎，髋关节，肱骨近端和骨盆
• 骨密度评估结果
• 跌倒风险
• 临床疾病（如中枢神经系统疾病、炎症性关节炎、阿尔茨海默病、帕金森病、精神病）
• 相关药物（例如，麻醉药、集中镇静的抗胆碱能药物和镇静催眠药物）
• 肌少症
• 类固醇治疗
• 身体功能差（HAQ<1）

相关性[79]。在患者看来，骨折与环境的危险、意外的跌倒或不安全的行为有关，而与潜在的骨质疏松无关，因此认为只要行动小心些，预防跌倒就可以避免骨折，而没有必要常年服用药物[80]。此外，在医生和患者的眼中，需要治疗的风险等级水平是明显不同的[81]。最后，对一些患者来说，10年内骨折风险本身就是一个错误的概念，因为在这么长的时间内，很可能会发生比骨质疏松更重要的其他健康问题。目前，人们对其他慢性疾病并发症危害的认知确实远远高于对骨质疏松症后果的认识[80]。然而，在医生眼中，这部分患者不仅再发骨折的风险很高，而且可能很快就会发生[82]。

患者认知不足甚至超越了初次骨折带来的危害，会直接或间接地导致再骨折的发生。初次骨折后，短期内再骨折的风险可能与多种因素有关。矛盾的是，骨折治疗和骨折后护理本身也会增加风险，因为在康复过程中使用的助行器、石膏，患者身体不协调，都会增加跌倒的风险，患者会因为害怕再次跌倒，宁可卧床休息而不愿积极活动[81]，这会增加骨皮质和骨小梁的丢失，使肌肉萎缩，从而导致躯干和四肢无力。围术期患者较为虚弱，并伴有认知功能的急性改变，这些都会增加骨折风险。此外，还有一些潜在的风险

没有得到重视，例如，在一项对平均年龄 80 岁的 168 133 例脆性骨折患者的研究中发现，大约 70% 的患者在使用至少一种增加骨折风险的药物，而这一比例在出院时并没有变化[83]。因此，患者认知不足会导致错失二级预防的机会。

另外，骨折预防中的主要挑战之一是如何将"迫在眉睫"的骨折风险这一概念扩大到有骨质疏松但尚未发生骨折的患者，没有数据表明单纯的骨骼参数能预测短期骨折风险，至少目前的骨密度测量是这样，为达到这个目标，评估应包括定量和微架构参数的组合，在日常实践中，必须重视患者对跌倒危害的认知，并将其作为进行接受适当护理的动力[80]。在对美国商业和医疗保险的补充数据库中，近期没有发生骨折的人群研究中，分析了 60 多项患者特点和骨折的潜在危险因素，患者都是在数据库中被诊断为骨质疏松症的，但是没有具体的骨密度 T 值。在 163 186 名受试者中，32 094 人发生了骨折，骨折发生前 12 个月最重要的预测指标是跌倒［OR=6.67（6.03～7.37）］。

年龄增长、中枢神经系统疾病及相应的药物治疗、行动能力下降等因素也是重要的预测指标，优势比为 1～2[27]。对于经常跌倒的患者，这个高度相关的风险因素应该纳入到短期骨折风险评估的算法中[84]。

七、"迫在眉睫"的骨折风险与药物的依从性

骨质疏松被证明与脆性骨折导致的死亡率相关[7, 8, 85]，几种用于治疗骨质疏松症的药物，能通过显著降低骨折风险来改善患者的健康状况[86]。然而，通过临床试验获得的抗骨松药物疗效可能并不能反映实际应用的情况，实际临床运用的治疗模式和患者依从性与在临床试验环境下还是有区别的，药物依从性已被证明是预测抗骨松药物实际疗效的限制因素[87-90]。因此当患者依从性较差时，会使发生需住院治疗的骨折风险增加 50%[89, 91]。

导致依从性差的主要原因包括药物不良反应、患者对药物疗效的认知、药物安全性和需自费的用药[92]。其他相关因素还有服药频率、患者长期遵循治疗方案的能力以及骨质疏松症的治疗效果[93]。总之，药物依从性差是导致发病率和医疗费用增加的主要原因[94]。

经证实，低依从性会降低骨密度（BMD），发生更严重的脆性骨折类型和更高的骨松相关医疗支出[95, 96]。很少有研究探讨骨松治疗依从性与再骨折的关系。Keshishian 及其同事最近进行了一项这方面的研究[97]，以检测有脆性骨折史的女性患者，其药物依从性与再骨折之间的关系。患者被要求在骨折前和骨折后 12 个月进行连续的医疗和药学登记，并且在随访期内服用抗骨松药物，包括双膦酸盐（阿仑膦酸、利塞膦酸、帕米磷酸、依替膦酸、唑来膦酸和替鲁磷酸）、降钙素、地舒单抗、雷洛昔芬或特立帕肽。使用从治疗开始之日起 30 天内的累积药物持有率（MPR）来计算依从性，MPR 分为高依从性（≥80%）、中等依从性（50%≤MPR＞80%）和低依从性（MPR＜50%）。终点事件包括治疗开始后的第一次再骨折、患者停止用药、用药满 12 个月。协变量有人口统计学、合并症、抗骨松药物、防跌倒药物以及医疗利用率，共纳入 103 852 名年龄≥65 岁有脆性骨折史的女性患者，结果显示：27 736 名患者（26.7%）在脆性骨折后 12 个月内接受了抗骨松药物治疗（开始治疗的时间为 85.0±84.6 天）。超过一半的患者在随访期间有很高的依从性（MPR≥80%）（n=14 112，50.9%）。近 1/3 的患者依从性低（MPR＜50%，n=9022，32.5%），其次是中度依从性（50%≤MPR＞80%；n=4602，16.6%）。调整人口统计学和临床特征后，与高依从性患者相比，低依从性和中等依从性患者发生继发骨折的风险分别高出 33%（HR=1.33，95%CI 1.17～1.5，P＜0.001）和 19%（HR=1.19，95%CI 1.02～1.38，P=0.026）。与高依从性患者相比，低依从性患者发生髋部/骨盆/股骨骨折（HR=1.32，95%CI 1.09～1.59，P=0.005）和脊柱骨折（HR=1.34，95%CI 1.09～1.63，P=0.005）的风险分别增加了 32% 和 34%。这些结果充分说

明了，提高药物依从性对脆性骨折患者有重要的意义[97]。

八、"迫在眉睫"的骨折风险与骨折联络服务（FLS）的设置

鉴于脆性骨折本身就是再骨折的主要危险因素，医疗保健机构开始意识到开展二级骨折预防工作的重要性[98]。可是，只有不到50%的患者在脆性骨折后得到有效的继发性骨折预防[99]。因此，诞生了通过设置骨折联络服务（FLS）来改善临床服务的国际倡议[100-106]，成功组建一个新的FLS取决于骨折后头几年可以预防的骨折数量。而预期预防骨折数量又是由骨折基线风险、骨折高危患者人数、是否能保障抗骨松药物治疗，以及通过抗骨松治疗能减低骨折风险的程度来决定的。低估了骨折后的再骨折风险会使预期骨折预防数减少，投资者对设立FLS的预期收益降低，重要的是患者、家属、医疗服务机构、投资者都对FLS的效益失去信心。有工具可以根据患者因素（包括既往骨折）来确定骨折的长期风险[107-110]，其中，FRAX和近期的骨折是短期内发生再骨折风险的几个决定因素之一。FRAX和类似的模型（包括既往骨折史），这些算法的重点已经在初级预防保健中使用，但它们都没有考虑到骨折发生的时间和部位，而这两者都对短期内骨折的风险有很大的影响。FRAX风险的线性估值（如将10年概率除以5得出2年概率）低估了骨折后短期再骨折的风险[111]，这与FLS人群尤其相关，因为根据定义，所有病例都有近期骨折史[112]。

在FLS人群中评估短期内骨折的风险是可行的，根据观察性队列研究，女性在2年内再发脆性骨折的比率为7.6%～23.2%[34, 113, 114, 2823]，短期内骨折风险的重要决定因素包括年龄、性别、骨折部位、骨密度和特定并发症[34, 113-116, 2823]。此外，对于FLS中即将发生的骨折风险，还应考虑在骨折后2年内能快速降低骨折风险的治疗方式，对于骨折联络服务，预防骨折的预期数量与短期骨折风险期内的预期骨折率直接相关，并可以通过

快速有效的抗骨松治疗来降低风险。短期内骨折风险对FLS服务的规划和调整有明显的影响，也表明脆性骨折后应立即开展抗骨松治疗，在短期内骨折的风险评估中使用强力的抗骨松治疗方法是符合靶向治疗策略的，建议首先使用强力的抗骨松药物，然后使用双膦酸盐维持治疗[117-121]，然而，将短期内骨折风险纳入到标准的临床路径中，而不仅是在服务计划中使用，仍然是一个挑战。最近的一项研究[122]举例说明了如何将骨折风险评估纳入到标准医院环境中，方法是除了FRAX模型和对到骨科门急诊就诊患者进行的跌倒风险评估外，加上基于已确定的短期骨折风险预测因素而开发的特定筛查模型，短期骨折风险筛查工具也包括在DXA申请表中。结果表明，通过标准化操作是可以识别有短期骨折风险的患者的，这也有助于对患者进行分类和风险等级划分，筛选出最需要立即接受治疗的人群，以降低骨折风险，然而，由于短期骨折风险不包括在FRAX 10年骨折概率中，基于该指标的修改形式是今后工作的方向。

将短期骨折风险整合到FLS中存在许多明显的挑战，为使其有效，对符合条件的患者要在初次骨折后立即进行识别、调查、启动并坚持抗骨松治疗，2017年英国国家FLS的审计结果显示，41%的患者在初次骨折后16周内接受了监测，31%的患者开始了治疗[100]。提高对无症状椎体骨折的诊断可能需要与放射科联合[121]，缩短到治疗开始的时间可能需要将FLS直接整合到现有的骨科路径中，从而最大限度地减少额外的临床检查[123]，虽然在近期发生骨折人群中开展强力抗骨松治疗的益处还没有得到正式验证，但一些亚组的分析已经有了令人鼓舞的结果[124]。

这些益处需要与成本、潜在不良反应以及卫生系统在现实环境中快速识别、调查和启动治疗的能力进行权衡。从投资者的角度来看，考虑到年龄、性别、骨折部位和接受的抗骨松治疗类型的差异，迫切需要在已接受FLS的人群中，模拟将短期骨折风险纳入到再骨折预防后，对临床效

果和成本效益的影响,这对 FLS 的收益评估至关重要,因为目前 FLS 的收益仅是基于使用阿仑膦酸盐的 10 年骨折风险降低均值计算的。因此,在未来版本的 FRAX 中,考虑既往骨折的部位及时间可能为进一步评估这些影响提供机会,特别是用于评估在全球范围内建立有效 FLS 的持续收益[125]。

九、治疗中的差距

尽管大量证据表明,有既往骨折史会增加再次骨折的风险,但只有不到 30% 的绝经后女性和不到 10% 男性骨折后患者接受了相关治疗[126, 127],虽然药物治疗可降低 25%~70% 反复骨折的风险,还是有大多数的脆性骨折患者既没有得到随访也没有得到治疗[128, 129],现实的情况是,80% 的脆性骨折患者既没有进行骨质疏松的评估,也没有进行抗骨松治疗或预防跌倒的干预,而这些都是可以降低未来骨折发生率的措施,这种治疗上的差距导致了很多本可避免的骨折的发生,反复骨折危害了老年人的健康,也在世界范围内造成了数百万美元的损失[130, 131]。

十、治疗时机

据报道,初次骨折后早期开始抗骨松治疗,可以减少 30%~60% 的再骨折发生率[132, 133]。同样,在髋部脆性骨折手术后不久即开始抗骨松治疗可以降低再骨折发生率、降低死亡率并延长生存期[41, 55, 134, 135]。研究表明,有髋部骨折史的患者是再发骨折风险最高的人群[135],因此需要优先开启早期治疗。与传统观念相反,这些患者能从治疗中得到更多的收益[49]。

因此,最好的方法是将患者分为高危组和低危组,并在众多的患者中首先识别出高危组患者,对其进行骨折后评估。在发生严重脆性骨折(椎体、髋部、前臂远端、肱骨近端)后的第一年,再骨折的风险最高,高龄患者中更为明显[136]。这构成了一个治疗的时间窗,要在窗口期内针对高危患者迅速开展抗骨松治疗[137]。

经证实,骨折联络服务(FLS)是在世界范围内降低短期骨折风险最有效的工具,FLS 是一项对初次骨折后患者的服务,致力于预防新的骨折,并治疗有持续脆性骨折倾向的患者。这也许是改变目前局面的最有效手段,这一方法能为患者提供连续的关怀,并能克服筛查和后续管理工作之间的脱节,一项非随机研究表明,在两年的随访中,与接受常规治疗的患者相比,FLS 服务的患者死亡率和随后发生非椎体骨折的风险分别降低了 35% 和 56%[138]。这是药物和非药物治疗共同作用的结果。

遗憾的是,在评估不同抗骨质疏松药物抗骨折效果的临床试验中,没有任何一项在入组前给出了骨折发生率的信息,在这一问题上只有一项观察性研究可以参考[139],这项研究包括 31 069 名 50 岁及以上的脆性骨折患者,表明 3 年内再次骨折的风险降低了 40%;然而,只有 10% 的患者接受了抗骨松治疗;三组的骨折发生率分别为 7.5% 和 9.7%。在大多数的临床研究中,将潜在的低骨密度且大多发生过椎体骨折(时间不详)的人群作为研究对象,发现超过 1 年或 2 年以后,骨折的发生率非常低。这些研究并不是为了评估治疗的短期效果而设计的,但确实发现在一到两年的时间里,骨折的发生率明显较低。无论统计学意义如何,多数研究中,治疗组和安慰剂组的临床骨折发生率曲线在 12 个月时出现了差异。治疗的早期效果主要取决于对椎体骨折的影响。在骨折干预试验(FIT)中,发现存在骨质疏松的女子组中,使用阿仑膦酸钠能在 12 个月内降低椎体骨折的风险,24 个月内降低非椎体骨折的风险;实际上,早在开始治疗后的 6 个月,风险就开始降低了[140]。使用利塞膦酸盐 12 个月后,椎体形态学上的骨折显著减少[141],使用地舒单抗 1 年后新的椎体骨折也明显减少[142]。在对髋部骨折患者使用唑来膦酸的研究分析中,所有病例的无骨折生存曲线,早在 12 个月时,治疗组和安慰剂组之间就出现了显著的差异[143]。合成代谢药物特立帕肽和阿巴洛肽分别在 21 个月[144] 和 18 个月[145] 内降低了椎体和非椎体骨折风险。与安慰剂组相比，使用罗莫单抗的患者在 1 年内椎体骨折的发生率更少[146]。

来自 FLS 的数据显示，同时存在骨骼和跌倒方面危险因素的患者是短期内再发骨折的高危人群。在一个 FLS 的连续 834 名近期发生非椎体骨折的患者中，57 名（6.8%）在 2 年后发生了后续的非椎体骨折，同时具有骨骼和跌倒相关危险因素的患者再骨折的风险是其他患者的 2 倍（但在调整了年龄和初次骨折部位后，这一风险并没有显著性）[147]。

跌倒的危险因素是众所周知的，其中几个因素是普遍存在并相互作用的。对于体弱的患者，预防跌倒是必须的，数据表明，一些适当的运动和康复锻炼会有所帮助[148, 149]。然而，就具体的骨折部位而言，每个危险因素的作用是不同的。既往跌倒对除椎体外的所有骨折都很重要[150]，而椎体骨折主要反映了抗骨松药物的效果。预防跌倒能在多大程度上改善抗骨松治疗的效果尚不清楚。

总之，老年人发生初次骨折后通常是去急诊或者骨科接受治疗的，然而，还有另外一个方面，知道骨折发生在骨量较差的人身上，可以确定他们未来发生骨折的风险更高，即存在短期骨折风险的高危人群，在确定这部分患者的优先级时，适当地评估和管理他们，努力做到让他们不再发生骨折，骨折联络服务提供了在临床实践中采用这种方法的最佳模式，结合流行病学资料和椎体骨折药物治疗的起效时间，建议将骨折后 2 年视为风险最高的时期，短期有骨折风险的高危患者包括使用大剂量皮质类固醇的骨质疏松患者、最近发生严重脆性骨折的绝经后女性，以及有频繁跌倒史的体弱老年患者。患者教育应将"迫在眉睫"的骨折风险这一概念推广到存在骨质疏松但"尚未"发生骨折的患者。这样，在日常工作中，患者更容易采纳医生提出的降低"迫在眉睫"骨折风险的建议。

第 14 章　骨折联络服务
Fracture Liaison Service

Yasser El Miedany　著

一、背景

骨质疏松症的特征是骨量减少和骨强度降低，患者更容易发生脆性骨折[1]。很多骨质疏松症患者是无症状的，患者的第一个临床表现通常是低创伤性（脆性）骨折。脆性骨折因其高发病率和高死亡率，成为公共卫生的巨大负担（图 14-1）[2]。国家骨质疏松基金会估计，约 1/2 的女性和 1/5 的男性会在有生之年经历骨质疏松相关的骨折[3]。此外，既往任何部位的脆性骨折都会使再骨折的风险增加约 2 倍（图 14-2）[4, 5]。

骨折联络服务（fracture liaison services，FLS）被认为是以协调员为基础的具有广泛职权范围的骨折二级预防服务模式，FLS 旨在识别继发性骨折高风险的患者，并进行全面评估，通过改善护理、协调和沟通来跟进并给予适当的治疗[6-8]。包括国际骨质疏松基金会（IOF）、美国骨与矿物质研究学会（ASBMR）[9]和欧洲风湿病防治联盟（EULAR）/欧洲国家骨科和创伤学会联合会（EFORT）在内的几个组织机构已批准在预防继发性骨折的标准实践中提供 FLS 服务[10]。Meta 分析研究证实了 FLS 的积极作用以及对骨密度评估率和骨质疏松症治疗开始的影响[11, 12]。

然而，治疗差距依然存在[11]，药物预防仍然不是最理想的手段。2013 年，IOF 发起了 FLS 计划的推广，并在全球范围内持续实施；到目前为止，它们的结果在文献中显示出很大的差异，本章将讨论 FLS 的概念、不同的模式和组成部分以及结果，其内容将扩展到讨论 FLS 的成本效益及其对骨密度测试、启动以及坚持治疗的影响。报告最后将介绍 IOF 发布的 FLS 的最佳做法。

二、FLS 的概念

骨质疏松症和由骨质疏松症引起的问题成为全球范围关注的焦点，FLS 应运而生，以帮助诊断以骨质疏松为首发症状的脆性骨折患者并开始长期治疗，世界卫生组织（WHO）对脆性骨折定义为从站立高度或更低高度坠落的能量而引发的骨折，高能量创伤不包含在内，如机动车事故或高速机制带来的损伤[13]，对于一个健康的人来说，这种跌倒的结果可能仅仅是皮肤擦伤或心情不悦，而对于骨质疏松症患者来说，这样的跌倒可能会导致骨折[14]。年轻人最常见的骨折往往是远端骨折，例如，前臂远端骨折，而在老年人中，最常见的脆性骨折发生在髋部、手腕、脊柱、肱骨或骨盆。FLS 寻求将这些患者从骨折的外科护理无缝过渡到疾病的长期管理中，提高疾病治疗效率并防止未来可能发生的骨折。

FLS 向当地人口中所有符合条件的 50 岁及以上患有脆性骨折的患者提供适当的服务，系统地识别、治疗上述人群，并从而降低他们继发骨折的风险。

FLS 是预防 50 岁以上人群跌倒和骨折的综合方法中的重要组成部分。对于所有脆性骨折患者，FLS 的评估应该是其治疗过程中的一部分，FLS 工作的开展应该配备一名专门的协调员（通常是护理专家），他按照预先商定的方案工作，寻找病例，然后评估骨折患者，该服务可能设在医院或

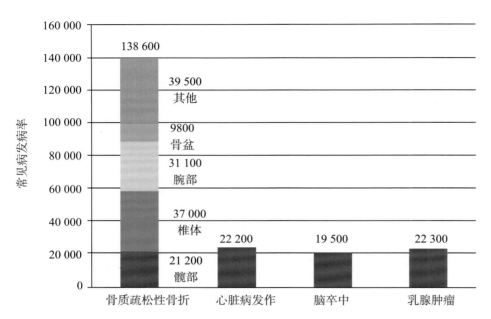

◀ 图 14-1　加拿大女性中骨质疏松性骨折、心脏病发作、脑卒中、乳腺肿瘤的发病率
引 自 Leslie et al. [102], Burge et al. [103], Public Health Agency of Canada [104], Canadian Cancer Society/National Cancer Institute of Canada [105]

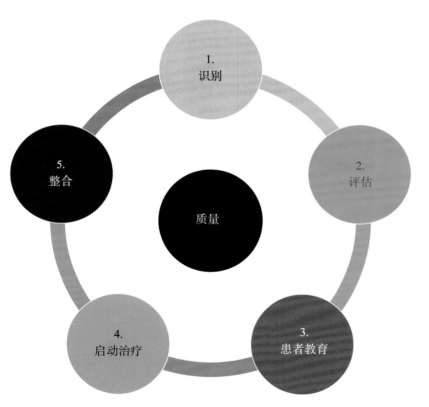

◀ 图 14-2　骨折联络服务：预防继发性骨折的方法

社区，需要有医学资质的从业者（通常是在骨骼健康和脆性骨折预防方面有专门知识的医院医生或全科医生）提供支持。

三、FLS 的模式

FLS 是预防骨质疏松性骨折的有效模式，

Marsh 等 [15] 描述了文献中提及的预防二次骨折的 12 种不同模型，其中主要包括了提高人们对骨质疏松症认识的一般计划，以及识别、调查和启动治疗的强化计划（图 14-3）。这些计划全部都包括在 FLS 模型中，还有些则涉及全科医生（GP）作为初级保健护理方面的内容。

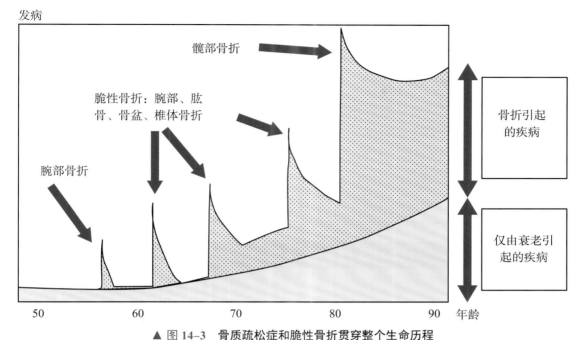

▲ 图 14-3　骨质疏松症和脆性骨折贯穿整个生命历程
捕捉骨折；每一次骨折都错失了诊断和治疗骨质疏松症以预防后续骨折的机会

Ganda 等[16] 进行了类似的总结，并将所有已发表的科学文献中的程序归类为四种类型的 FLS 模型，将它们称为 A 至 D 类型。

- A 类：定义为一种识别、评估和启动治疗的服务。

- B 类：服务机构识别和评估患者，但随后将患者转回初级保健医生进行治疗。

- C 类：服务机构识别有风险的患者，并通知他们和他们的初级保健医生，但是，服务机构不承担对患者的任何评估或治疗。

- D 类：服务机构识别高危患者，并告知和教育他们，但不进一步参与，而是将患者的情况传达给患者护理中的相关人员。

在人工智能（AI）时代，智能医疗信息系统建立了最新的 FLS 模型，可以帮助临床医生和病例管理人员高效地识别、评估和启动治疗，并提高患者的依从性，在高效的智能医疗信息系统的帮助下，人工智能的作用将变得越来越重要，AI 系统可以自动分析 X 光和 DXA 检查报告，并识别髋部骨折和椎体压缩骨折、骨质疏松、低骨量以及高骨折风险的患者，此外，该系统的数据分析

不仅可以降低漏诊率，还可以使一年服药依从率达到 93.6%[17]。因此，智能医疗信息系统可以作为一种新的模式，使脆性骨折预防计划的 FLS 取得更好的结果。表 14-1 显示了最常见的 FLS 模型。

（一）FLS 的组成部分

FLS 主要评估所有 50 岁或 50 岁以上在任何骨骼部位遭受新的骨折或影像学提示脆性骨折的人，但要排除颅骨、面部、手指和舟状骨骨折等由创伤造成的骨折。另外，脆性骨折要排除道路交通事故（其他明显的重大创伤）或从站立高度以上坠落的情况。表 14-2 汇总了 FLS 的主要组成部分，具体如下。

1. 识别

FLS 识别年龄在 50 岁或 50 岁以上发生新的脆性骨折的人，如下。

- 新发现的椎体骨折。

- 新发现的低创伤骨折。

- 患者在接受骨质疏松症药物治疗时出现的新的骨折。

识别发生上述新的骨折是 FLS 过程的核心，也是该服务的主要责任。理想情况下，这是由一

表 14-1　骨折联络服务的模式

3 "I"	4 "I"	5 "I" Q	5 "I"
识别	识别	识别	识别
调查	调查	调查	调查
启动	患者教育	患者教育	启动治疗
	启动治疗	启动调查	提高患者依从性
		整合	智能（人工智能）
		＋质量	

表 14-2　骨折联络服务的主要组成部分

组　成	描　述
1. 识别	对 50 岁及以上患有脆性骨折的人进行系统性地识别
2. 评估	为骨折联络服务（FLS）识别的患者提供脆性骨折和跌倒风险评估，并且对潜在的骨质疏松症继发病因进行检查
3. 患者教育	通过 FLS 向患者（以及相关的照顾者）提供信息和支持
4. 干预（启动治疗）	根据需要为人们提供减少脆性骨折风险的干预措施
5. 整合	FLS 将与更广泛的医疗系统相结合，扩大收纳患者的途径，确保有效地发现病例、后续转介和长期管理骨质疏松症
6. 提高依从性	提高患者对治疗的依从性，并系统地监测患者对管理的反应和对治疗的依从性，并提醒医生和病例管理人员注意未遵医嘱的患者
7. 智能	应用人工智能使 FLS 进入智能医疗时代。人工智能系统可以分析 X 线和 DXA 检查的报告，并识别髋部骨折和椎体压缩性骨折、骨质疏松症和低骨量的患者。它还可以帮助专业人员对患者的药物治疗进行适当的调整
Q. 质量	持续的质量改进、有效的治理，以及获得了可持续专业发展的资助

名专职护理专家作为"FLS 协调员"执行的，尽管这一角色也可以由专职卫生专业人员（AHP）或非临床人员承担。但是绝大多数情况，新的临床骨折诊断的识别是通过患者医院就诊实现的。

（1）骨折住院患者：骨折住院的患者不仅是未来骨折风险最高的人群[18, 19]，而且也是最容易识别的人群之一，通过骨科住院服务中骨科团队和创伤护士建立的通知系统，或使用 IT/ 信息学系统来识别这一群体。当地的骨科和创伤团队的协调至关重要，针对 50 岁或 50 岁以上患有脆性骨折的患者，骨科和创伤团队要明确诊断和任务分配

的责任，并允许 FLS 工作人员在骨科或者急诊科能接触到这些患者。同样，在住院期间因为发生跌到导致的骨折也应该由 FLS 进行评估，这些可通过 DATIX（或类似的事件报告系统）识别，在骨折诊所看到或转移到骨科。

（2）门诊骨折患者：门诊骨折患者被认为是更容易被识别的人群。可以通过查看急症室名单、筛选骨折诊所记录、查看初级保健记录，与在线骨折诊所对接或将问卷留给接待人员，并在患者就诊时交给患者填写从而来识别这些患者。

（3）无症状性椎体骨折：椎体骨折是最常见的

骨质疏松性骨折之一，对预测未来骨质疏松性骨折非常重要，不幸的是，椎体骨折经常被遗漏，研究表明椎体骨折在 FLS 的临床骨折表现中所占比例不到 5%[20]。确定这一人群的最佳方法是与放射科联系，建立一个通知系统，报告 X 线中发现的任何椎体骨折，这些骨折可能是 X 线、CT 或 MRI 扫描图像上的偶然发现，也可以进行椎体骨折评估（VFA）[20, 21]。与治疗背痛的物理治疗师或其他类似部门联系，也有助于识别漏诊病例。

组织机构建议放射科医生，①检查胸部、腹部和骨盆的所有图像中的脊柱；②明确使用"椎体骨折"一词来报告椎体骨折；③建议进一步评估和处理，以降低骨折风险。这将有助于电子软件的使用，这些软件能够搜索"骨折"或"椎体骨折"一词，并自动生成一封致 FLS 的电子信函。

（4）转诊：鼓励将患者从全科医生、疼痛诊所以及其他机构转诊至 FLS，应建立转诊路径，以确保所有患者都能得到 FLS 提供的骨折保护。

（5）医院外的 FLS：医院外的 FLS 需主要依赖于骨折诊所、急诊科以及放射科的报告，这要求 FLS 与当地二级护理中心密切联系，以实现无缝、连续地获得所有相关病例，对于住院患者，应采用类似的方法，应与骨科、老年骨科以及放射科联系，以确定哪些患者因骨折入院或住院期间发生骨折。然而，任何单一的方法都不可能识别出所有新骨折的患者，而 FLS 协调员将根据当地情况定制筛查方法。因此，建议采用多种策略进行鉴定，尽可能多地捕获有关病例。

2. 评估

应针对需要评估的群体进行全面的多因素评估，在首次骨折后的第一年，发生二次骨折的风险非常高，因此及时的评估和干预非常需要，在骨折发生后应尽快开始评估，以免延误干预。这些措施包括如下。

（1）骨折风险评估：在现有的骨折风险评估工具里，最常用的是骨折风险评估量表（FRAX）和 QFracture，前者得到了 IOF 和国家骨质疏松基金会的认可，而后者则主要在英国使用。相关人员在骨折风险评估中，应遵循 FRAX 或 Q Fracture 的指南和治疗建议来制订治疗方案。然而，相关人员需要了解这些评估工具的局限性，学会如何处理计算出的骨折风险分数。这些限制包括：因骨折部位、骨折数量和骨折时间的不同而导致的骨折风险差异，以及其他疾病情况（如糖尿病）或药物疗法（如雄激素剥夺疗法）导致的影响。

（2）DXA 扫描：骨密度测量是临床决策的重要组成部分，它量化了骨质疏松症的严重程度，作为评估骨折风险的一种手段，是临床和治疗决策的重要组成部分，也为未来治疗效果评估建立了一个基线，因此，建议在开始治疗骨质疏松之前进行骨密度测量。

（3）脊柱骨折评估（VFA）：除骨密度测量外，DXA 还可用于评估椎体骨折，VFA 快速、廉价，且 X 线曝光量最少，不仅避免了传统脊柱平片较高的成本和辐射暴露，而且还可以可靠地识别脊椎骨折的存在，并半定量地评估脊椎骨折的程度，由国际临床骨密度学会制订的指南[20]可用于制订本地方案。

（4）骨小梁评分（TBS）：骨小梁评分是与骨微结构相关的骨结构指标，也是骨质疏松风险的标记物。它于 2008 年提出[22]，其主要用途是与骨密度测量一起更好地预测有骨代谢问题患者的骨折风险。骨小梁评分是一个结构参数，可以应用于 DXA，它量化了灰度级的局部结构变化，TBS 是从灰度级 DXA 实验变异函数的评估中得出的。

TBS 是反映骨微结构状况的指标。TBS 与骨小梁数目及其连接程度呈正相关，与骨小梁间距呈负相关[23, 24]。也就是说，较高的 TBS 值意味着骨的微结构致密，骨小梁之间的间隙很小。相反，较低的 TBS 值意味着骨的微结构不完整，且骨小梁之间的间隙较宽[25]。FRAX 分数可以根据 TBS 进行调整。WHO FRAX 计算工具（可在网上获得 https://www.sheffield.ac.uk/tbs/）开发出一种算法，在考虑 TBS 的情况下，来调整临床危险因素引起骨折的概率和骨密度的值。通过这种方式计算出的骨折概率更为准确。

(5) 跌倒风险评估：对所有 65 岁及以上的人进行调查，了解他们在过去一年中是否摔倒过，以及他们摔倒的频率、当时的情况和特点，报告中摔倒或被认为有摔倒风险的老年人应该观察其平衡和步态缺陷，并考虑他们能否从干预措施中受益，以改善他们的力量和平衡性。这可能也适用于 FLS 发现的 50—64 岁有跌倒危险因素的人。FLS 协调员需要具备初步评估技术方面的专业知识并进行充分的培训。

FLS 将与当地的跌倒服务机构密切接触，以确定是否有合适的途径，以确保进行骨折后早期跌倒的风险评估和干预，有几种工具可用于评估跌倒风险，这些工具可在标准实践中应用[26-30]。虽然随后任何多因素跌倒评估和针对性干预的责任将主要由当地的跌倒服务机构负责，但保护患者免受再次骨折的措施应由 FLS 团队处理。因此，必须与必要的干预机构建立明确和及时的联系。

(6) 其他评估：被认为有更高骨折风险的患者还应接受以下医学评估。

- 肌少症，这类患者更容易摔倒并发生低创伤骨折。
- 还有些原因，包括可能引起骨质疏松症和椎体骨折的疾病（如多发性骨髓瘤或恶性肿瘤 / 转移）。

应进行实验室检测，以指导治疗方案，确保治疗安全，无论何时建议使用双膦酸类药物治疗，为了安全，都应先进行骨形态和肾功能的血液检测，维生素 D 检测将有助于评估肌少症。根据临床表现和当地的治疗方案，有些个别患者还需要做其他一些检测，这些检测可能包括内容如下[31]。

- 血常规。
- 血沉。
- C 反应蛋白。
- 肝功能检测。
- 甲状腺功能检查（TFT）。
- 血清蛋白免疫电泳、血清游离轻链和尿本周蛋白。
- 血浆甲状旁腺激素，尤其是高钙血症患者。

- 血清催乳素。
- 血清睾酮、性激素结合球蛋白、促卵泡激素、黄体生成素（男性）。
- 24h 尿游离皮质醇 / 过夜地塞米松抑制试验。
- 肌内和（或）组织转谷氨酰胺酶抗体。
- 骨转换标志物。
- 尿钙排泄。

3. 患者教育

患者教育是 FLS 的一个重要组成部分，通过采用以患者为中心的管理方式，确保与纳入患者有足够的时间交流，提高患者的治疗信心，讨论他们的管理方案和可用的药物，告诉患者治疗过程可能会把他们转介到的其他机构（如预防跌倒、物理治疗、疼痛诊所、骨科手术等），并解释下一步护理计划。重点是沟通的内容要全面，并且尽可能地提供支持，具体如下。

- 骨质疏松症和骨折的风险因素。
- 对生活方式进行干预，并采取措施，降低骨折风险，包括营养和运动。
- 应对骨折引起的疼痛和功能受限。
- 骨质疏松症管理的药物治疗选择，包括其疗效和可能的不良反应的信息。
- 减少跌倒的风险。
- 下一步护理计划和后续预约。
- 被确诊后患者可能会感到不知所措，这种忧虑状态可能使他们无法在诊所中理解提供给他们的所有信息。因此，在门诊结束后，建议提供给患者一份信息的总结清单，同时，应提供与 FLS 工作人员联系的方法，或者组织机构（如英国的皇家骨质疏松症协会）的信息热线。患者自发组织的团体也有助于传播这一信息和分享经验。所有的书面交流和材料都要用通俗易懂的语言，让骨折患者容易理解。并要确保当事人收到一份来自 FLS 预约的报告和门诊信件的副本，以方便他们后续持续治疗。

4. 干预

在 FLS 评估后，将制订针对患者个人需求的治疗方案。方案将针对性的干预患者的骨折危险因素。一般来说，治疗策略应该包括以下 3 个主要的方面。

- 脆性骨折高风险人群应该给予适当的骨质疏松症治疗。

- 高跌倒风险的人应将其转入预防跌倒的服务机构，并向他们提供干预治疗措施，如改善平衡和肌力的锻炼，以改善他们躯体稳定和独立行动能力。

- FLS 团队应该对这些接受干预的患者进行监测。

(1) 骨质疏松症治疗：目前有一系列有效的药物治疗骨质疏松症[32, 33]，在考虑患者的医疗状况和患者的偏好，以及分析效益与风险（不良反应）的情况下，通过共同决策的方式选择最佳治疗方案，最佳治疗的选择应有强有力的证据作为支持，并能够明显降低椎体和非椎体（包括髋部）骨折风险[31]。

(2) 跌倒管理：许多脆性骨折是由跌倒造成的，许多导致跌倒的危险因素可以通过适当的干预措施来减少，尽管到目前为止，跌倒干预措施的临床试验还没有显示出降低骨折风险的效果，但还是应该凭借经验来推广干预措施，以降低未来的跌倒风险[34, 35]，锻炼还可以减少跌倒的恐惧，增强自信，它对增强骨骼强度，缓解椎体骨折引起的症状，特别是改变体位引起的疼痛和背部疼痛有一定的帮助[36]。

在大多数情况下，跌倒预防的机构将针对患者进行个性化多因素干预，具体如下。

- 力量和平衡训练。
- 家庭危险评估和干预。
- 视力评估和转诊。
- 药物审查（包括调整和停药）。

有规律的平衡练习适合任何躯体不稳定的人或 48—65 岁不经常运动的人[37]。

5. 提高依从性

目前已报告的影响骨质疏松症治疗依从性的因素包括实际的和患者感知的药物不良反应、用药流程复杂、药物费用昂贵、患者本身不愿意接受

治疗、对治疗有效性认识不足、医患关系不佳、患者缺少与医生沟通治疗方案以及缺乏随访[38-42]。证据表明，重新评估患者各方面的需求，可以帮助他们克服继续治疗的障碍[42, 43]。因此，加强医患沟通，改变随访策略可能有助于提高治疗依从性[44]。

首先，对医生满意的患者更相信诊断，接受处方治疗，并会和医生讨论药物问题[40, 44]，医生在帮助患者认识骨折风险和骨质疏松症药物有效性上发挥着关键作用[40, 45, 46]。然而，许多患者未能将骨折与骨质疏松症的诊断联系起来[45, 46]，并且患者低估了骨密度测试对于判断骨丢失的重要性[47]。因此，提高患者对骨质量和药物治疗的认知是至关重要的。其次，进行早期治疗随访，通过解决药物不良反应和用药复杂性问题来促进依从性[40]。事实上，药物方案之间的灵活切换可以提高骨质疏松症药物治疗的依从性[48, 49]。

提高对骨质疏松症药物治疗依从性的潜在方法包括改善医患关系，并通过定期随访、临床测试和提醒系统加强治疗监测[50, 51]。仅为患者提供教育材料并不能提高治疗依从性[50, 52]。相反，需要采取多方面和个性化的办法，并定期采取后续治疗[44, 51]。一个为期 12 个月的研究表明，一项涉及患者教育和 10 次鼓励性交流的密集干预措施显示出了良好的效果，对治疗的依从性产生了积极影响[53]。

6. 一体化

FLS 可以设在医院或社区。无论如何，为了有效，FLS 将与其他服务和更广泛的骨折预防治疗途径相结合，这使 FLS 能够最大限度地发现病例，提供适当的服务以满足患者的需求，并确保转移治疗，以促进骨质疏松症的长期管理，骨质疏松症的药物需要长期正确服用，才能获得最大的效益，骨折预防治疗的卫生专员之间必须要良好充分沟通，能够为患者提供长期支持，以最大限度地提高治疗依从性和效益。

7. 管理计划

骨质疏松症的长期治疗将由全科医生管理，最终 FLS 的管理计划将被总结出来并去指导治疗

以及每个治疗的时间节点，FLS 的报告最终将发送给骨质疏松患者的最初医疗团队，根据全科医生和患者的一致意见生成报告，最后再回顾确认这个报告是否对患者的治疗有用。建议报告包含以下信息。

- 患者的身份确认和一般资料。
- 脆性骨折的详细情况。
- 目前骨质疏松症的治疗情况。
- 评估结果，包括骨折风险评估、骨密度结果和实验室检查。
- 管理建议，包括治疗变更、随访日期和重新转诊的情况。
- 建立初级诊断代码，包括骨折部位和骨折类型（如骨质疏松）。

FLS 应在 16 周和 52 周时进行随访，以跟进个别患者的处理情况。随后进一步的年度回顾应在 FLS 之外完成。在日常实践中，年度回顾可以根据当地的医疗能力进行调整，例如，可通过全科医生或早期治疗团队的另一名成员或社区药剂师来完成。

全科医生应在 3 年后（静脉注射唑来膦酸）或 5 年后（口服双膦酸盐）重新评估骨折风险，以确定是否适合继续药物治疗或开始"药物假期"，只有在骨代谢专家的建议下才能停止地舒单抗治疗（ROS 报告）。

8. 质量

领导力、管理能力、专业能力和 FLS 人员的发展对于提供高效、协调、一致性的服务至关重要，这样才能满足患者的需求和期望，为了提供高治疗的质量和疗效，工作人员必须要有较强的专业能力，并参加继续教育培训以提高他们的知识水平。

服务改进方面，涉及个人、团队和机构，他们需要通过改变他们的工作方式来改善服务，从而改善患者的疗效。同时还要做好总结工作，把总结的经验和教训分享并相互学习。

由于整个诊疗过程环节较多，明确责任分配可以最有效地为患者服务。同时在 FLS 中，指定

一些标准可以使服务保持在最高水平。这些标准包括如下。

- 需要有一个指定的主诊临床医生对服务的所有组成部分负责。
- FLS 是根据当地的骨折预防战略所制订的。
- FLS 所服务的患者的核心临床数据被记录在一个完善的数据库中。这个数据库需具备质量保证系统，其中包括：①持续的服务 / 质量改进方案，包括定期总结；②结果纳入国家的数据总结库；③同行评议及随访；④患者和照顾者的经验方法。
- 所有的相关工作人员都是当地临床或专业网络的参与者。

四、FLS 的结果

（一）降低未来骨折风险

FLS 最大的好处是降低了再骨折的风险，大多数对 FLS 结果的研究都是评估 FLS 模型的研究，这项研究工作主动识别高危患者，并根据特定的 FLS 方案对他们进行骨健康评估。将这些研究结果与只进行初级治疗的随访结果或没有 FLS 计划的医院进行比较，发现在 FLS 组的人骨折后 2～4 年内，再骨折的发生率显著减少[16, 54-65]。

澳大利亚悉尼进行的一项研究，在 2～4 年的随访里，只接受了全科医生初级治疗的患者与由 A 型 FLS 评估的患者相比，再次骨折的风险显著增加（HR=5.63，95%CI 2.73～11.6，P=0.01）。在澳大利亚纽卡斯尔的另一项研究中，接受 A 型 FLS 服务的患者 2 年后的再骨折发生率为 5.1%，低于对照组的 16.4%（P<0.001）[60]。然后，将同样这些患者与另一家没有 FLS 的医院的可比队列进行比较。结果显示，3 年后，腰椎滑脱患者的再骨折发生率下降了 30%～40%［所有骨折：HR=0.67，95%CI 0.47～0.95，P=0.025；主要骨折（髋部、脊柱、股骨、骨盆、肱骨）：HR=0.59，95%CI 0.39～0.90，P=0.013］[65]。同样，在荷兰，当有 FLS 计划的医院与没有 FLS 计划的医院进行比较时，FLS 中心的再骨折率随着时间推移逐渐降低：1 年后，无显著降低 16%（HR=0.84，95%CI

0.64～1.10），但 2 年后显著降低 56%（HR=0.44，95%CI 0.25～0.79）[66]。

南加州凯撒医疗骨骼健康项目采用 A 型服务，FLS 报告其效果显著，并受到 IOF 的高度赞扬，给予"攻克骨折能手"的称号[67]，他们已经公布了收集的 11 个医学中心的结果，在最初的 4 年里，FLS 组再骨折率平均降低了 37.2%（23.1%～60.7%）[63, 64]。随后的分析显示预期髋部骨折率降低了 38.1%[54]。在瑞典进行的一项队列研究分析了 B 型 FLS 计划实施前一年和实施后一年的患者，显示 FLS 组 6 年后再骨折率降低了 42%（HR=0.58，95%CI 0.40～0.87）[67]。

提高患者和医生对骨骼健康的知识并没有显示出对再骨折发生率有任何改善，一项随机试验将高危患者分配到四个不同的组别，即医生教育组、患者教育组、患者和医生教育组及标准护理组，结果显示再骨折发生率没有显著差异[68]。

（二）椎体脆性骨折

FLS 研究的对象大部分集中在发病率和死亡率最高的髋部骨折以及需要住院治疗的四肢骨折患者，因为这些患者都会去医院就诊，不容易遗漏，相比之下，实际生活中，骨质疏松性脆性骨折则通常被遗漏，大多数椎体骨折都是无症状的，只有 1/3 的患者需要接受医学治疗，椎体骨折不论是有症状的还是无症状的都会明显影响患者的全身状态和死亡率[69, 70-73]。在医院，椎体骨折的检测率很低，即使发现，患者通常也不会接受任何骨骼健康评估或治疗[74]。需要改进的关键点是如何提供二级预防，FLS 需要给予椎体骨折充分关注，FLS 成立的目的就是识别这种无症状的椎体脆性骨折及那些需入院治疗的骨折。早期的研究显示，无症状椎体骨折患者在骨密度评估后转诊率增加了 3 倍[75]。

（三）死亡率

很少有研究讨论死亡率与 FLS 计划相关结果之间的关系。在 Huntjens 及其同事进行的这项研究中，采用了 A 型 FLS，对患者进行了为期 2 年的跟踪调查。结果显示，与未经 FLS 评估的可比队列相比，脆性骨折后的死亡率降低了 35%（HR=0.65，95%CI 0.53～0.79）[66]。在另一项由 Hawley 等在英国进行的大型队列研究中，利用 11 家医院的入院数据，也报告了髋部骨折后入院患者的 30 天死亡率降低了 20%（HR=0.80，95%CI 0.71～0.91），1 年死亡率降低了 16%（HR=0.84，95%CI 0.77～0.93）[76]，该数据来自于包括拥有老年骨科服务的机构和已经实施 FLS 计划的医院。

（四）骨健康与骨密度评估

有明确的证据表明，FLS 与进行 DXA 扫描的患者数量增加有关，与以前常规的治疗和 FLS 早期运行相比，DXA 检查量几乎增加了 2～18 倍。不同 FLS 模式的比较显示，更复杂的 FLS 计划，如 A 型模式，DXA 的检查量更高（表 14-3）。

苏格兰的一项研究比较了两家医院，一家拥有 A 型 FLS，另一家接受常规治疗，发现 FLS 中心提供 DXA 扫描的比率明显更高（肱骨骨折 85% vs. 6%，髋部骨折 20%vs.9.7%）[77]。加拿大埃德蒙顿的另一项研究随机将髋部骨折患者分配到 FLS 和常规治疗，也报告了 FLS 组骨密度测试的量显著增加（80% vs. 29%，调整后的 OR=11.6，95%CI 5.8～23.5，P=0.01）[78]。同一研究团队随后在腕关节骨折患者中评估了同样的模型，FLS 组的骨密度检测量也显示增加（52%vs.18%，RR=2.8，95%CI 1.9～4.2，P<0.01）[79]，即使与早期 FLS 进行比较，也可以看到 DXA 检测的量显著增加。意大利的一项研究报告称，他们的 A 型 FLS 服务中股骨近端骨折住院患者的骨密度测试增加了 3 倍以上，从 14.5% 增加到 47.6%（P<0.01）[80]。美国的另一项研究报告了类似的发现，在髋部骨折康复期间启动 FLS 使骨密度检测从 35% 增加到 65%[57]。自 2002 年成立以来，凯撒医疗 FLS 发表了多份报告，讨论骨质疏松症调查问题，报告中提到，在前 4 年中，每年的 DXA 扫描总数增加了 247%[63]，在前 6 年中增加了 263%[54]。与之一致的是，已有数据显示，在他们的第 7 年和第 8 年，

表 14-3　FLS 护理模式及其对患者在骨密度检测以及接受骨质疏松症治疗方面的管理影响

模　式	描　述	骨密度检查率（%）	骨质疏松治疗率（%）
现状	• 曼尼托巴省主要骨质疏松性骨折统计数据（2007/2008）	13%	8%
D 型（"0"模式）	• 只向骨折患者提供骨质疏松症教育，初级保健医生（PCP）没有被筛选或被教育	没有关于骨密度测试的研究	8%
C 型（1"I"模式）	• 识别。提醒初级保健医生有骨折发生并需要进一步评估。将评估和治疗的启动工作留给初级保健医生	43%	23%
B 型（2"I"模式）	• 识别 • 评估 • 脆性骨折患者的启动治疗权交给初级保健医生	60%	41%
A 型（3"I"模式）	• 识别 • 评估 • 在适当情况下开始骨质疏松症治疗	79%	46%

每年的 DXA 扫描数量都在进一步增加[64]。

另外，来自低强度 FLS 服务的调查结果并不显著，一项基于教育的 C 型服务报告称，与没有实行 FLS 的对照组相比，骨折后 3 个月通过电话随访的患者更有可能进行 DXA 扫描（OR=5.22，$P<0.01$）[81]。然而，这些人中有多少进行了转诊并没有被报道，另一项采用教育项目（C 型和 D 型）的研究报告称，不同组之间的骨密度评估没有显著差异，这表明强度较低的 FLS 服务可能效果较差[68]。因此，能够将骨健康评估作为 FLS 计划的一部分，对于确保完成骨密度评估至关重要，这一点在 D 类服务（信件形式的教育）进行比较时得到了证明，该服务提供免费的骨密度评估。接受骨密度评估的人群概率显著高于对照组（38% vs. 7%，$P<0.01$）[82]。同一部门后来比较了门诊 B 型服务和前述的 D 型服务，显示门诊 B 型服务有更多的骨密度测试（83% vs. 26%）[58]。这再次表明，在启动骨骼健康评估方面，更高强度的模型等级更有效。

转诊患者进行 DXA 骨密度评估并不是对骨折风险的彻底评估，除了骨密度检测，全面的骨健康评估还包括对未来骨折的风险评估，一项双中心比较研究（B 型和标准服务）比较了绝经后髋部骨折的女性，发现 FLS 中心在记录骨质疏松症危险因素方面的调查工作有很大改善（83%vs.7%）[83]。来自澳大利亚悉尼的 A 型 FLS 报告说，他们对 84% 由 FLS 识别的患者进行了全面的评估，其中还包括 DXA 扫描[84]，苏格兰从 FLS 计划转诊 DXA 的比例从 67.4%～73.4%[13]，在荷兰则从 83.0%～99.6%[85]，据报道，使用自动转诊系统可将转诊比例提高到 100%[86]。然而可惜的是，多达 45% 的被调查者拒绝参加[13, 87]。

（五）骨质疏松症治疗的启动和维持

经过骨密度评估，并考虑其他危险因素之后，一旦被诊断为骨质疏松症或具有高骨折风险概率的患者应开始骨质疏松防治。早期研究的结果支持这一观点，在这些研究中，骨质疏松症治疗被证明可以降低随后的骨折风险。口服双膦酸盐是最常用的药物但口服双膦酸盐的依从性很差，只有 1/3 的人在 1 年后继续服药[88]。因此，骨质疏松症的治疗结果应该分为开始治疗阶段的结果和坚持治疗以后的结果。

有证据表明，FLS 增加了愿意开始治疗骨质疏松的患者人数。A 型服务报告的初始治疗增加比例为未接受该服务患者的 1.50～4 倍[89]，数据收集时间为加入 FLS 项目 2 年后[55, 60, 77, 78, 80, 90]，埃德蒙顿系列研究将开始治疗作为试验结果的衡量标准，研究结果显示，在髋部骨折和腕部骨折后 6 个月，FLS 组和标准治疗组的双膦酸盐处方数分别为 51% 和 22%（调整后 OR=4.7，95%CI 2.4～8.9，$P<0.008$）和 22% 和 7%（调整后 RR=2.6，95%CI 1.3～5.1，$P=0.008$）。他们还描述了在 FLS 组中更多的患者接受了治疗，即他们的整体治疗与指南一致[78, 79]。澳大利亚纽卡斯尔骨折预防诊所（A 型 FLS 与标准治疗）的比较研究也表明，FLS 组在平均 2 年的随访期后治疗率增加（81.3%vs.54.1%，$P<0.01$）[60]。

在 Axelsson 和其合作人开展的研究中提到，由 FLS 提出了骨质疏松防治的建议，随后由初级保健的全科医生开始治疗，经过一年的随访，骨折后的治疗率也从 12.6% 增加到 31.8%[91]。另一项针对老年女性髋部骨折队列的研究显示，与标准治疗相比，FLS 推荐骨质疏松症治疗的患者更多（90.5% vs. 60.9%，$P=0.01$）[83]。然而，没有提出治疗建议的模式（C 型或 D 型模式 – 教育计划），它对治疗启动率没有影响[68]。

对骨质疏松症治疗依从性的分析表明，无论是依从性的结论数据还是依从性的分析方法，都有很大的差异，特别是双膦酸盐。总体而言，一年的依从性报告在 44%～80%[80, 91-93]。美国宾夕法尼亚州盖辛格医学中心高风险骨质疏松症诊所（HIROC）在服用双膦酸盐 3 个月后（通过电话）监测骨质疏松症患者，并在 1 年后进行随访，报告称，口服双膦酸类药物的依从性在 3 个月时为 80.7%，12 个月时为 67.7%。在另一项研究中，对于髋部骨折，自开始有了专门的 FLS 计划以来，1 年的依从性与 FLS 前相比有所改善（44.07% vs. 14.04%，$P<0.01$），但它显示接受治疗的患者比例明显较低[80]。西班牙的一项研究包括患者教育

和电话随访，在 3 个月、6 个月、12 个月和 24 个月时记录了一年的依从率为 72%，两年的依从率为 73%，相对来说女性和以前接受过类似药物治疗患者的依从性较高[92]。在一家法国医院开始治疗的患者中，一年后依从性记录为 80%，最终随访（平均 27.4[11, 7] 个月）为 67.7%[93]。

（六）FLS 的成本效益

除临床有效性外，FLS 的投入使用还需要权衡此类干预的成本效益，一些可持续发展战略机构对其现有的可持续发展战略进行了正式的成本分析，其中大多数采用了决策分析模型。在对接受 FLS 和常规治疗的髋部骨折和腕关节骨折患者进行随机试验的同时进行分析，报告显示，每治疗 100 名患者，他们将分别预防 6 例骨折（4 例髋部）和 3 例骨折（1 例髋部）[8]。这将为医疗系统节省超过 250 000 美元，并增加 4 个质量寿命年（QALY）[94, 95]。另一个在加拿大多伦多的骨质疏松症示范治疗计划的分析表明，每年评估 500 名患者可防止 3 例髋部骨折，每年节省 48 950 美元[96]。他们还计算出，雇用 FLS 专员仍然是一项具有效益的措施，即使他们每年只管理 350 名患者[97]。在美国波士顿，一个基于 A 型 FLS 的模型计算出，每治疗 10 000 名患者，将防止 153 例骨折（109 个髋部骨折），这相当于总体节省 66 879 美元，并且质量调整后的预期寿命（QALE）将增加 37.4 岁[98]，英国格拉斯哥的 FLS 根据他们的内部数据生成了一个成本效益和预算影响模型，他们计算出，在 FLS 计划管理的 1000 名患者中，他们预防了 18 例骨折（11 例髋部骨折），总体节省了 21 000 英镑[99]，FLS 计划识别、调查和启动治疗费用为 29 万英镑。

在加拿大安大略省的另一项研究中，比较了强度较小的 C 型模型和 A 型模型的成本效益。对于安大略省骨折临床筛查计划（C 型 FLS），获得了 4.3 个质量调整寿命年（QALY），每 1000 名患者额外花费 83 000 加元，相当于每增加一个 QALY 的成本为 19 132 加元。据报道，他们随后

推出的名为骨矿密度快速追踪计划（A 型 FLS）的增强型 FLS 成本效益更高，每 QALY 只增加 5720 加元[100]。因此，成本效益方面，这种近四倍的差异表明，更密集的模式可能会带来更好的结果。

这些研究表明，FLS 不仅具有成本效益，而且还可以节省成本，对 FLS 的投资将减少未来的花费，这最终转化为更低的整体医疗成本。然而，每个初级治疗服务的成本效益在很大程度上取决于每个初级治疗服务在各自地理区域治疗模式中的结构。

（七）FLS 的最佳实践框架

IOF 于 2012 年发布了一份里程碑式的文件，题为 *Capture the Fracture*，并随后出版了其最佳实践框架（https://www.capturethefracture.org/），以便为各机构在实施 FLS 的过程中提供指导，并使其能够使用预先确定的成果衡量标准对服务进行评价。它包括 13 个关键部分，即患者识别、患者评估、骨折后评估时机、确定椎体脆性骨折、遵守当地 / 地区 / 国家指南、评估骨质疏松的继发原因、跌倒预防服务的途径、生活方式风险评估、起始用药、治疗回顾、一级和二级治疗之间的沟通、长期管理计划（>12 个月），以及将所有脆性骨折记录在数据库中[101]。

同样，英国皇家骨质疏松症协会（ROS）也发布了基于 5IQ 过程的 FLS 临床标准（https://theros.org.uk/healthcare-professionals/tools-and-resources/clinical-guidance/documents/clinical-standards-for-fracture-liaisonservices/），该过程识别风险人群，调查骨骼健康和跌倒风险，告知患者他们的状况和管理计划，骨骼保护和跌倒干预，将患者治疗整合到初级和二级治疗之间，并通过数据库收集、审计和专业发展保持服务质量。

最近，FLS 启动了一项新的 FLS 计划，名为"完美计划"，这一新举措为在"攻克骨折"指导计划的帮助下建立的 FLS 提供了有效的长期支持（FLS 讲习班和现场培训）。"完美计划"有助于确保 FLS 能够改进和长期维持，虽然标准的 FLS 研讨会和现场培训更多地关注 FLS 开始的早期阶段和建立业务案例，但"完美计划"专注于确保 FLS 在数量和质量上增长，并在当地可持续发展，该计划的第一步是发展一支国家级别的核心 FLS 导师团队。地方的导师将通过一系列在线和面对面的课程进行培训，一旦通过 IOF 的评估和认证，他们将推动当地的 FLS 的发展，并帮助当地的 FLS 变得高效、可持续，并能够提供良好的患者体验。总而言之，FLS 模式似乎解决了传统脆性骨折治疗中的许多历史缺陷，事实证明，它可以改善这些患者的诊断和长期治疗，并降低发病率，它还消除了疾病该归属哪个科室管理的模糊界限，并允许多个科室之间的有效沟通，使患者在当前复杂医疗系统中不会"迷路"。随着人口老龄化的继续，管理和预防改变生活中的骨折将成为一个日益重要的问题，鉴于骨质疏松症的结局是骨折，人们对几个组织机构越来越感兴趣，且该项目有据可查的成本效益，预计在将来，IOF 倡导的"攻克骨折"FLS 模式，将逐渐被人们接纳并实施。

第 15 章　骨质疏松症现状和挑战
Unmet Needs and Challenges in Osteoporosis

Yasser El Miedany　著

一、背景

骨质疏松症影响着全球约 2 亿女性的健康问题，一直是国际上骨骼健康主题会议的热门话题。通常认为骨质疏松症与女性有关，但男性也会患有骨质疏松症。据报道，50 岁以上女性有 1/3 会发生骨质疏松性骨折，50 岁以上男性有 1/5 患有骨质疏松症 [1, 2]。在全球，骨质疏松症发病率呈上升趋势 [2]，其造成的致残风险远远超过除肺癌外的其他癌症 [3]。目前骨质疏松症的治疗仍然面临挑战，50%～70% 患者在使用抗骨质疏松症药物第一年内就停止了药物治疗 [4]。因此，迫切需要改善骨质疏松症及其治疗效果。

过去 10 年，指南强调了早期、广泛筛查和治疗绝经后骨质疏松症的重要性 [5]。然而，美国一项针对 2008—2013 年初次髋部骨折女性的观察性研究表明，只有 17% 和 23% 的女性在骨折后 6 个月或 12 个月内接受了骨质疏松症评估和（或）治疗 [6]，医疗保健有效性数据和信息库（HEDIS）是一项考察多种疾病治疗和服务绩效的工具 [7]，评估了美国 65—85 岁女性发生骨折后 6 个月内接受骨密度（BMD）检查或抗骨质疏松症药物治疗的人群数量，以期降低老年女性骨质疏松性骨折风险。2018 年，美国女性骨折后的骨密度检查和药物治疗率提高至 49.6% [8]。最近发表的一项针对未治疗的绝经后骨质疏松症患者及其医生的调查结果表明，在未治疗的患者中，至少有一半病例是由于患者依从性差，未经医生同意自行停药。患者依从性不佳的最常见原因包括对药物不良反应的担忧、选择非药物治疗（包括行为方式改变）以及

质疑药物效果 [6, 9]。

以上对骨质疏松症管理的差异以及对骨折高风险人群的诊治不足是目前骨质疏松症诊断和处理亟待解决的典型问题。因此，明确并解决可能导致上述问题的诸多因素至关重要。表 15-1 总结了骨质疏松症面临的现状和挑战，本章将讨论骨质疏松症诊断和管理的现状、挑战以及目前的局限。

表 15-1　骨质疏松症尚未解决的问题和挑战

- 提高青年人的峰值骨量
- 高危患者的定义
- 将迫在眉睫的骨折风险纳入 FRAX 计算，评估骨质疏松性骨折风险
- 骨质疏松症临床危险因素诊断方法的优化
- 包含骨强度作为可测量参数
- 缩小治疗差距并引进具有新作用机制的新药
- 将批判性思维引入共享决策评估工具中
- 明确治疗目标和药物假期的定义

二、挑战 1：骨折风险评分和骨折绝对风险

美国国立卫生研究院（NIH）将骨质疏松症定义为以骨强度下降和骨折风险增加为特征的骨骼疾病 [10]，这种骨质疏松症的定义反映了人们对疾病认知的变化，不再认为骨质疏松症仅仅是骨密度降低。流行病学研究调查了低骨密度及脆性骨折相关的危险因素 [11, 12]。结果表明，独立于骨密度之外的临床危险因素是预测骨折的重要指标，已经明确年龄、既往脆性骨折史、长期使用糖皮质激素、低体重指数（BMI）、父母有髋部骨折史、

吸烟和过量饮酒是最能预测骨折的危险因素。

绝对风险（AR）指一定时间内骨折发生的概率，通常以百分比表示。相对风险（RR）指两个人群绝对风险的比率[13]。相对风险往往会高估某些人群的骨折风险，而对另一些人群的骨折风险估计不足[14]。例如，一位50岁和80岁女性髋部骨密度的T值均为–2.5，相比于年龄匹配的正常人群，她们的髋部骨折相对风险相同[13]，事实上，80岁女性的10年髋部骨折概率更高。绝对风险和相对风险都是风险度量，但运用相对风险评估个人骨折风险时需要考虑绝对风险。因此，绝对风险是一种更易于被医生[15]和患者接受的风险度量。

2008年由谢菲尔德大学开发的FRAX工具是目前最受欢迎骨折风险评估工具，FRAX工具依据临床危险因素和股骨颈骨密度（g/cm²），用于评估40—90岁未接受治疗的骨质疏松症患者未来10年髋部及主要骨质疏松性骨折（髋部、脊柱、肱骨近端或前臂）的概率[16, 17]。除了FRAX工具，其他骨折风险评估工具可在网上查询，包括Garvan骨折风险计算器（www.garvan.org.au）和QFracture（www.qfracture.org）。

FRAX工具也存在不足，其纳入的临床危险因素和骨折风险之间的相关性是基于全球9项人群队列研究的主要数据构建[18-20]，由于髋部骨折患者大都选择住院治疗，因此纳入FRAX的数据库提供了准确的髋部骨折发生率。然而，腕部或肱骨近端骨折患者通常在门诊治疗，因此低估了这类骨折的发生率[21]，评估临床椎体骨折的发生率是具有挑战性的，因为很难鉴别临床椎体骨折和合并腰痛的隐匿性椎体压缩性骨折。因此，除髋部外的其他主要骨质疏松性骨折的发生率可能并不准确，Kanis等[19]基于9项人群队列研究的基线和随访数据，使用临床危险因素预测骨质疏松性骨折。他们发现，无论预测模型单独纳入骨密度、临床危险因素或同时纳入两者，预测髋部骨折的模型明显优于预测其他部位骨质疏松性骨折的模型[22]。基于上述原因，对其他3种主要骨质疏松性骨折（肱骨近端骨折、腕部骨折和有症状

椎骨骨折）风险预测的准确性可能不如髋部骨折。

基于人群队列研究获取的数据是否具有普遍性仍存在问题。例如，美国FRAX模型是基于罗切斯特人群队列研究的数据制订，该队列人群来源于明尼苏达州奥姆斯特德县的两个随机人群样本。这部分人群主要是白种人，且其受教育程度高于美国其他地区的白种人[23]。此外，最近的数据表明，奥姆斯特德县居民髋部骨折的发病率正在下降[24]。因此，美国FRAX模型中的发病率和死亡率可能无法反映当前的发病率和死亡率。

基于FRAX工具预测10年骨折概率得出的治疗建议可能与国家骨质疏松症基金会给出的建议相矛盾。例如，一位50岁绝经后女性，体重指数24.1kg/m²，无临床危险因素，T值为–2.5，符合抗骨质疏松症药物治疗；然而，使用FRAX工具计算的主要骨质疏松性骨折和髋部骨折风险分别为8.7%和2.5%，均低于治疗阈值。相反，一位80岁绝经后女性，具有相同BMI，父母有髋部骨折史，T值为–1.0，FRAX工具计算的主要骨质疏松性骨折和髋部骨折风险分别为26%和9.9%，符合抗骨质疏松症药物治疗的风险水平[25]。然而，没有足够的证据支持对骨密度的T值为–1的患者进行药物治疗。此外，FRAX可能无法准确预测所有年龄段的骨折风险[22]。FRAX工具也不适于已接受抗骨质疏松症药物治疗的患者。

基于大样本人群数据库研究FRAX工具预测骨折风险的误差程度，并提出相应的校正方法[26, 27]。例如，基于加拿大曼尼托巴省骨密度数据库的分析表明，腰椎和股骨颈骨密度的T值每相差一个整数（两者差值四舍五入），FRAX预测主要骨质疏松性骨折概率增加或减少10%（例如，当腰椎T值比股骨颈T值低1.0时，10年主要骨质疏松性骨折概率增加10%）[26]。另一项基于英国全科实践研究数据库的分析表明，使用大剂量糖皮质激素（泼尼松龙＞7.5mg/d或等效剂量药物）患者的10年主要骨质疏松性骨折概率增加15%，10年髋部骨折概率增加20%[27]。FRAX评估时勾选类风湿关节炎有助于提高2型糖尿病患者骨折

风险的预测能力[28]。通过校正 FRAX 参数，可以提高 FRAX 预测骨折能力[29]。然而，包括美国在内的大多数国家并未给出 FRAX 的校正参数，故应谨慎应用于美国人群。

其他重要的骨折危险因素，包括血清 25- 羟基维生素 D、体力活动、跌倒风险和生化骨标志物并未纳入 FRAX 工具。因此，预测的骨折风险可能低于实际风险。此外，FRAX 没有考虑腰椎骨密度或椎体压缩性骨折患者再发椎体骨折的高风险。在一项针对 6459 名 55 岁以上低骨密度女性的队列研究中，首次影像学检查发现 31%（2027 名）女性存在椎骨骨折。因此，结合椎骨影像学检查、股骨颈骨密度和年龄预测椎体再骨折风险的准确性明显优于 FRAX 和股骨颈骨密度（P=0.0017）[30]。尽管如此，FRAX 仍然是一项关注骨质疏松症的重要工具。当前的 FRAX 模型依据患者的临床危险因素和（或）骨密度评估骨折风险，但上述存在的不足有待进一步完善。

三、挑战 2：将卫生经济学纳入临床指南

由于质量调整生命年（QALY）引入到卫生经济学阈值中，导致最初制订的一部分指南出现问题[31, 32]，例如，骨质疏松症患者的人均预估费用超过 20 000 英镑 /QALY 时，考虑到治疗成本，就算 DXA 检查诊断骨质疏松症明确，患者也无法获得药物[7]。为此，英国国家骨质疏松症指南工作组（NOGG）制订替代治疗的循证指南阈值的设定不是基于健康经济考虑，而是基于临床骨折首次低创伤性骨折后的风险[33]。另外，美国国家骨质疏松症基金会（NOF）发布的骨质疏松症治疗建议是基于未来 10 年骨折风险模型，而苏格兰校际指南网络（SIGN）颁布的指南则基于临床试验证据，建议既往发生椎骨和髋骨脆性骨折或 BMD 的 T 值 <-2.5 的患者进行抗骨质疏松症药物治疗[34]。最近，英国国家卫生与临床优化研究所（NICE）的建议发生了根本性改变，在没有充分考虑健康经济学的前提下，推荐口服或胃肠外使用抗骨质疏松症药物，以期将未来 10 年骨折风险降低至 1%[35]。然而，有学者指出，若不假思索地采纳 NICE 的多项建议会导致一代老年人服用双膦酸盐，却忽视了个人收益风险比[36]。欧洲和北美的骨质疏松症指南则针对特定国家和合并症提出了相应的建议，每个指南的建议略有不同（图 15-1）。因此，临床医生面临着大量来自国际、国家和地方管理机构的骨质疏松症和骨骼健康管理指南。这种全球指南建议的差异最后会体现在患者管理上，尤其在初级诊疗阶段。

此外，美国 DXA 检查的报销额度很低，这可能和药企有关。在抗骨质疏松症药物进入市场的最初几年，双膦酸盐用量增加。例如，2007 年，超过 15% 的绝经后女性使用双膦酸盐[37]。目前，仿制药的市场份额逐年增加以及大型药企逐步退出市场，这可能导致双膦酸盐用量减少。迫切需要具有更好疗效 / 安全性的新药用于临床治疗。

四、挑战 3：治疗阈值

在过去 10 年，随着骨折风险评估工具出现，发布了多个骨质疏松症管理指南。并已数次更新。然而，不同指南建议的治疗阈值存在争议，给管理骨质疏松症患者的专家们提出了挑战。最典型的是，美国骨质疏松基金会（NOF）和英国骨质疏松症指南工作组（NOGG）在指南中给出的治疗建议明显不同。

NOF 建议药物治疗的适应证[38]是基于 WHO 推荐的未来 10 年骨折风险模型并根据美国流行病学数据校正[39]，这些推荐是基于患者群体的成本效益提出的，因此，针对个体的治疗决策还需考虑其他因素，NOF 推荐的药物治疗适应证包括：①既往有髋部或椎体骨折史；②股骨颈或腰椎骨密度的 T 值 ≤-2.5；③股骨颈或腰椎骨密度的 T 值 -1.0～-2.5 且 FRAX 预测的未来 10 年髋部骨折概率 ≥3% 或主要骨质疏松性骨折概率 ≥20%。相比于上一版指南，新版指南更有利于将有限的医疗资源分配给较高骨折风险患者。此外，新版指南还考虑了美国的不同种族和男性人群。

与 NOF 类似，NOGG[39]发布的指南同样纳

入了 FRAX 预测骨折风险，然而，两部指南推荐的治疗阈值明显不同（图 15-1）。NOF 基于经济成本效益分析推荐治疗阈值[40-44]，而 NOGG 指南建议，如果骨折概率超过脆性骨折病史的同龄人，则建议治疗[45]，NOGG 推荐的干预和评估阈值因年龄和性别而异，因此，对于骨折风险较高的老年人建议全面评估后治疗，而骨折风险较低的年轻人建议基础治疗。

由于各指南推荐的治疗阈值存在差异，导致不同的治疗建议和骨折结局，Mark 和 Gray[46] 举了两个临床病例，解释了两种治疗建议之间的差异。第一位患者为 80 岁女性，身体健康，BMI 为 23.8kg/m², 个人或父母无骨折史，股骨颈骨密度的 T 值为 -3。FRAX 预测的未来 10 年髋部骨折概率为 9%，主要骨质疏松性骨折概率为 21%。NOGG 指南建议基础措施防治，而 NOF 指南建议药物治疗。第二位患者为 65 岁女性，身体健康，BMI 为 23.8kg/m²，个人或父母无骨折史，股

骨颈骨密度的 T 值为 -3。FRAX 预测的未来 10 年髋部骨折概率为 5%，主要骨质疏松性骨折概率为 16%，NOGG 和 NOF 指南均推荐药物治疗，2017 年，NOGG 发布了最新的骨质疏松症治疗临床指南，明确治疗阈值基于 FRAX 预测的概率，而不能基于 QFracture 或其他骨折风险评估工具[4]。NOGG 还指出，骨质疏松症的诊断不仅包括 BMD 测量，还应排除其他骨代谢疾病、明确骨质疏松症病因以及相关并发症的管理。此外，表 15-2 和表 15-3 总结骨质疏松症患者的常规检查。

五、挑战 4：DXA

骨密度（BMD）不仅是骨质疏松症诊断和疗效监测的指标，还能预测骨折风险，因此合理、准确地测量骨密度非常重要[47]。基于此，近些年发布的指南对骨密度测量指征、测量部位、结果解读以及监测时间给出建议[48-51]。医学协会或专业工作组使用的指南，在临床实践中发挥着重要作用[52, 53]。

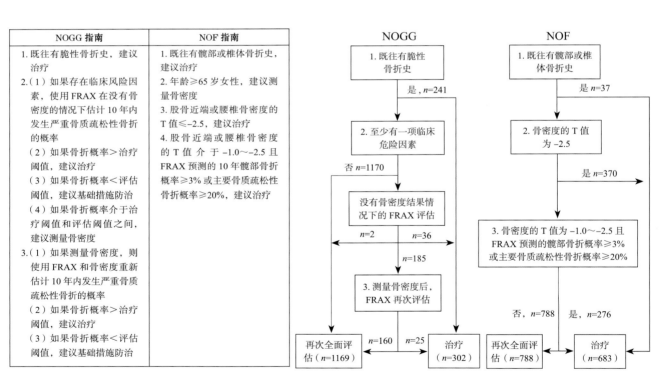

▲ 图 15-1　NOGG 和 NOF 发布的骨质疏松症管理指南概要（左）及其在一组 1471 名健康老年女性中的应用（右）
队列中 19 名女性年龄小于 65 岁，NOF 指南推荐，有临床危险因素的小于 65 岁女性应测量骨密度。鉴此，我们假设 19 名女性均测量 BMD

表 15-2 最常用的骨质疏松症指南及其推荐的目标对象、治疗阈值比较

指南（年份）	国家	目标人群	药物	治疗阈值	备注	文献
NOF（2014）	美国	50 岁以上男性和女性	• FDA 批准的药物：阿仑膦酸、伊班膦酸、唑来膦酸、利塞膦酸、降钙素、雷洛昔芬、巴多昔芬、特立帕肽、地舒单抗	• 应对以下情况进行处理：髋关节或脊椎骨折的 T 型；DXA T 型评分在 −1.0～−2.5，严重骨折的 T 型；10 年风险≥20% 或髋关节骨折的风险≥3%	• 仅推荐 FDA 批准的药物 • 不推荐一线或二线药物	38
NOGG（2009，2017 更新）	英国	50 岁以上男性和女性	• 阿仑膦酸、利塞膦酸、唑来膦酸、激素替代疗法、雷洛昔芬、地舒单抗、特立帕肽	• 未来 10 年骨折风险评估，70 岁以上男性和女性有骨折史或长期使用泼尼松龙≥7.5mg/d，应考虑进行骨骼保护	• 没有骨密度结果情况下，FRAX 评估骨折风险（高、中或低风险） • 预测 70 岁以上人群骨折概率≥20% 和髋部骨折概率 5% 作为固定治疗阈值，将主要骨质疏松性骨折概率 5% 作为固定治疗阈值 • 口服双膦酸盐作为一线药物使用其他药物的治疗阈值不变 • 特立帕肽的高成本限制其仅用于椎体骨折高风险人群 • 把维生素 D 和跌倒纳入骨质疏松症管理	39
ESCEO 和 IOF（2008，2013 更新）	欧洲	绝经后女性	• 阿仑膦酸、伊班膦酸、利塞膦酸、唑来膦酸、激素替代疗法、甲状旁腺素疗法、雷洛昔芬、降钙素、地舒单抗、雷奈酸锶	• FRAX 预测的未来 10 年骨折概率 • 不同国家特定的治疗阈值 • 既往有骨折史，无须进一步风险评估，建议治疗	• 药物使用顺序不做推荐 • 仅从成本考虑，推荐阿仑膦酸作为一线药物 • DXA 使用情况取决于国家，例如，比利时时做得非常好，但在其他地区，如保加利亚，做得非常差 • 提供有关筛查、维生素 D、管理和预防跌倒的建议	40
AACE/ACE（2016）	美国	绝经后女性	• 阿仑膦酸、伊班膦酸、利塞膦酸、唑来膦酸、雷洛昔芬、地舒单抗、特立帕肽	• 股骨颈、总髋部或腰椎骨密度的 T 值≤−2.5 • 脆性骨折史 • FRAX 预测的主要骨质疏松性骨折概率≥20% 或髋部骨折概率≥3%	• 推荐 FDA 批准的药物 • 一线或二线药物选择取决于具体情况 • 既往无骨折史，推荐阿仑膦酸、利塞膦酸、唑来膦酸或地舒单抗为一线药物 • 二线药物选择伊班膦酸或雷洛昔芬，如果有口腔问题，调整为注射双膦酸盐或特立帕肽 • 既往有骨折史，一线药物选择地舒单抗、唑来膦酸或特立帕肽，二线药物选择阿仑膦酸、利塞膦酸	41

（续表）

指南（年份）	国家	目标人群	药物	治疗阈值	备注	文献

加拿大骨质疏松症科学咨询委员会	加拿大	50岁以上男性和女性	阿仑膦酸、伊班膦酸、利塞膦酸、唑来膦酸、雷洛昔芬、特立帕肽、地舒单抗	• 基于FRAX或CAROC骨折风险评估工具，10年主要骨质疏松性骨折概率≥20%
				• 合并髋部、椎体或多发骨折的50岁以上人群定义为高风险
				• T值≤-2.5和高风险人群
				• T值≤-2.5和中度危险人群需结合其他危险因素和患者情况
					• 纳入筛查、管理和跌倒风险
					• 检测维生素D水平，治疗人群的维生素D水平需提高至75nmol/L以上
					• 一线药物
					  女性：阿仑膦酸、利塞膦酸、唑来膦酸和地舒单抗
					  男性：阿仑膦酸、利塞膦酸和唑来膦酸酮
						42

SIGN（2015）	苏格兰	50岁以上男性和女性	阿仑膦酸、利塞膦酸、伊班膦酸、依替膦酸、唑来膦酸、地舒单抗、激素替代疗法、替勃龙、雷洛昔芬、雷奈酸锶、特立帕肽	• FRAX预测未来10年主要骨质疏松性骨折概率≥10%且T值≤-2.5建议初级预防 • 既往有脆性骨折且T值≤-2.5建议二级预防 • 髋部骨折 • 椎体骨折	• 一旦达到治疗阈值，即使没有测量骨密度，所有患者均纳入治疗 • 一线药物选择阿仑膦酸和利塞膦酸，存在重度脊柱骨质疏松症首先特立帕肽 • 二线药物选择唑来膦酸或地舒单抗 • 三线药物选择伊班膦酸、依替膦酸、激素替代疗法、替勃龙、雷洛昔芬和利塞德	34
NICE TA464（2017）	英格兰和威尔士	男性和女性	阿仑膦酸、伊班膦酸、利塞膦酸、唑来膦酸	• 口服双膦酸盐 • 如果未来10年骨折概率≥10%或≥1%，口服不耐受、禁忌或治疗失败，选择静脉滴注双膦酸盐	• 更正TA-160和TA-161有关双膦酸盐的建议 • 有关地舒单抗的指南尚未发布 • 使用FRAX或QFracture评估骨折风险，因此具有成本风险低，药物的治疗成本及风险低，因此具有成本效益。然而，这些并不能作为治疗阈值，可以遵循NOGG指南推荐	35

表 15-3 骨质疏松症检查项目推荐	
基本骨骼情况	进一步评估骨骼情况
• 病史和查体 • 血细胞计数 • 血沉或 C 反应蛋白 • 血清钙、磷、白蛋白、肌酐、碱性磷酸酶和肝脏转氨酶 • 甲状腺功能检测 • 骨密度测定（DXA）	• 胸腰椎 X 线侧位片或基于 DXA 的椎体侧位片 • 血清蛋白免疫电泳和尿本周蛋白 • 血清 25- 羟基维生素 D • 血清甲状旁腺激素 • 血清睾酮、性激素结合球蛋白、促卵泡生成素、促黄体生成素 • 血清泌乳素 • 24h 尿游离皮质醇 / 地塞米松抑制试验 • 肌内膜和（或）组织谷氨酰胺转移酶抗体 • 同位素骨扫描 • 骨转换标志物 • 尿钙排泄
用于诊断成骨不全症的骨活检和基因检测仅限于专科中心	

人群骨密度分布取决于种族、年龄和性别。例如，与美国高加索人和亚洲人相比，非裔美国人的骨折风险更低，这与种族间的人群分布差异相似[54]。一项研究结果表明，美国高加索人和非裔美国人年龄校正后的平均股骨颈骨密度分别为 $0.686g/cm^2$ 和 $0.841g/cm^2$ [55]。由于种族间差异，必须基于同种族人群的骨折风险衡量 T 值意义，性别之间同样存在差异，相比于女性，男性骨骼结构更大。为了减少种族差异，参考 NHANES III 标准数据库计算 T 值，该数据库纳入了非西班牙裔白种人、黑种人、西班牙裔和亚洲人成人和儿童的数据[56]。尽管骨骼大小与骨强度直接相关，但 DXA 在评估骨折风险时并未考虑骨骼大小。已有文献报道，可以通过身高和体重校正骨骼大小[57]，一些 DXA 设备校正体重后计算 Z 值，最终预测的骨折风险随体重增加而降低。因此，在评估身材矮小或生长迟缓的儿童骨折风险时，校正身高尤为重要[58]。

DXA 影像是包括垂直和水平的二维结构，因此，扫描时并不测量骨骼厚度。骨矿含量（BMC）反映了结构中衰减 X 线信号的骨皮质和骨小梁数量，骨组织结构越多，信号衰减越强，测量的灰度值和 BMC 就越高。骨面积是衡量骨骼中感兴趣区域（ROI）大小。髋部 ROI 宽度是固定的，因此骨面积反映了外部骨骼大小的差异。骨矿含量和骨面积比值反应质量密度的量度，并非形态或材料特性的量度，也不能区分骨密度变化是源于骨皮质、骨小梁或外部骨骼大小[59]。

传统观点认为，女性的骨皮质内膜处和骨小梁骨量丢失的情况相似。然而，最近的数据表明，随着年龄增长，女性骨量丢失的方式并不一致[60]。事实上，绝经过渡期的骨骼形状和大小决定了长期骨量丢失的形式。与股骨颈较宽的女性相比，股骨颈较窄的女性 BMC 略有下降（图 15-2），但其股骨颈面积增幅更大，因为股骨颈较窄者的分母（面积）增加与股骨颈较宽者的分子（BMC）减少幅度相似，因此，随年龄增长，两类女性的骨密度降低一致，原因却截然不同。关于骨骼结构和质量变化如何影像骨强度尚在进一步研究中。这些表明了 DXA 在准确预测骨强度和骨折风险方面也存在局限性。

骨质疏松症诊断：不只是依靠 DXA

椎体骨折评估（VFA）可以检测无症状的椎体骨折，因此，做完 DXA 检查再做 VFA 评估是非常必要的[61]。例如，最近一项交叉研究表明，13% 的类风湿关节炎（RA）患者存在椎体骨折[62]。尽管只有 1/3 的椎体畸形存在急性症状，但 VFA 评估确实是预测椎体和髋部骨折的良好指标，并可能影响患者生活质量[63]。此外，骨密度结合 VFA 可增强骨折风险预测能力[64]。因此，在骨量减少患者中发现一处或多处中、重度椎体畸形可能会影响患者使用抗骨质疏松症药物开始的时间。

欧洲抗风湿病联盟（EULAR）/ 欧洲国家骨科和创伤学协会联合会（EFORT）建议对所有 50 岁以上近期发生骨折的患者，除 DXA/VFA 外，还应评估跌倒风险和筛查继发性骨质疏松症原因[65]。对高跌倒风险患者进行跌倒相关危险因素筛查是有临床意义的，同样地，对继发性骨质疏松症和其他代谢性骨病患者治疗原发疾病也具有临床意义。显然，高跌倒风险和未治疗的继发性骨质疏松症可能会影响非药物治疗和药物治疗的效果。在日常实践中，几乎没有关于这 4 个关键诊断步骤（即基于 DXA 的 VFA、跌倒风险评估、骨折风险评估和积极筛查继发性骨质疏松症病因）实施情况的数据，鉴于 DXA 检测并不理想，且其他 4 个步骤实施欠佳，因此，着重强调存在骨折风险的患者迫切需要完善这些诊疗程序[66]。

六、挑战 5：测量骨强度

虽然 DXA 是一种简单的骨质疏松症诊断工具，但其局限性在于仅能测量骨密度，即单位面积的羟基磷灰石 $[Ca_{10}(PO_4)_6(OH)_2]$ 含量，反映了骨强度的一个方面，所以，DXA 测量的骨密度值受退行性变化、动脉粥样硬化（主动脉钙化）和腰椎骨折因素影响，因为这些因素均存在钙化，可能会导致测量的骨密度值增加[67, 68]。

DXA 的另一个局限性是只能扫描骨骼的二维图像，因此 DXA 测量的面积骨密度（aBMD）会漏诊一部分骨折患者（图 15-2）。鉴于此，新的技术，如骨小梁评分（TBS）、高分辨率外周定量计算机断层扫描（HR-pQCT）、超声、有限元分析（FEA）和磁共振成像（MRI），正在研究中。

TBS 是一种评估骨组织微结构的指标，且可以预测骨折风险[69]。相比于面积骨密度，TBS 在治疗期间的变化更小。尽管，TBS 在预测甲状旁腺功能亢进症和糖尿病等疾病的骨折风险方面发挥作用，但其在骨质疏松症诊疗中的确切作用仍有待阐明。

HR-pQCT 可能是一种更有前途的技术：其最大优势是构建骨骼的三维图像，测量骨皮质和骨松质的微结构。研究表明，不论是否结合 FEA，HR-pQCT 来源的骨参数指标与既往骨折发生相关[70-72]。最近研究表明，HR-pQCT 测得的骨皮质面积和骨量可以独立于面积骨密度之外预测骨折风险，强调了 HR-pQCT 在预测骨折风险方面的额外价值[73]。此外，研究表明，由于形态学和生物力学差异，HR-pQCT 可以观察桡骨远端骨密度相同的个体骨组织微结构差异，尤其在骨皮质方面[74, 75]。

尽管诸多先进的技术展现出巨大潜力，但一些临床问题仍然存在，目前为止，在临床实践中我们不清楚哪个部位是临床最相关及预后最佳的选择区域。此外，需进一步改善同一选择区域的重复测量标准，确保结果之间的一致性。因此，结合现代诊断工具是有希望的，但仍然具有挑战性。此外，HR-pQCT 可能对以骨形成为特征的强直性脊柱炎（AS）等疾病更具临床意义。HR-pQCT 发现一项重要结果，强直性脊柱炎患者中轴骨和外周骨（桡骨远端）的骨组织微结构退变[76]。由于强直性脊柱炎患者的韧带钙化或竹节样改变，DXA 测量的腰椎 BMD 往往会偏高。最近，一项基于 HR-pQCT 随访 2 年的研究表明，绝经后女性骨折和非骨折部位的骨皮质和骨小梁结构存在差异，而这两个部位在骨密度检测时是一致的，因此 HR-pQCT 成像可以实现以无创方式监测骨折愈合过程[77]。此外，许多骨科专家合作研究表明，HR-pQCT 成像是一种很有前途的工具，可以代替平面 X 线来确定类风湿关节炎患者的骨质侵蚀[78]。另一个有趣的结果是，HR-pQCT 可以检测疾病治疗期间骨组织微结构的变化。例如，在无麸质饮食治疗的乳糜泻患者中，骨皮质和骨松质

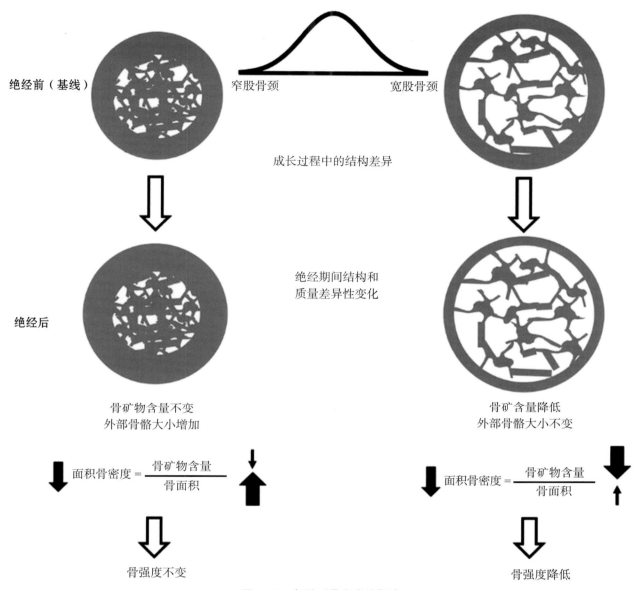

▲ 图 15-2 年龄对骨密度的影响

DXA 测量的面积 BMD 随年龄增长而降低，其原因不同，随着年龄增长，股骨颈较窄的女性由于骨外膜和骨内膜形成，骨皮质厚度和骨面积增加，由于 BMC 轻微降低，但骨面积明显增加，其结果是面积 BMD 降低，而骨强度可能几乎没有变化。股骨颈较宽的女性内膜皮层过度吸收，而骨外膜没有增厚，导致皮层骨变薄。由于 BMC 降低，而骨面积没有明显变化，其结果是面积 BMD 降低，并可能导致骨强度降低

经开放获取计划许可转载，改编自 Choksi et al. [59]

的骨密度均有所改善[79]。然而，最新的一项观察性研究纳入了 589 名法国绝经后女性，其中 135 名合并骨折，在随访 9.4 年中，作者比较了基于 HR-pQCT 的桡骨远端结构脆性评分（SFS）、股骨颈的骨密度和 FRAX® 评分，三种方式的预测结果相似[80]。

尽管这些研究并未证实 HR-pQCT 在骨折风险预测方面优于 DXA，但明确地表明新兴现代技术可能具有额外的应用价值，在未来能够更好地评估骨折风险，特别是在高风险患者群体中。

这些担忧表明，预防骨质疏松性骨折后再骨折迫在眉睫，多学科医学专家和全科医生之间的合作是迈向前方的重要一步，EULAR 与 EFORT 联合发布的指南提出了 10 项建议，对 50 岁以上

的脆性骨折患者进行最佳管理，以预防再骨折发生[81]。

七、挑战 6：骨质疏松症治疗

目前，抗骨质疏松症的治疗方法普遍存在一个共同点，骨吸收和骨形成之间偶联[82]。从药理学和临床角度分析，没有最佳的治疗方案，有些问题难以解决。第一，骨吸收抑制剂只能在一定程度上增加骨密度，因为破骨细胞数量减少以及骨基质释放的物质会损害成骨细胞募集和新骨形成。因此，如果患者的初始骨量非常低，骨吸收抑制剂不能充分提高患者骨密度以预防骨折发生。此外，骨吸收抑制剂只能改善破坏的骨结构，但不能恢复；第二，特立帕肽依次激活成骨细胞和破骨细胞，初始骨量非常低或对特立帕肽耐受的患者在接受特立帕肽治疗后，患者骨密度仍然保持在低水平；第三，只有少数研究通过联合治疗实现骨吸收和骨形成的解偶联，从而改善当前尚未解决的问题。

此外，虽然所有的骨吸收抑制剂和骨形成促进剂能够增加脊柱和髋部骨密度，其中脊柱骨密度增幅最明显（图 15-3），然而，不同药物对骨骼的影响存在差异（表 15-4）。随着对新药的研究，每一种新药都能更有效地增加骨密度。尽管许多抗骨质疏松症药物不能在头对头试验中进行直接比较，但新药物的作用机制通常预示着在增加骨密度方面具有更好的疗效[83]。

所有批准的抗骨质疏松症药物都能显著增加脊柱和髋部骨密度，其中脊柱骨密度增加是由于富含骨小梁的椎体表面积增大所致。正如经典的 FIT、VERT、BONE 和 Horizon trials 试验报道，接受双膦酸盐治疗 12 个月，脊柱和髋部骨密度分别增加 4% 和 2%[84, 85, 96, 97]。每日、每周和每月口服及每年静脉注射双膦酸盐药物的疗效相似[98-102]。口服双膦酸盐的依从性差是治疗失败的一个常见因素[103-105]，地舒单抗抑制骨吸收的能力更强，具有更好的疗效[89]。特立帕肽是一种骨形成促进剂，可增加脊柱和髋部骨密度[59]。另一种最近获批的骨形成促进剂，阿巴洛肽能够显著增加脊柱和髋部骨密度[93]。

罗莫单抗是一种靶向硬化蛋白的人源化单克隆抗体。据报道，接受罗莫单抗治疗 12 个月后，脊柱和髋部骨密度分别增加约 13.5% 和 6.5%[94, 95]。

许多研究报告，脊柱和髋部 HR-pQCT 和 QCT 原位检测以及髂嵴骨活检发现，接受药物治疗后患者骨骼结构发生改变。但是，不同药物引起的骨骼结构变化存在差异。双膦酸盐增加骨皮质厚度的原因主要通过减少骨内径周长，其实是填补骨内膜表面吸收区。此外，双膦酸盐还可以减少骨皮质孔隙度，增加骨小梁数量。地舒单抗具有类似作用，但相比于双膦酸盐，地舒单抗可能更有效地降低骨折风险[59]。

八、挑战 7：患者教育

在美国，2008—2012 年，使用双膦酸盐的绝经后女性暴跌了约 50%，即所谓的骨质疏松症危机[106, 107]（图 15-4）。危机产生的因素是多方面的，其中最重要的是公众普遍意识到双膦酸盐引起的非典型股骨骨折和下颌骨坏死等严重的不良反应，医生对患者不合适的解释可能加剧了这一问题，如双膦酸盐不能完全降低骨折风险（椎体骨折风险降低 30%～70%），约 1/10 万使用者存在严重不良反应。有效的药物干预可以降低骨折风险，但不能完全预防骨折发生，认识这一点至关重要。其他原因包括医生对骨质疏松症的宣教和重视程度不足，医疗保健体系之间缺乏协调，缺少 DXA 和 VFA 等辅助诊断，患者用药依从性差以及治疗效果不满意[108]。根据患者年龄可以将患者教育分为以下几个阶段。

（一）如何提高峰值骨量

青壮年的峰值骨量受到多种因素影响。随着社会进步，人们的营养和饮食状况总体改善，年轻人的休闲活动更多的是坐着玩游戏机或其他电子游戏，很多年轻人养成了久坐不动的生活方式。多项研究表明，儿童时期的久坐不动与低骨密度

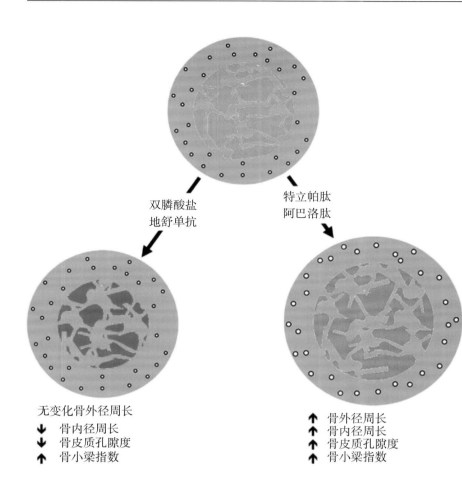

无变化骨外径周长
⬇　骨内径周长
⬇　骨皮质孔隙度
⬆　骨小梁指数

⬆　骨外径周长
⬆　骨内径周长
⬆　骨皮质孔隙度
⬆　骨小梁指数

◀ 图 15-3　抗骨质疏松症药物导致骨骼结构变化

骨吸收抑制剂（双膦酸盐和地舒单抗）和骨形成促进剂（特立帕肽和阿巴洛肽）产生明显不同的骨骼结构变化。两类药物均增加骨小梁数目，但对骨皮质的影响不同。双膦酸盐和地舒单抗增加皮质内骨体积，减小骨内径周长，减少骨皮质孔隙度，但是对皮质外骨体积无影响。骨形成促进剂同时增加皮质外骨形成和皮质内骨吸收，骨皮质厚度无明显改变。尽管骨形成促进剂增加了骨皮质孔隙度，但增加的骨体积可以增强骨强度。

经开放获取计划许可转载，引自 Choksi et al.[59]

和低峰值骨量相关，因此提高峰值骨量是一项困难但有必要的挑战[109, 110]。最近的研究还表明，每天看电视的时间和骨密度呈现负相关[111]。

另外，据报道体育活动可以增加骨密度，因此有必要启动干预项目增加年轻人的峰值骨量[44]。一项研究表明，15—19 岁青少年每周进行 4h 以上中等强度活动，如步行、骑自行车或锻炼，其骨密度能够增加 11%；每周运动量达到 4h 以上的休闲运动或每周参加几次的高强度体育运动，其骨密度能够增加 13%[112]。此外，一项针对青春前期女孩的回顾性横断面研究表明，不仅仅是体育运动，所有类型的身体活动均与峰值骨量增加存在相关性[113]。然而，尽管体育锻炼对骨密度和峰值骨量产生积极影响，但锻炼的最佳强度和持续时间尚未明确。Mitchell 及其同事在最近的一项研究中发现，基因缺陷导致的低骨密度儿童也可以通过体育锻炼增加 BMD[114]。如何鼓励更多的年轻人参加体育锻炼，改变久坐不动的生活方式，这一问题亟待解决。因此，为实现青壮年最佳峰值骨量，需要抑制影响骨量的负性因素（低钙、低维生素 D、吸烟和酒精），同时增加提高骨量的正性因素（主要是锻炼）。

（二）非药物干预策略预防骨折

非药物补充剂（包括充足的钙摄入、维生素 D 水平以及运动）在维持健康的生活方式方面发挥着重要作用，尤其是对于高骨折风险患者。另外，不健康的生活方式可能对骨密度、骨量以及跌倒风险产生负性影响[115]。

充分证据表明，健康的生活方式（钙、维生素 D、运动）对骨骼健康有积极作用，通常不产生不良反应，因此是一种有潜力的干预措施。机体充足的钙含量是骨骼强度的重要因素。显然，膳食钙摄入量不足可能引起血清低钙血症以及骨吸收增加，特别是吸收不良的患者，如减肥手术

表 15-4 抗骨质疏松症药物、剂量及其在骨质疏松性骨折中的推荐等级

药 物	剂 量	椎体骨折	非椎体骨折	髋部骨折	骨密度（增加 %）	
					脊 柱	髋 部
阿仑膦酸	每周 70mg	A	A	A		
利塞膦酸	每周 35mg	A	A	A	4[a]	2～2.5[a]
唑来膦酸	每年 5mg，静脉注射	A	A	A		
伊班膦酸	每月 150mg，口服或每 3 个月静脉注射 3mg	A	A[1]	未充分评估	3.8[b]	0.5[b]
地舒单抗	每半年皮下注射 60mg	A	A	A	5.5[c]	3[c]
雷洛昔芬	60mg，口服	A	未充分评估	未充分评估	2.9[d]	无明显改变
激素替代疗法	多种常用制剂	A	A	A	6.76[e]	4.12[e]
特立帕肽	每天 20μg，皮下注射				9[f]	3[f]
阿巴洛肽（Abaloparatide）	每天 80μg，皮下注射			未充分评估	11[g]	4[g]
骨化三醇	0.25μg，每天 2 次	A	未充分评估	未充分评估	无数据	
罗莫单抗（Romosozumab）	每月 210mg，皮下注射，持续 12 个月	数据仅来源于Ⅲ期试验 降低 73%	降低 25%	无数据	13.5[h]	6.5[h]

A. 推荐等级 A

1. 仅在亚组患者中（事后分析）；a. 治疗 12 个月 [84-87]；b. 治疗 12 个月 [88]；c. 治疗 12 个月 [89]；d. 治疗 12 个月 [90]；e. 治疗 24 个月 [91]；f. 治疗 18 个月 [92]；g. 治疗 18 个月 [93]；h. 治疗 12 个月 [94, 95]

后，口服钙剂可以补充膳食钙摄入量的不足。另外，早期数据表明，补钙可能与心血管风险增加有关 [116]。然而，其他几项研究并未证实高膳食钙摄入量与心血管事件之间存在相关性 [117, 118]，因此，补钙是否会增加心肌梗死风险的争论持续存在。一项纳入类风湿关节炎患者的研究显示，脆性骨折后心血管事件的风险升高，风险比为 1.8（95%CI 0.85～1.63）[119]。此外，膳食钙摄入量不足的骨质疏松症患者口服钙剂时，很难用简单的问卷调查评估膳食钙摄入量 [120]，也难以评估在肠道内吸收的钙含量百分比以及哪一部分最终吸收至骨骼内。

另一个重要的可控危险因素是维生素 D。据报道，血清 25- 羟基维生素 D 水平不足可抑制骨骼矿化，降低骨强度，导致肌无力和跌倒风险增加 [121, 122]。此外，髋部骨折患者的血清 25- 羟基维生素 D 水平往往低于正常含量 [121]。其他研究表明，维生素 D 水平不足与全因死亡风险增加相关，这可能反映了两者之间存在因果关系，也可能是由于患有严重基础疾病和合并症的老年患者缺乏阳光暴露 [123, 124]。

一项大型 Meta 分析表明，接受钙剂的患者每天补充 800U 维生素 D 可使患者非椎体骨折风险降低 20%，跌倒风险降低 20% [125, 126]。在一项观察不同剂量维生素 D 的随机对照试验中，治疗 6 个月后，>95% 患者的血清维生素 D 水平升高至 50nmol/L。然而，尚不清楚哪些患者应该补充维生素 D：所有骨质疏松症患者还是仅仅维生素 D 水平缺乏或不足的患者？值得注意的是，每年补充 500 000U 维生素 D 可能增加跌倒和骨折风

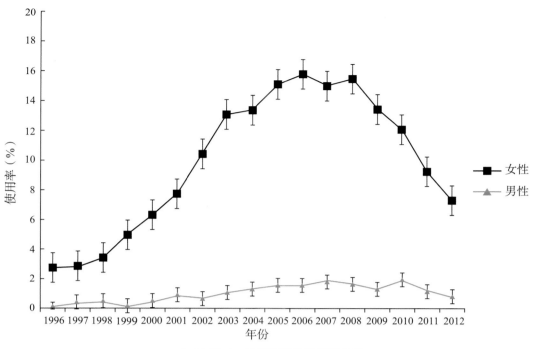

▲ 图 15-4　骨质疏松症治疗的危机

1996—2012 年，55 岁以上女性和男性双膦酸盐使用率
引自 Medical Expenditure Panel Survey（MEPS）.（Jha et al. [37].To get permission：the author publishing with an STM Signatory Publisher. How can we proceed?）

险 [127, 128]；与每天补充 800U 维生素 D 相比，每天补充 2000U 维生素 D 患者的跌倒风险更高 [129]。

吸烟可直接抑制成骨细胞活性，上调核因子 -κB 受体激活蛋白配体（RANKL）表达、影响钙调节激素和抑制肠钙吸收，是影响骨强度的另一个重要的非药物因素 [130]。重度吸烟者往往体重偏低且缺少身体活动，这也是骨折的重要危险因素。因此，有大量证据表明，对于重度吸烟者，戒烟和健康的生活方式至关重要；不幸的是，对尼古丁上瘾的人往往很难戒烟。

酒精同样会损害骨骼结构，特别是抑制骨形成。文献报道，每天饮酒超过 2 个单位不仅对骨骼健康产生负面影响，还会影响神经肌肉协调，增加跌倒风险，从而增加骨质疏松症及髋部骨折风险 [131]。

影响骨量和骨折风险的其他饮食因素包括蛋白质摄入量和水果，既往研究表明，年轻人摄入蛋白质可以增加骨量。最近研究显示，水果、蔬菜和乳制品饮食也可以提高骨强度，降低骨折风

险 [132]。此外，牛奶摄入量可以改善青春期女孩的骨矿物质沉积 [133]。另外，生酮饮食可能会引起脊柱骨量丢失，其原因可能是酮是酸性的，生酮饮食使人们处于"慢性酸中毒状态"，上述观察结果仅提示存在临床相关性，更重要的是需要明确蛋白质、水果和乳制品的摄入量以及在临床实践中如何应用到每个患者。

据报道，体育锻炼，尤其是负重运动，有助于青少年 [134-136] 和老年人的骨骼健康，负重运动还可以增加年轻人的骨密度。人类跟骨承受的主要应力是运动过程中足跟撞击产生的地面反作用力（GRF）[140]。根据 GRF 分类，游泳（GRF<1× 体重）、跳舞（GRF 在 1 和 4× 体重之间）和足球（GRF>4× 体重）分别归为低、中、高冲击运动 [141-143]。许多研究证明，高冲击和负重运动有助于增加骨密度 [137-139]。Frost [144] 提出的骨骼力学稳态理论解释了负重强度与骨骼之间的关系，该理论认为，运动通过骨塑建增加骨量，骨重建可保留增加的骨量。因此，机械负荷可以改变骨量、骨骼外部结构和骨组织

微结构[108, 145]。

（三）全面的骨质疏松群体教育模式

当今医疗保健系统中，患者应当在自我健康管理中发挥积极作用[146, 147]。鉴此，针对特定疾病的群体教育是医疗保健服务的必要组成部分[148]，也是鼓励患者积极参与自我管理的推荐方法[149-151]。积极参与体现在两个方面，即做出治疗决策和学习改变不良生活方式。合并慢性疾病的患者，如骨质疏松症，需要做出长期治疗决策[152]，比如，是否需要吃药以及何时开始负重运动等，这些都是患者面临的需要自我决定的问题。通常，在骨质疏松防治的第一年，医生和患者共同讨论、评估治疗效果。之后，一般每2～3年评估一次；因此，在日常生活中如何管理骨质疏松症很大程度上取决于患者。

在医患沟通中，治疗决策制订包括三个步骤：信息交流、协商治疗方案和确定治疗方案[153-155]。一项针对骨质疏松症患者及决策制订的研究表明，协助患者制订治疗决策可以更好地使患者了解骨质疏松症管理，并知道适合自己的治疗方案[156, 157]。一项系统评价发现，含有提醒和教育功能的工具可以提高患者使用抗骨质疏松症药物的依从性，从而增加骨密度，降低骨折风险[158]。然后，另一项针对骨质疏松性骨折患者及自我决策的研究表明，由于许多情况可能改变患者的决定，因此患者的自我决策往往是暂时的[152]。在全面的群体教育模式下，患者能够更好地了解骨骼健康的生活方式，最终可以帮助他们做出自我决策。医生在告知患者疾病治疗的相关知识，同时倾听患者的诉求，更大程度上让患者自主地参与到骨质疏松症管理中。因此，群体教育模式允许患者做出健康决策，给予患者指导和建议，共同维护骨骼健康[159]。

总之，骨质疏松症是一种沉默性疾病，其患病率随全球人口老龄化而增加。骨质疏松症的特点是骨强度和骨质量下降，导致脆性骨折增加。脆性骨折增加导致住院频率及致残、致死风险增加，降低生活质量，因此脆性骨折是面临的重要健康问题。尽管，多个国家和国际骨质疏松症管理机构已经发布指南，用于指导临床实践，但在骨质疏松症和骨折管理方面仍然存在诸多尚需解决的问题。

第 16 章　骨质疏松症：基层医生新视野
Osteoporosis Update for Primary Care Physicians

Yasser El Miedany　著

一、背景

骨质疏松症是一种以骨密度和骨质量下降引起的骨骼代谢疾病，骨质疏松症患者会经历骨量减少、骨组织退化和骨质量下降等一系列变化，最终导致骨骼脆性增加和骨折风险升高。全世界每年约有 900 万例骨质疏松或低能量损伤引发的脆性骨折患者[1]，在发达国家 50 岁以上年龄人群中，约有 1/3 女性和 1/5 男性在一生当中会经历脆性骨折，最常见的骨折部位通常发生在髋部、桡骨远端、脊柱和肱骨近端。髋部骨折所造成的严重后果是灾难性的，往往使患者失去自主能力，而且骨折后一年只有不到 1/3 的患者能够完全康复，死亡率却达到 20%[2]。跌倒和由此引发的骨质疏松性骨折会产生严重的后果，骨折后一年死亡率 21%～30%[3, 4]。

近 20 年来，骨质疏松症治疗的进展包括：骨折风险评估工具如 FRAX® 和 QFracture，骨强化治疗研究，提高识别高风险群体的能力以及为潜在骨折人群制订针对性治疗方案。一级骨折预防指第一时间预防低能量损伤引发的骨折，二级骨折预防指在第一次未经治疗的骨折后预防第二次骨折的发生，这些措施均为社区层面的筛查计划提供了帮助，从而降低骨折的发生率。然而，根据相关报道，只有很小一部分低能量损伤骨折患者接受了骨质疏松防治。例如，瑞典是目前世界上骨质疏松性骨折发病率最高的国家，然而只有约 14% 的患者在骨折后 12 个月内接受了抗骨质疏松药物治疗[5, 6]。国际指南将社区医疗机构中的全科医生定为负责骨质疏松患者和相关骨折人群随访的主要负责人[7, 8]。各级医院与基层社区卫生机构在骨质疏松患者信息上存在的共享严重不足，从而导致了抗骨质疏松药物治疗的不足，最终引起二级预防的不足。

本章将首先讨论骨质疏松症基层医疗的观点，然后介绍基层医疗目前存在的问题，以及基层医疗和骨折后康复服务之间如何联动来打破骨质疏松防治中存在的各种壁垒，本章还将介绍骨骼整体健康新概念以及骨质疏松专科护士的作用，本章最后将介绍骨质疏松症基层治疗的方法。

二、基层医疗对骨质疏松症的认知

尽管对骨质疏松症的研究日益增多，但主要以定量研究为主，如二级医疗预防策略[9-11]，患者决策辅助工具量化治疗差异[12, 13] 以及对高危风险群体的识别[14]，但是对于医生个体的深入研究，特别是基层医疗机构医生的动机、行为和观点的相关文献报道并不多见。研究基层医疗机构医生对于骨质疏松症治疗的态度可能有助于解释此类疾病治疗不佳的症结所在[15-18]。

在一项基层医疗机构医生和患者对于骨质疏松长期治疗认知的研究中，研究人员发现，医生主要关注疾病治疗、医疗费用、用药依从性及药物不良反应等问题[19]。一方面，基层医生认为患者缺乏对骨质疏松症的认识，同时担心患者自行获得的信息缺乏可靠性；另一方面，患者认为自己和基层医生都缺乏此类疾病应有的认知。

双能 X 线吸收法（DXA）被认为是预测骨

折风险的最佳手段[20]，对于基层保健专业人员使用 DXA 扫描知之甚少。一个小型研究[16]旨在评估全科医生对骨质疏松症诊断和治疗的认知，包括 DXA 检查的作用。研究中全科医生工作场所由一家大型医院提供，DXA 检查可以开放获取（目前预约等待时间 2 周）。对于骨质疏松重要性的认知，全科医生会使用诸如"骨质变薄"和"骨质流失导致骨骼结构变脆"等涉及病理学专业的短语来讨论骨质疏松症。他们认为，这是公共卫生需要重点关注的领域。对于骨质疏松高危患者的识别，纳入研究的全科医生能够识别一些重要的风险因素：绝经期／绝经后期、吸烟、骨质疏松家族史、厌食症、低体重、缺乏锻炼、长期缺乏运动、长期使用类固醇药物、饮食不良、代谢性疾病等。然而，即使全科医生会使用这些高危因素来评估患者的风险程度，但他们认为这些风险因素并不可靠，完全不能等同于 DXA 诊断，60% 的全科医生认为评估风险因素唯一可靠手段是 DXA 检查。当涉及转诊患者进行 DXA 扫描时，他们认为尽管有基层医疗相关指南，但很难判断哪些患者以及何时应该进行相应的检测。尽管指南已经明确指明，通过相应评估哪些患者有危险因素后就应该进行检测，以及什么时候用检查结果来决定进行相应的治疗，但基层医疗机构医生并不完全遵循这一治疗模式，他们运用了其他替代方法，全科医生指出，如果有骨质疏松高危因素则可以直接进行治疗，无须进行 DXA 检测，现有的证据支持这一研究发现，后期的治疗时长会影响是否需要 DXA 检测。例如，对于可能提前绝经的年轻女性，可能需要接受长期治疗。此外，DXA 扫描被认为在联合决策过程中将提供额外的信息，在"说服"患者需要特定的治疗，或在说服患者他们存在问题方面是有用的。此外，患者自身的压力也是一个影响全科医生进行 DXA 检查的因素，如果患者要求进行检测，为了安抚他们，医生也会进行相应检查。

很少有定性的研究来调查医疗机构医生的态度，是如何影响基层医疗中对于骨质疏松的管理[15-17]，一组澳大利亚研究人员通过研究发现，基层医疗机构医生认为骨质疏松症没有糖尿病、骨关节炎、心血管疾病以及高血压等疾病重要[17]，即使医生相信这些药物是有效的，但他们认为指南对于治疗时长不明确，同时担心药物费用会对患者造成经济负担。在另外一项研究中，基层护士对于她们可以为骨质疏松患者提供的疾病管理感到沮丧[15]。

三、基层医疗机构存在的问题

骨质疏松症是一种可以预防的疾病，尤其是在低骨量早期和骨折发生之前，医生可以及时进行诊断和治疗。因此，识别有骨质疏松风险的患者对于降低骨质疏松相关骨折的发病率和死亡率至关重要。然而，目前世界范围内骨质疏松症的诊断和治疗存在严重不足，这与应查尽查的治疗指南大相径庭[20-22]，最近一项关于髋部骨折医疗保险人群的研究发现，只有 19% 的患者在骨折发生前接受过骨质疏松防治。这个数字表明骨质疏松症诊断严重不足的趋势令人担忧。2016 年进行的另一项研究结果发表在《美国医学会内科杂志》（*JAMA Internal Medicine*）上[23]，数据更加令人担忧。研究显示，骨折发生后接受骨质疏松防治的女性比例几乎没有变化，仅上升 21%。

尽管存在有效的治疗方法可以减少骨折的发生，但骨质疏松症的诊断和治疗存在严重不足，这说明骨质疏松症的治疗和诊断之间存在着巨大鸿沟，这将很有可能导致骨质疏松性骨折成为一种流行疾病，尤其对于骨质疏松症，这种本可以预防的疾病，该医疗危机应该得到有效解决，美国国家骨骼健康联盟和家庭医生协会回顾分析了基层医疗应该怎样应对骨质疏松症的筛查[24]、诊断和治疗方面的挑战，在骨骼健康方面，我们发现了医疗上的几个问题（图 16-1），报告如下。

（一）问题 1：未能有效执行骨质疏松筛查指南

在过去的几年里，已有证据表明，应该对骨

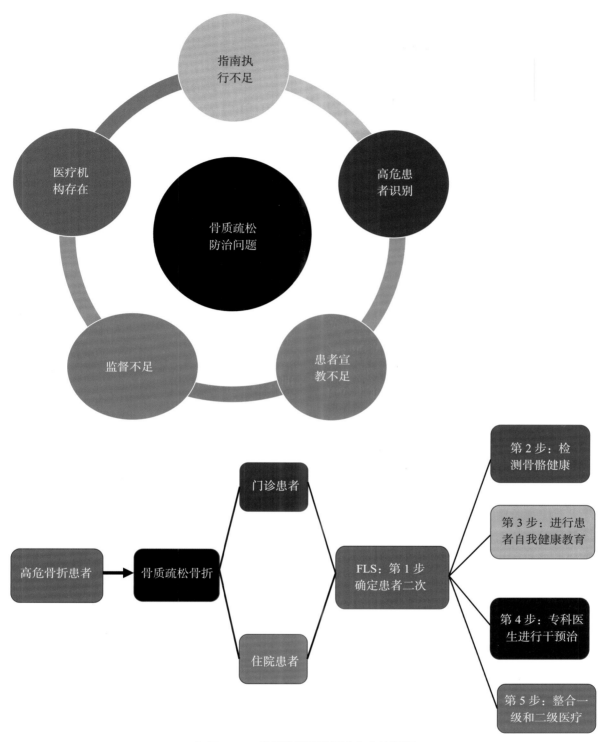

▲ 图 16-1　骨质疏松基层医疗存在的问题

质疏松筛查负责的医生可能没有遵循推荐的诊断指南，因而基于不正确的认识做出治疗决定，根据 2008—2014 年美国一个大型全国性队列研究医疗索赔数据分析显示，在 50 岁以上私人投保的女性中，骨质疏松症筛查率一直处于低位。65—79 岁女性中，骨量检测的人群只占 26.5%，在 80 岁以上女性中，这个数字仅为 12.8%。在非西班牙裔黑种人女性和社会经济地位较低的女性中，筛查率更低[25]。另一项对某地区医疗系统 5 年电子健康档案和放射报告记录的分析显示，接受抗骨质疏松药物治疗的女性中有 2/3 人群并不需要治疗。骨质疏松症的诊断是基于双能 X 线吸收法（DXA）腰椎侧位的骨密度异常，然而根据国际临床密度测定学会指南，这不是诊断部位。事实上，接受筛查的女性中，可能有一半根本没有必要进行骨密度检测，因为她们年龄较小而且并不存在罹患骨质疏松的危险因素[26]。另外一项研究发现，家庭医生要求进行骨密度相关检测，并尝试恰当地治疗骨质疏松症，事实上这些家庭医生并没有掌握检测的适应证[27]。关于医生学习需求的调查报告显示，多数医生（66.8%～83.2%）希望了解骨密度筛查标准、检测报告的解读和 T 值评分的意义，以及检测的频率[28, 29]。

解决这一问题的最佳办法是向基层医疗机构医生提供准确的信息，包括哪些患者需要检测、什么时候进行检测、基于指南的诊断标准、检测的适应证，以及检测报告的分析解读。

（二）问题 2：未能有效降低基层医疗中的骨折风险

首次低能量骨折后进行早期抗骨质疏松干预可以降低后续再次骨折的发生率和死亡率，这种干预措施在低骨密度患者中尤其有效。然而，美国的一项研究数据令人震惊，即使是髋部骨折后，愿意接受抗骨质疏松治疗的患者比例已经从 2001 年的 41% 下降到 2011 年的 21%[30]。这一结果表明，对于预防后续再发骨折，存在医生参与程度较低的现象。

上述现象的原因之一是患者和医生担心双膦酸盐和其他抗骨质疏松药物的潜在毒性。事实上，这些不良反应并不常见，对于有骨折风险的患者来说，抗骨质疏松药物是利大于弊的[31]。然而，对抗骨质疏松药物安全性缺乏了解的医生并不愿意给骨折患者使用此类药物，在一项研究中，几乎所有接受调查的家庭医生表示，如果有一种安全可靠的药物可以降低继发性骨折的风险，那么他们愿意对老年骨折患者进行药物干预[13]，尽管现在的抗骨质疏松药物的受益风险比很高，家庭医生治疗的意愿却不强，此外，研究显示，医生对治疗骨质疏松的现有药物感到困惑，特别是药物治疗的时机，药物合适的剂量，不同药物的选择，以及如何管理有中度骨折风险的患者[27, 29]。

最好的解决方法是向社区基层医生提供所需的知识，包括抗骨质疏松药物种类，个体化选择合适药物，药物的安全性及剂量说明，用药开始时间，以及如何治疗中度骨折风险患者。

（三）问题 3：医患沟通不足 / 患者教育不足

已有多项研究表明，女性往往低估自己罹患骨质疏松症的风险，并且与其他疾病相比，对骨质疏松症的后果缺乏重视。部分女性存在多种危险因素并已确诊为骨质疏松症，目前正在服用抗骨质疏松药物，然而，其中 1/3 人群却并不认为自己会有骨折风险[32, 33]。对于脆性骨折患者，其中超过一半即使在被告知已患有骨质疏松症，他们也不认为目前的骨折与骨质疏松有任何关系，这些患者似乎也没有意识到未来骨质疏松性骨折发生的风险会增大[34]。

为了达到长期治疗骨质疏松和预防骨折的目的，对低骨量和骨质疏松患者进行相关教育十分必要。对于医生来说，重要的是要告诉患者，骨质疏松、年龄增长或脆性骨折的诊断会增加未来骨折的风险。然而，研究表明，社区基层医生认为他们在与老年患者沟通骨质疏松风险和骨折预防的复杂性方面存在诸多障碍，包括时间限制、老年患者其他健康问题的复杂性，以及他们在已有诸多慢性病药物中再增加抗骨质疏松药物的意愿不强[27, 29]。

最好的解决方法是为社区基层医生提供系统的培训，使他们能够为患者提供全面细致的解说，帮助患者理解骨质疏松的风险，与患者一起制订抗骨质疏松的方案，支持患者健康自我管理，坚持药物的长期服用[35]。

（四）问题 4：抗骨质疏松治疗后续监督不足

治疗骨质疏松有数种有效的药物，但这些药物必须坚持长期服用方才有效。对处方信息的分析表明，与依从性差的患者相比，依从性好的患者骨折相对风险降低 26%；与非持续治疗患者相比，持续治疗患者的骨折相对风险降低 21%[36]。与治疗其他慢性病的药物一样，抗骨质疏松药物的依从性和持久性并不理想。在接受抗骨质疏松药物治疗的患者中，超过 50% 的患者在治疗 12 个月内的依从性或持久性差[37]，药物不良反应和停药风险主要集中在药物治疗开始后的最初几个月。

有证据表明，与上述问题相混淆的是，医生通常高估患者对抗骨质疏松药物治疗的依从性，并且往往对患者的担忧缺乏了解，从而导致依从性差。医生往往认为药物不良反应和医疗费用是患者依从性差的主要原因[38, 39]，但研究表明患者依从性差的原因包括对不良反应的担心、缺乏药物疗效的感知、药物复杂的剂量要求以及对疾病相关后果的认识不足[39]，对于改善骨质疏松药物治疗依从性和持久性的干预措施的系统回顾[25, 40]已经确定，研究对象和医疗机构之间存在相互作用的明显趋势，包括如下。

- 早期发现依从性和持久性差的患者。
- 以提高患者依从性为目标，制订共享治疗策略。
- 对所有患者应用标准策略，避免中断或延迟治疗的风险。

然而研究表明，处方医生并没有在预防依从性不佳最有效的时间段内随访患者，在此期间可以及时处理药物的不良反应，进行药物剂量的解释说明，宣教抗骨质疏松药物的好处[39]。

解决问题的最佳方法是缩短起始用药与后续复诊之间的间隔时间，帮助医生及时发现患者使用抗骨质疏松药物依从性和持久性差的问题，从而促进医患交流，减少骨折风险。

（五）问题 5：医疗体系相关缺陷

现有医疗体系也是骨质疏松防治重视不足的

一个原因，骨质疏松防治缺乏行之有效的激励措施，医疗专业人员有限的资源以及资金支配，使得患者咨询和教育工作难以有效开展，医生之间在处理急性骨折后"交接"的态度，所有这些都导致了一个具有挑战性的医疗环境，难以实现最佳的骨骼健康。

解决这个困境的最佳方法是为基层医生提供全面的计算机化基层管理系统。该系统可以识别脆性骨折、骨质疏松患者及危险因素，并提供激励措施，如"绩效付费"（P4P）系统，以改善慢性疾病管理，或依据"基层医疗质量和效用体系（QOF）"，对提供"优质治疗"的医疗行为给予奖励，对持续改进的临床治疗给予基金资助。

表 16-1 总结了基层医疗机构在骨质疏松防治方面的问题以及处理这些问题的最佳方法。

四、提高基层骨质疏松防治：改善服务，打破壁垒

骨质疏松症治疗管理的主要挑战之一，即在患者住院期间的某些情况下，骨质疏松防治并不被重视，而是往往将其留给社区基层医生门诊或咨询机构处理。事实上，大家似乎普遍缺乏对该问题严重性的认识[41]。

一项最新的欧洲调查研究[42] 显示，骨科专家认为骨质疏松和脆性骨折被医疗系统忽视了，迫切需要采取措施来改变这个局面，这项由 UCB 牵头的调查向来自 11 个欧洲国家的 401 名骨科专家询问了他们在骨质疏松和脆性骨折治疗方面的经验，在接受调查的人群中，66% 认为骨质疏松症是一种被忽视的疾病，只有 10% 受访专家认为骨质疏松和脆性骨折被当地医疗机构重视，大多数人（90%）认为抗骨质疏松治疗应该是公共卫生的优先事项，91% 认为有效的治疗可以改善临床结果和降低治疗成本。在 45 岁以上女性人群中，骨质疏松住院天数比例高于糖尿病和乳腺癌等疾病。

由于骨质疏松性骨折产生的经济负担和发生率日益增高，从而使骨质疏松症的影响逐渐加剧，并预计随着人口老龄化不断加重。总体而言，美

表 16-1　基层医疗中骨质疏松防治存在的问题、解决方法和预期结果

治疗存在的问题	解决方法	预期结果
未能按照标准流程实施骨质疏松筛查指南	1. 认可骨质疏松筛查指南，接受骨密度检测建议 2. 建立骨折联络服务	结果 1：将认识到什么时候、哪些患者以及如何评估骨折风险和骨质疏松 结果 2：能够解释评估结果，制订患者治疗计划
未能有效识别和治疗脆性骨折患者，以减少新发骨折的风险	确认药物对骨质疏松患者的风险和收益	理解基于循证医学指南和药物安全概述关于骨质疏松患者的个体化治疗干预措施
骨质疏松和骨折风险患者的教育和医患沟通不足	1. 提供患者培训和沟通机会 2. 给患者更多自主权利 3. 开发和实施共享决策工具	为患者提供疾病风险教育，提供非药物干预等教育培训
抗骨质疏松药物治疗后监督和随访不足	制订并实施策略，提高患者治疗的依从性	1. 缩短起始用药和后续复诊间隔时间 2. 识别出患者依从性不佳的原因
医疗体系相关缺陷	建立综合计算机化基础医疗系统	识别出脆性骨折、骨质疏松病例及相关风险因素

国骨质疏松和相关骨折的医疗成本估计每年花费 200 亿美元。在美国，每年治疗骨质疏松相关骨折的医疗费用已经相当于或超过心肌梗死、乳腺癌和（或）脑血管意外的医疗费用[43]。由于骨质疏松性骨折的发病率增加，预计到 2025 年，医疗费用为每年 250 亿美元，到 2050 年将达到 500 亿美元[44]。在欧洲，2010 年欧盟脆性骨折的医疗费用为 370 亿欧元[45]，根据人口变化，这一数字预计到 2050 年将翻一番[46]。在英国，情况类似，每年约有 53.6 万人发生脆性骨折，包括 7.9 万髋关节骨折，2010 年的医疗费用估计为 35 亿英镑，预计到 2025 年将增至每年 55 亿英镑[47]。

骨质疏松防治必须得到专业人员的指导，确保容易罹患骨质疏松患者得到充分的治疗并进行骨折风险筛查。此外，应提高骨密度检查率和抗骨质疏松药物的治疗，以便为低能量骨折高危人群提供及时的治疗。

在大范围内适用的变量模型总是比在地方一级适用的有限模型更受欢迎。为了普及更多关于提高疗效的常识，一个被称为传播与实施科学（DIS）的崭新的转化研究领域由此应运而生。DIS 是一个不断发展的研究领域，旨在告知循证干预如何能够在医疗保健服务和社区环境中成功地被

采用、实施和维护[48]。在过去 10 年中，基层医疗的研究出现了许多新的发展方向，包括培训内容、治疗范围、治疗团队、如何治疗和付费模式[49, 50]。这些变化带来了进步、机遇和挑战。基层医疗的一些最新进展包括：以患者为中心的治疗模式，以患者为中心的医疗之家的概念和实施[51, 52]，电子病历的使用和有意义的使用标准[53, 54]，支付系统的重新设计，如 2015 年通过的医疗保险准入和 CHIP 再授权法案[55] 和绩效激励薪酬体系[56]，资质认证系统维护[57, 58]，以及实施这些举措的实践转化策略。伴随着患者群体的老龄化和相关慢性病的负担增加、健康公平化问题、健康问题的社会因素干扰，以及即将到来的精准医疗时代，都会导致形势日益严峻复杂[59-61]，而基层机构从业者和研究人员正站在促成这些改变发生的最前沿。

改善医疗质量可以通过系统重新设计来实现，例如，寻求提高骨质疏松医疗服务效率的系统方法。一种常采用的方案是在健康信息系统中开发电子提醒功能，标记选定患者或选定医疗服务提供者的行动，并建议，甚至强制执行既定治疗。这将有助于减少医生筛查骨质疏松症的重担，并避免"超负荷提醒"。一项试点研究评估了一种"低

成本、低技术"方法，该方法类似于提供乳腺造影术的方案，允许患者使用指定的电话直接安排自己的骨密度检测，最终使接受 DXA 检测的患者比率增加了 13% 以上[62]。在基层医疗中可以使用一种类似的策略，即使用服务评估工具来询问 IT 系统。所有 65 岁以上的患者都可以从数据库中提取，使用世界卫生组织推荐的骨折风险预测简易工具（FRAX）进行分析。FRAX 评分高的患者（即 10 年内骨质疏松性骨折风险 >20% 和（或）髋部骨折的风险 >3%）将被获取，进行进一步的评估，来决定是否需要采取积极的预防骨折措施[63]。

目前国际上颇受关注的另一个方法是实施骨折联络服务，这可以通过实施骨折联络服务[64]和聘请社区骨折联络护士[65]来实现。这种方法的目的在于，确保骨折住院患者在骨折愈合的关键时期，不假手他人即可获得所需的工具和资源。随着这种方法的广泛采用，那些骨折风险最大的患者与已经骨折的患者将得到更好的治疗。

在骨质疏松干预治疗的关键窗口期[66]，基于提供包括居家康复在内的骨骼保健，将医生、患者和系统干预深度绑定的措施是与骨折患者互动的重要设置，居家康复还可以提供物理治疗、药物治疗或其他护理服务。由于居家康复通常为骨折患者出院后服务，因此，对许多骨折患者来说，居家康复是最为合适的抗骨质疏松治疗时刻。

总的来说，此类干预目标的实施要包括医生、患者和医疗系统三方共同参与，然而，实践出真知："没有什么总是有效的"，"许多事情结合在一起可能比单独一件事情更好。"因此，在这些策略中，通常会同时使用多种方法。同样重要的是，在上述提到的关键时刻及时干预，如骨折后的一段时间。这种策略可能比教育健康成年患者进行骨密度检测更有效。切实有效的项目包括使用邮件或者电子材料、电话回访和宣教材料及时与骨折患者沟通、联系。

五、骨骼健康团队

尽管目前骨质疏松迫切需要早诊断、早治疗，但关于脆性骨折一级预防的模型还很少，也没有基于团队的初级干预措施的报告[67, 68]。为了应对这一挑战，建议在基层医生和上级医院医生之间建立一个"骨骼健康小组"以利沟通（表 16-2），该团队由骨质疏松专科医生、药剂师和护士组成，致力于筛查和治疗骨质疏松性骨折高危患者，并在社区门诊诊所提供服务。骨骼健康团队作为一种基层医疗模式，通过签订合作治疗协议，通过线上和电话诊所，管理骨质疏松的筛查、诊断、治疗和持续监测[69]。

表 16-2　推荐的骨骼健康团队成员构成

骨骼健康团队

- 骨质疏松临床专科医生
- 老年科医生
- 放射科医生
- 骨科医生
- 有志于投身骨质疏松的基层医生
- 骨折联络服务护士
- 康复治疗医生
- 药剂师
- 急救人员
- 患者代表，比如由皇家骨质疏松协会或国家骨质疏松基金会的志愿者担任
- 基层医疗信托机构

骨骼健康团队的干预措施包括以下方面，对 65 岁以上老年人进行风险因素评估识别，使用 DXA 检测和骨代谢指标检查进行筛查。如果在评估期间发现指标异常，骨骼健康团队进一步进行深入评估，并根据国家临床实践指南进行治疗。除药物治疗外，骨骼健康团队还应评估患者膳食、钙剂、维生素 D 的摄入量，以及既往跌倒史、跌倒风险和负重活动史。还应该关注是否有饮酒和吸烟病史。根据患者的风险因素，提出适当的建议，包括补充钙、维生素 D（如果存在不足），可以进行物理治疗以加强核心肌肉和平衡，或转到专业机构进行家庭安全评估，戒烟治疗及负重活动锻炼。

最近发表的一项研究[69]对这种全新的服务结果进行了评估，参与骨骼健康团队服务的基层医疗患者队列数据显示，使用 DXA 进行骨质疏松筛查和治疗干预的比率明显高于当前的标准基层医疗方法，因此，这种专门的骨质疏松筛查和治疗方法可能为骨质疏松性骨折的基层预防提供一种切实可行的方法。

六、骨质疏松专科护士的作用

由于职业的特殊性质，护士在骨质疏松的预防、检测和治疗中发挥着重要作用，由于具有批判性思维、善于交流以及沟通其他跨学科团队成员的能力，护士能够在患者个人需求和骨质疏松防治目标之间找到平衡，因此为了使护士能够有效发挥这些关键作用，必须加强护理课程学习以及在不断发展的相关领域加强对骨质疏松的认识。骨质疏松症应当像心血管疾病、糖尿病和其他慢性病一样受到应有的重视。

骨质疏松专科护士是连接基层医疗、骨质疏松专科医生和患者的纽带。对患者来说，护士通过开展骨骼健康方面的教育，在预防骨质疏松上发挥着重要的作用。在社区机构和学校，根据可利用的资源和个人医疗系统的优先权，护士可以在儿童、青少年和家长中开展健康生活方式的教育，有利于促进这些群体的骨骼健康。随着年轻人变得更加久坐不动，饮食偏好往往导致缺乏骨骼健康所需的足量钙，因此重新强调体育活动和钙摄入非常重要。护士特有的角色可以向各种社区和专业团体提供有关骨骼健康的拓展教育。这些团体可以包括医疗提供者、员工健康倡议、社区健康论坛，以及老年人、女性和癌症幸存者团体等。

护士在促进骨质疏松检测方面发挥着不可或缺的作用，他们可以参与评估、并接触到基层医疗机构、急诊科、骨折诊所以及各个不同层级的医疗机构（急性、慢性、长期治疗、社区家庭治疗）中的患者。她们可以将一些简单的常见问题纳入到标准的患者评估或入院流程中，促进骨质疏松症的早期诊断，这些常见问题包括患者身高是否下降、有无脆性骨折史以及骨质疏松其他常见危险因素。

在骨质疏松症确诊后，护士通过持续的评估、教学和咨询，在支持患者治疗骨质疏松方面继续发挥着重要作用，在资源充足的情况下，提供跨学科治疗是最优选择，其中与医生共同合作的有护士、物理治疗师（提供锻炼）、理疗师（跌倒和骨折预防建议）、营养师（钙和维生素 D 摄入的咨询）和药剂师（药物建议）。如果这些资源不能轻易获得，护士可以就涉及的问题和生活方式发起咨询和教学，并协调和咨询其他能获得上述资源的医疗机构和社区服务提供者。

护士有助于为骨质疏松症患者提供心理社会支持，对许多患者来说，这是他们面临的另一种慢性疾病，对诊断、治疗和预后深感焦虑，护士提供护理支持帮助，提高患者治疗依从性，让患者适应生活方式的改变，并接受终身治疗的现实，在患者出现紧急情况时给予指导调整。专科护士通过制订恰当的应对策略和合适的疼痛治疗，在帮助个人应对慢性病方面发挥着重要作用。与其他慢性病相比，由于骨骼健康需要长时间的监测，护士经常需要提供持续的电话咨询和支持，这给自身带来了独特的机遇和挑战[70]。

七、骨折联络服务（FLS）中护士的作用

FLS 的一个重要组成部分是负责整合和协调脆性骨折（低能量创伤骨折）患者骨骼保健的护士，这种角色与糖尿病、慢性阻塞性肺病或心力衰竭护士的角色并无不同。在基础护理方面，除了与最近发生骨折（意外骨折）的患者沟通外，护士还需要建立一个有效的登记簿，登记既往发生过脆性骨折（常见骨折）的患者（图 16-2），以及高骨折风险但尚未发生骨折（初级预防）的患者，例如，有髋部骨折家族史的患者、使用过口服类固醇药物的患者或患有类风湿关节炎的患者。这可以使用世界卫生组织骨折风险评估工具（FRAX™），可以在网址 www.shef.ac.uk/FRAX 获

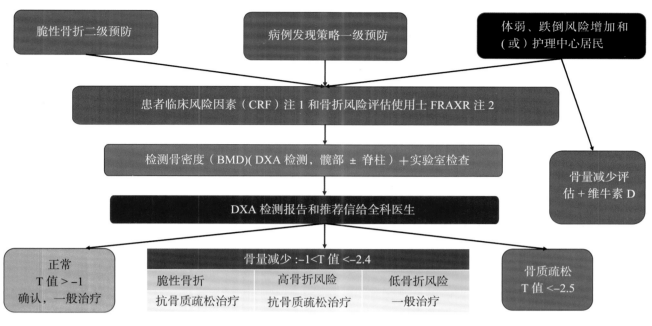

▲ 图 16-2　骨折联络服务的结构与功能

取。使用临床风险因素评估，FRAX 可用于计算患者在未来 10 年内发生髋部骨折或任何骨质疏松性骨折的绝对风险。

FLS 护士随后可以推荐高风险患者去进行 DXA 检测，如果有需要的话，可以进一步调查骨质疏松的次要原因，并与二级治疗 / 骨质疏松专科医生联系，为基层机构医生提供报告和治疗计划，FLS 护士还需要与跌倒诊所和护理中心保持联系[71]。

与任何无症状的慢性病一样，抗骨质疏松药物服药依从性差，不良反应随之增加，同时如果服药方式不正确，治疗收益也会降低[72]，基层医疗在促进依从性方面的核心作用已得到承认，而一名 FLS 护士是从事这一工作并提供生活方式建议的理想人选。

除了提高服用骨重塑药物的依从性外,FLS(可能包括临床药剂师发布的药物使用说明）将是确保钙和维生素 D 合理使用的理想人选选择，对于无法接受口服治疗的患者，可以建立基于社区的静脉注射服务，以降低成本，并为患者提供更本地化的服务。同时需要建立护理质量基准，以便对服务进行评审。

八、筛查干预的组成部分

（一）筛查适应证

由于既往无骨折史但有发生脆性骨折风险的个体是无症状的，筛查应该能够识别出骨折风险高的个体和潜在的预防干预对象，筛查过程中获得的信息以及患者的价值观和偏好可用于指导治疗决策，从而降低未来骨折风险和相关发病率[73]，因此，筛查的目的不是发现骨质疏松的存在，而是减少与骨折相关的发病率、死亡率和费用负担。

预防脆性骨折的筛查涉及一系列活动，而不仅仅是一项测试，这些活动包括对特定人群中的无症状人群进行系统筛查，目的是识别骨折风险增加的人群，以便提供预防性治疗和改善健康状况。

（二）骨折风险评估

骨折风险只应在特定人群中进行评估。由于缺乏雌激素，女性绝经后骨质疏松的风险急剧上升，因此脆性骨折的风险在女性及老年患者中更常见。

因此，国际指南建议，骨折风险应在以下方面进行评估。

• 所有 65 岁以上女性。

- 所有 75 岁以上男性。

还应评估 65 岁以下女性和 75 岁以下男性的骨折风险，以及某些额外的风险因素，具体如下。

- 既往脆性骨折病史。
- 目前或最近频繁口服使用或全身使用糖皮质激素。
- 跌倒病史。
- 髋部骨折家族史。
- 继发性骨质疏松的其他原因，如维生素 D 缺乏（见下文）
- 低体重指数（BMI）（ < 18.5kg/m² ）。
- 吸烟。
- 女性每周饮酒超过 14 个单位，男性每周饮酒超过 21 个单位。

继发性骨质疏松的原因包括如下。

- 内分泌：性腺功能减退症（无论男女），包括未经治疗的过早绝经、芳香酶抑制药或雄激素剥夺疗法、甲状腺功能亢进症、甲状旁腺功能亢进症、高催乳素血症、库欣氏病和糖尿病。
- 胃肠道疾病：腹腔疾病、炎症性肠病、慢性肝病、慢性胰腺炎和其他导致吸收不良的原因。
- 风湿病：类风湿关节炎和其他炎性关节病。
- 血液系统：多发性骨髓瘤、血红蛋白病和系统性肥大细胞增多症。
- 呼吸系统：囊性纤维化和慢性阻塞性肺病。
- 代谢：同型半胱氨酸尿症、慢性肾脏疾病和因神经损伤或疾病引起的活动不能。

评估 50 岁以下患者的骨折风险没有意义，除非他们有大剂量类固醇治疗等主要风险因素。

值得注意的是，骨质疏松并不是人们骨折的唯一原因。此外，还存在因帕金森病等合并症跌倒的风险。因此，跌倒预防是脆性骨折预防的重要组成部分，大多数医院或社区老年服务机构都会提供跌倒预防服务，识别有跌倒风险的患者，并对他们进行物理治疗和锻炼课程，以改善他们的肌肉骨骼健康。

在咨询过程中，可以通过使用在线工具或决策辅助工具，骨折风险评估将变得更加容易。目前有两种常用的方法。

- FRAX 见网址：https://www.sheffield.ac.uk/FRAX/
- QFracture 见网址：https://qfracture.org/

大多数全科医生计算机系统都将这些工具上传到系统中，以便在咨询过程中快速使用。两者都会提供骨质疏松性骨折的风险提示。在英国，FRAX 系统使用英国国家骨质疏松症指南工作组（NOGG）的建议来计算患者是否需要治疗，这很有帮助。在美国，骨折风险评估基于 10 年骨折风险概率（严重骨质疏松性骨折 > 20%，髋部骨折概率 > 3%）。FRAX 由世界卫生组织（WHO）开发，用于评估女性和男性的骨折风险，并考虑了上述几种风险因素。此外，在没有全身骨密度的情况下，如果仅有股骨颈骨密度，也可以用来评估风险。FRAX 是以欧洲、亚洲和美国的数据开发的，并在数个国家得到验证。

另外，QFracture 是使用英国数据设计的，风险因素列表与 FRAX 工具中的略有不同，包括哮喘、跌倒风险和其他长期疾病，如糖尿病，以及三环类抗抑郁药等特定药物的使用，因此更全面，QFracture 有 10 年髋部骨折的风险评估，也有手腕和脊柱等其他主要骨质疏松性骨折的风险评估。然而，它没有给出何时开始治疗的建议（即治疗阈值），而 FRAX 给出治疗阈值或建议测量临界病例的骨密度，以帮助做出治疗决定，每种工具所涵盖的年龄范围也略有不同，FRAX 可用于 40—90 岁的年龄段，QFracture 的使用年龄为 30—84 岁。

因此，社区基层医生或护士可以识别出那些骨质疏松高风险和脆性骨折的患者。对于经由 FRAX 或 QFracture 或其他风险工具评估得出的骨折高危患者，建议进行 DXA 检查。

（三）治疗阈值和治疗决策

不同国家的治疗临界阈值差异很大，往往在于以下原因：特定人群骨折风险和死亡率[74]的差异、医疗优先权、患者支付骨折相关医疗费用的意愿、资源可获取性（如获得骨密度评估工具）以及现有的报销标准[75, 76]。美国国家骨质疏松基金会建议：骨质疏松或低骨密度（T 值 –1.0～–2.5，骨量减少）[77]且 10 年内髋部骨折概率≥3% 或 10 年内严重骨质疏松相关骨折概率≥20%（使用 FRAX 评估）的病患可以进行药物治疗。这个建议得到以下两方面的佐证，其一，首先根据一站式骨密度筛查的假设进行成本效益分析，然后使用常规双膦酸盐进行治疗（假设骨折发生相对减少 35%），其二，每增加 1 个质量调整生命年，支付意愿阈值为 60 000 美元[78, 79]。

加拿大指南[80] 以及其他几个国家及地区（如奥地利[81]、希腊[82]、匈牙利[83]、马来西亚[84, 85]、墨西哥[86]、菲律宾[87]、沙特阿拉伯[88]、波兰[89]、斯洛伐克[90]、斯洛文尼亚[91]、西班牙[92-94]、中国台湾[95]、泰国[96]）基于各自国家的 FRAX 模型制订的指南，将 10 年发生严重骨质疏松性骨折的概率固定为 20% 作为治疗阈值[75]。多数情况下（但不是所有），选择 20% 的干预阈值并没有具体的理由，而是基于美国的做法。一些指南还使用 3% 的 10 年髋部骨折发生概率作为替代干预阈值。另一种不太常见的方法是使用随年龄增长而增加的干预阈值[75]。该阈值的基本原理是，因为既往有骨折的个体可以考虑进行治疗，而无须进一步评估，因此其他具有类似骨折风险但既往无骨折的同龄个体也理应符合条件[97]。

最近的策略采用了混合方法（即结合固定干预阈值和年龄依赖性干预阈值）[97-99]。例如，英国国家骨质疏松指南小组建议，70 岁之前个体的治疗阈值应随着年龄的增长而增加，以与既往骨折相关的风险水平保持一致（10 年骨折概率为 7%～24%，相当于同龄女性既往脆性骨折的风险概率）。70 岁以后，使用固定阈值来解释风险概率算法对那些之前没有骨折史个体的敏感性降低，这在高龄时变得最明显[97]。

治疗决策最好基于患者的偏好，包括他们对治疗利与弊重要性的优先评估，并由医患共同决策[100]。虽然选择不同的治疗方法，治疗效果似乎变化很大，但影响治疗和筛查有效性的一个主要因素是药物的依从性。美国的一项研究表明，有近 30% 的骨质疏松患者治疗处方不符合医生开具的处方[101]。在开始治疗的患者中，只有一半在 1 年后仍在服药[102]。影响依从性的主要因素包括给药频率、药物不良反应、成本，以及对骨质疏松缺乏了解[93]。2009 年美国一项研究表明，在获得骨折风险和治疗风险及收益信息的女性中（平均年龄 69 岁；30%～40% 患有骨质疏松或既往骨折病史；预测 10 年骨折风险约 40%），其中一半按照国家医师治疗指南建议阈值接受抗骨质疏松治疗，18% 的女性即使存在 50% 的骨折风险也不接受治疗[103]。

骨折风险越高，接受治疗的意愿就越强烈，对药物治疗所带来的风险也越能承受[103]，患者之间的治疗偏好差异很大，这一点支持共享决策方法，而不是基于骨折风险的推荐治疗阈值[100]。

九、骨质疏松基层医疗治疗指南

直到发生第一次脆性之前骨质疏松症都是一个无症状的疾病。衰弱、跌倒、缺乏独立能力和既往脆性骨折史，这些因素都增加了患者对骨密度筛查的需求，也是老年患者更为普遍关心的问题。为了在基层医疗机构中为骨质疏松症的治疗提供全面而实用的指导，治疗决策应首先基于患者意愿，包括治疗优先的选择，对治疗利弊重要性的评估，这些都由医患两者共同决策[91]。尽管在选择不同的治疗方法时，治疗效果似乎存在很大差异[91]，但影响任何治疗效果和筛查有效性的一个主要因素是药物的依从性。女性遭遇脆性骨折，接受完整治疗一年后仍再次发生脆性骨折，且有证据表明骨密度下降至治疗前基线以下，即可以被定义为骨质疏松二级预防效果不佳。

降低骨折风险的骨质疏松治疗包括药物和非药物策略。在过去的 10 年里，各个医疗机构都在努力解决这个问题，因此存在不同的方法，一些地区已经出台了治疗策略，规定相应的患者可以接受相对应的治疗，图 16-3 显示了基层医疗机构中绝经后女性和 50 岁以上男性骨质疏松防治建议。

第 1 阶段

注 1：低骨密度（BMD）临床风险因素

评估患者时应该考虑这些因素

- 父母髋部骨折史
- 每天饮酒 4 个单位或以上，吸烟
- 类风湿关节炎
- 低体重指数（定义 BMI<18）
- 炎症性关节炎、克罗恩病等疾病
- 存在长时间不能活动的情况
- 未经治疗的过早绝经
- 其他临床风险因素包括乳腺癌药物、前列腺癌药物、腹腔疾病、吸收不良综合征、炎症性关节炎的治疗

注 2：调查

FBC，ESR

- 骨和肝功能测试（钙、磷、碱性磷酸酶、白蛋白、ALT/γGT）
- 血清维生素 D
- 血清肌酐
- 血清促甲状腺激素
- 血清甲状旁腺素
- 血清副蛋白和尿液本周氏蛋白
- 抗 TTG（腹腔抗体）
- 如有指征附加测试
  - 血清睾酮（早晨样本）、LH 和 SHBG、催乳素
  - 胸腰椎侧位 X 线片

注 3：依从性 / 不耐受 / 低反应的定义

- 依从性，强调针对双膦酸盐的治疗建议（见 BNF）。如果患者不愿意按照规定的时间用药，考虑替代治疗
- 不耐受，如果发生食管激惹，在无相关禁忌证情况下建议使用质子泵抑制药治疗。不耐受定义为：在完全遵循给药说明的情况下，发生持续性上消化道紊乱，严重到只能停止治疗
- 低反应，骨密度持续快速下降

注 4：DXA 检查

治疗后需要 DXA 复测，其确切的检测频率取决于临床危险因素（见下文），一般考虑每隔 2～3 年重测一次

- 持续使用类固醇药物——1 年内复测
- 口服双膦酸盐治疗——2～3 年后复测
- 唑来膦酸——3 年后复测

注 5：处方要点

- 临床医生应该仔细查阅电子说明书或产品特性说明书了解完整的处方细节（例如，批准的适应证和禁忌证、老年人使用注意事项、肾脏或肝脏损伤情况、咨询建议、不良反应等）
- 口服双膦酸盐的依从性应在治疗第一个月后进行随访检查，并在此后定期复查确保患者依从性
- 医生和患者及家属就可根据治疗的优缺点进行讨论后，再根据个人情况选择治疗。如果有常规药物可供选择，综合考量管理成本、药物剂量和成本，建议从最便宜的药物开始治疗

▲ 图 16-3 （a）基层医疗绝经后女性和 50 岁以上男性骨质疏松防治建议

第 2 阶段：药物治疗

1. 治疗方法的选择因人而异，患者的选择必须考虑在内
2. 查阅电子说明书或产品特性说明书了解完整的处方细节（例如，批准的适应证和禁忌证、老年人使用注意事项、肾脏或肝脏损伤情况、咨询建议、不良反应等）
3. 在开始双膦酸盐 / 地舒单抗治疗前，需要进行牙科检查，并提供有关牙齿卫生等方面的建议，因为这些药物可能会导致颌骨骨坏死（详细信息请见相关说明书）
4. 如果患者在治疗后出现骨折，医生应建议患者至专科医生进一步治疗

骨质疏松治疗：一线治疗

- 口服双膦酸盐：阿仑膦酸每周 70mg 片剂或利塞膦酸钠每周 35mg 片剂（一般情况）
- 如果不能耐受口服或有依从性的担忧：使用静脉注射双膦酸盐；静脉注射唑来膦酸，一年一次，或使用地舒单抗（二线选择）
- 其他处方说明
  - 阿仑膦酸（每周 70mg）虽然没有批准用于男性，但一般情况下都可酌情用于男性
  - 肾功能不全（GFR<35ml/min）应一线使用地舒单抗，需避免使用双膦酸盐

二线治疗（口服药物）

- 如果出现禁忌证、不耐受、依从性差或对最初选择的口服双膦酸盐反应差，可将双膦酸盐作为二线选择
- 如果口服治疗不耐受：地舒单抗 60mg 每半年注射一次

三线治疗（由专科医生决定）或严重骨质疏松症伴多个椎体骨折

- 使用甲状旁腺激素治疗，如阿巴洛肽或特立帕肽，每日注射，持续 18～24 个月
- 其他处方说明
- 所有接受骨质疏松防治的患者必须每天服用钙剂 1～1.2g 和维生素 D 20μg（800U），除非医生确认患者已摄入了足够的钙和维生素 D
  - 一般措施
  - 推荐良好的营养，尤其是充足的钙和维生素 D
  - 建议定期进行负重运动
  - 控制体重
- 地舒单抗—由专科医生团队给予初始剂量，然后由基层医生开具处方，负责监测和给药安排（有关处方和监测要求，请参阅地舒单抗说明书）。注意：如果患者有肾功能损害，地舒单抗的处方、给药和监测责任应留在二级治疗中——全科医生无处方权
- 唑来膦酸：仅限二级治疗
- 特立帕肽和阿巴洛肽：仅限二级治疗

第 3 部分：转诊专科医生处理

- 绝经前女性
- 男性骨质疏松，如果考虑使用不在适应证内的药物
- 50 岁以下男性骨质疏松
- 口服双膦酸盐治疗不耐受或反应差
- 如果患者在治疗中出现骨折

▲ 图 16-3（续）（a）基层医疗绝经后女性和 50 岁以上男性骨质疏松防治建议

总之，骨质疏松症是目前世界上最常见的骨代谢疾病，导致全球每年有超过 900 万例脆性骨折的发生。让全科医生与患者对骨质疏松症深入了解，同时做好患者的及时转诊以及对患者的高效管理，这些工作任重道远。

关于治疗过程中出现各种问题的文献正在不断涌现，已经确认了数个阻碍患者接受有效治疗的障碍因素：年龄、痴呆、合并症、多种药物同时使用、缺乏治疗依从性、术后谵妄、语言障碍、支持不足、缺乏得到基层医生治疗的机会和社会经济地位[104]。另外，也必须承认在医生和医疗系统之间存在障碍，包括缺乏时间、缺乏诊断所需的资源成本、缺乏对骨质疏松防治的认识和关注，缺乏启动初始治疗和后续骨质疏松治疗的责任主体。此外，骨科医生和基层医生之间沟通不足，患者随访的交通方式不足，对于患有慢性合并症的老年患者，就算按照疾病特异性指南来处理，也存在一定的不确定性，以上这些都是造成障碍的原因[105]，一项研究报告称，大多数骨科医生认为，他们主要负责髋部骨折患者的手术治疗，骨质疏松的治疗应该由基层医生负责处理[106]。

必须强调基层医疗在随访患者方面的重要性，基层医疗是二级治疗的中坚力量，有效利用骨折联络服务，可以实现减少骨质疏松性骨折发生这一现实可及的目标。

第四篇

新的治疗理念
New Treatment Concepts

第 17 章　骨调节
Bone Modulation

Yasser El Miedany　著

一、背景

尽管从表面上看骨组织是"静止的"，但实际上骨是一种极具动态的组织。为适应变化的力学刺激，骨组织不断地在微观层面进行重塑，从而使得功能齐全的新骨替换低性能的陈骨。骨质疏松症以骨量和骨质量下降为主要特征[1]，这使患者容易发生低能量创伤引起的骨质疏松性骨折（脆性骨折)[2]。骨质疏松症好发于老年人，据估计每年有近 2 亿患者被诊断为骨质疏松症，约有 900 万新发骨质疏松性骨折患者[3-5]。手术是治疗骨质疏松性骨折的主要手段，然而，已有由于生物学因素及手术因素导致手术治疗预后不佳的报道[6]。骨质疏松性骨折往往是粉碎性骨折，这导致手术过程中很难实现良好的复位和有效的固定[5, 7]。骨质疏松性骨折好发于老年人，他们通常合并有其他全身性疾病，同时这些患者也很可能在服用一些容易引起并发症的药物[8]。此外，脆性骨折患者在入院后卧床、出院后有限的活动会严重影响正常的骨重塑，不利于骨折愈合进程，降低了形成骨痂的骨强度，使手术后再骨折的风险显著增加[9]。因此，由于脆性骨折的治疗具有治疗复杂、住院时间长且伴有不良预后因素等特点，骨质疏松性骨折每年住院费用支出最高（高达 51 亿美元），这一费用甚至高于心肌梗死和脑卒中产生的费用[10]。

在过去的 30 年里，已经出现了几种可以预防脆性骨折的药物。然而，这些药物对预防脊柱骨折效果明显，但对非脊柱骨折的效果并不令人满意[11, 12]。在治疗的早期（通常在 6 个月内），脊柱骨折发生率就开始显著减少；而经过 1 年的治疗，非脊柱骨折特别是髋部骨折发生率并没有显著降低[13]。此外，虽然临床研究结果仍有争议，但大多数研究报道老年骨质疏松症患者骨折处骨痂面积减少（20%～40%)、骨密度（bone mineral density，BMD）下降。同时有研究报道，骨质疏松性骨折的延迟愈合或不愈合与衰老导致的骨重塑能力下降有关[14, 15]。此外，骨质疏松患者的骨骼特性与正常人有很大不同，表现为骨力学性能和力学感受敏感性下降，以及由于免疫紊乱引起的骨代谢异常[16]。

骨吸收和骨形成失衡是骨质疏松发生的病理生理基础，而药物干预旨在通过改善两者间的失衡来降低骨折风险和相关的临床后果。目前可用的大多数药物都不同程度地抑制了骨吸收和骨形成，降低了骨折的风险，但仍无法挽回已经丢失的骨量，而且只能适当降低最常见的骨质疏松性骨折 - 非椎体骨折的风险。甲状旁腺激素（parathyroid hormone，PTH）是唯一被批准的促骨形成剂，可同时刺激骨形成和骨吸收，但并不能降低最严重的脆性骨折—髋骨骨折发生的风险。正是由于目前骨质疏松防治存在这样的问题，人们致力于通过对罕见骨病和转基因模式动物的研究推动对局部骨重塑调控的认识，进而研发出新的骨质疏松防治方法[17]。本章将阐述动态骨组织的概念、骨重建的耦联以及骨调节的原理，并且从基础研究和临床实践的角度讨论维生素 D 在骨调节，以及保护骨骼上的作用。最后，我们将介绍一些具有治疗骨质疏松症潜力的非传统分子。

二、动态骨组织

骨组织的特性是其既有弹性又具有强度，允许其在一定应力负荷下发生形变[18]。骨强度主要取决于无机基质矿化的密度和分布[19]。皮质骨由致密且组织良好的板层骨组成，而骨松质则由不平行的、含有不同孔隙度（50%～90%）的板层结构组成，所以与骨松质相比，皮质骨强度较高，但其承受超过弹性变形范围负荷的能力较低[20]。骨小梁的力学能力在很大程度上取决于骨密度，而皮质骨的硬度则高度依赖其孔隙度[5, 21]。与钙化基质的矿化不同，有机基质（如胶原蛋白和非胶原蛋白）被认为是控制骨骼延展性及其承受冲击而不断裂能力的主要因素[22]。有机基质的90%由经过大量翻译后修饰产生的 I 型胶原组成[23]，其中，酶修饰对骨骼生物力学稳定性有积极影响，而非酶交联作用会使生物力学性能变差[22]。有机基质的10%由非胶原蛋白组成，包括骨桥蛋白（osteopontin，OPN）和骨钙素（osteocalcin，OCN），可通过调控羟基磷灰石大小和方向来抵御骨骼断裂的能量[24]。骨骼的材质性能仅仅是骨骼质量的瞬间静态反映，而骨骼的自我再生和重建的能力是骨骼健康情况动态特征[25]。

骨骼在出生时并未发育完全，出生后它们将继续缓慢地从软骨或结缔组织中生长，最终形成坚硬的板层骨。在青春期，随着"生长板"的骨化，骨骼发育（塑建）停止。骨骼在生长过程中（骨塑建）对外部负荷的反应能力比其他任何时候都要强得多，成人90%的骨骼是在青春期结束时形成的，而在成年期的增长非常小，并且主要通过骨重建来更新骨骼。骨重建是破骨细胞和成骨细胞在同一骨重建单位中有序工作的过程。关于骨塑建和骨重建的基础知识将在下一部分进行综述。

三、骨塑建

骨骼表面主要是由起保护和支持作用的皮质骨组成，其内部是网格状的骨松质。骨骼是在胚胎发育期间通过软骨内成骨形成的，在这个过程中，他们首先在软骨雏形中进行塑建[26]。随着血管侵入软骨，软骨也被破软骨细胞吸收，形成髓腔。这些破软骨细胞的确切来源目前尚不清楚，人们推测这类细胞可能属于造血细胞谱系，因为在没有破骨细胞的哺乳动物中，软骨内骨化的过程也正常或只是轻微受损，所以这类细胞在不分化成为破骨细胞的情况下也可能发挥作用。软骨随后被骨膜沉积形成的皮质骨和骨骺生长板髓腔内的骨小梁取代。接着，骨髓内造血细胞、基质细胞和脂肪细胞填满了骨骼的剩余空间。由内皮连接的血窦和血管构成的网络为这些细胞和骨小梁提供营养支持，中轴骨内空间近30%由骨小梁构成，这对骨骼维持正常形态有重要支撑作用，与之相比，在长骨中骨小梁主要局限于骨的末端，而成年人的骨干髓腔内主要被脂肪所填充[27]。

四、骨重建

在骨塑建（生长）完成后，骨的完整性通过骨重建来维持。在这一过程中，破骨细胞去除骨的损伤部分，成骨细胞生成新骨来替代（图 17–1），破骨细胞是由单核巨噬细胞系统中的单核前体细胞通过胞质融合方式形成的多核细胞[29]，破骨细胞的形成和活性主要受成骨细胞和基质细胞调节。基质细胞来源于间充质细胞系中的前体细胞，间充质细胞系还可分化为成软骨细胞、脂肪细胞、成纤维细胞和肌肉细胞。

在骨重建区域，破骨细胞从骨小梁表面移除骨骼产生约60μm深的骨吸收槽，成骨细胞通过形成和矿化新骨来填补这些缺损区，这个过程类似于替换部分受损道路。因此，在正常骨吸收过程中，破骨细胞通常不会吸收全部的骨小梁成分，而会留下一个骨基质基底，吸引成骨细胞在基底上形成新的骨基质，骨吸收阶段持续 30～40 天；骨形成阶段需要 120～170 天[30]。最近的研究表明，成骨细胞 / 基质细胞系中的骨衬细胞可通过清除胶原纤维和铺设一层薄薄的基质形成黏合线作为骨吸收部位的标记，为清理吸收后的骨表面和新的

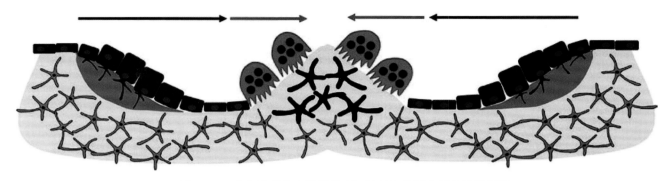

▲ 图 17-1　多细胞单位内接近骨表面的骨细胞凋亡后骨重塑示意

骨吸收（红箭）和骨形成（蓝箭）按箭头所指顺序进行。当破骨细胞前体细胞被招募到改变的骨表面（黑色星状细胞），融合形成附着在表面的成熟的、能产生骨吸收作用的破骨细胞（红色细胞）时，骨重建就开始了。成熟破骨细胞可降解矿化的基质（淡黄色），产生吸收陷窝，也称为吸收槽或 Howship 陷窝。破骨细胞一旦降解了目标区域，它们就会发生凋亡，紧接着位于破骨细胞后面的成骨细胞（深蓝色细胞）将首先分泌类骨基质（深黄色），然后分化为成熟骨细胞（浅蓝色星形细胞）

经开放获取计划许可转载，引自 Arias et al.[28]

基质沉积做准备。这些骨衬细胞分泌的基质金属蛋白酶可降解胶原纤维，但它们不会分化为填充吸收骨吸收腔的成骨细胞[27]。

五、骨重建耦联

骨重建在骨构建单位（basic multicellular units，BMU）和临时结构内有序地发生，这些结构包括骨前侧的破骨、背侧的紧随细胞群以及提供支撑作用的血管、神经和结缔组织。破骨细胞通过清除骨矿物质和降解有机基质来吸收骨，而成骨细胞则移动到吸收区域，形成新的骨基质，随后矿化，这一过程称为耦联。这种耦联的调节机制尚不完全清楚，但现有研究认为在吸收过程中从骨基质中释放的生长因子可能有助于细胞间信号传递和刺激骨形成（图 17-2）。另外，破骨细胞产生的因子可能有助于成骨细胞前体细胞的产生和分化[32, 33]。现在普遍认为，骨细胞是骨重建的主要调节者，因为它们位于骨骼中，可感应机械信号，同时也可通过分泌一些调节成骨细胞和破骨细胞数量和功能的因子，作为调控骨骼和矿物质代谢的化学信号的反馈[34]。

破骨细胞数量的增加、寿命的延长和成骨细胞数量的减少、寿命的缩短会导致骨吸收和骨形成之间的失衡，这是骨质疏松症发生的细胞学基础。骨吸收增强后的骨转换失衡会导致骨量丢失和骨结构破坏。成骨细胞生成新骨填充骨吸收陷窝的能力下降会导致骨小梁厚度减少和小梁变薄。此外，绝经后破骨细胞吸收增强会导致骨小梁穿孔、减少，发生断裂[35]。由于皮质骨骨内膜骨吸收增加，新骨形成无法跟上骨吸收速度，这导致皮质骨髓腔的直径增加，骨皮质变薄，同时骨皮质内的孔隙度增加[36]。

六、骨调节原理

骨骼的构造主要是通过骨塑建来完成，骨塑建决定了骨骼内外形状和尺寸。骨塑建通常被认为是骨形成的过程，而事实上它可以是骨形成的过程，也可以是骨吸收的过程。形成性骨塑建通常发生在生长过程中的骨膜表面：成骨细胞可在未进行骨吸收的骨表面合成并沉积大量的骨[36, 37]。生长过程中，在骨皮质内表面进行的是吸收性骨塑建而不是形成性骨塑建，所以会形成长骨的髓腔。另外，骨膜表面也会发生吸收性骨塑建，促使长骨干骺端与骨干端相融合[37]。吸收性骨塑建是由破骨细胞进行，其可在骨表面吸收一定体积的骨。骨塑建有助于赋予骨骼承受负荷的强度、抗形变能力，同时使骨骼重量减轻，以便增加机体活动能力[36]。

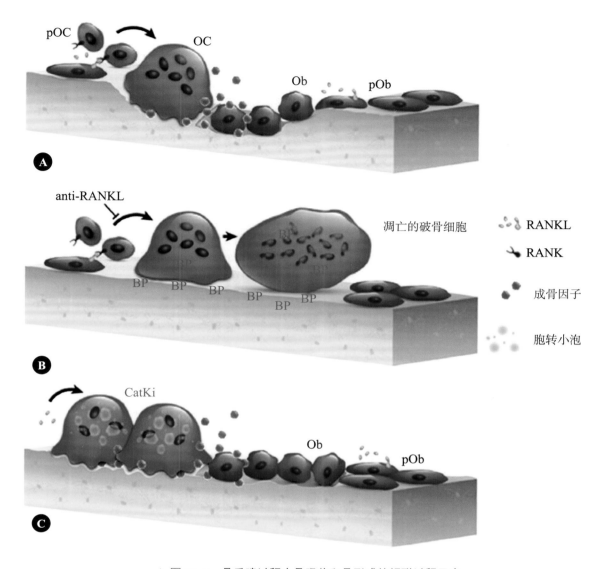

骨重建过程中骨吸收和骨形成的耦联过程示意

A. RANKL 刺激骨重建部位破骨细胞的分化和活化，来自吸收的骨基质内或直接来自活化破骨细胞的耦联因子刺激成骨细胞的募集和成熟，从而启动骨吸收表面骨形成；B. 地舒单抗阻碍破骨细胞的形成，双膦酸盐诱导破骨细胞皱褶缘消失及最后的凋亡。这些治疗将导致骨吸收区域减少甚至缺失以及骨内破骨细胞的数量减少；C. 组织蛋白酶 K（CatK）抑制剂的治疗降低了破骨细胞的骨吸收效率，并阻碍了基质移除的胞质转运，但并不妨碍破骨细胞的其他功能，如浅的骨吸收表面的形成和成骨因子的释放；这些功能共同启动成骨细胞介导的骨形成

经 le Duong [31] 许可转载；pOC. 破骨细胞前体细胞；OC. 破骨细胞；Ob. 成骨细胞；pOb. 成骨细胞前体细胞；anti-RANKL. 核因子 -κB 受体激活蛋白配体抑制剂；BP. 双膦酸盐；RANKL. 核因子 - κB 受体激活蛋白配体；RANK. 核因子 - κB 受体活化因子；CatKi. 组织蛋白酶 K 抑制剂

另外，骨骼的更新或改造是通过骨重建实现的。骨重建是通过骨骼多细胞单位进行的，多细胞单位由破骨细胞和成骨细胞组成，分别吸收大量衰老或受损的骨骼，然后合成新骨取代 [37]。骨重建过程主要在骨表面进行，这些骨表面主要包括皮质间哈弗斯管和骨皮质内表面的髓腔和骨小梁骨表面 [36]。

在青年期，骨重建基本是平衡的，移除的骨量，和以上 3 个骨表面产生的新骨量相等，因此不会发生永久性的骨量丢失或微结构破化（图 17-3）[38]。

绝经期发生的骨吸收和骨形成失衡导致骨脆性增加，这为开发抗骨质疏松症药物提供了理论

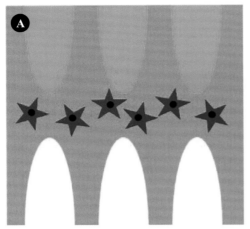
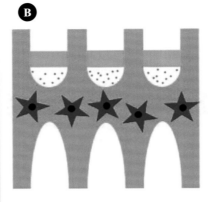
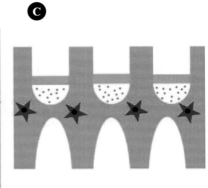

青年期
骨重建缓慢
形成的骨吸收腔数量和被填充的骨
吸收腔数量相等
骨密度不会下降

年龄相关（绝经早期）
骨重建速度加快
填充不完全（形成的吸收腔多于被填
充的骨吸收腔）

骨密度下降

绝经后
骨重建速度加快
骨密度下降比围绝经期骨密度下降慢
骨丢失由重建速度和 BMU 负平衡程
度的决定

▲ 图 17-3　**A. 可逆性骨量丢失**：不管何时，不同部位的 BMU 都处于骨重建的不同阶段。骨量丢失是由于吸收腔
内完全填充了类骨质，但仍未完全矿化。所以可逆缺失是矿物质缺失，而不是基质缺失。**B. 年龄相关（绝经早期）**：
骨重建速度增加。每个 BMU 吸收的骨量减少，但在同一部位沉积的骨量减少更多，导致 BMU 失衡和不可逆骨丢
失。**C. 绝经后**：骨重建仍在快速进行，但骨密度比绝经早期下降更慢。这是因为绝经后骨丢失主要是由重建的速度
和 BMU 负平衡的程度决定的，而绝经早期是由骨吸收腔数量和未能同步被完全填充的吸收腔数量差异决定

基础。因此，从绝经期骨重建改变特点来看，通
过减少骨吸收来维持或改善骨强度是治疗方法中
的重要组成部分。然而，对于绝经后严重骨质疏
松女性来讲，这样的方法并不能产生新骨替代骨
丢失，不能很好地预防骨折。因此，促进骨形成
也是治疗方法中必不可少的一部分。所以，理论
上讲，骨质疏松症的最佳药物治疗方案应能够降
低骨吸收（骨内膜和骨皮质内）同时促进包括骨
膜在内的所有骨包膜的骨形成，这不仅可以防止
骨结构衰退，还可以增加骨量，降低主要发生在
皮质骨的非椎体骨折风险[39]。

　　联合应用特立帕肽和地舒单抗治疗女性骨质
疏松症患者 2 年后，骨骼所有部位的骨密度比单
用一种药物治疗效果均明显增加[39, 40]。而特立帕
肽和地舒单抗联合治疗比单用特立帕肽效果好的
原因为联用时地舒单抗抑制了特立帕肽对 RANKL
的激活，减少了骨吸收，从而使特立帕肽对骨骼
只产生骨形成作用。这一结果有力地表明应该从
不同的方向调节骨形成和骨吸收才能获得最佳

治疗效果，组织蛋白酶 K 抑制剂（Cathepsin K
inhibitors，CatKi）相关的研究结果也再次印证这
一方法的可行性。然而，CatKi 只能保护骨形成，
并不能直接促进骨形成，这也是目前骨质疏松症
治疗领域中的一个亟待解决的问题[38]。

　　完美的促骨形成疗法应做到刺激静止的骨表
面的骨形成而不促进骨吸收，人类和动物的遗传
学表明这是可行的，如经典的 Wnt 信号通路在骨
形成中发挥的关键作用，这为新药的开发提供了
许多潜在的靶点，但药物应用于临床，不仅要能
改变靶分子的表达，还需要具有骨骼特异性，以
避免潜在的脱靶效应带来的药物不良反应[41, 42]。
其中一个潜在的靶分子就是骨硬化蛋白，骨硬化
蛋白是一种骨形成的负调控因子，其表达有高度
组织特异性，只在骨骼中由骨细胞产生，这使得
该蛋白成为治疗骨质疏松症较好的促骨形成类药
物靶点[43]。有研究报道骨硬化病杂合子携带者血
清 P1NP 水平升高，骨密度高、正常或增加，但没
有临床症状、体征或硬化症并发症，这也再次说

明了骨硬化蛋白作为治疗骨质疏松症新靶点的可能性[44-45]。这一内容将在本书的另一章节中进一步详细讨论。

近期不少研究证实骨调节在骨质疏松症治疗中的重要作用，研究发现特立帕肽与其他抗骨质疏松症药物联合使用时，骨折愈合得到明显加强，Casanova 等利用 micro-CT 和定量组织形态法评价小鼠骨折愈合情况，发现特立帕肽和唑来膦酸盐联用 3 周后骨折处骨量显著增加，骨小梁间距明显缩小[46]。在一项随机对照试验中，Leder 等[47]发现与单独使用特立帕特或地舒单抗相比，绝经后骨质疏松症患者联合使用 2 年，髋部和腰椎骨密度增加更显著[47]。此外，特立帕肽与骨硬化蛋白抑制剂和（或）抗组织蛋白酶 K 抗体联合使用骨折愈合效果更好[48]。

七、研究和临床实践的启示

(1) 骨吸收抑制剂：破骨细胞抑制剂，如双膦酸盐、地舒单抗和选择性雌激素受体调节剂（selective estrogen receptor modulators，SERM），可通过不同的作用机制，不同程度地降低骨吸收率。由于骨吸收和骨形成过程的耦联，骨吸收率的降低必然伴随着骨形成率的降低。骨转换率最终降低水平取决于使用的单个药物效力的水平，并在整个治疗期间保持不变。最强骨吸收抑制剂地舒单抗的临床使用使骨吸收抑制剂类药物得到了进一步发展。然而，对患有骨硬化症的人体和动物进行的相关研究表明，如果破骨细胞保持完好，骨吸收的减少并不一定伴随着骨形成的减少[49]。

有研究表明，一些负责调节骨矿物质移除或骨基质降解作用相关分子的功能丧失与骨吸收的下降有关，同时却不影响甚至刺激了骨形成[50, 51]。组织蛋白酶 K（Cathepsin K，CatK）是破骨细胞中大量表达的一种蛋白酶，负责降解骨的有机基质，是临床前和临床研究中研究最广泛的分子。

(2) 组织蛋白酶 K 抑制剂：CatK 是半胱氨酸蛋白酶家族的一员，在转运到溶酶体前是一种酶原，到达溶酶体内后被修饰为一种活性酶，负责在吸收陷窝的酸性环境中降解 I 型胶原和其他骨基质蛋白[52]。原发性缺乏 CatK 的致密性成骨不全症患者是一种罕见的常染色体隐性软骨发育不全症，以骨密度增加、骨畸形和骨脆性增加为特点，而在杂合子中不存在这些表现[53]。在完全分化的破骨细胞存在的情况下，CatK 缺陷小鼠会表现为高骨量，而过表达 CatK 的小鼠表现为骨转换增加，骨小梁体积减少[54, 55]。CatK 功能下降会导致骨吸收减弱，破骨细胞数量上升，同时保留了甚至一定程度上促进了成骨细胞的骨形成能力，这一发现为开发针对该酶的新型骨吸收抑制剂提供了理论基础（图 17-2）[31, 56, 57]。CatK 抑制骨吸收同时维持或增加骨形成的机制可能与破骨细胞来源的因子（clastokines，如鞘氨醇 -1- 膦酸）或基质来源的生长因子（如 IGF-1）刺激了成骨细胞有关[58, 59]。最初的对 CatKi 的研究表明，由于 CatKi 对 CatK 缺乏特异性，或由于它们在破骨细胞以外的细胞溶酶体中的积聚，所以会出现其他组织蛋白酶被脱靶抑制，进而导致开发的新药失效。目前研发了两种 CatKi 用于治疗骨质疏松症，即 Odanacatib（Merck & Co）和 ONO-5334（Ono Pharmaceutical Company）。

Odanacatib 是一种口服的选择性 CatKi[60]。与普通 CatKi 不同，Odanacatib 是中性的，不会在溶酶体的酸性环境中积聚，从而避免了对其他组织蛋白酶的脱靶抑制[56, 61]。Odanacatib 由 CYP3A4 代谢，其吸收不受食物摄入的影响[31, 62]。在动物模型中，Odanacatib 可减少骨吸收，同时保留骨小梁和骨皮质内表面的骨形成。此外，Odanacatib 可减少骨皮质重建，增加了基于骨塑建的骨形成，并增加了股骨的皮质面积和强度[63, 64]。Odanacatib 在增加骨皮质厚度方面是优于阿仑膦酸钠的，可能是通过增加骨膜骨形成，这一作用在另一种 CatKi 治疗期间也被观察到[65, 66]。然而，在 2016 年，默克公司发表声明提到，在对重大不良心血管事件的评估和分析后证实脑卒中风险增加后，该公司已决定停止开发该类药物。III期临床试验结果也表明，虽然该药物可以减少骨折发生，但它也增加了心房颤动和脑卒中的风险。

八、骨形成促进剂

PTH 是目前唯一可用的促骨形成剂，既能促进骨形成，也促进骨吸收。PTH 与 PTH/PTHrP I 型受体结合，激活包括典型 Wnt 信号通路在内的多种信号通路，对骨骼具有合成代谢和分解代谢作用，这可能是通过骨细胞中的信号通路发挥作用[67]。特立帕肽以每日皮下注射形式给药，可增加骨松质和皮质骨内的骨形成，这一作用主要发生在骨重建活跃的部位，而对骨膜内成骨的作用有限，并会增加骨皮质孔隙度[68]。PTHrP1–36 及其类似物，阿巴拉肽可结合 PTH/PTHrP I 型受体，也可增加骨形成和骨吸收标志物，但增加的程度不及特立帕肽，且比特立帕肽更能改善髋部骨密度[69, 70]。

九、维生素 D 护骨作用的新进展

维生素 D 不仅对骨基质的矿化有积极影响，而且通过基因组和非基因组效应调节一些包括肌肉在内的非骨骼系统的功能。维生素 D 类代谢物已被证明能直接影响骨稳态。具有生物活性的 25(OH)D$_3$，1, 25(OH)$_2$D$_3$，以及 24R, 25(OH)$_2$D$_3$ 在体外可促进成骨细胞的生长和分化[71]。体内连续 28 天给予 1, 25(OH)$_2$D$_3$ 可显著增加小鼠的骨形成，减少骨吸收，并增加骨小梁体积[72]。

长期服用 1α, 25- 二羟基 -2β-（3- 羟丙氧基）维生素 D$_3$ 代谢物（艾地骨化醇）可抑制去卵巢大鼠的骨转换，降低骨微结构破坏的风险，提高骨生物力学强度[73]。Yamasaki 等[74] 发现艾地骨化醇可增加雌性大鼠皮质内表面的骨形成。

在临床研究中，骨量减少的女性在应用 1, 25(OH)$_2$D$_3$ 治疗的第一、第二和第三年结束时脊柱骨密度显著增加，而在维生素 D$_3$ 却没有这样的积极效果[75]。因此，可以说，维生素 D 代谢物对骨量和骨微结构有明确的积极影响。

十、其他潜在的非传统抗骨质疏松症分子

通过 NF-κB、NFATc1 或 c-Fos 信号通路激活 T 细胞后，破骨细胞形成增加，在骨组织培养中，这一过程可被 β- 卡波林生物碱所抑制。此外，生物碱可通过 Runx2、osterix 和骨形成蛋白（Bone morphogenetic peptide，BMP）促进成骨细胞的分化[76]。因此，生物碱在抑制骨吸收的同时，又可促进骨形成。但目前尚未发表生物碱在体内抗骨质疏松症作用的相关研究。

从黄檀术心材中分离得到的新黄酮类化合物具有一定的抗骨质疏松症作用。黄酮类化合物可显著促进颅骨成骨细胞增殖和矿化[77]。同样，基于黑黄檀素的异黄酮类化合物可通过 BMP2 和 Wnt/β-catenin 通路促进骨形成，有效抑制破骨细胞生成，修复皮质骨。在去卵巢小鼠中，黑黄檀素增加了椎体和股骨的力学强度[78]。淫羊藿苷通过作用于 Wnt/β-catenin 信号通路也可发挥调节骨合成代谢的作用。Micro-CT 分析显示淫羊藿苷治疗 12 周后，去卵巢大鼠的骨密度、骨小梁数量、骨小梁厚度增加，骨小梁分离度减少，生物力学强度增加[79]。一些黄酮类化合物可作为绝经后骨质疏松性骨折修复的候选药物或食品补充剂。

在成骨细胞样的细胞培养中，三维含钙结构 Cap1（它有 3 个水分子）显示出很强的生物活性。在体内，该物质增加了骨矿化，而无任何毒性[80]。合成的二醚分子可抑制 RANKL 诱导的破骨细胞形成以达到骨再生效应[81]。同样，膦酸八钙也表现出骨再生效应，其可通过不可逆地转变为羟基磷灰石，增加了骨矿化[82]。

此外，食物来源的复合萝卜硫素和天然异硫氰酸酯可通过表观遗传机制促进成骨细胞活性，并可激活 DNA 去甲基化，增加骨基质矿化。在小鼠中，复合萝卜硫素和天然异硫氰酸酯可促进成骨细胞标志物如 Runx2 和 I 型胶原 A1 或 ALP1 的表达，同时抑制骨细胞中的 RANKL，骨小梁数量随之增加[83]。非编码 microRNA（miRNA）是治疗溶骨性疾病的新方向，其可调控破骨细胞的基

因表达，可能是调节骨吸收的关键分子[84]。骨稳态由间充质细胞的成骨／成脂比率决定，而成脂超过成骨是加速骨丢失的主要病理因素。谷氨酸交换剂 xCT（SLC7A11）柳氮磺胺吡啶是促进成骨分化的强效调节剂，它通过增加 BMP 2/4 表达来增强成骨潜力，已有研究表明，柳氮磺胺吡啶体内给药可抑制低雌激素小鼠的骨量流失[85]。因此，柳氮磺吡啶是未来治疗绝经后骨质疏松症的候选药物。

具有骨保护潜力因子还有生长因子，如 BMP、成纤维细胞生长因子（fibroblast growth factor，FGF）和血管内皮生长因子（vascular endothelial growth factor，VEGF）[86]，其中一些因子可以调节其他分子的作用[85]。此外，红细胞生成素或他汀类药物对骨折愈合的有益作用仍在研究中，目前其在体内的抗骨质疏松症作用仍缺乏充分证据[87]。

十一、骨重建和骨塑建在骨质疏松症药物影响对骨量和骨强度长期影响中的意义

由骨密度评价的骨质量是骨强度的最主要决定因素，能够决定骨骼失败负荷的 80%[88]。因此，无论是否已接受抗骨质疏松症治疗，骨密度提升越多，骨密度值越高，骨折风险也就越小。然而，不同抗骨质疏松症药物甚至不同骨吸收抑制药物增加骨密度的效果是存在差异的，特别是在以骨皮质为主的部位，如髋关节[89-90]。因此，作用相对较弱的骨吸收抑制剂，如选择性雌激素受体调节剂，会导致髋部骨密度的初始增加较小（1%～2%），这与骨重建空间的部分再填充有关，但仍不能阻止后续髋部骨密度的下降[91]，因为新的骨吸收单位会被继续激活，骨重建导致的骨量丢失会继续，特别是在皮质内，而基于骨塑建的骨形成并不能完全填补骨吸收部位（图 17-3）。使用更有效的双膦酸盐，对骨重建的抑制作用大，一开始骨密度增加较明显，但长期临床试验一致显示，使用 2～3 年后髋部骨密度变化会出现平台效应[92, 93]。出现这一现象是因为残余骨重建所清除的骨量与基于骨塑建的骨形成所沉积的新骨量之间达到了新的平衡，尽管后者可能会受到双膦酸盐的某种负面影响[94]（图 17-4）。然而，通过完

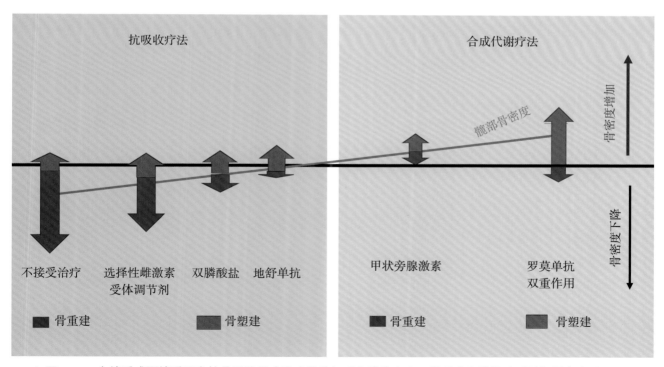

▲ 图 17-4　在接受或不接受现有抗骨质疏松症治疗的绝经后女性患者中，骨重建和骨塑建对髋部骨密度（**BMD**）变化的理论贡献值

全抑制骨重建（如使用地舒单抗）和持续维持骨塑建（如猴子模型上进行的有关研究所示）[95] 则可实现长期保持正向的骨量积累，这也可解释使用该药物 10 年，骨密度仍能持续增加[96]。而最新的药物，如 Odanacatib 和 Romosozumab，可抑制骨重建的同时，又可刺激骨塑建，具有双重作用机制，即使短暂用药，也可观察到骨密度明显增加。

总之，骨重建的两个组成部分—骨吸收和骨形成是骨质疏松症药物干预的主要目标。目前还可以确定的是骨吸收和形成可以通过新型抗骨质疏松药物来调节，这为临床实践中治疗骨质疏松症患者提供了个性化治疗的新视角。

第18章　骨质疏松症的目标导向治疗

Treat-to-Target in Osteoporosis

Yasser El Miedany　Sami Bahlas　著

一、背景

最近，有学者提出目标导向治疗策略在骨质疏松症的治疗中可能有用[1, 2]。一般而言，在医学实践中，针对预定目标的治疗策略涉及所选疾病生物标志物的水平，这些标记物水平与靶向特定疾病有害影响的有效治疗相关。在糖尿病、高血压、高胆固醇血症以及痛风甚至类风湿关节炎等疾病中，都有特定的治疗目标，这有助于促进疾病管理决策和优化治疗结果。实际上，在目标导向治疗策略中，必须有一个黄金标准，以便于监测患者的病情并且就药物疗效做出决定。骨质疏松症目标导向治疗的提案引发了人们关于治疗目标及其对临床实践中管理方法影响的讨论[3, 4]。

目标导向治疗的目的是简化管理，最终减少器官损伤和改善临床结果，因此，在高血压患者中，将血压降至推荐目标（140/90mmHg）以下可降低脑卒中等临床事件的风险[5]。在糖尿病患者中，2型糖尿病患者需控制糖化血红蛋白（HbA1C）<7%以降低微血管病变和大血管事件的风险[6]。与此一致的是，在包括魁北克心血管研究在内的几项观察性前瞻性研究中，总胆固醇/高密度脂蛋白胆固醇比率被确定为缺血性心脏病（IHD）风险的最佳预测因子[7]。因此，改进骨质疏松症治疗，建立更加个性化和以目标导向的骨质疏松症管理方法，可能会促进更好的药物治疗选择，改善患者随访，并有助于开发新的管理方法，如循环或序贯疗法。

本章将讨论骨质疏松症中的目标导向治疗概念和潜在价值，并制订了几个原则用以指导该方法进行选择和监测骨质疏松症的治疗。

二、骨质疏松症的目标导向治疗策略

目标导向治疗策略设定了一个生物标记物值，该值与疾病治疗后结果的风险水平是否充分降低相关。然后选择在合理的时间范围内达到该目标的可能性最高的疗法。另外，对目标的进展进行定期重新评估，有助于决定停止、继续或改变治疗方案[8]。因此，尤其是对患者而言，有效治疗骨质疏松症的标志是没有并发骨折。由于没有任何治疗方法可以将骨折风险降低100%，因此可以预期在治疗过程中可能发生骨折。治疗期间骨折的发生可能只是反映了接受有效治疗的患者的残余骨折风险，例如，当前治疗无法改变的风险（如跌倒）。这也可能反映出依从性差或对治疗的次优反应，两者都提示需要改变治疗管理策略。这种复杂性表明，将偶发骨折的发生应用于目标导向治疗策略是不现实的。此外，意外骨折的缺乏虽然令人满意，但这并不能提供改变管理的信号[9]。

由于任何骨质疏松症管理策略的最终目标都是预防骨折，目标导向治疗意味着有一种替代指标可以用来确定每一位骨质疏松症患者的骨折风险。此类替代指标可能包括骨密度（BMD）和骨折风险预测工具，如FRAX®[10]或骨转换标志物（BTM）。

三、确立治疗目标

目标导向治疗的原则建立在确定目标骨密度或骨折风险的识别基础上，以指导关于初始治疗和治疗过程中的治疗决策。目前，NOF 建议对髋部或脊椎骨折患者、腰椎及全髋或股骨颈 BMDT 评分小于 −2.5 的患者，以及经世界卫生组织（WHO）绝对骨折风险模型（FRAX）预测后髋部骨折 10 年概率＞3% 或骨质疏松性骨折 10 年概率＞20% 的患者开始抗骨质疏松治疗[10]。骨质疏松症治疗目标应与开始治疗的适应证保持一致；合理的治疗目标是骨密度水平高于通常推荐治疗的水平，骨折风险水平低于推荐治疗的水平。

对于在服用骨质疏松药物期间发生骨折的患者，无论 T 评分如何，都应该继续治疗，因为在接下来的几年里发生再次骨折的风险非常高[11-13]。一旦 3～5 年期间无骨折发生，就可以考虑其他治疗目标。

四、以骨密度 /T 评分为目标

骨密度是治疗目标的主要候选指标，它用于诊断骨质疏松症，与未经治疗的患者的骨折风险密切相关，骨密度每降低一个标准差（约等于一个 T 评分单位），骨折风险大约增加一倍[14]。虽然骨密度绝对值（单位为 g/cm²）用于 DXA 系列骨密度测量的定量比较，但我们更喜欢用 T 评分作为首选的目标，因为 T 评分减少了与不同骨骼部位、感兴趣区域以及 DXA 制造和型号相关的骨密度变化。该方法在临床实践中是可行的。以 T 评分为骨密度的评价目标很有吸引力，因为它是可测量的，并且可以通过治疗得到改善。

骨质疏松症治疗通常会增加骨密度。由于与治疗相关的骨密度增加越多，骨折风险降低越多[15-21]，因此测量治疗后骨密度是一个合理的目标，但同时我们得承认在某些情况下，仅提高骨密度并不能保证治疗的全部益处。这得到了早前发表的几项研究结果的支持。研究表明，接受阿仑膦酸钠治疗期间脊柱骨密度降低的患者比脊柱骨密度改善的患者发生脊柱骨折的风险更高[21]。在使用地舒单抗治疗 3 年期间，个体患者股骨颈骨密度的变化值与非椎体骨折风险的降低相关[17]。此外，关于预测抗骨吸收药物临床试验的结果显示，在抗骨吸收药物试验中，椎体和股骨颈的平均骨密度增加越多，椎体和髋部骨折风险的降低程度就越大[18, 19, 22]。

然而，与骨密度增加和骨折风险降低之间的关联相比，更重要的是确定一个 T 值，如果超过该值，未来骨折风险可能较低。阿仑膦酸钠骨折干预试验的长期延长试验（FLEX）和唑来膦酸的 HORIZON 延长试验的证据表明，在接受阿仑膦酸钠治疗 5 年或唑来膦酸治疗 3 年的女性中，如果其股骨颈 T 评分持续偏低且≤−2.5，则其未来椎体骨折的风险较高[11, 23, 24]。此外，在对 FLEX 试验中高风险受试者子集的事后分析中发现，持续使用阿仑膦酸盐超过 5 年可降低股骨颈 T 评分≤−2.5 女性的非椎体骨折风险，但对于那些股骨颈 T 评分＞−2.5 的女性没有作用[25]。连续使用唑来膦酸治疗超过 3 年，有学者认为持续的椎体骨折风险降低仅限于 T 值≤−2.5 的患者，而那些骨密度高于该水平的患者骨折的绝对风险非常低[11]。同样，来自地舒单抗的 FREEDOM 扩展研究数据也表明，地舒单抗治疗期间的骨折风险与治疗期间获得的髋关节 T 评分相关联[26]。目标 T 值＞−2.5 也符合 ASBMR 工作组关于长期使用双膦酸盐治疗的建议，其中指出，在使用阿仑膦酸钠治疗 5 年或使用唑来膦酸治疗 3 年后，骨折风险低（髋部 T 评分＞−2.5）的绝经后女性可考虑停用双膦酸盐治疗，并在停药 2～3 年后重新评估骨折风险[27]。在关于骨质疏松症目标导向治疗的西班牙共识中，有观点认为，应将高于 −2.5 标准差和 −2.0 标准差作为治疗目标[28]。

尽管骨密度对骨折有预测价值，而且骨折风险和骨密度之间有很好的相关性，但许多因素使其不是治疗的理想选择。第一，许多骨折发生在非骨质疏松的患者中[29]。第二，对于给定的骨密度值，骨折的风险随着年龄的增长而显著增加，因此还需要考虑年龄。第三，就目前的药物水平而言，想要使一些部位的骨骼（如股骨颈）T 评分大于 −2.5 还是有点勉强的。此外，临床医生可能需要在腰椎设定 T 评分＞−2.5 的目标，因为腰椎和髋部之间的骨密度不一致，脊柱骨密度越低，脊椎骨折的风险越大[14, 30]。当正在考虑的治疗（如特立帕肽）对脊柱骨密度的改善远大于髋骨骨密度时，设定腰椎 T 评分目标就显得尤为重要。第四，目前没有关于腰椎骨密度治疗的持续益处或未来骨折风险的数据。虽然大多数骨质疏松症治疗倾向于将骨密度增加到一个平台期——这与骨折风险降低有关——但目前尚不清楚转向另一种骨质疏松症治疗以获得更大的骨密度增加是否能真的转化为额外的骨折益处[1]。第五，骨密度的测量和任何测量一样，由于仪器校准、患者定位和分析在内的因素，具有内在的变异性。此外，老年人腰椎骨密度可能会因为腰椎退行性改变而增加，而这与骨强度改善无关。对于每个患者而言，DXA 连续测量骨密度的"最小显著变化"通常在 3%～5%（0.3～0.5T 评分单位），置信水平为 95%[11]。因此，在单次测量中如果骨密度的 T 评分>−2.0，则我们可以非常可靠的说 T 评分>−2.5。当同一个骨骼部位骨密度的 T 评分在多次测量中均>−2.5 时，我们也可以更加确信所测得的 T 评分>−2.5。考虑到不同制造商的 DXA 系统的技术差异和测量可变性，理想情况下，在遵守已确立的质量标准[31] 和 DXA 最佳实践[32] 的前提下，测量应该在同一设施的同一设备上进行，使用相同的参考数据库来计算 T 评分。随着未来知识的进步，其他评估骨强度的方法，如有限元分析，有朝一日可能会在确定治疗目标方面发挥作用。

五、以骨折概率为目标

如果开始治疗的主要原因是骨折的绝对风险很高，那么目标是将骨折风险降到启动治疗的风险阈值以下。骨折风险评估工具（FRAX）[10] 等骨折风险工具结合了骨密度和相关临床风险因素，对未治疗个体的骨折风险进行评估。例如，如果治疗阈值是严重骨质疏松性骨折（如髋部、肱骨、腕部和脊柱骨折）的 10 年风险>20%，那么治疗目标将是 10 年骨折风险低于 20%。平均而言，根

据观察临床试验中长期坚持治疗的患者，我们发现其骨折风险将会下降。例如，10 年髋部骨折风险为 5% 的患者，通过药物治疗可将髋部骨折风险降低至约 3%，降低幅度达 40%[27]。然而，将骨折风险作为个体患者的治疗目标存在一定的局限性，因为缺乏一种有效的方法来估计正在接受治疗的个体患者的骨折风险[33]。关于骨质疏松症的目标导向治疗，西班牙共识支持采用 FRAX 等工具测量 10 年骨折风险，并进行一定调整。如果把经 FRAX 测得的骨折风险降低程度作为评价是否充分治疗的主要参数，那么该共识认为主要部位骨折（髋部、椎体、股骨、肱骨和桡骨）的风险必须低于 10%[28]。关于这一假设情况，Leslie 等[34] 在曼尼托巴省队列人群中，通过对同一队列中 11 000 多名接受基线和后续 DXA 检查的女性分析证实，FRAX 评分对治疗 4 年后发生的主要骨折和髋部骨折具有很强的预测性，但也报告了治疗期间 FRAX 评分的变化与随后发生主要骨折（P=0.8）或髋部骨折（P=0.3）的风险无关。这些数据得到了另一个研究的支持[35]。然而，这种假设的情况在现实生活中几乎是不可能的，Leslie 等[34] 在曼尼托巴省队列的随访中证明，即使药物持有率>0.8，也有一小部分患者的主要骨折概率降低了 4% 或更高。FRAX 骨折风险计算不考虑最近发生的骨折。对接受骨质疏松症治疗的患者的临床试验和观察数据表明，治疗期间近期骨折史与治疗期间再次骨折的风险增加有关[11-13]。尽管骨折风险作为治疗目标具有合乎逻辑的吸引力，但目前在临床实践中并不可行。需要更好的方法来评估治疗中患者的骨折风险，以便能够使用骨折风险目标来指导治疗决策。

六、以骨强度指标为目标

由于脆性骨折是骨强度受损的结果，因此两者存在显著关联，可以考虑将提高骨强度（包括骨体积、骨小梁结构或骨皮质厚度）作为治疗目标。骨小梁评分是与骨微结构相关的骨质量测量指标，也是评估骨质疏松症发病风险的标志物。

它于 2008 年推出，其主要用途是与骨密度一起，在代谢性骨病患者中更好地预测骨折风险。然而，使用骨强度作为目标有一定的局限性，包括传统评估（如经髂嵴骨活检）或较新技术（如微压痕硬度测试[36]）的有创性，以及其他技术（如计算机断层扫描和有限元分析）的相对成本和辐射暴露高。在骨折预测方面，这些方法优于骨密度测量的价值有限。此外，对于评估治疗后的反应是否也是如此，这也是一些研究的焦点。例如，在地舒单抗 FREEDOM 研究的一部分患者中，通过有限元分析显示，积极治疗组患者脊柱和髋关节的骨强度均有显著改善，但各部位之间的相关性较弱（r=0.38）[37]。尽管 TBS 随骨质疏松症治疗而变化，但其幅度小于脊柱骨密度的变化程度，目前尚不清楚 TBS 的变化与骨折风险降低的关系[38]。

七、以骨转换标志物（BTM）作为目标

骨转换标志物（例如，C 端肽，骨吸收标记物；Ⅰ型胶原 N 末端肽，骨形成标志物）是骨重塑过程中的生物副产物，随着治疗而迅速变化，可以在开始或改变治疗方案后数周至数月内评估治疗反应[39]。一项 Meta 分析显示，使用双膦酸盐治疗一年后骨转换标志物降低 70% 与骨折风险降低约 40% 相关[21]。关于抗骨吸收治疗的目标，目前建议将骨转换标志物降低到绝经前的平均水平以下[40]。

虽然骨转换标记的变化可能有助于监测治疗，但存在许多局限性，包括分析前和分析中的变异性以及有限的可获得性和可负担性。此外，与骨密度的定位相反，对于高骨转换和正常骨转换的特征还未达成共识。在最近的一项 Meta 分析中，s-P1NP 的预测价值是分析物每增加一个标准差，骨折风险增加 1.23（95%CI 1.09～1.39）倍。每增加一个标准差，s-CTX 骨折风险的风险比为 1.18（95%CI 1.05～1.34）[41]。这些风险梯度大大低于使用股骨颈骨密度预测骨折的风险梯度。尽管抗骨吸收治疗后骨折风险的降低与 BTM 的显著降低有关[21]，但来自临床和基于人群的研究数据已

被证明很难转化为针对个体的准确治疗目标，使用 BTM 作为治疗目标尚未广泛转化为临床实践（表 18-1）。

表 18-1　骨质疏松症靶向治疗中主要变量的主要考虑因素

治疗指征	治疗目标
T 评分≤-2.5	T 评分>-1.5～-2.0[8, 28]
高骨折风险（FRAX）>20%（主要骨质疏松性骨折概率）	骨折风险低于治疗阈值[8]或 FRAX（主要骨质疏松性骨折概率）<10%[28]
脆性骨折（与 T 评分和骨折风险算法无关）	3～5 年内无骨折发生[27]

八、标准治疗与目标导向治疗的比较

根据目前骨质疏松症的管理指南，一旦决定用药物治疗患者，就会开具"一线"药物，通常是口服双膦酸盐。通常在 1～2 年后重复测量骨密度，以评估对治疗的反应。如果骨密度保持稳定或者改善，则认为该治疗方案对患者有效。然后继续进行相同的治疗；口服或静脉注射双膦酸盐治疗 3～5 年后，可考虑双膦酸盐"药物假期"[42]。如果开始治疗后 1～2 年骨密度出现下降，临床医生可能会评估导致治疗反应欠佳的因素，并考虑改用其他药物。有时，骨转换标志物用于监测对治疗的反应，预期方向的显著变化（抗骨吸收标记物减少，骨合成标记物增加）被认为是可接受的反应[27]。

相反，目标导向治疗是一种策略，其中：①为患者建立治疗目标；②治疗的初始选择基于达到目标的概率；③定期重新评估达到患者目标的进展，并根据目标的实现或实现目标的进展决定停止、继续或改变治疗方案。目标导向治疗在根本上与标准治疗不同，治疗的首要目标是避免发生骨折或至少降低骨折风险。尽管有证据表明治疗后骨密度和骨转换指标有所改善，但如果在治疗期间发生骨折，包括椎体压缩性骨折，那么患者在至少几年内骨折复发的风险会增加[11-13]，因此

需要考虑改用更有效的治疗或联合治疗，或者至少继续有效的治疗，表 18-2 比较了两种治疗骨质疏松症患者的主要策略。

九、以目标为导向的初始治疗选择

选择治疗药物有几个影响因素，包括当地的管理政策或治疗建议，个人因素，如年龄、合并症、伴随药物、器官功能、跌倒的风险、虚弱、某些药物的禁忌证以及骨质疏松的严重程度。

对于即将面临骨折风险的患者，当再次骨折的风险相当高时，那么在未来几年内预防骨折至关重要 [43-50]。可快速降低骨折风险的治疗药物是这些患者最合适和首选的治疗方案。对于 T 评分 <-2.5 的患者，应该考虑有可能显著增加骨密度的治疗方法。有学者提出实现治疗目标的可接受概率，即初始治疗应至少有 50% 的可能性在开始治疗后的 3～5 年内实现治疗目标。

如果经口服双膦酸盐的初始治疗后，治疗目标达到 T 评分 >-2.5 的可能性很低，那么应该考虑使用对骨密度有更大作用的药物（如果存在）作为初始治疗。同样，如果经口服双膦酸盐的初始治疗后，患者降低骨折风险的可能性依旧较低，则应考虑使用对骨折风险有较大影响的药物以及药物联合或序贯治疗作为初始治疗，初始治疗的选择还应该考虑预期收益和潜在风险的平衡、患者的偏好和成本 [27]。

十、目标导向评估和治疗期间的治疗决定

（一）评估对治疗的依从性

为了实现治疗目标，坚持治疗是一个需要考

表 18-2　骨质疏松症患者两种主要治疗策略的比较

治疗阶段	标准管理协议	对待目标
治疗决策	• T 评分 <-2.5 • FRAX（主要部位骨折概率 >20%，髋部骨折发生率 >3%） • 迫在眉睫的骨折风险低创伤性骨折	• T 评分 <-2.5 • FRAX（主要部位骨折概率 >20%，髋部骨折发生率 >3%） • 迫在眉睫的骨折风险低创伤性骨折
骨质疏松症继发性病因的评估	• 已执行	• 已执行
治疗目标	• 对治疗的反应	• 在治疗开始前确定治疗目标 • 目标的实现
初始治疗选择	• 通常是一种普通的口服双膦酸盐，除非有禁忌证	• 选择最合适的治疗以达到目标
管理监测	• 骨密度评估 • 低创伤骨折的发生率 • 骨转换标志物 • FRAX	• 骨密度评估 • 低创伤骨折的发生率 • 骨转换标志物 • FRAX
治疗成功	• 骨密度维持稳定或增加 • 治疗后 3～5 年内不发生骨折	• 实现治疗目标
治疗失败的标志	• BMD 明显下降（超过最小显著变化） • 治疗时发生骨折 • 缺乏预期 • 骨转换标志物的变化	• 未能达到治疗目标
管理治疗失败	• 改用更有可能获得更好反应的治疗方法	• 改为更有可能实现治疗目标的治疗方法

虑的重要因素。一般来说，口服处方药服用少于80%与治疗效果不佳有关，这可以通过骨密度的下降、骨折的发生或骨转换标志物未能达到预期效果来确认。如果依从性差，就应该采取干预措施来提高依从性[51]；例如，当口服药物依从性不高时，应该考虑采用肠外治疗。药房电子记录是评估治疗依从性水平的最佳方法。通过比较口服和注射疗法的依从性，结果显示每6个月皮下注射地舒单抗[52]和每3个月静脉注射伊班膦酸钠[53]的患者比每周口服双膦酸盐的患者有更好的依从性。

（二）监测对治疗的反应

只有当患者对治疗有反应时，治疗目标才有可能实现，尽管对治疗的反应并不能保证目标已经实现。治疗期间发生的骨折需要进一步评估，以确认是否存在骨质疏松症的潜在继发原因。接受治疗的骨折患者在骨折后至少3～5年没有骨折，才可认为达到了治疗目标。指南建议在开始治疗1～2年后重复DXA研究和（或）测量骨转换标志物[54, 55]，以确保有治疗效果。然而，如果患者的骨密度有所改善或骨转换标志物发生适当变化，则患者可能是一个良好的反应者，但骨折风险可能会仍然高得令人无法接受。可能归因于骨密度处于非常低的状态，患者最近有骨折史，或者存在相关的合并症或在服用某些药物，这些合并症或药物大大增加了骨折风险。对于以目标为导向的治疗方法，尽管已确认有治疗反应，但应考虑改变治疗方案以帮助更好的实现治疗目标。

骨密度在治疗后没有改善的患者无法达到T评分目标。在治疗过程中如果出现骨密度下降，需要对治疗的依从性和其他对治疗效果不佳的原因进行评估[31, 54, 55]。治疗监测还应包括评估治疗可能产生的不良影响、间歇性骨折病史、背部疼痛评估和身高测量，以确定是否应重复评估脊椎骨折[56]。

目前尚无关于重新评估骨折史、重新筛查椎体骨折或测量身高的最佳时间间隔的分析。此外，尚无研究关于评估骨密度的理想间隔，这取决于患者T评分和T评分目标之间的差异以及治疗的预期效果。然而，一般来说，每年重新评估患者的依从性、间隔病史和身高测量是合理的，至少每2～3年重新评估一次，以确定目标是否已经实现，或者是否有可能很快实现。尽管目前尚没有研究关于达到治疗目标所需的理想持续时间，但及时实现治疗目标是众望所归。对于骨折风险最高的患者，利用最有可能快速实现骨密度目标的药物是合理的[27]。

当患者接受双膦酸盐治疗骨质疏松症时，在达到治疗目标后可以考虑药物假期，对于接受非双膦酸盐治疗的患者，不宜考虑停药，因为治疗停止后骨密度会迅速下降[21, 41, 57, 58]。因此，在使用非双膦酸盐类药物达到T评分目标后，一般应继续使用维持骨密度的药物，比如双膦酸盐类药物（至少短期内）[14]。

在实现治疗目标后，能够维持治疗效果的其他药物将加强目标导向的治疗策略。如果发生骨折，患者的髋部或脊柱骨密度下降，或骨折风险增加到需要开始治疗的水平（如使用糖皮质激素或父母有新的髋部骨折史），则应重新开始治疗。患者的骨折风险随着年龄的增长而增加，即使在没有其他因素的情况下，也可能达到需要恢复药物治疗的水平。表18-3列出了在治疗骨质疏松症患者时可能发生的事件、评估方法和对这些患者的管理。

十一、药物假期

在大多数慢性病的治疗中考虑药物假期是不寻常的，因为正如大多数治疗方法所预期的那样，药物的有益作用在停药后会迅速减弱。然而，由于双膦酸盐在骨骼中的停留时间较长，以及对长期治疗中罕见不良事件风险的担忧，使得双膦酸盐治疗有可能被中断，以获得"药物假期"，在此期间，其抗骨折的作用可能会持续一段时间，而潜在的不良事件发生风险会降到最低[61]。表18-4列出了骨质疏松症管理中药物假期的基本原则。

表 18-3 接受骨质疏松症治疗时可能发生的事件列表及对这些患者的评估和管理方法

发生率	评 估	管理方法
发生新的椎体骨折（无论是临床明显的还是椎体影像学上的偶然发现）	• 背部疼痛史（特别是急性），影像学检查 • 至少在治疗 2 年后的每次随访中测量身高，以筛查无症状的新椎体骨折（身高下降＞2cm 表明新的椎体骨折的概率增加，需要进行脊柱成像 / 重复 VFA）[56, 59]	• 评估导致骨骼脆性的因素（无论是否有证据表明达到了 T 评分目标） • 继续治疗，最多可延长 5 年 • 用一种能最大限度地防止再次发生椎体骨折的药物进行治疗
治疗期间发生非椎体骨折的情况	• 在未经治疗的患者中，发生非椎体骨折后的骨折风险，在骨折后的前 5 年内最大，并随着时间的推移而下降[43-50] • 在接受唑来膦酸钠治疗的患者中，如果停止治疗，非椎体骨折的发生是未来 3 年内再次发生非椎体骨折的重要危险因素[11]	• 无论是否达到 T 评分的目标，都要对导致骨骼脆性的因素进行适当的评估 • 即使已经达到了 T 评分目标，也要继续治疗，或改用对降低非椎体骨折风险有更大疗效的治疗方法，或者增加治疗方法，至少要等到患者在 3～5 年内没有骨折为止
治疗期间骨折风险相关的其他危险因素的变化	• 其他骨折风险因素的变化，如药物变化、体重减轻或出现影响骨折风险的诊断，表明治疗期间骨折风险发生了变化，这些变化可能会影响到继续治疗或改用更强效药物的决定	• 需要开发出能准确估计治疗期间骨折风险的模型
实现 T 评分目标	• 骨密度应保持在目标值以上（即 T 评分＞-2.5） • 当患者达到股骨颈 T 评分＞-2.5 时，继续治疗的益处可能非常小[60]	• "药物假期"的概念只适用于服用双膦酸盐的患者，因为停药后由于药物的骨骼滞留，会有短暂的残余抗骨吸收作用 • 对于服用非双膦酸盐患者，药物假期是不合适的，因为停止治疗后骨密度会迅速下降[57, 58]

表 18-4 骨质疏松症管理中的药物假期原则

原 则	概 念
以患者为中心	药物假期适应人群的选择和在药物假期期间的监测需要根据个别患者的情况量身定做
停药期的时长	药物假期应被视为暂时中止积极治疗，而非永久的
暂时性的残余效应	停用双膦酸盐类药物不一定是停止治疗，因为其抗吸收作用预计会持续一段时间

直观地说，当双膦酸类药物停止使用时，随着药物逐渐从骨骼中移除，残留双膦酸类药物的潜在益处和风险都会随着时间的推移而降低。理想情况下，评估药物假期对骨质疏松症患者的潜在效用的最佳方法，是通过临床试验数据来比较继续治疗和停止治疗的患者的骨折风险。目前只有 3 项前瞻性研究针对接受阿仑膦酸盐、唑来膦酸盐和利塞膦酸盐治疗的患者，其中在阿仑膦酸盐治疗 5 年后，临床椎体骨折的人数少于停药期的患者（分别为 5.3% 和 2.4%）；使用唑来膦酸盐的患者，其治疗 3 年后继续治疗的受试者与停药者相比，椎体骨折发生率下降（分别为 3.0% 和 6.2%）；利塞膦酸盐治疗 3 年后，继续用药者发生椎体骨折的人数比停药的受试者少（分别为 6.5% 和 11.6%）[24, 62]。研究结果显示，与继续骨质疏松症治疗相比，停止使用双膦酸类药物会增加骨折的

风险。然而，对数据的后期分析显示，绝经后骨质疏松症女性在接受双膦酸盐治疗3～5年后，在停止治疗后，其对骨折的保护仍会持续一段时间，这种保护效应会在停止治疗的3～5年内逐渐减弱，而非典型股骨骨折的风险随着双膦酸盐治疗时间的延长而增加，但在停止治疗后可能会降低[63]。

在应用地舒单抗或特立帕肽治疗的患者中，情况有所不同，其中药物对骨转换的积极作用在停药后不会持续很长时间，这与双膦酸盐形成对比，在双膦酸盐中，"药物假期"的概念是适用的，由于双膦酸盐的骨骼滞留而停药后会有短暂的残余抗再吸收作用。对于非双膦酸盐类药物来说，药物假期是不合适的，因为在停止治疗后骨密度会迅速下降。据报道，长期使用的地舒单抗停药后，骨重塑迅速增加，骨密度下降，骨折风险恢复到基线[64]；与双膦酸类药物不同，药物假期不适用于地舒单抗。相反，在最后一次注射地舒单抗6个月后，应继续治疗或过渡到另一种抗骨质疏松的药物。

目前还没有关于停止治疗对接受糖皮质激素治疗的男性或患者的影响的数据。虽然没有证据表明男性和绝经后女性对停止治疗的反应会有不同，但目前尚不清楚在类固醇诱导的骨质疏松症中，停止治疗后骨密度或骨折风险会发生何种变化。

每种双膦酸根都具有不同的抗吸收能力和结合亲和力，这是由于它们独特的侧链所致。唑来膦酸的效力最高，其次是利塞膦酸、伊班膦酸和阿仑膦酸，唑来膦酸的结合亲和力最高，阿仑膦酸、伊班膦酸和利塞膦酸的结合亲和力依次递减[65, 66]。这可能是由于与利塞膦酸和伊班膦酸相比，阿仑膦酸和唑来膦酸对羟基磷灰石的亲和力更强[67]。双膦酸盐的骨结合位点几乎是不饱和的，因此导致双膦酸盐的大量累积，而双膦酸盐的释放量可能很小，因为它部分依赖于骨转换，而使用双膦酸盐减少了骨转换[21]。例如，以每天10mg（每周70mg）的剂量使用阿仑膦酸钠10年后，几个月或几年内释放的阿仑膦酸钠量相当于服用通常剂量的1/4[68]。一般来说，唑来膦酸和阿仑膦酸在停药后能维持较长的疗效，而其他药物，如利塞膦酸的药物效应则会很快消失[21]。在药物假期中要考虑的另一个因素是证明对治疗的依从性。最近一项关于瑞典临床实践中阿仑膦酸盐和利塞膦酸盐残留治疗效果的回顾性注册研究表明，双膦酸盐治疗的持续时间与停药后住院骨折的发生率显著呈负相关[69]。具体来说，在终止治疗后的前6个月内，与那些在1个月内停止治疗的患者相比，坚持治疗12个月以上的患者调整后的骨折率要低得多（HR=0.40）。在一项研究中，据报道，70%的双膦酸盐使用者在使用1年后停用处方[70]，因此，3～5年后的停药决定应该是在保证初始治疗期间持续使用双膦酸盐后做出的[71]。

在缺乏临床试验指导的情况下，经验性方法可能有助于指导治疗保健专业人员监测和管理处于药物治疗假期的骨质疏松症患者，一种方法是在停止治疗2～3年后测量骨密度和骨折风险概率。如果骨密度明显下降或10年骨折风险明显增加，说明双膦酸盐治疗的益处可能正在减少，现在可能需要恢复积极治疗。另一种方法是在停药2～3年后重新评估患者的骨折风险，不包括测量骨密度，根据最新的骨折风险评估结果，使用最初为未接受治疗者开发的算法，决定是否重新进行DXA扫描，从而重新开始治疗[72]。

如果建议停药，对于骨骼亲和力较低的药物，应更早地进行风险评估，建议利塞膦酸1年后、阿仑膦酸1～2年后、唑来膦酸2～3年后进行重新评估[73]。虽然有学者提出，可以用骨密度的下降或骨转换标志物（BTM）的增加来决定何时结束停药，但目前还缺乏在停用双膦酸盐后关于这些替代标志物开始发生变化时的骨折风险数据。利塞膦酸盐的研究表明，尽管这些参数似乎发生了不利的变化，但骨折风险仍然降低。相反，没有证据表明如果治疗后骨密度稳定或BTM较低，骨折风险会降低。也就是说，在临床实践中，监测骨密度和BTM是了解双膦酸骨重塑效应丧失的唯一手段，但最终停药期的长短应根据临床判断而定[74]（表 18-5）。

十二、监测骨质疏松症治疗的推荐方法

目前没有适用于所有患者的标准化建议，因此，骨质疏松治疗疗程的决定需要个体化。在决定是否继续或改变骨质疏松治疗时，我们需要先进行初始治疗回顾，利塞膦酸盐或伊班膦酸钠的治疗回顾应在 1～2 年后进行，阿仑膦酸钠和唑来膦酸的治疗回顾应在 3 年后进行。对于总共 5 年的治疗期，3 年后需进一步复查，同时进行全面的风险评估。这应该包括临床病史，特别是新的慢性病或药物治疗，并发骨折史，以及身高测量。如果在治疗期间的任何阶段发现身高下降或因椎体骨折引起的急性背痛，应进行骨密度测量和椎体影像学检查。此外，应评估 10 年骨折概率。对于接受双膦酸盐治疗的患者，如果不再有骨折高风险，可以考虑停药 2～3 年。如果停止治疗，我们需要进行一系列监测，包括对骨折、跌倒以及慢性病的发生进行临床评估。虽然连续的骨密度监测可以用来监测患者的骨密度状态，但是不包括骨密度检查的 10 年骨折风险评估工具也可用于识别高危患者或需要进一步进行骨密度扫描的患

者。在这个阶段，使用生化标志物也可能有帮助（图 18-1）。

目标导向治疗的局限性和期望值

虽然目标导向疗法的一些原则可以应用于临床实践，但这一概念有其局限性，但它也可以提供新的管理方法。例如，虽然对于骨折风险很高或骨密度很低的患者来说，用目前的治疗方法来实现目标可能是不可行的，但目标导向治疗可能会引导人们从更有效的治疗方法开始进行管理。例如，在目前的治疗中，对于基线骨折风险很高的患者，如 10 年髋部骨折概率为 10% 的患者，可能无法将该风险降低到<3%，或者对于基线股骨颈 T 评分为 –3.5 的患者，可能无法升高到 T 评分>–2.5。对于这些患者，应该考虑使用最有效的药物进行治疗。改变标准的治疗模式和优化治疗顺序，如先用合成代谢疗法，再用强效抗骨吸收药物，有可能会实现骨密度目标（即使是那些开始时骨密度很低的患者）。这凸显了在远低于 T 评分最终目标的患者中选择最合适的初始治疗的重要性[27]。

T 评分>–2.5（如果考虑到测量变异性，评分值或更高）的目标不适用于因高骨折风险但基线 T

表 18-5 哪些人适合在骨质疏松症管理中使用药物假期		
考虑药物假期	考虑继续药物治疗	平均治疗时间
在阿仑膦酸钠和利塞膦酸治疗 5 年后，以及在唑来膦酸治疗 3 年后，可以考虑在没有高风险的个体患者中停药	考虑在高风险的个体中继续治疗	使用阿仑膦酸钠和利塞膦酸钠 5 年后可考虑停药
	高危患者： ● 双膦酸盐治疗后，任何部位的 T 评分仍≤–2.5（阿仑膦酸盐和利塞膦酸盐治疗 5 年，唑来膦酸治疗 3 年） ● 髋部或脊柱骨折史 ● 因慢性病或药物治疗引起的继发性骨质疏松症而导致的骨折高风险 a 替代疗法可用于高风险的个体	使用唑来膦酸 3 年后可考虑停药

a. 例如，类固醇治疗，诸如甲状腺功能亢进症、甲状旁腺功能亢进症、类风湿关节炎等疾病，或其他可导致严重不活动的疾病状态（如多发性硬化症）

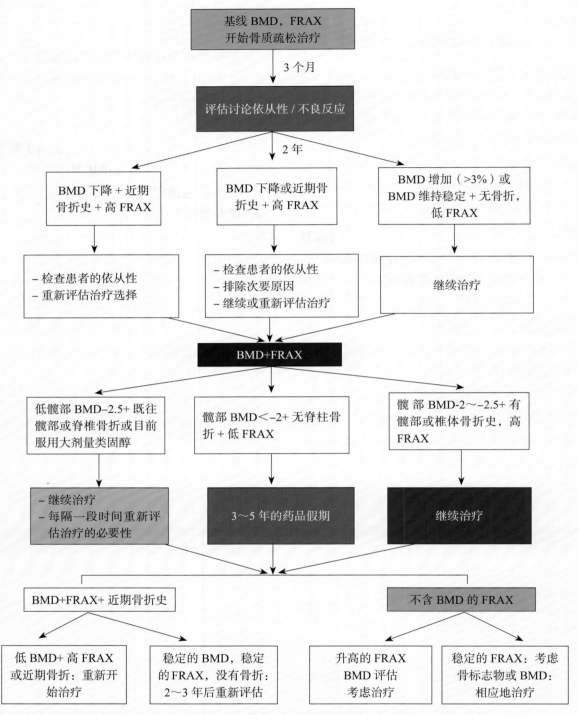

- 该算法基于 FRAX 和 BMD 评估，随着有关双膦酸盐治疗长期风险的其他数据的出现，该算法可能会发生变化
- 并不是所有的双膦酸盐都是相同的，因此关于停用双膦酸盐的建议需要针对具体药物
- 关于停药后监测和重新启动抗骨折治疗的建议有待进一步研究

▲ 图 18-1　长期治疗骨质疏松症的算法
BMD. 骨密度

评分 >-2.5 而开始治疗的患者。对于基线骨折风险很高的患者，如近期发生椎体骨折或年龄超过 70 岁的患者，可能需要更积极的治疗目标（T 评分 >-2.0 而不是 >-2.5）[75]。对这些患者采用"目标导向治疗"的管理方法，需要开发出一种新方法以评估接受药物治疗的患者的骨折风险。

根据股骨颈或全髋骨密度，有证据和建议将骨密度用于临床决定是否继续使用阿仑膦酸钠或唑来膦酸治疗，以及在治疗期间运用骨密度来预测骨折的价值。腰椎骨密度或其他测量部位没有此类数据。然而，将腰椎 T 评分作为治疗目标与当股骨颈、全髋部或腰椎的 T 评分为 ≤-2.5 时诊断为"骨质疏松"的建议是一致的[76]。要维持非

双膦酸类药物达到的治疗目标，需要继续使用该药物或改用双膦酸类药物。关于继续治疗或改用其他药物的相对优点和安全性，还需要更多的数据。表 18-6 总结了潜在的骨质疏松症目标导向治疗参数的优点和缺点。

对于这些原则有一些重要的注意事项，临床医生的判断和患者的偏好有时会凌驾于数字目标之上，这些建议并非旨在描述对患者的全面护理，其中还应该包括定期的体育活动，保证充足的营养，避免吸烟和过量的酒精摄入，有跌倒史的患者需要评估未来跌倒的风险，也许还需要一个包括定期负重锻炼的预防跌倒方案[77, 78]。重要的是，在患者达到目标的情况下，目标的确立不应该被

表 18-6　潜在的骨质疏松症靶向治疗参数的优点和缺点

目　标	价　值	优　点	缺　点
T 评分	绝对的	• WHO 骨质疏松症的诊断工具 • 治疗的有效截止值 • 几项骨质疏松症临床试验的主要纳入标准	• 不是骨折风险的唯一风险因素 • 不同仪器和不同骨骼部位的数值不同
	相对的	• 骨密度的增加与骨折风险的降低有关 • 几个临床试验的主要终点	• 当基线骨折风险非常高时，绝对目标可能无法说明改善情况 • 治疗期间即使骨密度没有变化也与骨折风险的降低有关
FRAX	绝对的	• WHO 评估骨折风险的工具 • 已经在几个临床试验中进行了评估	• FRAX 不包括骨折的所有风险因素
	相对的	• 可用于监测接受骨质疏松症治疗的患者及其临床意义 • 对指导是否需要继续治疗或停止治疗有价值	• 不区分陈旧和新发骨折 • 危险因素的分类评分
骨骼标志物	绝对的	• 可能反映了骨重塑的状况	• 昼夜变化 • 必须在同一实验室进行评估 • 必须在清晨取样 • 不适用于个人基础上
	相对的	• 当基线值极高或极低时，其变化值超过最小显著变化则对评估治疗反应具有价值	• 最小显著变化的高值 • 每个生物标志物的最小显著变化值各不相同

解释为拒绝保险覆盖或报销进一步的治疗费用。

　　总之，制订目标导向治疗是改善骨质疏松症治疗和减少骨质疏松性骨折负担的一个潜在方法，如果可以确定治疗目标，应将其纳入临床实践指南，随后应评估这些建议对患者疗效的影响，随着新的治疗方法和新证据的出现，有可能也应该对建议进行修订，并实施新的治疗方法，如循环治疗和序贯治疗，以达到目标导向治疗的目的，到目前为止，骨密度和骨折概率评估是临床上评价骨质疏松症治疗效果最实用的指标，必须严谨谨慎，以确保接受骨质疏松症治疗的患者以及停药期的患者都可能受益，然而，骨质疏松症的治疗目标不应过于规范，应该允许治疗决策的个体化。

第 19 章　老年医学与老年骨质疏松症的管理
Geroscience and Management of Osteoporosis in Older Adults

Yasser El Miedany　著

一、背景

衰老表现出具有某些疾病的特质，但这足以把衰老看成一种疾病吗？衰老是一种普遍现象，所有的衰老个体具有一些共同的表征，包括生理和组织结构的变化、器官功能的下降以及更加的"脆弱"。尤其是肌肉骨骼疾病，已成为老年人的沉重负担，也在不断消耗着全球卫生系统的资源。其中以低骨量为特征的骨量减少/骨质疏松症的发生率随着年龄的增长而增加，同时，往往伴随着骨质疏松骨折的发生[1]，另外，肌少症（肌肉含量和功能减低）使老年人发生跌倒和残疾的风险增高[2]。

骨量流失是一种自然现象。男性和女性的骨量在 25—30 岁达到峰值，此后逐渐下降[3]。老年人的骨量由峰值骨量以及随年龄增长的骨量流失率决定。峰值骨量由许多因素决定，包括饮食，尤其是钙的摄入，以及锻炼、性别以及基因组成[4, 5]。骨量流失的速率因人而异，但总体相似。除了在女性绝经后 5~10 年[6]期间骨量流失加快[7]，从而影响骨皮质和骨小梁[8]，加上女性的骨量峰值通常小于男性，因此导致老年女性骨折的发生率高于老年男性。

鉴于老年人口的快速增长以及新生儿出生率的下降，几乎每个国家都在经历人口的急剧"老龄化"[9]。因此，开发、试验和验证针对骨质疏松的治疗策略，预防反复骨折，研究与衰老相关骨质流失的病理生理过程变得至关重要。基于此，本章将讨论老年科学的概念，以及与年龄相关的

骨组织改变、骨质流失机制，也将扩展讨论随年龄增长的骨骼变化和骨密度变化。本章也提出管理老年骨质疏松症的方法，包括传统的骨质疏松症治疗药物以及未来靶向骨髓基质细胞的疗法。

二、老年医学：衰老基础生物学、慢性病和健康学的交叉科学

衰老通常与慢性疾病有关，这些疾病可能具有相似的病理生理和危险因素，对这些机制的理解和阐明促进了老年医学的发展。老年医学相关分子和细胞机制的研究，解释了为什么衰老是影响老年人的大多数慢性疾病的主要危险因素。老年医学的基础是发现衰老特征之间的联系，包括压力适应、表观遗传学、炎症、大分子损伤、新陈代谢、蛋白质稳态、干细胞和再生以及营养感应，以阐明在老年人高发的慢性疾病中，这些因素的受损过程[10]。

在过去的几十年里，骨骼衰老的遗传学、生物学和生理学方面取得了令人瞩目的进展。在病理生理学上，骨质疏松症归因于成骨细胞的骨形成和破骨细胞的骨吸收之间的不平衡。近期研究表明，骨髓间充质干细胞（bone marrow stromal cell，BMSC）数量和功能的变化也是老年性骨质疏松症的关键原因之一[11, 12]。骨髓间充质干细胞通常以适当的方式分化为成骨细胞、软骨细胞和脂肪细胞，但在老年期，骨髓间充质干细胞向成骨细胞的分化相对较少。BMSC 细胞分化的这种转变导致骨形成减少，从而导致老年性骨质疏松症（图 19-1）[13]，这种变化的机制仍在研究中。过

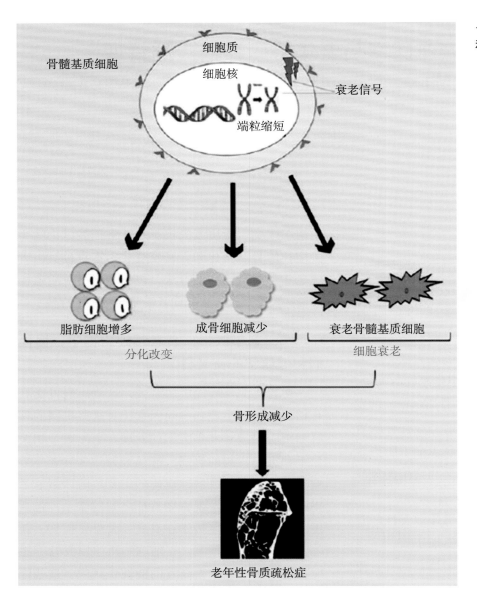

◀ 图 19-1 骨髓基质细胞的分化和衰老示意[11]

氧化物酶体增殖物激活受体 γ（PPARγ）和核心结合因子 α1（CEBPα/β/δ）是脂肪分化的主要调节因子，而成骨分化的主要调节因子是成骨细胞特异性转录因子（osterix）和 runt 相关的转录因子 2（Runx2）[14]。

此外，BMSC 的衰老也是导致老年性骨质疏松症的重要原因之一（图 19-2）。细胞衰老最早是由 Hayflick 在 20 世纪 60 年代发现的，即细胞响应各种导致 DNA 损伤的应激而停止分裂并开始分泌趋化因子、细胞因子和细胞外基质蛋白，从而产生一种被称为衰老相关分泌表型（SASP）的有毒微环境[15]。SASP 的这种毒性会影响邻近的正常细胞，进一步导致衰老细胞积聚，从而破坏其余组织[16]。衰老生物标志物 p16Ink4a 的表达也同时增强[17]。细胞衰老已被证明在与年龄相关的疾病中发挥关键作用，如动脉粥样硬化、2 型糖尿病、阿尔茨海默病和帕金森病[18]。与其他年龄相关的疾病的细胞衰老类似，老年骨质疏松症 BMSC 衰老的确切机制仍不十分清楚，目前已经发现端粒缩短、氧化应激以及一些遗传和表观遗传调控与 BMSC 衰老有关[19]。因此，骨髓间充质干细胞的异常分化和衰老都会导致老年成骨细胞数量减少，从而导致骨形成减少，从而引起老年性骨质疏松症。迄今为止，治疗老年性骨质疏松症的药

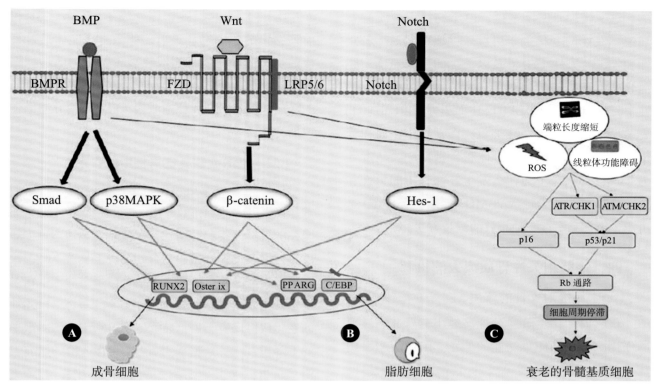

▲ 图 19-2　参与调节 BMSC 分化和衰老的信号通路示意 [11]

BMP、Wnt 和 Notch 信号通路通过促进或抑制各自的转录因子来调节 BMSC 分化为成骨细胞（A）或脂肪细胞（B）。端粒缩短、活性氧（ROS）的积累或线粒体损伤会激活 BMSC 中的 p53/p21 和 p16/Rb 通路，使其进入衰老（C）
BMP. 骨形态发生蛋白；Wnt.Wnt 信号通路；Notch. Notch 信号通路参与调节 BMSC 的成脂和成骨分化；p53/p21 和 p16/Rb. 肿瘤抑制性视网膜母细胞瘤蛋白（这是参与调节 BMSC 衰老的两条相互关联的关键通路）

物有很多，但由于其不良反应，仍然存在一些局限性 [20-24]。因此，为了找到合适的治疗方法，揭示 BMSC 分化和衰老背后的分子机制是今后细胞治疗研究的重点。

三、衰老与骨质流失

与已知的绝经后骨量丢失机制不同，老年骨质疏松与年龄相关，无论女性和男性，骨骼从稳定状态转变为骨量丢失状态，其发病机制正逐渐被阐明。骨重塑贯穿整个生命过程，在生命的前 30 年，骨转换紧密耦合，以维持骨吸收和骨形成之间的稳定状态。随着年龄的增长，骨重塑减少，导致骨构建单位（BMU）的骨负平衡。在 40 岁之后，无论男女，膜内成骨减少，同时，膜内化骨中的骨重塑单位数量增加也伴随着膜内骨吸收的增强。随着年龄增加，这些变化的总体后果是骨

皮质变薄、骨皮质孔隙度增加、骨小梁变薄和骨小梁连接性丧失，降低骨质量和骨强度 [25]。

然而，骨质流失反映了衰老过程中形成的所有膜内化骨减去从骨膜表面不可逆去除的骨的净结果，这一过程似乎与激素无关，而与潜在的年龄相关机制密切相关 [26]。就衰老对膜内成骨的影响而言，膜内化骨质流失的增加伴随着骨膜附着水平的稳定，这在一定程度上弥补了骨量的丢失。因此，男性的皮质骨质流失比女性少，因为膜内成骨更强大，并且与膜内骨吸收无关 [27]。

在队列和横断面研究中也可以见到这些对立的过程，从 40 岁开始并持续到整个成年时期，男性和女性的面积骨密度（aBMD）下降的速度相对缓慢 [28]。从 30 岁开始，主要的椎体小梁骨质流失导致腰椎体积骨密度（vBMD）大幅下降，随着年龄的增长，男女腕部皮质骨密度也呈线性下降 [29]。

对于髋部骨密度来说，由于绝经后骨质流失加速，女性的变化大于男性。一项针对 852 名女性和 635 名男性（60 岁及以上）的研究显示，髋部骨密度随年龄增长而下降[30]。此外，在老年男性中，体积骨密度（vBMD）比面积骨密度（aBMD）更敏感，这一点与女性类似；在女性中，面积骨密度的灵敏度约为 73%，体积骨密度的灵敏度约为 78%，这解释了为什么发生髋部骨折的男性和女性具有相似的股骨颈 vBMD 值，表明 vBMD 是可用于男性和女性一种有效的测量方法。

四、年龄相关性骨质流失的机制

（一）绝经对女性的作用

众所周知，性激素对骨骼健康有着非常重要的作用。绝经期卵巢功能的停止、雌激素水平的减少是女性快速骨质流失的开始。在围绝经期，血清 17b- 雌二醇水平下降 85%～90%，血清雌酮水平下降 65%～75%[31]。研究表明，当游离（非性激素结合球蛋白结合）雌二醇低于 11pg/ml 时，小梁和皮质骨质流失即可能会发生[28]。大多数女性绝经后骨质快速流失的阶段可能会持续长达 10 年。

雌激素缺乏相关骨质流失的机制是多方面的，这些机制在骨质疏松的发病机制中的重要性仍然知之甚少[32]。一般来说，而雌激素对骨吸收有调节作用，而雌激素缺乏抑制了这种调节。通常，雌激素可能通过增加护骨因子（OPG）或转化生长因子 -β（TGF-β）[33] 的生成来抑制破骨细胞的形成和活性[33]。OPG 是核因子 -κB 受体激活蛋白配体（receptor activator of nuclear factor kappa-B ligand，RANKL）的可溶性诱饵受体，而 TGF-β 可诱导破骨细胞凋亡[34]。体外和体内研究还表明，雌激素可以抑制成骨细胞和 T、B 淋巴细胞产生 RANKL[35, 36]，雌激素还直接刺激破骨细胞前体细胞的凋亡，并通过降低 c-jun 活性来阻断 RANKL/巨噬细胞集落刺激因子（M-CSF）诱导的激活蛋白 1 依赖性转录，从而降低破骨细胞前体分化[37]。雌激素可能间接抑制骨吸收细胞因子如白细胞介素（IL）–1、IL-6、肿瘤坏死因子 -α、M-CSF 和前列腺素的产生[38]。最后，雌激素还能够通过直接的受体介导机制抑制成熟破骨细胞的活性。除了雌激素水平的改变，绝经过渡期卵巢抑制素 B 的降低和围绝经期促卵泡激素（FSH）的升高也会增加骨转换[39]。

（二）性激素缺乏在男性中的作用

虽然男性没有更年期，但总睾酮水平确实随着年龄的增长而下降[40, 41]。更重要的是，研究证明，随着男性年龄的增长，睾酮和游离雌激素（即不与性激素结合球蛋白结合的比例）显著下降，这在很大程度上是由于性激素结合球蛋白的水平在一生中几乎翻了一倍，再加上下丘脑 - 垂体 - 睾丸轴的老化代偿反应不足，导致生物可利用类固醇水平的下降[40, 41]。一个基于 350 名的男性人群的研究表明，在 20—90 岁，游离睾酮下降了 64%，游离雌激素下降了 47%，性激素结合球蛋白上升了 124%。

尽管血清游离或者说生物可利用的睾酮和雌二醇水平都随着年龄的增长而下降，但人们普遍认为，由于睾酮是男性主要的性类固醇激素，游离睾酮水平的下降与男性骨质流失最为密切相关。然而，Slemenda 等[42] 在 93 名 55 岁以上的健康男性中发现，血清雌二醇和骨密度之间的相关性比睾酮和不同骨骼部位的骨密度相关性更高（通过 DXA 评估）。骨密度与血清雌二醇水平的相关性（相关系数，根据部位不同，从 +0.21 到 +0.35，$P=0.01～0.05$），而与血清睾酮水平负相关（相关系数为 $-0.20～-0.28$，$P=0.03～0.10$）。在该研究之后，其他类似的横断面研究表明，骨密度与男性雌激素水平，特别是游离雌二醇水平之间存在显著的正相关关系[40, 43-48]。这些横断面调查结果随后被队列研究证实[49]。另一项研究[50] 表明，在老年男性中，雌激素是调节骨吸收的主要性类固醇激素，雌激素和睾酮在维持骨骼形成方面都很重要。

进一步研究雌激素和睾酮之间的差异效应，证实雌激素缺乏比睾酮缺乏更重要导致老年男性骨质流失[50, 51]，并且雌激素对骨骼的影响与卵泡刺激素无关[52]，另一项针对老年男性的大型前瞻性研究再次显示，低水平的游离雌二醇与骨折风险显著增加有关，并且在调整雌二醇水平后，高性激素结合蛋白存在形式的睾酮与骨折风险显著增加相关[52]。然而，睾酮有助于降低男性的骨折风险，因为它会影响男性在生长和发育过程中骨骼增加大小[53, 54]。

五、骨髓脂肪

与年龄相关的骨质流失的主要特征是骨髓脂肪的累积以牺牲骨形成为代价[55]，骨髓脂肪的累积是一个独立于雌激素的活跃过程[56]，30—40 岁最为明显。动物模型[57]和人体组织[58]的活检研究一致表明，衰老骨骼中的骨髓脂肪显著增加，MRI研究也显示骨髓中脂肪含量与年龄相关[59, 60]。此外，骨髓脂肪含量与骨量呈负相关，这种关系与性别无关，而在骨质疏松症患者中比较常见[61]。因此，衰老本身在骨髓脂肪生成中起着重要作用，而与激素变化无关，这说明老年性骨质疏松症可能是一种脂毒性疾病[62]。骨髓脂肪细胞似乎对成骨细胞有毒性作用[63]。脂肪细胞和成骨细胞的共培养表明，脂肪细胞抑制成骨细胞的活性和存活，可能是由于骨髓中脂肪细胞数量的增加释放脂肪因子和脂肪酸所致[64]。

从机制上讲，间充质干细胞（MSC）向脂肪细胞的主要分化是以牺牲成骨细胞为代价的[65]。一系列转录因子已被确定参与骨髓间充质干细胞的成脂分化。最有代表性的转录因子是 PPARγ。此外，早期 b 细胞因子 -1（EBF-1）、Twist-1、Twist-2、CCAA T/ 增强子结合蛋白 α（C/EBPα）、鸡卵清蛋白上游启动子Ⅱ（COUP-Ⅱ）、PR 结构域 16（PRDM16）、性别决定区 γ-box2（Sox2）、八聚体结合转录因子 4（Oct4）也在调节骨髓基质细胞（BMSC）成脂分化中发挥作用[66]。PPARγ 属于核受体（NR）超家族的配体激活转录因子，调节参与骨髓间充质干细胞向脂肪细胞分化的基因[67]。有研究表明，上调 PPARγ 可抑制 BMSC 成骨功能的同时促进脂肪生成[68]。

进一步的证据表明骨髓脂肪细胞对骨骼的脂肪毒性来自于噻唑烷二酮诱导的 PPARγ。糖尿病患者使用噻唑烷二酮类药物与骨质流失和更高的骨折发生率相关，骨髓内噻唑烷二酮诱导 PPARγ水平升高，不仅影响骨形成，而且诱导骨吸收[69]。

六、继发性甲状旁腺功能亢进

钙和维生素 D 的缺乏可导致继发性甲状旁腺功能亢进[70]。维生素 D 缺乏在老年人中普遍存在，且与纬度无关[71]。低血清 25(OH)D 浓度导致血清 1, 25–(OH)$_2$D 和钙吸收的轻微下降，进而刺激甲状旁腺激素（PTH）分泌的增加。此外，成骨细胞形成和骨形成需要维生素 D[62]。血清甲状旁腺激素的增加随后增加了破骨活性和骨吸收，导致皮质骨质流失[70]。慢性负钙平衡状态也可以独立发生于与年龄相关的肠道钙吸收减少[72]与膳食摄入量减少有关。这种缺乏如果不能通过饮食或钙剂进行充分补充，会导致继发性甲状旁腺功能亢进。

随着年龄的增长，许多其他因素也会导致甲状旁腺激素水平的增加，常见的因素包括肾功能受损、使用襻利尿药（如呋塞米）和雌激素缺乏。在女性中，在绝经后早期骨质流失的快速阶段，甲状旁腺激素的分泌受到一定抑制。然而，在后期，甲状旁腺激素分泌逐渐增加，加快了骨转换[73]。

老年男性甲状旁腺激素的分泌也会增加，这与老年女性情况相似，在老年男性中，正常的性激素水平可能有助于防止甲状旁腺激素水平增加所促进的骨吸收，因此，很难证明甲状旁腺激素在导致男性年龄相关性骨质流失中的直接作用[74]。

七、其他因素

（一）体脂

多项临床研究表明，体脂与骨量之间存在直接关系[75-78]。此外，研究发现肥胖患者血清瘦素水平升高，与脂肪质量呈正相关[79]。瘦素被证明是调节脂肪量和骨量之间关系的激素。体外研究表明，瘦素作用于人骨髓间充质干细胞，可促进成骨细胞分化，抑制脂肪细胞分化[80]。进一步的动物研究还报道了瘦素的中枢调节作用[81, 82]。另一项在小鼠研究显示，在瘦素受体功能丧失的情况下，瘦素可通过神经元途径调节骨量的增加[83]。

（二）血清素

血清素证明可以调节啮齿动物的骨量[84]。在人类中，一项研究结果表明了循环血清素在调节骨量中的作用，该研究包括绝经前和绝经后女性血清素水平与全身和脊柱 aBMD 以及股骨颈 vBMD 呈负相关[85]。在校正年龄和 BMI 后，血清素水平仍然是股骨颈 vBMD 以及桡骨小梁厚度的显著负向预测因子。

（三）峰值骨量

峰值骨量是另一个导致年龄相关骨质流失的因素。随着年龄相关的骨质流失发生，骨量峰值较高的人在晚年不太可能患骨质疏松症，而骨量峰值较低的人患骨质疏松的风险较大[86]。许多其他因素，诸如皮质类固醇的使用；吸收不良、神经性厌食症和特发性高尿钙症等疾病。此外，吸烟、酗酒和缺少活动等行为因素也可导致 40% 的

老年男性和 20% 的老年女性骨折风险增高[87]。最后，肌少症通过减少肌肉对骨骼的负荷，也会导致与年龄相关的骨质流失[85, 86]。

八、骨骼随年龄的变化

力学和形态随年龄的变化

骨骼的成分使之能保持平衡、以抵抗骨折、同时优化骨骼的重量。承受大负荷需要硬度（抗变形）和强度（最大破坏应力），需要韧性或延展性来吸收冲击负荷的能量（图 19-3）。骨组织矿物质含量的增高通常会导致骨骼更硬但更脆，由于交联剖面的改变，胶原蛋白结构的变化也可能导致其脆性的增加，这不仅使有机基质变硬，还影响了矿物成分的形态[88]。虽然骨密度（BMD）在一些脆性疾病（如骨质疏松症）中降低[89]，但在其他疾病（如骨硬化症）中升高[90]，因此，决定骨折风险的是组织水平的特性与骨骼几何形态。

骨组织的强度取决于矿物质的含量（临床上通常以骨密度和 T 值或 Z 值的形式呈现）以及矿

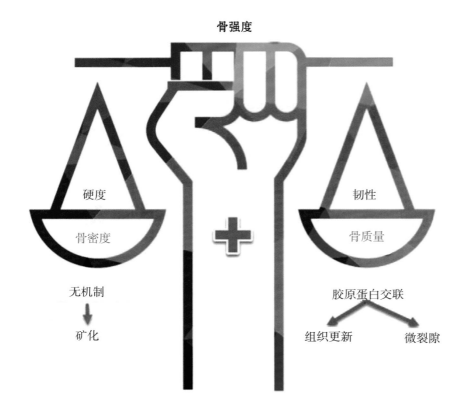

骨强度

硬度　　　　　　　　　韧性

骨密度　　　　　　　　骨质量

无机制　　　　　　　　胶原蛋白交联

矿化　　　　　　组织更新　　　微裂隙

◀ 图 19-3　骨矿物质密度占骨强度的 60%，而骨质量占其余部分。胶原交联不仅是骨质量的决定因素，它还影响组织更新、微裂纹和矿化，所有这些都会影响骨骼强度

物的分布方式[91]。随着年龄的增长，与性别相关的骨组织（几何形态）差异变得愈加明显，是导致高龄人群骨折发生率增加的原因[92]。

反复承受重载的骨骼（日常活动、极端运动、体外试验情况下）会出现裂缝，最初在亚微米级，但最终这些裂缝成为可见的，如果它们未被骨重塑过程修复，则裂缝一直存在[93]，最初损伤的原因可能是骨矿物晶体的破坏、矿物有机界面的脱粘、胶原纤维的破坏或者是这 3 种情况的某种结合[94]，嵌入在矿物质中的骨细胞结构的破坏也可能是原因之一[95]，随着年龄的增长，微裂纹的密度和长度增加[97]，这种微损伤的程度也呈指数增长[96]，裂纹无法修复以及裂纹随着年龄的增加[98]，可能导致皮质骨和骨小梁的韧性降低[99]。

随着年龄的增长，骨骼形态也发生了变化。形态学描述了骨骼的几何形状：长骨（如股骨和胫骨），短骨（如趾骨和指骨），扁骨（如颅骨或胸骨）。决定强度的形态学特征是骨骼的大小和形状[100]。所有长骨的末端和其他骨的中心区域都有致密区（骨皮质）和海绵状区（骨小梁）。

骨骼会改变形态以促进其力学功能——足够坚固以承受巨大的力，并尽量调整为能量需求最少的状态[100-102]。在健康的个体中，骨形成和骨吸收处于一种平衡状态。骨形态的变化与骨形成与骨重塑平衡的变化有关。虽然这些变化对所有骨骼的影响并不相同，但总体趋势是相似的。例如，据报道，年龄大于 85 岁的男性和女性的髋关节几何形状最"不利"，皮质较窄，抗弯 / 屈曲阻力降低[92]。类似的特点也存在于胫骨中[103]，或许也存在于其他骨骼中，但在负重程度小于胫骨和股骨的骨骼中可能检测不到。这些形态变化的原因与遗传、骨骼的负荷和细胞的活动有关。

九、骨蛋白随年龄的变化

骨的有机基质由胶原蛋白（主要是 I 型）和大约 5%（按重量计）的非胶原蛋白组成。胶原蛋白为骨骼结构提供了韧性，从而抵抗冲击负荷，并作为矿物晶体定向沉积的模板（图 19-3）。胶原蛋白以三螺旋原纤维的形式从细胞中分泌出来，结合形成更大的原纤维和纤维。广泛的翻译后修饰（羟基化、糖化）发生在原纤维在细胞内的结合之前。一旦被排出细胞，帮助原纤维在细胞中溶解的球状结构域就会被裂解。然后，通过在原纤维内部之间的还原希夫碱和羟醛缩合物，以及在胶原纤维中添加糖（高级糖基化终产物），形成交联来稳定和修饰这些原纤维[104]。胶原纤维的交联对胶原纤维的强度影响最大。

胶原交联有两种不同的类型，它们随年龄的变化而不同（图 19-4）。赖氨酸羟化酶和赖氨酸氧化酶在酶促作用下形成的交联（酶促交联）将一个胶原蛋白分子的 N 端或 C 端连接到另一个胶原蛋白分子的螺旋区。然后，随着年龄的增长，它们成熟为形成三价吡啶啉（PYD）和吡咯（PYL）交联，它们连接两个末端区域和一个螺旋区域，从而增加胶原蛋白的硬度[105]。由糖基化或氧化诱导的非酶促过程和高级糖化形成的终产物（AGE），如葡萄糖烷和戊糖苷，随着胶原蛋白在组织中持续时间的延长而形成增加，少量的非酶促交联被发现与骨小梁的形态结构相关[106]。

交联的形成影响胶原的矿化方式和微损伤的扩大方式。有证据表明，AGE 在骨组织中的积累只能通过骨吸收来清除，它们的存在增加了破骨细胞的活性，同时减少了成骨细胞的形成，从而导致骨骼随着年龄的增长而脆弱[107]。骨胶原蛋白网络的重要特征包括胶原纤维的取向度和矿物晶体与胶原蛋白纤维轴的排列。胶原蛋白的取向度随组织年龄增加而增加[108]。类似于非酶促交联的积累，取向度是一种年龄依赖性特征。

非胶原蛋白的表达和寿命也存在年龄相关性[109]。这些蛋白在大多数情况下是调节细胞基质和矿物基质相互作用的多功能蛋白，作为矿化调节因子以及在信号传递中发挥作用。它们的多功能性与大量的翻译后修饰相关（片段化、糖基化 / 去糖基化、磷酸化 / 去磷酸化）。因此，值得注意的是，不仅它们的分布随着年龄的增长而变化，而且它们的翻译后修饰程度也随着年龄的增长而下降[110, 111]。

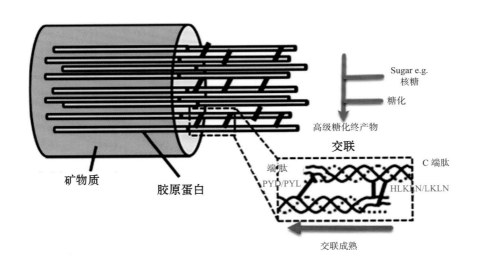

Ⅰ型胶原蛋白是有机质的主要成分，酶促交联结合相邻的胶原分子形成胶原纤维，这是骨的模板。胶原交联的时间顺序形成：随着胶原的成熟，可还原的交联变得不可还原，随着胶原蛋白在组织中持续存在，高级糖基化终产物（AGE）也会在分子的螺旋部分之间积聚。两者都使胶原蛋白基质随着年龄的增长而变硬，造就了骨组织特性

Grynpas 等报道，随着年龄的增长，蛋白质产量下降[112]。对人类股骨颈骨小梁的比较表明，年轻人（18—37 岁）比 51—79 岁的人有更多的细胞外骨基质蛋白，而老年人的骨基质蛋白片段增加。

矿物质随年龄的变化

骨的矿物质含量（也称为"矿化"或"灰分含量"）随年龄增长而增加，经典研究表明，骨的断裂应力随灰分含量呈指数增长，当灰分含量达到最大值时，骨的韧性下降[113]。在骨头中发现的矿物是天然矿物羟基磷灰石 [$Ca_{10}(PO_4)_6(OH)_2$] 的类似物。骨矿物晶体含有多种内含物和替代物，也随年龄的变化而变化，取代基中最常见的是碳酸盐，在磷灰石表面和晶格中取代羟基和膦酸盐[114]。随着动物或组织年龄的增加，骨矿物成分的年龄相关变化包括：①矿物含量增加；②碳酸盐取代增加；③酸膦酸盐取代减少；④羟基含量增加；⑤Ca/P 摩尔比增加；⑥晶体尺寸和完美度增加[88]。

十、骨密度随年龄增长的变化

衰老会导致皮质骨微结构的改变和骨孔隙度增加，年龄与骨密度和骨强度呈负相关[115]。脆性是骨质流失和骨结构退化的结果[116]。年龄的增长会伴随骨重塑率增加，随之产生的哈弗森管和骨块面积的评估表明骨皮质内孔隙度增加，可作为诊断骨质疏松和年龄相关骨折风险的指标[117, 118]。此外，不同骨骼部位的皮质骨密度衰老变化不同，

骨密度下降的严重程度也取决于组织矿化（组织矿化定义为骨矿物在固相中的百分比）以及前述孔隙度的百分比，[115]。一项对尸体肱骨皮质的早期研究发现，皮质孔隙度随年龄增长而增加，40 岁到 80 岁时从 4% 增加到 10%，然而骨密度没有显示出年龄相关的变化[119]。Riggs 等[120] 发现在整个人生命周期中，脊柱骨密度降低 47%，桡骨远端骨密度降低 30%～39%。65 岁以上的女性下降尤为明显。在一个大型的韩国样本中，股骨颈骨密度在成年早期呈加速下降阶段。因此，在评估和比较骨密度值与年龄规律时，应考虑不同人群的标准值差异和其他外部影响[121]。此外，不同研究报告的结果差异可能是由于变量因素（校正了血管化和吸收间隙的骨密度测量）和其他因素，如骨骼部位和方法学，这也部分解释了结果的不同。

一般来说，骨重塑的平衡向骨吸收倾斜的增加会导致骨密度和骨强度的降低[115, 122]。不同的骨骼部位在不同的年龄达到其骨量峰值，男女髋部到达峰值骨量的最小年龄均为 14—18.5 岁[123]。成人的骨骼强度直接取决于最初几十年的骨骼发育和生长。与女性相比，男性往往在年龄较大时达到骨量峰值，在较晚的成熟阶段达到更高的骨含量和骨密度[124]。在 12—16 岁，男性和女性的骨骼重量都增加了 40%，然而，男性会表现出腰椎和股骨中段的 aBMD 略有增加，而女性则不会[125]。男性和女性之间生理骨生长和峰值骨量的差异在

骨密度的性别变异中起着重要作用。

在骨骼成熟结束时达到峰值骨量后，骨密度开始下降。在生后期，骨密度值代表了骨骼发育和骨质流失速率变化的影响，这两个因素都对绝经后女性骨质疏松症的发展起着决定性作用[126]。雌激素缺乏导致这一群体中重塑增加和随后的骨质流失，低雌激素水平还降低了骨骼组织对机械刺激的反应[127]。在老年时期，与男性相比，女性骨质疏松症发病率更高，这不仅与激素缺乏有关，也与女性青春期达到的骨密度较低或随年龄增长而降低的骨密度流失率较高有关[128, 129]。尽管如此，男性的骨骼脆性也会随着年龄的增长而增加，这可以从与其他骨折风险因素（例如既往有过的创伤和骨强度等）相关的轻度至中度创伤的频率增加中得到证明[130]。例如，在>55 岁的个体中，体重和非负重骨骼的骨密度差异与年龄和性别相关[131]。此外，同一年龄组中的男性出现骨折，尤其是腰椎，其骨密度测量值往往高于女性[124]。由于年龄和性别导致的骨质流失的差异还表现出区域性。Warnming 等对健康受试者（未患有代谢疾病）进行了横断面和纵向研究。数据显示，在20—80 岁的男性和女性中，不同部位（髋部、脊柱、前臂远端）的骨质流失百分比相似。与男性相比，除前臂远端外，女性的骨质流失率要高 50%，横断面和队列数据都支持女性在绝经前髋部的骨质流较少，而绝经后出现持续的前臂远端和髋部明显的骨质流失，腰椎骨质流失往往只在绝经后的前10 年[132]。

在同一研究中，男性髋部骨量终生持续丢失，而前臂远端骨量丢失更加迅速。该研究报告了横断面数据和队列数据之间的一些差异，但总体上与之前发表的研究一致[133, 134]。为了确保骨密度值的评估准确，年龄和性别相关的标准可能会根据体型大小、峰值骨量、骨骼大小进行调整[135, 136]。

十一、老年骨质疏松症的治疗方法

（一）治疗目标

骨质疏松患者的治疗目标包括强健骨骼、优化身体功能、预防新骨折和减少以前骨折的症状[137]。建议所有骨质疏松症患者都进行非药物干预。不活动会导致骨量减少，即使中度（或更剧烈）的步行活动也有助于降低髋部骨折的风险[138]。跌倒风险高的人群可以从家庭医疗安全评估中受益。戒烟和适度饮酒也是推荐的。据估计，1/3 的跌倒可以通过预防跌倒策略避免。在特殊的运动项目中，具有挑战性的平衡训练（尤其是太极）可能有助于减少跌倒风险、对跌倒的恐惧和跌倒的次数[139, 140]，建议那些有椎体骨折的人进行核心稳定性训练，即使是那些有骨质疏松风险的人，也推荐阻力训练（适用于功能训练）。负重运动与力量训练相结合将有助于防止骨量丢失[140]。贝叶斯分析表明，髋关节保护器可以降低养老院老年人发生髋部骨折的风险[141]，跌倒高危患者应考虑使用髋关节保护器。

（二）药物

基于年龄相关性骨量丢失的机制，治疗的主要目标应该包括抑制/限制破骨细胞的活性，增强成骨细胞的活性，以及调节骨髓脂肪生成。此外，应纠正或减少影响因素。目前主要的药物有抑制破骨活性的抗骨吸收药物和靶向成骨细胞的合成药物（表 19-1）。

（三）钙和维生素 D

维生素 D 大部分来自于阳光照射，而不是饮食。使用防晒霜、肤色较深和年龄增长等因素会降低皮肤中维生素 D 的生成率。在西方国家，如果不补充维生素 D，血清 25- 羟基维生素 D 75nmol/L 的目标水平可能无法在冬季维持[142]。与此一致，美国老年病学会得出结论，血清 25- 羟基维生素水平 75nmol/L 应该是老年人（特别是体弱的人）的最低目标[143]。每摄入 1000U 维生素 D_3，血清 25- 羟基维生素 D 平均水平将升高约 20nmol/L[144]。对于维生素 D 缺乏中度风险的老年患者，我们通常每天补充 1000U 的维生素 D_3，对于那些由于维生素 D 缺乏而有骨折风险的老年患者（通常是那些有影响维生素 D 补充剂吸收的共

骨细胞	双膦酸盐	SERM	地舒单抗	甲状旁腺激素	罗莫单抗	维生素 D
成骨细胞	↑分化 ↑活动 ↓细胞凋亡			↑活动 ↑存活 ↑分化	↑活动	↑活动 ↓分化 ↓细胞凋亡
破骨细胞	↓分化 ↓活动 ↑细胞凋亡	↓分化 ↓活动	↓分化 ↓活动 ↑细胞凋亡	↑活动		↑活动
脂肪细胞	↓分化			↓分化		↓分化 ↑向成骨细胞分化

表 19-1　骨质疏松症治疗对老年性骨质流失的药理作用特点

病情况，或尽管经过充分治疗仍有持续骨量丢失或再发骨折的患者），可能需要更高的补充剂量，每天 2000U 的剂量被认为是安全的，血清 25- 羟基维生素 D 水平可用于指导给药。

关于测定血清维生素 D 水平的时间和必要性已经有了广泛的讨论。应在治疗开始后 3 个月进行检测，一旦达到推荐水平 75nmol/L，不应重复检测，除非临床状态发生变化，如发生骨质流失或新发脆性骨折，美国老年病学协会工作组建议，对于服用复合维生素 D 药物、肥胖、吸收不良综合征或限制维生素 D 摄入量的人，应监测血清 25- 羟基维生素 D 水平[143]。

元素钙的每日总摄入量应为 1200mg。在可能的情况下，鼓励患者通过富含钙的食物来实现他们的日常目标，但承认并非所有老年人都可以或想要改变他们的饮食。

维生素 D 和钙补充剂背后的证据是强有力的，它增加骨矿物质密度，减少跌倒，并降低老年、机构化个体的髋部和非椎骨骨折的风险[145]。以社区为基础的补充钙和维生素 D 的临床试验依从性较差且往往为阴性[146]，尽管一项 2005 年的 Meta 分析表明，每天 700～800 单位维生素 D 确实降低了髋关节和椎骨骨折[147]。另外，大多数检查高剂量维生素 D 的试验都没有适当地设计来评估长期危害[148]。调查维生素 D 和（或）钙补充剂是否会导致某些恶性肿瘤风险增加的研究要么与我们的患者群体不一致，要么与我们的患者群体无

关[149]。表 19-2 显示了血清中 25- 羟基维生素 D 的阈值水平及其对骨骼健康的影响。

补钙和心血管疾病之间的联系是有争议的。一项"女性健康倡议"数据的再分析显示，被分配到钙补充剂组（并且在随机分组时未服用钙补充剂）的患者的风险比增加[150]。在决定补钙剂量之前，确定患者在饮食中摄入的钙量是很重要的。对于 50 岁以上的女性和 70 岁以上的男性，元素钙的适宜推荐膳食摄入量为 1200～2000mg/d[151]。与补充剂相比，膳食钙摄入对心血管的不良影响可能更小，因为钙的摄入浓度较低，而且与脂肪和蛋白质一起吃，吸收更慢[152]。

十二、抑制骨吸收骨质疏松治疗

（一）适合人群

是否开始抗骨吸收治疗取决于患者的整体风险，主要有两个权威机构，国家骨质疏松基金会和英国国家骨质疏松症指南工作组（NOGG）发布了干预指南，指导骨质疏松治疗（表 19-3）。那些 10 年骨折风险高的人应该接受治疗。那些属于中等风险类别的人应该根据具体情况进行管理。他们应该进行综合评估，以确定是否有其他危险因素（如反复跌倒，骨质疏松症相关疾病，接受类固醇或芳香化酶抑制剂治疗的女性），低风险患者主要为生活方式的改变（锻炼、戒烟、预防跌倒），以及合适的钙和维生素 D 的摄入量（饮食和补充）。

表 19-2　血清中 25- 羟基维生素 D 的阈值水平及其对骨骼的影响[148]

血清 25- 羟基维生素 D 水平	定　义	对骨骼的影响
<25nmol/L（<10ng/L）	维生素 D 缺乏	矿化缺陷
<50nmol/L（<20ng/L）	维生素 D 不足	骨转换和（或）甲状旁腺激素增加
50～75nmol/L（20～30ng/L）	维生素 D 充足 / 最佳	中性效应（骨转换和甲状旁腺激素正常），对降低骨折、跌倒和死亡率有益
>75nmol/L（>30ng/L）	正常	对降低骨折、跌倒和死亡率的最佳，适合于脆弱或高龄患者
125nmol/L（50ng/L）	上限	超过此水平有不良影响的可能性

表 19-3　NOF 和 NOGG 提出的针对老年人的骨质疏松干预指南

	NOF	NOGG
骨密度	所有≥65 岁的女性和≥70 岁的男性都应进行 DXA 扫描，对于 T 值≤2.5 的患者（股骨颈、全髋关节或腰椎）应开始治疗	年龄≥50 岁的所有绝经后女性和男性使用 FRAX 评估，骨折的风险应表示为 10 年间的绝对风险
椎体成像	女性≥70 岁，男性≥80 岁	绝经后女性和老年男性，如果有≥4cm 身高下降、脊柱后凸、近期或目前长期口服糖皮质激素治疗，或骨密度 T 值≤-2.5，应考虑 V 型椎体骨折评估。对于 50 岁以后有非椎体骨折史的患者也应考虑
FRAX	对于股骨颈骨密度低的患者应使用	干预阈值基于 FRAX 评估的骨折概率

NOF. 美国国家骨质疏松症基金会（NOF 的骨质疏松预防和治疗临床医师指南 https://my.nof.org/bone- source/education/clinical guide to the prevention and treatment of osteoporosis）

NOGG. 英国国家骨质疏松症指南工作组（NOGG 2017：骨质疏松预防和治疗临床指南 https://www.guidelines.co.uk/muscle-skeletal-and-joint-/nogg-osteoporosis-guide /453250.article）

（二）双膦酸盐

双膦酸盐是最常用的抗骨吸收治疗药物，通常耐受性良好，而且对大多数骨质疏松患者来说，治疗益处大于风险[153]。双膦酸盐可使椎体骨折发生率降低 50%，非椎体骨折发生率降低 20%，髋部骨折发生率降低 40%[154]。双膦酸盐对于临床预防椎体骨折的疗效开始显现的时间约为 6 个月，对于髋部为 18 个月[155]。

对于绝经后女性，阿仑膦酸、利塞膦酸和唑来膦酸都是预防椎体和非椎体骨折（包括髋关节）的一线治疗药物，使用哪种药物可由患者的偏好决定，利塞膦酸钠和阿仑膦酸钠可口服，它们都可以每天或每周服用，利塞膦酸钠也可以每月服用一次，利塞膦酸钠也有每周一次的药丸，可以与食物一起服用，唑来膦酸可每年静脉输注一次。

双膦酸盐的长期安全性是一个重要的问题，双膦酸盐与骨骼的结合是不饱和的，因此随着时间的推移，药物会积累，甚至在治疗停止后也可能释放[156]，非典型股骨骨折的可能性很低，即使在接受治疗长达 10 年的女性中也是如此[153]。尽管如此，这些担忧还是导致了人们在接受了几年的治疗后考虑药物假期。

药物假期持续时间并没有充足的数据支持。对于有 10 年中度骨折风险的患者，3 年后停止静脉注射双膦酸盐，5 年后停止口服双膦酸盐可能是合理的。只要在随后的观察中未出现明显的骨密度下降（或骨折），假期可以持续 5 年，FLEX 试验显示，与 5 年的阿仑膦酸钠治疗相比，10 年的阿仑膦酸钠治疗并没有显著降低非椎体骨折的风险。在股骨颈 T 值 -2.5 或更低的人群中，持续使用阿仑膦酸钠治疗 10 年能够获益，他们的新发椎体骨折率更低[157]。未来骨折风险高的患者应该接受长达 10 年的治疗，然后进入一个较短的药物假期（通常最多 2 年）。患者应监测是否有明显的骨质流失或新发骨折。另一种选择是针对那些未来骨折风险高，正在接受抗骨吸收治疗的患者，在使用 5～10 年后切换到骨形成治疗。对所有患者而言，无论风险如何，何时使用双膦酸盐以及使用多长时间的决定都应根据具体情况而定。

（三）地舒单抗

是一种全人源单克隆抗体 RANKL 抑制剂，它能阻止破骨细胞的分化和功能，促进骨量增加[158, 159]。每 6 个月皮下注射一次。对于不能口服双膦酸盐的患者（通常由于胃肠道不良反应或需要空腹服用），地舒单抗已被证明具有与阿仑膦酸盐类似的骨密度改善效果[160]。

与双膦酸盐不同，地舒单抗不能融入到骨骼中，并且与双膦酸盐相比，停止治疗可能会导致骨密度更快的下降，2012 年的一项综述显示，地舒单抗作为绝经后女性的一线治疗是有效和安全的，特别是那些不能服用双膦酸盐的女性[137]。虽然罕见，但与安慰剂相比，接受地舒单抗的患者蜂窝组织炎明显更常见，在 FREEDOM 试验中，3886 例患者中有 12 例出现这种情况，而安慰剂组为 3876 例患者中只有 1 例出现这种情况[158]。在地舒单抗治疗中也观察到罕见的非典型股骨骨折。

（四）激素替代疗法和选择性雌激素受体调节剂类

近年来，激素替代疗法（hormone replacement therapy，HRT）和选择性雌激素受体调节剂（selective estrogen receptor modulators，SERM）在很大程度上已经不再被推荐。尽管激素治疗可以减少椎体、非椎体和髋部骨折，但乳腺癌和心血管疾病风险的增加抵消了这一点[85, 86]。而雷洛昔芬是唯一被批准用于预防和治疗绝经后骨质疏松症的 SERM 类药物，它仅具有椎体骨折疗效[87]，且与静脉血栓栓塞事件和潮热的风险增加相关。

（五）降钙素

降钙素鼻腔喷雾剂在几个国家 / 市场进行风险和效益评估后被撤回，与安慰剂组相比，接受鼻降钙素治疗的患者的恶性肿瘤发生率虽然较低，但较安慰剂明显增加。皮下降钙素在一些市场（如加拿大）仍然存在。降钙素不是骨质疏松症的一线治疗药物，也不能降低髋部或非椎体骨折的风险[161]。

十三、骨形成药物

PTH 和 PTHrP 由相关基因编码，结合在 PTH1 受体（PTH1R）上[162]。PTH（1-84）是一个含有 84 个氨基酸的多肽，PTHrP（1-34）是一个含有 34 个氨基酸的多肽。甲状旁腺激素由甲状旁腺分泌，在钙稳态中起着重要作用。甲状旁腺激素通过促进破骨细胞介导的骨钙释放、远端肾小管钙再吸收和肠钙吸收来增加血清钙浓度。PTHrP 由许多不同的组织产生，通过旁分泌作用发挥其作用。与甲状旁腺激素一样，PTHrP 刺激骨吸收和肾小管钙的再吸收，但与甲状旁腺激素相反，PTHrP 在肠钙吸收中发挥的作用较小。PTHrP 还参与胎儿钙调节、胎盘钙转移和哺乳[163, 164]。

特立帕肽和阿巴洛肽与 PTH 和 PTHrP 一样，通过与 PTH1R 结合发挥作用。特立帕肽是重组人甲状旁腺素［PTH（1-34）］，由甲状旁腺素 n 端前 34 个氨基酸组成。Abaloparatide［PTHrP（1-34）］是 PTHrP 的 34 个氨基酸合成类似物，与 PTHrP 在 1-22 氨基酸上相同，但在 23-34 氨基酸上不同。这些差异是有意构建的，以最大限度地提高 abaloparatide[12] 的稳定性和合成代谢活性。Abaloparatide 与 PTHrP 同源性为 76%，与 PTH 同源性为 41%[165]。

持续暴露于 PTH 或 PTHrP 可导致骨吸收增加，而间歇性给药 PTH（1-34）或 PTHrP（1-34）可导致合成代谢窗口和骨形成增强[166]。

PTH 通过几个作用来促进骨形成,包括增加间充质干细胞(MSC)对成骨细胞的作用,增加成骨细胞的成熟和可能的寿命,减少骨细胞生成硬化蛋白以进一步刺激骨形成。甲状旁腺激素对成骨细胞的刺激也会增加 RANKL 的产生,进而刺激破骨细胞成熟和活性,整体增加骨重塑;然而,净效应是骨形成增加[167]。

外源性甲状旁腺激素的合成代谢作用在几年前首次在人类中报道。对接受特立帕肽注射6~24 个月的小样本患者进行的成对的骨活检显示,髂骨小梁体积显著增加,并有证据表明新骨形成[168]。

特立帕肽在绝经后伴有骨质疏松的女性中具有减少椎体和非椎体骨折的作用[169]。在男性骨质疏松症患者中,接受特立帕肽治疗和可能接受后续抗骨吸收治疗的患者发生中度和重度椎体骨折的风险降低[170]。特立帕肽对糖皮质激素引起的骨质疏松症也有疗效。与阿仑膦酸相比,特立帕肽能更早、更大程度地增加腰椎和全髋关节的骨密度,并且在预防新的椎体骨折方面更有效[171]。甲状旁腺激素(1-84)对绝经后女性椎体骨折的疗效已得到证实[172]。

十四、以骨髓基质细胞(BMSC)为靶点研究骨质疏松

人至老年,BMSC 要么分化为大部分的脂肪细胞和小部分的成骨细胞,要么衰老,最终导致老年性骨质疏松。因此,治疗老年性骨质疏松症需要采用策略以刺激 BMSC 分化为更多的成骨细胞,或者阻断它们的衰老。目前为止,包括甲状旁腺激素(PTH1-84)或其 N- 末端片段特立帕肽(PTH1-34)、双膦酸盐、四环素、阳离子多肽以及抗体如地舒单抗和罗莫单抗等众多分子已被用于治疗老年性骨质疏松[20-24]。然而,由于它们的严重不良反应或仅抑制骨吸收而不促进骨再生,所以大多数药物的应用都是有限的。因此,为了减少这种局限性,有必要采用基于细胞的治疗策略,其中 BMSC 具有自我更新和向各种类型细胞分化的能力,可以作为理想的细胞来源。此外,骨髓间充质干细胞易于分离,从不同组织中获得率高,以及免疫抑制和免疫特异性,也使其成为基于细胞治疗的首选细胞来源[173]。

为了治疗老年性骨质疏松症,一些研究人员利用动物模型成功地移植了 BMSC。移植的 BMSC 作用于受损区域分化为成骨细胞,或者采取旁分泌模式,分泌特定的生长因子,为附近的细胞修复退化组织创造有利的环境[174]。Ichioka 等将正常的同种异体 BMSC 注射到衰老加速 6(SAMP6)的小鼠骨髓腔中(SAMP6 小鼠在生命早期自然容易发生老年性骨质疏松症),能够增加骨小梁质量,减少骨量丢失[175],预防 SAMP6 小鼠的老年性骨质疏松症。Takada 等在老年 SAMP6 小鼠发生骨质疏松症后,也通过将正常的同种异体 BMSC 局部注射到它们的骨髓中,经过临床检查,没有发现老年性骨质疏松的迹象[176]。在另一个实验过程中,将从健康大鼠分离的 BMSC 注射到去卵巢的骨质疏松雌性大鼠的股骨骨髓中,经检查,股骨的骨量有较大的增加[177]。同样,Kiernan 等还发现,当他们将正常的同种异体 BMSC 注射到老年性骨质疏松症小鼠模型的骨髓中时,骨形成增加,这为治疗人类老年性骨质疏松症提供了线索[178]。

某些因素、microRNA 和长非编码 RNA 也被认为在治疗老年性骨质疏松症方面发挥了重要作用,刺激 BMSC 分化为更多的成骨细胞,而不是脂肪细胞。通过 RNA 干扰在大鼠骨髓间充质干细胞中抑制异位病毒整合位点 -1(Evi1)基因,可增加成骨和减少脂肪生成,表明 Evi1 是治疗骨质疏松的有效靶点[178]。Huan 等报道,因子 zeste 同源性增强子 2Zust Homology2(EZH2)是在骨质疏松症期间促进骨形成的有效治疗靶点,因为它的抑制可促进成骨增加而不是脂肪生成[179]。最近,Zhou 等提出了自己的观点,发现了中药成分地衣酚葡萄糖苷(OG)在促进骨形成方面具有一定的作用,他们报道,OG 能够通过 Wnt/β-catenin 信号通路逆转 BMSC 在老年时更

多地分化为脂肪细胞而不是成骨细胞的方式，从而可能成为治疗老年性骨质疏松的新型药物[180]。Li 等发现骨质疏松症老龄小鼠骨髓内注射适配体 -AnagomiR-188 后，骨形成增加，脂肪蓄积减少。适配体 -AntagomiR-188 实际上抑制了 miR-188，miR-188 的过度表达实际上是减少成骨和增加脂肪生成的原因[181]。Let-7 是一个 miRNA 家族，在骨髓间充质干细胞分化过程中可以促进成骨和抑制脂肪生成[182]。最近，Zhao 等通过 miR-21 抑制剂抑制 BMSC 向成骨细胞分化中的作用，证明 miR-21 具有刺激 BMSC 成骨分化的能力[183]。最近，小鼠衰老过程中长非编码 RNA Bmncr 被发现是促进成骨和抑制脂肪生成的关键调节因子，这表明它可能成为未来治疗老年性骨质疏松的靶点[184]。Chen 等报道称，在 3 周龄的 SD 大鼠中，过表达 LncRNA XIST 会抑制 BMSC 的成骨分化[185]；因此，通过特异性的抑制剂对其进行抑制可以逆转这一现象，从而可以治疗老年性骨质疏松症。最近，Zhu 等发现 lncRNA HOXA-AS2 是一种通过使 NF-κB 信号失活，而诱导 BMSC 发挥骨形成作用的关键正调节因子[186]，这可能是抗老年性骨质疏松症的新治疗靶点。

其他不同的方法也被用来消除 BMSC 的衰老，从而治疗老年性骨质疏松症。消除衰老细胞对于骨量和强度非常重要。为了揭示这种重要性，Farr 等使用了一些遗传和药物方法来消除衰老的细胞。他们发现，在衰老细胞中激活 INKATTAC caspase8，或者用 JAK 抑制剂或抗衰老药物处理衰老细胞，可以增加骨质流失小鼠的骨量和骨强度[187]。抗衰老药物 ABT263 也可以减少衰老引起的负向作用，因此可以作为治疗老年性骨质疏松症的良好药物[188]。Gao 等将川芎嗪（TMP）局部注入衰老小鼠骨髓中，通过调节 Ezh2H3k27me3，发现其衰老表型明显减少，提示川芎嗪对衰老小鼠骨质流失有明显的局部消除作用[189, 190]。Sun 等抑制了 BMSC 中主要参与 ROS 形成的 NADPH 氧化酶的表达，他们发现 BMSC 的成骨细胞分化明显增加。此外，他们还发现，用载脂蛋白治疗

SAMP6 小鼠 3 个月后，骨形成增加。最近，周等人发现白藜芦醇通过抑制 AMPK 激活 /ROS 抑制信号通路而延缓衰老，促进 BMSC 的成骨分化，提示白藜芦醇通过抑制 BMSC 中 ROS 的形成而成为治疗老年性骨质疏松症的新药物[191]。

十五、什么时候重复骨密度测定

尽管不同的治疗方法对骨密度的影响可能不同，但是任何骨质疏松症药物治疗的效果通常是通过重复的骨密度测试来检测的。重复骨密度测试的最佳间隔是 1～3 年。理想情况下，每次检查应在同一实验室进行，以减少机器之间的差异。

一旦骨密度稳定，测试间隔时间可以延长，对于那些低风险和没有潜在快速骨量丢失原因的人，可以延长 5～10 年。

十六、抗骨折效果的开始

包括患有骨质疏松性骨折的女性在内，骨质疏松症的治疗是不足的，其中一个原因可能是临床医生不愿给予治疗方案，因为他们可能对短期内的治疗效果产生怀疑[192]。然而，如表 19-4 所示，在治疗的第一年内，一些随机对照试验在骨折治疗方面显示出显著的临床益处。因此，即使在最年长的老年患者群体中，似乎从抗骨质疏松症开始治疗，也有时间对骨骼产生有益的影响。

十七、抗骨质疏松症药物的安全性

一般来说，抗骨质疏松药物的安全范围是很好的[202]，从长远来看，骨质疏松症的治疗似乎保持有效性和安全性，指南建议每 3～5 年进行一次治疗再评估[203, 204]。对于一些患者，可以提倡"药物假期"[205]，有关高龄老人药物治疗的主要问题包括肠道吸收减少（因此口服治疗的生物利用度较低）、新陈代谢（代谢率较慢）、排泄（肾功能受损）、组织敏感（皮肤效应）、伴随的缺乏［如生长激素（GH）和 PTH 的内分泌反应减少］，以及伴随的治疗（引起药物代谢和靶器官效应的相互作用）[206, 207]。

表 19-4 抗骨质疏松治疗在老年人治疗的第一年后就可以看到有益效果

骨质疏松的治疗	脊柱骨折类型	风险减少率（%）	1 年后骨折率（治疗组与安慰剂组）	参考文献
阿仑膦酸钠	有症状	59	NA	[193]
利塞膦酸盐	有症状	69	NA	[194]
利塞膦酸盐	形态学改变	81	2.5 vs. 10.9%	[192]
唑来膦酸	形态学改变	60	1.5 vs. 3.7%	[195]
唑来膦酸（男性）	形态学改变	68	0.9 vs. 2.8%	[196]
雷洛昔芬	有症状	68	0.3 vs. 0.8%	[197, 198]
地舒单抗	形态学改变	61	0.8 vs. 2.2%	[199]
甲状旁腺激素	形态学改变	65	0.8 vs. 4.2%	[200]
罗莫单抗	有症状	55	1.7 vs. 3.7%	[201]

大规模的临床试验和 Meta 分析表明，在相对严格的条件下，不良事件往往是轻微到中等并且是可逆的。一些药物安全报告将一些抗骨质疏松药物与罕见但严重的事件联系在一起。

十八、胃肠道反应

口服双膦酸盐引起的上消化道事件主要包括食道刺激、吞咽困难、吞咽疼痛和胃灼热[208]。当正确遵循关于如何服用药物的说明时（包括适量的水和给药后的姿势），上消化道事件的风险较低[209]。在安慰剂对照试验中，活动组和对照组报告的上消化道事件发生率通常非常相似。例如，在 FIT 试验中，阿仑膦酸盐（10mg/d）组为 47.5%，安慰剂组为 46.2%[210]。在这项试验和许多其他涉及双膦酸盐的试验中，患有活动性溃疡或其他需要每日治疗的胃肠道症状的女性被排除在外，并且很可能对剂量说明进行了很好的解释。患有先前存在的上消化道疾病，如食管狭窄、贲门失弛缓症或胃食管反流病控制不良的患者，最好不要口服双膦酸盐类药物。

双膦酸盐的仿制药与更高的胃肠道事件发生率和更大的治疗中断风险有关，这可能主要是因为它们更快的分解代谢时间[211]。每周或每月剂量的品牌配方与相同药剂的每日剂量相比，上消化道反应的发生率较低。年龄最大的老年人可能感兴趣的是开发一种更容易吞咽的凝胶形式的阿仑膦酸钠配方[212]。

急性上消化道出血（UGIB）可能是老年患者面临的一个问题，但目前尚不清楚双膦酸盐是否会加剧这一问题。在加拿大一项基于人群的嵌套队列研究中，对≥65 岁的患者（n=26 223）发现在治疗开始后 120 天内发生急性 UGIB 的发病率为 0.4%，其中 60% 的病例发生在 80 岁以上的患者中。虽然受影响的老年患者中有胃溃疡和严重胃肠道出血史，或同时使用非甾体抗炎药相对较少，但结论是，这一比率与普通人群中 UGIB 的患病率（由于任何原因）是一致的。事实上，高龄一直被认为是 UGIB 的危险因素，并且可能与共病和多种药物的使用有关[213]。

据报道，雷奈酸锶的常见症状是腹泻和恶心；特立帕特的常见症状是恶心、呕吐和胃食道反流病。

十九、血管反应

早期的报道将选择性雌激素受体调节剂（SERM），如雷洛昔芬或巴多昔芬，与出汗、腿抽筋以及皮肤潮红联系在一起，特别是在脸部和上身（"潮热"）[197, 198]。在 MORE 的研究中，雷洛昔芬的关键调控研究，31—80 岁的绝经后骨质疏松症人群（平均年龄 65 岁；治疗 36 个月），"潮热"是报道最多的非严重不良事件（近 10%）[82]，55 岁以上的女性发生率低于年轻的年龄组[197]。

据报道，静脉血栓栓塞事件（VTE）是 SERM 应用中最广为人知的严重药物不良反应。主要包括深静脉血栓性静脉炎和肺栓塞，在 MORE 的研究中，VTE 的发生率是 8～12/1000（RR vs. 安慰剂：3.1）[214]。一项 Meta 分析[215] 估计使用雷洛昔芬与安慰剂相比 VET 风险增加 62%。雷洛昔芬的这种作用，很可能是由于它对凝血系统的雌激素效应。

雷奈酸锶组患 VET 的风险也高于安慰剂组[124]。在对英国全科医学研究数据库（GPRD）的分析中，Breart 及其同事报告说，接受雷奈酸锶治疗的女性（平均年龄 74 岁）的年平均 VTE 比率为 7/1000，与接受阿仑膦酸钠治疗的女性相当[216]。在那项研究和另一项大规模群体队列研究[125] 中，潜在条件本身（即骨质疏松症）似乎是增加 VTE 风险的原因（可能是由于住院期间存在骨折或制动等共病条件）。

在 Breart 等的研究中，未经治疗的骨质疏松患者的 VET 的发生率为 5.6/1000，年龄匹配的非骨质疏松患者队列为 3.2/1000[217]。在由 Vestergaard 及其同事进行的研究中，数据分析显示，与普通人群相比，三种不同的双膦酸盐均增加了 VET 的风险，而雷洛昔芬仅具有临界效应，随着年龄的增长（伴随着手术和创伤）VET 的风险已经得到了很好的证实[218, 219]。因此，就 VET 而言，老年人抗骨质疏松治疗的额外风险很难估计。

二十、肌肉骨骼疼痛

慢性肌肉骨骼疼痛，不管是影响骨骼、关节还是肌肉，经常与口服或静脉注射双膦酸盐有关（5%～10% 的患者），在某种程度上也与雷洛昔芬和特立帕肽有关。静脉注射双膦酸盐的发生率最高，报告了一些严重病例[220]。2008 年，美国食品药品管理局（FDA）发布了一个关于严重疼痛病例的警告，该类病例可能在开始使用双膦酸盐后的几天、几个月甚至几年内发生，有学者建议，当开始每周一次的阿仑膦酸盐或利塞膦酸盐给药方案时[221]，建议从较低的每日剂量开始，持续约 2 周，然后改用更方便的每周一次的剂量可以避免肌肉疼痛[222]。四肢疼痛是特立帕肽常见的不良反应，背部和关节疼痛的程度稍轻。然而，在一项对老年女性的安慰剂对照研究中发现，与安慰剂相比，用药组的这些事件发生率并没有更高。

免疫反应

静脉注射双膦酸盐与短暂的流感样症状、肌痛、关节痛、头痛和发热有关，统称为急性期反应（APR）。在伊班膦酸钠的研究中，静脉组 APR 发生率为 4.9%，而口服组 APR 发生率为 1.1%，据报道注射唑来膦酸后发热的比率更高（约 30%）[222]。APR 的症状似乎归因于循环 γ-δT 细胞释放的促炎细胞因子，通常在给药后 24～48h 出现，对于一些患者，在 48h 内消退。在注射治疗前服用对乙酰氨基酚（扑热息痛）可降低静脉注射双膦酸盐后出现 APR 的可能性，这通常在首次服用后观察到。

几种抗骨质疏松药物也有皮肤过敏反应的报道[224]，尽管这些仍然非常罕见，但是这些事件可能是严重的，据报道，在服用雷奈酸锶的患者中，报告了双膦酸盐的史蒂文斯 - 约翰逊综合征和中毒性表皮坏死松解症以及伴有嗜酸性粒细胞增多和全身症状（DRESS）的药疹[224, 225]。这些情况需要及时和永久的停药，并使用类固醇治疗，如果治疗及时，预后良好。

地舒单抗与较高的皮肤感染和湿疹发病率有关[226]。然而，Meta 分析的数据表明，增加的风险只是临界值[226]。地舒单抗（一种人单克隆抗体）中和 RANKL，一种参与破骨细胞形成和功能的信号蛋白，但也由活化的 T 淋巴细胞、B 细胞和树突细胞表达。在 FREEDOM 试验中，活动组（严重）蜂窝织炎（包括丹毒）的发生率显著较高（0.3 vs.<0.1%）[199]。在地舒单抗研究中报告的湿疹和过敏性皮肤反应（包括皮炎和皮疹）的增加率已被归结为"次优组织特异性"，因为 RANKL 也在角质细胞和朗格汉斯细胞中表达[226]。

特立帕肽的产品特性总结指出，这种药物很少与注射后不久可能出现的过敏事件有关，但可能包括面部水肿、全身荨麻疹和急性呼吸困难。

二十一、神经系统反应

雷奈酸锶通常会引起头痛，年龄>80 岁老年人该事件发生率为 3.3%，而安慰剂组为 1.7%。对于特立帕肽，老年患者（>75 岁）的头痛发生率为 6%，而安慰剂组为 5%（低于年轻患者）；头晕的发生率分别为 9% 和 8%（与年轻患者相同）[223]。

在接受唑来膦酸治疗的患者中，已经报道了一些罕见的癫痫发作的病例，据推测，有时由这种双膦酸盐引起的短暂性低钙血症可能会改变诱发癫痫发作的阈值[227]。

特立帕肽治疗与头痛、眩晕和抑郁有关（如产品特性概要中所述）。

二十二、肿瘤

在接触阿仑膦酸盐或其他口服双膦酸盐的患者中，已经报道了一些罕见的食管癌病例，但是在处方数据库上的流行病学研究结果一直存在矛盾，FDA 的报告显示，曾服用口服双膦酸盐类药物的患者，其食管癌治疗时间相对较短（至诊断的中位时间为 2.1 年），因此可减低任何可能的病因影响。最近对英国 GPRD[228] 进行的分析得出的结论是，女性患食管癌的风险虽小，但发病率却显著增加。在每年报告的 4442 例上消化道癌症中，95 例可能与使用双膦酸盐有关（双膦酸盐的优势比为 1.34）。然而，由另一个小组在同一数据库中运行的分析得出结论认为两者没有显著的相关性[229]。与安慰剂或阿仑膦酸钠治疗的患者相比，雷洛昔芬与显著降低的乳腺癌发病率相关[230]。在实验动物身上，特立帕肽与骨肉瘤有关。然而，

根据美国的一项长期监测研究，没有证据表明特立帕肽治疗与人类骨肉瘤有因果关系[231]。

二十三、心脏反应

在用唑来膦酸进行的关键 HORIZON 研究中，观察到心室颤动（AF）的风险增加。在唑来膦酸钠治疗绝经后骨质疏松症的有效组中，房颤的发生率为 1.3%，而安慰剂组为 0.5%（$P<0.001$）。然而，对其他双膦酸盐试验和几项基于人群的大型研究的后期分析结果并不一致，没有确凿证据表明房颤风险增加。然而，在老年患者中筛查房颤可能很重要，因为众所周知，房颤的患病率随着年龄的增长而增加，大约每 10 年翻一番，因此在 85 岁以上的人中，这一比例约为 10%[232]。有迹象表明，接受雷奈酸锶治疗的患者心肌梗死发生率增加（1.7% vs. 1.1%），相对风险为 1.6。使用双膦酸盐并没有增加心血管死亡风险的报道，事实上，在类风湿关节炎患者中使用双膦酸盐可以减少心肌梗死[233]。

二十四、骨折愈合受损与诱导性骨质弱化

关于骨折愈合的大型临床试验的数据表明，没有证据支持在骨折愈合时停止双膦酸类药物治疗，另外，在过去的几年里，用抗骨吸收疗法报道了罕见的颌骨骨坏死（ONJ）病例，这些病例涉及颌面部裸露的骨骼，在 8 周的时间内愈合几乎可以忽略不计，在大多数病例中（约 95%），ONJ 主要发生在接受大剂量唑来膦酸盐静脉注射以预防或治疗癌症相关骨骼疾病的癌症患者中，在这些情况下，应该停止治疗。没有 ONJ 病例被前瞻性地确定为双膦酸盐的主要随机对照试验（>60 000 患者，年暴露量）[234]。在文献中有一些与地舒单抗相关的 ONJ 的报告，但发病率似乎与唑来膦酸相似或更低[232]。

在接受双膦酸类药物治疗的患者中，已有非典型的转子下、低创伤股骨骨折的病例报道，其中一些已注意到前期的大腿疼痛。尽管一些流行病学证据表明，这些事件可能与双膦酸盐的使用

时间有关，但这种不典型的骨折偶尔可以在未经治疗的患者中观察到[232, 235, 236]。接触双膦酸盐的时间，特别是超过5年的时间，可能构成风险因素[237]。

二十五、肾脏安全

肾功能不全在老年人中是一种相对常见的并存疾病，各种药物治疗可能均会有担忧，主要包括通过肾脏排除的双膦酸盐[238]。因此，作为一项预防措施，这类产品（口服和静脉注射）不推荐用于严重肾损害（肌酐清除率＜30～35ml/min）的患者。很少有报道说静脉注射会导致肾毒性，但是这些都发生在癌症患者身上，他们接受了高剂量的治疗。临床试验数据的事后分析表明，不管抗骨折效果如何，一般都与稳定的血清肌酐水平有关，这表明没有证据支持口服形式会增加慢性肾病患者（第1期、第2期或第3期）的风险[238]。

二十六、优化骨质疏松防治的依从性

在慢性无症状性疾病的药物治疗中，药物治疗的依从性差的相关报道很多[239]，骨质疏松症也是如此[240, 241]。虽然许多骨质疏松症研究在方法学和患者人口统计学方面差异很大[240]，结果显示每日抗骨质疏松治疗的年持续率为26%～56%，每周治疗的持续率为36%～70%。代表依从性估计的药物持有率（MPR）分别为46%～64%和58%～76%，因此也受到给药间隔的影响。在一项由Rabenda及其同事进行的流行病学研究中[242]，作者注意到每周服用阿仑膦酸钠的患者12个月的MPR比每日服用阿仑膦酸钠的患者高（70.5% vs. 58.6%；$P<0.001$）；Cramer和共同研究者也发现了类似的结果，有学者指出，随着随访时间的增加，依从性往往减少，而且在治疗的头两年下降尤其迅速[240]。

依从性差的临床后果是增加骨折的风险，Siris及其同事观察到[243]，在65岁以上的女性（$n=175\ 022$），随着MPR的改善，总体骨折率下降：MPR＜50%的患者骨折率为5.1%，而MPR≥80%的患者骨折率为3.8%。在对6项研究（171 063名患者）的Meta分析中[244]，Imaz和同事估计，治疗顺从性差的患者（1～2.5年的随访）的骨折风险增加，髋部骨折28%、椎体骨折43%，而Ross及其同事的进一步Meta分析（0.8～4.2年的随访；$n=698\ 631$）估计，不依从治疗的骨折风险增加为30%，不遵从治疗的骨折风险增加为30%[245]。

Hiligsmann及其同事使用3年的时间跨度（随访）模拟了最佳依从性和"现实世界依从性"[246]。在现实世界中，只有57%的骨折被预防，QALY（质量调整生命年）的增加只有完全坚持的预期的56%。质量调整生命年或质量调整生命年（QALY）是一种疾病负担的通用衡量方法，包括生活质量和数量。它用于经济评估，以评估医疗干预的价值，一QALY相当于完全健康的一年。该研究的作者得出结论，如果一项干预措施能提高25%的依从性，并且每名患者年的成本低于100欧元，那么它就是一种资源的有效利用。

坚持处方药物治疗对所有患者来说都是困难的，对老年人来说尤其具有挑战性。老年人可能更加健忘，然而，这可以通过电子和其他提醒来抵消，以提醒患者或他们的护理人员。然而，大约70%的不依从是故意的。许多患者一旦获得新治疗的处方，在治疗过程中似乎会进行隐含的风险/收益分析，这决定了他们随后的行为[247-249]。此外，非依从性者经常是"选择性非依从性"，即，虽然他们可能针对不同的疾病接受几种不同的治疗，但他们可能对一些治疗是依从性的，但对另一些不是依从性的。由于老年患者更有可能患有多种共病，这种选择性不依从在该年龄组中尤为明显。

一项包括大量美国成年人的研究，被用来评估没有开始治疗和药物持续性差的原因[249]。不依从的主要原因是经济困难不愿支付治疗费用（约50%的受访者），其次是担心或经历不良反应（约40%），对药物治疗效果的担忧（约28%），以及对治疗缺乏感知需要（约24%），其他可能的原因起较次要的作用。许多患者之所以感觉不到需要治疗，是因为他们可能不会直接因为骨质疏松症而出现任何症状。此外，考虑到早先列出的不良反应范围相当广泛，许多患者可能认为抗骨质疏松药物的负面影响大于任何可能的好处。

二十七、不依从的预测

在没有认知障碍的老年人群中，不依从导致药物治疗困难，似乎集中在对他们的疾病和健康的总体误解、担心不良影响和多重用药以及围绕患者提供药物的后勤障碍[250]。这些困难挑战可以通过实施以患者为中心的护理和共同决策来解决[251]。

对骨质疏松症的看法和误解是多种多样的。在脆性骨折患者中，有报道说，可能没有意识到，甚至可能否认他们的骨折与骨骼健康有关。这些患者似乎拒绝接受"脆性"骨折这个术语，因为它不够强壮，不足以反映他们的创伤[252]，而且摔倒只是绊倒。此外，虽然患者可能对骨质疏松症有很好的了解，但他们可能不总是明白他们的治疗怎样能有所帮助[253]。

因此，挑战在于，通过识别诊所中潜在的"非依从性"来理解和预测这些动机。药物不依从的预测因子包括特定的疾病状态，如心血管疾病和抑郁症[254]。一系列旨在提高治疗依从性的干预措施已经在临床上进行了测试，这些措施已经成为 Cochrane 评论[255, 256] 的主题，一个进一步的系统综述评估了骨质疏松症的药物治疗[257]。一般而言，患者与医护人员之间的定期跟进访问是有益的，

但少数干预策略显然是有效的。与分发书面材料相反，患者辅导（例如，在咨询前与护士讨论，鼓励患者提问）似乎可以提高患者满意度，而咨询时间仅略有增加。由于不依从性是由一系列有意（如消极信念）和无意（如遗忘）因素造成的，简单的"一刀切"的改善依从性的方法不再可行。根据患者的需求和相关的合并症量身定制的针对性治疗方法是应对这一挑战的良好策略。许多当前的依从性计划缺乏对有意和无意依从性因素的评估和个性化，这限制了它们的有效性。

在随访期间，应该询问患者是否坚持治疗，但不能采用封闭式询问方式，相反，应该要求患者描述他们如何以一种自愿的方式服药，以避免任何判断的概念[254]，老年人的评估工具可能对这些面谈有帮助[258-261]。

总之，年龄相关的骨量丢失是一种复杂多样的疾病。遗传、激素、生物化学和环境因素的结合是其病理生理学的基础。结果是骨骼数量和质量的下降，以渐进的方式增加骨折的风险。直接基于对人类的研究，对与年龄相关的骨量丢失的发病机制有了越来越多的了解。显然，优化生长期间的峰值骨量对于降低晚年骨折风险至关重要。性类固醇，尤其是雌激素，在调节女性和男性的骨代谢和与年龄相关的骨量丢失中起着关键作用。了解控制细胞老化的因素，特别是成骨细胞、骨细胞和破骨细胞的老化，有助于确定延缓这些年龄依赖性变化的途径。

第 20 章　骨愈合和骨质疏松症
Bone Healing and Osteoporosis

Yasser El Miedany　著

一、背景

骨质疏松症的主要特征是骨量降低和骨微结构破坏[1]，使患者容易发生低能量创伤引起的骨质疏松性骨折（脆性骨折）[2]。骨质疏松导致的脆性骨折可能发生在人体的各个部位，但最常见的是脊柱、股骨近端和肱骨近端以及桡骨远端等部位的骨折。到目前为止，跌倒是造成长管状骨（如股骨、肱骨和桡骨）骨折的最常见原因。但椎体的脆性骨折往往容易被漏诊，其发病原因和诊断仍存在一定难度[3]。

目前，手术是治疗骨质疏松性骨折的主要策略，但生物学因素及手术等相关因素往往会导致骨折的预后不良[4]。由于骨质疏松性骨折通常属于粉碎性骨折，使得手术很难达到解剖复位和坚强固定[5]。骨质疏松性骨折多发生于老年患者，他们的全身状况差，容易发生并发症[6]（图 20-1）。骨折卧床制动之后，异常的骨重塑状态会进一步恶化，这使得骨折愈合过程更加困难，形成的骨痂强度更弱。此外，手术后再骨折的风险会显著提高[7]。由于治疗过程的复杂性和预后不良等方面因素，每年用于治疗骨质疏松性骨折相关的医疗费用位居首位（高达 51 亿美元），其次才是心肌梗死和脑卒中[8]。

早期的研究报道，老年骨质疏松性骨折部位的骨痂面积（20%～40%）和骨密度（BMD）减少。另有研究表明，骨质疏松性骨折延迟愈合、不愈合可能与衰老导致的骨再生能力不足有关[9, 10]。此外这些患者的骨质特性与正常骨密度患者有很大

的不同，表现为骨骼力学性能、机械传感能力下降以及免疫紊乱引起的骨代谢异常[11, 12]。充分熟悉这些相关因素有利于我们来理解骨折愈合的病理生理学、骨折管理以及骨质疏松症和衰老对骨折修复过程的影响。本章将重点介绍骨愈合过程中骨免疫学和生物学的分子基础，进一步讨论衰老对骨折愈合、炎性衰老和免疫衰老的影响，以及抗骨松治疗对骨折愈合的影响。这包括影响骨重塑的两大类药物，即合成代谢药物和分解代谢药物。最后我们将讨论非典型股骨骨折的治疗方法。

二、骨折愈合的病理生理学

在整个骨折修复过程中，骨愈合遵循一定的时间和空间顺序。我们可以识别出两个不同的阶段：一个是合成代谢阶段，其特征是组织生成；另一个是分解代谢阶段，其特征是编织骨重塑成骨小梁和骨皮质。在修复过程中，这两个阶段相互伴随并有重叠。骨折愈合分为以下几个阶段（图 20-2）[13]。初始的创伤会破坏骨和骨膜并引发炎症反应，这是合成代谢阶段的第一步，这涉及多种物质的释放，包括纤维连接蛋白、生长因子、成纤维细胞、内皮细胞和成骨细胞，在它们的作用下，骨折间隙被肉芽肿组织所填充。在炎症过程之后是修复期，它涉及骨膜反应，伴有血管生成、纤维组织及软骨痂的形成，然后通过膜内成骨或软骨内成骨，逐渐被未成熟的编织骨所取代。在最后的重塑阶段（分解代谢阶段），编织的骨痂逐渐被层状骨所取代。

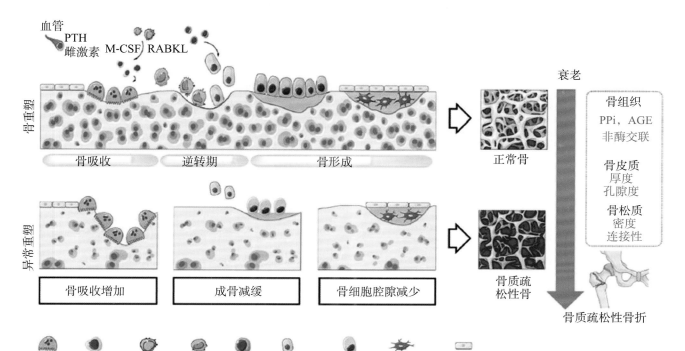

血管
PTH
雌激素 M-CSF RABKL

衰老

骨重塑

骨吸收　逆转期　骨形成

正常骨

骨组织
PPi，AGE
非酶交联

骨皮质
厚度
孔隙度

骨松质
密度
连接性

异常重塑

骨吸收增加　成骨减缓　骨细胞腔隙减少

骨质疏松性骨

骨质疏松性骨折

Osteoblast　Pre-osteoblast　Monocyte　Macrophage MSC　Pre-osteoblast　Osteoblast　Osteocyte　Bone-lining cell

▲ 图 20-1　骨质疏松性骨的静态和动态变化

骨质疏松性骨折是微观结构改变导致的宏观结果，它改变了骨对所施加负荷的反应。骨质疏松性骨的老化过程将导致 PPi 和 AGE 过度蓄积和胶原蛋白的非酶交联，从而破坏骨的正常组织结构。随着骨吸收增加、骨形成减少，骨细胞腔隙的减少会导致骨松质和骨小梁稀疏、骨皮质孔隙增多。"红色"表示基因表达上调，"绿色"表示基因表达下调
PTH. 甲状旁腺激素；M-CSF. 巨噬细胞集落刺激因子；RANKL. 核因子 -κB 受体激活蛋白配体；PPi. 无机焦磷酸盐；AGE. 晚期糖基化终末产物；MSC. 间充质干细胞；Osteoblast. 成骨细胞；Pre-osteoblast. 成骨细胞前体；Monocyte. 单核细胞；Macrophage. 巨噬细胞；Pre-osteoblast. 破骨细胞前体；Osteoblast. 破骨细胞；Osteocyte. 骨细胞；Bone-lining cell. 骨衬细胞

　　四肢骨骼的损伤愈合包括两种不同的过程：直接愈合（一期愈合）和间接愈合（二期愈合），直接愈合涉及间充质细胞向成骨细胞的直接分化（即膜内成骨），间接愈合则在成骨细胞成骨之前通过软骨中间体转介（即软骨内成骨）。间接骨愈合见于骨折后没有进行坚强的固定，在主动应力作用下，通过炎症、修复和重建 3 个阶段形成的外骨痂来填充骨折间隙[14, 15]。前两个阶段相互交织演化，可以在 3 个月的时间内恢复骨结构和连续性，以便允许完全负重。最后一个阶段通过日常生活的正常应力逐渐重塑骨骼[16]。相反，不形成骨膜外骨痂的直接愈合过程通常需要骨皮质的直接接触或手术干预进行坚强固定，从而使得骨折间隙小于 200μm。然而，老年骨质疏松性骨骼如干骺端部位很容易发生骨溶解，这会导致使

用传统的螺钉固定由于内侧扭矩不足难以维持骨折端解剖复位和坚强固定。在这种情况下，骨折的愈合更像在应力和炎症反应下，通过形成骨膜外骨痂以连接骨折间隙的间接愈合过程[17]。

　　调节骨痂形成和溶解的细胞和分子过程是复杂而又高度协调的，因此，我们将对骨修复的 3 个主要阶段进行更为详细的论述。

（一）炎症期

　　急性炎症反应对启动骨折愈合过程至关重要。骨折会导致骨骼结构和血管供应的中断（图 20-2），这会导致骨折部位机械稳定性的丢失、组织氧合和营养供应的减少以及生物活性因子的释放[17]。在骨折发生之后的数分钟内[18]，富含纤维蛋白的血凝块就会生成，以实现止血的目的[19, 20]。这种

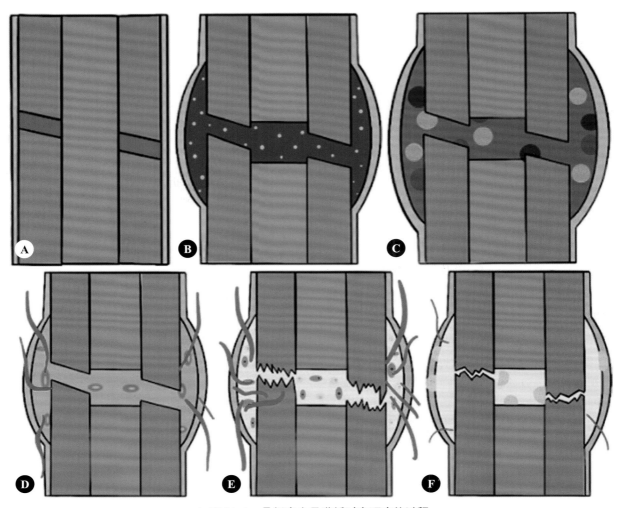

▲ 图 20-2　骨折愈合是遵循时空顺序的过程

A. 受伤时，骨膜和骨骼损伤；B. 血凝块立即形成以提供一个临时的基质，血小板脱颗粒释放趋化因子以诱导炎症反应；C. 炎症期导致了一系列的改变；D. 间充质扩张和从骨内膜迁移以及血管生成；E. 骨形成通过膜内成骨（大的蓝色椭圆形细胞）和软骨内成骨（小的灰色细胞）两种方式；F. 破骨细胞（多核细胞）通过吸收原始骨痂及骨重塑的过程，恢复骨的形态和结构

富含纤维组织的血凝块在骨折愈合中的作用通过使用敲除纤溶酶原（纤维蛋白降解的关键酶）的小鼠进行了相关研究验证，虽然骨愈合本身并不需要纤维蛋白，但如果没有纤维蛋白溶解，骨修复就不能正常进行，确切地说，纤溶酶原的缺失会导致异位骨化和骨愈合不良[21]。

炎症细胞本身以及由其产生的细胞因子和细胞外基质，在促进骨折正常愈合方面起到了至关重要的作用，研究发现，先天免疫缺陷小鼠的软骨内成骨修复过程受到明显抑制[20]。血凝块（特别是在血小板脱粒过程中）释放的细胞因子会招募炎症细胞，包括淋巴细胞、巨噬细胞、嗜酸性粒细胞和中性粒细胞[16, 18-22]。例如，C-C 趋化因子配体 2（单核细胞趋化蛋白 1，CCL2 或 MCP1）及其受体（Ⅱ型趋化因子受体，CCR2）在炎症反应中刺激单核细胞趋化[23]。在骨折后的第 1～3 天，CCL2 在骨折部位表达[24]。对于 CCL2 和 CCr2 突变的小鼠而言，它们在骨折后均会出现骨折延迟愈合及骨痂减少，这是由于间充质细胞浸润减少和血管生成受损所致[25]。炎症细胞在出血时沉积在血凝块中并随之迁移至骨折受伤部位。虽然我们对血管来源的炎症细胞和局部炎症细胞其作用大小尚不完全清楚，但骨组织本身的巨噬细胞对骨折愈合是必要的。炎症细胞特别是中性粒细胞和巨噬细胞，它们的一个重要作用是清除损伤和失活的组织。炎症细胞也会产生影响骨愈合的积极和消极细胞因子[26-28]。在骨折后的 24h 内，有一些细胞因子就可在骨折部位被检测到，它们通过作用于骨髓、骨膜和血肿中的细胞以达到扩大炎症反应的重要目的[25, 29]。

下文将着重论述老年骨质疏松性骨折不同愈合阶段的骨免疫学和骨骼力学的分子基础。

老年人骨免疫学

骨折发生后，骨折断端及髓腔内出血形成血肿，为原始骨痂形成提供了条件，同时炎症细胞（如巨噬细胞、单核细胞、T/B 淋巴细胞）浸润并释放炎症因子进入循环[30]，包括肿瘤坏死因子 -α（TNF-α）、白细胞介素 -1（IL-1）、白细胞介素 -6（IL-6），这些细胞因子负责启动免疫应答和炎症反应[31]，促进了血液流动并增强血管通透性，也可诱导免疫细胞清除病原体[32]。上述这些炎症反应是启动骨修复级联反应所必需的，在骨折愈合的早期桥接过程中，尤其对没有牢固固定的间接愈合尤为重要[33]。最近，Xie 及其同事在综述中回顾了骨免疫学在骨折愈合血肿和炎症期的作用[6]。

骨质疏松骨折中骨骼系统和免疫功能之间的相互作用随年龄变化而改变[34]，根据报道，随年龄的增长，人类骨髓中 B 淋巴细胞前体数量减少会导致成熟 B 淋巴细胞数量显著减少[35-37]，与年轻人相比，老年人 B 淋巴细胞库的多样性降低[38]，研究证实，辅助性 CD4+T 淋巴细胞是负责诱导中性粒细胞和巨噬细胞迁徙到感染部位，老年人 T 淋巴细胞增殖能力和功能均减弱[39]。与这些发现相一致的是，中性粒细胞 / 单核细胞介导的吞噬作用也随着年龄的增长而减弱[40-42]。相反，Toll 样受体（TLR）可触发促炎反应的模式识别受体（PRP）[43]，其在老年人单核细胞和树突状细胞中的表达却增加，IL-1 和 TNF-α 的生成也增加[44]。体外和体内研究均证实，肿瘤坏死因子（TNF）的

持续表达会抑制细胞介导的免疫应答和幼稚 T 淋巴细胞向 Th2 分化[45-47]。

T 淋巴细胞激活需要通过 T 淋巴细胞受体（TCR），TNF-α 对 T 淋巴细胞的持续刺激会提高其激活阈值，弱化其对抗原的反应[48]，并对骨折愈合期间血管生成产生不利影响[49]，因此，由于获得性免疫功能不足和先天性免疫系统功能障碍，老年骨质疏松性骨折患者的早期免疫应答和病原体清除将会延迟[50]，此外，感染会诱导炎症反应并导致局部骨丢失。骨感染最常见的病原体是金黄色葡萄球菌[51]，局部感染后，金黄色葡萄球菌 A 蛋白会诱导炎症因子如 TNF-α、IL-6、白细胞介素 -1α（IL-1α）、白细胞介素 -1β（IL-1β）和中性粒细胞趋化因子的产生[52, 53]。短期（24h）内上调细胞因子（如 TNF-α）有利于诱导中性粒细胞、巨噬细胞和 T 淋巴细胞完成病原体清除[30, 54, 55]。但这些细胞因子尤其像 TNF-α、IL-1、IL-6 长期存在之后[56]，会激活 CD4+T 淋巴细胞，然后通过成骨细胞促进 RANKL 表达，直接与 RANK 结合促进破骨细胞生成，增强骨吸收[57, 58]。

研究发现，老年人群血液循环或局部组织中的促炎因子水平较高[59]。骨量减低的老年人血清中 IL-1、IL-6 和（或）TNF-α 水平是上调的，这支持了炎症水平随老龄化而增加的假说[60]。事实上，TNF-α 在直接诱导破骨细胞分化的同时还可抑制成骨细胞分化和功能，从而促进骨吸收[61, 62, 63]。IL-1 通过独立的 RANKL/RANK 机制诱导破骨细胞分化[64]，IL-6 通过结合成骨细胞上表达的 IL-6 受体从而诱导 RANKL 表达，进而在破骨细胞分化中发挥积极作用[65]。中性粒细胞则通过刺激 TCR 后上调细胞表面 RANKL 表达或诱导成骨细胞萎缩这两种方式来促进破骨细胞的生成[66, 67]，抗炎巨噬细胞（M2）分泌的 γ 干扰素（IFN-γ）通过快速降解 TRAF6 抑制破骨细胞分化[68]。然而，衰老会导致巨噬细胞极化时转向巨噬细胞（M1）促进炎症因子的生成[69]。

另外，护骨因子（OPG）是 RANKL 的诱导受体，成熟的 B 淋巴细胞对 OPG 调节十分重要，

骨髓中有 40% 的 OPG 由 B 淋巴细胞生成[70]，在 B 淋巴细胞缺陷小鼠中观察到其骨吸收增加、骨髓中 OPG 水平降低，这种缺陷可通过抑制 B 淋巴细胞而改善。骨质疏松症患者由于其体内成熟的 B 淋巴细胞数量减少，所以 OPG 水平也降低。因此，对于这部分老年患者来讲，衰老相关性炎症反应和成熟 B 淋巴细胞缺乏共同导致 RANKL/OPG 比率增高，这会引起破骨细胞过度激活、骨吸收增加，术中或术后再骨折的概率增高（图 20-3）。Yonou 等[71] 研究指出，骨质疏松性骨折后破骨细胞过度激活会产生酸中毒，这是引起骨折后慢性疼痛的一个重要原因。破骨细胞活性增强会使疼痛受体表达上调，可能导致骨感觉神经纤维发生病理性改变，从而引起持续性疼痛[72]。

（二）修复期

在炎症期之后，血管间充质修复期开始，这个阶段被称为"纤维血管期"，定义为血管重塑（血管生成和血管新生）和间充质祖细胞的募集，间充质祖细胞又叫间充质干细胞（MSC），最终将分化为软骨细胞和成骨细胞并修复骨折。

在骨折发生初期，骨膜、皮质和髓质的血供中断，导致急性细胞坏死和酸中毒，血供缺乏导致局部缺氧，其中氧分压水平从正常 5% 降至 0.1%～2%[73-75]，骨痂组织中氧灌注、营养物质、炎症细胞和祖细胞供应都离不开血供重建，以促进修复、排泄代谢产物。在大多数情况下，血供会通过新的血管网络形成而快速重建[76]。血管网络的形成，往往是通过两个不同的过程：血管生成和血管新生。血管生成是指从现有的血管系统中"发芽"形成新血管的过程。而血管新生是指骨痂内的原位内皮祖细胞（EPC）重新生成血管的过程。形成骨痂血管的内皮细胞可有多个来源：来自现有的骨膜血管和髓内血管、在骨折修复过

血肿和炎症期

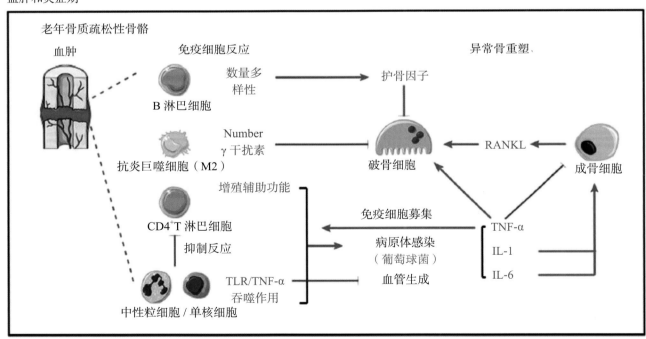

▲ 图 20-3　老年骨质疏松症患者骨免疫学特征

骨折后会很快进入血肿和炎症期。有限的炎症反应是启动骨修复级联反应所必需的，这点对于没有牢固固定的间接愈合需要早期桥接骨折缝隙时尤为重要。衰老相关性炎症反应和成熟的 B 淋巴细胞缺乏共同导致 RANKL/OPG 比率增高，这会引起破骨细胞过度激活、骨吸收增加，术中或术后再骨折的概率增高。"红色"表示基因表达上调，"绿色"表示基因表达下调。RANKL. 核因子 -κB 受体激活蛋白配体；TLR. Toll 样受体；TNF-α. 肿瘤坏死因子 -α；IL-1. 白细胞介素 -1；IL-6. 白细胞介素 -6

程中随之增加到循环系统内的 EPC 或直接来自骨髓[77-80]。研究发现，循环系统中 EPC 不仅在啮齿动物模型中证实增加，在患者骨折后第 3 天也显著增加[81]。血管内皮生长因子（VEGF）是诱导血管形成的重要驱动因子[82]，它可由骨痂组织中多种细胞产生，包括炎症细胞、间充质细胞、成骨细胞和软骨细胞等，VEGF 与 VEGF 家族受体如 VEGFR1（FLT1）和 VEGFR2（FLK1）结合后会激活信号级联反应，导致内皮细胞的增殖和分化，诱导更多 EPC 至骨折部位。

由于血管形成是骨折愈合所必需的，所以血管形成缺陷会导致骨折延迟愈合，在临床上，发生骨折延迟愈合或骨不连的概率为 10%~20%，而当伴有血管损伤时，概率升至 46%[83]，骨折延迟愈合与衰老、糖尿病、吸烟等因素相关，可能由于这些因素会导致血管损伤，研究发现，与幼年小鼠相比，老年和中年小鼠发生骨折后骨痂形成减少，伴有血管生成受到抑制、VEGF 和 MMP-9 表达减少[84]，在肥胖诱导的 2 型糖尿病模型中，骨痂组织中新生血管生成受到抑制，导致了编织骨生成减少[85]，对于牵拉成骨术而言，研究发现吸烟可导致新生血管生成受到抑制、胫骨延长减缓[86]，综上所述，在临床上需避免损伤血管形成，促进骨折愈合。

（三）骨形成期

1. 成骨细胞和软骨细胞

在骨折愈合的纤维血管期结束之后，形成纤维血管骨痂的 MSC 将分化成成骨细胞或软骨细胞，启动骨折愈合的骨形成期，祖细胞到底是向成骨细胞方向分化还是向软骨细胞方向分化，其调节因素十分繁复，尚无定论，在众多因素中，机械因素和氧分压无疑是两个重要因素[87,88]。这些细胞外的微环境因素会通过细胞内调节来影响成骨细胞和软骨细胞的形成。

活动增加可以诱导软骨细胞生成增多，从而使软骨内成骨增加[89,90]，而保持稳定则可以使成骨细胞生成增多，从而使膜内成骨增加[89]，另一个可能调节 MSC 分化方向的因素是氧分压，它们两者之间的关系已经被广泛研究，大量证据表明，缺氧状态会促进 MSC 向软骨细胞分化，反之则向成骨细胞分化，生长因子也会直接影响 MSC 分化，骨形态发生蛋白（BMP）是与骨形成相关的经典成骨分子[13]，另一种可调节 MSC 分化的是 Wnt 家族，在非骨折环境下，抑制成骨细胞系 β-catenin 活性会导致骨量减少、软骨生成增加[91-93]，而骨硬化蛋白（Wnt 抑制剂）则可增加骨形成及骨量[94]。

2. 成骨细胞（膜内成骨）

在骨折绝对固定情况下，间充质干细胞直接分化为成骨细胞是骨修复的唯一方式（膜内成骨），而在骨折固定相对稳定情况下，在骨内膜和骨外膜表面也会出现膜内成骨。如前所述，骨祖细胞分化具有双向成骨潜能，与机械微环境因素有关，骨膜 MSC 沿着骨折附近骨表面向成骨细胞分化，进行膜内成骨形成新骨；这些骨膜 MSC 如果迁移到骨折间隙内则进行软骨内成骨，而骨膜内干细胞则具有单向成骨潜能，其进行膜内成骨可快速桥接骨髓腔[95]。

3. 软骨细胞（软骨内成骨）

通过增殖到肥大状态，软骨细胞高度分化成熟后，软骨骨痂组织开始向骨组织转换。从形态学来讲，肥大性成熟是指软骨细胞体积显著增大。在软骨内成骨过程中，软骨细胞肥大是其中关键一步[13]。肥大软骨细胞强烈促血管生成，它可通过合成 VEGF[96-98]、PDGF（血小板衍生生长因子）[99] 和 PIGF（胎盘生长因子）[100] 来促进软骨骨痂组织的血管长入，随后，肥大软骨细胞开始表达典型的骨标志物，包括碱性磷酸酶、转录因子、骨桥蛋白和骨钙素[101]。最后，骨形成和血管形成的激活共同导致了软骨基质钙化[102]。从功能角度来讲这种钙化提高了骨折的强度。

软骨细胞转化为骨细胞的机制尚不清楚，目前提出一些假说。认为骨细胞可能只是软骨细胞的终末状态，代表了这些细胞在成熟过程中的自然进展。也有认为软骨细胞在激活成骨分化之前先分化成类祖细胞，然后再转变为成骨细胞[103, 104]。还有假说提出，肥大软骨细胞经不对称细胞分裂之后，一部分子细胞分化为成骨细胞或骨细胞，另外一部分则会凋亡[105-107]。

4. 骨痂重塑和破骨细胞

骨痂重塑往往被认为是骨折愈合的最后一个阶段，经过重塑，前期形成的编织骨逐渐被成熟的板层骨所替代。骨痂重塑的关键是破骨细胞的骨吸收[108]，骨吸收过程中会释放细胞因子如TGF-β，破骨细胞本身也会产生细胞因子如补体3a、Wnt10b、BMP6和SLIT3[109, 110]，这些因子对刺激成骨至关重要[111, 112]，随着破骨细胞凋亡，骨吸收结束。目前已知降钙素或17-β雌二醇增强Fas配体可诱导破骨细胞凋亡[113]。

三、衰老对骨折愈合的影响

（一）与衰老相关的骨代谢变化

在绝经后女性或老年人群中，骨代谢改变可能会对其骨折修复产生不利影响，导致"生理性骨折愈合受损"。骨代谢改变影响骨折愈合的机制依然不明。一项使用去卵巢小鼠骨折模型的实验表明，雌激素缺乏会对骨折愈合的所有阶段产生不利影响，尤其是矿化期和重塑期，这是由于雌激素缺乏会增强破骨细胞活性。这些结果表明，绝经后女性雌激素缺乏可能是导致骨折延迟愈合甚至不愈合的重要原因。动物实验还发现，老年小鼠骨折后骨膜反应、细胞分化、软骨血管化和软骨内成骨等过程都延迟[114]。

（二）细胞学改变

骨质疏松症的细胞学改变包含以下几个方面：间充质干细胞（MSC）数量减少导致红骨髓逐渐被脂肪组织替代，使MSC增殖能力降低和成骨分化减弱；减弱了成骨细胞对机械刺激的反应，表现为TGF-β生成减少，导致成纤维细胞、软骨细胞和成骨细胞增殖减少。此外，在老年骨质疏松症患者中，间充质干细胞倾向于向脂肪细胞分化，从而导致骨形成减少[115]。

（三）炎性衰老和免疫衰老

"炎性衰老"用来描述老年人促炎状态的缓慢增加[116]。研究发现，即使是健康的老年人，其体内促炎因子的水平也是升高的。这种促炎水平升高使他们更容易罹患多种系统性疾病，包括骨质疏松症、阿尔茨海默病、2型糖尿病、动脉粥样硬化和帕金森病[117-119]。到目前为止，这种炎症增加的原因尚未可知。炎性衰老被认为是由正常炎症反应消退时出现异常所致，也可能存在一种慢性机制，使得炎症反应延长[120, 121]。由于炎症反应是骨折愈合的关键一环，所以任何可能影响炎症反应的因素都有可能抑制骨折愈合。

炎性衰老也有可能与免疫衰老有关，免疫衰老是指适应性免疫应答的老化[123]，它在老年人表现为免疫功能的丧失，使他们更易被感染、更易罹患疾病[124]，随着年龄增长，T淋巴细胞和B淋巴细胞的产生和成熟都有所变化。T细胞的祖细胞随年龄增长而减少，导致T细胞祖细胞的数量减少、分化潜能降低[125]。

（四）相关合并症

老年人常合并相关基础疾病，这对骨骼健康不利，对脆性骨折患者而言，合并症或药物治疗往往会影响骨折愈合，糖尿病和高血压是老年人最常见的合并症，糖尿病，尤其是1型糖尿病（T1DM），会影响骨愈合进程，研究表明，T1DM骨病理生理学主要机制可能是高血糖和（或）低胰岛素血症，胰岛素可直接促进骨折愈合，糖尿病状态下全身胰岛素水平降低将导致骨折局部胰岛素水平也降低，这可能会导致骨愈合不良。在糖尿病骨折愈合模型中，非酶糖基化会导致晚期糖基化终末产物（AGE）蓄积，进而影响骨形成[126]。

临床和试验研究表明，高血压对骨密度有一定的负面影响。临床研究证实高血压与低骨密度相关。血管紧张素Ⅱ是维持细胞外液和血压的主要介质。虽然血管紧张素Ⅱ对成骨细胞的影响存在争议（主要是基于体外研究）但是有一些证据表明这种介质可以有效抑制成骨细胞分化从而抑制骨形成。原发性高血压患者可能是骨骼相关疾病的高风险人群[127]。

还有很多药物可能会影响骨折愈合，最常见的有抗肿瘤药、糖皮质激素、抗生素、非甾体类抗炎药和抗凝药，它们都会抑制软骨细胞和成骨细胞的增殖，从而影响骨痂形成和矿化[128]。

四、抗骨质疏松治疗对骨折愈合的影响

许多药物会影响骨修复的过程[129, 130]，有些药物会产生不良反应，比如糖皮质激素和非甾体类抗炎药（NSAID），它们会影响炎症期的血液供应。大量的临床与动物实验回顾性的研究表明，使用NSAID 会延迟骨折愈合，但至今，这种情况还未能通过随机对照试验（RCT）中得到证实[131]。还有很多药物如生长因子、前列腺素被认为对骨修复有益，但目前还没有证据支持它们可应用于临床试验，骨质疏松药物可能会影响骨修复的重塑期，而非炎症期或修复期，这是一个重要的研究领域，因为这些骨质疏松症患者在发生骨折时可能正在使用抗骨质疏松药物，或者在骨折后不久就要使用它们。下文将讨论不同类型的抗骨质疏松药物对骨愈合的影响（图 20-4）。

（一）抗分解代谢药物

1. 双膦酸盐

所有的双膦酸盐（BP）都是无机焦磷酸盐的类似物，双膦酸盐具有两条侧链，可以通过修饰侧链以改变其药理学特性。临床使用的双膦酸盐可分为非含氮化合物（如依替膦酸、氯膦酸、替鲁膦酸）和含氮化合物（如帕米膦酸、阿仑膦酸、伊班膦酸、利塞膦酸、唑来膦酸）这两类。所有的双膦酸盐都对钙有很强的亲和力，它们在人体内会聚集于骨重塑活跃的部位。双膦酸盐在骨重塑期的合成代谢阶段通过与骨的羟基磷灰石结合而嵌入到新骨中，并在那里保持化学惰性。当含有双膦酸盐的骨被吸收后，它们会在破骨细胞产生的酸性环境中被释放出来，从而被破骨细胞摄取。上述非含氮双膦酸盐可以通过整合 ATP 来诱导破骨细胞凋亡，从而减少骨表面活性破骨细胞的数量，以此来减少骨吸收。临床使用更为广泛的含氮双膦酸盐则通过抑制甲羟戊酸途径中的一种关键酶——法尼基焦磷酸合成酶（FPPS）来发挥作用。这会导致破骨细胞骨架的改变，从而抑制破骨细胞活性，也有可能诱导破骨细胞凋亡[132]，与非含氮双膦酸盐的效果类似，使用含氮

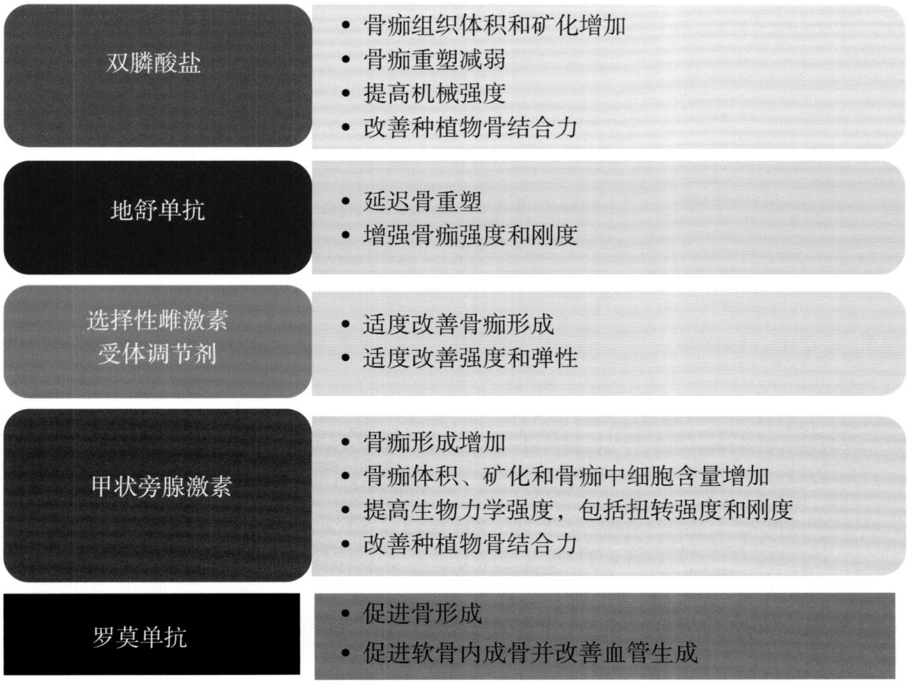

双膦酸盐	• 骨痂组织体积和矿化增加 • 骨痂重塑减弱 • 提高机械强度 • 改善种植物骨结合力
地舒单抗	• 延迟骨重塑 • 增强骨痂强度和刚度
选择性雌激素受体调节剂	• 适度改善骨痂形成 • 适度改善强度和弹性
甲状旁腺激素	• 骨痂形成增加 • 骨痂体积、矿化和骨痂中细胞含量增加 • 提高生物力学强度，包括扭转强度和刚度 • 改善种植物骨结合力
罗莫单抗	• 促进骨形成 • 促进软骨内成骨并改善血管生成

◀ 图 20-4　各种抗骨质疏松药物对骨折愈合和骨修复的影响

双膦酸盐的最终结果也是使破骨细胞骨吸收减少。这些双膦酸盐被包裹在骨质中，它们在停止给药后的很长一段时间还留存在体内，甚至有的代谢半衰期长达 10 年[133]，有研究证实，在停止给药8 年以后还能从患者的尿液中检测出帕米膦酸成分[134]，鉴于破骨细胞的骨吸收作用是骨折修复过程中的关键一环，人们对双膦酸盐的骨吸收抑制作用对骨折修复的影响越发关注。

Van der Poest 研究了 Colles 骨折患者使用阿仑膦酸到底能否预防桡骨远端骨丢失，结果表明，用药组患者在 3 个月和 6 个月时桡骨远端骨密度与对照组相比显著增加，随访 1 年后，两组患者不论是在组织结构上还是在关节功能上都没有明显差异[135]。Harding 等在一项针对胫骨高位截骨术的研究中发现，使用唑来膦酸可以增强内固定强度，同时并不影响骨愈合。虽说双膦酸盐会抑制破骨细胞活性，但进一步的临床研究证实它们并不会影响骨愈合[136]。

关于双膦酸盐的给药时机存在争议，Amanat等在一项动物研究中发现，与输注盐水组和在骨折后立刻使用双膦酸盐组相比，延迟使用双膦酸盐可以增多骨痂量[137]。不过有研究者运用 Meta分析手段报道了双膦酸盐的给药时机并不会影响骨折愈合[138]，对此 Colon-Emeric[139] 也持有相同的观点，这可能是由于上述两项研究纳入的都是骨松质骨折所导致的，骨松质新骨形成的空间足够大，就使得双膦酸盐通过抑制骨吸收从而抑制骨重建显得不那么重要[140]，但对于密质骨来讲情况就有所不同了，骨折后的碎骨片需要被吸收后才能为新骨形成提供空间[141]，还有一种可能就是用于治疗骨质疏松症的双膦酸盐的剂量足以在动物身上产生影响，但不至于在人体内产生影响，相反的，有报道指出对于那些骨折时已经使用过双膦酸盐的患者来讲，他们的骨折愈合时间略有延迟，延迟约为 26%。不过骨不连发生的概率没有差异[132]。

在一项关于口服双膦酸盐对骨把持力影响的临床研究中，实验者将绝经后骨质疏松症患者纳入了他们的研究[142]。这些患者在发生股骨转子间骨折后接受了内固定植入手术，并在术后被随机分配到治疗组和对照组。治疗组患者每周口服70mg 阿仑膦酸，结果表明治疗组体内的螺钉把持力要比对照组高出 2 倍，这表明骨把持力得到提升。还有使用伊班膦酸和氯膦酸的研究表明，在围术期不论是全身使用还是局部使用，双膦酸盐均可以改善全膝关节假体的固定强度[143, 144]。

2. 双膦酸盐局部使用对骨修复的影响

双膦酸盐对成骨细胞具有促合成代谢作用，它可促进成骨细胞的增殖和成熟，抑制成骨细胞凋亡，同时，它也降低了破骨细胞的活性和数量，还可通过改变成骨细胞向破骨细胞的信号传导间接抑制破骨细胞的活性，上述这些作用的共同结果是骨形成增加[145, 146]。

早期的研究表明，局部使用阿仑膦酸可促进大面积颅骨缺损的修复[147]、内移植物周围的骨形成[148]，可能与异体骨移植有关[149]。此外，阿仑膦酸可提升碱性膦酸酶（ALP）活性，促进新骨形成[147]。在 Ozer 及其同事[150] 进行的一项研究中，他们评估了局部使用阿仑膦酸对兔下颌骨缺损的作用，结果显示，阿仑膦酸和自体骨移植联合使用可改善移植物的骨传导性、增强移植物在缺损部位的保留强度并提高骨化能力。在 Limirio 及其同事[151] 进行的另外一项研究中，他们评估了局部联合使用 10% 多西环素、1% 阿仑膦酸和聚乳酸 -羟基乙酸共聚物（PLGA）对大鼠骨修复的影响，结果表明它们联合使用可加速骨修复。

总而言之，目前有随机对照试验证据表明，骨折后使用双膦酸盐并不会延迟骨折愈合。即使进行髋部骨折手术或是在手术后立即使用双膦酸盐，都不会延迟骨折愈合，局部使用或者全身使用双膦酸盐都可改善骨把持力，在长期接受双膦酸盐治疗后出现非典型股骨骨折（临床罕见病例）的患者中，有近 1/4 会出现骨折延迟愈合。

3. 地舒单抗

地舒单抗是一种针对 RANK 配体（RANKL）起效的人类单克隆抗体药物，已有动物实验研究其对骨折愈合的影响[19]。与双膦酸盐类似，地舒单抗可有效抑制破骨细胞介导的骨吸收。因此，在一项使用 huRANKL 基因嵌入雄性小鼠的实验中，科学家们对比研究了地舒单抗和阿仑膦酸的作用[152]。他们先制作小鼠单侧股骨横行骨折模型，然后使用地舒单抗（10mg/kg）或阿仑膦酸（0.1mg/kg）干预，2 周 1 次，持续 42 天。结果显示，两组小鼠骨痂量和骨痂中矿化的软骨细胞均增加，不过骨痂组织重塑延迟。但尽管是延迟愈合，实验组小鼠骨折部位的强度也要优于对照组。因此，作者认为上述两种药物对骨折的短期修复没有不利影响。另外，目前还没有关于地舒单抗与骨把持力的研究。

在 Adami 及其同事[153]的一项 FREEDOM 试验中，他们纳入了 199 例非椎体骨折患者以评估地舒单抗对骨折愈合的影响[34]。这项双盲安慰剂对照试验结果表明，使用地舒单抗与骨折延迟愈合无关，与骨折后或术后并发症也无关。这进一步证实了，即使是使用强效抗骨吸收药物也不会干扰骨折愈合。

4. 选择性雌激素受体调节剂：雷洛昔芬

选择性雌激素受体调节剂（SERM）对骨修复、骨折愈合以及骨把持力的影响尚不完全清楚。在卵巢切除大鼠进行的一项动物实验表明，雷洛昔芬不会影响骨折修复的进程[154]。在影像学表现和生物力学性能上，实验组与假手术组结果相似。雌激素也有类似的特性，另外一项研究表明[155]，为确定全身性使用选择性雌激素受体调节剂雷洛昔芬能否促进骨折愈合，试验人员使用标准化股骨截骨小鼠模型进行研究，设置了试验组、对照组、雌激素缺乏组及雌激素治疗组。截骨术后第 10 天，与其他组相比，从影像学和组织形态学检查结果显示，使用雷洛昔芬可显著改善骨折愈合的早期阶段。第 20 天时，与对照组相比，使用雷洛昔芬和雌激素治疗导致骨痂矿化和骨小梁厚度显著增加。μCT 分析显示，对照组和雌激素缺乏组小鼠在 20 天后均没有在骨折部位形成完整的骨连接，然后，雷洛昔芬和雌激素治疗组小鼠的股骨骨折均已充分愈合。这些数据表明，在小鼠模型上雷洛昔芬显著改善骨折愈合的各个阶段。动物研究还显示，雷洛昔芬和雌激素治疗有助于骨痂形成，改善骨痂强度和弹性[156]。因此，没有雌激素不良反应的雷洛昔芬有可能成为改善女性骨折愈合的重要治疗手段。

根据目前有限的非临床数据，我们得出结论，雷洛昔芬对骨折愈合有一定的影响。到目前为止，还没有临床数据证明 SERM 对骨修复的影响。

（二）促合成代谢药物

1. 甲状旁腺激素

甲状旁腺激素（PTH）是第一个被批准用于治疗骨质疏松症的促成骨药物，动物实验研究证实了 PTH 促进骨折愈合，因此，对于骨折愈合不良患者来说，PTH 可能是一种新的治疗选择，特立帕肽对骨松质和皮质骨的作用不同，由于骨松质内成骨细胞高度重塑和凋亡，而皮质骨内成骨细胞凋亡程度较低，所以特立帕肽对骨松质的作用更为明显。

现有的基础研究表明，PTH 信号通路在软骨形成和成骨的调节中发挥了作用。人体研究证实，PTH 的 1–34 氨基酸片段具有促成骨作用，可在提升骨密度的同时降低骨折发生。动物研究也表明，PTH 信号通路可提升骨痂的生物力学性能，并加速骨痂形成、软骨内成骨和骨重塑[157]。

在临床上，关于特立帕肽对骨折愈合影响的病例报道越来越多[158-160]，据报道，特立帕肽在髋部骨折[160]患者或脊柱和四肢骨折[159]后延迟愈合患者的治疗中发挥了积极作用。一项纳入 145 例复杂骨折患者的队列研究表明，使用 20μg/d 特立帕肽治疗可在 12 周内使 97% 的患者疼痛缓解，骨折部分愈合[161]，一项近期的 Meta 分析指出，与使用安慰剂组或不治疗组相比，使用 PTH 治疗可减少骨折愈合所需时间、降低骨折带来的疼痛感、更好地恢复肢体功能[162]，这具有巨大的临床价值[163]，以上研究均表明使用 PTH 有助于骨折愈合，另有 Meta 分析指出，由于 PTH 加速骨折愈合，这使得患者可以更快地恢复正常生活，减少医疗花费和相关并发症。此外，PTH 可被用于任何类型的骨折，在骨折期间可随时、长期使用，因此我们推测，使用 PTH 对于提高骨折内固定物的强度或者治疗骨不连均有效，关于这个问题，目前已经有一些研究正在进行中[164-169]，不过样本量还都比较小。

总之，使用 PTH 对骨折愈合的有效性和安全性毋庸置疑，有临床证据显示特立帕肽在骨折愈合中的作用，但病例报道不能被视为临床指南，由于缺乏更高剂量的特立帕肽对骨折愈合的影响，RCT 结果难以得到完美的解释。不过，有临床证据表明使用 20μg/d 特立帕肽对骨折愈合和骨不连治疗均有效，各项试验结果也印证了这点，我们还需要更多高质量的 RCT 来验证 PTH 对不同人群骨折愈合的影响。

2. 罗莫单抗

骨硬化蛋白抗体（Scl-Ab）治疗对骨折愈合的影响已经在各种动物模型中进行了研究，使用股骨闭合性骨折的大鼠模型[170]或股骨截骨的大鼠模型[130, 171]进行实验，结果表明 Scl-Ab 可增加大鼠骨折部位的骨量和强度，在另外的研究中，使用股骨截骨的大鼠模型[171, 172]和双侧腓骨截骨的食蟹猴模型[170]进行实验，结果显示 Scl-Ab 可使骨折部位的骨组织增加、软骨组织减少，这证明 Scl-Ab 在骨折愈合过程中具有促进软骨内成骨的作用，在使用 SOST 基因敲除小鼠进行的动物实验中也得到了类似的结果，实验者使用股骨闭合性骨折小鼠模型[173]和胫骨闭合性骨折小鼠模型[132]观察到骨折愈合过程中骨量和强度的增加，在这两种模型中，软骨内成骨加速，减少软骨形成[173, 174]，这些研究表明，骨硬化蛋白的表达下调后，可通过加速软骨内成骨的进程来加速骨折愈合，Wnt/β-catenin 信号通路是骨硬化蛋白的下游靶点，对促进骨折正常愈合具有重要作用[175]，在整个骨折愈合期间，β-catenin 信号传导在骨痂中被激活[176]，需精准调控骨折部位 β-catenin 的表达才能使骨折愈合。下调骨痂中 β-catenin 基因表达会对骨折愈合带来不利影响[176]，研究还表明，β-catenin 水平在 SOST 基因敲除小鼠股骨缺损愈合过程中升高[167]，在使用 DKK1-Ab 给药小鼠开放性胫骨骨折愈合过程中也升高[177]，这表明抑制骨硬化蛋白或者抑制 DKK1 表达都可以激活 Wnt/β-catenin 信号通路，从而促进骨愈合，虽然没有研究直接报道 Scl-Ab 治疗会在骨折愈合过程中激活 Wnt/β-catenin 信号通路，但这两项相关研究[177, 178]的结果从侧面证实，Scl-Ab 治疗应该也是通过激活 Wnt/β-catenin 信号通路来促进骨折愈合。

Scl-Ab 治疗同样有助于骨质疏松骨修复，在 OVX 大鼠胫骨钻孔骨缺损模型中，Scl-Ab 治疗加速了骨缺损区域骨松质和骨皮质的膜内成骨过程，这表明在骨质疏松情况下，Scl-Ab 治疗同样也可以促进骨形成和骨愈合，此外，在大鼠股骨截骨愈合过程中，Scl-Ab 治疗通过加速软骨内成骨和改善血管生成来促进骨折愈合[171]，不管是否存在骨质疏松，血管生成都对骨愈合至关重要[179, 180]，鉴于 Scl-Ab 可促进大鼠、食蟹猴等动物模型的骨折愈合[170]，它也有望促进骨质疏松性骨折的愈合，Scl-Ab 有助于预防高危人群发生继发性骨质疏松症，但要把它应用于治疗骨质疏松性骨折还需要更多的临床试验。

（三）非典型股骨骨折的治疗

2005 年，发生在股骨干的非典型骨折（AFF）病例首次被报道。从那时起，越来越多的类似病例出现，这在骨质疏松症患者中引发极大关注并因此导致了双膦酸盐使用急剧减少，美国骨与矿物质研究协会（ASBMR）最初发布了 AFF 的临时诊断标准[181]，并随后于 2014 年进行了更新[182]：诊断 AFF 必须符合 5 个主要特征中的至少 4 个，而次要特征则可能存在，也可能不存在。表 20-1 罗列出了诊断非典型股骨骨折的主要特征和次要特征。

AFF 患者在术后通常被转诊至骨质疏松症专科医生或临床保健医生，对于大多数病例而言，术中会放置股骨髓内钉，以使得骨折固定直到骨

表 20-1　ASBMR 更新非典型股骨骨折诊断标准	
特征分类	表现描述
主要特征	• 低能量创伤或无创伤史 • 骨折线起自外侧皮质，大体上呈横行，当延伸至内侧时可为斜行 • 非粉碎性骨折或轻微粉碎性骨折 • 伴有内侧尖锐突起的完全骨折或仅限于外侧皮质的不完全骨折 • 骨折部位的外侧皮质增厚，伴骨膜反应
次要特征	• 双侧股骨干不全或完全骨折 • 腹股沟或大腿疼痛的前驱症状 • 股骨干皮质广泛增厚 • 骨折延迟愈合

折愈合，而对于股骨畸形患者则可能需要更换进钉部位[183]，可以选用侧方固定[184]，但无论如何，这些患者在术后进行规律的康复是必要的，随着时间的推移，手术技术可能会得到改进，药物治疗的建议如下[181, 182]：停止抗骨吸收药物；饮食中补充充足的钙；必要时补充维生素 D；考虑使用特立帕肽，尤其是对于未手术的股骨不完全骨折的患者，不过，使用特立帕肽的疗效因人而异[185]。Watts 及其同事[186] 把 14 名患者纳入了他们最近的一项研究中，这些非典型股骨骨折患者使用特立帕肽治疗 2 年，最后观察其髂骨活检和临床评估结果，有 5 例为不完全骨折（其中 2 例为双侧），6 例为单侧完全骨折，1 例为双侧完全骨折，2 例表现为单侧完全骨折，但在使用特立帕肽治疗期间发生了对侧骨折。在治疗期间，大多数的患者

脊柱骨密度是增加的，其余患者保持稳定。而髋关节骨密度在整个治疗期间保持稳定。

　　总之，治疗骨质疏松症的传统药物和生物活性药物还将在未来的骨折治疗中起到重要作用，在骨修复和骨折愈合的过程中发挥积极效果。试验表明特立帕肽可能有助于骨折愈合，这些研究成果可能会在未来应用于临床。短期使用抗骨吸收药物（如双膦酸盐、选择性雌激素受体调节剂、地舒单抗）会对骨折修复产生不利影响仍缺乏足够证据，而长期治疗对骨折愈合的影响仍然不清。尽管大家都希望对骨折、骨质疏松症或其他疾病进行准确的流行病学调查，但是由于各个医院之间在疾病编码、诊断标准等方面存在巨大差异，此类调查难以施行[71]。骨折延迟愈合的发生率为 5%～10%。局部因素如对合不良、生物力学不稳定或损伤过重，全身因素如骨质疏松症、糖尿病、使用非甾体类抗炎药都会增加骨不连的风险，因此，我们需要进一步的研究，为该病的流行病学调查和自然进程提供更为准确的数据。

　　最后，外科的意见和治疗方案会显著影响药物治疗的效果，特别是当药物治疗影响骨折愈合和内固定手术时，上述情况与随机对照试验中骨折愈合的定量评估密切相关。一个与之相关的难题是不同骨折部位（如桡骨、胫骨或髋关节）或不同的骨折类型（骨皮质或骨松质）对骨修复的影响有差异，目前还没有一个指南提到一个骨折部位的研究结果能否扩展到所有其他的部位。如何将非常严重的骨折患者招募到随机对照试验中仍然是一个难题。

第五篇

走向优化实践
Towards Optimized Practice

第 21 章　骨质疏松症管理：护理和治疗中的差距
Osteoporosis Management: Gaps in Patients' Care and Treatment

Yasser El Miedany　著

一、背景

　　骨质疏松症是美国和全球范围内的一个严重的公众健康威胁，截至 2010 年，1020 万成年人患有骨质疏松症，4340 万人存在低骨量，预计到 2030 年，这一数字将增长近 30%（图 21-1）。骨质疏松症是发生脆性骨折的主要原因，在 50 岁及以上拥有健康骨骼的人群中很少因低能量损伤引起骨折，以美国人口为例，骨质疏松症的发病率随着年龄的增长而增加，脆性骨折的数量可能从 2005 年的 200 万增加到 2025 年的 300 万[1, 2]。脆性骨折会引起诸多并发症，如严重的疼痛和残疾，往往会导致生活质量下降。此外，髋部骨折和椎体骨折会降低预期寿命。既往发生脆性骨折的患者发生再次骨折的风险都会增加。美国预防服务工作组建议在发生第一次骨折后要及时进行骨质疏松筛查和治疗，因为这类患者将来发生再次骨折的风险明显增加，这其中就包括临床中较严重的髋部或脊柱骨折，其再骨折发生风险将增加 20 倍[3, 4]，NOF 将所有绝经后女性以及 50 岁以上有髋部或椎体骨折史的男性作为骨质疏松防治的候选人群[5]。

　　幸运的是，骨质疏松症是一种可以预防的疾病，可以在任何骨折发生之前进行诊断和治疗。既往研究表明，性别、年龄、种族、教育程度、保险类型、基础钙剂使用史、骨折部位、既往骨质疏松症诊断史、既往骨折史、慢性合并症、吸烟史等是使用抗骨质疏松药物预防再骨折的预测因子[6-11]。对于已经经历过骨折的患者，合理使用抗骨质疏松症药物可以使再骨折风险降低 50%。

然而，在世界范围内，由于骨质疏松症的诊断和治疗不足，首次骨折患者的再骨折风险没有得到很好的解决[12-21]。

　　本章将首先讨论治疗骨质疏松症的必要性，然后着重论述骨质疏松症患者护理和治疗方面的不足。同时，本章将进一步分析和论述如何弥补这些不足的方法，最后提出骨质疏松症的最新管理指南。

二、骨质疏松症：治疗的必要性

　　许多骨质疏松评估和治疗指南建议对发生脆性骨折[22]的男性和女性进行干预[22]，北美指南特别将既往髋部骨折和脊柱骨折作为治疗的强制性指征，因为这些部位骨折对发病率和死亡率都有显著影响[23, 24]，此外，髋部骨折也有很大的经济后果。例如，髋部骨折占欧洲所有骨质疏松性骨折的 17%，但却占了骨折治疗直接成本的 54%[22]，由于再次骨折的风险增高，这就凸显了骨质疏松症治疗的必要性[25]，特别是在第一次骨折刚发生后的这段时期，由于再骨折率将大幅增加，及时干预显得尤为重要[26-28]。

　　尽管我们的工作取得了许多进步，特别是在骨质疏松症的诊断，骨折风险的评估，降低骨折风险的干预措施的进步，以及实践指南的产生推进等方面，但许多调查研究表明，存在高骨折风险的男女性人群仍旧很少接受实际的治疗[29-35]，根据 2008 年联合委员会的报告，在改善和评估骨质疏松症的管理方面，普通人群中只有 20% 的低能量骨折患者曾接受过骨质疏松症的评估或处置，

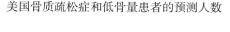

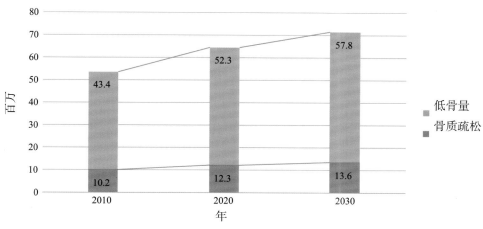

美国骨质疏松症和低骨量患者的预测人数

▶ 图 21-1　美国骨质疏松症和低骨量患者的预测人数

以及相关治疗，以降低骨折后一年内再次骨折的风险[13, 36-39]。

在另一项大型观察性队列研究中，只有 6.6% 的髋部骨折患者在手术后接受了钙剂和维生素 D 治疗[12]。出人意料的是，在那些非常需要治疗的老年人中，接受治疗的差距特别明显；研究表明，只有 10% 的发生脆性骨折的老年女性接受过骨质疏松防治（不包括雌激素）[40, 41]，此外，对于长期接受骨质疏松防治的骨折患者，他们的治疗率比较低[33]。这与心肌梗死后的情况形成了鲜明对比，在过去的 15 年里，心肌梗死后的受关注度明显提高：75% 的患者会接受 β 受体拮抗药治疗，以帮助他们预防心肌梗死复发[42]。

骨质疏松症是一种隐匿进展的疾病，其进展过程在骨折发生前没有明显症状。脆性骨折会引起强烈的疼痛和痛苦，严重残疾，生活质量下降，以及需要长期护理和占用康复资源[43]。导致 70 岁及以上男性或女性生活不能自理的首要原因是在家跌倒所致的脆性骨折[44]，大多数患者无法恢复到骨折前的功能及自理能力，许多患者在行动能力、履行社会角色能力以及日常生活和自我照顾上的表现方面将难以恢复到伤前水平[45]。同时，由此导致心理上的一些不良后果也应当受到关注，如自信心的丧失，出现抑郁和焦虑等[46]。

骨质疏松性骨折造成的经济负担很高，并将随着人口老龄化而逐步增加。总的来说，骨质疏松症和相关骨折的医疗费用估计为每年 200 亿美元。在美国，每年仅为骨质疏松性相关骨折支付的治疗费用，近似甚至超过心肌梗死、乳腺癌和脑血管事件的年度费用[47]。由于骨质疏松性骨折发生率的不断增加，预计到 2025 年，直接成本将上升到 250 亿美元，到 2050 年更是将上升到 500 亿美元[48]。

在美国，每年发生 200 万例骨质疏松性骨折。1/2 的女性和 1/5 的男性将在一生中发生骨质疏松性骨折[49]，对于 50 岁以上的女性，一生中发生骨折的风险高于宫颈癌、子宫癌以及乳腺癌的综合风险，而 50 岁以上的男性发生骨折的风险高于前列腺癌的风险[50]。在女性和男性中，所有骨骼部位因骨质疏松而导致的脆性骨折的发生率都随着年龄的增长而增加，其中 85 岁及以上的风险最高[51]。

此外，初次脆性骨折会增加男性和女性未来再次骨折的绝对风险[52]。发生骨折的患者有 86% 的可能性将发生再次骨折[53]。对于男性来说，尽管他们初次骨折的风险低于女性，但一旦他们遭受了初次骨折，他们发生再次骨折的风险将上升到与他们年龄相对应的女性再发骨折的风险水平。对于女性来说，初次骨折后增加的再次骨折风险等同或高于比她们大 10 岁的女性初次骨折风险。研究已经证明，再次骨折风险的增加几乎适用于所有的临床骨折部位，并且这种风险在初次骨折刚发生后不久时最高，而且持续长达 10 年[54]。

已有充分的证据表明，骨折可导致过早死亡，特别是髋关节和椎体骨折，也有充分的证据[55, 56]，也有证据表明其他类型的骨质疏松性骨折后的死亡风险也在不断增高[55]。死亡风险在遭受骨折后的前 3 至 6 个月最为显著，以及再次骨折后死亡风险也显著升高[57]。所有低能量骨折发生后，女性 5 年内死亡率达 39%、男性达 51%，与骨折相关的额外死亡率的增加可延长至 10 年。这些死亡率远远超过了相应年龄和性别人群的死亡率的预期值（女性为 24%，男性为 27%）[58]。

三、骨质疏松症：诊治不足

骨质疏松症是一种可预防的疾病，医生可以在低骨量的早期阶段进行诊断和管理。为了降低骨质疏松相关骨折的发病率和死亡率，必须识别有骨质疏松风险的个体，然而，由于没有很好遵循普遍筛查和治疗的指南，骨质疏松症在世界范围内的诊断和治疗都严重不足，分析考虑出现这种状况相关的原因，可以确定的是，负责提供骨骼健康管理的医疗保健专业人员和决策者们将面临以下 3 个挑战。

（一）挑战与不足 1：未能遵循骨质疏松症筛查指南

根据对 2008—2014 年美国一个大队列研究收集的医疗索赔数据的分析，50 岁以上拥有个人医保女性的骨质疏松筛查率一直很低。进行骨量测量的女性比例如下：26.5% 的 65—79 岁女性[59] 和 12.8% 的 80 岁及以上的女性，非西班牙裔黑种人女性和社会经济地位较低的女性的筛查率甚至更低。

也有证据表明，进行筛查的医生可能没有遵循推荐的诊断指南，而且可能是基于不正确的主观猜测来做出治疗决定，美国某地区医疗保健系统 5 年电子健康档案和影像学记录的分析显示，接受抗骨质疏松药物治疗的女性中有 2/3 人群并不需要治疗，事实上，接受治疗的女性中有一半可

能根本没有必要进行筛查，因为她们较年轻，没有患骨质疏松症的危险因素[60]，另一项研究发现，家庭医生要求骨密度测定，并尝试更好地管理骨质疏松症患者，但他们往往缺乏检测的理论基础[61]。对临床医生学习需求的调查表明，大多数医生（66.8%～83.2%）希望知道要求患者去作骨密度检测的标准，如何解读骨密度检测报告，了解 T 值意义以及骨密度测定的推荐频率[62, 63]。

总之，在患者管理中的第一个挑战与不足主要取决于医生，因为他们需要知道患者中哪些人、什么时候需要进行骨密度检测，熟悉基于指南的骨质疏松诊断标准和骨密度检测的适应证，以及知道如何解读骨密度检测结果。

（二）挑战与不足 2：预防再次骨折的缺失

预防再次骨折是系统预防所有骨质疏松脆性骨折的第一步，首次低能量骨折后早期积极的治疗干预，特别是对于那些低骨密度的患者，可以降低再次骨折和由此引起过早死亡的风险，自 20 世纪 80 年代以来，有报道称，多达一半的髋部骨折患者之前曾发生过骨折[64-67]。

有 Meta 分析报道显示，经历过骨折的患者后续再次发生骨折的风险是未曾发生骨折的个体的两倍[68, 69]。然而，数据显示，在美国，即便在发生髋部骨折后，接受骨质疏松防治的患者，也已经从 2001 年的 41% 下降到了 2011 年的 21%，这些数字表明，医生对患者预防再次骨折的参与度较低。

目前广泛应用的骨质疏松防治方法的有效性已被全面回顾研究[70]。Cochrane 合作公司系统回顾评估了大多数用于预防再次骨折的抗骨质疏松药物。研究结果证明了治疗骨质疏松症对降低再次骨折风险的有效性。因此，非常值得我们去关注的是，世界各地现在普遍存在着二级预防不足的问题。国际骨质疏松症基金会（IOF）获取骨折®项目网站提供了所有 PubMed 引用的二级预防统计和调查方面的最新文献，这其中包括国际性的、国家性的、地区性的和本地性多方面的最新文献[71]。

为了应对这一被广泛提及的防治不足问题，许多国家已经制订出了防治模式，以确保脆性骨折患者以一致和可靠的方式接受二级预防保健——包括骨质疏松症管理和预防跌倒的干预。最常见的模式被称为老年骨科医学服务和骨折联络服务（FLS）[72]。

总之，医生需要知道目前有哪些抗骨质疏松药物以及如何为每个患者选择合适的药物、药物安全方面的信息、剂量说明、开始用药时间，以及如何治疗有中度骨折风险的患者。通过实施老年骨科医学服务和骨折联络服务等确实有助于再次骨折的预防。

（三）挑战与不足 3：医患之间沟通的不足

患者往往会缺乏治疗骨质疏松的意识和行为，同时医疗专业人员（HCP）对这方面也存在认识和干预的不足，多项研究表明，与其他疾病相比，确诊为骨质疏松症的患者往往会不太重视自己患骨质疏松症的风险，并且也不太关心骨质疏松症所引起的后果，早期的一些研究评估了有多种FRAX 危险因素的骨质疏松患者，其中 1/3 的人认为他们未来骨折的风险不会增加[73, 74]，即使发生了脆性骨折，超过一半的患者也没有将他们的骨折与骨质疏松症联系起来，此外，就算这些患者被告知患有这种疾病，他们似乎也不知道他们未来发生骨折的风险会增加[75]。

积极向患者进行宣教低骨量和骨质疏松的概念对于长期进行骨质疏松症的管理和骨折预防是很有必要的，因此，医生与患者间的沟通就至关重要，这包括了骨质疏松症的诊断、年龄增长或脆性骨折会增加未来再次骨折的风险等，然而，调查和讨论小组研究发现初级保健医生觉得与老年患者沟通关于骨质疏松症风险和骨折预防的复杂性存在障碍，这其中包括了没有时间告知，老年人自身其他健康问题的复杂性，以及他们对添加新药物到用药处方清单的抗拒[61, 63]。

总之，我们可以采用更好的方法去传递信息，如编辑视频、播放广告或发放传单等，来强调问题的严重性，从而教育和促使患者积极参与治疗决策，进行自我保健和增加使用药物的依从性以及坚持长期用药，医生需要接受相关培训，有助于提供清晰的医患沟通和患者教育，同时健康教育能帮助患者了解他们的风险，并同意遵守相关的管理方式。

（四）骨质疏松症：要关注药物治疗与预期的差距

尽管治疗骨质疏松症的有效药物越来越多，但令人沮丧的是，有证据表明，在治疗方面与预想的差距逐渐加大，有研究发现，许多应该接受药物治疗的患者没有接受药物，或者没有规律服用药物[76]。在髋部骨折康复的部分患者同样存在类似问题，人们普遍认为药物治疗对他们是至关重要的[77]。尽管骨质疏松症的药物治疗中的实际与预期的差距有很多原因，但其中两个最重要的原因是对罕见不良反应和长期疗效的过多担忧。

四、对罕见不良反应的担忧

在《纽约时报》（The New York Times）早些时候发表的一篇文章中，患者对不良反应提出担忧，特别是非典型性股骨骨折，一种极有可能是由于骨质疏松症治疗不当引起的疾病[78]，虽然这些不良反应只与双膦酸盐明显相关，但患者对这些风险的认知正在扩展到所有抗骨质疏松症药物，这尤其值得人们关注，因为非典型性股骨骨折发生概率极为罕见。因此，尽管服用双膦酸盐的患者发生非典型性股骨骨折的相对风险增加，但绝对风险范围为每年每 10 万人仅发生 3.2～50 例[79]。当抗骨质疏松症药物治疗高骨折风险患者，每出现一例可能因治疗引发的非典型股骨骨折时，这些药物可以预防 80～5000 例脆性骨折发生[80]。我们可以采取几个步骤来解决这个问题[81]，如改善患者和医生对这些药物的风险 – 效益比和非典型性股骨骨折前驱症状（如腹股沟或髋部疼痛）的认知；使用 DXA 监测正在接受治疗的患者，尤其是监测非典型股骨骨折的特征[82]；利用股骨几何特征和其他危险因素来识别非典型股骨骨折的高危患者[83]；开发可应用于识别非典型股骨骨折风险增加患者的药物基因组标志物。

使用双膦酸盐的第二个罕见的不良反应是颌骨坏死，这最初被报道的是在使用高剂量双膦酸盐的转移性癌症患者中发生，这种不良反应在接受推荐剂量治疗的患者中极为罕见，估计0.001%～0.01%[84]，同时，对患者、医生和牙科医生进行更好的宣教，以及保持良好的口腔卫生和牙齿健康，是克服这一问题的关键。

五、对长期疗效的担忧

正如 FDA 的一份评估声明所强调的那样，关于双膦酸盐在使用 5 年后的抗骨折疗效的数据是稀缺的，而且可能相互矛盾[85]，这个评估主要关注于因持续治疗而导致的非典型股骨骨折和颌骨坏死等罕见不良反应，包括长期（＞5 年）使用双膦酸盐或其他抗吸收药物，如地舒单抗[79, 84]，然而，来自骨折干预长期试验（FLEX）[86] 的数据显示，与接受安慰剂治疗 5 年的女性相比，髋部低骨密度（T 值 –2.0～–2.5）的绝经后女性长期使用阿仑膦酸钠治疗 10 年后发生脊柱骨折的概率明显降低。同样的，在唑来膦酸的水平扩展研究中[87]，骨密度 T 值低于 –2.5 的女性在接受 6 年注射治疗后发生脊柱骨折的人数比仅接受 3 年治疗的女性更少。在这些研究的基础上，建议目前接受骨质疏松治疗的患者使用双膦酸盐 5 年后进行重新评估，根据骨折风险水平，并尝试一段周期的药物假期再决定后续治疗，尽管该方法的效果缺乏数据支持[88]，在 FREEDOM 试验研究中，使用地舒单抗进行长期治疗（长达 10 年）已被证明能对减少非椎体骨折带来持续的益处[89]。

六、骨质疏松症：弥补治疗上的不足

骨质疏松症是一种可预防的疾病，医生可以在低骨量的早期阶段进行诊断和防治，识别和管理具有骨质疏松风险的个体对于降低骨质疏松性相关骨折的发病率和死亡率至关重要。本章的这一部分将全面概述脆性骨折高危人群的骨质疏松症监测状况，以及如何弥补患者监管和治疗方面的不足，表 21-1 列出了许多不同的"不足"；为了便于讨论和理解，它们被分为 4 个主要主题。鉴于目前的预测，脆性骨折会给社会带来沉重负担，而且预计在未来几十年，这种负担将不断增加。各国政府、主要专家领袖和国家患者协会必须通力合作，确保提供流行病学数据，为政策制订提供信息。我们还有很多的工作要做。现在的任务是做好宣传并推行一些好的实践示例，因地制宜，以解决当前和未来世界范围内脆性骨折给社会带来的负担。

（一）弥补不足 1：预防再骨折发生

2012 年，IOF 发布了一份世界骨质疏松日的报告，关于全球的 Capture the Fracture® 的活动[64, 90]，大约一半的髋部骨折患者在髋部骨折发生前的几个月或几年发生过脆性骨折[64, 65, 67, 91]，这就给了我们一个很好的启发，而且也确实有必要去进行评估和干预，以防止将来发生骨折，该报告还引用了世界各地进行的大量统计数据，以确定接受骨质疏松治疗的骨折患者比例：在缺乏系统方法的

表 21-1 诊断为骨质疏松症的患者在管理和治疗上的不足	
主 题	在护理和治疗方面的差距
病例发现与管理	• 不足 1：再次骨折预防 • 不足 2：由药物引起的骨质疏松症 • 不足 3：与骨质疏松症相关的疾病 • 不足 4：骨折高危人群的一级骨折预防
公众意识	• 不足 5：坚持治疗的重要性 • 不足 6：公众对骨质疏松症和骨折风险的认识 • 不足 7：公众对骨质疏松症治疗的益处与风险的认识
政府和卫生系统的问题	• 不足 8：骨质疏松症评估和治疗的获取和报销 • 不足 9：在国家政策中优先预防脆性骨折
缺乏数据	• 不足 10：发展中国家骨质疏松症的负担

情况下，只有不到 1/5 的人接受了这种治疗，虽然在改进这方面不足之处取得了一些令人兴奋的进展，但自 2012 年以来，许多出版物和倡议都认为，全世界仍需要大量的工作来进一步改进。国际骨质疏松症基金会在其发表的一份专门出版物中对此进行了综述[92]。许多国家已经在临床上建立了有效的模式，即老年骨科医学服务和骨折联络服务，以一种较高成本效益的方式减少二级预防的不足。

管理模式：老年骨科医学服务和骨折联络服务

- 为了解决证据充分的再次骨折关注上的不足，世界各地的决策者们制订出了管理模式，旨在确保卫生系统对第一次骨折做出及时干预，以预防第二次和以后可能发生的骨折。

- 老年骨科医学服务（OGS）：在专业指南中，对髋部骨折患者进行有效的老年 - 骨科联合管理是非常有必要的[93-95]。这种管理模式侧重于加快手术，通过资深外科医生和老年医学医生 / 内科医生等联合参与评估并制订治疗计划，从而确保得到急性期的最佳管理，并通过骨质疏松管理和预防跌倒来实现骨折的二级预防。

- 骨折联络服务（FLS）：骨折联络服务（FLS）的管理模式也已被许多国家所采用，FLS 的目的是确保所有 50 岁或以上经历脆性骨折的患者接受骨折风险评估，并按照现行的国家骨质疏松临床指南接受治疗，FLS 还确保通过转诊到当地对应的跌倒预防服务机构来解决老年患者的跌倒风险。

这两种服务模式是完全互补的。随着对髋部骨折患者采用老年骨科医学服务管理模式越来越广泛，该模式越来越有希望为这些患者提供二级预防，由于髋部骨折约占所有临床上脆性骨折的 20%，在实施了老年骨科医学服务的卫生系统中，FLS 将为其他 80% 的脆性骨折患者提供腕部、肱骨、脊柱、骨盆和其他部位的二级预防服务。这种"劳动分工"如图 21-2 中的"瀑布和裂变金字塔"所示，这是由英国卫生部在 2009 年制定的政策中首次提出的[96]。澳大利亚[97]、加拿大[98]、新西兰[99] 和美国[100, 101] 也提倡并采用了类似的方法。

由于老年骨科医学服务和 FLS 对于再级骨折预防的重要作用，以及为骨折患者提供可靠的管理手段，越来越多的临床指南和政府决策采纳了这种模式。

（二）弥补不足 2：药物引起的骨质疏松症

许多被广泛使用的药物与骨密度降低和（或）骨折发生率增加有关。尽管这些相关性尚未在每个病例中被证明是因果关系，2014 年的一篇综述

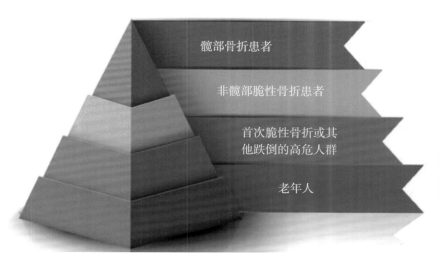

▲ 图 21-2 老年骨科医学服务和骨折联络服务
经开放获取计划许可转载，引自参考文献 [96]

描述了与所有这些类药物相关骨丢失的可能发病机制[102, 103]，表 21-2 显示了这些药物的列表，本节将重点介绍 3 种非常常用的药物：适用于多种疾病的糖皮质激素，用于治疗男性前列腺癌的雄性激素阻滞药，和用于治疗女性激素受体阳性乳腺癌的芳香化酶抑制药。

表 21-2　药物致骨质疏松症

最常与骨质疏松症相关的药物

- 糖皮质激素
- 质子泵抑制药
- 选择性 5- 羟色胺再摄取抑制药
- 噻唑烷二酮类药物
- 抗惊厥药
- 醋酸甲羟孕酮
- 激素剥夺治疗
- 钙调神经磷酸酶抑制药
- 化疗药
- 抗凝药

七、类固醇引起的骨质疏松症

类固醇通常用于控制炎症，包括自身免疫性皮肤病和呼吸系统疾病，以及恶性肿瘤和器官移植等。据估计，每 13 名 18 岁及以上的成年人中就有 1 名在他们生命的某个阶段口服过类固醇[103]，接受长期糖皮质激素治疗的患者中，多达 30%～50% 经历了临床上明显的脆性骨折和（或）无症状的椎体骨折，因此类固醇是继发性骨质疏松的主要原因[104]。

Meta 分析研究显示，既往使用过类固醇的人群，50 岁时骨折的相对风险为 2，85 岁时骨折的相对风险度为 1.7[105]。在相同的 2 个年龄段，发生骨质疏松性骨折的相对风险度分别为 2.6 和 1.7，发生髋部骨折的风险分别为 4.4 和 2.5。类固醇对骨骼有直接影响，因为它同时影响 3 种主要类型的骨细胞的功能和数量[106-110]（图 21-3）。

- 破骨细胞：类固醇刺激可延长破骨细胞的存活时间，导致过度骨吸收，特别是脊柱小梁骨。

- 成骨细胞：类固醇可减少前体细胞向成骨细胞的募集，成熟成骨细胞的生成数量减少，导致骨形成减少。

- 骨细胞：骨细胞凋亡（细胞死亡）是由类固醇触发的，并可能在骨密度（BMD）降低之前导致骨折风险的增加。

类固醇对骨骼的间接影响：其他可能通过间接影响糖皮质激素所致骨丢失的机制，包括性腺功能减退、体力活动减少、肾脏和肠道钙损失增加，以及减少分泌生长激素、胰岛素样生长因子 -1（IGF-1）和 IGF-1 结合蛋白（IGF-BP）[111]。

此外，使用糖皮质激素治疗的基础疾病往往与炎症增加有关，炎症通过增加促炎、促吸收细胞因子的产生而导致骨丢失，虽然糖皮质激素可抑制炎症，进而减轻炎症的不良反应，但这种治疗也导致疾病的复发且与骨吸收的增加，此外，过量的糖皮质激素对肌肉质量和功能也有不利影响，导致肌病和跌倒的风险增加[112, 113]。

为了解决这一问题，许多国家发布了针对糖皮质激素引起的骨质疏松症进行预防和治疗的临床指南。

欧洲抗风湿联盟（EULAR）[114]、IOF 的联合指南工作组和欧洲钙化组织协会（ECTS）[115] 都已经制订出了国际性的指南，虽然个别指南中的细节有所不同，但共同的主题是，长期接受类固醇治疗的患者骨折风险增加，而且，在很大程度上，该风险大到足以需要实施预防性的治疗。美国已经实施了一项有组织的保健计划 -GIOP（糖皮质激素诱导骨质疏松症计划），以改善成员国的预防保健[116]。该计划的目标是识别有骨折风险的患者，提供宣教，重新设计和实施新的管理模式，并对结果进行监测。

八、雄激素阻断疗法引起的骨质疏松症

发病机制：雄激素阻断疗法（ADT）以促性腺激素释放激素激动药（GnRH）的形式，抑制睾酮和雌二醇的产生，导致化学去势[102]。GnRHs 通过减少促黄体生成素和促卵泡生成素的分泌

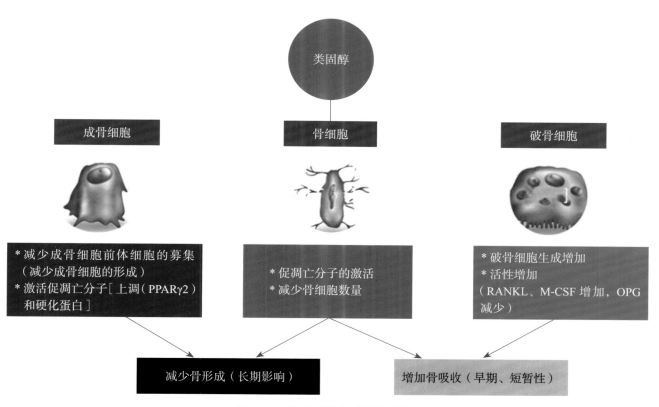

▲ 图 21-3　糖皮质激素对骨的直接影响

硬化蛋白与卷曲的 Lrp4 和 Lrp5 的共受体结合，从而抑制 Wnt 信号，导致成骨细胞前体向成熟成骨细胞的分化减少，增加成骨细胞和骨细胞凋亡。PPARγ2. 过氧化物酶体增殖物激活受体 2（有利于多能前体细胞向脂肪细胞分化，而不是成骨细胞）；M-CSF. 巨噬细胞集落刺激因子；RANKL. 核因子 -κB 受体激活蛋白配体；OPG. 护骨因子（M-CSF 和 RANKL 的增加以及成骨细胞和骨细胞产生 OPG 的减少导致破骨细胞数量和活性的增加。这种效应随着时间的推移而减少，可能是由于成骨细胞和骨细胞数量的减少引起）

来引起这种效应。这可以使 GnRH 与垂体中的 GnRH 受体结合，并下调生成促性腺激素的细胞数量。

ADT 对有症状的转移性前列腺癌男性患者，能起到快速和显著的治疗效果[117]。ADT 被普遍认为是有症状性转移性前列腺癌的一线治疗方法[118]。前列腺癌是男性最常见的非皮肤恶性肿瘤，1/6 的男性在其一生中将被诊断为该病[119]。大约一半被诊断为前列腺癌的男性将在确诊后的某个阶段接受 ADT 治疗[120]。一项相关研究的 Meta 分析报告称，9%～53% 的前列腺癌幸存者患有骨质疏松症[166]。在 ADT 治疗的第 1 年，可以观察到骨密度迅速下降[121]。一个基于美国医疗保险受益人的医疗索赔数据的队列研究，比较了开始接受 GnRH 激动药治疗的非转移性前列腺癌男性与

未接受 GnRH 激动药治疗的对照组的骨折率[122]。接受 GnRH 治疗的男性发生任何临床性骨折（相对风险 RR=1.2）、椎体骨折（RR=1.5）和髋关节/股骨骨折（RR=1.3）的发生率具有统计学意义。更长的治疗时间也意味着面临更大的骨折风险。

为了解决这一问题，一些国家已经发布了有关预防和治疗 ADT 引起的骨质疏松症的临床指南。当地进行骨质疏松管理的临床参与者应该积极探索与泌尿科同事合作的机会，以确定有多少比例的 ADT 治疗患者接受了骨质疏松评估并接受了基于指南的管理。

九、芳香化酶抑制药引起的骨质疏松症

发病机制：芳香化酶抑制药（AI）通过抑制雄激素向雌激素的外周转化来降低雌激素水平，

这导致雌激素水平降低，从而增加骨转换和骨丢失。

芳香化酶抑制药的使用和骨折发生率：乳腺癌是女性最常见的肿瘤和癌症相关死亡的主要原因，影响全球 1/8 的女性。芳香化酶抑制药目前是绝经后女性激素受体阳性乳腺癌患者的金标准辅助治疗药物[123]。服用芳香化酶抑制药的女性每年的骨流失率约为 2.5%。与每年骨量减少的健康绝经后女性相比，这一数字增加了 1%~2%[124]。

女性健康倡议观察性研究的分析比较了在同一标准下，乳腺癌幸存者和无乳腺癌病史的女性的骨折率[125]，在校正了激素水平、跌倒风险、既往骨折史、药物使用、并发症、生活习惯等相关的因素后，发现乳腺癌幸存者中所有骨折的风险增加了 15%，比较两种常用的芳香化酶抑制药阿那曲唑[126]和来曲唑[127]与他莫昔芬的研究表明，使用芳香化酶抑制药治疗的患者骨折风险显著增加。阿那曲唑与依西美坦的比较研究显示了相似的骨折发生率[128]。欧洲骨质疏松症临床和经济方面协会（ESCEO）的一篇文章全面论述了芳香化酶抑制药对骨骼效应的研究[124]。

芳香化酶抑制药引起的骨质疏松症的防治问题尚未得到类似二级骨折预防和类固醇引起的骨质疏松症的讨论，一些国家有出台关于预防和治疗芳香化酶抑制药引起的骨质疏松症的临床指南，当地主管骨质疏松症诊治的临床医师应该探索与肿瘤科同事合作，以明确有多少芳香化酶抑制药使用患者接受了骨质疏松评估并接受了基于指南的诊治。

（一）弥补不足 3：与骨质疏松症相关的疾病

有许多健康问题可以增加个人患骨质疏松和脆性骨折的风险，这些疾病包括一系列广泛的疾病[129]：自身免疫性疾病、消化系统和胃肠道疾病、内分泌和激素性疾病、血液学疾病、神经系统疾病、精神疾病、癌症和艾滋病。这些疾病还包括营养吸收不良、神经性厌食症、原发性或继发性性腺功能减退、痴呆和糖尿病。

针对这种情况，许多国家缺乏这类骨质疏松症管理的具体指南，仅在少数的一些国家，有关于这方面预防和治疗骨质疏松症的临床指南。由慢性阻塞性肺病和骨折预防领域的临床专家组成的工作组发表了一个分为五步的方法，其中包括：病例发现、风险评估、鉴别诊断、治疗和随访[130]。预防和治疗腹部疾病相关的骨质疏松症的临床指南以及炎症性肠病（inflammatory bowel disease，IBD）相关的骨质疏松症预防和治疗的指南均已经发表[92]。

2013 年，老年痴呆症患者的人数估计为 4440 万，这一数字到 2030 年和 2050 年将分别增加到 7560 万和 1.355 亿。预计老年痴呆症患者人数增长最大的将是东亚和撒哈拉以南非洲地区。预计到 2050 年，居住在目前中低收入国家的人口比例将从 2013 年的 62% 上升到 71%，2010 年，全球痴呆性疾病的社会成本为 6040 亿美元，占全球 GDP 的 1%[131]，全球有 48.6 万人死于痴呆症[132]。

痴呆症患者与有伤害性跌倒和骨折高风险的老年人之间存在明显的重叠；这在髋部骨折的患者中尤为明显，2009 年发表的一项英国研究发现，在 12 个月的时间里，痴呆症患者组中有 66% 发生了跌倒，而与之年龄相匹配的对照组跌倒发生率则为 36%[133]。此外，痴呆症患者跌倒的发生率是对照组的 9 倍。据报道，阿尔茨海默病患者中髋部骨折的发生率几乎是认知正常的同龄人的 3 倍[134]。在一项 Meta 分析中，老年髋部骨折患者中痴呆的患病率估计为 19%[135]，而认知功能障碍的患病率估计为 42%，2007 年，苏格兰髋部骨折统计部门报告了髋部骨折患者中痴呆的患病率[136]：有超过 1/4（28%）的患者过去有痴呆病史，而且作者指出，由于当时记录的痴呆诊断率较低，这可能严重低估了实际患病率。

2011 年，一篇有关痴呆、跌倒和骨折方面的论著对目前的研究数据做出了总结概括[137]。

- 与非痴呆症患者相比，痴呆症患者遭受更多的跌倒、更多的骨折和更高的骨折后死亡率，但他们的跌倒风险因素评估不足，接受骨质疏症治疗的可能性较小。

· 跌倒和骨折患者的痴呆和认知障碍的患病率很高，但由于没有常规接受认知评估，因此，这类患者经常错过诊断痴呆的机会。

加拿大[138]、芬兰[139]、英国[121]和美国的后续研究进一步证明，骨质疏松症在痴呆症患者中很少被诊断和治疗。

随着痴呆症患者的数量在未来几十年将急剧增长，必须尽快制订并实施关于骨质疏松症和跌倒风险的基于循证的管理指南。

（二）弥补不足 4：初次骨折的预防

虽然预防继发性骨折仍然是一个优先选项，但从长远来看，最终的目标将是预防第一次骨折。过去 10 年来，骨折风险评估的进展为建立临床上行之有效，经济实惠的管理模式提供了一个平台，以识别原发性骨折的高危人群。为了确保骨折一级预防方案具有成本效益，必须考虑预防何种第一次脆性骨折。髋部骨折的一级预防可能比腕部骨折的一级预防更经济有效，因为髋部骨折的管理成本比手腕骨折要高得多。在这方面，必须考虑在所有骨折中发生髋部骨折所占的比例[93]。

尽管目前还没有准确的数据对原发性髋部骨折的发病率进行准确估计，但以下的论述与当前的循证医学数据基本一致。

· 约 50% 的髋部骨折患者在髋部骨折前经历过明显的脆性骨折，且通常是非椎体骨折[64, 65, 67, 91]。

· 西班牙和日本研究的理论显示，还有 10%[140] 到 25%[141] 的髋部骨折患者以前可能曾发生过椎体骨折——其中大多数未能被识别及诊断[142]——但临床上没有出现明显的非椎体骨折。

· 因此，25%～40% 的髋部骨折患者可能经历的是人生第一次明显的脆性骨折。

这一分析结果反映出我们努力搜集病例所面临的挑战——如何前瞻性地发现这小部分个体，他们所经历的髋部骨折就是他们人生中第一次脆性骨折。还应该值得注意的是，髋部以外部位的

脆性骨折给老年人同样带来了巨大的负担。椎体骨折对患者会引起许多不良后果，包括如下[143]。

· 背痛、身高下降、畸形、行动不动和住院天数增加[144, 145]。

· 失去自尊心、身体的变形和抑郁，以及由此带来的生活质量下降[146-149]。

· 对日常生活活动方面显著的负面影响[150, 151]。

来自澳大利亚[152]、加拿大[153] 和国际全球女性骨质疏松症纵向研究机构（GLOW）[154] 的研究都报告了在任何骨骼部位发生脆性骨折的个体，其健康相关的生活质量将显著下降。因此，存在一个强有力的临床案例，用于所有主要骨质疏松症骨折的一级预防，定义为髋部、临床椎骨、腕部或肱骨近端骨折。

为了解决这一问题，应该采用实用的方法来发现首次发生这些骨折的高风险患者，其中包括如下。

· 药物致骨质疏松症：系统性地病例分析该部分骨折高危个体。

· 与骨质疏松症相关的疾病：系统性的病例分析该部分具有高骨折风险的个体。

· 绝对骨折风险计算：系统地应用 FRAX® 等工具对老年人群进行风险分层。

这得到了大多数继发性和原发性骨折预防的临床指南的支持。

（三）弥补不足 5：坚持治疗

与其他慢性无症状疾病类似，骨质疏松治疗的依从性很差。依从性不佳的原因有多种多样，包括害怕可能的不良反应，药物剂量要求，以及不愿意服用药物来治疗没有症状的"沉默"疾病。在研究中，通常会使用两种指标来衡量治疗的依从性。

· 持久性：定义为停止治疗的时间，或在某一时间点仍继续原治疗，但时间间隔没有超过允许时间（如 30 天、60 天或 90 天）的患者比例。

· 依从性：定义为患者遵守医生或药物使用手册所要求的用药剂量、时间和条件的能力，

依从性的一个衡量标准是药物拥有率（MPR），MPR 通常被定义为患者可用药物的天数除以观察天数。

在临床实践中，相对于以前报道其他类别广泛使用的药物，包括降压药物[155]和他汀类药物[156]，骨质疏松防治的持久性和依从性都不是太理想。

大约一半开始接受骨质疏松症治疗的患者没有遵循他们规定的治疗方案或在一年内停止治疗[157]。出现这一情形主要归结于骨质疏松防治中剂量选择的灵活性，可以是每日、每周或每月服用，或每日、每季度、6 个月或每年注射。静脉或皮下给药途径提供了一种方法来确保 100% 的坚持治疗，这有赖于一个健全的系统来实施初始注射，并在适当的时间间隔可靠地安排后续注射。据估计，在美国，改善依从性将使骨折发生率降低 25%，相当于每年减少约 30 万例骨折，并节省 30 亿美元的负担[158]。

在 2013 年的一个试验中，国际药物经济学和结果研究学会（ISPOR）的药物依从性和持久性特别兴趣小组对改善骨质疏松症药物依从性的干预措施进行了系统的文献综述[159]，已确定的可能改善依从性的干预措施如下。

- 简化给药方案。
- 电子处方。
- 患者的决策辅助。
- 患者教育。

患者最容易坚持的是使用最少频次的给药方案[160-162]。与单独的口头咨询相比，使用电子处方结合口头咨询的短期依从性提高了 2.6 倍[163]。美国的一项研究评估了将患者决策辅助与常规初级保健实践相结合与单独常规初级保健实践相比较[164]，虽然两组在 6 个月时间的依从性相似，但在依从性超过 80% 的人数比例中，应用患者决策辅助明显更高。

关于患者教育的影响，值得注意的是，最大和最小的偏移研究检验结果显示，依从性只有轻微的改善[165-168]。

FLS 对依从性的影响已经在几项研究中进行了评估[169-173]。在骨折后接受 FLS 治疗的患者中，74%～88% 在 12 个月时仍接受治疗，64%～75% 在 24 个月时仍接受治疗。这些数据强化了这样一种观点，即在个体遭受脆性骨折后就存在一个"可教育时刻"，FLS 可以利用它来改善治疗的依从性。

（四）弥补不足 6：公众对骨质疏松症和骨折风险的认识

在过去的 20 年里，已经进行了一些研究来描述老年人对骨质疏松症和骨折风险的认识，2008 年，来自美国西北部一个非营利性健康维护组织（HMO）的研究人员尝试评估了相关人员对骨折后骨质疏松症治疗的看法[174]。这些相关人员包括骨折患者、卫生医疗管理人员、初级保健医生、骨科临床医生以及相关团队成员，患者和初级保健医生都表示，骨质疏松症与骨关节炎的混淆是常见的，此外，这种混淆导致了人们对骨质疏松症是一种与衰老相关的良性结果的看法。

2010 年，加拿大研究人员评估了在安大略省的两家主要教学医院接受骨科医生治疗的老年骨折患者的骨质疏松症知识[175]。骨折患者被问及 2 个问题。

1. 你知道什么是骨质疏松症吗？

2. 如果知道的话，你认为它是什么？

绝大多数的受访者（91%，115/127）说，他们知道什么是骨质疏松症。在这些人中，75% 给出的回答被认为是正确的。近 40% 的访谈参与者完成了"骨质疏松症事实的测验"。值得注意的是，只有不足一半（41%）参加测试的人知道与未发生骨折的人相比，发生过脊柱骨折的患者在未来再次发生骨折的风险会增加。

国际 GLOW 研究比较了欧洲、北美和澳大利亚 10 个国家的 6 万多名绝经后女性对骨折风险的自我感知和实际风险认知情况[176]。主要发现包括如下。

- 在诊断为骨量减少或骨质疏松的女性中，

分别只有 25% 和 43% 认为她们的骨折风险增加。

• 在具有给出的 7 种骨折危险因素中的任何一种而导致实际风险增加的女性中，承认其风险增加归因于吸烟的占 19%，归因于糖皮质激素药物使用的占 39%。

• 具有至少 2 个危险因素的人中只有 33% 认为自己处于较高风险中。

为了弥补这方面的不足，我们需要付出努力来提供清晰的、基于证据的信息。疾病意识运动（DAC）提供了一个实施这种方法的创新例子，例如，来自美国 NBHA 的 "2Million2Many"[177]。"2Million2Many" 的关键信息是非常简单和令人信服的。

• 美国每年有 200 万例非事故引起的骨折。

• 它们是 50 岁时患有骨质疏松症的征兆。

• 但只有 2/10 的人得到了简单的随访评估。

• 我们可以在骨质疏松症影响我们之前就提前阻止它。但我们必须明确表态。记住：一旦有骨折，就需要进行测试评估。

疾病认识运动的主要目标是使全世界人们认识到骨折会导致再次骨折的发生。如果所有 50 岁以上的人知道经历第一次脆性骨折会显著增加遭受第二次和后续骨折的风险，那么一半以上经历髋部骨折的人可能会意识到这一点，并主动采取措施降低风险。

（五）弥补不足 7：公众对治疗骨质疏松症的益处与风险的认识

大量的随机对照试验和 Cochrane 协作组织的系统综述已经证明了治疗骨质疏松症的有效性和安全性。然而，在过去的十年中，在骨折高危人群中实施这些治疗中遇到了罕见不良反应，包括颌骨坏死（ONJ）、房颤（AF）和非典型股骨骨折（AFF）。

早期的研究表明，对脆性骨折高危人群的骨质疏松症治疗的风险 - 收益计算，包括能改变生活甚至危及生命的髋部骨折，结果是治疗收益明显大于风险[80, 178, 179]。有骨质疏松性骨折风险的患者

不宜停止使用双膦酸盐，因为临床试验已经证明，这些药物可以显著降低典型髋部骨折的发生率。但当持续使用双膦酸盐治疗超过 5 年时，应考虑到非典型性骨折风险的增加[180]。

为了解决这一问题，必须提高全世界公众对骨质疏松症的认识。需要开展有效的疾病宣传运动，以确保当老年人发生脆性骨折时，他们以及家人和朋友的第一个想法是："是骨质疏松症导致的骨折吗？" 卫生专业人员及其组织、国家患者协会、卫生系统领导人和监管机构必须共同努力，就治疗的好处和风险制订明确、平衡的沟通。因此，临床医生和患者在做出协同治疗决策时，都需要针对患者个体情况的风险 - 收益做出客观地讨论和评估。准备好使用 FRAX® 等绝对骨折风险计算工具，可以使此类讨论对个体患者更具针对性和意义。它要求所有参与骨质疏松症患者管理的人员确保对这些问题进行清晰、平衡地沟通，并选择恰当时机进行更广泛的沟通。

（六）弥补不足 8：骨质疏松症评估和治疗的获取及报销

在过去的十年中，IOF 在全球的范围内进行了一系列的区域审计[181-186]，这些审计评估了该地区的流行病学、费用和骨质疏松症的负担，并包括了获得治疗的渠道和报销的概述。一些国家对诊断和治疗有非常好的报销政策，而在其他一些国家则完全没有报销，患者必须支付所有诊断测试和治疗的费用。

在美国，治疗的报销因每个患者的健康计划而差别很大，医疗保健改革正在从服务收费发展为通过经济激励（或处罚）的手段去支持改善质量、预防和管理协调，以鼓励医疗保健专业人员和卫生系统报告和改善患者结果。有一些质量措施集中于骨质疏松症和骨折后管理，但与其他主要慢性疾病相比，这些措施的绩效仍然较低。此外，在办公室环境中执行的 DXA 报销的大幅下降导致了供应商数量的减少，执行的 DXA 减少了 100 多万[93]。

（七）弥补不足 9：在国家政策中优先考虑预防脆性骨折

IOF 区域审计提供了关于全球各国政府预防脆性骨折的优先级的全面信息[181-186]，骨质疏松症指南已经得到了世界各地多个政府的认可；然而，在将骨质疏松症列为国家卫生优先事项方面存在着很大的差异。大多数欧盟国家（18/27）以及大多数发展中国家都没有将骨质疏松症或肌肉骨骼疾病视为国家卫生优先事项（NHP）。

在美国，尽管外科医生组织在 2004 年发布的一份具有里程碑意义的报告提到：主要的国家和科学协会的建议旨在重视和促进骨质疏松和骨折的预防[187-189]，但实施情况一直很差。许多患者没有得到关于预防的必要信息，也没有接受适当的检查来诊断骨质疏松症或确定骨质疏松症的风险。最重要的是，大多数患有骨质疏松症相关骨折的患者没有被诊断为骨质疏松症，也没有接受美国食品和药物管理局（FDA）批准的任何有效治疗。

为了解决这一问题，对整个亚太地区、中亚、拉丁美洲、中东和非洲的骨折发病率进行强有力的流行病学评估，将是支持为这些迅速老龄化的人口制订骨折预防政策的关键一步。

（八）弥补不足 10：发展中国家骨质疏松症的负担

随着 21 世纪上半叶世界人口的迅速老龄化，发展中国家将首当其冲地承受着骨质疏松症的负担，具有讽刺意味的是，在许多发展中国家，关于骨折率的数据很少，IOF 区域审计在这方面提供了有价值的见解。

在亚洲，迫切需要在国家层面准确量化骨质疏松症和骨折发病率。在东欧和中亚，缺乏关于该疾病的成本和经济负担方面可靠的流行病学和经济数据，这与政府和卫生保健专业人员对骨质疏松症状况的认识不足有关。同样，在拉丁美洲，区域审计发现，该地区的骨折发生率严重缺乏数据。在中东和非洲，IOF 中东和非洲区域审计发现，在 2011 年的调查中，关于该地区骨折发生率的数据严重缺乏[186]。在审计的 17 个国家中，只有 6 个国家公布了髋部骨折发生率的数据。此外，只有 3 个国家有椎体骨折的患病率。

为了解决这一问题，所有国家的政府都需要将骨质疏松症作为国家卫生的优先事项，并提供相匹配的人力和财政资源，以确保为所有学者提供最佳的医疗服务。

针对在这些地区的患者，在不知道目前的疾病负担的情况下，必须立即进行研究以弥补此类证据的不足。

十、指南

骨质疏松症的治疗指南有重大进展，总的来说，指南提供了关于治疗骨质疏松和预防骨折的最佳的建议，其中包括了骨折的危险因素、常用的骨折风险评估工具、靶向治疗的方法、药物和非药物治疗，以降低不同患者的骨折风险，以及疼痛性椎体骨折的治疗和管理系统，有些指南也包括跌倒的评估和预防，以及骨折的手术治疗。最近发布的指南是由美国内分泌学会发布的绝经后女性骨质疏松症药物管理指南的更新版本[190]。指南的更新是一份文件，它允许与指南利益相关者进行快速和集中的沟通，以应对现有临床实践指南建议的新发展所产生的重大影响（如重要的新药批准或停用、重要的新风险或危害）。本指南更新是为了响应美国食品药品管理局（FDA）、欧洲药品管理局、加拿大卫生部和其他机构最近批准 romosozumab 而发布的，它代表了对内分泌学会最近发布的关于绝经后骨质疏松症药理学管理的临床实践指南的正式修订[191]。绝经后骨质疏松症的管理指南旨在给临床医生提供一种循证的方法来规范管理骨质疏松症，该指南（图 21-4）根据患者的骨折风险，使用 FRAX 算法将患者分为 4 个风险类别。

1. 低风险：包括既往无髋部或脊柱骨折，髋部和脊柱骨密度 T 值均高于 -1.0，10 年髋部骨折风险 <3%，10 年主要骨质疏松性骨折的风险 <20%。

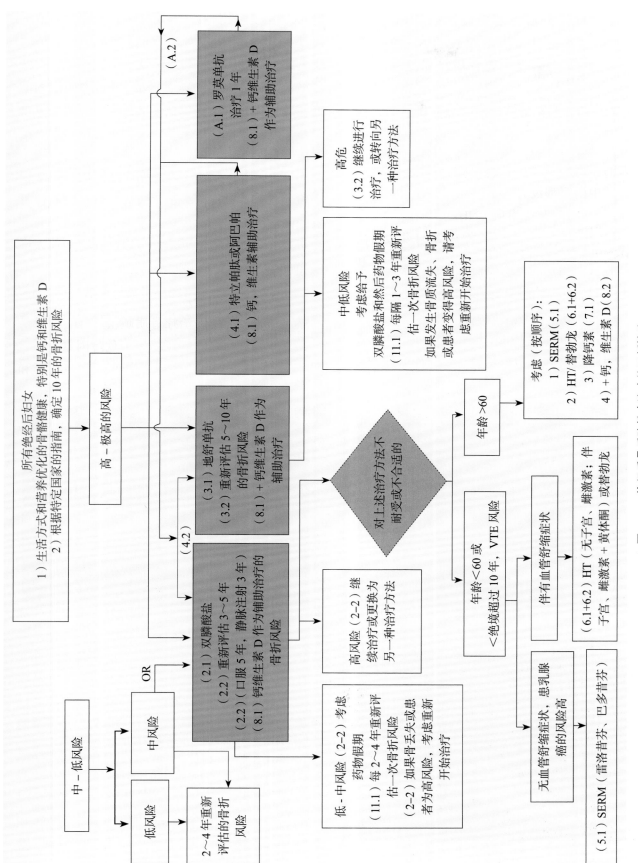

▲ 图 21-4　绝经后骨质疏松治疗的更新算法

经美国内分泌学会更新[190] 许可转载

2. 中风险：包括既往无髋部或脊柱骨折，髋部和脊柱骨密度 T 值均超过 –2.5，10 年髋关节骨折风险<3% 或主要骨质疏松性骨折风险<20%。

3. 高风险：包括既往有脊柱或髋部骨折，或髋部或脊柱的骨密度 T 值为 2.5 或以下，或 10 年髋部骨折风险≥为 3%，或主要骨质疏松性骨折的风险≥为 20%。

4. 极高风险：它包括多处脊柱骨折以及髋部或脊柱的骨密度 T 值为 –2.5 或以下。

NOGG（UK）提供了另一种结合 FRAX 风险评估和骨密度测量的骨质疏松性骨折风险分层的方法（图 21-5），干预阈值的设置与先前骨折相关的风险相当，在干预阈值周围有两个界限，其中骨密度的评估将有助于确定接近阈值的个体是否超过该界限还是低于干预阈值，这些都被称为骨骼的评估阈值，极高风险定义为位于评估阈值上限以上的风险，而高风险位于干预阈值和评估阈值上限之间。另外，当风险低于干预阈值时，就被报告为低风险，图 21-6 显示了采用最近建议的绝经后女性管理的建议算法。指南中还概述了关于药物假期和包括重复 FRAX 测量在内的进一步评估的建议。

总之，本章概述了一种循序渐进的方法来识别脆性骨折的高风险人群，首先，改进继发性骨折预防方面的措施，多达一半的有可能遭遇髋部骨折患者可以及时接受治疗，以防止这种使人虚弱和花费巨大的损伤发生。

针对那些服用对骨骼有不良反应药物的人群，将骨骼健康和跌倒风险评估纳入到这类人群的管理必须成为标准做法。同样，被诊断出患有以骨质疏松症作为常见合并症的疾病的人需要接受将

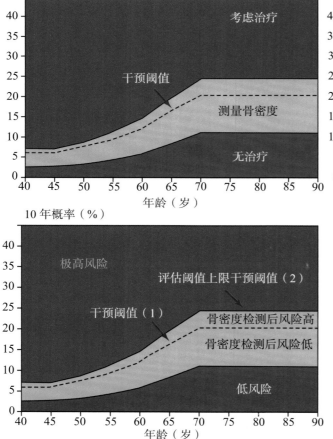

◀ 图 21-5　在绝经后女性中，通过 FRAX 评估主要骨质疏松性骨折概率确定的骨折风险特征的信息图概述

FRAX 概率在中间（橙色）区域，应进行骨密度评估和重新计算 FRAX 概率，包括股骨颈骨密度。重新计算后，风险位于干预阈值之上（2）的红色区域定义为"极高风险"，高于干预阈值（1）的橙色区域定义为"高风险"，而低于干预阈值（1）或绿色区域定义为"低风险最近建议的规则管理绝经后女性。指南中还概述了关于药物假期和进一步评估的建议，包括重复的 FRAX 测量

其骨折风险降至最低的治疗，当这些明显高危群体的需求得到解决时，我们必须将注意力转向制订具有成本效益的策略，以预防首次骨质疏松性骨折的发生。

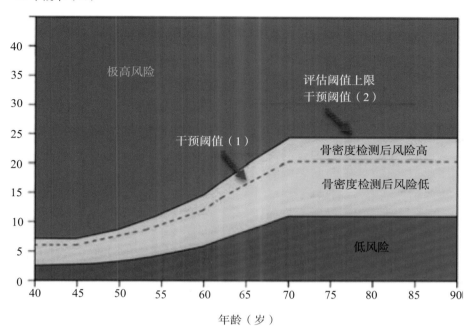

▲ 图 21-6　骨折风险分类得出的病例发现和治疗路径：绝经后骨质疏松症治疗的更新算法

骨折风险确定是基于骨折风险评分的计算（如 FRAX）和腰椎和髋部骨密度的测量。
* 骨质疏松性骨折风险的分层可以根据 NOGG（UK）进行，如图所示。干预阈值的设置与先前骨折相关的风险相当。基于骨密度评估的 FRAX 计算，确定了两个干预阈值。治疗方式是根据个体是否超过干预阈值或低于干预阈值而提出的。或者单独使用 FRAX 评分，骨折风险可以定义如下：①低风险包括既往无髋部或脊柱骨折，髋部和脊柱骨密度 T 值均高于 -1.0，10 年髋部骨折风险＜3%，10 年主要骨质疏松性骨折风险＜20%；②中风险包括既往无髋部或脊柱骨折，髋部和脊柱骨密度 T 值均超过 -2.5，10 年髋部骨折风险＜3% 或主要骨质疏松性骨折风险＜20%；③高风险包括既往脊柱或髋部骨折，或髋部或脊柱的骨密度 T 值为 -2.5 或以下，或 10 年髋部骨折风险≥为 3%，或主要骨质疏松性骨折风险≥ 20%；而④极高风险包括多发性脊柱骨折以及髋部或脊柱的骨密度 T 值小于等于 -2.5[190]。继续治疗 3 年（静脉注射唑来膦酸钠）或 5 年（口服双膦酸盐 / 地舒单抗），重新评估骨折风险：1. 如果低或低 - 中风险，考虑药物假期。每 2～4 年重新评估骨折风险；2. 如果发生骨丢失、骨折或患者成为高风险，请考虑重新开始治疗

如果风险较高，在检查依从性后继续治疗或改用其他治疗。完成促进骨合成治疗疗程后，考虑给予双膦酸盐，然后进入药物假期。每 1～3 年重新评估骨折风险。如果发生骨丢失、骨折或患者变得高风险，请考虑重新开始治疗

第 22 章 精准医学：骨质疏松症的药物遗传学和药物基因组学

Precision Medicine: Pharmacogenetics and Pharmacogenomics of Osteoporosis

Yasser El Miedany 著

一、背景

患者对药物反应的差异是临床医学所面临的一个挑战，而这种显著的个体间差异也解释了为什么某种药物在一些个体中有疗效，而在其他个体中无效甚至导致一些不良反应的发生（图 22-1）[1]。当给两个体重大致相同的患者使用相同的药物时，两者的血浆药物水平之间的差异可以超过 1000 倍[2]。药物 - 药物相互作用、药物 - 食物相互作用、性别、年龄、全身系统 / 器官状态（特别是肾功能和肝功能）以及妊娠期都可以影响药物在不同的患者之间产生不同的反应。药物不良反应是导致患者住院的一个重要原因，这类患者占英国两家大医院所有住院人数的 6.5%[3]。在 20 世纪 90 年代，一项大型调查[4] 表明医院发生的药物不良反应排在美国住院死亡主要原因的第 4 到第 6 位，而 2010 年的一项后续调查中发现这一情况并没有改善[5]。

由于同一个体对给定药物的反应是高度可重复的，故认为遗传因素在这其中可能发挥着重要作用[6, 7]，从理论上讲，鉴定影响药物吸收、代谢和受体水平作用的遗传因素应有助于在特定人群中实现个性化治疗，从而优化药物疗效和最大限度地减少毒性作用[8-11]。实践证明，通过提高药物疗效来节省成本和通过增加药物安全性和减少药物不良反应来降低发病率和死亡率的潜力是非常巨大的[12-16]。许多药物不良反应是可以预防的，

并且在有些情况下是人为原因所致，但其他的一些不良反应似乎有些特殊，可能是受到遗传因素的影响，在一家大型教学医院开展的 2227 种药物不良反应的研究中发现，只有不到 50% 的人可以确定其不良反应发生的原因，而其他的不确定性可能是由于药物遗传学的个体差异导致[17]。

骨质疏松症本身就是一种复杂的疾病，它的复杂性不仅体现在临床方面、风险因素或对治疗反应的个体差异，同时也存在许多其他决定因素。首先，与其他多因素导致的复杂疾病类似，骨质疏松症是由环境因素（如饮食摄入、体育活动、跌倒和教育）以及遗传易感性决定的，而且这些因素之间可能相互作用决定了疾病的发生，虽然说基因变异不一定会导致骨质疏松症或骨折，但它们确实会影响受试者对特定环境因素的易感性，从而改变疾病风险。这意味着人群中的每个受试者都有一个独特的风险概况，该风险概况可以随时间变化。因此，人群的研究数据只能谨慎地外推到少数个体。目前，骨质疏松症的诊断和治疗也是基于受试者一般人群的统计数据所决定[18]。

显然，由于个体的遗传和环境风险的差异性，个性化的治疗方案会优于标准的通用型管理方案，其中，骨质疏松症因为其强大的遗传沉淀和个体间骨折风险易感性的高变异性，为这种个性化方案提供了一个理想的案例。在这个框架下，人们利用基因组技术来关联表型和生物分子标志物，

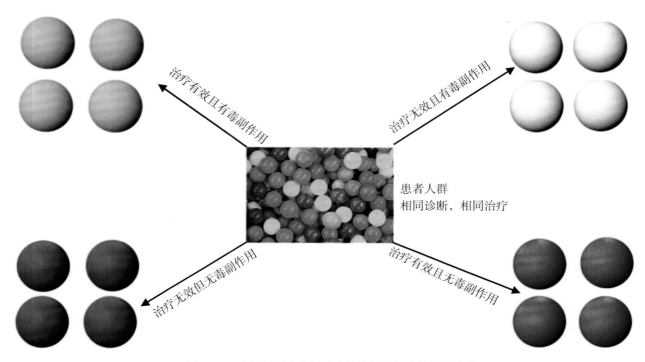

▲ 图 22-1 使用对所有人都适合的常规化标准化药物治疗

对药物反应的个体间差异解释了为什么药物治疗对有些受试者有效、对有些受试者无效或有些受试者引起药物不良反应

并通过这种药物基因组学的方法来鉴定导致药物治疗个体间差异的潜在遗传基础。

本章将带你进入一段涵盖人类遗传学和基因组学、药物遗传学以及骨质疏松症的药物基因组学的知识旅程。讨论的内容所涉及的都是已知的可用的数据，并指出这一领域未来的走向。

二、专用术语

"遗传药理学"一词最早出现在 20 世纪 50 年代，它认为大量的 DNA 变异在影响药物反应的个体差异中发挥了重要作用[19]。后来，国际协调会议组织（一个全球监管机构联盟）对药物基因组学和药物遗传学进行了定义[20]。渐渐地，该领域开始启用一套标准的相关术语和命名法。我们将在本章节中给读者介绍与此领域相关的最重要的一些术语。

（一）药物基因组学

药物基因组学被定义为研究与药物反应相关的 DNA 和 RNA 特征变化的学科[20]。它涉及的是

基因组的不同组分对药物反应的作用。其中最常见的研究包括遗传序列变异、染色体的结构变化（如易位）、表观遗传变异（如基因甲基化的变化）以及基因变异表达谱［信使 RNA（mRNA）水平的变化］或非编码 RNA（如 microRNA 的变化）。基因变异可以通过先天的遗传或者后天获得（例如，瘤体细胞突变），全基因组高通量技术的应用促进了许多药物基因组学的研究[19]。高通量筛选（HTS）是一种科学试验的方法，它通过自动化、小型化分析和大规模数据分析来筛选抗生物靶标的大型活性化合物库。

（二）药物遗传学

药物遗传学是指研究与药物反应相关的 DNA 序列变异的学科[20]，它被认为是药物基因组学的一个子类别，涉及的是遗传变异对药物反应的作用。药物遗传学通常是指一种特定 DNA 的多态性或编码变异体而不是整个基因组的表观遗传或转录组变化。遗传药理学家采用了一种星型命名法（如 CYP2C19*2）来描述引起药物反应差异性的基

因变异体（有时被称为药物基因）。在实践中，药物遗传学和药物基因组学经常被互换使用[19]。

（三）药代动力学

药代动力学（PK）是研究药物如何在人体中变化的一门学科[21]，药物的药代动力学包括其吸收、分布、代谢和消除，所有这些都通过改变药物作用部位浓度来影响药物的效果。

（四）药效学

药效学（PD）是指人体对药物治疗的反应[21]。这通常取决于药物在其作用位点上的亲和力和活性，其作用位点通常是一种受体（图 22-2）。

（五）基因分型

基因分型是指确定基因组中特定位置的等位基因（变异）的组合。这些等位基因可以是单个碱基的变化、插入、缺失或串联重复序列。

（六）遗传变异

遗传变异是指一个群体中个体间遗传序列的

差异，单核苷酸多态性（SNP）指的是单个碱基对上的变异，通常其群体发生率至少为 1%。其他形式的变异包括插入、缺失、拷贝数变异和短串联重复序列，短串联重复序列（STR）是人类基因组上的手风琴样区域，可根据重复的 DNA 序列导致不同人之间在 STR 长度上有所不同（通过扩张或收缩），那些发生率远低于 1% 的人群变异通常被称为突变，所有形式的变异不管它们的频率如何都有可能影响表型，但其影响程度取决于许多因素，包括变异在基因组内的位置和变异后的功能[19]。

（七）表观遗传变异

表观遗传变化是指那些影响基因修饰而不改变基因序列的变化，它往往通过改变基因甲基化或组蛋白修饰（甲基化、乙酰化），其中任何一种修饰都可以影响转录速率或抑制基因表达。其他的表观遗传变化包括非编码 RNA 和端粒长度的改变，这些表观遗传变化可以通过父母传递给后代，

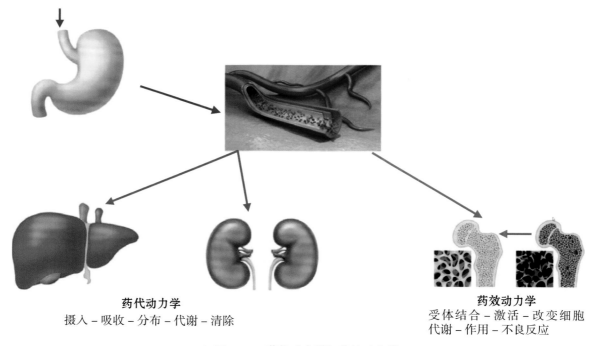

药代动力学
摄入 – 吸收 – 分布 – 代谢 – 清除

药效动力学
受体结合 – 激活 – 改变细胞
代谢 – 作用 – 不良反应

▲ 图 22-2　药代动力学与药效动力学
药代动力学是指药物如何在人体内变化，包括吸收、分布、代谢和消除，所有这些都通过改变药物作用部位浓度来影响药物的效果，药效学是指人体对药物的治疗反应，其包括药物受体结合、受体后激活、细胞代谢的改变、药物疗效和不良反应

但也可能通过环境对表观基因组产生影响，举一个影响药物代谢的表观遗传学变化的例子，如由于基因甲基化而导致肿瘤对化疗药物的敏感性降低[22]。

（八）基因连锁

基因连锁是鉴定造成经典孟德尔、单基因疾病相关突变的一种有效方法（即单个基因的变化与疾病过程有关，通常表现出特征性遗传模式，即加性、显性或隐性遗传模型），一般来说，引起孟德尔遗传病的突变在一般人群中比较罕见，并且它可以对表型起到明显的作用。当该基因座位点或附近的遗传标记在家族内与疾病表型一起遗传（共分离）时，一个基因座与疾病的连锁是明显的，连锁分析在鉴定许多单基因疾病的致病基因方面非常有效。

与单基因疾病的成功定位相比，基因连锁在定位骨质疏松症等多基因疾病方面并不那么成功[23]。其中的原因主要包括想要检测出影响骨密度的每个单独的基因座可能性很低，并且我们需要大量的家庭样本来进行相关的分析[24]。此外，对于与年龄相关的疾病如骨质疏松症，遗传危险因素的外显率可能只会随着年龄的增长而变得明显。

在骨质疏松症中主要针对骨密度的表型进行了候选基因和全基因组连锁扫描，其他一些表型还包括股骨颈的几何形状、骨和骨丢失的超声特性（完整综述[25]）。然而，即使是一项涉及 11 842 名个体的大型 Meta 分析，也未能证明在全基因组水平的任何位点与骨密度存在明显连锁[26]。

（九）全基因组关联研究（GWAS）

1996 年，研究者发表了一篇题为《人类复杂疾病基因研究的未来》（*The future of genetic studies of complex human diseases*）的论文[27]。作者认为，基因连锁是难以识别在常见复杂疾病（如骨质疏松症）仅有的小到中度的遗传效应的，更有效的做法是采用连锁不平衡定位来进行大规模的全基因组关联研究（GWAS）。连锁不平衡是在给定群体中不同基因座上的等位基因的非随机关联。当分属两个或两个以上基因座位的等位基因同时出现在一条染色体上的概率高于随机出现的频率时称为连锁不平衡[28]。这种方法一个主要的优点是不需要家庭样本，而使用的是不相关的病例和对照。他们还提出，对于 100 万个多态性标记的研究，具有统计学意义的水平应该是 $P < 5 \times 10^{-8}$。

在当时，这样的研究方案在很大程度上只是一个理论，但在接下来的十年中，高通量基因分型技术的进步、研究设计和统计分析的改进促进了 GWAS 的发展和现代疾病遗传学的革新，简而言之，技术的进步意味着分散在整个基因组中的数十万种变异（单核苷酸多态性 "SNP"）可以同时进行基因分型，SNP 是人类中最常见的遗传变异类型，每个 SNP 代表一个 DNA 组成元件（核苷酸）的差异，例如，一个 SNP 可以用特定 DNA 片段中的胸腺嘧啶核苷酸（T）取代胞嘧啶核苷酸（C）。

威康信托案例控制联盟（the Wellcome Trust Case Control Consortium）发表了具有里程碑意义的 GWAS 论文，文中提供了这种方法可行的证据[29]，研究中提到有 24 个基因座被证实与 7 种主要疾病相关，并且研究发现在全基因组水平上还有 58 个可能的疾病相关位点（其中大多数在后来被证实），GWAS 的使用证明了有超过 2000 个 $P < 5 \times 10^{-8}$ 的人类疾病的基因座与大量常见的复杂疾病有关，这让我们对几乎所有常见人类疾病发病机制的理解产生了巨大影响，并且对促使新的风险预测、诊断策略，突出其潜在的治疗应用上意义重大。

在连锁不平衡情况下 SNP 一起被遗传的概率超过了偶然的概率（50% 的概率，符合孟德尔随机分配定律）。这是因为在染色体上彼此相邻的 SNP 不太可能在减数分裂时被分离：相反，它们在染色体上一起被遗传（称为单倍型。单倍型是一组在单个染色体上的遗传决定因素）。基因组中连锁不平衡的延伸长度和单倍型结构已经通过大型图谱项目（如 HapMap）确定，了解单倍型结构的好处是人们可以通过仅对单个 SNP 进行基因分型来推断一个共享单倍型模块上的所有 SNP 的基因型——该 SNP 有效地"标记"了整个单倍型块，因此，通过对相对较少的 SNP 进行基因分型，人们可以推断出更多变异体可能产生的基因型，并且所有这些变体都可以用来评估其与性状的相关性。通过这种方法我们可以对不同平台的基因分型研究进行 Meta 分析——即使在两项研究中只进行了一小部分 SNP 的基因分型，我们仍可推断出许多其他 SNP 的基因型从而得到更多的重叠 SNP 用于关联分析[30]。

到目前为止，在骨质疏松遗传学领域已经进行了一些大型 GWAS，并且人们也发现了一些 BMD 相关基因[31-33]。最近，一些 Meta 分析结合了先前已经发表的小型研究的数据，并且提高了样本量从而增加了统计的可信度，同时也促进了新的骨质疏松相关基因的发现，一项来自 17 个 GWAS 合作团队的数据的骨质疏松症 Meta 分析囊括了 33 000 人欧洲和东亚血统的个体，并且拥有超过 10 万名独立的受试者的生物学重复，本研究证实了 24 个已存在的基因座的关联性，并确定了 32 个与骨密度相关的新位点以及 14 个与骨折风险相关的位点[34]。

GWAS 的结果可以通过使用高级算法对数据进行进一步挖掘，例如，通过 GRAIL（Gene Relationships Across Implicated Loci）算法可以进一步阐明基因与已知的生物学信号通路的相关性。Estrada 等[34] 发表的 GWAS Meta 分析中通过 GRAIL 分析，证明了已鉴定的基因富集在以下通路中：Wnt/β-catenin，RANK/RANKL/OPG 和软骨内骨化。这些通路虽然不是 GWAS 结果的新发现，然而，他们的研究验证了 GWAS 是一种鉴定骨质疏松相关的基因变体与已知的目前验证过的相关信号通路之间相关性的有效手段。此外，其中一些途径已经被用作骨质疏松症的治疗靶点（例如，使用地舒单抗，靶向 RANK/RANKL/OPG 途径和靶向 β-catenin 途径的罗莫单抗）。这表明，通过探索与骨密度和骨质疏松症相关的 GWAS 数据有可能发现其他具有治疗和干预潜力的信号通路，推进预防骨折和骨质疏松的新型药物的研发。

三、阐明药物基因组学的机制

目前，大多数药物基因组学研究依赖于探究给予特定组织或细胞类型相关刺激后的 mRNA（基因组学）或蛋白质（蛋白质组学）水平上表达谱的变化，在 mRNA 水平上比较表达谱的差异是很有吸引力的一项技术，尤其是随着微阵列的出现，人们可以实现同时分析成千上万的基因。这项技术可以快速地帮助对个体进行基因分型来提供关于多态性药物代谢基因的信息，也可以鉴定对药物的反应的差异表达基因，事实上，已经有基因芯片（CYP2C6/CYP2C19）可以用于鉴定潜在的不良药物代谢物，另外，这种基于基因组学的技术也可能有助于我们理解生物药物反应和解释相关的治疗试验[35]。

通过比较来自受影响和未受影响个体组织的表达谱，人们可以探索在骨质疏松治疗中哪些基因上调或下调，这种方法的潜在困难在于组织中细胞成分的微小变化可能会产生 mRNA 和（或）蛋白质的大幅波动，从而导致假阳性（或阴性），另一个潜在的问题是，处理数千个基因产物数据（已知的基因可能不知道其功能）的工作难度是相当大的。通过简化试验设计可以在一定程度上避免这些问题，例如，在单个个体中培养的人骨细胞比较处理前后的表达谱的差异（如双膦酸盐）[36]。

除了从骨骼中取样获得骨组织比较困难外，研究设计也是目前面临的一个主要问题，与遗传连锁研究一样，骨质疏松症药物基因组学的一个主要挑战在于设计有意义的研究，并将这些技术运用到研究中，在任何 mRNA 水平的研究中，都必须保证合理生物学重复的实验组和对照组以及采样的时间点，在实践中，我们可能会将这一标注降低到一个基线值和两个不同的时间点，然而，在有适当数量的生物学重复的人群研究中，即使在伦理上没有问题，后期对多个样本的分析也是非常困难的一部分工作。

另外，在进入临床转化之前往往需要大量的流行病学研究来确定特定基因多态性和骨质疏松症易感性之间的联系，目前，由于基因型资源和生物统计学模型的限制阻碍了大量基于 SNP 的骨质疏松症相关研究[37]，如果有高通量的以及合适的 SNP 评分方法，涉及 SNP 的大规模关联研究将变得更加实用，令人印象深刻的是，迄今为止，人类基因组计划已经提供了超过 200 万个 SNP 作为遗传标志物[38]，在未来的几年里，位于每 3～50kb 的 SNP 可能会被继续表征出来；而通过全基因组关联研究，人们也可以获得导致疾病或药理差异的主要相关基因，以及同样影响疾病的次要、修饰基因的相关信息，开发一种用于获得临床研究基因组 DNA 的方法可能更适合于社区的大型研究，在这种研究中样本可以由参与者自己来收集[39]。

基因组研究的发展也带来了几个需要解决的伦理问题，虽然诸如种族和民族等信息长期以来一直被用于预测治疗反应，但越来越多的人批判使用这种信息可能导致潜在的种族歧视[40]，收集和存储的个人基因信息还提供了可能未受审查的亲属信息，故这也带来了隐私、安全和伦理等问题，因此，需要制订一些准则来保护参与者及其家庭成员的隐私，任何此类研究的一个关键构成部分就是需要符合行善的伦理原则，对 DNA 样本的分析对于我们理解疾病易感性的遗传影响固然重要，但我们必须针对个人风险，包括存在歧视和侵犯隐私的可能性进行利弊的权衡[41]。

四、骨量药物遗传学

骨质疏松症具有很强的遗传特征，50%～80% 的骨密度变化可以用遗传因素来解释[42, 43]。目前，已有超过 60 个基因在全基因组意义上被认定与骨密度相关[44, 45]。其中许多与雌激素、Wnt 和 RANKL（RANK 配体）通路有关，这证实了这些通路在骨骼稳态中的重要作用。其他一些之前未被认为参与骨代谢的基因也被证实了与 GWAS 研究中的骨骼表型相关。

Richards 等[46]基于来自之前骨质疏松症研究中的 150 个候选基因评估了 36 000 个单核苷酸多态性（SNP），只有 9 个基因（ESR1、LRP4、ITGA1、LRP5、SOST、SPP1、TNFRSF11A、TNFRSF11B 和 TNFSF11）显示与股骨颈或腰椎骨密度相关，另外 4 个基因（SPP1、SOST、LRP5 和 TNFRSF11A）与骨折风险相关，尽管只有 SPP1 和 SOST 独立于骨密度（至少部分独立）。

雌激素受体：鉴于性激素在骨量的积累和维持中的重要作用，ESR1（编码雌激素受体α）在前 GWAS 时代已经被广泛研究就不足为奇了，虽然研究结果存在一定的矛盾。一些 GWAS 已经表明含有 ESR1 的基因组区域与 BMD 之间有一定的关联，尽管导致关联性的确切变异位体可能并不是来自于 ESR1[47, 48]。

维生素 D 受体：维生素 D 受体基因（VDR）无疑是骨质疏松症中研究最多的基因，首次发表的关于 VDR 和 BMD 变异的关联研究表明，80% 的骨密度变化与该基因的变异有关，但是根据观察到的骨质疏松症的遗传特性，这一结果在生物学上并不合理，然而，该项研究确实促使了大量的类似研究的发起，但是迄今为止，VDR 与骨密度或骨折之间的明确关联在全基因组意义上尚未被确定[49]。

Wnt/β-catenin 途径：从 LRP5 基因开始[50]，该通路的相关基因最早是在骨质疏松 GWAS 中发现的，随后许多在全基因组范围内的基因（AXIN1、CTNNB1，DKK1、GPR177、JAG1LRP4LRP4LRP5、MEF2C、RSPO3SFRP4、SNT16、SOST、WNT4、WNT5B 和 WNT16[26]）也相继在 GWAS 中被鉴定。LRP5 是在候选基因关联研究中显示有关联的少数基因之一，随后在 GWAS 时代中得到了验证[51, 52]。LRP5 突变已分别被确定为导致低骨量和高骨量骨骼发育不良、骨质疏松假性胶质瘤综合征（MIM259770）和高骨量表型（MIM：601884）的原因。SOST 的突变导致范布赫姆氏病（van Buchem）（MIM：607636）和硬化症（MIM：269500）的高骨量表型。抗硬化蛋白抗体罗莫单抗，目前可用于骨质疏松症的治疗。

RANK-RANKL-OPG 通路：这个信号通路的基因也是最早被证实与人骨密度和骨折风险有关的基因之一。OPG、RANKL 和 RANK 在骨质疏松领域早期发表的两篇综合性的 GWAS 研究中被发现[47, 50]，随后便被许多独立的 GWAS 和 Meta 分析所验证。TNFRSF11（RANKL）、TNFRSF11A（RANK）和 TNFRSF11B（OPG）基因的突变也已在一些骨骼发育不良中被发现，包括早发性 Paget 病（MIM602080）和家族性扩张性骨溶解（MIM174810），这些都证明了它们在骨生理学中的重要性，地舒单抗是一种抗 RANKL 的单克隆抗体，它通过 RANK 受体和随后的破骨细胞的刺激抑制 RANKL 信号传导，目前广泛用于骨质疏松治疗[48]。

五、骨质疏松症药物基因组学与骨折预测

骨质疏松症遗传学的主要目标之一是鉴定一系列的可检测的突变体来预测未来的高骨折风险人群，这一目标对于骨质疏松症特别重要，因为针对骨质疏松症的安全干预措施客观存在，而通过在发病前数年进行预防性治疗可以大大减少该疾病所造成的人群健康负担。

由于前期的研究已经确定了许多全基因组显著的等位基因，因此通过计算每个人的有害等位基因的数量，再根据一个独立人群队列中该等位基因的效应大小来加权每个等位基因，从而实施一个加权等位基因的评分，因此，具有更多有害等位基因的个体将具有更高的风险评分，事实上，在 GEFOS-1 GWAS 中使用 15 个全基因组显著的与腰椎骨密度相关的 SNP 进行评分后，人们发现最高风险组和最低风险组之间的差异约为 0.7 个标准差[53]。如果将那些 GEFOS-2 中发现的 SNP 的数量增加到 63 个常染色体 SNP，将这种效应可以增加到约 0.86 个标准差[54]。这两项结果表明，风险等位基因数量的增加（减少效应规模）并不能显著提高加权等位基因风险评分对个体风险等级进行区分的能力。

然而，证明等位基因风险评分对骨折风险的接受者操作特征曲线（ROC）的有效性更加具有临床意义，已经有大量的工作在研究临床危险因素（如年龄、性别和体重）和骨密度在骨折风险中的相关性，无论基因型如何，如果仅仅使用已充分验证的临床危险因素，骨质疏松性髋部骨折的 ROC 曲线下面积为 0.83[55]。

然而，使用没有任何临床信息的等位基因风险评分预测骨折风险 ROC 曲线下面积值为 0.57（95%CI 0.55～0.59），类似的，用于诊断骨质疏松症（骨密度 T 评分≤-2.5）等位基因风险评分的曲线下面积为 0.59（95%CI 0.56～0.61），这一结果比仅包括年龄和体重的风险评分为 0.75（95%CI 0.73～0.77）更差，虽然在将等位基因风险评分与年龄和体重相加时仅略有改善，为 0.76（95%CI 0.74～0.78）。

一些研究者认为，要预测一种疾病的风险需要 150 个优势比值为 1.5 的基因或 250 个优势比值为 1.25 的基因[56]。数据显示，许多用来解释性状变化的常见变异体的联合效应可能可以提高我们预测骨质疏松症的能力。然而，骨质疏松领域已发表的数据表明，简单的临床危险因素如年龄、体重和身高，优于由易感等位基因组成的等位基因风险评分[57]。

通过鉴定一系列不依赖于骨密度影响骨折风险的等位基因或鉴定出对骨折风险和（或）骨密度有较大影响的罕见变异体，将会使基因风险评估的应用在未来得到改善，然而，由于骨密度的高度多等位基因结构和骨密度的低遗传变异表明，目前利用遗传信息可靠地预测骨折或骨质疏松风险是不可行的[58]。

六、骨质疏松症治疗中的药物基因组学

一种药物的最佳剂量取决于疗效和不良反应之间的平衡，个体之间可能会因为基因差异在最佳剂量上存在显著变化，一个标准临床实践的例子是在世界范围内用于预防血栓形成的华法林，它可能会导致部分亚组患者出现过度出血的现象，

随后人们通过药物遗传学研究确定两个可能影响最佳剂量的基因，从而推动了华法林在治疗上的个体化调整，关于治疗药物的类似研究，如目前正在进行中的阿尔茨海默症和精神分裂症的药物遗传学研究，其目的就在于确定可用于优化个体患者剂量的遗传标志物。

在骨质疏松症治疗中，一些药物（如双膦酸盐）不受代谢的影响，但许多其他药物可以被代谢为活性成分或作为其消除途径中的一部分。尽管有证据表明遗传效应对其他疾病中药物的疗效和安全性存在个体差异，但是遗传效应在治疗骨质疏松症方面仍在很大程度上未经测试，此外遗传效应在肥胖和高血压等学科中的应用还是很有潜力的。

然而，已经发表的一些证据[59]表明遗传因素可能介导对药物治疗的反应性，并改变骨转换标志物和骨密度之间的动态关联。Palomba 等[60-62]的一系列研究表明，在接受阿仑膦酸钠和激素替代疗法（HRT）治疗的绝经后女性中，VDR 的Bsm-I 多态性的 b 等位基因携带者比起 B 等位基因携带者与 BMD 增加有更大的相关性。有趣的是，在使用雷洛昔芬的患者中，B 等位基因携带者比b 等位基因携带者与骨密度增加有更强的相关性。由于两者之间相反的相关性，在阿仑膦酸钠和雷洛昔芬联合治疗组中，VDR 多态性与骨密度变化之间没有显著的相关性。这些结果清楚地说明了VDR 多态性与各种抗骨吸收药物治疗在骨密度变化中存在一定的相互作用。

七、骨质疏松症药物基因组学：最新见解和未来展望

FDPS 基因是甲戊酸途径中的一种关键酶和含氮双膦酸盐的主要靶点，在双膦酸盐治疗白种人骨质疏松女性的研究中显示，其多态性可影响骨转换标志物或骨密度的变化。而这种相关性在一项韩国骨质疏松女性的研究中并没有再现，但是甲戊酸途径中的另一种酶 GGPS1 的多态性在这个研究中被证明可以影响骨质疏松药物的疗效[63, 64]，

此外，有 3 项关于雷洛昔芬代谢和分布的基因研究发现了 *UGT1A1*、*SLCO1B1* 和 *ABCB1* 多态性参与该药物的药代动力学和药效学调控[65-67]。成骨细胞分泌的抗成骨蛋白 OPG 的多态性与双膦酸盐的疗效也呈正相关，另外，参与 Wnt 信号通路的*LRP5* 的多态性被证实在激素替代疗法（HRT）中是有相关性的，而在双膦酸盐治疗中则不然[63, 64]。

到目前为止，骨质疏松药物的研究主要集中在绝经后骨质疏松症的骨密度的变化或骨转换标志物的变化，而不是抗骨折的疗效，在不同研究报道中对药物疗效的评估有时会得出相反的结果，其部分原因可能是由于样本小，基因型分布的种族差异，以及钙和维生素 D 的状态差异[68]，除了绝经后的骨质疏松症，药物基因组学也可能在继发性骨质疏松症中发挥作用，虽然有一些证据表明遗传与继发性骨质疏松症的易感性有关，如糖皮质激素诱导的骨质疏松症，但遗传对继发性骨松的治疗疗效如何尚未被研究，同样，男性骨质疏松症在很大程度上也仍未被研究[69]。

八、药物不良反应的药物基因组学

所有的抗骨质疏松药物都有可能发生不同的不良反应，而这可能会影响患者依从性，并引起人们对药物长期使用安全性的担忧[16, 17]，例如，双膦酸盐可引起食道刺激、肌肉骨骼疼痛、急性期反应，还有少见的房颤、过敏反应、肾损害、非典型股骨骨折和下颌骨坏死（ONJ）[70]。

（一）下颌骨坏死

下颌骨坏死（ONJ）是含氮双膦酸盐治疗的一种严重但罕见的并发症，骨质疏松患者中发生率为 0.1%，骨转移患者由于接受更高剂量的静脉双膦酸盐治疗[71]，ONJ 的发生率为 3%～10%。有趣的是，最近在地舒单抗治疗的癌症患者当中也观察到 ONJ 这一现象[70]。ONJ 是遗传因素影响药物不良反应的研究之一，也是 GWAS 在抗骨质疏松药物基因组学领域应用的一个很好的例子。2010—2018 年，共有 6 项候选基因的研究被发

表[72-77]。这些研究集中在探究少数几个基因变体，而对于这些基因的选择是基于其在双膦酸盐代谢和（或）下颌骨坏死发病（如骨转换）中的潜在作用。大多数这些研究只对少数变体进行基因分型且队列较小，因此存在检验效能不足的缺点。与之对应，在这些研究中检测的单核苷酸多态性（SNP）采用多重比较后均无显著性差异。

在 2008 年发表的关于使用帕米膦酸钠或唑来膦酸钠治疗的多发性骨髓瘤患者的第一份报告中，CYP2C8（rs1934951，rs19934980，rs1341162 和 rs17110453）多态性达到了全基因组水平。这是相当令人惊讶的，因为双膦酸盐不受肝脏代谢[78]。然而，这种相关性在随后的前列腺癌和多发性骨髓瘤患者的研究中没有再现[64, 71]。第二个 GWAS 研究对乳腺癌进行唑来膦酸治疗后发生 ONJ 的患者进行了评估（30 名乳腺癌患者在唑来膦酸钠治疗后出现下颌骨坏死作为病例组和 17 名乳腺癌患者在唑来膦酸钠治疗后未出现下颌骨坏死作为对照组，此外，本研究纳入了 1726 名健康人群对照，以增加检验效能）。该研究涵盖了更多的 SNP、拷贝数变异和胰岛素样生长因子基因家族的候选 SNP 以及在药物动力学中发挥重要作用的基因。其中 RBMS3 是参与 I 型胶原调控的转录因子，也是唯一一个达到全基因组意义的基因[79]，本研究进一步表明，RBMS3 和 ZNF516 之间存在相互作用进而影响骨密度。RBMS3 编码一种上调 I 型胶原的 RNA 结合蛋白，而 I 型胶原是骨基质的重要组成部分[80]。

此外在独立的研究中也发现了一些与 ONJ 相关的基因，包括 PPARG，它编码一种转录因子，可以调控间充质干细胞分化为脂肪细胞，从而减少成骨生成；VEGF，编码血管生成和血管生成的调节因子；FDPS；以及多态性联合基因型评分的相关基因 RANK、OPG、COL1A1、MMP2 和 OPN，它们编码调节骨蛋白或结构骨蛋白[64, 71]。

在 5 项的与候选基因相关的重复性研究中，人们试图重复 Sarasquete ME 等在 GWAS 研究中的结果[81-86]。这些研究涉及 CYP2C8SNP（rs1934951）对其他独立队列中 ONJ 发生的影响。所有 5 项研究均未能证明 SNPrs1934951 与 ONJ 发生之间存在显著相关性（$P > 0.05$）。

缺乏可复制性是这些研究的最大弊病。此外，这些研究的样本量有限以及 GWAS 的 P 值也没有达到 5×10^{-8} 的全基因组显著性水平[87]。然而，这些数据主要来自对癌症患者的研究，这些研究表明了基因标志物在预测不良反应中的潜力，但这一结论仍然需要在较大的临床样本中进行验证。

全外显子组测序（WES）确定了人类基因组中所有蛋白质编码基因的序列，该方法覆盖了 <2% 人类基因组的基因但包含了 >85% 的已知疾病相关变异，因此，WES 是一种经济有效的全基因组测序替代方法，到目前为止，已经有两项 WES 研究[89, 90]被发表，其中 Kim 等[90]利用 WES 和基因集合富集分析（GSEA）方法鉴定了 4 个与 ONJ 相关的基因（ARSD、SLC25A5、CCNYL2 和 PGYM）。GSEA 是一种计算方法，它可以研究一组基因中的遗传变异以阐明病例和对照组之间的基因差异。这也是第一个结合 WES 和 GSEA 方法来研究 ONJ 患者和非 ONJ 人群之间的 SNP 功能的研究。

第二个 WES 研究[89]通过 Meta 分析，其样本不仅包括多发性骨髓瘤患者，还包括其他转移性实体癌作为病例组和对照组。研究发现，SIRT1SNP rs7896005 和 HERC4SNP rs3758392 与 ONJ 相关，P 值（3.9×10^{-7}）接近全基因组意义。HERC4SNP rs3758392 与 rs7896005 具有相同的 P 值，并且它具有较高的 LD（r2=0.88）。这两个 SNP 均与一个非常重要的骨重塑候选基因 SIRT1 相关。研究表明，SIRT1 通过影响 Wnt 信号通路[91-94]和 RANK/ RANKL/ OPG 通路[95, 96]在骨重塑中发挥重要作用。

（二）非典型股骨骨折

十多年来，非典型性股骨骨折是一种有详细

描述在案的、与长期使用双膦酸盐和地舒单抗药物不良反应有关的疾病[97]。非典型性股骨骨折的发病机制目前尚不清楚，但已经有学者提出它具有遗传易感的倾向，针对双膦酸盐初发患者（约7% 的病例）和单基因骨疾病[98, 99] 中发生非典型股骨骨折，人们推断遗传因素可能是导致这种类型骨折的原因[100]。

一项系统综述发现，6 项已发表的研究[101] 表明了在 44 例患者中遗传学因素对非典型股骨骨折的作用，该综述还确定了 23 例非典型股骨骨折与 7 种不同的单基因骨疾病相关，其中 7 例使用双膦酸盐，一项对以 13 例非典型股骨骨折患者为实验组和 268 例患者为对照组进行的研究中使用外显子阵列分析发现了非典型股骨骨折病例中有更多的罕见变异，一项对 3 个非典型股骨骨折的姐妹进行的全外显子组测序研究显示，在 37 个共享的遗传变异中，甲戊酸途径中 *GGPS1* 基因有一个 *p.Asp188Tyr* 突变，这个基因对破骨细胞功能至关重要，而破骨细胞功能也同时可以被双膦酸盐抑制，另外两项研究完成了靶向 *ALPL* 基因测序；在 11 例非典型性股骨骨折队列中发现了 1 例 ALPL 杂合突变，而第 2 项研究中在 10 例非典型性股骨骨折病例中发现了新的 *ALPL* 突变，对 5 例非典型性股骨骨折患者的 *ALPL*、*COL1A1*、*COL1A2* 和 *SOX9* 基因进行靶向测序，发现 1 例 *COL1A2* 基因存在变异。这些发现提示了非典型股骨骨折的遗传易感性。

另一项研究[102] 旨在鉴定常见基因变异用于疾病的预测，这项研究是基于全基因组关联评估，其结果表明，没有一种常见的遗传变异可以实现这一目标，在全基因组水平上唯一一个重要的发现是当病例组与对照组进行比较时有 4 个不是很常见的单核苷酸（SNP），并且都是单一变异，这意味着这些 SNP 关联性可能是假阳性[103, 104]，尽管其中两个基因在理论上可能与治疗适应证有关（*NR3C1* 和 *NTN1*）。然而，这些特定的单核苷酸都与非典型股骨骨折或骨质疏松症无关[104-107]。在通过与双膦酸盐处理的对照进行比较后，其相关性在统计学上不显著。

总之，我们仍需进一步的通过大样本研究来确定可能导致非典型股骨骨折风险的罕见遗传变异。

九、面向个体化的医学

药物遗传学最重要的应用是优化治疗结果和尽量减少治疗的不良反应。然而，在临床骨质疏松症中存在一个悖论，评估在人群中治疗效果的金标准往往基于随机对照试验，当应用于个体时，这种金标准似乎不是评估治疗效果的最佳标准，虽然随机对照试验是最可靠科学的试验方法，但在研究个体患者对药物治疗的反应往往不同，因此，通常对一群人有效的药物是否对个体也最有效，一定程度上也存在着不确定性。此外，除了已有详细报道和记录的疗效个体差异外，与特定药物治疗相关的不良反应在人群中也存在很大的个体差异，因此，药物基因组学的目标是优化药物治疗的选择，并进行个体化定制。

另外，药物遗传学和药物基因组学研究表明，许多基因可能涉及多种不同的病理生理途径，如骨密度和钙代谢的变化（图 22-3），然而，这些研究的主要挑战是可复性差以及对数据的不确定性。因此，需要进一步通过遗传学研究以及细致的功能基因组学进行评估，以确定任何可能具有临床效应的特定分子，进而推动未来的药物治疗策略的发展。在骨质疏松症中，药物遗传学主要集中于一个主要的表型，即骨密度的变化，最后，鉴定与药物治疗反应相关的基因仍然是一项具有挑战性的任务。目前尚不清楚有多少基因参与了调节，或与潜在的药物反应相关（如安全性和有效性）。

总之，尽管药物基因组学有推进骨质疏松症研究的潜力，但这一作用尚未被阐明。为了实现这一目标，考虑的范畴应该不只是局限于目前的骨生物学、药物分布和作用机制的知识。GWAS 应该结合诸如 DNA 微阵列、全外显子组测序或大规模并行测序等强大的技术，并利用这些方法

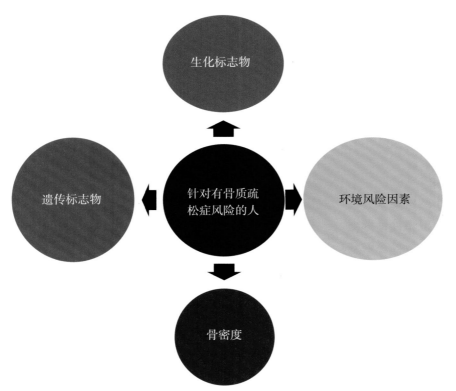

◀ 图 22-3　个体化医疗
遗传标志物、环境风险因素、生化标志物以及金标准骨密度（BMD）之间的相互作用

检测可能的新相关基因。迄今为止，除了研究中常见的 SNP 外，罕见的 SNP、短串联重复序列和拷贝数变异也可能是重要的药物反应的决定因素，另一个应该探索的方面是基因与基因之间的相互作用，不同的药物反应可以看作是不同基因表达的结果。除了 DNA 序列变异外，DNA 甲基化、miRNA 和组蛋白修饰等表观遗传过程也可以影响基因的表达。然而，由于组织特异性和获取骨标本的困难，这类研究难以进行。此外，即使发现了可能的表观遗传标记，我们也需要在外周血细胞或血浆中验证这种典型的修饰，这对后期的临床实践也是至关重要的。

第23章 罗莫单抗：合成代谢类药物的进一步发展
Romosozumab: Optimizing the Anabolic Window

Yasser El Miedany 著

一、背景

硬骨抑素是一种分泌型糖蛋白，主要在骨和软骨基质中表达，据报道其在细胞培养环境中可抑制成骨细胞的矿化[1, 2]。硬骨抑素抑制骨形成作用在转基因小鼠中也得到了进一步证实，在硬骨抑素基因敲除（SOST-KO）小鼠中表现出高骨量，骨形成和骨强度增加[3, 4]，而在硬骨抑素过表达的小鼠中则表现为骨量减少，骨形成和骨强度下降[2, 5]。硬骨抑素是通过抑制 Wnt/β-catenin 信号通路抑制骨形成[6]，其表达受骨细胞力学刺激和雌激素缺乏的调控[4, 7-10]，Wnt/β-catenin 信号通路在成骨细胞的分化和增殖中起重要作用[11]，另有研究发现，硬骨抑素可同时抑制成骨细胞的成骨分化和成骨细胞的前体细胞分化[12, 13]。

另一方面，硬骨抑素还可刺激骨细胞分泌 RANKL，诱导破骨细胞形成[14, 15]，增加骨吸收。而破骨细胞也可通过 Wnt 信号通路诱导成骨细胞的骨形成[16, 17]，使用 Wnt 信号通路的抑制药（如 Dickkopf 相关蛋白 1，Dkk1）则可抑制破骨细胞介导的成骨细胞骨形成[16]。另有研究也证明硬骨抑素在老年小鼠的破骨细胞中表达，表明硬骨抑素参与了与年龄相关的骨转换的解偶联[18]。综上表明，硬骨抑素可通过拮抗成骨细胞中的 Wnt/β-catenin 信号通路以及调节作用于破骨细胞的 RANKL 水平，在调节骨形成和骨转换中发挥着重要作用（图 23-1）。

本章将讨论一种新兴的抗骨质疏松症药物——硬骨抑素，解读其双重作用及其引起的骨形态变化。此外，本章将拓展介绍罗莫单抗的时间依赖效应、药代动力学和临床试验、抗骨折疗效及其可持续性，然后，也将讨论罗莫单抗在临床实践中的应用潜力，在最新指南中的地位，在男性骨质疏松症应用的可能性，以及促进骨质疏松性骨折愈合的作用，最后，将讨论罗莫单抗与心血管疾病和慢性肾脏病 - 矿物质和骨异常的相互作用。

二、罗莫单抗促进骨形成和抑制骨吸收作用

抑制 Wnt 信号通路拮抗药为骨质疏松症治疗提供了一种有吸引力的策略。硬骨抑素单抗（Scl-Ab）可抑制硬骨抑素的作用，从而重新激活成骨细胞中的 Wnt 信号通路，这为促进骨形成提供了一种很好的治疗方法（图 23-2）。由于硬骨抑素主要表达于骨细胞[2]，预测 Scl-Ab 治疗具有骨特异性，不良反应较小。

据报道，在正常啮齿类动物和非人类灵长类动物中，Scl-Ab 治疗以剂量依赖性的方式增加骨形成、骨量和骨强度[19, 20]。在 OVX 大鼠骨质疏松动物模型的研究中，Scl-Ab 治疗还显著增加了动物的骨形成、骨量和骨强度[21]。骨形成的增加表现为成骨细胞数量和血清骨形成标志物的增加，而骨吸收的减少则表现为破骨细胞数量的减少[19-21]。

动物研究的结果在人体骨组织活检标本结果中得到证实，在绝经后女性骨质疏松性骨折研究（FRAME）[22]中，通过获得的绝经后女性髂嵴活

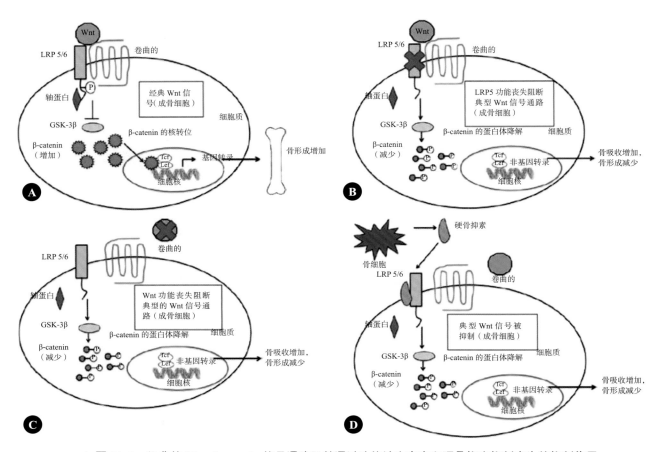

▲ 图 23-1　经典的 **Wnt-β-catenin** 信号通路及其通过功能缺失突变和硬骨抑素抑制产生的抑制作用

A. 当 Wnt 与 LRP-5/6 共受体以及特定的 Frizzled 族受体结合时，β-catenin 破坏复合体被抑制。细胞质中累积的 β-catenin 进入细胞核，导致 Wnt 反应基因的转录和骨形成。B 至 D. 分别展示了各种抑制典型 Wnt-β-catenin 信号通路的机制过程。Wnt 由于以下原因而不能发挥作用：*Lrp-5* 和 *Lrp-6* 辅受体突变丢失（B）；Wnt 突变丢失（C）；硬骨抑素阻止 Wnt 与 *Lrp-5* 或 *Lrp-6* 共受体结合，组装成 β-catenin 破坏复合体（D）。因此，β-catenin 被磷酸化和降解，Wnt 反应基因没有被激活，导致骨吸收增加和骨形成减少

经开放获取计划许可转载，引自文献[60]，Dove Medical Press. Shah AD, Shoback D, Lewiecki EM. Sclerostin inhibition: a novel therapeutic approach in the treatment of osteoporosis. Int J Womens Health. 2015;7:565-80.7

检样本，发现在使用罗莫单抗治疗 2 个月后，骨松质和骨皮质内的骨形成大量增加，尽管在治疗 12 个月后效果不再明显。在以上两个时间点，侵蚀表面均显著减少，在 12 个月时，骨小梁体积、微结构和皮质厚度显著改善[23]。

基于以上研究，预计 Wnt 信号通路激活后将只促进合成代谢，理论上不会出现类似双膦酸盐和地舒单抗相关的颌骨坏死和非典型性股骨骨折等不良事件，但出乎意料的是，在罗莫单抗临床试验中报告了少数的两种不良事件[24, 25]，骨重建的过度抑制是非典型股骨骨折发生的一种可能机制，理论上单纯激活骨形成不会诱导其发生，然

而，罗莫单抗可导致骨吸收标志物受到抑制，提示骨吸收的减少，最可能的解释是刺激 Wnt 信号的同时也增加了护骨因子（OPG）的形成，而 OPG 是 RANKL 的天然抑制药，因此，拮抗硬骨抑素（并促进 Wnt 途径激活）也具有抗吸收作用[26]。

总体而言，硬骨抑素抑制作用产生的合成代谢效应主要是通过基于骨塑建的骨形成来实现的，然而，基于骨重建的合成代谢效应较小，与已被吸收的骨表面相比，预吸收的圆锯齿状表面上沉积的新骨更多，包括骨重建部位邻近的静止表面上沉积的骨"溢出"[27]。

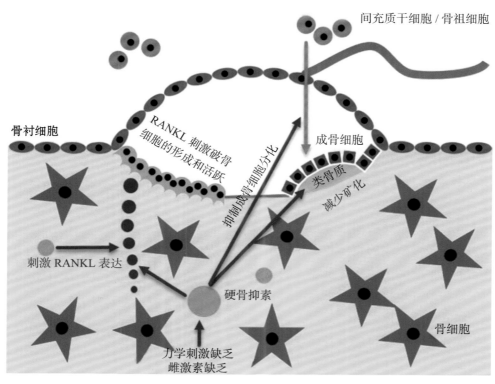

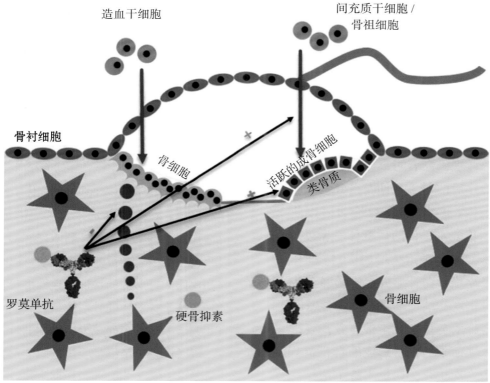

▲ 图 23-2　罗莫单抗的作用机制

罗莫单抗是一种人源性单抗，能与硬骨抑素（一种 Wnt 信号通路的抑制药）结合，当两者结合时，硬骨抑素不能与 LRP-5 和 LRP-6 受体结合，不能发挥其抑制作用。Wnt 与 LRP-5 或 LRP-6 共受体和特异性 Frizzled 型家族受体结合，可激活 Wnt 信号通路，促进骨形成。罗莫单抗对骨骼有双重作用
LRP. 低密度脂蛋白受体相关蛋白

三、骨形态改变

骨皮质的增厚是基于骨塑建的骨膜和皮质内骨形成的结果，随之而来的是其总横截面积的增加，同样，基于骨塑建的骨形成使骨小梁增厚，并可能改善骨小梁之间的连接，然而，目前还不完全清楚骨塑建是否发生在皮质内表面，总体而言，罗莫单抗的合成代谢作用使骨结构发生改变，导致矿化基质总体积的绝对增加，从而增加骨密度[28, 29]。

抗吸收药物引起的骨密度增加主要是骨重建抑制的结果，这使得缓慢减少的骨体积（在使用双膦酸盐的情况下，不能完全消除骨重建）或稳定的骨体积（在使用地舒单抗的情况下，可有效地消除骨重建）能够更完全地二次矿化[30]，这些不同的结构和组织成分的变化可能对骨强度产生不同的影响，这提出了一个比较合成代谢药物和抗吸收药物引起的骨密度增加是否有效的问题[31]。

四、罗莫单抗的时间依赖性效应

在使用罗莫单抗治疗后，骨形成最初迅速增加，在动物模型中，这种增加与骨衬细胞的激活和基于骨塑建的骨形成的刺激有关[32-34]。在动物和人类中，骨形成的刺激都是短暂的，在大鼠和食蟹猴身上的详细研究表明，在骨松质中应用硬骨抑素抗体治疗后的前 3 个月内，组织水平的骨形成达到最大值，之后在 6～12 个月时逐渐衰减到在对照组动物的水平，随后椎体骨密度（bone mineral density，BMD）持续增加[35-37]。同样，临床试验的结果显示，在骨形成标志物降至基线水平后，椎体骨密度持续增加[38, 39]。多种基于组织的机制可能解释罗莫单抗对于椎体骨密度持续增加的效果，随之而来的是骨形成的自我调节，除了新形成骨的二次矿化，这也支持了这样一种观点，即在骨吸收和（或）骨形成部位的重建单位会受到影响，从而导致骨净正平衡和骨量的持续积累，在动物模型中，随着罗莫单抗减少骨吸收标记物和表面吸收范围[37]，有学者提出，对骨吸收的抑制作用可能延伸到单个骨重建单位，从而导致最终吸收深度的减少。此外，对成骨细胞功能的影响可能延伸到骨重建单位，罗莫单抗可能会影响骨形成部位，增强成骨细胞的活性，导致骨骼厚度增加。

为了探索罗莫单抗可能引起椎体骨密度持续增加的潜在组织水平机制，有研究者采用动态重建技术进行了一项研究[40]，以检测罗莫单抗给药 10 周和 28 周对成年食蟹猴骨松质中骨塑建和重建单位的影响。研究结果显示，罗莫单抗在第 3 周引起重建部位矿物质沉积率的显著增加，这种效果在后续治疗不能持续。然而，在第 10 周和第 28 周，罗莫单抗治疗导致骨重建形成部位类骨质标记分数（成骨细胞效率指标）持续改善，这是骨重建部位骨骼厚度最终显著增加的主要原因。10 周时骨重建部位骨骼厚度与骨塑建部位骨骼厚度最终一致，在 10 周和 28 周时，罗莫单抗均显著减少了吸收表面，在 28 周时，罗莫单抗也显著缩短了吸收周期和最终吸收深度。最终吸收深度的减少和骨骼厚度的增加导致重建单位水平上的骨平衡显著增加，在治疗 28 周后，对椎体骨膜和皮质内表面的骨形成的评估显示，罗莫单抗显著增加了这些表面的骨形成，导致新的骨膜和皮质内骨在 28 周时显著增加，但也发现这些表面的骨形成在 28 周时已经开始减弱了，以上这些数据表明，罗莫单抗治疗后椎体骨密度的增加是由多种因素共同作用而发生。在治疗的早期阶段，基于骨塑建的骨形成增加，骨重建部位的骨骼厚度增加，椎体骨松质吸收表面减少后骨重建空间减少，以及椎体皮质骨膜和皮质内骨形成的增加导致椎体骨密度的早期增加。当基于骨塑建的骨形成减弱时，随着骨形成的自我调节，吸收表面减少后继发的骨重建空间的减少，以及继发于最终吸收深度减少和骨骼厚度增加后骨量的正平衡均有助于长期治疗后椎体骨密度的逐步增加。

五、药物代谢动力学

罗莫单抗是一种由人源化小鼠硬骨抑素单抗

产生的 IgG2 单克隆抗体，其通常是皮下注射给药（subcutaneously，SC），吸收率为 50%～70%，半衰期为 6～7 天，如上文提到的Ⅰ期研究所示[41, 42]。在临床试验中，对健康的绝经后女性和男性志愿者单次皮下注射罗莫单抗的剂量与血清浓度的剂量比例增加有关，清除量率随着剂量的增加而减少[43]。

罗莫单抗已被证明具有非线性药代动力学曲线，这在 1～3mg/kg 皮下注射的剂量组中最为普遍，在皮下注射给药后的第一周内观察到罗莫单抗血清浓度峰值，并在给药最高剂量情况下观察到以双相方式下降，半衰期为 6～7 天。

皮下注射罗莫单抗（1mg/kg 和 5mg/kg）的受试者与静脉注射罗莫单抗的受试者相比，暴露量（曲线下面积，0-inf）分别约为 50% 和 70%[41]。在健康志愿者、低骨量患者和绝经后骨质疏松症患者中，每月皮下注射一次罗莫单抗（210mg）的生物利用度为 81%。肾功能受损的患者对罗莫单抗的清除率是下降的，罗莫单抗说明书也有相关警告提示，肾功能严重损害［肾小球滤过率（Glomerular filtration rate，eGFR）<30ml/min/1.73m^2］或正在接受透析的患者应慎用[44,45]。

六、临床试验

临床研究是涉及人的医学研究，包括两种类型：观察性研究和临床试验，临床试验是在人群中进行的研究，旨在评估内科、外科或行为干预疗效，其也是研究人员发现一种新的治疗方法，如新药、饮食或医疗设备（如起搏器）是否对人体安全有效的主要途径，通常，临床试验被用来了解新的治疗方法是否比标准治疗更有效和（或）有害不良反应更小。

临床药物试验通常是根据它们的阶段来描述的。FDA 通常要求进行Ⅰ期、Ⅱ期和Ⅲ期试验，以确定药物是否可以批准使用。

Ⅰ期临床试验通常在少量（20～80 人）健康人群上进行的一种试验性治疗，以判断其安全性和不良反应，并找到合适的药物剂量。

Ⅱ期临床试验需要纳入更多的人（100～300 人）进行研究。Ⅰ期临床试验的重点是安全，而Ⅱ期临床试验的重点是有效性，Ⅱ期临床试验的目的是获得该药物对患有某种疾病或状况的人是否有效的初步数据，这一阶段试验将继续研究安全性，包括短期不良反应，这一阶段可能会持续几年。

Ⅲ期临床试验将收集更多关于安全性和有效性的信息，研究不同人群和不同剂量，将该药物与其他药物联合使用，研究对象的数量通常从几百人到三千多人，如果 FDA 认可阳性的试验结果，将会批准该实验药物或器械上市。

药物或器械的Ⅳ期临床试验在药物获得批准后进行，目的是在大量不同的人群中监测药物或器械的有效性和安全性，有时，一种药物的不良反应可能需要在更长时间、更多人群中使用后才会明确。

七、罗莫单抗的研究概况及其在骨质疏松症治疗中的应用前景

罗莫单抗的Ⅰ期、Ⅱ期和Ⅲ期试验的研究结果均提示罗莫单抗治疗可显著增加骨密度，在为期 12 个月的罗莫单抗治疗后，腰椎骨密度增加了 11.3%～13.3%，全髋骨密度增加了 4.1%～6.9%，以及股骨颈骨密度增加了 3.7%～5.9%[46]，当每月皮下注射 210mg 罗莫单抗时，发现这一药物剂量在所研究的剂量中骨密度获益最大，而没有增加不良反应的发生率，与接受特立帕肽或阿仑膦酸钠治疗的患者相比，每月皮下注射 210mg 罗莫单抗的患者骨密度增加更明显，此外，在对骨转换标志物的监测研究中发现了罗莫单抗的一个独特的作用机制，在骨重建过程发生了独特的耦合：增加骨形成和减少骨吸收[46-49]。在一项Ⅲ期临床研究中，与安慰剂相比，罗莫单抗在治疗 1 年后可以减少 73% 的椎体骨折。与接受安慰剂 1 年后改用地舒单抗治疗 1 年相比，接受罗莫单抗治疗 1 年后序贯地舒单抗治疗 1 年可以减少 75% 的椎体骨折[49]。临床试验的结果已经在国际权威学术

杂志发表。下面是每个阶段的各研究结果。

（一）Ⅰ期临床试验：罗莫单抗的药代动力学、药效学和安全性

罗莫单抗是一种 IgG2 单克隆抗体，能中和抑制人、猴和大鼠硬骨抑素的活性，并与人硬骨抑素有很高的结合亲和力，pKd 为 11.2～12.2[50]。

关于罗莫单抗的吸收、分布和排泄，目前还没有相关的研究发表。然而，它可能类似于其他单克隆抗体[51]，皮下注射时，单克隆抗体可通过淋巴管发生全身性吸收，而单克隆抗体分子较大，其可通过对流或内皮细胞的胞吞/胞饮作用从血管腔分布到外周组织[52]，对于单克隆抗体，肝和肾排泄在清除中的作用很小，单克隆抗体的清除主要是通过蛋白质分解代谢进行的，通过几种机制发生，包括肝脏和网状内皮系统的蛋白质分解过程和非特异性内吞作用，还有一种更特异的清除则是发生在靶细胞，这是一个涉及靶细胞的内吞作用和细胞内降解的过程，但靶向介导的清除能力较小，容易饱和，因此，并不是所有的单克隆抗体都表现出非线性清除药代动力学，在较低的血清浓度下，快速饱和的靶向介导清除调节抗体的清除速度，然而，在较高的血清浓度下，当靶向介导的清除达到饱和时，抗体蛋白通过特异性内吞作用和其他过程清除，发生更慢[52, 53]。

罗莫单抗的两个关键Ⅰ期临床试验评估了该药物的安全性、药代动力学和药效学，第一项研究是一项安慰剂随机对照研究，72 名健康受试者接受单剂量罗莫单抗皮下注射（0.1mg/kg、0.3mg/kg、1mg/kg、3mg/kg、5mg/kg 或 10mg/kg）、静脉注射（1mg/kg 或 5mg/kg）或安慰剂[48]。根据罗莫单抗给药剂量的不同，受试者的随访时间为 29～85 天。

随后对 48 名健康的绝经后女性和男性进行了一项随机、双盲、安慰剂对照的多次剂量罗莫单抗治疗研究，绝经后女性每 2 周注射 6 次 1mg/kg 或 2mg/kg，或每 4 周注射 3 次 2mg/kg 或 3mg/kg，或使用安慰剂，健康男性每 2 周注射 6 次 1mg/kg 或每 4 周注射 3mg/kg，或使用安慰剂[47]，这项研究包括 3 个月的治疗和 3 个月的治疗后随访。

研究发现，罗莫单抗表现出与其他单抗治疗相似的非线性药代动力学：罗莫单抗的清除率随着罗莫单抗剂量的增加而降低，单次剂量罗莫单抗达到最大浓度后以双相方式下降，半衰期为 11～18 天，随后是 6～7 天，单次剂量罗莫单抗给药后，罗莫单抗的血清浓度在第 1 周内达到峰值[47]。

患者如产生针对治疗性单抗的抗体可能会影响药物的药代动力学而导致疗效降低[52]，在接受单次剂量罗莫单抗治疗的 54 名患者中，高剂量组中有 6 例患者（11%）产生了罗莫单抗抗体，只有 2 例患者产生了中和性抗体，这些抗体对罗莫单抗的药代动力学和药效学没有明显的影响[48]，在 36 例接受多次罗莫单抗治疗的患者中，2 例患者产生了中和性抗体，而 10 例患者产生了非中和性抗体，这些抗体对药代动力学和药效学均无明显影响，有 1 例患者参与了先前的一项罗莫单抗研究，其被发现已存在针对罗莫单抗的中和性抗体，这例特殊患者在予第一剂罗莫单抗用药后，罗莫单抗的血清浓度迅速下降，尽管随后再次给药，仍无法测量[47]。

与动物研究中的硬骨抑素抗体治疗一样，在人体进行的罗莫单抗的Ⅰ期临床研究中，罗莫单抗治疗可导致血清Ⅰ型原胶原 N- 端前肽（Type Ⅰ amino-terminal propeptide，P1NP）、血清骨钙素和血清骨特异性碱性磷酸酶（bone-specific alkaline phosphatase，BLAP）等骨形成标志物迅速增加，而骨吸收标志物，如血清Ⅰ型胶原 C- 末端肽交联（Carboxy-terminal collagen crosslinks，CTX）下降，这也证实了使用硬骨抑素单抗可以出现大合成代谢窗口期，主要进行骨合成代谢，增加骨形成，同时也可减少骨吸收的概念，与安慰剂相比，单次剂量罗莫单抗治疗 85 天后骨密度平均增加 5.3%，其中腰椎骨密度增加 5.3%，髋部骨密度增加 2.8%，在接受多次剂量罗莫单抗治疗 3 个月的患者中，腰椎骨密度在 6 个月时增加，除了注射部位出现反应外，研究对象对所有剂量的罗莫单抗都耐受良好，Ⅰ期临床研究中的这些令人鼓舞

的结果促使了Ⅱ期临床研究的开展，以评估罗莫单抗治疗骨质疏松症的疗效[47, 48]。

（二）Ⅱ期临床试验：罗莫单抗的疗效和安全性

一项Ⅱ期随机、安慰剂对照、八组平行分组的研究评估了罗莫单抗在骨密度降低的绝经后女性中使用的有效性和安全性[49]。这项研究纳入了 419 例绝经后女性，年龄在 55—85 岁，她们的骨密度为：–3.5<T 值<–2.0，共有 383 例患者（91%）完成了这项研究，其平均骨密度 T 值为：腰椎为 –2.29，全髋为 –1.53，股骨颈为 –1.93，患者被随机分为每月接受罗莫单抗（剂量 70mg、140mg 和 210mg）或每 3 个月接受罗莫单抗（剂量 140mg 和 210mg）治疗组、安慰剂组或开放标签对照组（每周口服阿仑膦酸钠 70mg 或每日皮下注射特立帕肽 20μg）。研究的主要终点是与联合安慰剂组相比，接受罗莫单抗治疗的患者在 12 个月时腰椎骨密度与基线相比的变化百分比。

在研究的第 12 个月时，发现与联合安慰剂组受试者相比，无论使用的罗莫单抗剂量和频次如何，联合罗莫单抗组受试者腰椎、全髋和股骨颈的 BMD 显著增加，在评估的不同剂量中，每月皮下注射罗莫单抗 210mg 在 12 个月时骨密度增加最多（腰椎增加 11.3%，全髋增加 4.1%，股骨颈增加 3.7%）。每月注射 210mg 罗莫单抗的患者骨密度增加幅度大于阳性对照药物，如每日皮下注射 20μg 的特立帕肽和每周口服 70mg 的阿仑膦酸钠，通过计算机定量断层扫描（quantitative computed tomography，QCT）评估，在为期 12 个月的治疗期间，注射罗莫单抗可显著增加椎体和髋部的骨小梁和皮质隔室[54]。

骨形成标志物，如血清 P1NP，出现显著的一过性升高，并在开始治疗后 1 个月达到峰值，在 2~9 个月时将恢复到基线或降至基线以下，具体取决于罗莫单抗的剂量，血清 CTX（骨吸收标志物）在第 1 周下降幅度最大，且在治疗的第 12 个月仍低于基线（图 23–3）[49, 55]，罗莫单抗似乎导致

骨形成的初期快速增加，同时也导致骨吸收更长时间的减少，最终骨密度显著增加[49]。

各组间严重不良事件发生率无显著差异，然而，罗莫单抗治疗的注射部位反应更多。注射部位的反应包括疼痛、血肿、红斑、不适、出血或注射部位的皮疹。接受罗莫单抗治疗的患者中有 20% 检测到结合抗体，但其中只有 3% 是罗莫单抗的中和性抗体，且罗莫单抗中和性抗体与疗效之间无相关性。

在上述试验中，患者继续接受额外 1 年的指定治疗，然后，在第 3 年所有患者被随机分为接受地舒单抗治疗或安慰剂治疗，在罗莫单抗治疗的第 2 年，椎体和髋部的骨密度持续增加，但第 2 年的增加幅度小于第 1 年，在接受罗莫单抗治疗 2 年后，改用地舒单抗的患者骨密度持续增加，值得注意的是，骨密度的增加幅度与罗莫单抗治疗的第 2 年增加的幅度几乎是相同的，但没有治疗第 1 年那么大，在第 2 年停用罗莫单抗且没有进一步接受地舒单抗治疗的患者，他们的骨密度和骨转换指标恢复到接近基线值，经过 3 年的治疗，治疗组和安慰剂组在不良事件方面没有发现差异[56]。

八、Ⅲ期试验：罗莫单抗的疗效、有效性和安全性

在 ARCH 研究[57]中，4093 例患有严重骨质疏松症（T 值≤–2.5 并存在椎体骨折）的女性患者被随机分成两组，每月皮下注射罗莫单抗 210mg 或每周服用阿仑膦酸钠 70mg，疗程 12 个月，然后在第 2 年两组患者均予每周服用阿仑膦酸钠 70mg。在 24 个月后，罗莫单抗 - 阿仑膦酸钠组与全程阿仑膦酸钠组比较，新发椎体骨折、临床骨折、非椎体骨折和髋部骨折的风险分别降低了 48%、27%、19% 和 38%。此外，在 24 个月后，注射罗莫单抗 - 阿仑膦酸的患者腰椎和全髋的骨密度分别增加了 15.2% 和 7.1%，而全程服用阿仑膦酸的患者腰椎和全髋骨密度则分别增加了 7.1% 和 3.4%。

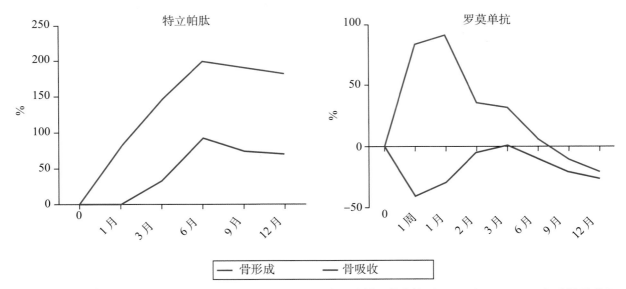

▲ 图 23-3　每日皮下注射特立帕肽（TPTD）20μg 或每月皮下注射罗莫单抗（ROMO）210mg，1 年后骨形成标志物和骨吸收标志物水平的变化

经开放获取计划许可转载，引自文献 [60]，Appelman-Dijkstra NM, Papapoulos SE. Modulating bone resorption and bone formation in opposite directions in the treatment of postmenopausal osteoporosis. Drugs. 2015;75(10):1049–105,836 which was originally sourced from Leder BZ, Tsai JN, Uihlein AV, et al., Two years of Denosumab and teriparatide administration in postmenopausal women with osteoporosis (The DATA Extension Study): a randomized controlled trial, J Clin Endocrinol Metab, 2014;99(5):1694–1700, by permission of Oxford University Press.49. Abbreviations: ROMO, romosozumab; TPTD, teriparatide

在真实世界中，大多数患者没有将骨形成治疗作为一线治疗的选择，因此大多数患者在开始接受骨形成治疗时，已接受过抗吸收药物治疗，最常见的是双膦酸盐。

因此，STRUCTURE 研究[58] 目的是比较绝经后骨质疏松症患者在接受双膦酸盐治疗后分别序贯罗莫单抗和特立帕肽的疗效。这项研究是一项随机、开放的国际多中心研究，研究中将已接受双膦酸盐治疗的具有高骨折风险的绝经后骨质疏松症患者分别序贯罗莫单抗或特立帕肽的疗效，以评估序贯使用罗莫单抗、特立帕肽 12 个月后对骨密度的影响。研究纳入了 436 名绝经后骨质疏松症患者（腰椎、股骨颈或全髋部的骨密度 T 值≤ –2.5），研究对象需在筛查前服用过双膦酸盐超过 3 年，特别是筛查前 1 年每周口服过阿仑膦酸钠，且在 50 岁以后有过椎体骨折或非椎体骨折病史。在入组时，患者的平均 T 值如下：腰椎 –2.2，全髋 –2.9，股骨颈 –2.5。所有研究对象入组后被随机分成两组，分别接受罗莫单抗或特立帕肽皮

下注射治疗。研究的主要终点是双能 X 线吸收法（dual-energy X-ray absorptiometry，DXA）检测的全髋骨密度。

研究结果显示，罗莫单抗显著增加全髋骨密度（2.9%），且优于特立帕肽（–0.5%）。与特立帕肽相比，罗莫单抗增加的腰椎骨密度更多（使用罗莫单抗患者增加 9.8%，使用注射特立帕肽患者增加 3.5%），有趣的是，在进行 QCT 评估时，罗莫单抗治疗增加了髋部皮质及隔室的骨密度，并改善了评估的髋关节强度，而特立帕肽治疗降低了髋关节强度，两组治疗方案的不良反应是均衡的，因此，对于那些正在从双膦酸类药物过渡的患者来说，罗莫单抗似乎是一个很好的治疗选择，因为它具有良好的耐受性，也能增加髋部和椎体的骨密度。

由 Cosman 及其同事开展的 FRAME 研究[59]（绝经后骨质疏松症患者骨折研究）是另一项多中心、国际性、随机、双盲、安慰剂对照、平行分组的 III 期临床研究，比较了罗莫单抗（1 年）– 地舒单

抗组与安慰剂（1年）-地舒单抗治疗组的疗效。该研究纳入了7180例绝经后女性，其年龄在55—90岁，全髋部或股骨颈骨密度T值-2.5～-3.5之间，其中6390例患者（89.1%）完成了第1年的试验，6026例患者（83.9%）完成了第2年的试验。患者入组时平均T值：腰椎-2.72，全髋-2.47，股骨颈-2.75。患者被随机分成两组，第1年分别接受每月皮下注射罗莫单抗210mg或安慰剂，第2年均接受每6个月皮下注射一次地舒单抗，本研究的主要终点是12个月和24个月时的椎体骨折发生率减少情况。

在罗莫单抗治疗12个月结束时，椎体骨折发生率减少了73%（罗莫单抗组的椎体骨折发生率为0.5%，而安慰剂组为1.8%），与安慰剂组相比，罗莫单抗治疗组的临床骨折（非椎体骨折和症状性椎体骨折的总称）的发生率也减少了63%，在第24个月时，与安慰剂（1年）-地舒单抗治疗（1年）组（椎体骨折的发生率为2.5%）相比，在罗莫单抗（1年）-地舒单抗（1年）组（椎体骨折发生率0.6%）患者，椎体骨折发生率降低了75%。在12个月和24个月时，两组患者的非椎体骨折发生率无明显差异。安慰剂组非椎体骨折发生率低于预期的一个可能解释是，来自拉丁美洲地区（哥伦比亚、巴西、阿根廷、多米尼加共和国和墨西哥）的患者非椎体骨折发生率较低，而纳入研究的患者中有42.7%来自拉丁美洲地区。

与I期和II期临床研究的结果一致，在12个月后，腰椎（13.3%）、全髋（6.9%）和股骨颈（5.9%）骨密度显著增加。在罗莫单抗治疗后，血清P1NP（骨形成标志物）迅速升高，治疗9个月后恢复到基线水平，血清CTX（骨吸收标志物）在治疗早期下降，并在治疗12个月期间保持在低水平。骨转换标志物的变化与先前研究一致，表明骨形成的增加和骨吸收的减少构成了罗莫单抗的独特作用机制，罗莫单抗是迄今为止开发的最有效的骨合成代谢药物之一，罗莫单抗过敏反应的严重不良事件罕见，在接受罗莫单抗治疗的患者中，有5.2%的患者出现轻微的注射部位反应。

在罗莫单抗治疗组中报告了2例下颌骨坏死和1例不典型股骨骨折[60]。

九、抗骨折疗效

两项研究支持这种合成代谢药物的抗骨折效果[61,62]。由Cosman等开展的FRAME研究中，共纳入了7180例绝经后骨质疏松症患者，每月皮下注射罗莫单抗（210mg）或使用安慰剂12个月，然后每6个月注射一次地舒单抗（60mg），为期12个月，在12个月时，椎体骨折风险降低了73%（$P<0.001$），临床骨折的风险降低了36%（$P=0.008$），非椎体骨折的风险降低了24%（$P=0.10$）；在24个月时，椎体骨折风险降低了75%（$P<0.001$）[61]。

Saag等的ARCH研究[62]中，将4093例患有骨质疏松症和脆性骨折的绝经后女性分别给予每月皮下注射罗莫单抗（210mg）或每周口服阿仑膦酸钠（70mg），为期12个月，然后两组均予每周口服阿仑膦酸钠（70mg）12个月。在第24个月时，罗莫单抗/阿仑膦酸钠组患者新发椎体骨折风险降低了48%（$P<0.001$）、临床骨折风险降低了27%（$P<0.001$）、非椎体骨折风险降低了19%（$P=0.04$）、髋部骨折风险降低了38%（$P=0.02$）。在12个月时，与阿仑膦酸钠相比，罗莫单抗减少了新发椎体骨折（风险比=0.63，95%CI 0.47～0.85）和临床骨折（风险比=0.72，95%CI 0.54～0.96）。使用罗莫单抗的患者非椎体骨折风险也降低了26%，但这一差异没有统计学意义（$P=0.06$）[63]。

十、不良事件

在III期临床试验中，16.4%的受试者报告了与罗莫单抗相关的不良事件，最常见的不良事件包括鼻咽炎（1.0%）、注射部位红斑（1.1%）、注射部位疼痛（1.3%）和关节疼痛（1.9%）[64]。在FRAME研究的最初12个月双盲阶段报告了以下不良事件：关节痛（发生在13%的罗莫单抗受试者和12%的安慰剂受试者），鼻咽炎（发生在12.8%的罗莫单抗受试者和12.2%的安慰剂受试者），背痛（发生在 10.5% 的罗莫单抗受试者和 10.6% 的安慰剂受试者），过敏（发生在 6.8% 的罗莫单抗受试者和 6.9% 的安慰剂受试者），注射部位反应（发生在 5.2% 的罗莫单抗受试者和 2.9% 的安慰剂受试者），骨关节炎（7.8% 的罗莫单抗受试者和 8.8% 的安慰剂受试者）和不典型的股骨骨折（< 0.1% 的罗莫单抗受试者和 0% 的安慰剂受试者）。在该研究中也报告了严重的不良事件，1.2% 的罗莫单抗受试者和 1.1% 的安慰剂受试者分别发生了心血管事件，其中 0.5% 的罗莫单抗受试者和 0.4% 的安慰剂受试者死亡。在 FRAME 研究的前 15 个月中，罗莫单抗组（646 例患者）中约有 18% 的患者产生了抗罗莫单抗抗体，在同一组（25 例患者）中有 0.7% 的患者检测到中和性抗体[59]。

ARCH 研究的最初 12 个月双盲阶段报告了以下不良事件：背痛（发生在 9.1% 的罗莫单抗受试者和 11.3% 的阿仑膦酸钠受试者中），鼻咽炎（发生在 10.4% 的罗莫单抗受试者和 10.8% 的阿仑膦酸钠受试者中），骨关节炎（发生在 6.8% 的罗莫单抗受试者和 7.2% 的阿仑膦酸钠受试者中），过敏（发生在 6% 的罗莫单抗受试者和 5.9% 的阿仑膦酸钠受试者中），注射部位反应（发生在 4.4% 的罗莫单抗受试者和 2.6% 的阿仑膦酸钠受试者中），低钙血症（发生在 < 0.1% 的罗莫单抗受试者和 < 0.1% 的阿仑膦酸钠受试者），严重的不良事件也被观察到，2.5% 的罗莫单抗受试者和 1.9% 的阿仑膦酸钠受试者发生了严重的心血管事件，其中罗莫单抗组和阿仑膦酸钠组分别有 0.8% 和 0.6% 的人死亡，在 ARCH 试验的前 18 个月，罗莫单抗治疗组（310 例患者）中约有 15.3% 的患者产生了抗罗莫单抗抗体，在同一组（12 例患者）中有 0.6% 的患者检测到中和性抗体[57]。

在 STRUCTURE 研究[58]中，观察到的不良药物事件包括鼻咽炎（发生在 13% 的罗莫单抗受试者和 10% 的特立帕肽受试者中）、关节痛（发生在 10% 的罗莫单抗受试者和 6% 的特立帕肽受试者中）、注射部位反应（发生在 8% 的罗莫单抗受试者和 3% 的特立帕肽受试者中）、高钙血症（发生在 < 1% 的罗莫单抗受试者和 10% 的特立帕肽受试者中）和低钙血症（发生在 1% 的罗莫单抗受试者和 0% 的特立帕肽受试者中），其中有 8% 的罗莫单抗受试者和 11% 的特立帕肽受试者报道了严重不良事件。在罗莫单抗组中，大约 17%（37 例患者）产生了抗罗莫单抗抗体，然而，在罗莫单抗受试者中没有检测到中和性抗体[44]。

在这些试验中对肿瘤发生进行了仔细的评估，因为这种靶向疗法的 Wnt 信号通路在调节细胞增殖方面具有已知作用，在这些试验中，罗莫单抗治疗总体上没有明确会增加新的肿瘤发展[65]。

十一、疗效的可持续性

在去卵巢大鼠中，注意到在给予硬骨抑素单抗治疗 8 周后停止治疗，骨密度的增加开始逐渐下降，特别是腰椎骨密度[66, 67]。骨密度的下降与 CTX 浓度的升高和循环 P1NP 水平的降低有关。使用罗莫单抗治疗食蟹猴时也报告了类似的结果[68]。这些变化与特立帕肽治疗相似，后者要求在进行合成代谢治疗后序贯进行抗吸收治疗。

特立帕肽和罗莫单抗停药后的反应表明，无论使用何种骨合成代谢治疗药物，基于骨塑建或是基于重建的骨形成获益，都可能会丢失，均需要序贯进行抗吸收治疗来防止这种丢失，其中一个主要原因是，防止静止骨膜表面沉积的骨量丢失非常重要，因为这种骨量增加了骨的抗压能力，从而增加了骨的刚度，比在骨内表面沉积等量的骨更重要[69]。

继续接受罗莫单抗治疗时，骨形成的下降可以解释为骨骼中的 Wnt 信号具有一个内在的自我调节系统。罗莫单抗引起的 P1NP 一过性升高吸引了人们的注意，一项在小鼠身上使用两种不同的硬骨抑素抗体的研究，发现治疗后基于骨塑建的骨形成迅速增加和骨重建部位的矿物质沉积率一过性增加，但如持续治疗效果无法维持[125]。在这项研究中，发现 Wnt 信号拮抗药 Sost 和 DKK1 在成骨细胞、椎骨和胫骨中的 mRNA 水平增加[70]。

由于硬骨抑素的抑制，骨骼中 DKK1 出现了代偿性增加，这一发现为另一项卵巢切除鼠实验以及食蟹猴实验铺平了道路，该实验采用了一种对硬骨抑素和 DKK1 具有双重抑制作用的特定抗体，结果显示，同时阻断硬骨抑素和 DKK1 比单独阻断其中任何一个都能产生更大的影响。在小鼠身上进行的药理学和遗传学的研究结果与这些发现一致，用硬骨抑素抗体治疗小鼠，可诱导骨骼中 Wnt 信号拮抗药转录物表达增加。这些基因包括 *Sost*、*DKK1*、*DKK2*、*Wif1*、*Sfrp2*、*Sfrp4* 和 *Frzb*[71]，它们反过来又会在限制骨骼中的成骨细胞增殖方面发挥作用。这些发现与早期的研究结果一致，表明硬骨抑素抗体治疗的短暂积极作用可以归因于 Wnt 信号通路中的自我调节过程。

十二、罗莫单抗的临床应用潜力

目前治疗骨质疏松症的方法主要是骨吸收抑制剂，如双膦酸盐类药物和地舒单抗，骨吸收抑制剂对于预防骨折具有显著效果，特别是对椎体骨折，但对非椎体骨折的预防效果较差。对于轻度至中度骨质疏松症患者，骨吸收抑制剂虽然是最佳选择，但如果是严重骨质疏松症患者，特别是骨折高风险患者，则需要能改善骨量和微结构的治疗干预，以预防未来骨折。目前，特立帕肽和阿巴洛肽是两种可选的主要治疗方法。

这两种药物都能强烈刺激成骨细胞，从而诱导骨形成。然而，这种合成代谢作用是有限的，因为刺激骨形成后，骨吸收也会随之增加，以及由于安全考虑，这些治疗只能使用一次且使用周期有限（最多 24 个月），在这种情况下，罗莫单抗则具有双重作用机制和再治疗潜力，是一种非常具有吸引力的新治疗模式[72]。

据报道，罗莫单抗可以增加绝经后骨质疏松症患者的腰椎和髋部骨密度，并可降低椎体骨折和临床骨折的风险。检测罗莫单抗治疗后患者的骨转换标志物，发现骨形成标志物增加，而骨吸收标志物减少[73-75]，这表明罗莫单抗同时具有促进骨形成和抑制骨吸收的双重作用。早期研究显示，成骨细胞中 Wnt 通路的激活不仅刺激骨形成，还通过增加护骨因子（Osteoprotegerin，OPG）的产生来抑制骨吸收[76]。骨吸收的减少也可能是由于硬骨抑素的抑制导致骨细胞产生 RANKL 的减少[77]，在 Ⅱ 期临床研究中，每月皮下注射 210mg 罗莫单抗的女性在 1 个月后 s-P1NP 增加了 91%；然而，这种增加是暂时的，s-P1NP 在 6 个月后恢复到基线水平，甚至在 12 个月后下降到低于基线水平 20%，通过骨转换标志物测定的骨形成一过性增加可能是由于成骨前体细胞耗尽或其他骨形成抑制物如 Dickkopf 的补偿性增加[78]，在同一项研究中，s-CTX 在最初下降后，也在 12 个月时恢复到基线水平[75]。

十三、指南

美国内分泌学会发表了罗莫单抗治疗绝经后骨质疏松症的临床实践指南，这一更新是对美国食品药品管理局（Food and Drug Administration，FDA）、欧洲药品管理局、加拿大卫生部和其他机构近期批准罗莫单抗的回应；它代表了内分泌学会最近发表的关于绝经后骨质疏松症药物治疗的临床实践指南的正式修订[79]。

绝经后骨质疏松症的诊疗指南旨在提供一种循证方法来指导临床医生，指南中提到几种骨质疏松症治疗方案，并提供了相应的临床试验证据支撑，表明这些干预措施的有效性和安全性，指南中提供了一种算法，可指导临床医生在为患者制订临床决策时，做出最适当的治疗选择[79]。此外，更新的指南中基于对罗莫单抗临床试验的系统回顾，讨论了该药物相关的疗效和安全性[80-82]。

关于罗莫单抗治疗绝经后女性骨质疏松症，内分泌学会[65]建议如下。

A.1 对于绝经后骨质疏松症高骨折风险患者，例如患有严重骨质疏松症（即"低 T 值<−2.5 同时合并骨折"）或多发椎体骨折的患者，建议使用罗莫单抗治疗 1 年，以减少椎体、髋部和非椎体骨折发生。

A.2 对于完成了罗莫单抗治疗疗程的绝经后骨质疏松症患者，我们建议序贯抗骨吸收药物治疗，以保持骨密度的增加并降低骨折风险。

技术说明

• 罗莫单抗推荐剂量为每月 210mg，皮下注射，连用 12 个月。

• 心肌梗死或脑卒中的患者禁用罗莫单抗，与治疗相关的心血管风险需进一步研究，高风险包括既往的心肌梗死或脑卒中。

治疗绝经后骨质疏松症的最新算法是基于患者的骨折风险，使用 FRAX 工具确定骨折风险将通过测量患者的腰椎和髋部骨密度并将股骨颈骨密度值插入骨折风险评估（FRAX）工具进行评估。使用 FRAX 算法，受试者根据他们的风险被分成不同的类别：①低风险，包括既往无髋部或椎体骨折，髋部和椎体骨密度 T 值＞-1.0，未来 10 年髋部骨折风险＜3%，10 年发生主要骨质疏松性骨折的风险＜20%；②中风险，包括既往无髋部或椎体骨折，髋部和椎体骨密度 T 值均＞-2.5，未来 10 年髋部骨折风险＜3% 或主要骨质疏松性骨折风险＜20%；③高风险，包括既往有椎体或髋部骨折病史，或髋部或椎体骨密度 T 值≤-2.5，或未来 10 年髋部骨折风险≥3%，或主要骨质疏松性骨折风险≥20%；④极高风险，包括多发性椎体骨折，同时髋部或椎体骨密度 T 值≤-2.5。

十四、罗莫单抗再治疗的潜力

骨质疏松症是一种慢性疾病，容易发生脆性骨折，治疗过程中患者可能需要调整他们的治疗方案，以另一种抗吸收 / 合成代谢药物或两种药物联合使用来预防骨折的发生，罗莫单抗用于第二个疗程可能会使一些严重骨质疏松症患者受益，但出于安全考虑，这不适用于接受特立帕肽的患者，特立帕肽通常使用 18～24 个月。再接受一个疗程的罗莫单抗治疗可能听起来更具吸引力，特别是对于那些患有严重骨质疏松症或骨折风险较高的患者。

II 期临床研究的第 4 年研究结果[83]揭示了罗莫单抗第二疗程的效果。在这项研究中，骨量低的绝经后女性（腰椎、全髋或股骨颈 T 值在 -2.0～-3.5）最初被随机接受不同剂量的罗莫单抗或安慰剂治疗 24 个月，然后在接下来的 12 个月（24～36 个月）再次随机接受地舒单抗或安慰剂治疗。在 36～48 个月，所有患者又接受了为期 12 个月的罗莫单抗（210mg）治疗。

在最初接受 210mg 罗莫单抗 - 安慰剂，然后再接受第二疗程罗莫单抗（$n=140$）的患者中，第二疗程显著增加了骨密度，其程度与最初的罗莫单抗治疗相似：在第 36 至 48 个月期间，腰椎骨密度增加了 12.7%、全髋骨密度增加了 5.8% 和股骨颈骨密度增加了 6.3%。在接受 210mg 罗莫单抗 - 地舒单抗之后再接受第二疗程罗莫单抗治疗的患者中，罗莫单抗进一步增加了腰椎骨密度 2.8%，同时保持了全髋和股骨颈的骨密度。

第二疗程罗莫单抗 210mg QM（第 36～48 个月）的不良事件发生率与第一疗程罗莫单抗 210mg QM（第 0～12 个月）相似，在接受了第一疗程的罗莫单抗，然后接受安慰剂，再接受第二疗程的罗莫单抗的受试者中，不良事件的发生率与那些接受了第一疗程的罗莫单抗，然后接受地舒单抗，再接受第二个疗程的罗莫单抗的受试者相似：分别为 83.3%（60/72 名受试者）和 85.3%（58/68 名受试者），在 36～48 个月期间接受第一疗程罗莫单抗治疗的受试者中，不良事件的发生率为 88.9%（24/27 名受试者）。

研究报告了 7 例（5.0%）受试者（2 例受试者发生乳腺癌，2 例受试者发生肺癌，1 例受试者发生心肌梗死，1 例受试者发生腹股沟疝气，1 例受试者发生骨关节炎）接受第二疗程罗莫单抗治疗后出现了严重不良事件，另外有 1 例（3.7%，甲状腺癌）发生在已接受第一疗程罗莫单抗后继续接受第二疗程期间。这些严重不良事件均不被认为与治疗有关。各组都没有致命事件报告。接受第二疗程罗莫单抗的受试者发生严重心血管不良事件的频率较低，与在第一疗程期间接受罗莫单抗的受试者及从第 0～24 个月接受安慰剂的受试者的严重不良事件发生频率相似。

在接受第二疗程罗莫单抗治疗期间报告的不良事件包括过敏、注射部位反应、恶性肿瘤和骨关节炎。在接受第二疗程罗莫单抗治疗中有 11 例受试者（7.9%）和在已接受第一疗程罗莫单抗治疗后继续接受第二疗程期间有 2 例受试者（7.4%），报告出现了可能与过敏相关的不良事件。在 12 个月的研究期间，10 例（7.1%）接受第二疗程罗莫单抗的受试者和 2 例（7.4%）已接受第一疗程罗莫单抗后在第二疗程期间的受试者报告了注射部位反应，大部分程度较轻。接受第二疗程罗莫单抗的 5 例受试者（3.6%）和接受第一疗程罗莫单抗的 1 例受试者（3.7%）报告了恶性肿瘤，另外 3 例（2.1%）接受第二疗程罗莫单抗受试者和 3 例（11.1%）接受第一疗程罗莫单抗受试者报告了骨关节炎。没有关于骨质增生症、低钙血症、颌骨骨坏死或非典型股骨骨折不良事件报告。总体而言，接受第二疗程罗莫单抗治疗的受试者的不良事件发生率与第 0~12 个月期间接受安慰剂治疗的受试者相似。

关于罗莫单抗抗体，在第二疗程期间，总体不良事件如按照抗体情况判断，受试者出现抗体阳性和抗体阴性的频率是相当的。此外，在第 24 个月和第 48 个月，结合抗体水平对腰椎、全髋和股骨颈骨密度较基线的平均百分比变化没有任何影响。

十五、男性骨质疏松症的治疗

一项Ⅲ期随机、安慰剂、对照临床试验中评估了罗莫单抗治疗男性骨质疏松症的安全性和有效性[84]，这是一项桥接研究，目的是通过证明男性人群的骨密度特征曲线与女性人群相当，且研究中治疗方案与 FRAME 研究治疗方案一样，以将 FRAME 研究[59]中女性骨质疏松症患者预防脆性骨折获益外推至男性骨质疏松症患者，针对男性和女性的两项Ⅰ期研究提供了罗莫单抗在男性和女性中药代动力学可比性的证据[85,86]。

欧洲、拉丁美洲、日本和北美的 31 个中心参与了这项研究[84]，这项研究纳入的是年龄在 55—90 岁的男性，其腰椎、全髋或股骨颈的 T 值≤2.5 或 T 值≤1.5，合并有非椎体或椎体脆性骨折史。主要排除标准是全髋或股骨颈的 T 值≤–3.5、有髋部骨折史、患有代谢性或骨骼疾病，或有重要的实验室检查结果异常，或目前正在使用影响骨代谢的药物（包括口服和静脉注射双膦酸盐、特立帕肽或任何甲状旁腺激素类似物，以及地舒单抗），受试者按照 2∶1 的比例随机分组，每月皮下注射罗莫单抗 210mg，或使用安慰剂，疗程 12 个月。

本研究的主要目的是评估罗莫单抗治疗 12 个月与安慰剂治疗，对男性骨质疏松症患者腰椎 DXA 骨密度较基线百分比变化的影响，次要目标是评估罗莫单抗治疗与安慰剂相比，在以下不同时间点骨密度较基线百分比变化影响：① 12 个月时全髋和股骨颈骨密度；② 6 个月时腰椎、全髋和股骨颈骨密度。探索性目标是评估罗莫单抗治疗 12 个月与安慰剂相比对以下指标的影响：①血清骨形成标志物 I 型前胶原型 N 端前肽（Procollagen type 1 N-terminal propeptide，P1NP）和骨吸收标志物 I 型胶原 C 端肽（C-telopeptide of type 1 collagen，CTX）的百分比变化；②在一组受试者的骨活检亚研究中对骨组织学结果和组织形态学的影响。安全性目标是描述：①根据试验点医生报告的不良事件来确定，与安慰剂相比，罗莫单抗治疗 12 个月的安全性和耐受性；②在 15 个月的试验期内（12 个月的治疗加上 3 个月的随访）抗罗莫单抗抗体形成情况。使用预定义的搜索策略确定潜在的心血管相关严重不良事件，包括死亡、颌骨骨坏死和非典型股骨骨折的潜在病例，并由各自的独立裁决委员会进行裁决。

结果显示，本研究共纳入 245 名受试者，其中 163 名患者随机接受罗莫单抗 210mg QM，82 名患者接受安慰剂 QM，为期 12 个月。12 个月后，与接受安慰剂的受试者相比，接受罗莫单抗的受试者腰椎骨密度的平均上升幅度明显更大（12.1% vs. 1.2%；$P<0.001$），在 12 个月时，接

受罗莫单抗治疗的患者在全髋（20.5% vs. 2.5%；$P<0.001$）和股骨颈（20.2% vs. 2.2%；$P<0.001$）的平均骨密度增幅也显著高于安慰剂组。早在第 6 个月，罗莫单抗组和安慰剂组之间腰椎、全髋和股骨颈的骨密度差异有统计学意义（腰椎，9% vs. 0.3%；全髋，1.6% vs. 0.2%；$P<0.001$；股骨颈，1.2% vs. 0.0%；$P=0.0033$）。

作为探索性目标的一部分，评估了 12 个月期间骨转换生物标志物（BTM）较基线的百分比变化，接受罗莫单抗的受试者早期 P1NP 水平升高，在第 1 个月时达到峰值，与基线相比，中位数百分比变化为 85.8%，而安慰剂组为 1.2%（$P<0.001$）。到第 3 个月，罗莫单抗组较基线中位百分比为 25.4%，安慰剂组 22.4%（$P<0.001$）。在 6 个月时，罗莫单抗和安慰剂较基线的中位百分比变化分别为 20.9% 和 22.5%（$P=0.58$），而在 12 个月时，分别为 219.7% 和 26.2%（$P=0.0032$）。接受罗莫单抗的受试者的 CTX 水平在研究早期也发生了变化，在第 1 个月下降最大，与基线的中位百分比变化为 230.8%，而接受安慰剂的受试者为 21.7%（$P<0.001$），在整个研究过程中，罗莫单抗组的 CTX 水平始终低于安慰剂组：3 个月时为 216.8% vs. 28.2%（$P=0.15$），6 个月时为 224.2% vs. 25.8%（$P<0.001$），12 个月时为 227.8% vs. 0.7%（$P<0.001$）。

总而言之，BRIDGE 研究[84] 报告表示，与安慰剂相比，在 6 个月和 12 个月时，皮下注射罗莫单抗 210mg QM 可以增加椎体和髋部的骨密度，并且在男性骨质疏松症中耐受性良好。罗莫单抗具有促进骨形成和减少骨吸收的双重作用，似乎是治疗男性骨质疏松症的一种新的、有前途的骨形成疗法。这一双重作用是罗莫单抗的一个独特作用，在任何其他被批准用于治疗骨质疏松症的药物中都没有观察到这一点。

十六、硬骨抑素单抗促进骨质疏松性骨折愈合的潜在作用

在各种动物模型中研究了硬骨抑素单抗治疗对骨折愈合的影响。在闭合股骨骨折模型[87] 或股骨截骨骨折模型[88, 89] 的大鼠中，硬骨抑素单抗治疗可增加骨折部位的骨量和强度。在大鼠股骨截骨骨折模型[88] 和食蟹猴双侧腓骨截骨模型[87] 中骨折部位观察到较多的骨组织和较少的软骨组织，表明硬骨抑素单抗治疗能够促进骨折愈合过程中软骨内成骨。同样，在 SOST-KO 小鼠的骨折愈合过程中，无论是股骨闭合性骨折模型[90-92] 还是胫骨闭合性骨折外固定模型[93]，小鼠的骨量和强度都会增加，在这两种模型中，软骨去除增加都证明软骨内成骨被加速[92, 93]。这些研究表明，硬骨抑素表达下调通过加速软骨内成骨促进骨折愈合。

在骨质疏松的背景下，硬骨抑素单抗治疗也能促进骨修复，在去卵巢大鼠的胫骨钻孔缺损模型中，硬骨抑素单抗治疗加速了缺损区小梁骨和皮质骨的膜内骨修复[94]，这表明在去卵巢的条件下，硬骨抑素单抗治疗也能促进骨形成和骨愈合，此外，基于早期对大鼠股骨截骨愈合的研究，硬骨抑素单抗治疗已被证明通可过加速软骨内成骨和改善血管生成来促进骨折愈合[88, 95]。血管生成对于骨愈合是必不可少的，在正常骨折和骨质疏松性骨折愈合中都是如此[96, 97]，考虑到硬骨抑素单抗在大鼠长骨闭合性骨折模型[87]、大鼠股骨截骨[88] 或食蟹猴双侧腓骨截骨模型[87] 中可促进骨折愈合，硬骨抑素单抗也有望促进骨质疏松性骨折的愈合，硬骨抑素除了在骨质疏松症高危人群中可预防继发性骨质疏松症的已知效果外，其还被临床试验证实在促进骨质疏松症患者骨折愈合方面也具有潜在的应用价值。

十七、罗莫单抗与心血管事件

血管钙化被认为是连接骨丢失和心血管事件的重要因素，两者都是由氧化应激和炎症介导的，血脂异常和炎症是导致内膜钙化的主要因素，也被认为是骨丢失的危险因素。血管中膜钙化则与高龄、糖尿病和慢性肾脏疾病有关。此外，成骨标志物（如碱性磷酸酶、骨钙素和胶原）、成骨细胞 / 软骨细胞转录因子［如 RUNX2（runt 相关转

录因子 2）和 SOX9（Sry-related HMG box 9）]、各种信号通路 [包括 RANK-RANKL 信号通路和 Wnt（wingless/integrated）信号通路]、骨形态蛋白、激素（如甲状旁腺激素、雌激素、瘦素和脂联素）、氧化脂质和维生素（D 和 K）的存在，都标志着骨骼和血管钙化之间有共同的病理生理机制，冠状动脉钙化的过程与骨骼发育非常相似[98]。

尽管冠状动脉钙化的发展被认为是一个被动的退行性过程，但最近发现，新发钙化是主要由炎症诱导的一个主动过程，随后发生成骨分化和血管壁的矿化[99, 100]。了解罗莫单抗治疗后发生心血管并发症的病理生理学机制可能指向一种减少罗莫单抗使用者发生心血管事件的方法。

Wnt 通路、骨形成蛋白（bone morphogenic proteins，BMP）、甲状旁腺激素和胰岛素样生长因子 -1（insulin-like growth factor 1，IGF-1）是成骨细胞生长、分化和矿化的调节因子，Wnt 通路分为 3 个部分：典型的 Wnt/β-catenin 通路、非典型的 Wnt- 平面细胞极性和钙依赖性通路。Wnt-β-catenin 信号通路在骨骼发育[101]、脂肪细胞分化[102]、心血管内稳态[103]、动脉粥样硬化、血管钙化[104]、脂代谢和糖代谢中的作用已有报道。Wnt 蛋白可以影响心血管系统、健康和疾病中的许多细胞类型，许多研究旨在了解它们在不同细胞群体中的具体作用。在内皮细胞中，Wnt3a 被证明可以促进活性氧的产生，从而导致内皮功能障碍[105]。其他研究表明，Wnt5a 在人类动脉粥样硬化的内皮细胞中表达，并促进内皮炎症，尽管这些作用不依赖于 β-catenin[106]。

除了它们的迁移能力外，Wnt 还被证明可以调节单核 / 巨噬细胞的炎症状态。在人动脉粥样硬化病变中发现巨噬细胞表达 Wnt5a，体外氧化低密度脂蛋白（low-density lipoprotein，LDL）处理后巨噬细胞 Wnt5a 表达增强[107]，其他研究表明，在脂多糖治疗后，β-catenin 可以调节细胞迁移和转录[108]，而且 β-catenin 抑制可以减轻败血症相关的炎症[109]，相反，几项研究表明，经典的 Wnt 信号可能会抑制巨噬细胞的炎症。

此外，除了内皮细胞和巨噬细胞外，Wnt 还被证明在血管平滑肌细胞中发挥重要的生物学作用。例如，通过 LRP6 突变减少的 Wnt 信号被证明通过抑制血管平滑肌细胞分化和促进增殖来促进主动脉中膜增生（图 23-4）[110, 111]。

双膦酸盐与心血管结局

双膦酸类药物对心血管疾病结局的影响是存在争议的，它们似乎对动脉粥样硬化性心血管事件不存在有害影响。然而，据报道，它们与老年男性急性心肌梗死的发病率较高有关[112]。双膦酸盐可能会降低动脉壁钙化和心血管死亡率，但对动脉硬化或心血管事件没有影响[113, 114]。它们可能通过释放骨相关生物标志物 [如骨钙素、成纤维细胞生长因子 -23（fibroblast growth factor-23，FGF-23）、硬骨抑素等] 进入血液，在血管壁水平影响钙稳态，从而在动脉粥样硬化的表现中发挥一定作用，然而，还需要进一步的研究来阐明双膦酸盐在心血管系统中的作用机制[115]。

十八、罗莫单抗 / 阿仑膦酸钠与动脉粥样硬化

阻断硬骨抑素可暂时性地使细胞内胆固醇平衡失调。此外，通过阻断低密度脂蛋白受体抑制药可激活低密度脂蛋白受体相关蛋白（low-density lipoprotein receptor-related protein，LRP），从而可能增加 LDL 摄取和细胞脂质积累。此外，Wnt 通路的激活可能促进炎症发展和脂质摄取[116]。

然而，阿仑膦酸钠可以阻断法尼基焦磷酸合成酶（farnesyl pyrophosphate synthase，FPPS），这是 3- 羟基 -3- 甲基 - 戊二酰辅酶（3-hydroxy-3-methyl-glutaryl-CoA，HMG-CoA）还原酶远端的一种酶，是他汀类药物作用部位，可降低胆固醇水平，从而减少脂质摄取、炎症和钙化。换句话说，Wnt 与动脉粥样硬化（或心血管事件）具有双向相关性，而 LRP 对胆固醇和 Wnt 的激活具有双重作用。阻断硬骨抑素可以通过 LRP 增加脂质摄取。然而，应用一种阻断脂肪积累的方法可以改善硬骨抑素抑制药的不良结局，同时保持 Wnt 信号改

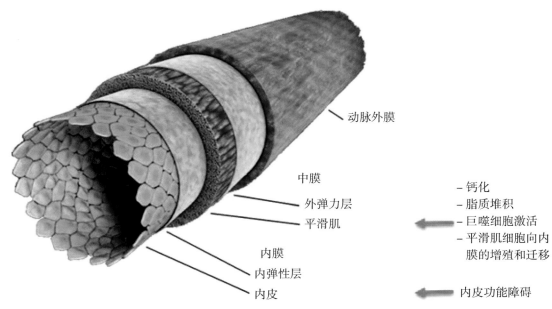

动脉外膜

中膜
外弹力层
平滑肌

内膜
内弹性层
内皮

- 钙化
- 脂质堆积
- 巨噬细胞激活
- 平滑肌细胞向内
  膜的增殖和迁移

内皮功能障碍

▲ 图 23-4　Wnt（无翼 / 整合型）信号通路的血管效应

该通路与内皮细胞和中膜功能障碍有关。这与巨噬细胞的激活、平滑肌细胞的增殖、平滑肌细胞从中膜
向内膜的迁移、巨噬细胞和平滑肌细胞的脂质堆积以及最终钙化或动脉粥样硬化斑块的进展有关

善动脉粥样硬化的有益作用。

因此，阿仑膦酸钠可以通过影响脂代谢来减轻罗莫单抗的不良反应。然而，值得一提的是，添加他汀类药物（通过阻断 HMG-CoA 还原酶）、前蛋白转换酶枯草杆菌 Kexin 类型 9（proprotein convertase subtilisin kexin type 9，PCSK9）抑制药（可以降低低密度脂蛋白），清道夫受体阻滞药［如参与细胞脂肪酸摄取的抗内皮细胞 CD36（分化簇 36）抗体］可能会减少脂质摄取，并改善罗莫单抗治疗的临床结局[98, 117]。

十九、罗莫单抗与肾脏 / 血管疾病

慢性肾病 – 矿物质和骨代谢异常（chronic kidney disease-mineral bone disorder，CKD-MBD）是 2006 年新定义的名词，认为由 CKD 引起的骨骼疾病（肾性骨营养不良）和矿物质紊乱是心血管疾病发病率升高、死亡率和骨折发生率升高的关键因素，与在普通人群中观察到的相似，CKD 患者骨组织低矿化与病理性心血管钙化呈负相关，尽管这具有显著的临床意义，但这种相互关系的确切性质仍然不清楚[118]。

CKD-MBD 在肾病的早期已发生，在 CKD2 期临床上已经可检测到，越来越多的证据表明，循环中的 Wnt（Wingless）信号抑制物可能在 CKD-MBD 的发病机制中起关键作用，事实上，越来越多的证据表明，Wnt-β-catenin 信号紊乱在 CKD-MBD 的发病机制中起着核心作用，这为靶向治疗开辟了前景，包括通过单抗对硬骨抑素或 Dickkopf 相关蛋白 1（Dickkopf-related protein 1，DKK1）进行药理学中和，Moe 等[119]观察到用硬骨抑素抗体治疗的进展性 CKD 动物模型中骨特性有所改善；然而，这只在甲状旁腺激素水平较低的情况下发生，在另一种早期 CKD 的动物模型中，Fang 等[120]证明 DKK1 中和与磷酸盐结合剂二者联合治疗足以减少血管钙化和纠正肾性骨营养不良。将这些令人兴奋的试验数据外推到临床环境中需要保持谨慎，主要是因为临床和试验数据表明，这两种 Wnt 抑制药都可以减缓血管钙化的进展，但 Wnt 抑制药的有益效果可能因 CKD-MBD 的确切类型而不同，在一项前瞻性随机研究中[121]，包括 261 名绝经后女性在 12 个月内接受罗莫单抗治疗，没有显著心血管不良反应的报告，

值得注意的是，肌酐清除量估计低于 30ml/min 的患者被排除在这项试验之外。

结论

罗莫单抗治疗骨质疏松症具有较大的临床应用潜力，罗莫单抗是第一个发挥双重作用的骨质疏松症治疗药物，因为它是在骨塑建和骨重建基础上刺激骨形成，同时具备抑制骨吸收的功效，导致骨量和骨强度显著增加，最重要的是显著降低了骨折风险，研究还表明，罗莫单抗降低骨折风险的疗效比任何强效抗吸收药物报道的结果更为显著。

第24章 骨质疏松症管理的最新进展：
优化序贯和联合治疗
New Frontiers in Osteoporosis Management: Optimizing Sequential and Combination Therapy

Yasser El Miedany 著

一、背景

骨重塑是由多个骨构建单位（BMU）进行的一种细胞活动，它可以维持骨的微观结构、组成和体积，BMU 由骨细胞、破骨细胞和成骨细胞组成，它们分别吸收一定体积的陈骨，然后在同一位置沉积等量的新骨，在青壮年，骨重塑保持平衡：被吸收的骨量会等量再生新骨，因此不会发生骨量的丢失或增加[1]，中年后，BMU 中的成骨细胞的形成减少，导致骨重塑失衡。这种失衡到绝经期会更为严重，在这个阶段骨重塑变得异常迅速，虽然 BMU 数量增加，但此时骨吸收大于骨沉积，最终导致骨丢失、骨量减少并且骨的微观结构也会遭到破坏，这一过程在每一个骨单位中普遍存在，并且最先开始于骨表面的 3 个组成部分，即皮质内，皮质下以及骨小梁[2]。因此骨皮质变得菲薄松脆，骨小梁间的空隙变大，从而导致骨头变得脆弱。众所周知，骨小梁是骨重塑的基本结构单位，随着年龄的增长，骨小梁慢慢消失，由于骨代谢需要在骨表面完成，骨小梁表面的骨代谢反而减少了，因此，骨小梁的丢失减少。随着皮质内表面积的增加，骨代谢失衡主要在骨皮质上发生，因此，骨丢失也主要表现在骨皮质上，主要原因是因为皮质内表面积增加促进了皮质内的骨重塑失衡[3,4]，微结构的退化导致了骨生成及骨丢失平衡的破坏，从而导致骨脆性的增加[5]，抑制骨吸收药物通过降低骨重塑率，从而减少可用

于重塑骨骼的 BMU，进而降低了骨折风险，然而，这些药物对骨脆性改善不大，因为现有的微观结构的恶化没有被逆转，另外，合成代谢药物通过刺激新骨形成来降低骨折风险，从而恢复部分骨量和微结构[6]。因此有骨折高风险的患者来说，单纯用抗骨吸收药物是否为最佳治疗选择有待商议。

脆性骨折的发生率正在逐年增加，通过 DXA 扫描，T 值在符合骨质疏松症诊断范围内的患者会接受正规抗骨质疏松治疗，而 T 值未达到骨质疏松症诊断标准的患者往往得不到任何治疗，但其实骨量减少的女性占到了脆性骨折的 60%[7]，这是一个急待解决的问题，一个骨量减少的患者在仅遭受到低能量创伤，比如站立高度摔倒时就出现骨折，应该被临床诊断为骨质疏松症，并且其再次骨折的概率非常高，因为骨脆性不单与骨量有关，还与骨的结构与质量有关，而这些目前都难以准确评估。同样，另一组潜在高骨折风险患者就是无症状椎体骨折患者，因为这类患者无症状，在临床上很容易漏诊，大多数都是在 X 线检查时才被发现，对于这种高危患者，脊柱的影像学检查重要性并不亚于骨密度检查。

作为一种慢性退变性疾病，骨质疏松需要长期的治疗，然而，市面上的抗骨质疏松药物都还没有 10 年以上的有效性及安全性证明，长期使用诸如双膦酸盐和地舒单抗等抗骨质疏松药物可

能与下颌骨坏死[8, 9]及股骨非典型性骨折[10, 11]有关，这些并发症虽然少见，但十分严重，这些不良事件似乎与用药时间相关。美国科学院和美国食品药品管理局（FDA）的主要专家小组建议，如果用药超过 3～5 年以上，需要进一步个体化评估[12, 13]。同样，促成骨药物也不建议长期使用，如罗莫单抗不超过 1 年，甲状旁腺激素也不要超过 2 年，因此，临床上没有一成不变的治疗方式，综上所述，长期治疗骨质疏松症的真正挑战是为每个患者制订最佳治疗策略，例如，如何将促骨形成药物与抗骨吸收药物有效合理的序贯或联合使用[14]。

这一章节将回顾目前在治疗和预防骨质疏松中遇到的种种问题，目前治疗骨质疏松分为序贯和联合用药两种方式，我们将分为四组进行讨论：先用促骨生成药再用抗骨吸收药；先用抗骨吸收药再用促骨生成药；单独使用抗骨吸收药物；同时使用抗骨吸收与促骨生成药。

二、骨脆性管理中未满足的需求

"骨质疏松症"通常与骨脆性同义，大多数患有脆性骨折的女性和男性都有骨量减少，但骨量减少的女性并非没有骨折的风险[7, 15]，甚至有些人的骨密度"正常"[16]。因此可以通过测量微观结构恶化来识别有骨折风险的骨量减少的女性[17, 18]，但高分辨率成像方法尚未广泛使用。通过采用 FRAX 等骨质疏松风险因素评估工具，我们在临床上取得了一些效果[19, 20]。同时，在患者治疗依从性方面也遇到挑战，部分患者担心治疗的长期不良反应，这些不良反应虽然不常见但很严重[21, 22]。

抗骨吸收药物是最常用于预防和治疗骨质疏松的一线用药[23]，除地舒单抗（完全消除骨重塑）外，大多数抗骨吸收药物只减缓骨重塑失衡的速度，因此骨微结构破坏仍然会缓慢持续发生[24]，与未经治疗的女性相比，这种较低的骨重塑率的确可以降低骨折风险，但这只是相对而言的，严格意义上讲，抗骨吸收治疗期间骨折风险并未降低，因为原本存在的微观结构恶化没有逆转，只

是这种速度减缓而已，这可以部分解释为什么使用抗吸收药物降低骨折风险是有限的。特立帕肽主要通过骨重塑来促进骨形成进而增加骨基质体积[25]。阿巴洛肽的合成代谢原理可能和特立帕肽类似，因为它们有着相同的受体，也都通过骨重塑起作用[26]，两者都降低了椎体和非椎体骨折的风险[27, 28]，但尚未进行设计充分的试验来确定髋部骨折风险是否降低（图 24-1）。

罗莫单抗最近已获准用于治疗骨质疏松症和预防脆性骨折，罗莫单抗是一种双重作用药物，可增加骨形成并减少骨吸收，每月给药一次，持续 1 年，脊柱和髋部骨密度显著增加，美国内分泌学会的最新指南（2020 年）建议将罗莫单抗考虑作为多发椎体骨折或髋部骨折和骨密度在符合骨质疏松症诊断范围内患者的一线治疗用药[29]，此外，也可用于抗骨吸收药物治疗效果不佳的个体。

为了测试罗莫单抗在降低椎体和非椎体骨折风险方面的功效，研究人员开展了两项大规模的 III 期临床试验[30-32]，但两项试验都无法表明罗莫单抗可以降低髋部骨折风险。在绝经后骨质疏松症女性骨折研究（FRAME）试验中，7180 名绝经后女性接受了每月注射罗莫单抗或安慰剂的治疗，通过直接随访[3, 30]而不是网络途径随访[31]比较罗莫单抗与安慰剂的结果分析显示，椎体骨折的风险降低了 73%（RR=0.27；95%CI 0.16～0.47），但对髋部或非椎体骨折的风险没有显著影响，罗莫单抗和安慰剂治疗后 12 个月再使用抗骨吸收药物地舒单抗，能够维持或增加骨密度，在 24 个月时，接受罗莫单抗和地舒单抗治疗的患者新发椎体骨折的风险降低 75%（RR=0.25；95%CI 0.16～0.40），在 FRAME 研究的后续一年的随访中，使用地舒单抗治疗的患者，在 36 个月时，与初始使用罗莫单抗的患者相比，无论是脊柱和髋关节骨密度的增加还是骨折风险的降低都是相对显著的[33]。

ARCH 是一项活性药物对照研究，入组了 4093 例既往发生一次骨折的绝经后女性骨质疏松症患者[32]，将骨折高风险的绝经后女性分为两组，

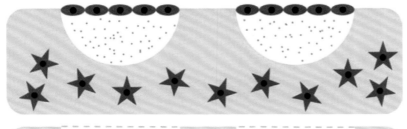

1. 青年期：正常平衡的骨骼重塑

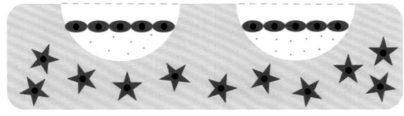

2. 中年：成骨细胞介导的重塑失衡

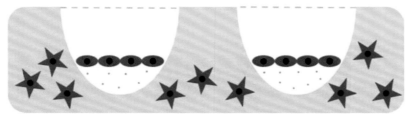

3. 绝经后：破骨细胞介导的重塑失衡

▲ 图 24-1　骨质疏松症药物引起的骨骼结构变化

抗骨吸收药物（双膦酸盐和地舒单抗）和合成代谢药物（特立帕肽和阿巴洛肽）在骨骼中产生不同的结构变化。虽然这两个类别都增加了骨小梁，但它们对皮质骨的影响是不同的。双膦酸盐和地舒单抗不会扩张骨膜骨，但会通过增加膜内骨体积来减小骨内膜直径。抗吸收药物还可以减少皮质孔隙度。合成代谢药物既导致骨膜骨增加，同时又增加膜内骨吸收，导致骨皮质厚度没有大的变化。尽管合成代谢药物会增加皮质孔隙度，但同时骨骼强度增加，最终 NC 没有改变
经开放获取方案计划许可转载，引自 Choksi et al.[212]

一组用罗莫单抗治疗 1 年，然后使用阿仑膦酸钠治疗 1 年，另一组使用阿仑膦酸钠治疗 2 年[5, 32]，ARCH 试验表明，罗莫单抗 / 阿仑膦酸盐治疗组相对于阿仑膦酸盐 / 阿仑膦酸盐治疗组 24 个月时椎体骨折的风险降低 48%（RR=0.52，95% CI 0.40～0.66），髋部骨折的风险降低 38%（HR=0.62，95%CI 0.42～0.92），非椎体骨折的风险降低 19%（HR=0.81，95%CI 0.66～0.99）[32]。

三、临床与放射性骨质疏松症

骨质疏松性骨折是指自发的或者是由日常活动中极小的创伤引起的骨折[34]。90% 的髋部骨折都是由于一次简单的跌倒[35-38]，表明这些患者的骨骼非常脆弱，前期研究发现骨骼质量下降对于预防骨质疏松性骨折至关重要，先前的研究表明，骨质疏松症的诊断率远远不足[6, 39]，在骨质疏松性骨折病例中，有多达 84% 的患者在骨折前未得到诊断，从而错过了在骨折发生之前治疗的机会[40]。

骨骼的强度可以通过测量骨矿化密度（骨密度）来评估，目前公认的金标准是使用双能 X 线吸收法（DXA）等非侵入性方法进行评估，这种评估可以为诊断和后期治疗提供很好的依据[41]。然而，骨密度的检测仅能诊断出 60% 的骨脆性变化[42]，因为它无法描述骨的微观结构组成和骨微观结构的差异。而这两种特性都在很大程度上影响了骨骼强度[43]。另外，低强度创伤骨折的发生能反映骨强度状态，并被认为是临床骨质疏松症的标志。

在体内，随着时间的推移，骨骼会受到来自不同方向、不同强度和频率的作用力，对于不同的作用力，骨骼会在微观结构上发生相应的改变，主要有两种形式：改变微观骨结构密度和增

加沿作用力方向的骨强度，比如骨质的非均质分布[43-45]。

如果没有持续的骨重塑，这些适应性反应是不可能的。在骨重塑中，破骨细胞吸收去除陈骨，成骨细胞形成新骨，在骨骼成熟后的早期，每个骨重塑周期中去除和更替的骨量通常彼此相等，从而骨的总体积保持不变，随着年龄的增长和骨质疏松症的发生，骨吸收和形成的平衡被打破，不平衡和过度的骨重塑是导致老年人和骨质疏松患者的骨量丢失的原因[46]。这种重塑失衡引起的微观结构变化会导致净骨量的不成比例的丢失，从而最终降低了整个骨骼的强度[5, 47]。

由于骨重塑发生在骨表面，骨质疏松性骨丢失主要也发生在骨表面，在 65 岁以下的人群中，可用于骨重塑的最大表面是骨小梁，在这一人群中，与皮质骨相比，骨小梁骨密度较小，因此骨小梁仅提供约 20% 的骨骼骨量，但它负责大部分的骨转换[43, 48, 49]。因此，早期骨质疏松症的骨丢失主要发生在骨小梁部位，随着年龄的增长，皮质骨变得越来越多孔，其皮质内表面积增加，因此，骨质疏松症导致的绝对骨量丢失最常发生在皮质骨中，主要在皮质内完成骨重塑而不是在皮质下或骨小梁[46, 50, 51]。

这种变化具有重要的临床意义，达到峰值骨量的女性，在进入绝经期后开始骨量丢失，虽然骨密度测量值仅下降到骨量减少的范围，甚至保持在正常值下限，但骨微观结构可能持续在恶化，这可能会令人认为他们的骨折风险很低，此医生可能不建议治疗[52]，因为骨量减少的女性，骨折风险要低于骨质疏松症的女性，然而，患有骨量减少的女性也会发生骨折，事实上，60%～70%的低能量创伤性骨折女性患有骨量减少（甚至骨矿物质密度正常）[53]，由此可以得出结论，骨量减少甚至骨矿物质密度正常的女性，骨质脆弱的一个重要原因是微观结构恶化[54, 55]。另一个临床意义是发现从早期骨小梁骨丢失到晚期皮质骨丢失的转变与骨质疏松性骨折的流行病学数据一致，椎体压缩性骨折，即"骨小梁骨折"，多 65 岁以下的人群中更为常见，随着 65 岁后皮质骨丢失的增加，髋部骨折（相当"皮质骨折"）变得更加常见[56]。

四、病理生理学：骨质疏松症不同治疗方法的得与失

影响骨骼结构强度的因素众多，但最终都通过骨重塑细胞机制表现出来。骨重塑是一个连续过程，它贯穿整个生命周期，通过骨吸收和骨形成不断地更新体内矿化骨基质的体积[57]，在年轻的成年期，骨骼重塑是平衡的，即骨骼被吸收多少就被更替多少，因此不会发生净损失或增加[1]，中年前后，骨构建单位（BMU）的成骨细胞的骨形成减少，导致重塑失衡[58]，此外，由于伴随绝经而来的雌激素缺乏，骨重塑逐渐失衡加剧，重塑率增加，即每一个 BMU 内的骨沉积均少于骨吸收，而这一切都发生在骨内膜（骨内膜由 3 部分组成，即皮质下、皮层内部、骨小梁[59]）的表面（图 24-2）。

由于这种骨丢失机制是垂直于横截面进行的，因此，根据单个横截面位置的一系列变化来研究骨丢失机制是可行的，骨量丢失经历了一系列变化，先是原有骨的再吸收，接着其被类骨质组织替代，然后是类骨质组织的初级矿化，最后二级矿化[60-62]，它有着特定的时间进程，破骨细胞诱导的骨吸收大约需要 3 周，随后是一个逆转阶段，即 1～3 周，这也是成骨细胞分化和增殖所需的时间，下一步是骨形成阶段，需要长达 3 个月的时间[63]，在这个阶段，类骨质组织首先沉积，然后在沉积后的几天内快速地完成初级矿化，变成骨骼，最后，二次矿化大概需要 12～24 个月，这也是骨矿化时间较长的主要原因，该阶段的特点是使在初级矿化阶段所沉积的羟基磷灰石钙晶体吸收水分从而引起体积增大，通过矿化使骨骼具有抗折弯性，使它们能够起到杠杆的作用，这也是骨骼的一个重要特征[64]。

这样的一个骨重塑顺序可能会存在一定延迟，因此在某一瞬间，骨基质及其矿物质可能存在一

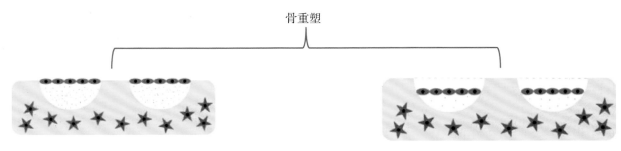

骨重塑

正常青年：平衡的骨重塑　　　　　　　　　　　年龄相关的负重塑平衡

▲ 图 24-2　骨量的可逆和不可逆是基于重塑的细胞机制

①正常深度的再吸收腔，完全重新填充新的矿化骨［矿化分两个阶段：初级（虚线）和二级（黄色）］。在成年后，由于空腔完全被基质重新填充，经过缓慢的次生矿化，这种缺陷是可逆的。②正常深度的再吸收空腔，未被正常数量的新骨完全填充。丢失的骨骼由原始骨骼表面（虚线）和新表面位置之间的空白区域表示。当空腔没有被填充并且没有被类骨质组织矿化时，会发生重塑失衡，从而导致骨量减少和微观结构恶化。③更年期相关的雌激素缺乏加剧了不可逆转的缺陷，增加了破骨细胞的寿命（导致吸收腔过深），并缩短了成骨细胞的寿命（导致较大的腔中骨沉积较少），进一步加剧了重塑失衡和局部微观结构恶化

定的缺陷[60]，这种暂时状态是完全可逆的，不会导致任何永久性的微观结构改变，对于年轻人，在任何时候，BMU 在骨重塑的不同阶段都会产生几个空腔，由于平均每年有 10% 的骨量发生重塑，因此会在矿物质含量方面存在某种可逆的缺陷状态（往往 1～2 年，因为二次矿化需要 1～2 年才能完成）。因此，骨皮质的新骨和骨小梁的次新骨在完全矿化前几个月就已完全重建[60]。

无论男女，人到中年（45—50 岁）时，衰老的过程与骨松质和骨皮质中骨重塑率的增加有关，中年发生骨重塑的特点是每个 BMU 吸收的骨体积减小，同时，BMU 在同一位置沉积的骨体积减小更多，导致负重塑平衡。从形态学上讲，这种重塑失衡会导致不可逆的骨丢失、骨微结构恶化，从而增加骨脆性，为了修复基质损伤，每次骨骼的重建都会重复此过程，由于沉积的骨少于再吸收的骨，这会导致永久性微结构的改变[65-67]，比如皮质孔隙度增加、皮质变薄、小梁连接完全丧失以及骨小梁连接断开、骨小梁彼此之间以及骨小梁和皮质骨之间的联系中断[64]。

到更年期，随着雌激素减少（破骨细胞寿命增加和成骨细胞寿命缩短），导致更大的骨孔隙中沉积更少的骨质，最终使这种不可逆的骨量丢失状态会进一步加重，这就加剧了骨重塑不平衡，

最终形成较大的孔隙和局部微结构破坏[68]。

五、治疗意义

（一）抗骨吸收疗法

1. 双膦酸盐

双膦酸盐（阿仑膦酸钠、利塞膦酸钠和唑来膦酸）是目前的一线治疗药物，也是最常用的抗骨吸收治疗药物。双膦酸盐的抗骨吸收功效取决于对破骨细胞吸收功能所需的法尼基焦磷酸（FPP）合酶的抑制，同时它对矿物质有一定的亲和力，而这种矿物质可以影响骨骼吸收、分布以及维持[69-71]。双膦酸盐可以减缓但无法消除重塑。因此，这些药物减少了骨骼中 BMU 转换的数量[23, 72, 73]，与其他抑制骨吸收剂类似，双膦酸盐不会改变基质中缺乏的某些成分及其矿物质含量（这是由于重塑不平衡而产生的），然而，重吸收孔隙数量的急剧减少，的确减缓了骨量的下降[23, 72]，同时，更少的再吸收腔意味着更少的作用力集中[74]，其次，大部分孔隙会被重新填充，通过更广泛地分布负荷来减少局部作用力。最后，新沉积的基质开始快速的初级矿化，而几个月前（开始双膦酸盐治疗之前）沉积的基质则进入了较慢的二次矿化状态[75]。

然而，一些高亲和力结合剂，如阿仑膦酸钠，渗透力差，很难广泛分布于更深的皮质基质中（双

膦酸盐主要与骨内膜表面下方的浅表基质结合，在更深的骨皮质中并不会出现像在薄的骨小梁中那样广泛的分布），因此当破骨细胞重塑更深层的骨皮质时，双磷酸盐作用减弱，因此，在使用双膦酸盐治疗时，不平衡的重塑在更深的骨皮质中依旧会继续发生。

双膦酸盐治疗的最终结果使矿物质含量增加，总骨量减少，这些特征可能会增加骨脆性和骨折风险[76]。

2. 地舒单抗

地舒单抗对骨重塑的抑制效果大于其他所有的骨吸收抑制剂[77]，地舒单抗广泛分布于皮质骨和骨小梁，因此更完全地抑制了骨皮质和骨小梁中的新 BMU（与双膦酸盐相比）[23, 72, 73]，地舒单抗与双膦酸盐类药物类似，骨基质总体积的矿物质含量增加，但由于几乎没有发生骨重塑，地舒单抗与双膦酸盐比较，骨内矿物质含量多，骨总体积没有减少，或少量减少[73]。

3. 骨密度变化

在使用抗骨吸收治疗后的 6~12 个月，骨密度早期快速增加，这种骨密度增加不依赖于骨质量和骨体积的增加，使用合成代谢药物可以在骨膜和骨内膜表面增加骨质，但抗骨吸收药物只能减缓骨的吸收，它是通过减少形成新的孔隙数量来实现的，并且在开始使用双膦酸盐治疗不久就能在孔隙中形成初级矿化，对治疗前几个月已经形成孔隙的基质发生二次矿化。

在使用抗骨吸收药物治疗第一年后，骨密度缓慢持续增加主要是二次矿化的结果，这是骨重塑周期形成阶段最耗时的部分，因此也是最后完成的[60-62]。然而，在接受双膦酸盐药物治疗的患者中，基质矿物质密度和骨密度不再增加，因为在双膦酸盐药物治疗 3~5 年后，二次矿化已完成[23, 72]，与此同时，地舒单抗治疗可使骨密度持续增加 8~10 年[78]。

4. 选择性雌激素受体调节药（SERM）

使用强效的骨重塑抑制药物（如双膦酸盐和地舒单抗）能使骨密度在 3~10 年内保持稳定性或缓慢性持续增加。这样的治疗效果钙剂或 SERM 等相对较弱骨重塑抑制药很难达到，它们只能将重塑速率减缓 20%~30%[79, 80]。但是，与使用双膦酸盐或地舒单抗相比，使用选择性雌激素受体调节药治疗，骨骼被重塑的时间持续性要高于双膦酸盐或地舒单抗。

与双膦酸盐和地舒单抗类似，在治疗开始时，SERM 抑制骨重塑，导致在治疗 6~12 个月内发生已有孔隙的基质不完整再填充，但由于在这个时期（治疗 6~12 个月），大多数的 BMU（70%~80%）还在继续重塑骨骼，因此治疗早期骨密度增加并不明显[6]。

使用这些较弱的抗骨吸收药物治疗 12 个月后，重塑率稳定在治疗前的 70%~80%。在最初的 6~12 个月内孔隙减少了 20%~30%，虽然有数量相似或甚至更多的基础多细胞单元，但在最初的 6~12 个月中不完全填充，会产生新的空洞，导致骨密度的进一步降低，这种微小的骨密度降低是可以被发现的，同时发生的骨基质的骨密度升高会掩盖骨腔中骨密度的降低（由强效的骨重构药物造成），绝大多数骨基质仍快速的再生并替换掉新骨。持续的不平衡的骨重构会减少总骨基质的体积并导致骨微结构的恶化，这些特征可能解释了这些较弱的药物无法降低非椎体或髋部的骨折风险的原因[81, 82]。

（二）合成代谢疗法

重建骨骼（治疗骨骼变薄和脆弱的方法）需要促骨合成类药物治疗。促进骨骼合成可以通过改变骨骼重塑、骨构建或两者同时改变来实现。有两种合成代谢药物可用于临床治疗严重骨丢失和微结构下降：特立帕肽（PTH1-34）和阿巴洛肽，特立帕肽由甲状旁腺素（PTH）[83]的前 34 个氨基酸组成，它是甲状旁腺激素的产物。阿巴洛肽是一种由 34 个氨基酸组成的多肽，前 21 个氨基酸与甲状旁腺激素相关蛋白（PTHrP）的氨基酸相同，最多可由 36 个氨基酸取代。PTHrP 在许多组织中充当自分泌和旁分泌调节药[84-87]，在骨骼中，

PTHrP 由成骨细胞谱系的细胞产生。

血液中的 PTH 和 PTHrP 通过一种常见的 G 蛋白偶联受体（GPCR），即 PTH1 受体（PTH1R）来激活靶细胞。PTH 和 PTHrP 实现的生物活性包含在氨基末端的 36 个残基中[84]，特立帕肽和阿巴洛肽均通过每日皮下注射方式给药，因为药代动力学要求 PTH 活性的短暂峰值循环水平在 3h 内恢复到基线水平，这样才能实现合成代谢治疗作用[85]。

在髂棘中，间歇性给予特立帕肽可刺激构建的骨松质、骨内膜和骨膜表面的骨形成，这种效果在治疗的早期阶段最为明显[88]，然而，骨松质中的大部分合成代谢作用是通过过度填充重塑单元来实现的（图 24-2）。在皮质骨中，效果则是因部位而异，骨总面积增加、皮质孔隙度增加和低矿化新骨的形成可能发生在治疗的早期阶段，这导致髋部和桡骨等部位的骨密度几乎没有变化甚至会有所降低[89]。

然而，据报道长期治疗会增加髋关节的骨强度，并且在受到机械负荷的刺激的部位，皮质厚度增加更明显[90-93]。关于阿巴洛肽的作用还没有更详细报道，在使用阿巴洛肽治疗 12～18 个月的绝经后女性中，松质髂骨的骨重塑指数与使用特立帕肽治疗的相似[26, 94]，表 24-1 显示了特立帕肽和阿巴洛肽的主要生物学特点。

罗莫单抗

骨硬化蛋白是一种骨细胞衍生的骨形成抑制剂[114]，骨硬化蛋白在骨代谢的作用表现在它可以在早期就抑制骨吸收，并且可以持续发挥作用。依据绝经后女性骨质疏松症骨折研究（FRAME）[115]，在绝经后女性取得的髂嵴活检样本中，使用罗莫单抗（一种骨硬化蛋白抑制剂）治疗 2 个月后骨松质和皮质内的骨形成明显增加，但治疗 12 个月后效果就不再明显。两个时间点的骨表面吸收均显著减少，12 个月时骨小梁体积、微结构和皮质厚度均有显著改善。

在骨构建时，骨膜和皮质骨的成骨，使皮质增厚且总横截面积增加，骨形成促使骨小梁增厚，并可能增加小梁之间的连接，但这种骨构建是否

发生在皮质内表面尚不清楚[6]，总之，罗莫单抗的合成代谢作用表明，它能使总矿化基质体积绝对增加，从而通过改变骨结构来增加骨密度[95-98]。

与特立帕肽一样，骨硬化蛋白抑制药治疗结束后需要序贯使用抗骨吸收药物[6]。

六、用药顺序重要吗

由于合成代谢药物和抗骨吸收药物作用机制是不同的，因此在治疗不同的骨质疏松症患者时，哪种治疗方式最适合？以及先用哪种药物？都是我们需要考虑的问题。合成代谢药物和抗骨吸收药物（双膦酸盐、地舒单抗）均已被证明可改善未接受过骨质疏松治疗的患者的骨矿物质密度（骨密度），并降低骨折风险[116-122]。研究表明大多数骨质疏松症患者应用骨质疏松药物顺序不同，疗效也各不相同[123-128]，对一开始就用甲状旁腺激素（PTH），即特立帕肽治疗的患者的研究表明，先使用 PTH，再使用抗骨吸收药物，脊柱和髋关节部位的骨密度改善非常明显，相反，一些研究表明，在已使用强效抗骨吸收药物的患者中，再使用 PTH 治疗时，髋部骨密度的改善就不是很明显了，甚至在第一年或更长时间内会出现骨密度的持续短暂下降[129-133]。尽管没有把骨折纳入测量指标，但骨密度的结果有着显著的差异，尤其在髋部最为明显，这表明对于已经治疗过的患者，再使用 PTH 预防骨折的效果可能就不一样了，由于这项研究超过 50% 的患者都预先使用过 PTH，因此这项研究具有重要的临床意义[134-136]。

人们对新批准的合成代谢药物罗莫单抗进行了研究，在 ARCH 的研究中，纳入了 4093 例绝经期后骨质疏松骨折高危患者，一组使用罗莫单抗治疗 1 年后再使用阿仑膦酸钠治疗 1 年，另一组使用阿仑膦酸钠治疗 2 年。试验表明，治疗 24 个月时，与阿仑膦酸钠 / 阿仑膦酸钠组相比，罗莫单抗 / 阿仑膦酸钠组可使椎体骨折的风险降低 48%（RR=0.52，95%CI 0.40～0.66），髋部骨折风险降低 38%（HR=0.62，95%CI 0.42～0.92），非椎体骨折风险降低 19%（HR=0.81，95%CI 0.66～0.99）。

表 24-1　特立帕肽和阿巴洛肽的主要生物学特点

	特立帕肽	阿巴洛肽
结构	• 甲状旁腺激素的前 34 个氨基酸	• 34 个氨基酸的肽，其中前 21 个氨基酸与甲状旁腺素相关蛋白的氨基酸相同
作用	• 甲状旁腺释放的激素	• 许多组织中的自分泌和旁分泌调节药。在骨骼中，它是由成骨细胞谱系的细胞产生的
激活靶细胞的受体	• G 蛋白偶联受体（GPCR）、PTH1 受体（PTH1R）	• G 蛋白偶联受体（GPCR）、PTH1 受体（PTH1R）
合成代谢效应	• 70% 依赖于骨重塑（通过 PTH1R 介导）30% 依赖于骨构建（增加骨膜表面的骨形成；增加皮质和小梁表面上的骨形成）	• 主要是基于重构而不是基于构建（尚未完全研究，仍然是一个悬而未决的问题） • 根据生物标志物的测量，研究表明阿巴洛肽具有合成代谢作用，但骨吸收作用相对较小 [102-104]
对骨细胞的影响	• 1. 早期：骨细胞和成骨细胞前体：促进 RANKL 的产生，从而增强破骨细胞的形成和骨吸收 • 2. 第二阶段：从破骨细胞和再吸收基质中产生局部因子，这些因子启动 BMU 的骨形成 [95-98]	• 通过促进定向成骨细胞前体的分化和抑制成熟成骨细胞和骨细胞的凋亡来调节骨形成 [99-101]
对 BMU 的影响	• 在不同阶段作用于已有的 BMU – 逆转阶段：促进成骨细胞谱系分化为成熟的类骨质生成细胞 – 形成期：抑制成骨细胞凋亡，导致基质产生增加 [84, 96]	• 主要影响 BMU 和骨重塑 • 在使用阿巴洛肽治疗 12～18 个月的绝经后女性中，松质髂骨中的骨重塑指数通常与使用特立帕肽治疗的那些相似 [26, 94]
骨形态	• 早期阶段：最初增加的新形成的 BMU 导致孔隙数量增加（主要在皮质以内、皮层内部和小梁表面 [95, 98]。这导致在邻近髓腔的皮质中孔隙度增加（不太可能增加该位置的骨脆性 [98]） • 形成阶段：不完全矿化骨的沉积导致每单位体积的骨基质增加 • 交互阶段：用于重塑的骨形成，形成了新的糖基化终产物，用新的和较少糖基化的骨代替基质胶原 [26, 105]	• 根据生物标志物的测量，阿巴洛肽具有合成代谢作用，但骨吸收作用相对较小 [102-104]
起效时间	• 特立帕肽的合成代谢作用在 3 个月内迅速且明显	• 没有报道，有报道显示，阿巴洛肽的序列，易受蛋白水解 [108]。皮下注射后部分失活，可能会减少呈递给靶细胞的激动药的量，使阿巴洛肽在体内的 PTH1R 激动药比特立帕肽弱 [109-113]
停止治疗	• 停止特立帕肽治疗后必然会出现骨质流失，因此，建议在停止特立帕肽治疗时给予抗骨吸收药物序贯治疗 [106, 107]	

不同部位对治疗的敏感性也是不一样的，研究表明，序贯治疗对髋部的影响比对脊柱的影响更大，对脊柱而言，先使用双膦酸盐或地舒单抗，再使用 PTH 治疗的效果尽管略有减弱，但仍然是有效的[129-133]。研究还发现，先使用地舒单抗，再使用 PTH 序贯治疗，与先使用 PTH，再使用地舒单抗序贯治疗，2 年后脊柱的骨密度水平大致相当[133]，而在髋部，研究结果却大不一样，在未接受过治疗的绝经后女性中，使用特立帕肽治疗超过 19~24 个月，髋部和股骨颈骨密度平均增加约 3%[133, 134]，先用特立帕肽后，再用双膦酸盐治疗可使两个部位的骨密度（髋和股骨颈）在 1 年后进一步增加约 2%[137, 138]，从特立帕肽过渡到地舒单抗治疗后，全髋和股骨颈的骨密度增加更为明显（地舒单抗治疗 1 年后两个部位的骨密度增加约 6%）[133]。

当接受强效抗骨吸收治疗后的患者转为甲状旁腺激素治疗时，髋部骨密度在前 12 个月低于基线，在 18 个月时与基线保持不变，在 24 个月时略高于基线[23, 25-27, 29, 129-131]。最开始使用地舒单抗或是双膦酸盐，其结果也是有差异的，在 18 个月时，用双膦酸盐后转为甲状腺激素髋骨骨密度略高于基线，但先用地舒单抗组仍低于基线。此外，经过 24 个月的甲状旁腺激素治疗，先用双膦酸盐组髋骨骨密度增加了 2%~3%，先用地舒单组仍低于基线[133, 139]。

Leder 等研究了 48 个月的序贯治疗对骨密度的影响[133]，一组先使用特立帕肽 2 年，然后使用地舒单抗 2 年，另一组相反，先使用地舒单抗 2 年，然后使用 PTH 治疗 2 年。研究表明在从特立帕肽治疗过渡到地舒单抗的组中，平均髋部和股骨颈骨密度分别增加了 6.6% 和 8.3%，相比之下，从地舒单抗治疗转为特立帕肽的组中，髋部和股骨颈的骨密度在整个第一年都急剧下降，并且在地舒单抗治疗完成时，全髋骨密度水仍低于基线，股骨颈的骨密度也仅仅略高于该基线，整个 48 个月的治疗过程中，首先使用地舒单抗，然后用 PTH，髋关节和股骨颈的平均骨密度分别为

2.8% 和 4.9%（与先用特立帕肽后再用地舒单抗的治疗组相比，髋部骨密度增加减少了约 50%），此外，从地舒单抗过渡到特立帕肽后，还出现了桡骨进行性骨丢失，相反在先给予特立帕肽后再给予地舒单抗时，桡骨骨密度却是略有增加。

七、骨质疏松症的优化治疗：序贯治疗和联合治疗

随着骨质疏松治疗的选择性越来越多，临床指南开始提出治疗期限和"药物假期"的概念。医师在开始用药、继续治疗或改变治疗方案时，需要做出更加复杂的选择。为了更好地利用不同药物的作用机制来实现药物协同作用，人们已经研究出了将合成代谢剂和吸收剂序贯治疗和联合治疗模式，并且提出了相应的治疗方案，具体如下。

（一）序贯疗法

1. 合成代谢药物—抗骨吸收剂治疗方案

当使用特立帕肽治疗时，在 24 个月疗程结束前，骨转换标志物（尿液和血清中均可检测）恢复到基线水平，而通过组织形态学分析，发现骨密度在整个治疗期间持续增加。这表明即使重塑率恢复到治疗前，特立帕肽仍然有刺激骨形成的能力[140]。然而，当停止特立帕肽治疗时，骨密度会迅速下降（尽管绝经后女性的下降速度要快于男性）[141]。虽然早期研究表明，在停药后，预防骨折的作用可维持长达 18 个月[142]，但特立帕肽的大部分效果可能最终都会消失。

如何在停药后维持特立帕肽所诱导的增加骨量是很多研究重点关注的问题。一些研究表明，通过停药后继续使用抗骨吸收药物治疗，可以使特立帕肽诱导的骨密度增加得以维持甚至进一步增加[137, 143]。在一项为期 30 个月的随访中，纳入了 1262 名停止特立帕肽治疗的患者，如果未接受进一步治疗，全髋关节和股骨颈骨密度恢复到基线；而在使用另一种抗骨吸收药物（主要是双膦酸盐）序贯治疗的女性中，有 60% 的患者骨密度

保持稳定或进一步增加[138]。

EUROFORS 的研究表明，使用序贯抗骨吸收药物治疗，能获得稳定的疗效。在这项研究中，患有严重骨质疏松症的绝经后女性，使用特立帕肽治疗 1 年后，随机分为三组：接受雷洛昔芬治疗组、不治疗组、继续服用特立帕肽组，与未接受积极治疗组的患者相比，雷洛昔芬组可防止腰椎骨量丢失（以骨密度衡量），同时促使全髋骨密度进一步增加[144]。此外，在停止特立帕肽治疗后 6 个月内继续使用抗骨吸收药物治疗的患者中，新的椎体骨折的风险降低了 41%[142]。

DATA-Switch 研究发现，使用 2 年的特立帕肽治疗后继续使用地舒单抗 2 年，会使骨密度进一步增加。研究表明，在使用 2 年特立帕肽后继续使用地舒单抗 2 年，脊柱骨密度额外增加了 9.4%（4 年总共增加了 18.3%），全髋骨密度额外增加 4.8%（总共 4 年增加 6.6%），获得的收益明显高于特立帕肽后序贯使用双膦酸盐治疗组[133, 145]。此外，对于已使用特立帕肽 / 地舒单抗联合治疗 2 年的患者，使用地舒单抗还能够进一步增加骨密度[133]。

Bone 等的关于阿巴洛肽的试验表明[146]，与安慰剂相比，在使用阿巴洛肽 18 个月后继续使用阿仑膦酸盐，可使骨折风险持续降低，该研究并未阐明阿巴洛肽停药后是否会像特立帕肽一样出现骨量的丢失。但这种停药后的骨量丢失是很有可能的。

FRAME 还继续研究了使用罗莫单抗治疗 1 年后继续使用地舒单抗治疗 2 年的疗效[33]。具体而言，将罗莫单抗序贯地舒单抗后，骨密度进一步增加；在 36 个月治疗结束时，与安慰剂 / 地舒单抗组相比，接受先用罗莫单抗，再用地舒单抗组的受试者的骨密度增加明显高于基线（LS：10.6；TH：5.2%；FN：4.8%）[33]。

此外，尽管所有受试者在研究的后 2 年都接受了积极治疗，但与接受安慰剂的患者相比，在第一年接受罗莫单抗的患者骨折风险显著降低（分别为：椎体骨折下降 66%、临床整体骨折下降 27%，非椎体骨折下降 21%）。相比之下，在 ARCH 的进一步研究中发现，对于绝经后女性，罗莫单抗使用 1 年后再使用阿仑膦酸盐能有效维持腰椎、全髋和股骨颈骨密度，而这些增长最开始是靠罗莫单抗实现的[32]。然而，在 24 个月的先使用罗莫单抗，再使用阿仑膦酸盐治疗期间，与单独使用阿仑膦酸盐相比，椎体骨折的风险降低了 48%，临床整体骨折降低了 27%，非椎骨骨折降低了 19%，全髋降低了 38%[32]。

2. 抗骨吸收药物 – 合成代谢药物治疗骨质疏松症

许多研究报道了抗骨吸收药物—合成代谢药物的序贯治疗方案，研究最多的是双膦酸盐 – 特立帕肽序贯治疗方案，而关于雷洛昔芬 / 地舒单抗 – 特立帕肽或其他序贯治疗方案的报道也不多，到目前为止，尚无关于抗吸收药物 – 阿巴洛肽序贯治疗的研究报道，通过对双膦酸盐 – 特立帕肽序贯治疗中的生物标志物检测发现，从抗骨吸收药物转换为特立帕肽后，骨形成和再吸收标志物持续增加。

至于骨密度的变化，在从双膦酸盐转换为特立帕肽后，在所有研究中都发现腰椎的骨密度增加。总体而言，使用特立帕肽 12～24 个月后，骨密度平均增加 4.1%～10.2%，研究还发现在地舒单抗 – 特立帕肽序贯治疗时，腰椎骨密度最初出现了短暂的下降，随后恢复迅速，并最终增加[133]。据报道，与继续使用相同的抗骨吸收治疗相比，改用特立帕肽后腰椎骨密度增加的更明显[147]。然而，有报道发现腰椎和全髋骨密度的增加低于在未接受过骨质疏松治疗的患者使用特立帕肽时所增加的骨密度[148]（尽管在另一项小样本的研究中发现两者增加相似）[149]。值得注意的是，无论患者前期使用抗骨吸收药物效果怎样，使用特立帕肽后，骨密度都有类似的增加[27]。此外，与阿仑膦酸钠相比，在雷洛昔芬 – 特立帕肽组，骨密度增加更高[150, 151]。通过头对头比较双膦酸盐的研究表明，要想特立帕肽对腰椎骨密度的改善更明显，前期使用依替膦酸盐要优于利塞膦酸钠和阿仑膦酸钠[129]，或利塞膦酸钠优于阿仑膦酸盐[135]。

然而，当从利塞膦酸钠、阿仑膦酸钠或地舒单抗换为特立帕肽后，全髋关节和股骨颈骨密度最开始均低于基线值，并且可能会持续6～12个月[129, 133, 135, 148, 150-153]，虽然没有头对头的比较研究，但与双膦酸盐相比，使用地舒单抗会让全髋骨密度丢失可能更加明显和持续时间更长[16, 133]。在继续使用特立帕肽治疗后，这种全髋关节和股骨颈骨密度的下降被逆转，在大多数患者（但不是全部）治疗结束时能达到了小幅度增加[14]。相比之下，在雷洛昔芬–特立帕肽组未观察到全髋和股骨颈骨密度的下降[29, 30]，全髋和股骨颈的骨密度在前6个月内基本不受影响，然后开始一直增加[150, 151]。该数据表明，先前使用的抗骨吸收药物越有效，特立帕肽对全髋和股骨颈的骨密度的改善就越慢。

另一种合成代谢药物罗莫单抗同样有所研究，当使用阿仑膦酸盐–罗莫单抗治疗时，并未观察到全髋关节和股骨颈骨密度的降低，最终和腰椎一样，两个部位（全髋关节和股骨颈）的骨密度逐渐增加[153]。相反，在先用地舒单抗之后，少数患者（n=16）再用罗莫单治疗时腰椎的骨密度会有所增加（2.3%），而全髋骨密度保持不变，然而，这些患者在地舒单抗之前接受了为期2年罗莫单抗的治疗，这可能干扰了罗莫单抗在地舒单抗之后产生的净效应[14]。

有限的数据表明从地舒单抗或其他抗骨吸收药物转换为特立帕肽后桡骨骨密度会降低[133, 147]。与全髋关节和股骨颈骨密度相反，在地舒单抗–特立帕肽治疗24个月后，桡骨骨密度有所恢复[133]。

在抗骨吸收药物—合成代谢治疗方案中，特立帕肽对骨质量到底产生怎样的影响？早期研究表明，在已使用阿仑膦酸盐治疗和未接受过治疗的个体中，特立帕肽治疗同样增加了骨皮质转化和皮质骨形成，尽管前者最初骨转换率低于后者[154, 155]。

据报道，特立帕肽可减少接受阿仑膦酸盐治疗的患者髂棘中微损伤的累积[156]，特立帕肽能促进骨矿物质和有机基质形成（包括初始矿化、矿

物质成熟度/结晶度和胶原成熟度），而前期使用双膦酸盐对此影响甚微[157, 158]，有限的数据表明，当用阿仑膦酸盐，而不是利塞膦酸盐[159]或雷洛昔芬[130]时，特立帕肽对骨骼生物力学的改变就有了潜在优势，当然，该结论仍需要足够的数据支撑。重要的是，在迄今为止，唯一的头对头比较研究中，阿仑膦酸盐—罗莫单抗方案时，髋关节强度有所增加，而当改用特立帕肽后治疗6个月后，髋部强度反而会下降，这与骨密度的变化基本一致[153]。

在抗骨吸收–合成代谢序贯治疗方案中，还没有以降低骨折风险为研究目的的相关研究，已有的研究方案因为样本量小和骨折患者数量不够，故无法得出可靠的结论。尽管可以假设腰椎骨密度的增加可能意味着更低的骨折风险，但当使用双膦酸盐/地舒单抗–特立帕肽方案时，全髋/股骨颈骨密度在最开始时下降是否会增加骨折风险仍然未知[160]，有些患者在抗骨吸收药物使用效果不佳或已经达到使用最长时间后便会改用特立帕肽，这是一种常见做法，但这可能不是最佳方案，尤其对于高危骨折风险患者更要慎重，因为它可能导致全髋/股骨颈骨密度和强度短时间下降，因此，对高危患者，一开始就使用双膦酸盐或地舒单抗而不是合成代谢药物进行治疗应当慎之又慎，雷洛昔芬–特立帕肽方案与双膦酸盐或地舒单抗相比，它似乎不会对全髋/股骨颈骨密度产生负面影响，或者可以在抗骨吸收药物后使用罗莫单抗代替特立帕肽，这方面的研究还需要更多的数据支持[14, 160]。

3. 抗骨吸收药物–抗再吸收药物方案治疗骨质疏松症（Anastasia）

从一种抗骨吸收药物过渡到另一种抗骨吸收药物可能是临床中最常用的治疗方案。然而，我们有理由提出一个疑问：从一个抗骨吸收药换成另一个可能更有效、更强效的抗骨吸收药是否有意义？这种改变可能会提高患者的依从性，比如通过非口服的方式治疗骨质疏松症，例如静脉输注唑来膦酸或皮下注射地舒单抗，它们可能会有更好的疗效，从而改善高骨折风险患者的

骨骼状态。

在接受平均 4 年的阿仑膦酸盐治疗的患者中，单次注射唑来膦酸盐可维持其腰椎骨密度 12 个月不降低。如果检测骨转换标志物，它们在前 3 个月内会下降，但在 6 个月时恢复到基线水平，此后会一直增加[161]。一项研究表明，与阿仑膦酸盐相比，大多数患者更喜欢唑来膦酸钠输注治疗[161]。同样，在 DAPS 研究中，与阿仑膦酸盐相比，患者更喜欢使用地舒单抗，并且对地舒单抗治疗的依从性更好[126]。此外，对于已接受过口服双膦酸盐治疗的绝经后女性，地舒单抗能显著增加所有骨骼部位的骨密度[162]，并且在骨密度增加和抑制骨转换生物标志物方面也更有效[125, 127, 128, 163]。然而，值得注意的是，和只用地舒单抗相比，双膦酸盐 – 地舒单抗治疗，同样会使骨密度明显升高，比单纯治疗更缓和[127, 128, 164]。与单用地舒单抗相比，双膦酸盐——地舒单抗治疗，能在较低水平抑制骨转换生物标志物[164, 165]，无论双膦酸盐 – 地舒单抗或一种抗骨吸收药物 – 另一种抗吸收药物治疗方案，对骨折的预防研究迄今为止尚无相关数据。

最后，为了维持骨密度并避免停用地舒单抗的停药反应，减少停药后的骨折风险，应在停药后换成另一种以口服或静脉输注为主的抗骨吸收药物[166, 167]。在使用地舒单抗治疗 1 年后继续服用 1 年的阿仑膦酸盐能很好地维持腰椎以及全髋和股骨颈的骨密度[126, 168]。相反，数个研究表明，唑来膦酸盐和利塞膦酸盐都只部分维持地舒单抗获得的骨密度增益[169-171]。在 DATA 随访中发现，只有继续使用地舒单抗或改用双膦酸盐的患者才能在治疗 2～4 年后维持所增加的骨密度[172]。目前为止发表的关于这方面的唯一一项随机对照试验（RCT）表明，在最后一次注射地舒单抗后 6 个月给予单次唑来膦酸盐输注可防止随后 2 年内的骨量流失[173]。

（二）联合疗法

研究表明，对于严重骨质疏松症，联合疗法是有效且安全的，联合治疗是指骨合成代谢药（多指特立帕肽）与多种抗骨吸收药或激素替代治疗（HRT）及其他抗骨吸收药共同给药[174]。大多数是研究联合治疗和单一治疗在单位面积骨密度方面的差异，很少有学者通过定量计算机断层扫描（QCT）来研究单位体积骨密度，而至于联合治疗和单一治疗相比，对骨折发生率的影响，至今尚未有学者研究[175]。

因此，有两点原因使得联合疗法经常被忽视[176]。首先，没有研究表明在预防骨折方面，联合用药比单独用药更好。这就使人们更加谨慎的去选择联合用药；第二个原因是人们普遍认为通过使用特立帕肽的抗骨吸收疗法"减慢"（抑制了）基于重塑的骨形成。"减慢"的概念是基于这样的假设，即体内的高骨密度和高 I 型原胶原 N- 端前肽（P1NP）意味着更多的骨形成，而缺乏则意味着更少的骨形成[177-179]。

1. 合成代谢药物 – 抗骨吸收药物的联合疗法

在过去几年中，人们已经评估了几种合成代谢药和抗骨吸收药组合的效果，研究选取绝经后女性，无论她们以往是否接受过治疗，均采用联合特立帕肽和雷洛昔芬方式进行治疗，结果显示，与雷洛昔芬单独用药相比在先使用雷洛昔芬治疗至少 1 年的患者中，加用特立帕肽会使腰椎和全髋骨密度的增加更明显[180]。然而，这项研究由于没有单独使用特立帕肽对照组，因此无法证明联合疗法相对于特立帕肽单药疗法的优越性。在随后的研究中，将特立帕肽 / 雷洛昔芬联合用药与特立帕肽单药治疗进行了直接比较，与特立帕肽单独用药相比，先用雷洛昔芬后加入特立帕肽组在 18 个月的联合治疗后，所有测量的骨骼部位均没有获得更大的骨密度提高[131, 181]。相比之下，与特立帕肽单药治疗相比，在已使用特立帕肽 9 个月的绝经后女性中添加雷洛昔芬会使腰椎骨密度提升很多，而全髋骨密度提升没有差异[61, 182]，上述研究表明，哪种药物先被使用可能会影响特立帕肽 / 雷洛昔芬组合对骨密度提升的最终效果。另一方面，在未治疗过的骨质疏松的患者中，治疗 6 个月后，与特立帕肽单药治疗相比，特立帕肽 /

雷洛昔芬组的全髋骨密度增加幅度非常明显，但腰椎骨密度或股骨颈骨密度没有明显增加[183]。

特立帕肽与双膦酸盐的组合治疗效果没有统一定论，结果归因于使用的双膦酸盐类型、给药途径（口服阿仑膦酸钠/伊班膦酸钠或肠胃外唑来膦酸钠）以及患者既往治疗史的不同，三项研究评估了特立帕肽/双膦酸盐组合在未接受过药物治疗的骨质疏松女性中的疗效，其中两项使用阿仑膦酸钠，一项研究使用唑来膦酸钠。在既往未接受过治疗的女性中，与特立帕肽单药治疗相比，在 6 个月的阿仑膦酸钠单药治疗后联合使用特立帕肽/阿仑膦酸钠后腰椎和全髋关节处获得的骨密度并不明显[184]。相比之下，另一项研究报道，指出与特立帕肽单药治疗相比，特立帕肽/阿仑膦酸钠联合治疗在全髋和股骨颈骨密度方面优势明显。但这项研究中特立帕肽的剂量为 40μg/d，是批准剂量的 2 倍。

对于从未治疗过的绝经后骨质疏松症女性，有研究对比了特立帕肽和唑来膦酸联合疗法与分别单独用药的疗效差异[185]，在 12 个月的治疗中，与特立帕肽单药治疗相比，该组合在全髋和股骨颈骨密度方面取得了更大的提升，而腰椎的骨密度没有差异，这意味着至少在治疗早期，特立帕肽/唑来膦酸组合在髋关节中有累加效应，值得注意的是，联合治疗在髋部骨密度改善方面并不优于唑来膦酸单药治疗。联合治疗组与单药用药相比临床骨折发生较少，但也仅与唑来膦酸单药治疗相比时有统计学意义[185]。

在长期接受阿仑膦酸钠治疗的绝经后女性中，与阿仑膦酸钠单药治疗[65, 186]和特立帕肽单药治疗[131]相比，加用特立帕肽治疗会提高腰椎和全髋的骨密度，此外，众所周知，停用抗骨吸收药物后再使用甲状旁腺激素或特立帕肽单药治疗，髋部骨密度会有所下降，而特立帕肽/阿仑膦酸钠联合治疗组不会出现这种情况[181]。

绝经后女性在接受特立帕肽治疗 9 个月后加用阿仑膦酸钠，也获得了类似的结果。与特立帕肽单药治疗相比，特立帕肽/阿仑膦酸钠联合治疗的腰椎以及全髋骨密度增加更显著[182]。

伊班膦酸钠与甲状旁腺激素 1-84 的组合也在 44 名患有骨质疏松症的绝经后女性中进行了研究。患者被随机分配，第一组接受 3 个月的甲状旁腺激素 1-84 治疗，然后口服伊班膦酸盐 150mg/月（重复 2 个周期）9 个月，第二组先用 6 个月的甲状旁腺激素/伊班膦酸盐联合治疗，然后单独使用伊班膦酸盐 18 个月[187]。结果显示在所有测量的骨骼部位骨密度，治疗组之间单位面积和单位体积骨密度的增加相似。利塞膦酸盐与特立帕肽联合可被用于治疗男性骨质疏松症[188]。一项随机双盲研究发现，对 29 名低骨密度男性进行 18 个月的随访，试验分为三组，单独使用利塞膦酸盐组（35mg/周+安慰剂注射）；单独使用特立帕肽组（皮下注射 20μg/d+安慰剂口服）；利塞膦酸盐/特立帕肽联合治疗组。治疗 18 个月后主要检测腰椎骨密度的变化，次要监测结果包括其他部位和中间时间点的骨标志物和骨密度的变化，结果显示：所有疗法均增加了腰椎骨密度（$P<0.05$），但在 18 个月时没有组间差异。与特立帕肽（0.29%±0.95%）或利塞膦酸盐（0.82%±0.95%）两者的 $P<0.05$）相比，联合组的全髋骨密度增加幅度更大（3.86%±1.1%）。与利塞膦酸盐（0.50%±1.7%；$P=0.002$）相比，联合组的股骨颈骨密度增加更多（8.45%±1.8%），但联合组与单独使用特立帕肽没有差异，在联合组中，P1NP 和 CTX 迅速增加，这一点，与单用特立帕肽组相同，各组在不良事件方面没有差异，与单药治疗相比，特立帕肽和利塞膦酸盐的组合增加了腰椎、全髋和股骨颈的骨密度，并且全髋的骨密度提升方面最为明显，结果表明利塞膦酸盐和特立帕肽联合治疗有望成为治疗骨质疏松症的方法[188]。

在迄今为止发表的所有联合治疗中，特立帕肽和地舒单抗联合给药效果最为出众。该试验中大部分是未接受过治疗的绝经后女性，在分别治疗 12 个月[189]和 24 个月[190]后，与分别单独用药相比，特立帕肽/地舒单抗联合治疗后腰椎、全髋、股骨颈和桡骨部位的骨密度均大幅增加，本研究中使用特立帕肽／地舒单抗组合的骨密度变化与使用特立帕肽／唑来膦酸盐组合前 6 个月所观察到的变化相似[185]，尽管两个试验间不能直接比较。然而，与特立帕肽／唑来膦酸联合用药相比，特立帕肽／地舒单抗联合用药 6 个月后，虽然唑来膦酸对骨吸收的影响有所减弱但骨密度水平继续增加。在 DATA-HD 试验中，特立帕肽／地舒单抗联合用药时，如果将特立帕肽的使用计量由 20μg 提高到 40μg，则腰椎和全髋骨密度增加更为显著[191, 192]，这就进一步证明了在治疗严重骨质疏松症时联合使用这两种药物时是合理的，至于另外两种目前在售的骨合成代谢药物，阿巴洛肽和罗莫单抗，目前还没有联合用药的相关研究。

2. 激素替代疗法的联合治疗

激素替代疗法（HRT）指口服双膦酸盐类药物（如阿仑膦酸盐、利塞膦酸盐和依替膦酸盐）以及降钙素和甲状旁腺激素类似物的联合治疗。

早期研究发现 HRT 与另一种抗骨吸收药物组合使用，与分别单独用药相比，腰椎和全髋骨密度提升明显[193-198]，与双膦酸盐联合使用时，这种改善的效果可持续长达 4 年[194]，但如果单用降钙素治疗，效果只能持续 1 年[197]。

在治疗患有骨质疏松症的绝经后女性时，各种甲状旁腺激素类似物也能很好的增加骨密度[199-201]，这些研究也有它的局限性，包括缺乏特立帕肽单药治疗组和对骨折风险的评估，还应该强调的是，试验中特立帕肽用量高于目前批准的特立帕肽剂量，因为文章发表时还没有特立帕肽预防骨折试验[120]，也没有规定 20μg/d 的治疗剂量，研究表明，特立帕肽/HRT 联合治疗比单独使用 HRT 更能提升骨密度，这些提升与特立帕肽单药治疗相当。

八、骨质疏松症序贯和联合治疗面临的挑战

大多数研究都是使用骨密度和骨重塑标志物作为参考指标，而这些参数本身具有一定的局限性，基于骨重塑的合成代谢疗法通过用尚未完全矿化的新骨替换完全矿化的陈骨来增加骨基质体积；基于骨构建的合成代谢疗法将年轻的未完全矿化的骨骼添加到现有的较陈骨骼中，使用辐射传输的成像通常会导致骨密度的净减少，因为新的矿化程度较低的骨骼会传递而不是衰减光子，进而推断骨量"丢失"和脆性增加。抗吸收药物减缓骨重塑的过程，不再"逆转"的基质经历了更完全的矿化，提高了骨密度，从而使骨骼"体积"或"质量"增加了，即使基质的韧性变差了，骨强度也增加了，拉姆昌德（Ramchand）和西曼（Seeman）[202] 撰写的文章中均讨论了这些问题。

无论骨密度的增加与否，Black 等都[176] 不支持"减慢（钝化）"的概念，相对于单独使用甲状旁腺激素治疗，药物联合治疗：①不会降低脊柱或股骨颈骨密度的增加效果；②反而会提高全髋关节的骨密度；③减少桡骨远端的骨密度下降的程度；④阻止了仅由甲状旁腺激素产生的全髋关节和股骨颈骨密度（vBMD）的减少，奇怪的是，PTH 通过骨构建作用，增加了全髋关节和股骨颈总皮质体积，但联合治疗却阻止了这一作用，此外，联合治疗骨小梁骨密度的增加程度不如单独使用甲状旁腺激素，但这并不是所谓的"减慢（钝化）"，反而对人体是有益的。抗骨吸收药物可能会阻止 PTH 介导的皮质内重塑、同时减少皮质孔隙度的增加以及看起来像"小梁"的皮质碎片的增加[203]。P1NP 和 CTX 增加速度放缓并不代表骨沉积或吸收的净体积减小，可能是骨重塑受到抑制的结果[204]。如果是由于 BMU 较少导致骨密度改变不大，那么 PTH 与唑来膦酸盐、地舒单抗或护骨因子（OPG，内源性 RANKL 抑制剂）联合给药时的这种现象比阿仑膦酸盐更严重。恰恰相反，许多研究报告表明联合用药效果反而具有相加效应[205, 206]。

使用高分辨率计算机断层扫描也很难准确的判断骨密度的变化，Tsai 等[207] 提出，PTH1-34 和地舒单抗联合使用会增加皮质的体积骨密度，但如果分开单独使用，PTH1-34 会降低皮质体积骨密度，而地舒单抗没有任何效果，联合治疗增加了

皮质基质矿物质密度，但同样，PTH 1-34 降低了基质矿物质密度，地舒单抗没有效果。联合治疗对孔隙度没有影响，但 PTH 1-34 增加了孔隙度，而地舒单抗没有影响，这些结果并不是简单的叠加，原因可能是目前的方法很难区分骨皮质和骨小梁以及量化孔隙度和骨小梁密度，因为低图像分辨率和基质矿物质密度的变化会影响量化微观结构[208-210]。

九、治疗的前景

在骨质疏松症的长期管理中，从一种治疗药物过渡到另一种治疗药物在临床中是很常见的，并且在某些情况下可能也是必要的，因人而异，因病而异，制订个体化的治疗方案才能使患者有更好的依从性，这对医生来说是一个挑战。

正规治疗最主要的问题是给患者选择一个合适的方案，第一个标准方案建议，从服用双膦酸盐开始，并同时服用合成代谢药物直到治疗结束；但是合成代谢药物仅限于患有严重骨质疏松症的患者，因此合成代谢药物的使用受到了限制；需要根据患者的骨密度测量值和骨折风险制订相应个体化方案；第二个挑战则是治疗的时间问题，虽然骨合成代谢药物会增加骨密度并降低骨折风险，但它们的给药时间最长分别为 12 个月（罗莫单抗）和 24 个月（特立帕肽、阿巴洛肽）；第三个挑战是花费问题，因为抗骨吸收药物美价廉，而骨合成代谢药物价格较高；第四个挑战，在使用一些抗骨吸收药物（如地舒单抗）以及目前市面上大多数合成代谢药物之后，可能会使已提高的骨密度的增加出现减少，因此，强烈建议对这些患者使用抗骨吸收药物进行序贯治疗；最后，不同的药物产生的疗效也是不一样的，抗骨吸收药物中，地舒单抗至少在提示骨密度方面效果最好，同样，所有的骨合成代谢物都会诱导骨重塑的平衡。

先使用抗骨吸收药物再用骨合成代谢药物的效果不如顺序反过来使用效果好，因为这样骨密度提升会更加温和平缓，与从未接受治疗的患者一开始就使用合成代谢药物相比，可能是由于提高长期抑制的骨转换率需要更长的时间，骨重塑活动导致了皮质孔隙度的变化，因此在这种情况下我们就能观察到部分骨密度变化，似乎最先使用的抗骨吸收剂越有效，序贯使用骨合成代谢药物后测到的骨转换标志物和骨密度变化就越少，已研究的序贯治疗方案主要是先用双膦酸盐或雷洛昔芬，再用特立帕肽或罗莫单抗，某些病情严重的患者当使用抗骨吸收剂治疗效果不佳时（比如在治疗期间骨折或治疗数年仍然存在骨质流失），可以考虑使用抗骨吸收药物 - 骨合成代谢药物序贯治疗。

在临床实际中，当从一种抗骨吸收药物过渡到另一种抗骨吸收药物，中间可能会存在一定的过渡期。静脉或皮下注射抗骨吸收药物，可以提高患者的依从性，从一种双膦酸盐过渡到另一种双膦酸盐能维持骨密度，而从双膦酸盐过渡到地舒单抗可进一步提高骨密度，在地舒单抗治疗后推荐使用唑来膦酸盐或阿仑膦酸盐巩固增加的骨密度并预防骨折风险，尤其是预防多发椎体骨折，迄今为止，还没有两种合成代谢药物序贯同时使用的报道，同时，联合用药存在安全方面的担忧，此外，对于特立帕肽和阿巴洛肽不建议患者累计使用超过 2 年[14, 211]。

在严重骨质疏松症患者中，人们研究了甲状旁腺激素类似物（主要是特立帕肽）与各种抗骨吸收药物联合使用的效果。其中，从长期来看，和单独使用特立帕肽相比，只有特立帕肽与地舒单抗联用时效果更加明显，尤其是在髋部更为明显，而特立帕肽与唑来膦酸盐的联用具有类似的效果，但持续时间较短。另外两种目前可用的骨合成代谢药物，即阿巴洛肽和罗莫单抗，迄今为止尚未与抗骨吸收药物联合用药的研究，值得注意的是，由于费用较高且在预防骨折方便不一定比单一用药好，而且大多是骨质疏松联合治疗并不能被纳入医保，但只要诊疗合规，在治疗一些严重的疾病时，也有必要应用医保以外的联合用药[14]。

总之，抗骨吸收药物主要是通过抑制骨重塑来提高骨密度的，它使得二级矿化更加充分并使骨量缓慢减少（在使用双膦酸盐情况下）或稳定骨量（在使用地舒单抗情况下，它有效地消除了骨重塑），合成代谢疗法和抗骨吸收疗法对骨骼形态、结构、成分、骨强度的改变均不一样，因此比较这两种方法对增加骨密度到底有没有意义和价值，同时也对如序贯治疗及联合治疗这类新疗法的应用到底有没有价值提出了质疑。在骨质疏松症的长期治疗中，从一种治疗药物过渡到另一种治疗药物，在临床实践中非常普遍，而且在很多情况下也是必要的。由于目前序贯治疗或联合治疗对骨折的影响研究较少，人们主要还是通过骨密度来评估骨骼强度从而判断治疗是否有效（图 24-3）。

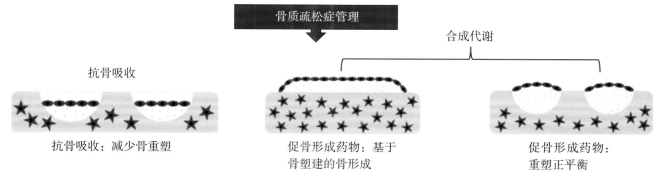

▲ 图 24-3　骨质疏松症管理：抗骨吸收药物和成骨药物对骨重塑和骨塑建过程的影响

在青年期，骨重塑处于平衡状态，等量的骨被吸收并随后被替代，因此没有净损失或增益。与年龄相关的骨丢失与骨重塑增加和单个骨重塑单位的重塑负平衡有关。抗骨吸收药主要通过降低重塑率来发挥作用。成骨药通过增加骨建模和重塑来产生其效果，从而导致重塑正平衡

第六篇

骨骼健康的差异
Disparities in Bone Health

第 25 章 男性骨质疏松症
Osteoporosis in Men

Yasser El Miedany 著

一、背景

骨质疏松症被定义为一种无症状的骨病，其特征是低骨密度（BMD）和骨骼微结构的退变，导致骨折风险增加[1]。骨质疏松性骨折通常被认为是一个重要的女性健康问题，但现在也越来越多地被认为对男性健康同样重要[2]。尽管在衰老过程中，男性患骨质疏松症骨折的人数少于女性，但男性骨质疏松症相关死亡率和发病率更高[3]。

过去 20 年的研究提高了人们对男性骨质疏松症的认知，并促进了我们对男性骨质疏松症和脆性骨折发病机制的理解。然而，与绝经后骨质疏松症相关药物治疗的大量研究数据与指南相比，对于男性骨质疏松症治疗建议和不同骨质疏松疗法的疗效信息是相对有限的，此外，大多数针对男性的随机对照试验（RCT）没有提供足够的统计能力来说明药物对骨折风险的影响（特别是非椎体骨折），这主要是由于纳入的人群样本很小。

实际上，在大多数随机对照试验中，主要研究终点是骨密度和骨转换标志物的变化，双膦酸盐、地舒单抗和特立帕肽对替代结果（如骨密度和骨转换标志物）的影响与绝经后女性中进行的关键性随机对照试验中报告结果的相似。这些试验明确证明了这些药物抗骨折的疗效（包括椎体和非椎体），这表明这些药物对男性和女性同样有效[4-8]。

卫生保健专业人员和政策制订者面临的关键挑战是确保那些明显处于脆弱骨折高风险的男性获得他们需要的治疗，首先，这包括已经患有脆性骨折的男性，已经发生的骨折事件是未来骨质疏松性骨折风险升高的一个明确信号；尽管如此，这些男性的骨质疏松症评估和治疗率非常低，大多低于 20%，其次，是接受抗雄激素治疗的前列腺癌患者以及接受类固醇治疗的男性，本章将讨论男性生命周期中的骨骼变化，男性骨质疏松症的流行病学和病理生理学，老年男性骨质疏松症及两性差异，并进一步讨论男性骨质疏松症的诊断、病例发现和最佳治疗方法的流程。

二、男性生命周期中的骨骼变化

骨骼是一个不断变化的活器官，即陈骨被移除并被新生健康骨骼所取代，在儿童时期，新骨形成多于陈骨移除，因此骨骼的大小和强度都会增加，对于大多数人来说，骨量在生命的第 3 个 10 年中达到峰值，此时标准的男性通常比女性积累了更多的骨量，此后，由于陈骨移除超过新骨形成，骨量开始缓慢下降。

与女性不同，男性没有绝经期，因而不会在中年出现性激素下降，导致骨质快速流失和骨折风险增加，除非他们出现性腺功能减退或因前列腺癌接受抑制雄激素治疗（androgen deprivation therapy，ADT）[2, 4]。因此，与女性绝经后的几年中骨量持续快速丢失相比，男性不会在 50 岁左右出现骨量迅速下降，而是进展缓慢的逐渐下降（图 25-1）。

到 65 岁或 70 岁时，男性和女性以相同的速度丢失骨量，并且钙的吸收在两性中都减少。因此，过度的骨质流失会导致骨骼变得脆弱，更容易骨折，骨质疏松症引起的骨折最常发生在髋部、

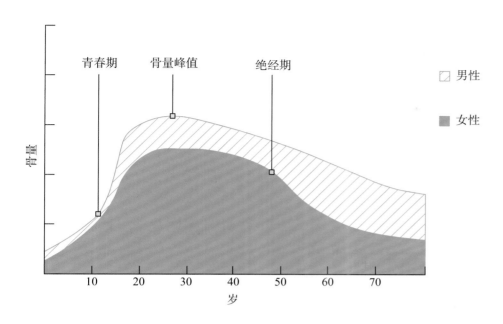

引自：Osteoporosis in men: why change needs to happen. https://www. iofbonehealth. org/data-publications/ reports/osteoporosis-men- why-change-needs-happen under open access scheme

脊柱和手腕，并可能永久致残。髋部骨折因其高死亡率和发病率而受到关注。也许是因为男性髋部骨折发生时相较于女性更高龄，因此患有髋部骨折的男性比女性更容易死于并发症。

根据《2019 年世界人口展望》（*World Population Prospects 2019*）（联合国，2019 年），2019 年全球每 11 人中有 1 人超过 65 岁；而到 2050 年，每 6 人中就有 1 人超过 65 岁[9]，考虑到目前为男性骨质疏松症提供的服务有限，世界男性人口老龄化带来的人口海啸本身就是一个挑战，此外，由于骨质疏松症不分性别，50 岁以上的男性中有 1/5 患有骨质疏松性骨折，女性中有 1/3 患有骨质疏松性骨折，未来几十年，世界大多数地区都将感受到它的影响，因此，消除男性骨质疏松症治疗差距是应对这一威胁的重要组成部分从而保证我们整个医疗健康系统的质量及水平。

三、男性骨质疏松症的流行病学

在成年早期，男性骨折比女性多，但这些骨折中的绝大多数是创伤性的，与骨质疏松症无关[10]［尽管有一些证据表明，即使有创伤性骨折史，也可能有发生后期骨质疏松性（低创伤性）骨折的风险］。随着年龄的增长，男性和女性骨质疏松性骨折的发生率均增加，男性发生髋部骨折

的年龄比女性晚约 10 年[11]。在世界范围内，每年约有 39% 的骨质疏松性骨折患者为男性[12-14]。根据男性的年龄进行分层，通过数据统计，对于普通男性来说到 60 岁时，约有 25% 可能性发生骨质疏松性骨折[15]；到 85 岁时，超过 30% 的男性的股骨颈骨密度 T 值小于等于 –2.5[16]；到 90 岁时，每 6 名男性中就有 1 名患过髋部骨折。老年男性椎骨或髋部骨折的患病率（5%～6%）约为女性（16%～18%）的 1/3，Colles 骨折的患病率（2.5%）为同期女性（16%）的 1/6[17, 18]。

在欧洲，北美和大洋洲，60 岁以上可能面临脆性骨折风险的男性人口将继续增长；而在亚洲和拉丁美洲，60 岁或以上男性人口将呈指数级增长，可以预计由于寿命的延长足以导致骨质疏松性骨折的发生率增加（图 25-2），来自几个国家的审计显示，髋部骨折的男性中有相当一部分曾罹患过其他部位的骨折[20-23]，此外来自瑞典的一项研究，对一组老年男性进行了持续 22 年的跟踪调查，结果显示曾发生髋部骨折的男性中约 27% 在其剩余生命中发生了再骨折[24]，当男性遭受骨质疏松性骨折时，如同女性一样，大多数进入了脆性骨折周期[25]。

就与脆性骨折相关的死亡率而言，男性表现尤其糟糕，属于"弱势性别"。流行病学研究显示，

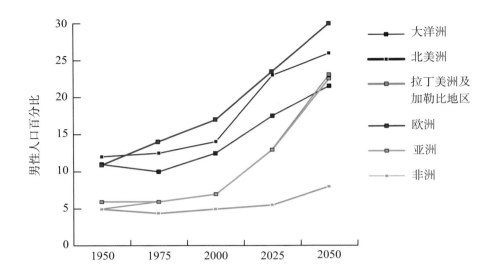

◀ 图 25-2　1950—2050 年的
60 岁以上老年男性比例
引自 Osteoporosis in men: why
change needs to happen. https://
www. iofbonehealth.org/data-
publications/reports/osteoporosis-
men-why-change-needs-happen
under open access scheme

男性髋部骨折[11-13, 18] 以及脊椎和其他主要部位骨折[19] 相关的死亡率高于女性；同时，男性在髋部骨折后接受评估或接受抗骨吸收治疗的可能性甚至低于女性（分别为 4.5% 和 49.5%）[12, 20]，2010 年丹麦发表的一项国家注册研究[26] 与之前的研究结果[27-30] 相呼应：与女性相比，男性髋部骨折的死亡率更高，骨折后第一年的死亡率高达 37%，此外，不仅仅是髋部骨折，大多数脆性骨折后死亡率均增加[31]。

四、病理生理

（一）从达到峰值骨量收集的证据

有三种主要情况可能导致骨质疏松症的发展。这些包括：①在已经很低的峰值骨骼背景下可能发生的骨量减少；②达到峰值骨量后过度的骨吸收；③骨重塑过程中骨形成减少。然而在个体中，所有这 3 个过程都可能在不同程度上导致骨质疏松症的发展。

在男性中，达到峰值骨量的过程始于青春期，此时骨密度随着性激素量的增加而显著增加[32, 33]。这种明显的增加，特别是对于皮质骨，很大程度上是由于骨骼尺寸的增加。脊柱骨密度峰值大约在 20 岁时达到[34-36]，而桡骨和股骨干的骨密度峰值稍晚一些[35-37]（图 25-3）。

罹患特发性低促性腺激素性性腺功能减退症（idiopathic hypogonadotropic hypogonadism，IHH）

的年轻男性的低骨量研究结果证实，正常性激素的产生在达到峰值骨量方面起着至关重要的作用[38, 39]。由于 IHH 几乎总是由于促性腺激素释放激素（gonadotropin-releasing hormone，GnRH）缺乏而导致的先天性异常，这种疾病提供了一个有价值的模型来评估低促性腺激素血症对青春期骨发育的影响（即达到峰值骨量），这些男性的皮质骨密度和小梁骨密度均显著降低[39]。低骨量甚至在骨骼成熟之前就可以检测到，这表明特发性低性腺激素性低性腺功能症（IHH）导致青春期骨质增生不足，而不是成熟后骨质丢失。

尽管先天性性腺功能减退症男性的峰值骨密度降低的观察结果支持性腺激素在骨骼发育中的重要作用，但仍有学者提出疑问。因为这些发现并没有表明到底是雄激素，还是雌激素或者两者的协同作用是导致骨密度增加和青春期骨量达到峰值的主要原因，报道称，雌激素受体 α 无效突变的男性（这意味着对雌激素的反应基本上不存在）或芳香化酶基因无效突变的男性（这表明雌二醇的合成几乎不存在）的骨密度显著降低，这强烈表明雌激素在男性达到骨量峰值方面发挥着重要的作用，并提供主要的激素刺激[39, 40]。

另一个决定峰值骨密度的重要因素是青春期的时间，在有先天性青春期发育迟缓的成年男性中，桡骨、腰椎和股骨近端的骨密度明显低于年龄匹配的正常男性，并且似乎没有随着时间的推

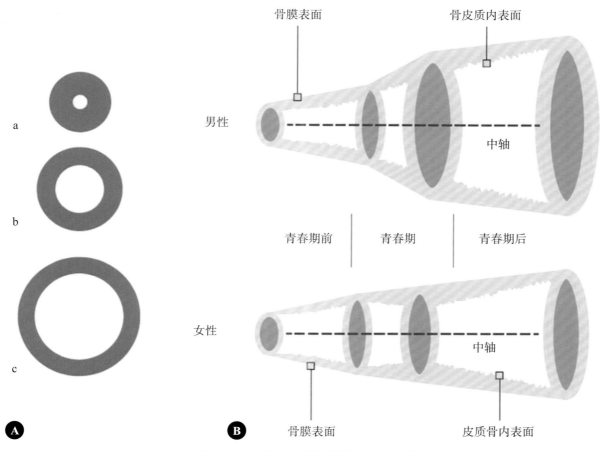

▲ 图 25-3 骨骼几何形状对骨骼强度的影响

经开放获取计划许可转载，引自 Osteoporosis in men：why change needs to happen. https：//www.iofbonehealth.org/ data-publications/reports/ osteoporosis-men-why-change-needs-happen..

A. 对于同一区域的骨密度，骨 c 的弯曲强度和轴向强度逐渐大于骨 b 和骨 a，因为骨 c 的质量分布在远离中心的地方。B. 管状骨中骨膜表面骨生成和皮质内表面骨吸收的性别和年龄差异

移而改善[40, 41]，在青春期延迟的青春期男孩中也有类似的发现，这些观察结果表明，骨骼对性激素的反应，存在一个关键时期，决定峰值骨量的其他因素包括遗传易感性、慢性疾病和对骨密度累积产生负面影响的药物[42]。

（二）年龄相关性骨质流失

在男性达到峰值骨量后，其一生约会有 30% 的骨松质和 20% 的骨皮质丢失，虽然骨松质丢失似乎始于年轻成年人，但皮质骨丢失要么不那么明显，要么开始于晚年[43]，在一些研究中，股骨颈骨密度在达到峰值骨量后不久开始下降[44, 45]，股骨颈骨丢失率随着年龄的增长而增加[45, 46]，一项研究报道称，30 岁后桡骨近端和远端的骨矿物质含量以每

年约 1% 的速度下降，而另一项研究发现，骨皮质密度在晚年仍保持稳定[43, 47]。

就脊柱骨密度而言，其变化模式因测量技术而异，当通过定量计算机断层扫描（QCT）进行测量时（QCT 仅评估椎体小梁骨密度），脊柱骨密度的下降速度比髋部或桡骨骨密度的下降速度更快[47, 48]，使用 DXA 扫描、中外侧腰椎视图评估BMD 时，其每年损失为 1.4%[49]。当采用双能 X 线吸收法（DXA）在后前方投影测量脊柱骨密度时，老年男性的骨密度通常会增加[46, 49, 50]，这可能是由于后方棘突的退行性改变所致，因此，在评估老年男性脊柱的骨密度时，应谨慎解读后前方DXA 的数值[49]。

（三）激素的作用

尽管性激素在达到峰值骨量方面发挥了关键作用，但它们是否在与年龄相关的骨质流失过程中发挥了重要作用尚不清楚。女性在年龄相关的性激素水平的下降率很突然，而男性则不那么剧烈，而且相当微弱。这些更细微的下降对男性骨骼的影响尚不完全清楚。然而，性腺水平极度缺乏与老年男性的低骨密度和骨质流失有关。许多流行病学研究报告了性激素与骨密度或骨折之间的关系[51-55]。然而，当研究不同人群并将单一激素测量与骨密度和骨折等复杂终点相关联时，这些关联性可能很弱。

1. 睾酮

一些研究报告了睾酮、游离睾酮和（或）生物可利用睾酮与骨密度、骨丢失率以及常见脆性骨折之间存在显著相关性[51-53]。在男性骨质疏松性骨折研究（MrOS）中[51]，一项对 2447 名 65 岁以上男性进行的横断面和纵向研究中发现，总睾酮水平<200ng/dl（6.9nmol/L）的男性髋部骨质疏松症或髋部快速骨质流失的患病率是>200ng/dl 的男性的 3 倍。

2. 雌激素

有趣的是，在男性中，骨密度与雌激素的相关性略强于与雄激素的相关性[54]。在 MrOS 研究中，髋部骨质疏松症的患病率（T 值<-2.5）随着总雌二醇或生物可利用雌二醇水平的下降而逐渐增加[51]。此外，低血清雌二醇水平与男性未来髋部骨折风险增加有关[41, 55]。在血清雌二醇和睾酮浓度较低的男性中，骨折风险似乎更大[54, 55]。

3. 雌激素与睾酮

一些研究已经评估了性激素在调节成年男性骨吸收和骨形成（通过尿液和血清标志物以及 BMD 测量）中的相对作用[56-58]。这些研究的结果表明，雌激素似乎在骨吸收和骨形成中起主导作用。在一项诱导性腺功能减退的生理学研究中，198 名健康男性（年龄 20—50 岁）接受 GnRH 激动药治疗（暂时抑制内源性类固醇的产生），然后随机接受安慰剂以及 1.25g、2.5g、5g 和 10g 睾酮

凝胶治疗 16 周[58]。第二组 202 名健康男性接受相同的药物加阿那曲唑（抑制睾酮向雌二醇的芳香化）。通过比较服用和未服用阿那曲唑的男性之间骨转换标志物、DXA 骨密度和 QCT 骨密度的变化，该研究表明性腺功能减退男性的骨吸收增加和骨密度降低主要是由于雌激素缺乏。在血清雌二醇水平降至 10pg/ml 以下和（或）血清睾酮水平降至 200ng/dl 以下之前，发生由于性腺功能减退导致骨丢失的风险似乎很小。

4. 完全雄激素不敏感

完全雄激素不敏感的受试者提供了一个有价值的模型来评估峰值骨密度的性别二型性是由基因决定的还是由激素决定的，在这些受试者基因型是男性，但是表型是女性中，其桡骨密度低于正常男性，但与正常女性相似。相反，在相同年龄的男性或女性中，腰椎密度都低于预期[59-61]。这些发现表明，雄激素的作用有助于皮质骨密度的正常性二型性，而 Y 染色体本身不足以保证正常男性的较高皮质密度。然而，不能排除性腺切除术后雌二醇替代不足的原因。在一项研究中，性腺切除术后不遵守雌激素替代疗法与腰椎骨密度降低相关[60]。

5. 其他激素

其他可能与年龄相关性骨质流失有关的激素变化包括较高的血清甲状旁腺激素（PTH）浓度和较低的血清 25- 羟基维生素 D 和胰岛素样生长因子 -1（IGF-1）浓度[62-64]。使用 GnRH 激动药抑制老年男性的性腺激素会增加骨骼对药物剂量外源性甲状旁腺激素的反应性，这一观察结果可能有助于解释性腺功能减退症男性的骨质流失[65]。

（四）继发性骨质疏松症

与原发性骨质疏松症相比，继发性骨质疏松症在男性和女性中都很常见。因此，易患继发性骨质疏松症的人群需要进行全面评估，包括病史、体检和实验室检查。在一些[66]但不是全部[67]研究中，导致继发性骨质疏松症的原因[68]在男性比女性更常见。在药物治疗相关的继发性骨质疏松症

中，糖皮质激素诱导的骨质疏松症和雄激素耗竭疗法（ADT）尤其令人担忧，因为它们增加了骨折风险和患病率。

1. 糖皮质激素诱导的骨质疏松症

它是继发性骨质疏松症最常见的医源性原因，尤其重要的是有报道称早在开始口服糖皮质激素治疗 3 个月后就会增加骨折风险，与女性相比，男性不太可能注意到糖皮质激素治疗增加的骨折风险[69, 70]。所以我们尤其要重视患者在开始口服糖皮质激素后很快就会面临的骨折风险。

2. 雄激素耗竭疗法（ADT）

据报道，因前列腺癌接受雄激素剥夺疗法（ADT）的男性患者易患药物相关性骨质疏松症。这些男性通常预后良好[71]，但骨折风险[72]升高（5 年内骨折风险高达 20%），这是由于他们的血清睾酮和雌二醇水平都很低[73]。骨丢失的严重程度和显著增加的骨折风险没有得到充分评估，这些人中只有少数男性接受了 ADT 诱导骨质疏松症的评估、治疗。

3. 其他原因

男性骨质疏松症还有许多其他继发原因，如表 25-1 所示。其他重要原因包括高钙尿症、甲状旁腺功能亢进症、炎性关节炎和炎性肠病、减肥手术，以及 ADT 以外的性腺功能减退症。

五、两性差异

骨质疏松症患者无论男性还是女性，骨松质和骨皮质都有变化，除了椎骨和桡骨外，骨松质和骨皮质都有变化，还会导致股骨近端骨折。值得注意的是，与衰老相关的骨骼变化存在两性差异。Khosla 等[74]利用前臂远端的高分辨率定量计算机断层扫描证明，随着年龄的增长，女性会失去小梁，小梁之间的间距也会增大。另外，随着年龄的增长，男性的小梁只会变薄。研究使用定量计算机断层扫描和有限元分析[75]的研究表明，女性比男性失去更多椎骨皮质骨。男性在峰值骨量时骨骼较大；与女性相比，随着年龄的增长，更多的骨膜骨沉积在长骨中[76]。这些差异可能解释了为什么男性比女性更晚骨折。

人们普遍认为性激素在原发性骨质疏松症中起重要作用。事实上，绝经期雌激素的突然丢失被认为是女性 I 型原发性骨质疏松症的主要原因。男性的雄激素不会随着年龄的增长而显著减少，但大多数报告显示，血清睾酮水平会随着年龄的增长而下降[77]。性激素结合球蛋白随着年龄增长而增加，进一步降低生物活性睾酮或游离睾酮。然而，在澳大利亚的一份报告[78]中，健康的老年男性直到 80 岁或 90 岁以后才出现血清睾酮

表 25-1　男性骨质疏松症：原发性原因和继发性原因

原发性骨质疏松症		继发性骨质疏松症	
I 型	II 型	疾病	药物
年龄：<70	年龄：>70	• 酒精中毒 • 慢性阻塞性肺病	• 糖皮质激素 • 雄激素剥夺疗法
特异性遗传综合征 隐匿性继发性骨质疏松症	与肌肉的关系 肌肉减少症	• 胃肠道疾病：吸收不良综合征、炎性肠病、乳糜泻、原发性胆汁性肝硬化、胃切除术 / 减肥手术 • 营养不良：血清维生素 D 水平低，钙低 • 肾：慢性肾脏疾病、高尿钙症	• 质子泵抑制药 • 选择性雌激素受体抑制药 • 多巴胺暴露 • 噻唑烷二酮 • 酶诱导抗血小板
椎骨	髋关节和椎骨	• 内分泌：性腺功能减退症、甲状旁腺功能亢进症、库欣综合征 • 炎症性关节炎：类风湿关节炎	• 慢性阿片类镇痛药 • 癌症化疗

表的行首标签：年龄、原因、骨折部位

水平的下降。作者推测，老年男性常见的慢性疾病导致血清睾酮水平降低，而不是衰老本身。有必要在更大的人群中进一步研究这一点。尽管如此，很难证明在许多男性中，随着年龄的增长而出现的睾酮水平的减少是与年龄相关的骨质流失的直接原因。

研究[51, 79]表明，在老年男性中，血清雌二醇水平与骨密度的关系更密切。在这种情况下，睾酮起到促激素的作用，因为男性体内循环雌二醇的主要来源是睾酮的芳香化。

雄激素可能在与衰老相关的肌肉减少症中发挥作用。在一项评估老年人肌细胞减少症的研究中[80, 81]，通过 DXA 测量四肢骨骼肌质量指数（relative appendicular skeletal muscle mass，ASMI），患有骨骼肌肌细胞减少症的老年男性与正常的男性相比，更容易患骨质疏松症。骨细胞上存在雄激素受体[80]，雄激素缺乏导致的肌肉质量损失可能会导致下半身力量下降和跌倒倾向增加，从而导致更多骨折。随着肌肉和骨骼之间相互作用的研究，对骨质疏松症病理生理学的新认识和潜在的新治疗方法可能即将问世。

六、老年男性骨质疏松性骨折

如前所述，男性在绝经后不会像女性那样经历快速骨质流失；相反随着年龄的增长，他们会经历缓慢的骨质流失[82]；这种骨质流失从 60 岁开始，平均每年 0.5%～1.0%，并伴随着骨折发病率的增加[83]。除了次要原因外，衰老是男性骨质流失的主要原因，有几个因素与衰老过程有关。其中包括以下内容。

（一）衰老过程中的激素变化

衰老过程中的激素变化是导致骨质流失的原因，特别是性激素水平的降低和皮质醇的相对增加会对骨骼重塑产生负面影响。人们普遍认为，随着年龄的增长，性激素浓度的降低与男性骨密度降低和骨折风险增加有关[54, 84, 85]，然而，男性睾酮的下降是渐进的，并不常见于所有老年人群。

与睾酮相比，生物可利用性雌二醇的减少似乎是老年人骨质流失的原因。

众所周知内源性和外源性糖皮质激素过量对骨骼有害。糖皮质激素主要通过降低成骨细胞功能来影响骨骼[86]。糖皮质激素的作用取决于 11β-羟基类固醇脱氢酶同工酶的表达，这些同工酶相互转换活性皮质醇和非活性皮质醇，由于这种酶，骨组织能够将皮质醇转化为活性皮质醇，其表达随着年龄的增长而增加[87]。因此，老年人对内源性和外源性糖皮质激素更敏感；这会导致相对高皮质醇血症，并可能导致骨骼损伤。

（二）年龄相关性成骨细胞功能障碍

在老年人中，成骨细胞功能降低，导致骨形成减少；这一机制涉及的过程已经被研究，但结果存在争议；我们分析了成骨细胞招募、分化和功能的年龄相关变化成骨细胞由间充质干细胞（MSC）分化而来。祖代 MSC 能够在体外分化为成骨细胞、脂肪细胞或软骨细胞[88]，并自我更新[89]。

MSC 分化为成骨细胞的能力也已被研究，在小鼠身上进行的一项研究表明，年龄会削弱这种能力[90, 91]。因此，这可能是解释随着年龄增长骨形成减少的机制之一。此外，成骨细胞可能通过获得一种典型的衰老分泌表型来改变其环境，包括炎性细胞因子、生长因子和蛋白酶[92, 93]，从而促进破骨细胞活性增加和骨丢失。

（三）维生素 D 缺乏

众所周知，维生素 D 在调节钙代谢中起着重要作用，维生素 D 的缺乏会导致骨脱矿和骨折风险增加[94]，$1, 25(OH)D_3$ 结合其核受体（VDR）并有助于钙和磷稳态；在小肠细胞中，VDR 的激活增加了钙的吸收，并维持了适当的钙水平，从而改善了骨矿化[95]。

如果钙摄入量减少，甲状旁腺激素就会升高，刺激破骨细胞的活动，从而增加骨吸收，并在血液中释放钙和磷[95, 96]。据报道，维生素 D 缺乏症在成年男女人群中普遍存在，并且由于生活方式的改变以及皮肤合成的减少，维生素 D 缺乏症的发病率随着年龄的增长而增加[97]。基于上述原因，在老年男性骨质疏松症的诊断过程中，必须考虑维生素 D 缺乏症，并且必须保证正确的维生素 D 补充，以确保治疗的最大效益[98]。

七、风险因素：识别骨折高危男性

风险因素是指增加患某种疾病或疾病概率。男性髋部骨折的发病率在 70 岁以后显著增加。除年龄外，男性骨质疏松症的危险因素还包括体重过低（即体重指数低于 20～25kg/m² ）、体重下降超过 10%、缺乏运动、长期使用皮质类固醇、雄激素剥夺疗法（如前列腺癌）、既往的脆性骨折、脊髓损伤、过量饮酒、吸烟以及过去一年内跌到史[99]。一项关于男性骨质疏松症风险因素的系统回顾还发现，性腺功能减退、脑血管意外史和糖尿病病史与骨折风险增加有关，但是尚没有证据证明以上 3 种情况是进行进一步骨质疏松筛查的临床依据[100]，以往的脆性骨折是一个重要的危险因素之一，在一次骨质疏松性骨折后，男性和女性发生再骨折的风险都明显增加[101]，因此，既往骨折史是筛查男性骨质疏松症患者的重要线索[102-106]。

女性骨质疏松相关的风险因素对于没有特定原因引起骨质疏松症的老年男性而言同样重要，如 FRAX[104] 或 Garvan[107] 预测骨折风险评估工具中涉及的风险因素：年龄、体重或体重指数、当前吸烟、过量饮酒（≥每日 3 个单位）、口服糖皮质激素、类风湿关节炎、既往骨折史、父母骨折史和近期跌倒史。许多专家还会添加低血清 25-羟基维生素 D 水平、全身虚弱、糖尿病、运动障碍（如帕金森病、多发性硬化症、脑血管病、脊髓损伤）和许多药物[108]。除了糖皮质激素和雄激素剥夺疗法外，以下药物可能与骨折风险增加有关：质子泵抑制药、抗抑郁药、多巴胺拮抗药、噻唑烷二酮类、免疫抑制药（如环孢素）、酶诱导抗癫痫药物（如苯妥英钠）、阿片类镇痛药和一些癌症化疗（如环磷酰胺）。因此，对有骨质疏松风险的男性的评估必须要有详细的病史，包括药物使用情况[79]。

八、男性骨质疏松诊断依据

（一）病史和临床检查

男性骨质疏松症往往诊断不明确，因此，仔细的病史对于识别高危患者至关重要。首先要询问也是最重要的风险是之前所有骨折的完整病史。骨折的存在，即使是创伤性骨折，也会增加日后患骨质疏松症的概率。导致严重疼痛、残疾和功能损害的骨折可能是大多数骨质疏松症男性的最初表现。患者可能出现的另一种骨折症状是身高下降。男性最常见的骨折部位是髋部、脊椎、前臂和肱骨[2]。身高下降（>6cm）的病史可能提示无症状的椎体骨质疏松性骨折。体检应包括步态和平衡的评估。男性继发性骨质疏松症的患病率高达 50%。

下文详细介绍了针对骨质疏松症继发原因的重点骨质疏松症病史和身体评估。

1. 内分泌原因

(1) 库欣综合征：易瘀伤、体重增加、月经不规律、多毛、性欲减退、声音嘶哑、新发糖尿病和高血压、满月脸、腹部肥胖、皮下紫纹、女性乳房发育症、锁骨上脂肪垫升高、水牛背和四肢相对瘦小。

(2) 性腺功能减退：性欲减退、女性乳房发育减退、肌肉萎缩、剃须次数减少、疲劳、月经不规律、潮热。

(3) 甲状旁腺功能亢进症：高钙血症、多尿、多饮、肾结石。

(4) 甲状腺功能亢进症：食欲增加、体重减轻、震颤、心悸、失眠、闭经、甲状腺肿和热耐受。

2. 系统性原因

(1) 吸收不良：体重减轻、腹泻、腹痛、维生素缺乏症状。

(2) 慢性肝病：食欲不振、黄疸、瘙痒、腹水、手足热、蜘蛛痣。

(3) 多发性骨髓瘤：食欲减退、体重减轻、溶骨性病变、高钙血症。

（4）神经性厌食症：体重减轻、身体形象扭曲、闭经和低体重指数。

3. 遗传原因

（1）成骨不全：复发性骨折史、蓝色巩膜、成骨不全家族史、黄牙、三角脸和额叶隆起。

（2）低磷酸酶血症：有频繁骨折、牙齿脱落、双腿弯曲的病史。

4. 慢性病

（1）炎性关节炎。

（2）糖尿病。

（3）慢性阻塞性肺病（COPD）。

（4）癌症。

（5）器官移植。

5. 药物

糖皮质激素、环孢素 A、他克莫司、肝素、芳香化酶抑制药、抗惊厥药和长期肝素[109]。

（二）实验室检查

根据病史和体格检查，进行针对性的实验室检查。

1. 肾功能不全：肌酐、eGFR。

2. 甲状旁腺功能亢进：血钙。

3. 维生素 D 缺乏症：25(OH)D。

4. 24h 尿钙 - 特发性高钙尿症可能适用于 60 岁之前发生特发性骨质疏松症的男性，或者如果初始诊断方法无法确定骨量低的原因。高达 40% 的男性骨质疏松症病例为原发性或特发性[110]。

5. 库欣综合征：1mg 地塞米松抑制试验。

6. 多发性骨髓瘤：血清和尿液电泳。

7. 甲状腺功能亢进症：甲状腺功能测试。

8. 性腺功能减退症：睾酮水平。

9. 泌乳素瘤：血清泌乳素。

10. 乳糜泻：转谷氨酰胺酶血清自身抗体[111]。

九、病例的发现

（一）筛选

许多组织现在为男性骨质疏松症筛查提供指南，这些指南建议哪些男性需要 DXA 检查明确是否骨质疏松，以便进一步治疗。尽管筛查指南略有不同，但大多数都依赖于年龄和其他临床风险因素来识别男性骨折风险。在美国，美国国家骨质疏松症基金会（NOF）[112]、内分泌学会[40]和国际临床密度计学会[68]指南一致推荐 DXA 扫描，用于年龄在 70 岁及以上的男性和具有先前骨折或其他危险因素的较年轻男性。NOF 建议对 70 岁以下曾接触糖皮质激素或有过骨折的男性进行筛查[112]。内分泌学会建议对 70 岁以下的男性进行筛查，如果他们有风险因素，比如成年时骨折、低体重和吸烟[113]；国际临床密度测量学会的指南包括与骨丢失或低骨密度相关的既往骨折、疾病或药物[114]。加拿大建议对 65 岁及以上的男性，以及有风险因素的年轻男性进行骨密度筛查，包括既往骨折、使用糖皮质激素或其他高危药物、大量饮酒、目前吸烟以及与快速骨质流失、骨折或骨质疏松症相关的疾病[115]。英国国家骨质疏松症指南工作组（NOGG）2013 年指南建议使用英国骨折风险评估工具（FRAX）评估 50 岁及以上男性的 10 年主要骨质疏松性骨折概率。FRAX 是一种绝对风险评估工具，它能结合骨密度测试并且根据年龄和骨折概率，使用预先确定的评估阈值进行评估[115]。

（二）诊断

骨质疏松症的临床诊断依据来自世界卫生组织（WHO）[117]制订的广泛接受的骨 BMD T 评分标准（表 25-2）。世卫组织协作中心和国际骨质疏松基金会（IOF）建议使用股骨颈 DXA 测量骨密度，作为诊断男性骨质疏松症的参考标准[118, 119]。英国国家骨质疏松症指南工作组（NOGG）[116]认可世卫组织和国际骨质疏松协会的建议。当男性甲状旁腺功能亢进或接受前列腺癌的雄激素剥夺治疗时，脊椎或髋关节扫描不能被解释时，美国国家骨质疏松症基金会（NOF）[112]和内分泌学会[113]建议使用髋关节和脊柱的中央 DXA 诊断骨质疏松症，内分泌学会推荐使用前臂（1/3 桡骨），加拿大骨质疏松症学会[115]的诊断基于腰椎、全髋关节或股骨颈测得的最低骨密度 T 值，与内分泌学会一样，如果无法使用腰椎或髋关节扫描，也建议使用前臂测量。

表 25-2　T 评分和 WHO 骨质疏松症诊断标准[117]	
定　义	T　值
骨量正常	≥-1.0
骨量低下	-1.0～-2.5
骨质疏松	≤-2.5
严重骨质疏松	≤-2.5，伴有一个或多个脆性骨折

关于男性使用的标准数据库一直存在争议。美国和世界大多数其他地方的 DXA 机器使用男性标准数据库来计算男性的 T 评分。T 评分是正常年轻人平均骨密度的标准偏差数[120, 121]。男性的骨骼比女性大，这使得在 DXA 上的骨密度看起来更大，男性的 DXA 的标准偏差与女性不同。男性骨质疏松症治疗的研究都基于根据男性规范数据库诊断为骨质疏松症的男性[122, 123]。在一些研究中，男性骨折的绝对骨密度高于女性[124]，但其他研究表明，男性和女性骨折的绝对骨密度相同[125]，FRAX 使用男性和女性的绝对股骨颈骨密度计算预测 10 年骨折风险，这意味着男女使用相同的标准。国际骨密度测量学会[114] 和国际骨质疏松基金会[118] 支持使用白种人女性数据库来诊断不同种群的男性及女性骨质疏松症。

国际骨密度测定学会建议，如果由于人为因素无法获得或无法解释脊柱或髋关节的骨密度，则应使用 DXA 测量前臂骨密度（通常为桡骨远端 1/3）。同样，ADT 患者应进行前臂远端 DXA 扫描。在多个研究机构[126-128] 的研究中，约 15% 的 ADT 患者只有前臂骨质疏松（通常是桡骨远端 1/3），脊柱和髋部骨质减少或骨密度正常。然而，一项研究[129] 表明，基于男性标准数据库，测量数据可能会过度解读为前臂骨质疏松症。男性和女性数据库之间的差异在这里尤为明显，导致桡骨或前臂的 T 评分明显低于脊柱或髋部。因此，使用更

大的女性规范性数据库重新分析 ADT 男性人群中的前臂骨密度非常重要[79]。

十、绝对风险评估

单是低 BMD 对男性骨折的预测效果不佳，一项研究发现，只有 21% 的老年男性出现非椎骨骨折，39% 的男性出现髋部骨折，T 评分低于 -2.5[11]，这表明需要使用独立于骨密度或在 BMD 之外预测骨折风险的工具。使用包括临床相关风险因素在内的风险评估工具预测骨折风险正日益被纳入骨质疏松症筛查和治疗指南。

世界卫生组织 FRAX（http://www.shef.ac.uk/FRAX/index.aspx）已被纳入全球许多国家和国际的筛查治疗指南，FRAX 是一种计算机算法，使用临床风险因素计算髋部骨折和主要骨质疏松性骨折的 10 年概率，并可选择纳入骨密度，FRAX 中包含的风险因素包括年龄、性别、体重、身高、既往骨折、父母髋部骨折史、吸烟史、继发性骨质疏松症、糖皮质激素暴露、类风湿关节炎、每天 3 个及以上单位的酒精（每 10ml 饮酒为 1 个单位），以及使用 DXA 测量的股骨颈骨密度，FRAX 模型目前适用于 53 个国家，并经过校准，以反映特定国家的骨折流行病学和死亡率[130]。

其他绝对风险评估算法包括加拿大放射科医生和骨质疏松症协会（CAROC）工具、Garvan 列线图和 Qfracture[131-133]。这些工具在临床危险因素数量上有所不同，但都包含年龄和性别。加拿大骨质疏松症指南推荐用于风险评估的 CAROC[131] 使用年龄、性别和股骨颈 T 评分来确定初始 10 年的绝对严重骨折风险（低、中或高），并在 40 岁后长期使用糖皮质激素或出现脆性骨折时增加风险。无论骨密度如何，具有这两种风险调整的患者都被归类为高风险患者，Garvan 列线图[132] 是在澳大利亚被研究出来的，用于根据年龄、性别、既往骨折史和股骨颈骨密度或体重（如果骨密度不可用）预测髋部或主要骨质疏松性骨折，QFracture[133] 是为了在英国使用而开发的，它使用了 31 个风险因素来计算骨质疏松性骨折或髋部骨

折的 10 年概率，但不包括骨密度。

这些工具的性能尚未在男性人群中得到广泛研究，一项在临床环境中评估 Garvan 列线图和 FRAX 对澳大利亚男性样本的预测性能的研究发现，FRAX 对骨折风险的鉴别能力较差，但研究的男性人数较少[134]。加拿大 FRAX 的一项有效性研究得出结论，该模型经过了良好的校准，可以更好地提示男性髋部骨折风险[135]。在男性骨质疏松性骨折（MrOS）队列中 FRAX 校准和鉴别的观察性研究中，该工具显示出对无骨密度的髋部骨折风险的相当准确的预测，但没有预测严重骨质疏松性骨折的风险[136]。对于包含或不包含骨密度的严重骨质疏松性骨折，该工具的识别能力较差，但对于包含骨密度的髋部骨折，该工具的识别能力有所提升。这些有限的结果表明，需要对男性骨折风险评估工具的开发和验证进行进一步的研究。LaFleur 等[137] 在男性队列中开发了一个模型，利用在常规医疗手术中收集的数据来估计区域性男性退伍军人队列中的绝对骨折风险。该算法利用年龄、体重指数、吸烟、饮酒、跌倒风险、就诊次数以及几种共病和药物暴露预测髋部或任何严重骨折的绝对风险，更好地对髋部骨折及其他主要部位骨折做出良好的风险判断[138]。

十一、骨密度与 FRAX 在男性的比较

使用女性数据库数据对男性进行 DXA 扫描及骨质疏松症诊断，可能会引起一部分男性患者漏诊。这与骨质疏松症的流行病学不一致[139]，但如果同时使用 DXA 和 FRAX，很大一部分老年男性纳入骨质疏松治疗人群[139, 140]，已经有报告阐述将白种人女性数据库应用于所有人群的理由[114]。令人鼓舞的是 DXA 和 FRAX 的联合使用将识别许多有骨折风险的男性，但是尚没有研究表明 DXA 没有骨质疏松但 FRAX 有较高骨折风险的男性是否会对治疗有效果，对一些有骨质疏松症风险因素但未经 DXA 诊断为骨质疏松症的老年女性进行的早期研究表明，利塞膦酸治疗

后，骨折并未减少，而那些经 DXA 诊断为骨质疏松症的老年女性确实有治疗效果[141]。所以即使是女性，FRAX 风险与治疗反应之间的关系也相对有限[142]。

尽管如此，国际骨密度测量协会和国际骨质疏松症基金会现在提倡一个规范的数据库，但很明显，一个国家特定的数据库对某一国家的局部骨折数据进行校准将有助于识别有骨折危险的人[143]，对于男性而言，使用白种人女性规范性数据库将导致很少有男性 T 评分<-2.5，因此还应计算 FRAX 评分。根据在美国使用的标准：10 年髋部骨折风险＞3%，或 10 年任何严重骨质疏松性骨折风险＞20%，则许多老年男性将符合骨质疏松治疗指征[104]。在英国不首先进行 BMD 测量，而是将病史和体检中的风险因素与 FRAX 计算结合起来计算骨折风险，中等风险以上男性接受 DXA，并重新计算 FRAX。风险较低的男性无须治疗，而风险较高的男性会开始接受治疗，并运用 DXA 跟踪治疗效果。美国退伍军人事务部在初始临床评估中就使用了 DXA，并沿用了类似的病例发现方法[144]。

十二、管理

（一）骨质疏松治疗的差距

为满足世界监管机构的药物注册要求而进行的大多数Ⅲ期临床试验都是在绝经后女性身上进行的，其结果是，骨质疏松症药物通常是在女性首次获得许可多年后才被许可用于治疗男性。事实上，在过去 10 年中，治疗男性骨质疏松症的证据基础大幅增长，因此，获得治疗男性骨质疏松症的药物需要跟上这一进展。此外，和女性一样，坚持治疗对男性来说是一个挑战，因为骨质疏松症是一种无声的疾病，在骨折之前没有症状。药物通常不会让患者产生不同的感觉，这可能是治疗依从性差的原因之一，因此，患有骨质疏松症的男性需要对这种慢性疾病进行长期治疗。

（二）治疗对象

骨折风险最高的男性最有可能从骨质疏松症药物治疗中获益。因此，男性骨质疏松症的治疗指南依赖于骨密度筛查结果和临床风险因素的存在，以选择骨折高危人群进行药物治疗。虽然已经发表了几项男性骨质疏松症的治疗指南，但骨质疏松症的治疗应通过患者和临床医生之间的共同决策保持个体化。被诊断患有骨质疏松症的男性可根据其性腺状态分为正常性腺和性腺功能低下。

1. 性腺功能正常男性

对于未被诊断为性腺功能减退的男性（或由于禁忌证不接受睾酮替代疗法的性腺功能减退男性），非激素药物治疗建议主要用于：①患有骨质疏松症的男性（有脆性骨折史，或 T 评分＜–2.5 男性≥50 岁）；②男人≥50 岁，T 值为 –1.0～–2.5 骨折高危人群（例如，使用骨折风险评估工具（FRAX）髋部骨折评分＞3% 和（或）严重骨质疏松性骨折评分＞20%）；对于中等风险人群（10%～20% 的主要骨质疏松性骨折风险或 1%～3% 的髋部骨折风险），治疗决定应基于风险评估系统中未考虑的其他风险因素和个人偏好。需要注意的是，在英国，国家骨质疏松症指南小组建议男性（和女性）采用年龄依赖性干预阈值，50—80 岁的干预阈值为 7.5%～30%[116]。对于英国的临床医生，干预阈值可直接从 FRAX 网站访问。

在一项对 5880 名老年男性（平均年龄 73.6 岁）的队列研究中，根据评估骨质疏松和骨折风险的不同标准，男性接受骨质疏松治疗的比例在 2.2% 到 25%～3% 存在显著差异[145]。使用世界卫生组织（WHO；股骨颈 T 值≤–2.5 来自女性参考数据库）发现接受骨质疏松治疗的男性最少，而 NOF 为骨密度 T 值在 –1～–2.5 的男性设置 FRAX 干预阈值，发现接受治疗的男性最多（25%～3%）。在 10 年的随访期间，有 177 名（3%）男性髋部骨折。在根据 WHO 骨密度标准确定为骨质疏松症的男性中，观察到的 10 年骨折概率最高（20.6%），而使用 NOF 设定的 FRAX 阈值评估的骨折概率为 9.5%。

NOF[112] 提出的 FRAX 干预阈值增加了老年男性作为治疗候选者的比例，而将治疗仅限于符合 WHO 骨密度标准的男性会减少接受治疗的男性总数，但可能会排除一些可能从治疗中受益的男性。如本章前面所述，使用男性参考数据库（而不是世卫组织建议的女性参考数据库）来计算 T 值，可以识别更多男性进行治疗。即使有 FRAX-NOF 阈值，一些继发性骨质疏松症的高危患者，如接受大剂量糖皮质激素、促性腺激素释放激素（GnRH）激动药的男性，或接受器官移植的患者，即使不符合上述标准，也应经常接受治疗。

2. 性腺功能减退的男性

根据目前的性腺功能减退症治疗指南，患有性腺功能减退症的男性应接受睾酮替代治疗，并结合经典的骨质疏松药物治疗[6, 146]，尽管睾酮已被证明可以防止性腺功能减退男性的骨质流失和改善骨量[2, 4, 5]，但长期治疗的证据仍然很少，也没有关于其抗骨折功效的数据。因此，对于睾酮治疗的性腺功能减退男性，骨折风险高，建议在睾酮治疗的基础上增加非激素药物治疗。由于在缺乏明确数据对性腺功能减退男性骨折风险进行客观分类的情况下，应考虑某些风险因素；这些措施包括如下。

(1) 近期有脆性骨折史，尤其是骨密度 T 评分低于 –2.5 在任何骨骼部位。

(2) 骨密度 T 值低于 –3.5；T 值低于 –3.0 合并其他骨折风险因素。

(3) 在接受足够的睾酮替代治疗两年后骨密度 T 值＜–2.5 或发生脆性骨折（这是基于男性临床试验数据的结果，该数据显示睾酮至少在两年内持续改善骨密度[147]）。

(4) 大剂量糖皮质激素。

(5) 频繁跌倒。

对于由于禁忌证不服用睾酮的性腺功能减退男性，方法与正常性腺男性相同。

十三、治疗计划

通过完整的诊断检查辨别骨质疏松症是原发性还是继发性，确定脆性骨折的根本原因和潜在可改变的危险因素，并使用经过验证的工具（FRAX 等）评估骨折的绝对风险后，需要对患有骨质疏松症的男性患者进行进一步治疗。治疗应包括实施一般的非药物措施和特定药物的处方。

十四、一般非药物治疗

男性骨折预防和治疗骨质疏松症的一般措施与女性建议的类似，非药理学方法包括饮食体育锻炼、避免有害的生活方式因素（如吸烟、过量饮酒），以及改变可人为降低的骨折风险。这些方法已经被纳入多个骨质疏松症临床指南，例如，NOF[112]、内分泌学会[113]和加拿大骨质疏松症协会[115]都建议摄入足够的钙和维生素 D，并鼓励定期负重和加强肌肉的体育活动，NOF[112]和内分泌学会[113]也提倡戒烟和避免过量饮酒。加拿大骨质疏松症协会和 NOF 推荐了防跌倒策略，NOF 和加拿大骨质疏松症协会指南[115]是适用于所有 50 岁及以上男性的通用建议，而内分泌学会指南适用于患有骨质疏松症或有骨质疏松症风险的男性。NOGG[116]没有提出任何基于人群的建议，但建议一般骨质疏松症管理应包括纠正钙和维生素 D 缺乏、评估跌倒风险和保持活动能力。

针对男性抗骨折干预措施效果的证据不尽相同，虽然目前吸烟和每周饮用 10 杯或 10 杯以上酒精饮料与骨折风险中度增加相关，但对戒烟和减少酒精的影响研究较少[100]。一项针对男性的观察性研究表明，既往吸烟者的骨折风险低于当前吸烟者（尽管仍比从不吸烟者的风险更高），而且这种影响是持久的[148]，Framingham 的研究表明，将饮酒量从重度降低到轻度后，髋部骨折风险并没有显著变化[149]。支持补充钙和维生素 D 以及进行体育锻炼的证据也各不相同。一项系统综述发现，钙摄入量对男性骨折结果的影响不一致，但钙摄入量的定义和评估方式存在明显的异质

性[100]，关于维生素 D，由于其对骨骼健康和跌倒预防的影响，应始终考虑补充维生素 D 以保持血液中的足够水平[150]。一项系统综述和 Meta 分析发现，每天补充 800U 口服维生素 D 与髋部和非椎体性骨折的减少有关[151]。这项研究没有发现男性和女性在效果上有任何差异，但关于男性的数据有限。另一项针对骨质减少或骨质疏松症患者跌倒相关骨折的运动干预的系统性综述得出结论，这些干预可能会减少跌倒和跌倒相关骨折；然而，这些研究中的大多数并没有直接评估跌倒或骨折的结果，且大多数是在绝经后女性中进行的[152]。一般来说，患有骨质疏松症和高骨折风险的患者应接受适当的负重，但需避免过度负重以导致脊椎骨折。

对于继发性骨质疏松症患者，可能与骨脆性增加和骨质疏松症骨折风险因素有关（如原发性甲状旁腺功能亢进症、性腺功能减退症），如果条件允许，应积极治疗原发病。

十五、药物治疗

药物治疗的目标是降低骨折的风险，双膦酸盐、特立帕肽、地舒单抗在针对患有原发性（特发性和年龄相关）或性腺功能减退相关骨质疏松症的男性进行的一系列随机对照试验中，与安慰剂或活性药物进行了对比试验。最近，罗莫单抗治疗男性骨质疏松症的有效性和安全性也在一项Ⅲ期临床试验中进行了研究。

总的来说，在评估男性骨质疏松症药物治疗有效性的研究中，患者数量相对较少。其中只有唑来膦酸被设计用于评估抗骨折疗效[153]，而且均无评估治疗的长期效果（如缺乏延伸试验）。例如，两项包括男性和女性的随机对照试验[154, 155]；一项是在混合人群中进行的研究，其中也包括患有继发性骨质疏松症的男性[156]；两项"面对面"随机对照试验比较了两种有效药物：唑来膦酸与阿仑膦酸盐，雷奈酸锶与阿仑膦酸盐[157, 158]（必须指出的是，锶由于其不良反应而不再可用）；一项试验测试了两种有效药物（阿仑膦酸盐和特立帕肽）

及其组合[159]；一项研究评估了两种不同剂量的特立帕肽[160]。

十六、治疗药物的选择

治疗药物可根据骨折史、骨质疏松症严重程度（T 评分）、髋部骨折风险、骨密度模式等因素进行个体化选择。例如，骨密度是否在骨皮质（如 1/3 桡骨）或骨小梁（如脊柱）占主导地位的部位更差，共病情况（如消化性溃疡病、胃食管反流、吸收不良综合征、恶性肿瘤等），成本和其他因素。对于近期髋部骨折的男性，建议使用唑来膦酸进行治疗，而当使用特立帕肽时，不建议同时使用抗骨吸收治疗。

（一）双膦酸盐

主要的三种双膦酸盐疗法，即阿仑膦酸盐、利塞膦酸盐和唑来膦酸盐，对骨密度和椎体骨折风险有积极影响。对于睾酮水平正常或较低的男性，双膦酸盐在提高骨密度方面同样有效，使用雄激素的决定应独立于使用双膦酸盐的决定，对于大多数需要药物治疗的男性来说，口服双膦酸盐因为它们的疗效、价格便宜和长期安全性数据的支持因而被建议作为初始治疗。在对患有骨质疏松症的男性进行的一项 Meta 分析中，双膦酸盐类药物降低了椎骨骨折（6 项试验，RR=0.37，95%CI 0.25～0.54）和非椎骨骨折（4 项试验，RR=0.60，95%CI 0.40～0.90）[161]。

（二）阿仑膦酸盐

在对患有原发性或性腺功能减退相关骨质疏松症的男性进行的两项随机对照试验中，口服阿仑膦酸钠与安慰剂或阿法骨化醇进行了对比试验[122, 162]。在这两项研究中，与安慰剂或阿法骨化醇相比，阿仑膦酸钠在治疗 2 或 3 年后在腰椎、股骨颈和全髋关节的骨密度显著增加。阿仑膦酸钠的骨密度反应与年龄、吸烟状况、基线游离睾酮和雌二醇浓度无关[122]。

Orwoll 等[122]将 241 名男性随机分为两组，每日口服 10mg 阿仑膦酸盐或安慰剂，为期 2 年。

虽然本试验并未证实骨折结果，但阿仑膦酸钠治疗可显著降低新的形态计量学椎体骨折的风险（OR=0.10，95%CI 0.00～0.88）。阿仑膦酸钠还将新发非椎骨骨折的风险降低了 22.6%，但这种降低在统计学上并不显著。

Ringe 等[162]对 134 名男性进行了为期 3 年的开放式随机对照试验，评估了每日口服阿仑膦酸钠 10mg 与 1μg 阿法骨化醇的疗效。与安慰剂治疗组相比，阿仑膦酸钠治疗组新发椎体骨折的发生率显著降低（OR=0.36，95%CI 0.14～0.94），而新发非椎体骨折的发生率无显著降低。

在对男性阿仑膦酸钠随机对照试验的系统回顾中，Sawka 等[163]汇集了这些试验的结果，纳入了女性抗骨折疗效的先前信息。他们估计接受阿仑膦酸钠治疗的男性椎体骨折的 OR 为 0.44，95%CI 0.23～0.83，非椎骨骨折的 OR 为 0.60，95%CI 0.29～1.44。

（三）利塞膦酸盐

在一项为期 2 年的开放性随机对照试验中，Ringe 等[156]随机选择了 316 名原发性（59%）或继发性骨质疏松症患者，每日口服利塞膦酸盐 5mg、钙 1000mg、维生素 D_3 800U，或每日单独口服钙和维生素 D_3 或阿法骨化醇（在脊椎骨折患者中，阿法钙化醇每日 1μg）。利塞膦酸钠治疗 2 年后显著降低了新椎体骨折（61%）和非椎体骨折（45%）的风险，并显著增加了腰椎、股骨颈和全髋关节的骨密度，但作者没有报告原发性对比继发性骨质疏松症男性骨折发生率的单独分析。

一项为期 2 年、双盲、安慰剂对照的研究评估了 664 名患者，包括 284 名原发性骨质疏松男性患者[164]。与安慰剂相比，利塞膦酸钠能显著提高腰椎和髋部的骨密度，在研究期间很少发生骨折，两组之间的骨折发生率没有显著差异。

（四）唑来膦酸盐

三项随机对照试验发现每年一次静脉注射唑来膦酸 5mg 的效果优于安慰剂或阿仑膦酸盐[153, 154, 157, 165, 166]。在一项大型随机对照试验中，Lyles 等[154] 研究了唑来膦酸对髋部骨折男性（n=508）和女性（n=1619）的疗效[154, 165]。大约 22% 的男性患有继发性骨质疏松症。与安慰剂相比，唑来膦酸在总体人群中降低了 35%（HR=0.65，95%CI 0.50～0.84）的新发临床骨折风险，有效降低了椎体骨折（HR=0.54，95%CI 0.32～0.92）和非椎体骨折（HR=0.73，95%CI 0.55～0.98）的风险。为了评估唑来膦酸对 508 名男性的作用，从而进行了进一步分析，结果表明，男性骨密度的增加幅度与同一研究中观察到的女性骨密度的增加幅度相似[165]。在男性中很少观察到临床骨折，唑来膦酸和安慰剂之间没有统计学上的显著差异。

另一项以骨折为终点的随机对照试验[153] 研究了唑来膦酸与安慰剂对 1199 例男性原发性或性腺功能减退相关骨质疏松症患者的疗效。与安慰剂组相比，唑来膦酸组在 24 个月内出现一处或多处新的病理性椎体骨折的男性比例显著降低，相对风险降低 67%。在中重度和更差的形态计量学椎体骨折中观察到类似的结果，而在新的临床骨折发生率方面，两组之间没有观察到显著差异。与安慰剂相比，唑来膦酸还显著增加了 24 个月内腰椎、全髋关节和股骨颈的骨密度。总睾酮水平不影响唑来膦酸的抗骨折疗效或其对骨密度的有益影响。

一项对原发性骨质疏松症或性腺功能减退相关骨质疏松症患者进行为期 2 年的头对头随机对照试验，比较了每年一次的唑来膦酸与每周一次的阿仑膦酸的效果，得到了与以上发现一致的结果。结果表明，唑来膦酸在改善腰椎、股骨颈和全髋关节的骨密度方面并不劣于阿仑膦酸[157]。

（五）其他双膦酸盐

在一项对患有原发性骨质疏松症的男性（n=23）和女性（n=78）进行的为期 3 年的随机对照试验中，每日口服 150mg 帕米膦酸盐对比安慰剂治疗，帕米膦酸盐使椎体骨折的发生率降低了 67%，男性和女性的反应相似[155]。与安慰剂组相比，帕米膦酸钠治疗组患者的腰椎骨密度显著增加。男性和女性对帕米膦酸钠的骨密度反应相似（绝对增加：女性为 0.047g/cm^2，男性为 0.040g/cm^2）。女性的平均百分比变化（10.13%±1.67%）比男性（5.98%±1.49%）更大，主要考虑与女性的基线骨密度较低有关。

Orwoll 等[167] 对患有原发性或性腺功能减退相关骨质疏松症的男性进行了为期 1 年的小规模随机对照试验，研究了每月口服 150mg 伊班膦酸盐对比安慰剂的安全性和有效性。1 年后，与安慰剂治疗的患者相比，接受伊班膦酸钠治疗的患者的腰椎、全髋关节和股骨颈骨密度显著增加。伊班膦酸盐对腰椎骨密度的反应与年龄、基线体重指数、基线全髋骨密度和种族无关。

（六）口服双膦酸盐的禁忌证或耐受性

静脉注射（IV）双膦酸盐、唑来膦酸（ZA）和伊班膦酸盐，为不能耐受口服双膦酸盐或认为给药方案更方便的个体提供了一种替代方案，唑来膦酸盐是唯一一种证明对男性骨折预防有效的静脉注射双膦酸盐[153, 168]，因此被认为是首选的静脉注射药物。

患有食道疾病（贲门失弛缓症、涉及食道的硬皮病、食道狭窄、静脉曲张）、胃肠道对口服双膦酸盐不耐受，或无法遵循口服双膦酸盐的剂量要求［包括无法直立坐 30～60min 和（或）吞咽药片］的男性不应使用口服双膦酸盐治疗。在胃肠道存在外科吻合的某些类型的减肥手术（如 Roux-en-Y 胃分流术）后，也应避免口服双膦酸盐[169]。

在接受静脉注射双膦酸盐之前，应通过测量血清钙、肌酐清除率和 25- 羟基维生素 D 水平来评估患者的低钙血症、维生素 D 缺乏和肾损害。目前尚不清楚在静脉注射双膦酸盐之前，25- 羟基维生素 D 的适宜水平，不过许多专家建议至少为 20～25ng/ml（50～62nmol/L）[170]。

如果对口服或静脉注射双膦酸盐不耐受或有禁忌，或对剂量要求有困难，其他选择包括特立帕肽（PTH 1-34）或地舒单抗。

（七）特立帕肽

与甲状旁腺功能亢进导致骨质流失的慢性甲状旁腺激素过量不同，特立帕肽是每天一次皮下注射给药。这种间歇性给药会激活成骨细胞，导致女性骨形成增加，骨折减少。骨折替代指标（DXA 和骨转换标志物）在男性和女性中的改变相似[160, 171]。在两项精心设计的随机对照试验中，对特立帕肽治疗男性原发性骨质疏松症的疗效进行了评估，分别为单药治疗或联合治疗[172-174]。Orwoll 等[160] 将 437 名原发性骨质疏松症患者随机分为每天注射特立帕肽 20μg、特立帕肽 40μg 或安慰剂。该试验最初设计为持续 2 年，但在中位持续时间为 11 个月后停止。一项随访安全性研究提供了在停药后 30 个月内对患者进行随访的机会，并在 18 个月时获得放射照片[173]。在"核心"研究中，使用特立帕肽治疗的早期，骨形成指数增加，随后破骨细胞活性标志物增加。安慰剂组的骨转换指标稳定或略有下降。两种剂量的特立帕肽每日治疗都会增加腰椎和股骨颈的骨密度，且呈剂量依赖性。从 3 个月开始，与安慰剂组相比，特立帕肽组的骨密度变化显著更大，对治疗的骨密度反应与基线游离睾酮、年龄、体重指数、基线腰椎骨密度、吸烟和酒精摄入量无关，服用特立帕肽的男性的骨密度变化的时间进程和幅度与在女性中观察到的类似[175]，从最初的治疗试验基线[160] 到随访研究的 18 个月随访[173]，与安慰剂组相比，特立帕肽联合组新发中度或重度椎体骨折的发生率较低（相对风险降低 =83%；新发椎体骨折：安慰剂组 11.7% 与特立帕肽联合组 5.7%，P=0.07；新发中度或重度椎体骨折：安慰剂组 6.8% 与特立帕肽联合组 1.1%，P=0.01）。

Finkelstein 等[159] 将 83 名男性随机分为 3 组，分别接受阿仑膦酸钠（每天口服 10mg）、特立帕肽（每天皮下注射 40μg）或联合治疗 30 个月（从第 6 个月开始接受特立帕肽治疗）。30 个月后，与其他 2 组（单独或联合使用阿仑膦酸钠）相比，特立帕肽组腰椎和股骨颈的骨密度显著增加。同时考虑到骨转换标志物的变化，作者得出结论，阿仑膦酸盐治疗削弱了特立帕肽增加骨密度的能力，这是由于特立帕肽诱导的骨形成刺激减弱。

在一项前瞻性队列子研究中，Leder 等[174] 比较了男性和女性服用特立帕肽（0～30 个月）和停药（30～42 个月）后的骨密度反应，该研究结合了这些关于男性使用特立帕肽单一疗法的数据（Finkelstein 等[159]），以及绝经后女性使用相同方案的类似数据，在特立帕肽治疗期间，男性和女性的骨密度增加幅度（腰椎、全髋关节、股骨颈）没有差异。骨密度变化的平均男女差异（95%CI）在腰椎为 0.3（-6.0，6.6），在股骨颈 0.1（-4.9，5.0）和在全髋关节 0.4（-4.5，5.2）。有趣的是，在特立帕肽停药后的 12 个月随访期间，停药后的骨密度反应在性别之间是不同的。女性腰椎骨密度下降 7.1% ± 3.8%，男性腰椎骨密度下降 4.1% ± 3.5%（P=0.036）。女性的全髋关节和股骨颈骨密度也显著降低（分别为 3.8% ± 3.9% 和 3.1% ± 4.3%），但男性的骨密度保持稳定。总的来说，这些结果证实了特立帕肽治疗对男性和女性类似的疗效，但表明停药后骨密度反应的不同趋势。

（八）地舒单抗

地舒单抗是一种结合并中和 RANKL（一种关键的破骨细胞因子）活性的单克隆抗体，可能在治疗对其他疗法不敏感或无反应的男性以及有一定程度肾功能损害的男性骨质疏松症中发挥作用。地舒单抗能增加低骨量男性的骨密度[176]。在对绝经后女性进行的随机对照试验中，抗骨再吸收药物地舒单抗的抗骨折功效已明确确立，但尚未证明它能降低男性骨折风险，除外接受雄激素剥夺治疗的前列腺癌男性[177-180]。

在对 242 名患者进行的为期 2 年的随机对照试验（ADAMO 研究）[181] 中，对低骨密度（原发性或性腺功能减退相关）男性患者使用地舒单抗的有效性和安全性进行了研究。这是一项 3 期研究，共有 2 个治疗期：之前报道的 12 个月双盲安慰剂对照期和 12 个月开放标签期。最初的地舒单抗（长期）组和安慰剂（交叉）组的男性每6个月接受60mg地舒单抗亚组。在开放标签阶段，长期组骨密度持续增加（腰椎2.2%，全髋0.9%，股骨颈1.3%，大转子1.3%，桡骨0.2%），累积24个月比基线检查时分别增加8.0%、3.4%、3.4%、4.6%和0.7%（均$P<0.01$）。交叉组在地舒单抗治疗12个月后显示骨密度增加，与长期组第一个治疗年相似。在地舒单抗治疗后，可以观察到血清Ⅰ型胶原C端肽显著降低。

地舒单抗的骨密度反应与基线睾酮水平、腰椎骨密度、严重骨质疏松性骨折的10年风险、年龄、种族、既往骨质疏松性骨折和基线血清Ⅰ型胶原β-C端末端肽（CTX）无关。使用地舒单抗治疗后，CTX与基线和安慰剂相比显著降低。总的来说，两个治疗组之间的不良事件发生率相似，且未报告相关安全性问题（例如，低钙血症、颌骨骨坏死、骨折愈合并发症、非典型股骨骨折）。

ADAMO研究[181]中的骨密度增加与绝经后女性相关研究中报告的骨密度增加类似，在该研究中，椎体、髋部和非椎体的抗骨折功效得到了证实。此外，在开始治疗后早期观察到的使用地舒单抗的血清CTX的显著降低，以及长达12个月的骨转换的持续减少，与绝经后骨质疏松症女性的观察结果一致[176]。

总之，虽然ADAMO研究的目的不是评估地舒单抗的抗骨折效果，但是研究表明骨质疏松症男性和女性的替代标志物（骨密度和骨转换标志物）效应的相似性，暗示在原发性骨质疏松症或性腺功能减退相关的男性骨质疏松症、接受雄激素剥夺治疗的前列腺癌男性和绝经后女性中，地舒单抗可能有效降低骨折风险[177-180]。

（九）罗莫单抗

罗莫单抗已被证明具有骨刺激和抑制骨吸收的特性，并已在骨质疏松症男性的临床试验中进行了专门测试[182, 183]。其治疗男性骨质疏松症的有效性和安全性已在Ⅲ期临床试验中进行了研究[205]。该研究包括245名年龄在55—90岁的男性，其腰椎、全髋关节或股骨颈的骨密度（BMD）T值为基线≤-2.5或≤-1.5有脆性非椎骨或椎骨骨折史。受试者以2∶1的比例随机分为两组，每月皮下注射罗莫单抗210mg，或安慰剂12个月（163例罗莫单抗，82例安慰剂）。主要疗效终点是12个月时腰椎骨密度相对于基线的百分比变化。结果显示，在12个月时，罗莫单抗组腰椎和全髋关节BMD与基线相比的平均百分比变化显著大于安慰剂组（腰椎，12.1%对1.2%；全髋关节，2.5%对-0.5%；$P<0.001$）。不良事件和严重不良事件在两组之间是平衡的，在积极判定的心血管严重不良事件中存在数值失衡［罗莫单抗，8例（4.9%）vs.安慰剂，2例（2.5%）］。研究表明，与安慰剂相比，罗莫单抗每月注射一次，持续12个月，显著增加了新骨的形成，骨质疏松症患者对罗莫单抗的耐受性良好。

十七、联合／续贯疗法

在男性和女性中，向特立帕肽中添加双膦酸盐（同时或在特立帕肽之前开始）不会带来额外的益处，甚至可能损害甲状旁腺激素单一疗法增加脊柱和髋部骨密度的能力。与单用这两种药物治疗相比，联合使用地舒单抗和特立帕肽可增加女性的骨密度。然而，在男性身上还没有研究过与地舒单抗和特立帕肽的联合治疗。另外，在特立帕肽停药后立即使用双膦酸盐可能会进一步维持甚至增加男性的骨密度（更多信息请参见第24章）。

十八、监测对治疗的反应

虽然有很多方法可以监测治疗，但最佳方法尚未形成共识。对于开始接受治疗的患者，建议在两年后对髋关节和脊柱进行DXA随访，如果骨密度稳定或改善，此后监测骨密度的频率就会降低。由于骨赘和血管钙化对脊柱测量的干扰，老年男性使用脊柱DXA可能存在局限性。在男性中，使用骨转换的生化标志物来监测治疗反应的研究尚不充分，因此不推荐使用（更多信息请参见第 18 章)。

十九、疗程

与治疗周期固定的特立帕肽和罗莫单抗相比，目前还没有形成关于男性继续使用双膦酸盐治疗多长时间的共识。在绝经后骨质疏松症女性中，阿仑膦酸、利塞膦酸和唑来膦酸已被证明分别在 10 年、7 年和 6 年内降低骨折风险。由于对双膦酸盐可能存在的长期风险的担忧，已建议对选定的女性和男性群体进行"药物休假"。一般来说，对于服用阿仑膦酸盐 5 年或连续 3 年每年使用唑来膦酸盐一次的男性，如果他们的骨密度稳定，用药前没有脆性骨折和任何低创伤骨折，并且在不久的将来骨折风险较低，则建议暂停双膦酸盐治疗。暂停治疗后，应每两年监测一次骨密度，如果骨密度显著下降或患者出现新的脆性骨折，通常应恢复治疗（更多信息请参见第 18 章)。

总之，男性骨质疏松症是一个未得到充分重视的重要问题，这在一定程度上归因于早期对女性骨质疏松症的过度重视，尤其是绝经后女性，初级保健医生、卫生保健专业人士和公众需要意识到这个问题和可能的风险因素，这将有助于确定骨折风险较高的患者，并适时对他们进行评估和治疗，其中一个重要的危险因素是先前的脆性骨折（包括无症状的脊椎骨折）、糖皮质激素的使用以及过量饮酒和吸烟。此外，骨质疏松症的阳性家族史、低创伤骨折的近期病史和频繁跌倒也是应考虑的重要风险因素，绝对骨折风险的评估有助于指导骨质疏松症的治疗，无论男性的血清睾酮水平正常还是较低，双膦酸盐都能有效改善骨密度。调整血清维生素 D 水平、适当的运动计划和减少跌倒的措施有助于减少伤害，其目的是促进脆性骨折风险男性的早期识别和治疗，从而降低骨质疏松相关骨折的发病率、死亡率和医疗成本。

第 26 章　小儿骨质疏松症和优化儿童骨骼健康

Pediatric Osteoporosis and Optimizing Bone Health in Children

Yasser El Miedany　著

一、背景

骨质疏松症是一种以骨量减少和骨骼微结构恶化为特征的疾病，并导致脆性骨折的风险增加，起初，骨质疏松症被认为是一种老年性疾病，现在也逐渐在儿童中被认识到，事实上，儿科医生可能没有意识到儿童骨质流失的风险，这就意味着骨质流失得不到诊断或治疗。在一些严重患者中，后续可能会出现低创伤骨折（或脆性骨折），这是儿童骨骼健康受损的主要特征[1]。此外，有部分病情不严重但伴有慢性的骨质流失儿童，可能达不到其遗传决定的峰值骨量。因此，当儿童进入成年期骨量比预期的要低时，他们患成人期骨质疏松症的风险更大。

儿童骨骼健康主要由遗传、饮食、活动量和锻炼因素所决定，同时也可能受到药物和慢性疾病的影响。虽然，骨质疏松症的诊断可能会引起儿科医生对骨代谢疾病的特殊兴趣，但普通儿科医生应该特别注意儿童骨质疏松症的鉴别诊断与治疗[2]。

本章将首先讨论儿童期和青少年时期的骨量获得，然后讨论儿童骨质疏松症的定义和病因，并进一步展开讨论儿童骨质疏松症的类型、临床表现、危险因素以及骨折的预测因素，并讨论儿童期和青少年期 DXA 的技术细节、解读和报告，这一章将回答"什么时候应该怀疑骨质疏松症"的问题以及诊断该疾病的过程。这一章将以儿童骨质疏松症的治疗为结尾，并提出一种监测治疗效果的流程。

二、儿童期和青春期的骨量获得

骨是一种有活力的结构，由胶原（主要是 I 型胶原纤维）基质组成，基质之间富含羟基磷灰石晶体和非胶原蛋白。基质通过钙和磷酸盐的沉积而矿化，并达到最佳的弹性和刚度平衡以确保其能够抵抗骨折[3]。

儿童期获得的骨量最终达到峰值骨量，即在完成生长和发育后达到稳定期时获得的骨量。骨盐沉积开始于妊娠期，且胎儿在子宫内 2/3 的骨盐沉积发生在妊娠晚期，从出生到成年期，骨矿物含量（bone mineral content，BMC）增加 40 倍[4]，并在生命的第 2 个 10 年达到骨峰值，尽管在生命的第 3 个 10 年仍然可能有一些净骨沉积[5-10]。40%～60% 的成人骨量是在青少年时期累积的，其中 25% 的峰值骨量是在为期 2 年左右的身高增长峰值时获得的，在婴幼儿期之后，骨骼矿物质的累积率的峰值大约发生在 12.5 岁的女孩和 14.0 岁的男孩[11]。在 18 岁时，约 90% 的峰值骨量已经累积完成[12]。

儿童期和青春期是骨骼矿化过程中尤为关键的时期，峰值骨量出现的时间因不同部位骨骼、性别、发育成熟时间和生活方式等因素而异，事实上，无论是男孩还是女孩，峰值骨量累积都比峰值身高的速度在年龄上大概滞后 6～12 个月，这种线性生长和骨矿物质积累之间的分离可能会导致骨的脆性增加，并在一定程度上解释了 10—14 岁男孩和 8—12 岁女孩前臂骨折发生率的增加[13, 14]。当达到峰值骨量后，骨量会缓慢且渐进地下降，直到达到理论骨折阈值。因此，任何干扰最佳骨量峰值累积的状况都可能增加日后骨折的风险。

骨骼是一个活跃的器官，即使在线性生长完成后，也在不断地进行重塑，在重塑过程中，由成骨细胞介导的骨形成和由破骨细胞介导的骨吸收同时发生，骨重塑由骨细胞协调及局部细胞因子和循环激素调节，包括甲状旁腺激素（PTH），1, 25- 二羟基维生素 D［1, 25(OH)$_2$D］，胰岛素样生长因子 -1（IGF-1）和降钙素。在幼儿期，每年皮质骨重塑率高达 50%。净骨量取决于骨吸收和骨形成之间的平衡。正如在儿童时期和青春期，骨形成超过骨吸收其净骨量就会增加。而如果骨吸收超过形成，比如在绝经后女性，净骨量减少。

三、儿童骨质疏松症的定义

儿童骨质疏松症的定义与成人不同。在成人中，世界卫生组织根据 DXA 扫描评估骨密度来定义骨质疏松症。在腰椎、股骨颈或全髋关节处 T 值≤-2.5 已被用来确诊为骨质疏松症。如果将这一诊断标准用于儿童，那么每一个出生的孩子都会患有骨质疏松症。因此，2007 年，国际临床密度测量学会（International Society for Clinical Densitometry，ISCD）在蒙特利尔召开了儿科共识发展会议并达成了小儿骨质疏松症定义的共识[16]，该共识于 2019 年[17] 更新了儿童时期和青少年期骨质疏松症的诊断，指出不应仅仅基于密度测定的结果，在没有椎体压缩性骨折的情况下，骨质疏松症的诊断需要有临床意义的骨折史和骨密度（BMD）Z 值≤-2.0。有临床意义的骨折史是以下一种或多种情况：①在 10 岁以内有两次以上长骨骨折；② 19 岁以下任何年龄发生长骨骨折 3 次或 3 次以上[18]；或一个或多个无高能量创伤或局部疾病导致的椎体骨折（VF），且不依赖骨密度诊断，骨密度 Z 值＞-2.0 并不排除骨的脆性以及骨折风险增加的可能性。因此，"骨量减少"一词在儿科不再使用，因为它既没有被定义过，也没有证明

是骨折的一种风险因素。

四、儿童骨质疏松症的病因

引起儿童骨质疏松症的原因有很多，总体而言，儿童骨质疏松症通常分为原发性和继发性（表 26-1）。通常，对于复发骨折的儿童，只有在继发性原因被排除后才应怀疑原发性骨质疏松症[2]。

五、儿童原发性骨量丢失

原发性骨质疏松症的发生是由于遗传性或先天性因素导致的内在的骨丢失，在儿童骨骼健康领域中，近期最令人兴奋的进展是阐明了与遗传性脆骨病有关的基因，尽管先天性脆骨病的表型异质性已为人所知多年，但其遗传基础的谱系直到最近才浮出水面[19]。

成骨不全症（osteogenesis imperfecta，OI）是儿童原发性骨质疏松症最常见的形式之一，发病率为 1/25 000[20]，男女发病比例相同。"成骨不全"是指导致产生骨Ⅰ型胶原蛋白的数量或质量结构基因缺陷，导致出现包括从轻度到围产期致命的各种情况，尽管 30 年来，人们已经认识到大多数成骨不全症患者有 COL1A1 和 COL1A2 基因突变（根据疾病严重程度，经典地称为成骨不全症Ⅰ、Ⅱ、Ⅲ和Ⅳ型），但其他几个基因的缺陷也被证实与成骨不全症的发生有关。超过十几个其他的遗传学病因已经用新的病理生物学方法描述，并且它们通常表现出不同的临床特征[21, 22]。

目前，一些专家也提出关于成骨不全症新的分类尝试[23-25]。由 Sillence 最初基于临床提出四型标准[26] 仍然在使用，因为它很好地分类了儿童个体的病情严重程度：Ⅰ型（轻度）、Ⅳ型（中度严重型）、Ⅱ型（围产期致死型）和Ⅲ型（进行性畸变型）。虽然Ⅰ型患者骨折发生率增加，但出现畸形或最终身高降低的情况并不常见。而更严重的围产期型（Ⅲ型）患者出现多处宫内骨折，和残余的骨性畸形一起愈合，最后导致显著的残疾。最严重的类型（Ⅱ型）由于肺发育不良而不能生存。成骨不全症的儿童可能同时存在骨骼和骨骼外的

表 26-1 儿童骨质疏松的原发性和继发性原因

原发性骨疾病	分解代谢状态	慢性炎症疾病	神经肌肉性/不活动或活动减少	药物相关	系统性疾病
成骨不全症	维生素 D 缺乏	幼年特发性关节炎	创伤后	抗惊厥药物	内分泌紊乱 • 性腺功能减退症 - 性腺发育不全
骨质疏松症 - 假性神经胶质瘤综合征	恶性肿瘤 - 急性淋巴细胞白血病，淋巴瘤	系统性红斑狼疮	脊髓性肌肉萎缩症	糖皮质激素	• 甲状腺功能亢进症
高胱氨酸尿症状	囊性纤维化的内分泌疾病	皮肌炎	脑瘫	肝素钠	• 库欣综合征 • 生长激素缺乏症
Ehlers-Danlos 综合征（I 型）	饮食失调症 • 神经性厌食症/贪食症	炎症性肠病	杜兴氏肌肉营养不良症	甲氨蝶呤（肿瘤剂量）	• 青春期延迟糖尿病 • 高泌乳素血症 • 甲状旁腺功能亢进
马方综合征	先天性代谢缺陷 • 糖原贮积病 • 半乳糖血症 • 戈谢病		肌肉疾病	环孢素	• 特纳综合征 • 先天性曲细精管发育不全综合征
GSD 1 型	获得性免疫缺陷综合征		Rett 综合征	放射治疗	肾脏疾病 • 肾病综合征慢性肾衰竭
青少年/早发性 Paget 病	女运动员三联征			肝素钠	肺疾病 • 囊包性纤维症
青少年特发性骨质疏松症					胃肠疾病 • 麦胶性肠病 • 炎症性肠病 • 慢性肝病 • 牛奶蛋白过敏
					皮肤状况 • 大疱性表皮松解

临床症状，如蓝巩膜、关节过度松弛、颅颈交界处异常包括颅底凹陷、平足、牙本质发育不全症和听力损失[27]。

实际上，若继发原因被排除后，在反复发生骨折的儿童中都需要考虑成骨不全症。成骨不全症的诊断主要是基于临床特征和影像学表现，在许多病例中，遗传性脆骨病常伴有家族病史或典型的体格检查特征（蓝巩膜、牙本质形成不全）。然而即使存在 I 型胶原突变[28]，这些发现也不是普遍存在的。典型的 X 线表现包括椎体骨折(VF)、脊柱侧弯、脊柱畸形和经过 DXA 检查证实为低骨密度的低骨量。然而成骨不全症活检的骨密度却是高的[29]，在 DXA 上的低骨密度只是反映了骨体积和质量的不足（低组织密度），而不是骨矿化的问题。当有典型的常染色体显性遗传[30]的家族史时，通常不常规进行这种的遗传验证，因为遗传验证不仅费用昂贵，而且也不能改变目前的治疗方案。

此外，遗传学的进展已证实了多种基因缺陷会引起早发性骨质疏松症，PLS3（编码一种骨调节蛋白——肌动蛋白结合蛋白网素 3，plastin3）的突变在 5 个儿童期发生椎体和四肢骨折的早发性 X 染色体连锁的骨质疏松症家庭中被报道。虽然确切的机制尚不清楚，但骨质疏松被认为是继发于骨细胞的机械传感缺陷，从而影响骨重塑[31]。

其他形式的原发性早发的骨质疏松症涉及 Wnt 信号通路，该通路通过诱导成骨细胞增殖和分化对正常骨骼稳态至关重要，这一复杂信号通路的缺陷主要影响骨形成[32]。低密度脂蛋白受体相关蛋白 5（low density lipoprotein receptor-related protein 5，LRP5）是位于成骨细胞膜上的 Wnt 的共同受体，是目前研究最广泛的受体，LRP5 双等位基因突变可引起骨质疏松 - 假神经胶质瘤综合征（osteoporosis-pseudoglioma syndrome，OPPG），这是一种非常罕见的疾病，其特征是全身性骨质疏松和眼部病变[33]。杂合子 LRP5 突变导致早发型骨质疏松症[34]，影响经典的 Wnt 信号转导的 Wnt1 突变目前被证实在杂合子状态下导致早发性骨质疏松以及在双等位基因状态下导致成骨不全症[35]。Wnt 信号通路[33]的其他几个分子，包括 LGR4[36] 和 Wnt16[37]，也与骨质疏松症密切相关。

其他一些罕见的遗传学相关的原发性骨质疏松症（非成骨不全症，非 Wnt 相关）包括颅锁骨发育不全、马方综合征、艾 - 唐综合征和 Hajdu-Cheney 综合征（HCS）。Hajdu-Cheney 综合征（HCS）的发生是由于 NOTCH2 的突变削弱了 NOTCH 信号传导，这是成骨细胞和破骨细胞[38]分化和发挥其功能所必需的信号通路，由于遗传学的快速发展，即使是最近发表的骨质疏松症列表也不会详尽无遗[39, 40]。

近年来，青少年特发性骨质疏松症（idiopathic juvenile osteoporosis，IJO）已被纳入儿童骨质疏松症，但其病因尚不明确[41]。遗传研究的新发现表明了很多以前被认为的原发性骨质疏松症病例被归类于特发性青少年骨质疏松症，这使得 IJO 这种诊断变得越来越罕见。IJO 男女发病率相似[42]，通常在青春期前表现为行走困难、背痛和椎体骨折。骨密度降低，尤其是脊柱骨密度降低，其与骨组织形态测定学显示的骨转换减少有关[43]。虽然大多数儿童的症状会自发缓解，但腰椎骨密度降低只有部分缓解[40]。

六、儿童继发性骨质疏松症

儿童骨质疏松症的继发性原因更为常见，继发性骨质疏松症常由于儿童慢性系统性疾病本身病程或治疗对骨骼造成影响导致的，随着医学知识的进步提高了此类患儿的存活率，改善了长期预后，同时诸如继发性骨质疏松症等并发症在这些儿童中呈上升趋势。

特定条件对骨骼健康的影响已被广泛研究[27, 44-46]。在慢性疾病的过程中，除了疾病过程或治疗的直接骨损害作用外，有几个因素可能相互作用诱发骨质疏松症，如长期不活动，户外活动时间减少，维生素 D 缺乏，性腺功能减退和营养不良，此外，炎症性系统性疾病分泌的促炎细胞因子（如肿瘤坏死因子 –α、白细胞介素 –1 和白细

介素 –6）水平的升高，将破坏骨重塑周期，干扰骨量获取[2]。

儿童风湿疾病与骨密度降低和椎体及非椎体骨折风险增加有关，研究表明，这种关联在青少年特发性关节炎中最为密切，而与青少年系统性红斑狼疮或青少年皮肌炎的关联较为有限[47]，糖皮质激素相关骨质疏松症是儿童全身性炎症疾病的常见并发症，也是继发性骨质疏松症的最常见形式。糖皮质激素可能通过 Wnt/β-catenin 通路和 TSC22D3[48] 调控成骨细胞分化从而在生理上参与正常骨发育，相反，使用糖皮质激素治疗直接改变骨重建，增加骨吸收和减少骨形成，并间接影响肌肉组织。最后，糖皮质激素通过增加钙的尿排出量和减少胃肠道吸收来影响钙稳态[49]。吸入性皮质类固醇激素也可能影响骨骼生长和骨量累积[50]，尤其是在治疗的前 1～2 年[51] 和 6 岁之前无保护的儿童[52]。

与肢体骨骼相比，椎骨的骨松质比例更高，而骨松质比皮质骨代谢更活跃，因此更容易受到糖皮质激素等药物的骨毒性作用。当然并不是所有的椎骨都同样脆弱，大多数儿童椎体骨折位于上胸椎（$T_{6/7}$）和腰椎（$L_{1/2}$）[53]。

七、儿童骨质疏松症的临床症状和危险因素

无论何种病因，儿童期骨质疏松症的诊断都是严格依据骨脆性的临床表现。这与目前的诊断建议是一致的，该建议强调儿童骨质疏松症的定义不应仅仅基于 DXA。在过去，DXA 是评估儿童骨骼健康的金标准；目前，我们需要将 DXA 检测结果与准确的临床检查相结合。2019 年，国际临床密度测定学会（International Society for Clinical Densitometry，ISCD）[17] 建议，儿童和青少年骨质疏松症的诊断不应仅基于密度测定标准。骨质疏松症诊断的标准包括：至少一个椎体压缩性骨折，且该骨折与局部疾病或高能量创伤无关（无论密度测量与否）；或同时存在骨量减少［骨矿物含量（bone mineral content，BMC）或骨密度 Z 值≤-2,

考虑不同骨的位置］且有临床明确的骨折史（10 岁前≥2 次长骨骨折或 10—19 岁≥3 次长骨骨折）。

有症状的骨质疏松症患儿通常有典型的复发性低暴力性骨折或中重度背痛病史。我们通过对高危儿童的脊椎骨折检测发现了越来越多的无症状骨质疏松症，如那些采用高剂量糖皮质激素（GC）治疗，或偶然通过 X 线发现骨质减少的儿童。原发性骨质疏松症主要发生在其他方面健康儿童，由于潜在的遗传因素，具有典型的家族史。继发性骨质疏松症则是由慢性疾病病程或其治疗导致的。因此，为了避免不必要的研究，应通过问卷调查来评估骨折史，以评估医疗档案。

脊椎骨折的临床表现

儿童的椎体骨折通常因为两个主要因素而被忽视，首先，椎体骨折可以是无症状的[54-59]，即使是在中度至重度[54] 塌陷的情况下也是如此，其次，定期进行脊柱 X 线摄片的常规监测在过去并不是骨质疏松症监测的重要组成部分，然而，最近的 ISCD 发表申明[60]，在有风险儿童中，需要进行除了骨密度之外额外的监测（脊柱 X 摄片），因为在儿童的骨质疏松症诊断中，如果出现一处以上椎体骨折，就不再需要骨密度作为标准。此外，该声明指出骨密度 Z 值高于 –2 标准偏差（SD）并不排除增加的椎体和非椎体骨折风险。

八、高危儿童骨折的预测因素

近年来，研究人员通过研究骨质疏松症患者自然病程，评估不同疾病因素和骨折之间的密切关系，努力描述对骨质疏松的疾病特异性的危险因素，以及衡量骨骼健康的指标和骨折的关系，如骨密度和背部疼痛。Ward 等[40] 发表的一篇文章回顾了这些研究，并为临床医生识别高危儿童提供了强有力的证据，高危儿童骨折的预测因素可以分为椎体骨折和非椎体骨折。

九、椎体骨折的预测因素

回顾文献发现了许多临床有用的预测因素，

包括糖皮质激素、白血病、既往椎体骨折病史和疾病活动状态（图 26-1）。

第一，糖皮质激素暴露被认为是常见的及偶发的脊柱骨折的一致预测因素。白血病儿童的累积剂量和平均每日剂量以及糖皮质激素剂量强度（"冲击治疗"）[61] 都可预测椎体骨折。 第二，有关白血病的研究表明，在糖皮质激素开始使用期间椎体骨折的发生可以高度预测未来骨折的发生，这种现象在成人中被称为"椎体骨折级联效应"[57, 61]。第三，研究发现，即使是轻度（1 级）的椎体骨折也能独立预测未来的骨折的发生，这便凸显了识别出椎体塌陷早期迹象的重要性[57]。虽然背痛可以预测椎体骨折，但在两项对糖皮质激素治疗儿童白血病和风湿病的研究[21, 23] 提示疼痛不能预测新的椎体骨折[61, 62]。这就引出了一个结论：缺乏背部疼痛症状并不能排除高危儿童发生椎体骨折。使用糖皮质激素治疗前后椎体骨折的发生率能预测未来的椎体骨折发生，这一发现引起了人们对在儿童疾病过程中评估早期骨骼表型临床重要性的关注。第四，使用糖皮质激素治疗的风湿病患儿中，治疗期第一年的具体临床特

征也是未来发生脊柱骨折的独立预测因素，包括糖皮质激素治疗前 12 个月疾病活动评分增加，以及体重指数增加和腰椎骨密度 Z 值下降，两者都倾向于在糖皮质激素治疗前 6 个月发生[62]。在进行实体器官移植的儿童中，较大的年龄也是椎体骨折风险增加的持续的预测因素[63-66]。

十、非椎体骨折的预测因素

对患有慢性疾病的儿童非椎体骨折预测因素的评估提示无法行走、使用抗惊厥药物和不同骨骼部位骨密度的降低是最稳定的非椎体骨折预测因素。一项重要观察研究发现股骨远端外侧作为骨密度测定常用部位也是患有神经肌肉疾病的儿童经常发生骨折的部位，利用该部位的骨密度 Z 值作为参考，该部位的骨密度 Z 值每降低 1 标准差，下肢骨折发生率增加 15%[67]。

十一、骨量和骨结构的评估

脆性骨折是诊断儿童骨质疏松症的基本条件，然而，双能 X 线吸收法（dual-energy X-ray absorptiometry，DXA）被建议用来对骨骼健康的完整评估，并监测对治疗的反应，DXA 因为其高重复性、有效性和相对便宜，仍然是测量儿童骨量考虑选择的技术。此外，它还有辐射暴露低的特点，测量骨矿物质含量的首选部位是腰椎（lumbar spine，LS）和全身少头位，测量单位为克或面积骨密度（g/cm^2）[68]。儿童的骨密度值以年龄和性别特定的标准差评分（Z 值）表示，但它们也取决于身材、种族、青春期的阶段和骨骼成熟度。由于 DXA 的测量是二维的，身材矮小且低于第三百分位的儿童的骨密度可能会被严重低估[69, 70]。 因此，矮小儿童的骨密度需要根据身高或骨量调整，如骨矿表观密度（bone mineral apparent density，BMAD），单位 g/cm^3。来避免骨质疏松症的总体高估[71]。BMAD 是预测椎体骨折最准确的方法（图 26-2）[72]。尽管存在缺陷，专家仍然推荐 DXA 作为患有慢性疾病、有骨质疏松风险和已经在接受治疗的儿童的监测工具，以指

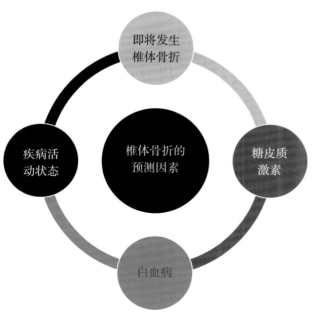

▲ 图 26-1　儿童椎体骨折的预测因素：即将发生椎体骨折、糖皮质激素（累积、平均每日剂量 / 冲击治疗 / 吸入）、白血病（椎体骨折级联）、疾病活动状态

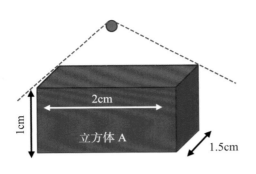
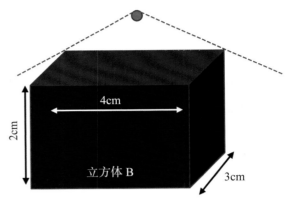

	立方体 A	立方体 B
区域	2cm^2	8cm^2
体积	3cm^3	24cm^3
面积 ^1.5	2.8cm^3	22.6cm^3
矿物含量	3gm	24g
单位体积骨矿物密度	1gm/cm^3	1gm/cm^3
单位面积矿物密度	1.5gm/cm^2	3gm/cm^2
骨矿物密度	1.1gm/cm^3	1.1gm/cm^3

▲ 图 26-2　DXA 技术分析 X 线通过人体某一区域时的衰减情况

该方法不能检测被测量的骨骼深度，因此实际上是一个以 g/cm^2 为单位的"面积"密度，而不是一个以 g/cm^3 为单位的"体积"密度或阿基米德密度。随着骨骼的生长，体积的增长速度要快于面积的增长速度，所以即使体积密度保持稳定，面积骨密度也会增加。脊椎不是简单的立方体，而是复杂的形状。当用 DXA 测量骨骼时，深度是未知的。一个椎体的深度可以用面积的平方根来估计，这是计算体积骨密度的基础

这个公式是：骨矿物含量 / 面积 ^1.5（其中面积 ^1.5 是面积乘以面积的平方根）

BMAD 在预测绝经后女性骨折方面可能并不比面积骨密度更好，因此在临床中对于普通体型的成人不需要使用 BMAD。但对于小于 5 英尺（150cm）的受试者，实际骨密度可能非常具有误导性，而 BMAD 将是最好的测量方法

导后续的治疗[73]。另一种用于儿童脊柱畸形或挛缩的替代技术是股骨外侧 DXA 扫描[74]。一项大型横断面研究表明股骨远端骨密度每降低 1 标准差，骨折风险增加 6%～15%[75]。

虽然儿童脊椎骨折可表现为背痛，但往往是无症状的。虽然它们是一个重要的发病因素，但它们在儿童[76, 77]和成人[78]中都可以作为未来发生椎体骨折的预测指标。由于儿童的生长潜力，他们也具有独特的骨骼重塑能力。考虑到背痛在骨质疏松症诊断中的重要性，并且它们可以无症状且不被发现，椎体形态测量学的评估是必要的，尽管辐射暴露很高，脊柱侧位 X 线是目前评估儿童脊柱骨折最常用的影像学技术，Genant 半定量方法是一种用于成人椎体骨折分级的技术[79]，

在儿童中也具有良好的重现性[80]，最新一代的 DXA 扫描仪可以通过侧位扫描对椎体骨折评估（vertebral fractures assessment，VFA）。虽然与脊柱 X 线相比，不同的扫描模式辐射剂量不同[81]。与每日接受的自然辐射剂量相比较[82]，椎体骨折评估（VFA）的辐射暴露相当于每日自然辐射剂量的 1%。虽然椎体骨折评估（VFA）可能没有脊柱侧位 X 线的空间分辨率[83]，但新型 DXA 扫描仪的图像质量貌似很有前景。

与 DXA 扫描相比，定量计算机断层扫描（quantitative computed tomography，QCT），外周 QCT（peripheral QCT，pQCT）具有测量小梁骨和皮质骨的几何形状和体积密度的优势；因此，它们可以提供 DXA 无法获得的信息。在脑瘫患儿

中使用 pQCT 相较于低皮质骨密度可显示出更小更薄的骨骼[84]，pQCT 也可以测量皮质厚度，而不是密度，是受生长激素缺乏和治疗影响的主要骨变量[85]。重现性和定位仍然是 pQCT 的一个问题，它特别适用于患有脊柱畸形、挛缩或金属植入物的儿童，而 DXA 成像在这些儿童中具有挑战性，目前先进的是高分辨率 pQCT，它可以通过空间分辨率来测量治疗产生的小梁几何形状和微结构的变化。然而，这是一个昂贵的，高辐照剂量的检查，其仅限于四肢成像，目前主要用于研究目的[86]。

另一种测量外周骨几何形态和密度的方法是数字 X 线摄影测量法，它通过儿童的手部 X 线估计骨密度[87]。然而，这项技术以及定量超声和磁共振成像，在临床实践中较少使用，因为缺乏有效研究能够验证它们与椎体骨折或非椎体骨折的联系。

采用四环素标记的髂骨骨活检可以提供骨特性、骨形成、骨吸收活动以及组织形态等最确切的、有创的诊断信息。在某些情况下，如特发性少年骨质疏松症（idiopathic juvenile osteoporosis，IJO），活检有助于诊断和明确骨组织特征和代谢活动[43, 88]。然而，由于需要全身麻醉，它很少被用作儿童的治疗监测手段，而且在大多数情况下，可以通过影像学或骨折病史充分评估治疗效果。因此，活检仅限于专科中心和研究。

十二、活动能力，肌肉和功能测试

骨质疏松症儿童的功能、肌肉力量和活动能力的改善正受到越来越多的重视，目前使用的功能测试有很多种，如 6min 行走测试[89]、Bruinink-Oseretsky 运动能力测试[90]、大动作功能测量[91]、儿童健康评估问卷评分[92]，以及广泛使用的疼痛表情量表[93]。特定的肌肉力量和爆发力测试包括椅升试验、机械力图测试（腿）[94, 95]，以及通过测力法进行的握力测试[96]。由于这些测试测量不同的功能变量，选择的方法取决于疾病特异性的缺陷或病例特异性的缺陷，并且需要建立流程计划。

十三、DXA 扫描技术方面

（一）工作原理

DXA 技术依赖于对两种不同能级 X 线的不同吸收来区分不同射线摄影密度的组织。在低能（30～50keV）时，骨的衰减大于软组织的衰减，而在高能（大于 70keV）时，骨的衰减类似于软组织的衰减。利用这一数据和数学算法，骨量、软组织量和骨矿物含量可以量化，DXA 可以对人体不同部位定量（以 g 为单位）测定骨密度和骨矿物含量。

然而，与其他密度测量不同的是，通过 DXA 推导出的骨密度不是一个真正的体积测量，因为它是基于三维结构的二维 X 线投影面积（平面骨密度）。深度这个第三个维度，是不能直接测量的，因为它与 X 线的方向相同，这一事实导致了 DXA 过程的固有误差（图 26-2）[97]。

此外，每一块人体骨骼随时间的生长在三维空间上并不均匀。因此在成长中的儿童骨骼中，连续测量 aBMD 所引起的固有误差，使得在儿科患者中解读通过与 DXA 基线相对比的随访研究更具挑战性。

（二）DXA 效果

给患者定位和选择感兴趣区域（regions of interest，ROI）需要技术人员进行精确的扫描，以及放射科医生对 DXA 结果的仔细评估解读[97, 98]，ISCD 官方关于儿童和青少年的 DXA 的部位（男性和女性 5—19 岁）建议，当技术上可行时候，面积骨密度（aBMD）以及骨矿物含量（BMC）应该使用腰椎和全身（whole-body，WB）这两个部位测定，因为面积骨密度和骨矿物含量在这些部位测量最准确，重复性也最高[17]。

DXA 摄片的时候腰椎应该是笔直居中的，且最后一对肋骨和上骶骨在图像中可见，通过边缘检测软件自动生成 ROI，并选择 L_1 到 L_4 脊柱节段。如有可能，应排除包括肠管、骨科内植物和珠宝这些伪影，因为这些伪影会导致结果升高，特别是导致 aBMD 的数值结果和任何 ROI 的 Z 值假性升高。

相反，BMC 值不会被伪影的存在所影响，如果伪影不能去除，脊柱被部分遮挡，则可以排除一个椎体进行测量，我们仍认为腰椎的 aBMD 仍然是一个可靠的测量方法，如果由于广泛的骨科植入物或患者体位问题影响对脊柱进行评估，则可对前臂或远端股骨进行 DXA，作为 aBMD[17] 的一种代替测量。

虽然腰椎、全身 aBMD 和 BMC 被认为是首次评估和随访骨密度的金标准，但目前 ISCD 官方更倾向于推荐全身少头位（total body less head，TBLH）aBMD 或 BMC，该技术颅骨被排除在全身测量之外，是因为处于生长过程的中轴骨和四肢骨相比，相对静态的颅骨对全身 aBMD 和 BMC 的贡献很大，同时在骨折风险评估中，后颅骨的重要性。在儿童生长发育过程中，由于骨骼发育的显著变异性和缺乏可重复性的 ROI，髋关节并不是测量 aBMD 的可靠部位[17, 99]。

十四、儿童和青少年 DXA 的技术、解释和报告

ISCD 2019[17] 官方概述了其关于评估骨密度结果的建议，以及对患有可能影响骨骼系统疾病的儿童和青少年有关该技术的解释，其中包括以下建议。

• DXA 测量是骨折高风险患者综合骨骼健康评估的一部分。

• 对于原发性骨病或有继发性骨病风险的患者，应进行 DXA 检查。因为患者可能从干预措施中受益，从而降低其已经升高的临床显著骨折的风险，并且 DXA 结果将影响治疗措施。

• 大多数儿童受试者中，前后脊柱位和全身少头位（TBLH）是 BMC 和 aBMD 测量的首选部位，并根据临床需要，也可选择其他部位。

• 软组织测量结合全身扫描可能有助于评估与营养不良或肌肉和骨骼缺陷相关的慢性疾病患者。

• 如果有参考数据，股骨近端 DXA 测量可用于评估下肢负重和机械负荷减轻的儿童，或有骨脆性风险的儿童，这些儿童将从 DXA 连续测量中获益直至成年。

• 如果有足够的参考数据，33% 桡骨（也称为 1/3 桡骨）的 DXA 测量可用于临床上无法在其他骨骼部位进行扫描的活动儿童。

• 如果有参考数据，远端股骨外侧（lateral distal femur，LDF）DXA 测量的结果与不能行走儿童下肢脆性骨折风险增加有良好的相关性。

• 外侧远端股骨（LDF）DXA 可以用于：

□ 当存在不可移动的伪影（骨科植入物、导管）、定位困难、骨骼形态测量异常或严重的脊柱侧弯伴扭转会干扰其他部位的 DXA 采集时，用来评估儿童的骨密度。

□ 监测不能行走儿童负重变化的影响。

• 每个骨骼测量部位的精准度评估应在被评估患者群体的代表人群样本中进行计算。

• 如果需要 DXA 扫描随访，每次扫描的最小间隔时间为 6～12 个月。

• 矮小或生长迟缓的儿童，脊柱、TBLH BMC 和 aBMD 结果应该调整。对于脊椎，要么使用骨矿物表观密度（bone mineral apparent density，BMAD）调整，要么使用度 Z 值调整。对于 TBLH，使用高度 Z 值进行调整。

• 一个合适的参考数据集必须包括一般人群中的健康人群样本，而且这个样本需要足够大以获得考虑到性别、年龄和种族／民族的骨骼测量数据的可变性。

• 在升级骨密度计的仪器或软件时，必须使用对硬件和软件技术更新有效的参考数据。

DXA 基线报告应包含以下信息。

□ DXA 厂商、型号、软件版本。

□ 使用的医生。

□ 患者的年龄，性别，种族，体重，身高。

□ 相关病史包括既往骨折史。

□ 检查的指征。

□ 可用的青春期谭纳分期或骨龄结果。

□ 技术质量。

- □ BMC 和 aBMD＋BMC 和（或）aBMD Z 值。
- □ Z 值计算参考数据来源。
- □ 对于生长做出的调整和解释。
- □ 可选择提供关于下次 DXA 测量的必要性和时间的建议。
- 系列的 DXA 报告应包括与基线测试相同的信息。此外，应报告随访扫描的指征、测量的技术可比性、身高和体重的变化、BMC 和 aBMD Z 值的变化。
- 术语。
- □ T 值不应出现在儿科 DXA 报告中。
- □ "骨量减少"一词不应出现在儿科 DXA 报告中。
- □ "骨质疏松"一词不应出现在没有临床显著骨折史的儿科 DXA 报告中。
- □ 当 BMC 或区域 BMD Z 值≤−2.0 标准差时，"低骨量或低骨密度"是儿科 DXA 报告的首选术语。

十五、儿童椎体骨折评估（VFA）

- DXA VFA 可作为脊柱 X 线片的替代操作，用于识别有症状和无症状的椎体骨折。
- 应用 Genant 半定量方法对儿童椎体骨折评估（VFA）。
- 在 VFA 后，在以下情况下应考虑追加脊柱的其他影像。
- 在技术上无法通过椎体骨折评估来评价椎体情况（如椎体无法充分显示），且无法为椎体骨折改变临床治疗措施提供建议。
- 对单个 Genant 1 级椎体骨折的评估，如果确定为 1 级椎体骨折将改变临床治疗。
- 不典型骨质疏松性椎体骨折的影像学表现（如疑似炎症或恶性病变的破坏性表现、先天性畸形、后天的错位或脱位）。

十六、婴儿和幼儿的密度测定

- DXA 是一种适合于婴幼儿临床骨密度测定的方法。

- DXA 腰椎测量是可行的，可为 0—5 岁婴幼儿提供可复性的 BMC 和 aBMD 测量。
- DXA 全身测量是可行的，可为≥3 岁儿童提供可复性的 BMC 和 aBMD 测量。
- DXA 对 3 岁以下儿童的全身 BMC 测量由于可行性和缺乏标准数据，临床应用受限。局部 BMD 由于定位困难，不宜常规使用。
- 婴幼儿的前臂和股骨测量在技术上是可行的，但目前这些测量点的方法学、可复性和参考数据尚不充分，无法用于临床。
- 5 岁以下的婴幼儿，生长发育迟缓对 DXA 结果解读的影响应予以考虑，但目前还不能量化。

表 26-2 显示了 ISCD 关于 DXA 命名法的建议和首选小数位数。

表 26-2　ISCD2019 年官方声明[17] 表示 DXA 术语和首选的小数位数

DXA 术语

DXA，不是 DEXA

T-score，不是 T score、t-score 或 t score
Z-score，不是 Z score、z-score 或 z score

DXA	小数位数	DXA 的首选报告的小数位数
骨密度	3 位	例如，0.927g/cm²
T 值	1 位	例如，−2.3
Z 值	1 位	例如，1.7
骨矿物含量	2 位	例如，31.76g
面积	2 位	例如，43.25cm²
% 参考数据库	整数	例如，82%

什么时候应该怀疑骨质疏松

导致儿童和青少年骨质疏松症的因素可能是遗传的，也可能与其他系统性疾病有关。生活方式因素也会导致骨骼变薄。在患有慢性疾病或接受对骨骼有不良影响的药物治疗的儿童中，特别是在长期服用药物的情况下，有几个因素会增强骨吸收，减少骨形成，最终导致骨脆性增加[2.100]。

因此，必须在初始（基线）期和随访期间评估骨骼健康，并采取适当的预防措施。

关于何时以及如何评估所有患者的骨骼健康，还没有普遍的共识。然而，最近的一篇文章回顾了一些针对不同儿科疾病的临床指南[101]，见表 26-3。慢性疾病患者应根据现有的指南对每一种疾病监测骨密度。此外，必须特别注意患有慢性疾病的患者，这些患者使用了可能加剧骨质疏松症的药物；例如，糖皮质激素（glucocorticoids，GC）、化疗或抗癫痫药物。

十七、实验室检查

对继发性骨质疏松症，通常是在引起它的基础疾病被首次诊断之后才被诊断的。然而在某些情况下，它可能是基础疾病的第一表现。尽管鉴别诊断中包括的大多数疾病都可以通过全面的病史回顾和体格检查来推断，但有些疾病，如钙磷代谢改变、甲状腺功能减退或某些类型的白血病，可能症状不明显，需要补充检查才能准确诊断[2]。因此，在评估疑似或确诊继发性骨质疏松的儿童时，建议进行一些额外的实验室检测（表 26-4）[27, 112]。

骨转换标志物是在骨形成或骨吸收过程中释放到血液中的特定物质，它反映了某一特定时间的骨代谢活动，如 I 型前胶原的氨基末端前肽（P1NP）和羧基末端肽（carboxy-terminal telopeptides，CTX），它们分别被认为是评价骨形成和吸收的参考标记物[113, 114]。这些标记物可在血液和尿液中测定[115]，但对儿童而言，最好在血浆中测定[116, 117]。在成人中，它们已被证明对骨质疏松患者的监测治疗是有用的[118]。尽管这些指标可以帮助监测骨吸收抑制治疗的用药依从性和测量其有效性[99]，然而在儿童中，对于该指标的解读要复杂得多[119]。

十八、儿童骨质疏松症的诊断

2019 年，国际临床密度测量学会（ISCD）发布了一份共识声明指导医生评估儿童骨骼健康，解读骨密度测量数据，并对儿童骨质疏松症进行

诊断[17]。在无局部疾病或高能创伤的情况下，一个或多个椎体骨折的病史作为骨质疏松症的一种提示。在这些儿童和青少年中，通过测量骨密度以对骨骼健康进行全面评估。在无椎体压缩性骨折的情况下，骨质疏松症的诊断需要有临床明确的骨折史，且骨密度 Z 值≤-2.0。临床明确的骨折史是以下一种或多种情况：① 10 岁以前有 2 次或 2 次以上长骨骨折病史；② 19 岁以前的任何年龄有 3 次或 3 次以上长骨骨折。

因此，对于有长骨骨折病史的在其他方面健康的儿童，DXA 对诊断骨质疏松症仍是必要的，这些儿童的骨密度或骨矿物含量 Z 值小于等于 -2.0 是诊断骨质疏松的强制性标准，因为健康儿童长骨骨折的发生率很高。但骨矿物含量 / 骨密度 Z 值>-2.0 并不排除骨骼脆弱和增加骨折风险的可能性。

脊柱骨折患儿下腰疼痛的敏感性较低；因此，对于已知有骨折风险的儿童，需要主动进行监测。胸腰椎侧位 X 线片与 Genant 半定量方法的椎体评估是评估脊柱健康最常用的影像学方法。然而，这种方式需要暴露于高剂量的电离辐射；为了减少暴露，正如本章前面提到的，可以通过 DXA 进行椎体骨折评估（VFA）。

十九、高危儿童骨骼健康监测

监测的最终目标是识别高危患者并进行干预，以预防首次骨折。然而，由于缺乏可获得的数据来支持这种一级预防，因此只能对骨质疏松的早期而非晚期症状进行监测，然后对那些自发恢复潜力有限的患者（包括椎体重塑）进行骨活性治疗。这与二级预防方法是一致的，该方法旨在延缓骨质疏松症早期诊断后的进展[40]。

两个重要的观察结果已经从以骨密度为中心的监测转向了一种更实用的方法：①使用骨密度 Z 值的阈值来鉴别儿童是否有问题的，因为不同的可获得的标准数据库生成的 Z 值存在差异[120-122]；②在骨密度 Z 值为>-2 时也可能出现无症状椎体骨折（VF），因此需要影像学监测来检测椎体骨折。

表 26-3　慢性疾病或长期药物治疗导致儿童继发性骨质疏松症的骨密度评估参考标准	
疾病 / 治疗	骨密度评估
糖皮质激素（GC）治疗	• 对于持续全身长期 GC 暴露的患者每天≥0.15mg/kg，≥3 个月进行基线 DXA 评估 如果 Z 值<-2，且持续使用糖皮质激素，则应每年重复进行 VFA 或侧位 X 线片检查[102]
糖尿病	• 需要做 DXA 的情况 　- 骨密度特异性危险因素低 　- 每日胰岛素剂量增加 　- 肾功能受损 　- 骨折史[103]
幼年特发性关节炎（juvenile idiopathic arthritis，JIA）	• <6 岁：脆性骨折患者行 DXA • >6 岁：未出现 JIA 快速缓解或需要大剂量 GC 治疗室时进行 DXA 测量[104]
系统性红斑狼疮	• 长期全身 GC 暴露超过剂量患者的需要 DXA 评估。标准为 GC 每天≥0.15mg/kg，持续≥3 个月 • 若 Z 值≤-2，则需要每年重复[102]
乳糜泻	• 需要行 DXA 检查的情况 　- 饮食支持不够 　- 月经不调 　- 贫血 　- 有骨折的其他危险因素[103]
脑瘫	• 严重脊柱侧弯的病例腰椎 X 线测定困难 • 只有当有脆性骨折的部位时，才可进行全身或股骨远端 DXA（骨折风险较高的区域）[105]
杜氏肌萎缩症	• 测定基线的 DXA，每年监测 DXA • 脊柱侧位 X 线片：基线测定 • 如果接受 GC 治疗：每 1~2 年重复一次 • 没有使用 GC 治疗：每 2~3 年重复一次 • 如果出现背痛或脊柱骨密度 Z 值在 12 个月的连续测量中下降≥0.5 标准差，则需要重复 DXA • 第一次骨折后咨询骨质疏松症专家[106]
Rett 综合征	• 根据个体风险进行基线 DXA 测定和系列对照[107]
癫痫	• 对于长期服用抗癫痫药物的癫痫患者，可以考虑使用 DXA[108]
地中海贫血	• 从青春期开始每 2 年一次 DXA 检测[109]
炎性 / 系统性疾病	• 考虑对服用高剂量 GC 的患者使用 DXA[103]
肿瘤	• 对骨毒性药物化疗结束 2 年后测定基线 DXA；如 MTX、GC 或造血细胞移植或对有导致骨质疏松症发展的不良反应的疾病进行 DXA 检测（生长激素缺乏、性腺功能减退等） • 根据基线 DXA 结果及持续危险因素进行 DXA 随访[110]
囊性纤维化	• 对于≥8 岁的患儿，如果满足下列条件进行 DXA 测定 　- 体重<90% 理想体重 　- FEV_1<50% 　- 青春期延迟 　- 每年 90 天使用大剂量 GC 　- 18 岁时，所有人都需要行 DXA 检测[111]
神经性厌食症	• DXA 用于闭经 6 个月以上的患者[108]

根据知识共享署名 4.0 的条款进行了修订（http://creativecommons.org/licenses/by/4.0/），引自文献 [99]

表 26-4 继发性骨质疏松症儿童的基本实验室检查以及根据临床怀疑进行的分析测定	
基本的实验室诊断检查	
实验室检查	待评估的测试
血细胞计数	全血细胞计数
血液化学	钙，离子钙，磷，镁，总蛋白，肌酐，尿素，葡萄糖，25- 羟基维生素 D_3，甲状旁腺素，促甲状腺素 TSH，游离 T_4
24h 尿液化学	钙，磷，肌酐，肾小管磷的重吸收，钠
尿液检查	钙 / 肌酐 [a]
骨代谢指标	总碱性磷酸酶
基于临床怀疑而进行的检查	
免疫球蛋白	
抗组织转谷氨酰胺酶 IgA 抗体	
皮质醇	
泌乳素	
促卵泡激素（FSH），黄体生成素（LH），睾酮	
同型半胱氨酸	
遗传学研究（检测与成骨不全和脆骨症相关的基因）	

a. 一次排尿的样本，最好是早上第一次排尿

根据知识共享署名 4.0 国际许可条款（http://creativecommons.org/licenses/by/4.0/），引自文献 [99]

在监测期间还应跟踪其他功能结果，包括非椎体骨折史、生长、青春期状态、疼痛、活动能力、肌肉力量和自发恢复的潜力（椎体重塑和骨密度恢复）。但作为绘制儿童骨密度轨迹的辅助工具，骨密度仍然是骨骼健康监测方法的重要组成部分。通过监测出儿童的骨密度正在下降，从而推测其骨折风险增加，或者在一过性的骨骼健康威胁后显示出恢复的迹象（这些患儿可能不需要骨质疏松症治疗）。

预计接受糖皮质激素治疗≥3 个月的患者应考虑在开始使用糖皮质激素时进行基线脊柱 X 线片［或如果可行的话，以高质量双能 X 线吸收法（DXA）为基础的椎体骨折评估（VFA）］。3 个月或 3 个月以上是推荐的时间节点，因为在儿童开始使用糖皮质激素后，报告最早发生椎体骨折的是在 4 个月 [59]。符合脊柱影像学基线标准的儿童还应在 12 个月时进行影像学随访，因为这是许多糖皮质激素治疗儿童脊柱骨折年发病率最高的时间点 [59, 61]。对于持续暴露于糖皮质激素的患者，建议每 1～2 年进行一次椎体骨折成像。

对于除了使用糖皮质激素外，有其他导致骨质疏松的危险因素的儿童，同样的原则也适用；也就是说，患者既要评估非椎体骨折，也要评估椎体骨折，因为未使用糖皮质激素且有运动障碍和遗传性骨脆性的儿童也可发生椎体骨折 [123]。对于因脑瘫和先天性肌病而行动能力受损的青少年，建议最迟在 6—8 岁开始进行脊柱影像学检查，然后每隔一段时间做一次，直到生长结束，或在出现背部疼痛时提早做一次 X 线。之所以建议在这个时候开始监测，因为应该在椎体重塑的剩余生长潜力不足之前就开始治疗。

由于骨密度可以进行连续监测，帮助临床医

生了解儿童的整体骨骼健康轨迹，并在是否需要持续监测、是否退出骨骼健康管理或干预时，做出合理的决定。因此建议进行骨密度测量至少和脊柱摄片一样频繁，在那些极高危儿童中，每 6 个月评估一次[17]。

二十、椎体骨折的监测

在儿童和成人中，使用最广泛的椎体骨折（VF）评估工具是 Genant 半定量方法[121, 125]。Genant 方法定义 VF 为无论形态如何椎体高度比丢失≥20%。椎体骨折由接受过培训的读片人员根据椎体高度比的减小程度进行主观分级，而不直接测量。当将前椎体高度与后椎体高度（对于前缘楔状骨折而言）、中间高度与后椎体高度（对于凹陷性骨折而言）、后椎体高度与相邻椎体后椎体高度（对于压缩性骨折而言）进行比较时，就产生了椎体高度比（图 26-3 和图 26-4）。Genant 分级对应以下的高度比率下降为：0 级骨折（正常），<20%；1 级骨折（轻度），≥20%～25%；2 级骨折（中度），>25%～40%；3 级骨折（严重），>40%。总的来说，Genant 半定量方法优于定量（六点）椎体形态测量法[126]。因为该方法更快，而且会兼顾到有经验的读片人的专业知识。此外，Genant 评分系统允许计算脊柱畸形指数（spine deformity index，SDI），即沿着脊柱长度[40] 的 Genant 评分的总和。SDI 是整个脊柱的全局疾病指数，其在临床上是有用的，在研究中可作为一个连续的随访变量[127]。与在成人中使用 Genant 半定量方法相比，对于儿童使用 SDI 方法，观察者内部和观察者间一致性的 kappa 统计量相似[79, 124, 128]。

迄今为止，在儿童期检测椎体骨折（VF）最常用的成像工具是侧位胸椎 X 线片。脊柱 X 线片虽然辐射较高，但作为骨骼健康评估的一部分，对椎体骨折（VF）的评估仍是迫切需要的。因此，使用上述评分方法的非 X 线成像技术已经发展起来。使用 DXA 诊断椎体骨折，称为椎体骨折评估（VFA），是利用脊柱侧位图像进行的。椎体骨折评估作为一种评估工具很有吸引力，因为

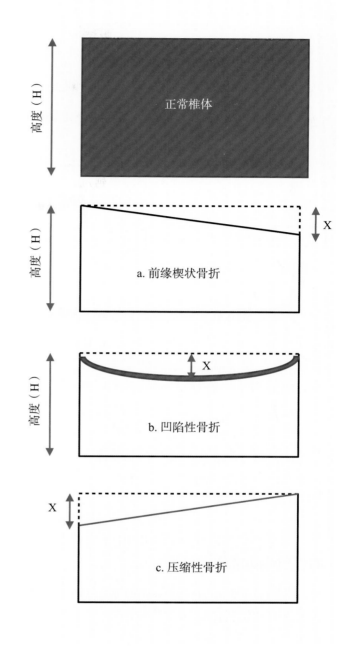

▲ 图 26–3　**Genant 半定量评估**

对椎体高度的丢失进行视觉上的估计，为椎体前、中、后三个位置的高度和参考椎体高度的比值。（a）将椎体前缘丢失的高度 X 相对于同一个的椎体后方高度的 H 进行评估。（b）将椎体中部丢失的高度 X 采用同样的方法相对于同一个的椎体后缘高度 H 相比进行评估。（c）后部椎体丢失的高度 X 与上面和下面相邻的椎体的后缘相比较。在 T_4 和 L_4 的椎体中，由于完整的评估是从 T_4 到 L_4，只有一个相邻椎体可用。Genant 方法根据以下降低的高度比定义 VF：0 级（正常）≤ 20%；1 级骨折（轻度）> 20%～25%；2 级骨折（中度）> 25%～40%；3 级（严重）> 40%[59, 61]

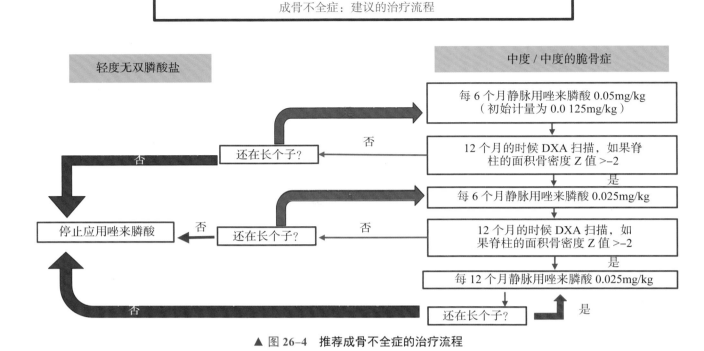

▲ 图 26-4　推荐成骨不全症的治疗流程

它的辐射最小，而且扇束技术有助于在单个图像上捕获整个脊柱，而没有发散束问题。较新的 DXA 机器有一个旋转的"C 臂"，这消除了将患者从仰卧位重新变换到侧位的需要。然而，总的来说，图像质量的变化很大程度上取决于光密度计[129]。

二十一、缺乏骨质疏松相应治疗情况下的骨质疏松症的自发恢复

儿童骨骼是一个具有独特功能的动态结构，不仅具有从短暂的骨骼疾病中恢复丢失的骨密度的能力，而且具有通过骨骼重塑对骨折的椎体进行重建的能力。这两个指标都是儿童康复的重要的测量指标，无论是自发的重塑还是在骨质疏松症治疗（如双膦酸盐治疗）后。椎体重塑似乎是生长介导的，因为在成人中从未明确报道过[130]。

椎体重塑相对于成人而言，在儿童中是一种独特的临床现象。正常椎体尺寸的恢复（椎体重塑）是一种生长依赖的现象，它是由软骨内成骨（椎体高度的生长）和相对应的骨膜成骨（椎体宽度的生长）共同作用的，因此，识别那些有可

能进行椎体重塑的儿童是非常重要的。在接受双膦酸盐治疗的成骨不全儿童中，椎体重塑一直被报道[131]。然而，一过性的儿童骨健康受损和椎体塌陷（如在风湿性疾病儿童中停用糖皮质激素治疗）之后，双膦酸盐无关的骨重塑也被报道。在白血病化疗期间（即在高剂量糖皮质激素治疗期间），骨折的椎骨的重塑也被报道（这归因于目前治疗方案中使用糖皮质激素的跳跃模式）。因此，有研究表明，双膦酸盐疗法并不直接导致骨重塑，而是通过优化骨密度以防止其突然下降，从而产生的许可效应。然而，必须注意的是，只有在患者生长阶段给予双膦酸盐治疗时，椎体重塑才会发生[129]。

椎体骨折后的椎体重塑是一个经常被忽视的治疗目标。此外，这一现象强调了椎体塌陷早期而非晚期治疗的重要性，以便在骨骺闭合前尽可能早地进行治疗[133]。

二十二、儿童骨质疏松症的管理

治疗的目标

儿童骨质疏松和骨折可导致显著的病态并降

低生活质量。骨质疏松症治疗的主要目标是预防骨折，包括椎体骨折和脊柱侧弯，以及改善儿童的功能、活动能力和疼痛。将功能、活动能力的改善和快速康复作为治疗的结果，代表了成骨不全症和儿童骨质疏松症管理的新时代[134]。像成骨不全症这样的罕见疾病需要三级医院的多学科团队，包括儿童骨科专科医生、骨科医生、遗传学家、物理治疗师、职业治疗师、社会工作者和护理专家。该治疗团队是必不可少的，他们可以及时行髓内钉手术，防止由于复发性下肢骨折所致的残疾恶化，提供新的助行器和提高独立性和活动度的方法，及时决定开始和停止骨活性治疗。

儿童的另一个治疗目标是改善椎体形状。椎体骨折可导致背部疼痛、脊柱后凸、活动障碍和身高下降。儿童与成人不同，因为他们的骨骼在成长和青春期不断地拉长、扩大和加强。对儿童具体而言，就是骨折椎体的重塑能力[131, 132, 135, 136]，这一现象可以用停止骨吸收期间持续的骨形成来解释。骨折椎体的重塑可能与双膦酸酯治疗有关，也可能在缓解期的继发性骨质疏松症中自发发生。因此，更好地了解与自发愈合相关的因素以避免不必要的治疗是很重要的[137]。

二十三、优化骨骼健康的一般措施

优化骨骼健康的一线措施可以分为三大类，即营养、体育活动、治疗基础疾病及其相关合并症[138-144]。最被广泛描述的促进骨骼健康的营养因素是维生素 D 和钙。然而，其他营养物质也在骨代谢中发挥作用，包括蛋白质、钾、镁、铜、铁、氟、锌和维生素 A、C 和 K。慢性疾病的儿童特别是维生素 D 缺乏是由于其晒太阳时间有限，吸收不良以及饮食限制导致。患有饮食失调（如神经性厌食症）或吸收不良（短肠综合征、乳糜泻、克罗恩病和外分泌胰腺疾病）的青少年会出现广泛的营养失调，包括缺乏必要的膳食蛋白质、脂肪、脂溶性维生素和矿物质离子，他们需要营养学家和专门从事潜在疾病和儿童营养的胃肠病学家的专业知识[145]，长期的饮食习惯趋势似乎也对

骨骼健康有不利影响，高糖加糖饮料的摄入与骨折风险增加有关[143]。

二十四、钙和维生素 D 的补充

在对健康儿童进行的研究中，补充钙和维生素 D 对骨密度没有任何临床显著影响[146]。相比之下，一些研究报道对于患有如脑瘫的慢性疾病的儿童有良好的效果[132]。另外，尚无不良反应报道[105, 147]。因此，尽管没有研究评估补钙对骨折发生率的影响，但对于骨质疏松症或低骨密度的儿童和青少年，特别是饮食摄入量低的患者，我们建议考虑补钙。

同样，为了保持血浆 25- 羟基维生素 D_3 水平高于 50nmol/l（20ng/dl），建议适当摄入维生素 D_3（400～600U/d），对于患有可能干扰肠道吸收或改变钙代谢的疾病儿童的最佳维生素 D_3 摄入量仍是未知的。因此最初补充的剂量应该根据推荐的指南来考虑，随后根据血浆 25- 羟基维生素 D_3，完整的甲状旁腺激素来调整（intact parathormone, iPTH）（iPTH 是甲状旁腺激素的生物活性形式，当钙水平很低时候分泌），每 6～12 个月监测一次[99]。

二十五、双膦酸盐

双膦酸盐是焦膦酸盐的合成类似物，广泛用于原发性和继发性骨质疏松症的治疗，它们选择性地集中在骨骼重塑率高的区域[148]，它们的主要作用是使破骨细胞失活，随着骨吸收的抑制，骨继续形成和生长，导致皮质骨和骨小梁增厚，产生更宽、密度更高、更强壮的骨骼，它们是亲水药物，肠道吸收低（<1%），通过尿液排出的量大因此必须根据肾小球过滤调整剂量，此外，它们的特点是从骨组织中消除非常缓慢，并在治疗后在体内存留数年[148]。

关于这些药物的中长期安全性的知识正在不断增加。因此一些作者建议，只要符合骨质疏松的标准就建议使用该药物[149]，尤其是那些长骨和椎体骨折患者，以及表现出较低的自发恢复潜力

的患者（年龄在青春期、危险因素持续性存在等）。

到目前为止，双膦酸盐只是作为一种二级预防措施，这意味着过去曾经发生第一次骨折它们的使用旨在防止出现新的脆性骨折，研究表明，它们对骨密度有积极的影响[150-153]，而且越来越多的人认识到它们的长期安全性。另外，如果在生长末期达到的峰值骨量不是最理想的，那么该孩子在生命的后期更有可能患上骨质疏松症。基于上述数据，最近一项专家小组共识[99]建议，对于那些没有骨质疏松症，但青春期早期骨密度较低，Z值较低的患者，医生应考虑使用双膦酸盐治疗。在任何情况下，儿童骨质疏松症使用双膦酸盐都是超适应证的，因此在开处方时必须获得知情同意。

双膦酸盐制剂有各种剂型，可口服或注射给药。尽管在剂量、治疗时间和长期安全性方面缺乏随机对照试验和共识，静脉注射帕米膦酸钠仍是儿童最广泛使用的药物。最初的帕米膦酸钠研究推荐的剂量为每天 0.5～1mg/kg，连续给药 3 天，每 3 个月一次[154-156]。最近更短时间周期的，以及低剂量的帕米膦酸钠的给药方案[157, 158]已经开始使用，与帕米膦酸相比，其他静脉注射的双膦酸盐如奈利膦酸盐和唑来膦酸盐和帕米膦酸盐相比具有更高的效价强度和更少的给药频率，也被用于儿童骨质疏松症，静脉滴注唑来膦酸（每日 0.025～0.05mg/kg，通常单次给药超过 30min，每 6 个月一次），据报道与骨量的改善和随后骨折风险的降低有关[159-162]。同样，静脉注射奈利膦酸钠（每 6 个月一次，每天 2mg/kg，给药超过 30min）也可以改善骨密度并降低骨折发生率[163]。

口服双膦酸盐被广泛用于治疗成人骨质疏松症，一些研究表明它们可以增加成骨不全患者的骨密度。然而与静脉注射二膦酸盐相比，它们缺乏足够的诱导椎体骨折后的重塑潜能[164]，并且在有食管炎危险因素的患者中禁忌使用，如胃食管反流或食管裂孔疝，近期对成骨不全症儿童的研究表明，口服利塞膦酸盐[165]和奥帕膦酸盐[164]可增加骨密度，口服阿仑膦酸钠可增加中重度成骨

不全儿童的骨密度，但骨折风险没有改变[166]，因此，对于儿童骨质疏松症首选静脉双膦酸盐，口服双膦酸盐仅用于轻度且无椎体骨折的骨质疏松症患者[165]、对于那些特别恐针或拒绝静脉双膦酸盐治疗的患者，或因任何原因静脉注射禁忌证，或在治疗维持阶段[160]的患者。

表 26-5 显示了用于儿科最常用的双膦酸盐的剂量和给药间隔[160]。然而，需要注意的是，最佳治疗时间并没有明确的定义，目前是基于专家的建议[165]。对于前一年未出现骨折且 Z 值高于 -2 的患者，建议停止或逐步减少双膦酸盐剂量[99]。

据报道，双膦酸盐类药物的常见不良反应包括第一次服用后典型的急性期反应，约 85% 的儿童发生这种反应。其特征为发热、乏力、腹泻、恶心和肌痛[167]。它通常发生在注射后 72h 内，但很少在随后的治疗中发生。第一次双膦酸盐输注后使用消炎药物（抗炎疗法）[168]和口服类固醇[169]，可减少第一阶段反应的程度。可观察到一过性的低钙血症、低磷血症和 C 反应蛋白升高，但很少有临床意义。但是还建议在开始双膦酸盐治疗前纠正先前存在的维生素 D 缺乏，并在第一次输注前后补钙[148]。虽然双膦酸盐治疗的好处是无可争议的，但长期、持续的双膦酸盐治疗的潜在晚期不良反应仍然令人担忧。双膦酸盐治疗的抗骨吸收作用可抑制骨重塑，从而抑制正常骨修复，增加儿童骨刚度、微裂缝、截骨术后延迟愈合的风险[170]，以及导致成人非典型股骨骨折[171]。双膦酸盐还会干扰生长板，每一次输注都会导致未吸收的，钙化的肥大软骨细胞进入长骨的干骺端，并损害正常的干骺端成骨，导致长骨干骺端异常增宽，管状化不足[172]。考虑到这些关于"儿童时期双膦酸盐治疗的潜在晚期不良反应"的担忧，需要更多的证据来评估"治疗假期"、从治疗剂量转向周期较短的维持静脉治疗方案或口服双膦酸盐可能更安全或有益，以此来避免过度抑制骨重塑。

不良反应目前只在成人中描述，包括常见于转移性骨病的下颌骨坏死[173]，以及肾衰竭[174]，该

表 26–5　儿科最常用双膦酸盐的剂量和给药间隔

药物治疗	给药途径	剂　量
帕米膦酸盐（第二代）	静脉注射（稀释于 100～250ml 生理盐水溶液，在 3～4h 内滴注）	• ＜1 岁：0.5mg/kg，每 2 个月一次 • 1—2 岁：0.25～5mg/（kg·d），3 天滴注，每 3 个月一次 • 2—3 岁：0.375～0.75mg/（kg·d），3 天滴注，每 3 个月一次 • ＞3 岁：0.5～1mg/（kg·d），3 天滴注，每 4 个月一次 • 最大剂量：每剂 60mg 和每年 11.5mg/kg
奈立膦酸（第三代）	静脉注射（稀释到 200～250ml 生理盐水，3h 内滴注	• 每 1～2mg/（kg·d），每 3～4 个月一次
唑来膦酸（第三代）	静脉注射（稀释到 50ml 生理盐水溶液，30～45min 滴注）	• 0.0125～0.05mg/kg，每 6～12 个月一次（最大剂量 4mg）
阿仑膦酸钠（第二代）	口服	• 每周 1～2mg/kg • 体重＜40kg：每天 5mg 或每周 35mg • 体重＞40kg：每天 10mg 或每周 70mg • 最大剂量：每周 70mg
利塞膦酸钠（第三代）	口服	• 体重＜40kg：每周 15mg • 体重＞40kg：每周 30mg • 最大剂量：每周 30mg

不良反应更常见于更强效的双膦酸盐中。然而迄今为止，在任何年龄的儿童成骨不全患者中，尚无此类报道[175]。尽管不推荐在妊娠期使用双膦酸酯类药物，但有关无意使用该药物的综述尚未显示有严重的不良反应[176-178]。

二十六、双膦酸盐对于非原发性成骨不全症，和继发性骨质疏松症的作用如何

虽然使用双膦酸盐在治疗成骨不全症已常规使用，但对非原发性非成骨不全症或继发性骨质疏松的儿童，特别是那些低骨转化的儿童，治疗证据很少。低骨形成/转化的情况，如不活动诱发的骨质疏松症[杜氏肌营养不良症（DMD）或脑瘫]或骨质疏松-假神经胶质瘤综合征（OPPG），对于双膦酸盐治疗的反应低于高骨转换的情况，如急性淋巴细胞白血病（ALL），Hajtu-Cheney 综合征（HCS），或成骨不全症。一项针对杜氏肌营养不良（DMD）儿童的研究显示，双膦酸盐治疗后，男孩背部疼痛和椎体高度得到 100% 和 63% 的改善。虽然没有发生椎体骨折恶化，但 7 例患者中有 2 例出现新的椎体骨折，均为轻度且无症状[132]。骨质疏松-假神经胶质瘤（OPPG）患者的骨形成也受到损害，尽管双膦酸盐治疗已被认可[179]，但仍建议对这类儿童采用合成代谢治疗以改善骨形成[180]。

二十七、是否存在个体化治疗的空间

近年来，许多调节骨量的重要信号通路导致了新的药物开发。地舒单抗（Denosumab）是一种人单克隆抗体，皮下注射，靶向 RANKL 以阻止 RANK 的激活，从而抑制骨吸收，同时增加骨小梁和皮质部位的骨强度，而不直接与骨表面相互作用（见第 21 章）。地舒单抗尽管用于不同的儿童适应证，但在这个年龄组中并未得到批准，治疗剂量和间隔有显著差异[181]。有患有巨细胞瘤或巨细胞肉芽肿等肿瘤疾病的儿童每月服用 120mg 地舒单抗[182, 183]。也有儿童由于脑瘫导致肌肉功能受损的骨质疏松症使用 10mg 低剂量地舒单抗的报

道，一名患有脊髓性肌萎缩症的男孩被给予60mg的治疗剂量[184, 185]，在有局部高转化性骨质疏松和囊性病变引起的骨骼破坏的患者中，地舒单抗也被用来减少骨转化率，在患有骨纤维结构不良、动脉瘤性骨囊肿和青少年Paget病的儿童中，地舒单抗的使用剂量为0.5～70mg/（kg·d），间隔时间从每月一次到每7个月一次[186-188]。

对于成骨不全患者，一项首次前瞻性临床试验（NCT01799798）使用地舒单抗治疗成骨不全儿童，发现地舒单抗在抑制破骨活性、增加骨密度和活动度方面具有很高的有效性[189]。与此同时，也有一些报道显示成人和儿童钙代谢（疑似的短期不良反应）。另一项研究[190]评估地舒单抗治疗是否可以在个体化的概念下进行，即根据尿DPD/肌酐排泄过程对治疗方案进行个体化调整。破骨细胞活性的恢复是通过每两周测定尿脱氧吡啶/肌酐比值（DPD/肌酐）来评估的。在最后一次注射地舒单抗前，DPD/肌酐水平的升高被定义为破骨活性的恢复，从而可以终止药物对骨吸收的抑制。地舒单抗皮下注射1mg/kg体重。此外，每个患者都接受了注射后经过体重调整的口服钙和维生素D补充。

• 体重15kg：注射后0～14天，2×250mg/d的钙；注射后15～28天，1×250mg/d的钙；注射后0～28天，500单位维生素D。

• 体重15～30kg：注射后0～14天，2×500mg/d的钙；注射后15～28天，1×500mg/d的钙；注射后0～28天，500单位维生素D。

• 体重30kg：注射后0～14天，2×1000mg/d的钙；注射后15～28天，1×1000mg/d的钙；注射后0～28天，1000单位维生素D。

采用该方案，地舒单抗的平均剂量间隔可以从之前的12周延长到20.3周，虽然在随访期间，随着间隔时间的延长，患者的aBMD下降，但这与任何临床活动障碍或椎体形状无关，研究结果显示，腰椎aBMD的平均相对变化为−6.4%。腰椎aBMD Z值从−1.01±2.61（mean±SD）下降至−1.91±2.12（$P=0.015$），活动性有所改变，但

不显著（$P=0.08$），发生严重不良反应。

最近有许多关于地舒单抗治疗后患者钙稳态的报道，在注射后的头2～4周发生低钙血症的风险可以通过口服钙替代法来弥补。最近，地舒单抗作用停止后的反弹性高钙血症成为人们担心的一个原因[191-193]。因此，在地舒单抗治疗过程中，需要仔细监测血清钙稳态，以便更好地评估儿童和青少年中使用地舒单抗治疗的钙化风险。

二十八、新的治疗方法

除了抗骨吸收治疗外，在儿童骨质疏松症的治疗方面还有一个空白需要填补，儿童骨骼疾病的合成代谢治疗方案是迫切需要的，特别是对于低骨转换情况的患儿，成人使用合成甲状旁腺激素（特立帕肽）等合成代谢药物直接刺激骨形成[194]，由于在啮齿类动物模型中有骨肉瘤的风险报道，目前在儿童中禁用[195]，此外，针对Wnt信号通路抑制药（骨硬化蛋白和Dickkopf相关蛋白1）的抗体看起来很有前途[196]，尽管目前还没有关于其在儿童中的应用的数据，生长激素是另一种合成代药物，已知可以增加骨皮质厚度和改善肌肉量[196]，当生长激素与双膦酸盐联合治疗严重成骨不全的儿童时，与双膦酸盐单独治疗相比，可以达到更高的骨密度和身高，然而，没有报道骨折发生率有差异[85]，需要更大规模和设计良好的多中心试验来证实这些有益的影响。

最后，过度的转化生长因子-β（TGF-β）信号转导在CRTAP隐性遗传和Ⅰ型胶原为主的成骨不全的致病机制中都有作用，抗TGF抗体拯救了两种疾病的表型，引起了人们对其他高骨转换骨质疏松状态的兴趣[40, 197]。

二十九、特殊情况下治疗的考虑

成骨不全症

在成骨不全症和潜在的其他基因形式的脆骨病中，如果骨脆弱程度非常严重，可能导致子宫内骨折或婴幼儿骨折，单靠药物治疗可能不足以恢复正常活动能力。

在这种情况下，使用髓内棒矫正下肢（有时是上肢）畸形、预防骨折和促进灵活性是必要的，并结合双膦酸治疗加上物理和职业治疗，在严重的病例中，通常需要在手术前进行双膦酸盐治疗，以便有足够的骨来允许有效的材料植入。此外，牙齿和颅面异常（包括牙本质发育不全、颅底凹陷症和下颌畸形）需要专业牙医和外科医生的支援，因此需要一个多学科团队来治疗成骨发育不全的儿童，特别是中度和重度的病例[40]，图 26-5 显示了成骨不全症医疗管理的建议方案。

三十、糖皮质激素诱发的骨质疏松症

接受系统性糖皮质激素（GC）治疗的患者在治疗的前 3～6 个月骨量损失非常明显，主要是小梁骨[198]，这种损失取决于用药剂量和治疗时间[199, 200]，尽管低剂量比高剂量的危害小，但似乎没有明确的安全剂量，因为据报道，持续服用 2.5～7.5mg/d 泼尼松（或同等剂量）会有骨折风险[198]。因此，与其他有骨质疏松危险因素的患者一样，监测骨密度和椎体骨折的发生是明智的。在缺乏关于该患者组进行 DXA 的最佳时间明确数据的情况下，建议在治疗的前 6 个月进行一次 DXA，如果继续治疗，以后每 9～12 个月重复一次 DXA。

在椎体骨折筛查方面，有研究报道第一年的发生率约为 10%，其中近 50% 的病例是无症状的[201, 202]，因此，建议在治疗开始时使用影像学技术对这些患者进行评估，此后在维持糖皮质激素的情况下每年进行评估。

西班牙风湿病学会共识[203] 认为，对于所有接受泼尼松（或同等剂量）剂量高于 5mg/d 且持续 3 个月以上的患者，必须早期进行糖皮质激素诱发骨质疏松（glucocorticoid-induced Osteoporosis，GIOP）的预防。预防措施包括开具尽可能低剂量的糖皮质激素处方以控制潜在疾病，以及鼓励体育锻炼，避免如烟草和酒精这类有毒物品，并确保均衡饮食，摄入所需的钙和维生素 D[203, 204]。最近的一项系统综述得出结论，对于所有使用糖皮

质激素的儿童，一开始就要开始按照健康儿童推荐的相同剂量补充钙和维生素 D，特别是当治疗预计持续 3 个月以上时，作为一项预防行动来对抗糖皮质激素性骨质疏松症（GIOP）的发展[205]。此外，还建议在停止糖皮质激素治疗后继续服用 3 个月，因为糖皮质激素对骨骼的影响即使在停止治疗后也会持续。然而，没有研究确定最佳的补充时长。尽管缺乏全面的数据，该综述还是建议将双膦酸盐用于预防目的[205]。然而，给没有脆性骨折的患者使用双膦酸盐仍然是一个有争议的问题。但是当糖皮质激素诱导骨质疏松症（GIOP）被确诊时，它的有效性得到了证实；也就是说，但凡是病理性骨折的患者，它都是有效的[206]。

大多数研究表明，吸入糖皮质激素剂量低于相当于每天 800μg 的布地奈德，对骨折风险的影响很小，而较高剂量则与骨密度加速下降和骨折风险增高有关。在这些患者中，尽管非药物预防这些措施是合理的[204, 207, 208]，除非这些患者有其他危险因素，否则不建议常规进行脊柱侧位 X 光或 DXA 检查[207-209]。此外，钙和维生素 D 补充剂在吸入糖皮质激素（GC）患者中的作用尚未确定，尽管如此，在使用糖皮质激素的人群中，一些专家还是建议补充钙和维生素 D[210]。

三十一、神经性厌食症

据报道，在严重低体重的情况下，女孩的非椎体骨折发生率为 31%，而健康对照组为 19%[211]，而椎体骨折发生率更是低至 2.5%[212]。长期以来，人们已经明确提高骨密度的最佳策略是增加体重和恢复正常的月经功能[213]。口服雌激素 - 孕酮联合用药对患有神经性厌食症的成人或青少年无效，经皮睾酮替代治疗对成年女性无效，生理性雌激素替代治疗，如经皮雌二醇与周期性的黄体酮，确实增加了青少年厌食症患者的骨矿物的累计，接近正常体重的对照组。

美国运动医学学院建议，16 岁以上的闭经运动员应考虑口服避孕药，但前提是尽管体重增加，但骨密度仍在下降[214]，一项利塞膦酸钠的研究

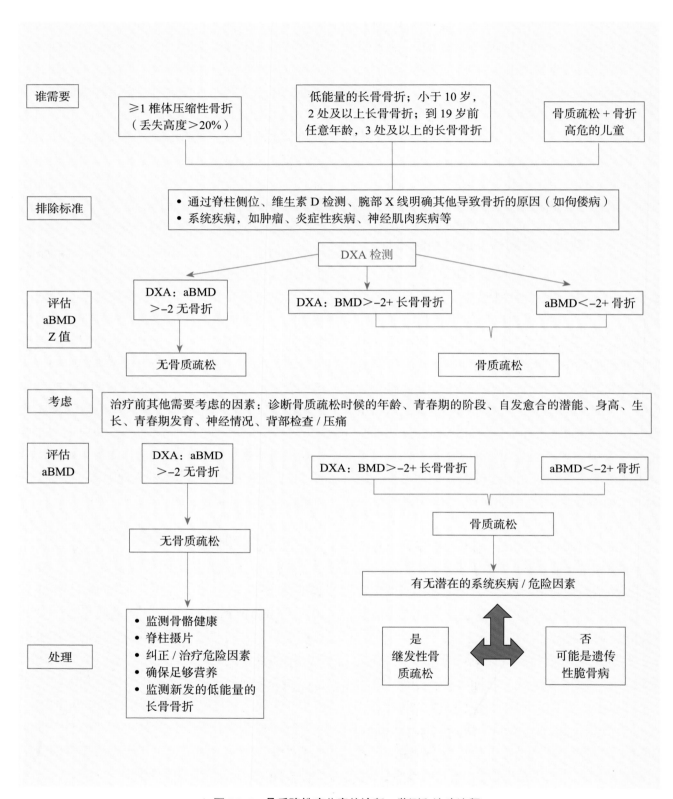

▲ 图 26-5　骨质疏松症儿童的诊断、监测和治疗流程

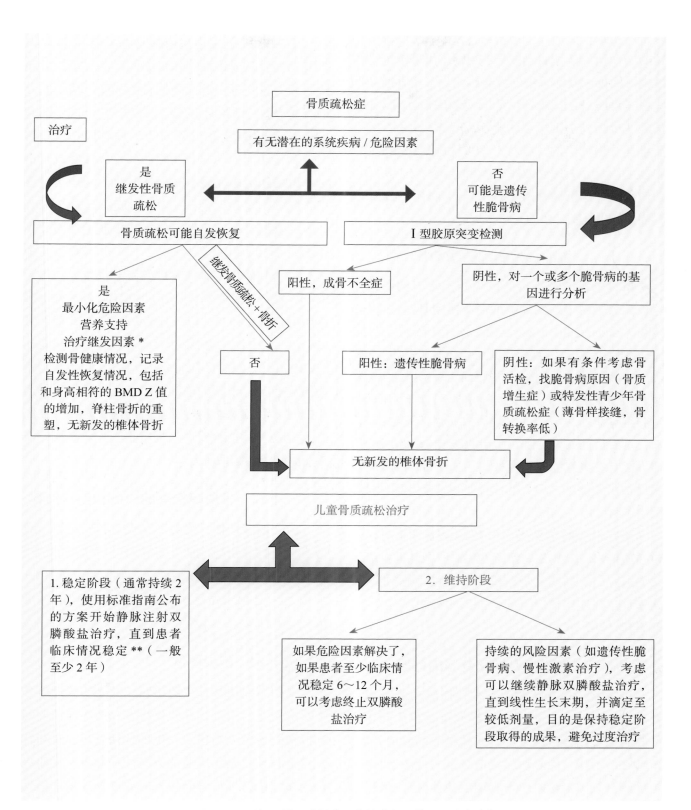

▲ 图 26-5（续） 骨质疏松症儿童的诊断、监测和治疗流程

显示，患有神经性厌食症的成年女性脊柱和髋部骨密度增加；然而，一项对青少年口服阿仑膦酸钠的对照研究表明，与安慰剂相比，口服阿仑膦酸钠对腰椎和髋部骨密度没有影响[215]，到目前为止，还没有对照试验评估静脉双膦酸盐治疗对椎体和非椎体骨折发生率的影响，对常见椎体骨折后椎体重塑的影响，或对青少年厌食症患者的骨密度的影响，考虑到双膦酸盐和线性生长的协同效应，这样的试验针对仍在生长的年轻神经性厌食症患者中是有必要的。

三十二、癫痫及抗癫痫药物治疗

癫痫患者遭受骨折的风险是正常人的两倍，这被认为是由于跌倒风险增加或使用某些抗癫痫药物（antiepileptic drug，AED）治疗所致[216]。然而，在使用 AED 的癫痫患儿中椎体骨折的发生率和患病率尚未知。老的细胞色素 P450 诱导的 AED 药物，如苯妥英钠，苯巴比妥和卡马西平与低骨量和维生素 D 缺乏有关，导致骨折风险增加。然而，具有最低或无酶诱导作用的新型 AED 在骨代谢方面具有更好的安全性[217]。不运动和神经性疾病增加了跌倒的风险，和癫痫的并发症它们一起限制了 AED 对人骨骼影响。

还有很多的罕见疾病导致继发性骨质疏松，包括遗传代谢疾病，如糖原贮积症、半乳糖血症、戈谢病、门克斯病、蛋白质不耐受和同型半胱氨酸尿症。在这些情况下的骨丢失的机制没有详细的研究。

三十三、考虑青春期和营养的问题

在慢性疾病儿童的治疗中，性腺功能减退、青春期延迟和低热量摄入是经常被忽视的问题，尽管它们可以导致继发性骨质疏松症的发展，需要特殊的治疗。性腺功能减退儿童的性激素替代治疗的时机和剂量对于青春期的最佳骨量积累是重要的。此外，对于继发于神经性厌食症[218]和其他慢性疾病的儿童来说，通过优化热量摄入来改善体重增加尤为重要[219]。

三十四、改善肌肉力量，灵活性和康复

在成骨不全的儿童或慢性疾病患者中，由于复发性骨折或慢性疾病引起的运动不足，会导致肌肉力量下降，进而降低骨骼强度。基于成人的研究[220]，高频低振幅全身振动（whole-body vibration，WBV）正被开发为一种增加儿童肌肉力量和活动能力的非药物疗法。一项针对成骨不全小鼠的随机研究显示，全身振动（WBV）改善了骨皮质和骨小梁[221]。一项针对成骨不全症（OI）儿童的观察性研究表明，该方法提高了地面反作用力、平衡力和灵活性[222]。一项在脑瘫患儿中进行的小型随机临床试验中，患儿接受大约每天 9min，每周 5 次的全身振动（WBV），结果显示实验组行走速度加快，但对骨骼无影响[223]，对胫骨骨密度[224]或骨皮质厚度[225]没有改善。全身振动（WBV）是一种很有前途的干预手段，可以作为预防措施或治疗干预的辅助手段，至少可以将其用于康复，因为功能和行动能力的继发性丧失在成骨不全症和其他致残性疾病中很常见。然而，需要更大规模的长期研究。

三十五、骨质疏松症的诊断和治疗流程

为了能够评估、诊断和实现对骨质疏松导致的有持续性骨折风险的儿童骨骼健康状况的适当监测，应定期观察和记录临床、放射和解析参数，下面是一个建议的流程，用于儿童管理的标准流程。

三十六、初步评估

在初始评估和每次随访时，专业的医疗服务人员应记录骨折史，并建议患者在两次随访期间向其医疗服务人员报告发生的任何骨折，骨和背部疼痛评估也是年度监测方案的一部分。在两次随访之间的背部或骨痛报告应通过平片来评估骨折的可能性，评估脆性骨折和疼痛发作的次数是很重要的。在骨密度测定方面，尽管 Z 值的变化是和结果相关的，但 DXA 检查的最佳频次尚未明

确[103]。有学者建议 1 年后重复 DXA，之后根据患者的结果，每 1~2 年进行一次 DXA 检查，每次检查的最小间隔为 6~12 个月。

就椎体骨折而言，对椎体进行放射学评估是至关重要的，因为它们经常是无症状的，甚至可以出现在 Z 值高于 –2 的患者中[40]，此外，它们的演变可能导致疾病管理治疗方式的改变[149]。尽管一些作者建议每年或每两年进行脊柱侧位 X 光检查，目前还没有研究明确椎骨骨折监测的频率，事实上，监测频率应个性化，根据患者的危险因素量身定制，最短 6 个月，最长 2 年，此外，没有研究或指南确定评估钙磷代谢的最佳周期，为了解决这个问题，建议根据每年一次的监测结果来确定当年是否需要监测[99]。

一旦儿童有低创伤性骨脆性的危险因素，出现有临床意义的骨折，并且符合章节早期概述的儿童骨质疏松症的定义[17]的，就可以确定其为骨质疏松，如果还没有得到诊治的话，患者应该被转诊到一个有特殊专业知识治疗儿科骨质疏松症的临床医生。

三十七、稳定阶段的治疗

目前治疗儿童骨质疏松症的标准是静脉注射双膦酸盐（帕米膦酸、唑来膦酸或奈利膦酸盐）[40, 226]。由于成骨不全症对照研究的数据，不建议在儿童时期使用口服双膦酸盐治疗；在已发表的对照试验中，作者对椎体高度进行了量化，结果清楚地显示，接受静脉双膦酸盐治疗的成骨不全症青年椎体高度增加[227-229]。相比之下，口服双膦酸盐的对照研究均未显示对椎体高度有积极影响[230-232]。此外，口服双膦酸盐的口服生物利用度很低[233, 234]。

静脉治疗应按标准、发表的剂量进行，如表 26-5 所述[40, 155, 227, 235]。具有相关专业知识的临床医生应指导使用这些药物，以确保适当的不良反应管理，并考虑禁忌证，如肾脏疾病。虽然在一些中心，双膦酸盐治疗是在住院的基础上实施的，但如果在每次输液后的一周内，有一名随叫随到的医生为患者提供服务，这种治疗也可以在门诊安全地进行。考虑到第一次输注时发热和呕吐的可能性，必须提供糖皮质激素建议的应激剂量[236]。

肾功能不佳（估计肾小球滤过率＜35ml/min）的患者禁用双膦酸盐，美国食品药品管理局更新了唑来膦酸的说明书，说明急性肾损害患者也是其禁忌证，患者在开始治疗前应筛查排除肾功能不全。监测成人长期使用双膦酸盐治疗的其他不良反应（包括下颌骨坏死和非典型股骨骨折）也是必要的，并强调在骨质疏松治疗专家的关注下监测双膦酸盐治疗的重要性，还应与患者讨论适当的剂量、潜在的不良反应以及确保患者安全的方法[226, 237]。

关于补钙和维生素 D 由于患有慢性疾病的儿童和青少年的最佳摄入量尚不清楚[41]，应根据钙尿水平和血浆 25- 羟基维生素 D_3 水平以及全段甲状旁腺激素（iPTH）调整剂量。尽管有些作者主张每 3~12 个月进行一次测定[238, 239]，监测这些参数的最佳频率尚不清楚[238]。建议每 6~12 个月或在改变剂量后 3~6 个月测定 25- 羟基维生素 D_3 的水平。此外，建议每年测定一次钙尿。当钙尿增加或无法收集尿液时，应进行肾脏超声检查，排除肾钙钙质沉着症[99]。

接受双膦酸盐治疗的儿童，目前还没有研究确定分析检查的最佳频率，但静脉注射双膦酸盐的患者宜在每次输液前进行监测，口服双膦酸盐的患者宜每 6 个月进行一次监测[99]。表 26-6 包括一份治疗结果清单，显示了如何明确接受治疗的儿童骨质疏松症患者的临床稳定性。

三十八、维持阶段和中止骨质疏松症的治疗

一旦患者临床情况稳定（表 26-6），应考虑以较低剂量[38]继续静脉治疗，这种方法的目标是在避免过度治疗的同时，保持在稳定阶段取得的临床收益，椎体骨折后的椎体重塑是一个经常被忽视的治疗目标，只有在患者生长阶段使用双膦酸

表 26-6　　治疗结果的列表显示了如何确定接受医疗治疗的小儿骨质疏松症患儿的临床稳定性	
主观的治疗结果	**客观的治疗结果**
• 对于有症状的患者，治疗通常会在 2～6 周内缓解疼痛 • 改善骨骼和背部疼痛 • 改善活动能力	• 如果发生椎体骨折，在给药几个月后，X 线应能看到骨折愈合和随后的骨重塑 • 椎体骨折的最终重塑 • 以前正常的椎体没有新的椎体骨折 • 既往骨折部位椎体高度无丧失 • 无新的非椎体骨折 • 可以稳定骨密度 • 随访患者 Z 值的变化 • DXA 扫描
• 如果患者达到以下标准，可以判断为临床稳定 　– 以前正常的椎体没有新的椎体骨折，以前骨折部位没有进一步的椎体高度损失 　– 愈合的椎体骨折稳定 / 椎体骨折的重塑 　– 无新的非椎体骨折 　– 无骨和背部疼痛 　– 活动能力改善 　– 面积骨密度稳定或脊柱骨密度 Z 值增加 　– 与身高相称 Z 值（或其 >-2 标准差）	

盐治疗时才会发生。这一现象强调了椎体塌陷早期而非晚期治疗的重要性，以便在骨骺闭合前尽可能早地进行治疗。

维持治疗的持续时间取决于患者的骨骼健康状况（不论患者临床是否稳定）以及风险因素（如是否还在继续糖皮质激素治疗），当生长阶段停止双膦酸盐治疗时，生长板附近新形成的骨（未经过治疗的骨）同样是低密度的，在被治疗的和未治疗的骨之间形成一个应力升高带，在停止治疗后，儿童的干骺端骨折发生在治疗和未治疗骨之间连接处[240]。这种观察到的结果导致建议对于有骨质疏松持续或永久性危险因素的儿童，双膦酸盐的治疗应该至少持续到身高停止。这些危险因素[241]至少要包括使用糖皮质激素疗法和肌病杜氏肌肉营养不良症（DMD）肌病，如果患者尚未临床稳定的话，甚至建议双膦酸盐一直使用到成年身高稳定之后。

目前还没有研究用于解决这一问题，即骨密

度的增加值或某一个截断点与临床可接受的骨折率下降相关，一旦达到最终成年身高，患者就可以归类为稳定，在缺乏这类数据的情况下，我们建议 aBMD 的 Z 值应该稳定（如果之前是下降的）或增加到超出测量精度的范围，甚至 aBMD 的 Z 值应该近似于患者身高 Z 值，另一种方法是将目标定位骨密度 Z 值 >-2.0[242]。

如果患者在停止治疗后病情恶化（如出现新的椎体骨折，现有椎体骨折恶化，或在成年身高达到后和双膦酸盐治疗后发生低创伤性肢体骨折），然后提示需要重新开始治疗。目前，药物假期（双膦酸盐停药期）对儿童骨质疏松的益处和风险仍不确定，然而，如果儿童的骨骼状态保持稳定，可以类似于成年人采取的方法使用药物假期，这样可能是妥善的方法。需要进一步的研究来确定这些长期双膦酸盐治疗的最佳疗效和安全性[133]。

总之，儿童骨质疏松症是一个新的和不断发

展的领域，具有某些独特的诊断方法和临床挑战。最近，人们对儿童骨质疏松症的认识有所提高，这既有由基因突变和酶缺乏造成的原发疾病，也有由各种疾病、药物治疗和生活方式问题造成的继发疾病，2019 年 ISCD 发布了 DXA 扫描与骨质疏松的定义和解读方法，在儿童患者中使用双膦酸盐的临床经验正在增加，在成骨不全症患者中已经证实可以改善生活质量，提高儿科医生对该疾病的认识是很重要的，可以识别有骨质疏松风险的患者。

第 27 章　非典型股骨骨折
Atypical Femur Fractures

Yasser El Miedany　著

一、背景

2005 年[1]首次描述了在接受阿仑膦酸盐治疗的患者中发生了低能量股骨骨折。这种骨折在随后 2007 年[2]和 2008 年[3]的 2 个病例系列研究中也被报告与阿仑膦酸盐密切相关。从那时起，陆续发表了许多关于非典型股骨骨折（AFF）的文章。2010 年，美国骨与矿物质研究协会（ASBMR）AFF 工作组分析了 310 个已发表的病例报告[4]。2013 年，该工作组发布了第二份报告，回顾分析了 2010—2013 年发表的所有研究[5]。

非典型股骨骨折，也称为双膦酸盐相关的股骨近端骨折，是一种不全性骨折，尽管两者之间是否有直接因果关系仍然存在争议，但非典型股骨骨折仍被认为是长期使用双膦酸盐的一种罕见并发症[6]。非典型股骨骨折是发生在股骨干的应力性或不全性骨折，可发生于单侧或双侧。非典型股骨骨折的发生被描述为抗骨吸收治疗的不良反应[7]。不过考虑到受益于这种药物疗法的大量人群，这种骨折的实际发生率相当低[8]。然而，由于初期症状轻微，X 线改变不明显，以及不确定性的治疗，导致诊断困难，因此有必要制订相关指南。不管是手术方法和骨折内固定的选择，还是患者短期和长期的医疗管理，对于骨科医生来说都是一个挑战，应将目标致力于避免骨重塑的过度抑制[9]。尽管循证治疗迈出了令人鼓舞的第一步[10]，但考虑到此类事件的罕见性，对于结果的解释必须更加谨慎[11]。

本章将阐明 AFF 的定义、术语，以及疲劳性骨折、脆性骨折、不全性骨折和非典型骨折之间的区别。另外还将讨论 AFF 的流行病学、发病机制、临床特征、诊断以及治疗。

二、定义

ASBMR 工作组在第一份报告[4]中，发布了 AFF 的初版定义，随后在 2014 年进行了更新[5]。这些定义被用来鉴别 AFF 与其他股骨粗隆下骨折。相比于初版定义，新版定义继续要求骨折必须位于股骨小转子下方与股骨髁上之间，但这不再列为定义的一部分。AFF 必须具有 5 个主要特征中的 4 个（表 27–1），伴或不伴次要特征（表 27–1）。在初版定义中，外侧骨皮质的骨膜反应被认为是次要特征。而在新版定义中，导致喙状或喇叭状改变的外侧骨皮质的骨膜反应现在被认为是一个主要特征。

一些研究已经讨论了新的 ASBMR 标准对 AFF 诊断的影响。在一篇报道中，按照新版 ASBMR 的定义，原来符合 AFF 诊断的骨折减少了约 50%[12]。其中最常见的原因是骨折断裂方向的描述发生了变化。根据初版定义，AFF 必须为横形或短斜形。而在新版定义中，其中的一个主要特征修改为"骨折线起源于外侧骨皮质，基本上是横向的，尽管它在股骨内侧进展时可能会变成斜形"（图 27–1）。

Critchlow 等对用于诊断 AFF 的各个影像学诊断标准，进行了灵敏度和特异度的评估[13]，四位来自南加州凯撒医疗机构不同医学专业的专家独立比较了 55 个 AFF 和 39 个非 AFF 的 X 线片，区分 AFF 与非 AFF 灵敏度最高的是外侧骨皮质

表 27-1 美国骨与矿物研究协会（ASBMR）非典型股骨骨折病例定义初定版与修订版比较

初定版	修订版
主要特征	
• 骨折位在股骨小转子至股骨髁上之间	• 骨折必须位于股骨小转子至股骨髁上之间
• 无创伤或轻微创伤，例如从站立或更低的高度摔倒	• 无创伤或轻微创伤，如从站立或更低的高度摔倒
• 横形或短斜形	• 骨折线起源于外侧骨皮质，基本上是横向的，尽管它在股骨内侧进展时可能会变成斜形
• 非粉碎性的	• 非粉碎性的或轻微粉碎性的
• 累及双侧皮质，并可能伴内侧尖锐突起的完全骨折；仅累及外侧皮质的不完全骨折	• 累及双侧皮质，并可能伴内侧尖锐突起的完全骨折；仅累及外侧皮质的不完全骨折
	• 骨折部位外侧骨皮质的局部骨膜或骨内膜增厚（呈"喙状或喇叭状"）
次要特征	
• 外侧骨皮质的局部骨膜反应（呈"喙状或喇叭状"）	• 股骨干皮质厚度普遍增加
• 骨干皮质厚度普遍增加	• 单侧或双侧的前驱症状，如疼痛
• 前驱症状，例如腹股沟或大腿的钝痛或酸痛	• 双侧不完全或完全性股骨干骨折
• 双侧骨折及症状	• 骨折延迟愈合
• 延迟愈合	

横行骨折组（平均 93.6%，范围 85.5%～98.2%）、内侧皮质横形或斜形骨折组（平均 84.1%，范围 72.7%～98.2%）和轻度或非粉碎性骨折组（平均 93.2%，范围 89.1%～98.2%）。外侧骨皮质横形骨折组的特异度最高（平均 95.5%，范围 92.3%～97.4%）。Luangkittikong 和 Unnanuntana[14] 报告称两种标准的 AFF 患病率相似，并且在双膦酸盐治疗的患者中外侧骨皮质的局部骨膜增厚是最具特异性的表现。在 LeBlanc 及其同事的一项研究中，两位独立的专家医师用 2013 年的定义对之前被 2010 年定义归类为 AFF 的 X 线片进行了再次解读[12]，相比于 2010 年 ASBMR 病例定义，由于更准确的骨折横向走行标准，符合 2013 年定义的骨折数量减少了约 50%（37 vs. 74）。而由于骨折粉碎程度和骨膜 / 骨内膜增厚标准的修改，有 12 例股骨干骨折被重新诊断为 AFF。我们认为，使用修订后的 ASBMR 定义的放射影像学标准能更准确的诊断 AFF[15]。

三、术语

用于描述创伤性骨折的各种术语的重叠可能会引起一些混淆。包括应力性骨折、疲劳性骨折、不全性骨折、脆性骨折、非典型骨折和病理性骨折，都会对这些损伤的理解、描述和分级产生障碍[16, 17]。从广义上讲，应力性骨折可分为疲劳性骨折和不全性骨折。而在临床实践中，疲劳性骨折和不全性骨折属于一个范围，在某些情况下，很难区分两者。不过，可以通过生物学和影像学的差异来更好地理解潜在的病理生理学差异。

疲劳性骨折是由于重复施加的应力从而引起的正常骨骼的局灶性破坏[16, 18, 19]。疲劳性骨折通常发生在患者增加活动的频率、持续时间或强度时，例如，当新兵训练后发生于跖骨的"行军骨折"[20]。

相比之下，不全性骨折是由于重复施加的应力引起异常弱化骨骼的局灶性破坏[16-19]。脆性骨折一词同样用于异常弱化骨骼的骨折。但实际情况中，相对于重复施加的应力，不全性骨折通常

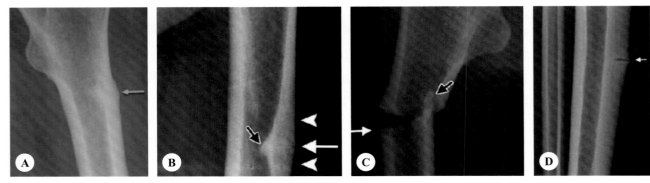

▲ 图 27-1　3 名非典型股骨骨折患者的影像学异常图像

A. 左髋和股骨正位 X 线片，64 岁女性，显示为不完全性骨折且股骨干外侧皮质骨膜或骨内膜增厚（箭），呈（"喙状"），与非典型股骨应激反应有关。B. 左髋 X 线片，66 岁女性，正位片显示为股骨干外侧皮质横向骨折（白箭），伴有骨内膜喙改变（黑箭）和邻近皮质增厚（箭），与不完全性非典型股骨骨折结果一致。C. 右髋 X 线片，60 岁女性，正位片，显示为股骨骨干非粉碎性骨折，符合完全性非典型骨折。骨折在外侧皮质中基本上是横向的（白箭），但随着骨折向内侧延展（黑箭）变得更加倾斜并带有内侧尖锐突起。与外侧皮质增厚相关的骨内膜和骨膜喙状改变表明这种完全性骨折起源于外侧皮质。D. 右胫腓骨正位 X 线片，58 岁女性，显示为胫骨应力性骨折

更多地被用于描述独立的机械负荷事件，骨质疏松症患者最常见[21-49]。在临床实践中，导致骨质疏松性骨折的负荷的强弱程度，以及是否是长期重复应力，在许多情况下难以区分，所以脆性骨折和不全性骨折这两个术语在形容骨质疏松性骨折时经常互换使用。

虽然骨质疏松症是迄今为止最常见的导致骨折的隐匿性代谢紊乱[17, 22]，但不全性骨折可以由影响骨骼承受正常负荷能力的多种疾病引起，包括骨矿物质稳态失调（如骨质疏松症、甲状旁腺功能亢进症、糖尿病、骨软化症）、骨重塑（如Paget 病、骨硬化症、其他硬化性骨发育不良）、胶原蛋白形成（如成骨不全症，Marfan 综合征）、药物的不良反应（如糖皮质激素药物、化疗药）和既往的放射治疗[19, 22-27]。然而，在没有已知的代谢性骨病史的情况下，区别疲劳性骨折和不全性骨折通常很随意，而且如何区分正常骨骼与异常弱化骨骼也不是很明确。

非典型股骨骨折发生在股骨干外侧骨皮质（图27-2），常见于接受双膦酸盐药物长期治疗的患者，与术语定义不精确的应力性骨折和不全性骨折不同，非典型股骨骨折有着明确的定义，术语应遵循美国骨与矿物研究协会（ASBMR）发布的

指南[23, 25]，这些骨折的影像学表现与应力性（疲劳性）骨折相似，但由于骨骼的脆弱，它们应被视为一种不全性骨折。

病理性骨折一词通常是指由良性或恶性的局灶性肿瘤引起的骨折[19, 26, 27]，但是这个定义的应用也不一致，并且文献中已经描述了通过骨髓炎引起的病理性骨折[28, 29]。这与代谢性骨病造成的不全性骨折形成鲜明对比，无论是弥漫性的（如骨硬化症），还是局灶性的（如 Paget 病）[30, 31]。（表 27-2）。

四、流行病学

在 ASBMR 工作组的第二份报告中，AFF 的发病率非常低，从 50/10 万人每年至 130/10 万人每年[31]。在使用 BP（双膦酸盐类）的患者中出现AFF 的发生率增加，提示 BP 暴露持续时间和 AFF的风险之间存在直接关系[6, 31-40]。糖皮质激素的使用与 AFF 之间存在显著关联[31, 32, 35, 37, 39, 40]，最近对14 项研究的系统回顾证明了受影响的患者比对照组年轻大约 10 岁，其中 10 篇论文使用了 ASBMR2010 年的定义，4 篇使用了 2013 年定义[41]。AFF的总体发病率较低，为 3/10 万人每年至 9.8/10 万人每年[41]，这是挪威一项回顾性骨折登记研究中

最高的。该研究包括了假体周围骨折[42]，而根据 ASBMR 工作组对 AFF 的定义，假体周围骨折被明确排除在外。另一些流行病学研究已经论证了 AFF、BP 使用和可能使某些患者群体面临更高风险的因素之间的关系。在大多数后续报告中，AFF

的发生率很低，特别是与普通髋部骨折的发生率相比[43-45]。

五、使用地舒单抗治疗骨质疏松症患者中的 AFF

在接受地舒单抗治疗的骨质疏松症患者中报告存在 AFF，正如 Seiga 等[46] 在 2016 年所报告的，大多数报告记录了在接受地舒单抗治疗前存在广泛的双膦酸盐暴露，并且 Ramchand 等[47] 报告称在使用地舒单抗的患者中出现 AFF 的患者，曾有过短暂的双膦酸盐暴露史[48]。在 FREEDOM 开放性延伸试验中，2 名参与者发生了 AFF（8/10 万人每年），其中 1 名出现在地舒单抗暴露 7 年后，另 1 名出现在地舒单抗暴露 3 年后[49]。

（一）使用罗莫单抗治疗骨质疏松症患者中的 AFF

罗莫单抗是一种单克隆抗体，通过结合和抑制硬化蛋白来增加骨形成，并减少骨吸收。在绝经后骨质疏松症女性的骨折研究（FRAME）中，罗莫单抗组的 3521 名参与者中有 1 名在暴露 3.5 个月后发生 AFF；她在入组前有骨折部位前驱性疼痛史[50]。在以活性药物为对照的高危骨质疏松症绝经后女性骨折研究（ARCH）中，4093 名患有骨质疏松症和脆性骨折的绝经后女性被随机分配接受每月 1 次的罗莫单抗治疗或每周一次的口服阿仑膦酸盐治疗，持续 12 个月；在随后的 12 个月中接受开放标签的阿仑膦酸盐治疗[51]。在最

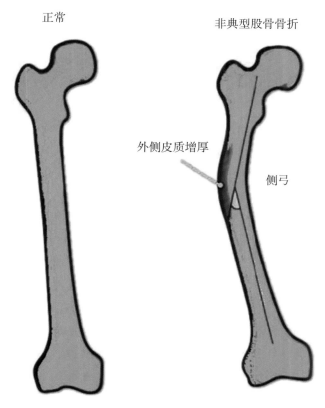

正常　　　　　　非典型股骨骨折

外侧皮质增厚

侧弓

▲ 图 27-2　非典型股骨骨折。插图显示了股骨的形态和非典型股骨骨折的部位。**ASBMR** 定义中非典型股骨骨折在股骨干上的位置：小转子远侧到髁上近侧

根据知识共享署名 4.0 国际许可的条款（http://creativecommons.org/licenses/by/4.0/），引自 Starr et al.[15]

表 27-2　不同类型应力性骨折与病理性骨折对比的特点				
应力性骨折				**病理性骨折**
疲劳性骨折	**脆性骨折**	**不全性骨折**	**非典型骨折**	
• 重复施加的应力从而引起的正常骨骼的局灶性破坏 • 示例：行军骨折	• 异常弱化骨骼的局灶性破坏 • 孤立的机械负荷事件 • 示例：骨质疏松性骨折	• 重复施加的应力从而引起的异常弱化骨骼的局灶性破坏 • 示例：骨重塑障碍、胶原蛋白形成、药物诱导（请看正文）	• 异常弱化骨骼的局灶性破坏 • 发生在股骨干的外侧 • 通常发生于长期接受双膦酸盐治疗的患者中 • * 有定义标准	• 局灶性肿瘤引起的骨折（良性 / 恶性） • 可能由骨髓炎引起

初的 12 个月内，两组都没有发生 AFF；在接下来的 12 个月中，罗莫单抗至阿仑膦酸盐组中发生 2 例 AFF（＜0.1%），阿仑膦酸盐至阿仑膦酸盐组中发生 4 例 AFF（0.2%）。

（二）自身免疫性疾病和类固醇治疗中的 AFF

在既往被认为是骨质疏松性骨折的危险因素中，自身免疫性疾病和糖皮质激素的使用都与 AFF 相关[45]。Sato 等对 125 名患有自身免疫性疾病并服用 BP 和糖皮质激素的日本患者（90% 为女性）进行了长期的研究，报道了 8.0%（15 处股骨，10 名患者）的患者表现局部骨膜增厚（呈"喙状"），10.3%（21 处股骨，12 名患者）的患者在 2 年后出现新的喙状改变。1 名患者在喙状改变处发生了完整的 AFF，与出现喙状改变显著相关的因素包括超过 4 年的 BP 治疗、更长的 BP 治疗持续时间（6.1 年 vs.5.0 年）、年龄在 40—60 岁以及糖尿病[52]。他们测量了 20 处股骨（12 名患者）的喙状改变高度，将其形容为尖形或拱形[53]。如果与疼痛、完整的 AFF 或带有可见骨折线的不全性 AFF 相关，那么认为喙状改变是"严重的"，骨膜反应越高越严重。

六、接受双膦酸盐和（或）地舒单抗治疗的癌症患者中的 AFF

Edwards 等回顾性评估了在 MD Anderson 癌症中心随访 10 年的癌症患者中 AFF 的发病率和危险因素，这些患者均使用口服和低剂量静脉注射 BP 治疗骨质疏松症以及使用高剂量的帕米膦酸盐和唑来膦酸治疗转移性癌症[54]，由于只评估了引起临床关注的 AFF，因此并没有报告绝对发病率，在 10 587 名 BP 使用者中，有 23 例 AFF，而在 300 553 名未接受 BP 治疗的患者中有 2 例 AFF（OR=355.58，95%CI 84.1～1501.4，P＜0.0001）。在接受骨质疏松症治疗的癌症患者中，6 例 AFF 发生在服用阿仑膦酸盐的患者中（平均治疗时间为 84 个月），2 例 AFF 发生在服用伊班膦酸盐的

患者中（平均治疗时间为 36 个月）。

与其他双膦酸盐相比，使用阿仑膦酸盐治疗骨质疏松症的患者 AFF 的 OR 值较高（OR=5.54，95%CI 1.60～19.112），唑来膦酸的 OR 值较低（OR=0.34，95%CI 0.12～0.97）。作者认为唑来膦酸使用者的 AFF 发生率较低是因为该药物集中在骨骼转移灶中，并且在其他骨骼部位不易分布[54]。然而，使用 BP 治疗骨质疏松症的患者（阿仑膦酸盐和伊班膦酸盐分别为使用 84 个月和 36 个月）与使用唑来膦酸治疗转移性癌症的患者（唑来膦酸和帕米膦酸盐分别为使用 5 个月和 14 个月）的暴露时间有着显著差异。暴露的持续时间是 AFF 的一个重要危险因素，因为抑制骨重塑需要时间来引起骨材料特性（胶原蛋白和矿化）的变化，从而可能导致微裂纹的发生和延展[55]。

地舒单抗用于治疗转移性骨骼疾病和多发性骨髓瘤，其使用剂量和频率均高于治疗骨质疏松症（每月 120mg 对比每年 2 次 60mg）。Tateiwa 等报告了 2 名患有转移性乳腺癌的 AFF 患者；一位在开始使用地舒单抗之前服用了 11 年的 BP，另一位仅服用了双膦酸盐[56]。其中，融合断层（一种较旧的 3D 成像技术）可以获取比传统 X 线照片更高分辨率的图像，并且辐射剂量低于计算机断层扫描，它能识别出在 X 线片上不可见的皮质增厚区域内的骨折线[56]。Austin 等报道了 2 名患者在接受地舒单抗治疗转移性癌症 2 年和 3.5 年后发生了 AFF，而他们之前并没有接受 BP 治疗[57]。两人都经历了前驱性大腿疼痛，所以初起两人骨折的原因都考虑为癌症骨转移，但在 2 名患者的骨折部位并没有发现恶性肿瘤的组织学证据[57]。Yang 等回顾分析了癌症中心 253 名患者的记录，这些患者都使用了至少 12 剂地舒单抗来治疗转移性骨病。在 27 个月的中期随访期间，他们发现 1 名完全性 AFF 患者（发生率 0.4%；95%CI 0.1%～2.2%）在使用 28 个月剂量地舒单抗之前使用了 70 剂静脉注射 BP[40]。他们还评估了 66 名至少使用 21 个月剂量的地舒单抗患者的所有可用 X 线片；2 名患者出现股骨干弥漫性皮质增厚和

股骨外侧骨皮质局部骨膜反应（发生率 4.5%，95%CI 1.6%～12.5%），并通过骨扫描和磁共振成像证实[58]。这些论文引起了人们的关注，即 AFF 的临床和亚临床表现可能归因于癌症的骨转移，并且容易在癌症患者中被漏诊。

（一）假体周围的 AFF

最近的两项研究涉及假体周围骨折，但这些研究不符合 2010 年和 2013 年 ASBMR 工作组病例的定义，因为它们与已知的股骨骨折风险相关。挪威的一项回顾性研究分析了在 2004—2011 年在同一机构接受治疗的≥65 岁的患者，这些患者均为股骨转子下和股骨干骨折，无论是否已行植入物手术[59]。在 217 名可评估 X 线片的骨折患者中，有 16 名女性的 17 处骨折按照以往不明确的标准可划分为 AFF。他们的治疗机构有 21 630 名年龄≥65 岁的女性，其中 2214 名接受了 BP 治疗。总体人群 AFF 的发病率为 9.8/10 万人每年（95%CI 5.2～14.5），而在接受 BP 治疗的患者中发病率为 79/10 万人年（95%CI 37.8～120.3）。这 17 例骨折中，有 8 例发生在金属植入物附近[9]。一项最近 10 年的北美多中心回顾性研究，描述了 196 名接受长期（>2 年）BP 治疗的 AFF 患者的情况，分别为假体周围骨折（PAFF，$n=21$）和非假体周围骨折（AFF，$n=175$）[60]。其中仅包括具有非典型特征的假体周围骨折（外侧骨皮质呈喙状或增厚、外侧骨皮质横向透亮区、外侧骨皮质骨折横向走行、轻度粉碎性的）。PAFF 需要更长的时间才能愈合，死亡率更高，并发症也更多。与文献不同的是，普通假体周围骨折患者常见的几个共同特征〔翻修手术史、感染、既往用于治疗低能量髋部骨折的全髋关节置换术（伴或不伴股骨侧假体松动）〕并没有在 BP 治疗过的且发生 PAFF 的患者中出现。PAFF 患者前驱性疼痛很常见，但并没有记录下来[60]。尽管 ASBMR 工作组对 AFF 的定义排除了假体周围骨折，但最近的数据表明它们仍可能会发生。医生应注意通过影像学和临床特征密切监测 AFF，如果有发生迹象，应考虑

立即停止 BP 治疗，对侧肢体摄片进行比较，同时避免负重，如有必要可行内固定手术来稳定股骨。

（二）AFF 的发病机制

事实上，在从未接受过双膦酸盐或地舒单抗等抗骨吸收治疗的患者中也发生了 AFF，并且在 AFF 的患者中发现了骨组织形态计量学的异质性，说明在 AFF 的患者中，骨转换的严重抑制并不是绝对的，在接来下的内容里，提出了几种可能性，临床医生应该意识到它们。

（三）应力性或不全性骨折

ASBMR 工作组（2013）[5]认为 AFF 是应力性或不全性骨折，随着时间的推移而发展（表现为前驱性疼痛），并且开始于股骨外侧受应力影响的部位，双膦酸盐由于长期抑制骨重塑，有可能对这类骨折的愈合产生影响，长时间的双膦酸盐治疗可能导致骨单位在组织年龄和矿化方面的同质性，在易感个体中，股骨的重复负荷可能导致皮质内微裂纹的积累，皮质内的骨折修复通常通过靶向破骨细胞对微裂纹的吸收来完成，破骨细胞在骨重塑时聚集，但会被双膦酸盐抑制，从而导致微裂纹的聚集和延展。

（四）髋关节的几何形态与 AFF

一些研究人员提出，股骨的几何形态可能在 AFF 的发病机制中起作用。具体来说，股骨的解剖结构可能会影响股骨外侧骨皮质上最大拉伸应力的位置，相关报告称 AFF 倾向于双侧发生，并且发生在同侧和对侧的同一位置，且骨折部位附近的拉伸应力与前弓和侧弓有关[61]，

自 2013 年 ASBMR 工作组[5]发布以来，已经有部分报告支持了这个想法，Saita 等评估了 10 名患有 14 处 AFF 患者的负重位 X 线片[62]，双侧骨折患者的 AFF 位置相似；与股骨转子下骨折和普通股骨骨折相比，AFF 患者的站立位股胫角（图 27-3）明显更大（内翻增多）[62]。

在另一些研究中，AFF 患者的股骨颈干角要

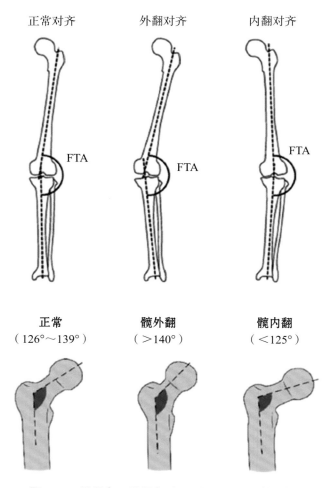

正常对齐　　　外翻对齐　　　内翻对齐

正常
（126°～139°）　　髋外翻
（＞140°）　　髋内翻
（＜125°）

▲ 图 27-3　股胫角：股胫角（FTA）是股骨干轴线与胫骨干轴线之间的外向夹角，FTA 增大称为内翻对齐，减小称外翻对齐；股骨颈干角：股骨颈干角减小称为髋内翻或内翻对齐，增大称为髋外翻或外翻对齐；股骨前弓角：股骨前弓角用来描述股骨干骨内管中点分别到股骨近端和远端的连线
根据知识共享署名 4.0 国际许可条款（http: //creativecommons.org/licenses/by/4.0/），引自 Starr et al [15]

小于健康患者的对照组，这也表明股骨近端内翻的几何形态更容易发生 AFF [63-65]。这些研究指出以 <128.3° 的股骨颈干角来预测发生 AFF 的灵敏度为 69%，特异度为 63% [65]，尽管在新加坡华人队列的研究中没有观察到 [66]。

Starr 及其同事 [15] 在他们的文章中指出，越来越多的证据表明更大的 FTA 内翻角度、股骨外侧弓形角会影响下肢的机械负荷以及股骨外侧骨皮质的最大拉伸负荷区域，而转子下 AFF 患者股骨颈干角更小，这些生物力学因素可能解释了 FTA

更大的患者骨折部位更靠近近端。

七、遗传易感性

Roca-Ayats 等报道了遗传对 AFF 影响的第一个证据 [67]，他们对患有 AFF 并且接受长期双膦酸盐治疗的三姐妹进行了全外显子组测序，揭示了位于基因组中 1 号染色体 g.235505746 位点的 G 突变为 T 导致香叶基焦磷酸合成酶 188 位的天冬氨酸（Asp）突变为酪氨酸（Tyr），产生全新的磷酸化 Asp188Tyr 香叶基焦磷酸合成酶产物。GGPS1 中的这种突变会影响被双膦酸盐抑制的酶的一个位点，而这种酶在甲羟戊酸途径中起着关键作用。这种突变可能会降低酶活性并导致 AFF [67]。在对 13 名 AFF 的患者组和 286 名没有 AFF 的对照组进行编码区非同义突变的全基因组搜索中，有 21 种遗传变异在 AFF 组中更为常见 [68-70]。许多病例有 2 个或多个高危突变，这表明 AFF 的风险可能是多基因的，并且是高危遗传突变累积的结果 [71]。同时，在其他未使用双膦酸盐的患者、使用其他抗骨吸收药物的患者 [46] 以及其他骨转换受到抑制的遗传疾病 [69, 70] 或矿化障碍 [71, 72] 的患者中，都已报道了 AFF。

其他药物：糖皮质激素、质子泵抑制药

长期使用糖皮质激素和质子泵抑制药会产生多种不良反应，同时这些不良反应也与骨代谢有关。质子泵抑制药的摄入会改变重吸收，并可能导致不同形式的营养不良，增加了骨折的风险 [73]。此外，一些研究指出 AFF 的风险与质子泵抑制药（PPI）的使用有关 [74]，但是，使用 PPI 与骨折的部位没有相关性 [75]。长期使用糖皮质激素会导致骨质疏松症。通常建议面临中度至重度骨折风险的成人使用钙和维生素 D 以及额外的骨质疏松症药物（首选口服双膦酸盐）进行治疗 [76]。

由于双膦酸盐的摄入通常伴有糖皮质激素的使用，所以糖皮质激素的孤立影响仍在讨论中。ASBMR 对这两种药物对 AFF 发生的重要程

度均评估为高，因此将其作为次要标准之一纳入定义[77, 78]。

八、AFF 患者的骨质特点

骨骼受到各种机械力的影响，包括压力、拉力、弯曲力、剪切力和扭转力[24]。骨骼或任何其他结构材料对机械力的反应取决于两个主要因素的相互作用——材料吸收机械负荷（应力）的能力以及在这些因素下发生形变却不失效的能力（应变）（图 27-4）。在低负荷水平下，骨骼很容易在其弹性范围内发生形变，并且当负荷解除时骨骼恢复到其原始形态和结构。随着机械负荷的增加，骨骼的形变逐渐超出其弹性范围（进入塑性范围）并形成微裂纹。当微裂纹的积累超过身体的修复能力（如应力性、疲劳性或不全性骨折），或当单个力超过骨骼的破坏负荷（如创伤性骨折）时，就会发生骨折，当然两者也可能同时存在[30]。

股骨的自发性或低创伤性骨折并不常见。股骨的骨皮质较厚，生理结构上适应于承受巨大的、重复的机械力。尽管抗骨吸收疗法会增加骨矿物质含量，但长期暴露可能会导致皮质骨材料特性发生一些变化，并对骨强度产生潜在的有害影响。这些影响可能因使用的双膦酸盐药物类别而异。

在一项对骨质疏松性绵羊股骨的四点弯曲研究中，分别暴露于雷洛昔芬、阿仑膦酸盐、唑来膦酸盐及特立帕肽一年，阿仑膦酸盐与疲劳寿命缩短（骨折前的应力循环次数减少）和骨折时的模量损失降低有关（降低材料弯曲的趋势）[79]。

对五组因骨折进行手术或进行全髋关节置换术的绝经后女性的股骨近端骨皮质进行活检分析，五组分别为双膦酸盐治疗 AFF 组、双膦酸盐治疗普通骨质疏松性骨折组、双膦酸盐治疗无骨折组、未进行双膦酸盐治疗的典型骨质疏松性骨折组和未使用双膦酸盐治疗且无骨折组[55]。通过振动光谱和纳米压痕表明，与双膦酸盐治疗的普通骨质疏松性骨折组相比，双膦酸盐治疗的 AFF 组具有更高的组织矿物质含量和更成熟的胶原蛋白（与骨骼相关的特征，即更硬、更脆）。此外，双膦酸盐治疗的患者组出现微裂纹的倾向增加，骨单位边界处裂纹路径的偏转减少。该研究表明，双膦酸盐使骨骼耗散能量和延缓微裂纹扩展的正常机制受到了损害，再加上矿化的均匀性增加，降低了骨的抗断裂性，同时解释了在 AFF 中看到的横向骨折形态。

相反，骨微结构似乎和 AFF 发病机制关系不大，Zanchetta 等使用高分辨率外周定量计算机断

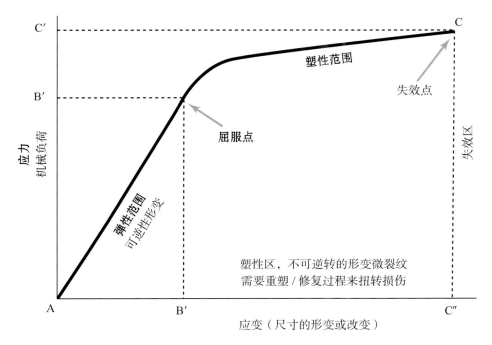

◀ 图 27-4　应力 - 应变曲线
屈服点表示引起材料不可逆塑性形变所需的机械负荷。在骨骼中，屈服点以上的各项力会导致微裂纹，从而引起骨重塑和修复级联。当微裂纹的形成速度超过骨骼的修复能力时，就会发生应力性骨折。失效点代表材料严重失效所需的机械负荷。在骨骼中，这是发生急性创伤性骨折所需的力

层扫描（HR-pQCT）来评估三组患者的骨微结构，分别为有 BP 治疗的 AFF 患者、有 BP 治疗但未发生 AFF 的患者以及没有 BP 治疗且未发生 AFF 的患者[80]，发现他们的骨微结构无论是体积或是微结构指数都没有区别。不过这可能与他们测量的是桡骨和胫骨的骨微结构有关，并没有测量股骨的局部变化。

九、AFF 中受损骨折愈合的机制

通常，骨微裂纹通过靶向重塑来愈合，其中破骨细胞吸收受损组织，成骨细胞形成新的骨组织。通过对 AFF 患者的骨转换标志物、髂嵴活组织检查和骨折部位活组织检查进行分析，发现了典型的双膦酸盐治疗患者具有的重塑抑制[5, 6, 59]。Schilcher 等对 8 名患者包括骨折线的骨皮质活检组织进行了微型计算机断层扫描（CT）、红外光谱和形态计量学分析，其中 4 名患者为完全性 AFF，4 名患者为不完全性 AFF[81]。在不完全性的 AFF 中，骨折裂隙从 150～200μm 宽，并含有不定形、非矿化、非细胞的坏死物质。裂隙附近可发现破骨细胞、吸收腔和编织骨等骨重塑的证据，但间隙内并没有重塑或骨痂形成的证据[81]。研究人员假设，与步行等低冲击活动相关的局部应变会阻止细胞存活并延迟愈合[81, 82]。在所有病例中，在皮质骨正常的预期愈合时间范围内，通过影像学检查在切除的皮质缺失处都观察到了有桥接的新骨沉积[83]。

（一）其他骨骼的非典型骨折

非典型不全性骨折通常发生在股骨，其他骨骼的非典型骨折要少得多。只有少数病例报告描述了其他骨骼中发生的不全性骨折。胫骨的非典型骨折是最常报道的骨折。部分报道发表了有关长期双膦酸盐治疗患者的胫骨干骨折[84-86]和干骺端骨折[87, 88]的病例报告。美国骨与矿物研究协会（ASBMR）发表的指南描述了非典型不全性骨折的诊断标准[89, 90]。然而，该标准只适用于股骨骨折，并不适用于其他部位的骨折。报告中其

他部位的大多数非典型骨折均符合 ASBMR 发布的 AFF 的主要和次要标准。其中的关键特征包括在无创伤后出现双侧横向、非粉碎性的胫骨骨折，骨折愈合延迟和骨折前有数月的前驱性疼痛[91]。

此外，有报道称，在长期使用双膦酸盐治疗骨质疏松症的患者中，发现了除胫骨以外的非创伤性骨折，包括腓骨[92]和尺骨/桡骨[93]骨折。因此，临床医生需要意识到可能与抗骨吸收治疗相关的非典型骨折可能发生在除股骨以外的负重长骨中。

（二）非典型股骨骨折的临床特征和诊断

通过识别面临 AFF 风险的患者（图 27-5）、优化骨质疏松症的药物治疗和辨认尚未发生的骨折来避免 AFF 具有挑战性，特别是目前或最近有双膦酸盐（有报道称在发生 AFF 前有患者已停用了双膦酸盐治疗数年[31]）或其他预防性药物治疗骨质疏松症的患者，同时抱怨了大腿或腹股沟疼痛，即使他们仅接受了为期 1 年的短暂治疗，也需要对他们保持发生 AFF 的高度怀疑。当怀疑发生不完全性 AFF 时，应仔细评估髋部和骨盆的 X 线片，寻找是否有提示即将发生骨折的特征，对于完全性 AFF 的患者，由于有 40% 或更多的患者同时双侧受累，所以应对对侧进行摄片，并仔细检查是否有外侧骨皮质的横向骨折线、喙状改变和其他非典型股骨骨折的特征[94-96]。这些特征的灵敏度和特异度通常很高，尤其是横向骨折线、非粉碎性的骨折以及外侧骨皮质局部骨膜或骨内膜增厚（呈"喙状"）这些特征[97]。

当发现对侧 X 线片未见明显异常但临床上仍怀疑的情况下，应考虑使用计算机断层扫描（CT），可能会诊断出在 X 线片上不可见的骨折线，Lee 等[98]表明，与未发生股骨骨折的双膦酸盐使用者和未使用双膦酸盐的患者相比，在发生骨折前，发生 AFF 的患者在 CT 上可发现股骨转子下区域的外侧骨皮质更厚，所以，CT 可用于长期双膦酸盐使用者的 AFF 的早期检测，使用磁共振成像（MRI）可以看到骨膜和骨内膜水肿，也能表明即

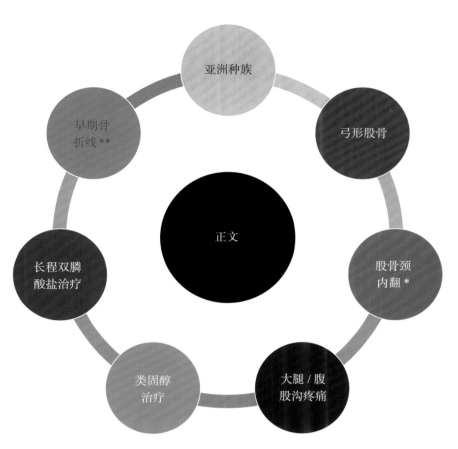

将发生骨折，所以可对即将发生的骨折进行保守随访[99]。

十、非典型股骨骨折的治疗

（一）AFF 的早期检测

DXA 扩展股骨扫描已被建议作为筛查患者非典型股骨骨折的工具[100]。当需要使用抗骨质疏松药物进行长期治疗时，使用该检测方法进行评估，可消除医患双方对不完全性 AFF 的顾虑。DXA 的优点在于能够在接受抗骨吸收治疗的患者中检测到不完全性 AFF，而且辐射暴露可忽略不计，并且在使用 DXA 进行后续评估时无须额外费用，DXA 扩展股骨扫描具有早期识别 AFF 的效果，所以被认为是一种临床相关的筛查方法。

在 2011 年 10 月至 2013 年 1 月，257 名 50 岁以上且服用双膦酸盐超过 5 年的患者接受了股骨的双能 X 线吸收法（DXA）扫描，感兴趣区域（ROI）向远端延伸 15.3～22cm。所有人都进行了 X 线片随访，其中 19 例（7.4%）检测到了喙状改变，7 例（2.7%）发现了不完全性 AFF 的影像学证据[101]。同一研究人员在 2013 年 5 月至 2014 年 9 月使用单能（SE）DXA 技术对整个股骨进行了后续研究；使用双膦酸盐超过 5 年的 173 名患者中没有一个出现喙状改变，这表明 AFF 的患病率下降可能与 2009—2014 年双膦酸盐处方的同期下降有关[102]。2006—2014 年，Van de Laarschot 等对 282 名长期服用双膦酸盐的患者进行了双侧股骨扩展扫描[103]。9 名患者中（3.2%）诊断出了 10 处不完全性 AFF，其中 1 名患者是假阳性，还有 2 名患者没有进行后续的股骨 X 线片检查。Khosla 等指出，SE DXA 是一种很有前途的新技术，可以检测局部骨膜反应，并且可能有助于监测需要长期接受 BP 治疗的患者以应对即将发生的 AFF[104]。

当进行 DXA 随访以进行治疗评估时，可以很容易地将扩展股骨扫描作为不完全 AFF 的筛查工具，并且不应仅限于有症状的患者。辐射暴露不应该作为一个负面因素考虑。与传统射线照相比，DXA 具有辐射暴露剂量非常低的优势[105, 106]。

据估计，按照最大长度为 33.6cm 的股骨进行单侧双能扩展股骨扫描，有效辐射剂量约为 0.37μSv，而股骨的一张前后位 X 线片约为 10μSv[107]。

股骨扩展 DXA 扫描区域向远端延伸 15.3～22cm，包含股骨小转子向下到股骨髁上的距离。股骨扫描可以通过目测来评估喙状（也称为喇叭状）改变，其定义为外侧骨皮质的局部骨膜或骨内膜增厚，如果在 DXA 上可以看到喙状改变并且按照之前的 X 线片或其他医学图像的评估不能解释这种异常，那么需要进行额外的股骨 X 线以确认是否存在不完全性 AFF，为了避免漏诊，诸如内侧皮质不规则等偶然发现也应报告，根据患者可用的临床资料和（或）股骨 X 线片检查记录，可以了解该患者过去是否发生过完全性或不完全性的 AFF[100]。

需要警惕的是，由于目前缺乏对不完全性 AFF 的自然过程的前瞻性研究，在没有发现喙状改变的情况下，还不清楚 AFF 是否会发展，以及发展的速度有多快，同时，AFF 患者进行扩展股骨扫描后，在预防性手术或者保守治疗两者之间，需要做出选择，在 Min 及其同事最近的一项研究中，提出了一种新的评分系统来预测不完全性 AFF 患者是否进展为完全性骨折[108]，得分为 9 分或更高分的情况表示面临着发生完全性骨折的高风险，并且需要预防性固定。

（二）预防性治疗

根据 ASBMR 的定义，在诊断为即将发生的骨折后，在随后的 6 个月内进展为完全性骨折的风险高达 28.3%。确定为发生完全性骨折的危险因素包括转子下位置、功能性疼痛和外侧骨皮质可见超过 50% 的透亮线[108]。对于那些在磁共振成像（MRI）上有广泛皮质缺损、疼痛和（或）骨髓水肿的患者，可以考虑使用髓内钉进行预防性手术治疗，这些患者容易发生骨折延迟愈合或骨不连，或在没有手术干预的情况下进展为完全性 AFF[109]。通过手术治疗骨折将愈合得更快，从而缩短住院时间。进展为完全性骨折和非手术治疗

难治性疼痛可将不完全性骨折非手术治疗的成功率降低至约 50%[110]。

ASBMR 建议那些不完全性骨折且无疼痛的患者，或骨膜增厚但无皮质透亮线的患者，应限制负重，避免剧烈活动。并且应该继续减少活动，直到 MRI 未检测到骨水肿或骨扫描未检测到骨代谢活跃[6]。

在 Min 及其同事[108]进行的研究中，开发了一种实用的评分系统来识别不完全性非典型股骨骨折中即将发生的完全性骨折。他们提出的评分系统（表 27-3）看起来是准确、可靠和有效的。该系统可用于决定不完全性非典型股骨骨折的治疗方式。在计划治疗不完全性非典型股骨骨折时，问题在于如何准确区分无须手术即可治疗的非进展性骨折和需要预防性固定的即将发生的骨折，研究结果显示，7 分表示有即将发生骨折的可能（骨折概率为 8%），而 8 分表示可诊断为即将发生的骨折（骨折概率为 15%）。当得分为 9 分或更高时，骨折可能需要预防性固定。相反，评分为 7 分或以下的不完全性非典型股骨骨折可以保守治疗。

对于那些没有疼痛的不完全性 AFF 的患者，应告知他们疼痛可能是进展为完全骨折的前驱症状，并且应该经常进行随访评估。随访期间，医师应根据疼痛强度和影像学特征的变化按照评分系统进行新的计算。

十一、非典型股骨骨折后患者的治疗

文献表明，AFF 的手术治疗比典型的股骨骨折更复杂，骨折愈合时间更长，复位和手术技术要求更高，几乎没有出错的余地。在外科手术中，髓内钉是完全性和不完全性 AFF 手术固定的首选方法[111]。根据骨折位置，也可能会考虑钢板固定或其他方法。对于股骨弯曲的患者，必须要有备选的髓内钉进钉点[113]。不过需要注意的是，相比于用髓内钉治疗骨折，用钢板固定治疗骨折需要进行翻修手术的比例更大（12.9% vs. 31.3%）[114]。不管行何种手术方案，手术后都应该进行康复训练。

表 27-3　预测不完全性 AFF 患者发生完全性骨折的评分系统[108]			
	评　分		
变　量	1	2	3
部位	其他	骨干	转子下
疼痛	无	轻度	功能性疼痛
对侧股骨	完全性骨折	不完全性骨折	未受损
影像学改变	局灶性改变	<1/2 受累股骨直径	≥1/2 受累股骨直径

多项研究表明 AFF 需要的愈合时间更久，Lee 等[48] 表明 46 例 AFF 中只有 63% 在 6 个月内愈合，但 95.7% 随后在没有进一步手术的情况下愈合，Egol 等[115] 报告有 98% 的 AFF 患者在手术治疗后的 12 个月内愈合，几乎 2/3 的患者恢复到了自我报告的基线功能，同时他们还发现，骨折的延迟愈合与畸形复位有关。其他研究没有达到同样高的治愈率，Koh 等评估了[114] 包括 733 名患者在内的 834 处骨折，总体愈合率为 85%，翻修率为 12.6%。

Lim 等[116] 测试了与愈合时间超过 6 个月或不愈合可能有关的 46 个变量。他们发现较高的体重指数和转子下骨折位置与延迟愈合时间显著相关，但这些因素是不可控的。更有趣的是他们还发现了，延迟愈合或不愈合与骨折部位前外侧骨皮质的术后裂隙显著相关。在复位和固定 AFF 时，未能恢复到解剖角度的颈干角也与愈合时间延长有关[117]。在股骨过度弯曲的情况下，解剖复位可能需要特殊的技术或植入物[118]。与典型的股骨骨折相比，AFF 发生医源性术中骨折和内固定失效也更常见[119]。

（一）AFF 的药物治疗

对于发生任何应力反应、应力性骨折、不完全或完全性转子下或股骨干骨折的 AFF 患者，应立即停止使用双膦酸盐或其他强效抗骨吸收药物。评估每天膳食中的钙和维生素 D 含量并予足够剂量补足[6]。在没有优化骨代谢和排除任何可能的影响因素的情况下进行简单的内固定治疗可能会阻止骨折愈合[120]，甚至出现内固定失败[121]。是否应该永久停用抗骨吸收剂，或者是可以在 3～5 年的"药物假期"后再恢复使用目前尚不清楚[122]。

特立帕肽（TPTD）是一种重组甲状旁腺激素（PTH），已被建议作为 AFF 治疗的一种可选方案，特别是对于未接受手术的不完全性 AFF 患者来说，PTH 还具有促进骨折延迟愈合或骨不连患者的骨折愈合的能力，理论上来说，由于双膦酸盐相关性 AFF 患者中骨转换能力受到抑制，PTH 也能作为补充治疗的良好选择，但是，对特立帕肽的是否有效仍存在争议[24]，在有报道称 PTH 有显著效果同时，也有报道称 PTH 未能预防 AFF[121]，在一项开放性研究中，Watts 及其同事[122] 对 14 名接受特立帕肽治疗持续 2 年的患者进行了髂嵴的骨组织活检并进行了临床评估。在特立帕肽治疗期间，出现了 5 例不完全性骨折（2 例为双侧），6 例单侧完全性骨折，1 例双侧完全性骨折，其中 2 例完全性单侧骨折但随后发展为对侧骨折。大多数患者的脊柱骨密度增加，其余部位骨密度变化不大，在整个特立帕肽治疗期间，髋部的骨密度保持稳定，因此，特立帕肽在 AFF 治疗中的作用尚不清楚，不应作为常规使用。

在小型回顾性研究和病例对照研究中对低强度脉冲超声（LIPUS）[123] 和骨髓抽吸浓缩物[124] 的应用进行了研究，但证据有限，并不能证明有助于治疗 AFF。

（二）治疗模式的革新契机

在过去的二十年里，双膦酸盐已成为治疗骨

质疏松症的首选药物。价格低廉，非专利的口服双膦酸盐已经成为治疗的标准。随着对于双膦酸盐安全性的更多了解，以及 AFF 与长期双膦酸盐治疗之间的联系，有学者提出了一种新的骨质疏松症治疗方案的建议。在 DATA-SWITCH 研究 [125] 中，相比于先使用地舒单抗治疗 2 年随后特立帕肽治疗 2 年，先使用特立帕肽治疗 2 年随后用地舒单抗治疗 2 年具有更强的骨反应。使用特立帕肽（以及阿巴洛肽）作为一线治疗的方案面临着 2 个主要问题：①它们需要每天进行皮下注射；②它们比口服双膦酸盐贵得多。一项研究 [126] 显示，即使在糖皮质激素引起的骨质疏松症中，使用特立帕肽治疗的患者骨折率低于使用阿仑膦酸盐的患者，但美国风湿病学会仍然推荐口服双膦酸盐作为首选治疗方案。不过，随着较便宜的特立帕肽非专利药，以及最近获得许可的有双重作用的罗莫单抗的引进，预计治疗方案将发生进一步变化。

将绝对骨折风险纳入治疗路径可以作为识别最有可能需要相对长期治疗的高风险患者的新方法。对于这些患者，首先使用合成代谢药物是最好的选择，当患者在抗骨吸收治疗 5 年后重新评估时，如果在开始使用双膦酸盐之前使用合成代谢药物，会增加骨量和改善微结构，可能会改变骨折的风险，通过这种方式，可能会有更多的患者有资格享受药物假期。在为期 2 年的 VERO 研究 [127] 中，接受特立帕肽治疗的绝经后女性与接受利塞膦酸盐治疗的女性相比，具有较少的形态变化以及更少的临床脊柱椎体骨折，这为使用合成代谢疗法治疗骨质疏松症提供了更多支持，一些研究表明 [128]，如果 AFF 与双膦酸盐暴露的持续时间有关，那么通过这个 7 年计划（2 年合成代谢治疗后加 5 年的双膦酸盐治疗）可能会降低 AFF 风险，但另一些研究保持不同的意见 [129]。双膦酸盐治疗停药后，可以再进行一阶段的合成代谢治疗（可能为 1 年），然后重新开始双膦酸盐治疗。这样的治疗方案在理论上是可行的，并且在未来几年内具有成为治疗标准的潜力。

总之，相比于抗骨吸收疗法预防的骨质疏松性骨折，AFF 仍然是一种罕见的并发症，但对于治疗骨质疏松症的医疗保健专业人员仍然是一种挑战，ASBMR 将 AFF 定义为"骨折线起源于外侧骨皮质，尽管它可能会随着向内侧穿过股骨而变得倾斜，但其方向基本上是横向的"，AFF 不仅与长期的双膦酸盐治疗有关，也与其他药物使用有关，随着对 AFF 的生物学和遗传学发病机制更深入的了解，可以在开始抗骨吸收治疗之前采用更精确的方法来评估个体风险，最近开发的单能 DXA 扫描技术可以检测到早期的喙状改变，可以用来检测长期抗骨吸收治疗的患者在发生骨折前是否存在不完全性 AFF，在研究出治疗骨质疏松症的新方法之前，创新的管理策略、避免对低风险患者的过度治疗以及对治疗期间患者的仔细检测，是目前降低 AFF 发病率仅有的方法。

第 28 章　妊娠期及哺乳期的骨健康

Pregnancy, Lactation, and Bone Health

Yasser El Miedany　著

一、背景

女性在妊娠期及哺乳期为了保证胎儿及新生儿的营养需要机体将作出相应的生理性的改变。妊娠及哺乳都会明显影响母体钙的代谢，导致母体内储存钙发生显著变化[1]。妊娠期，胎儿骨骼生长需要足够的钙，尤其在妊娠晚期。如果母体内没有足够储存钙，胎儿将从母体骨骼里摄取生长所需的钙。此外，母乳喂养也会影响母体的骨量，因为母乳中的钙来自母体。研究表明，哺乳期女性通常会丢失 3%～5% 的骨量，停止哺乳后骨量会快速恢复[2]。母体对钙的需求量取决于奶量和喂养持续时间。哺乳期内骨量丢失可能与女性体内雌激素分泌减少有关，因为雌激素是一种骨保护激素[3]。

未成年女性在妊娠期和哺乳期间骨量流失的风险尤其高，而且在以后生活中发生骨质疏松症风险甚高[4]。与成年女性相比，未成年女性仍处于构建自身总骨量的阶段，由于胎儿及未成年女性竞争各自骨骼发育所需的钙质，阻碍了未成年女性获得峰值骨量，而峰值骨量可防止日后发生骨质疏松症。为减少骨量丢失，未成年女性在妊娠期及哺乳期更应该注意摄入足够的钙。研究表明，推迟妊娠直到母体获得大部分峰值骨量对骨骼有保护作用[2]。

本章将回答几个关于妊娠及哺乳对女性骨骼健康影响的问题，包括：妊娠期及哺乳期钙需求量？妊娠期及哺乳期母体是如何调节来满足额外钙需求？母体激素变化及其对骨矿物质及骨代谢的影响？骨骼中发生了哪些生理变化来提供这些额外的钙需求量？这些机体适应性变化对骨密度产生什么影响？妊娠和哺乳对女性骨骼健康有什么长期影响？

二、妊娠期及哺乳期的钙需求量

孕妇提供的胎儿需求的矿物质是通过对孕 24 周至足月胎儿尸体的骨灰重和矿物含量测定的骨代谢状态评估。多项研究表明，足月胎儿平均钙含量 30g[5-13]，磷含量 20g[11-13]，镁含量 0.8g[7, 11-13]。然而，整个妊娠期间，胎儿摄取矿物质并非恒速。妊娠晚期摄取的钙、磷、镁超过 80%[5-12]，这相当于钙平均转移速率 100～150mg/(kg·d)[5-11]，对于正常体重的胎儿来说，妊娠 24 周为 60mg/d，妊娠 35～40 周为 300～350mg/d[11]。同样，磷转移速率在妊娠 24 周为 40mg/d，在妊娠期最后 5 周增加至 200mg/d[2, 11]。镁转移速率增加较为缓慢，妊娠最后 5 周从 1.8mg/d 增加至 5.0～7.5mg/d[11]。如果换算成小时率表示，妊娠晚期，胎儿对钙和磷的需求量相当于母亲血浆中钙和磷含量的 5%～10%[6, 8]，这意味着胎儿对钙和磷的需求有可能会引发母体低钙和低磷血症。

母乳喂养可提供新生儿需要的矿物质，目前认为，母乳量及母乳中钙含量是衡量新生儿钙需求量更为可靠的指标[14]。美国医学研究所根据这些结果制订了钙的估计平均需求量（EAR），认为最初的母乳喂养的 6 个月内，母乳钙含量 200mg/d，估计新生儿骨骼可增加钙约 100mg/d[14]。母乳量取决于哺乳期新生儿的需求，可明显超出上述数值。

哺乳双胎和三胎的女性的产乳量分别是哺乳单胎女性产乳量的 2 倍和 3 倍以上[15, 16]。个案记录显示，哺乳单胎的女性产乳量达到 2.4～3.1L/d 并持续 12 个月以上[17, 18]。平均产奶量和高产奶量女性的母乳成分相似[15, 16]，因此，产奶量越多母体钙流失越严重。

尽管 6—12 月时仍有母乳喂养，但这时候婴儿的营养更多来自辅食，此时间段的研究较少，因此数据不太可靠，母乳平均钙含量稍低，为 200mg/L[19]，每日摄入量为 600ml[20]，这意味着婴儿每天从母乳获得的估计钙摄入量为 120mg。从辅食中每天可以额外获得 140mg 钙，使得婴儿每天钙总摄入量达到 260mg[14]。

总之，上述研究结果表明，至妊娠晚期，孕妇才能向胎儿提供足够的钙或其他矿物质，钙转移峰值达到 300mg/d。关于哺乳期女性及婴儿的数据报道不一，但平均钙需求量变化较小，前 6 个月为 200mg/d，后 6 个月为 120mg/d。所有这些数值，无论是从妊娠晚期 300mg/d 还是到哺乳后期 120mg/d，在正常钙摄入量和正常肠道钙吸收率情况下似乎都能保证。但是，在钙摄入充足的健康成人体内钙吸收部分通常只有钙摄入量的 25%[21]。如果肠道钙吸收率正常，孕妇需要在妊娠晚期每日额外摄入钙 1200mg，哺乳期前 6 个月需每日额外摄入钙 800mg，后 6 个月每天额外摄入钙 480mg。

三、妊娠及哺乳期的机体调节

妊娠期

妊娠期体内钙调节的主要目的经胎盘转运 30g 钙以满足胎儿骨骼矿化。妊娠晚期，胎盘可转运 80% 的钙。此时，钙平均转运速率达 110～120mg/（kg·d）[22]。胎盘钙泵能维持钙离子梯度使胎儿处于持续性高钙血症状态（图 28-1）。在妊娠晚期，钙转运速率急剧增加，如果母体调节机制不足将导致骨骼脱钙，这是普遍存在的现象。

母体对钙代谢的生理调节是不同调控因子的作用结果，有趣的是，胎儿参与了其中的大部分，而胎盘是其中一个重要因素，现代分析技术和先进动物模型在该领域取得了一些进展，但仍存在一些模糊领域，目前尚不清楚每个潜在因素的具体作用，但一些关键性因素已经成为研究焦点[23]。

1. 妊娠期矿物离子变化

正常妊娠会导致钙水平变化[24]，血清总钙（包括离子钙、复合钙和与白蛋白结合钙）随着血清白蛋白下降而降低，而离子钙（发挥重要生理功能的部分）在整个妊娠期保持不变，在临床实践中，普遍检测是血清总钙而不是离子钙，现在一些文献一直错误地认为血清总钙下降是由于妊娠期生理性的甲状旁腺功能亢进导致的，血清总钙水平的下降并不能真实反映钙状态，而离子钙则可以，因此，妊娠期怀疑血清钙的值有异常均应进行离子钙的测定，血磷在妊娠期保持正常水平[25, 26]。

2. 肠道和肾脏的钙代谢

一些临床研究表明，妊娠 12 周（研究的最早时间点），母体为了满足胎儿对钙的需求，其肠道对钙的吸收是原来的两倍。这可能是 1, 25- 二羟基维生素 D 介导的肠钙结合蛋白 9k-D 及其他蛋白质增加的结果，有限的动物研究提示催乳素和胎盘催乳素（可能还有其他因素）也可以增加肠钙吸收，妊娠早期钙吸收增加能使母体骨骼在妊娠后期胎儿钙需求高峰来临之前储存足够的钙[24]。

肾脏对钙的排泄：妊娠 12 周（研究的最早时间点），24h 尿钙增加并超出正常范围，由于空腹尿钙值正常或偏低，24h 尿钙增加反映肠道对钙吸收增加，即吸收性高尿钙，妊娠期间降钙素水平升高也能促进肾脏对钙的排泄（图 28-2）。

3. 维生素 D

妊娠期体内维生素 D 活性代谢物 $1-25(OH)_2D_3$ 即骨化三醇的浓度增加，其水平比妊娠前高数倍，并从妊娠早期一直持续到分娩[27, 28]。母体肾脏、胎盘、蜕膜和胎儿肾脏提供了必要的 1α 羟化酶活性。肾缺如的孕妇体内骨化三醇水平几乎没有变化，说明肾外因素对其影响微乎其微[29]。体

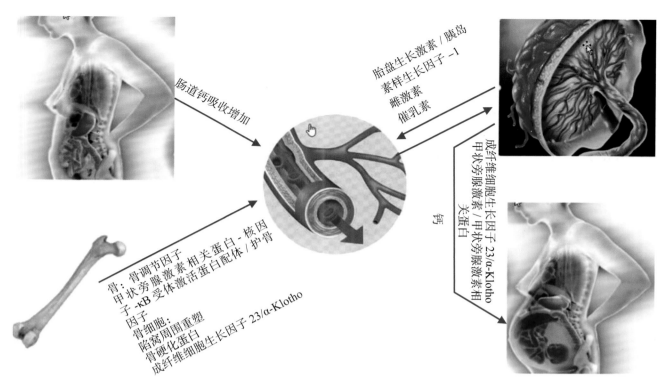

▲ 图 28-1　母体和胎儿 - 胎盘单位的改变保证了充足的钙向胎儿骨骼转运

母体是钙转运至胎儿的主要来源。图中显示了三个主体，即母亲、胎盘和胎儿。母体的变化包括肠道钙吸收增加。母体甲状旁腺激素相关蛋白（PTHrP）和骨内局部变化可提供更多钙质，核因子 -κB 受体激活蛋白配体 / 护骨因子（RANKL/OPG）和骨细胞参与其中。钙的排泄被增长部分抵消，其中包括胎盘生长激素（PGH）生成的胰岛素样生长因子 -1（IGF-1）。其他潜在因素包括雌激素和催乳素。尽管存在反应性骨形成过程，但母体骨代谢仍为负平衡。胎盘钙梯度由胎盘泵维持，胎儿 PTH 和 PTHrP 是决定因素

内维生素 D 高水平使肠道对钙吸收效率提高 1 倍。肠道这种调节功能对母体满足胎儿钙的需求至关重要。

4. 甲状旁腺素（PTH）

肠道对钙吸收增加可能是甲状旁腺素作用的结果，孕妇特征性的低钙血症进一步证实了甲状旁腺功能亢进是胎儿骨骼从母体摄取钙的重要机制，目前已经证实，低钙血症是由于妊娠期低蛋白血症引起，游离钙离子水平不变，而后者是真正甲状旁腺激素水平的调节因子[30]。血磷水平没有变化，更可靠的免疫分析进一步证实，妊娠期血清甲状旁腺激素水平轻度下降，在妊娠结束时恢复正常[31]。

甲状旁腺激素相关蛋白 PTHrP 是另一种潜在的重要因子，在哺乳期母体骨钙流失中起着重要作用。妊娠晚期 PTHrP 增加，其来源于母体和胎儿，如乳腺、蜕膜、胎盘、羊膜、脐带和胎儿甲状旁腺[30]。关于 PTHrP 在妊娠晚期的具体作用尚不完全清楚，但因疾病异常升高时会导致病理性高钙血症[32]。

胎儿 PTH 和 PTHrP 对母体骨骼起着间接调节作用，PTH 和 PTHrP 均参与维持胎盘钙泵，使其发挥从母体主动摄取钙的功能，鼠类动物模型已经证实，钙感受器受体 CaSR 在调节 PTH 和 PTHrP 间的平衡起着重要作用[33]，PTHrP 与 PTH 共同调节胎儿矿物质稳态和胎盘钙转运，是胎儿血钙和胎盘钙转运的重要调节因子[34, 35]。

5. 胰岛素样生长因子 -1（IGF-1）和胎盘生长激素（PGH）

妊娠也会对体内胰岛素样生长因子 -1（IGF-1）水平产生影响。在妊娠早期和中期其波动很小，但在妊娠晚期 IGF-1 水平增加，产后下降[31, 36, 37]。

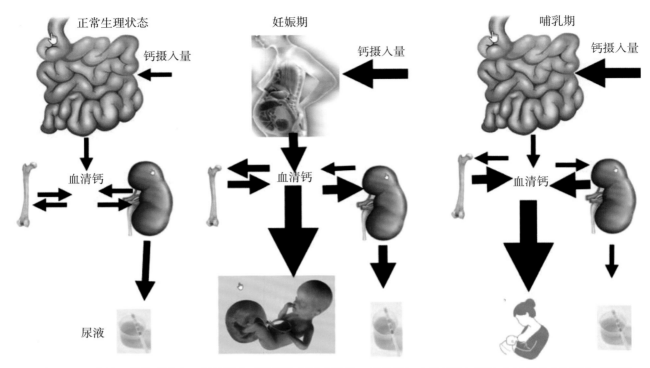

▲ 图 28-2 人体正常生理状态、妊娠期和哺乳期的钙稳态比较，箭头粗细表示相比正常和非妊娠状态下增加或降低

胎盘生长激素（PGH）主动参与上述变化，在妊娠后半程逐渐成为调控 IGF-1 合成的重要因子[38]，PGH 不同于人胎盘催乳素（HPL），PGH 是 GHV 即 GH2 基因的产物，与垂体生长激素不同的是，后者是 GHN 即 GH1 基因的产物[39]，PGH 从妊娠第 6 周开始由合体滋养层细胞分泌，在妊娠期逐渐替代垂体生长激素[38, 40]，PGH 仅存在于母体血液中，并影响胎盘对营养物质的利用率。一项前瞻性临床研究发现，正常妊娠期间，PGH 与胎儿生长发育之间存在显著相关性[37]，这种调控作用可能是直接的，如通过自分泌和旁分泌机制，也可以是间接的，如通过调节 IGF-1[41]。

四、其他调节因子

（一）核因子 -κB 受体激活蛋白配体（RANKL）和护骨因子（OPG）

两种蛋白均属于肿瘤坏死因子 TNF 超家族，由成骨细胞在骨中生成，对骨代谢有强大的调节作用[42]。RANKL 与膜 RANK 受体结合，启动一系列反应促进成熟破骨细胞的活化、迁移和最终分化[43]，

护骨因子（OPG）和 RANKL 结合后阻止 RANKL 和 RANK 的相互作用，抑制破骨细胞活性[44]。

妊娠期 RANKL 和 OPG 水平变化的研究显示，OPG 在妊娠期保持稳定，仅在足月时升高，足月时血清 OPG 水平升高至一倍与此时高骨吸收水平明显矛盾[45, 46]，产后 OPG 水平快速下降提示其来源于胎盘，而胎膜中发现的高浓度 OPG 也证实了这一点[47]，研究表明，血清 RANKL 和 OPG 水平呈平行变化[48, 49]，鉴于目前血清 RANKL 存在检测方法的问题，因此对研究数值需持谨慎态度，大多数商业试剂盒测量游离 RANKL，是血清总 RANKL 的 1/1000。这也解释了为何一些研究中高达 50% 的样本无法检测出 RANKL 水平[50]，抗体可以检测不同 RANKL 类型的可溶性细胞因子[51]，但若基于现有方法，其研究难度可想而知，当使用 RANKL 与 OPG 的比值而不使用 RANKL，研究的局限性会更加明显。

（二）硬化蛋白和成纤维细胞生长因子 -23（FGF-23）

骨细胞是一种多功能细胞，在影响骨稳态多

种机制中均起到重要的调节作用[52]。骨细胞可以移除和替换骨陷窝周围的骨基质，这一概念命名为"陷窝周围重塑"，在小鼠体内证实由激素变化进行调节。哺乳增加了骨细胞陷窝面积[53]。在妊娠期，这一机制对母体和胎儿骨骼变化的潜在作用仍未完全清楚。骨硬化蛋白是一种骨细胞来源的蛋白，具有抑制 Wnt 信号通路的显著功能，Wnt 信号通路是骨形成过程强大的启动因子。研究表明，使用特异性单克隆抗体抑制骨硬化蛋白能显著增加骨量减低女性中的骨量[54]。

成纤维细胞生长因子 -23（FGF-23）主要在成骨细胞和骨细胞中表达，因其对磷酸盐和 1,25–二羟基维生素 D_3 具有调节潜能，也是一种重要的骨代谢调节因子[55]。

Wnt 通路对胎儿骨骼发育的可能影响有零星报道，一项斯堪的纳维亚人的研究表明，妊娠30～32 周的女性血液中骨硬化蛋白低于分娩时脐带中的骨硬化蛋白水平，有趣的是，新生儿全身骨矿物含量（BMC）与脐带骨硬化蛋白水平显著相关，而与母体骨硬化蛋白水平无关。该研究同时测定了 FGF-23 及其特异性共受体 α-Klotho 水平，母亲和胎儿体内的 FGF-23 水平相近，在脐带血中α-Klotho 含量较高，但 FGF-23 和 α-Klotho 水平均与胎儿 BMC 无关[56]。

脐带骨硬化蛋白与胎儿骨矿物含量的正相关关系衍生出诸多悬而未决的问题。骨硬化蛋白具有抑制 Wnt 信号通路、降低成骨潜能。可能的解释就是，在妊娠晚期胎儿体内骨生成代谢环境激活了骨硬化蛋白。对高骨量表型的成人研究结果也证实了这一假设[57]。因此，进一步阐明胎儿骨代谢调控因子之间的复杂相互作用有助于解释上述现象。

（三）雌激素和催乳素

妊娠期还涉及对骨代谢有较强影响的其他因素的变化，如雌激素和催乳素，这两种物质主要在胎盘中产生。它们对母体骨代谢具体调节潜能尚不清楚。

雌激素能抑制骨吸收，能阻止骨量的快速丢失[58]。目前认为，在妊娠期雌激素对骨代谢的作用没有发生变化。但催乳素的作用则更为复杂。已证实人成骨细胞存在催乳素受体，其激活会导致成骨细胞增殖和矿化潜能降低[59]。此外，对大鼠的研究表明，催乳素可直接刺激成骨细胞，使 RANKL 和 OPG 的比值增大[60]。OPG 对 RANKL 促骨吸收的潜能抑制有限，最终导致骨量丢失增加。

五、哺乳相关性骨细胞骨溶解和病理生理学

骨微结构一个显著特征就是包埋于骨矿化基质内的骨细胞组成的巨大网格结构。相邻骨细胞的突起彼此相连，突起在骨组织中广泛与毛细血管和骨表面的细胞相连。位于充满间质液的骨陷窝和小管间的骨细胞能够感知运动时骨骼上的机械负荷[61]。骨细胞将这种机械负荷信息与骨硬化蛋白和 RANKL 相结合传递给成骨细胞和破骨细胞直接调节骨基质转换[62, 63]。已发现的骨细胞多功能性中，从磷酸盐稳态到远隔器官的相互作用，都只是骨细胞网格连接结构促进骨骼健康的众多方式之一[52]。

除了与其他骨骼细胞相互作用外，它们还与骨陷窝和骨小管周围基质相互作用，20 世纪 70 年代发现骨细胞介导的骨吸收过程与破骨细胞依赖性骨吸收对钙代谢同样重要[64]。骨细胞骨溶解过程对骨骼生理学有着重要意义，骨陷窝形态和网格结构连接的可逆性重塑不仅影响骨基质中钙的解离，还影响骨细胞对机械应力感受，改变骨转换，此外，骨陷窝 - 小管系统的适应性能提高局部骨质量特性和抗骨折能力[65]。

骨转换标志物、骨结构的高分辨成像、骨材料特性和组织形态计量学分析进一步证实了哺乳期母体骨吸收增加。骨吸收增加的经典机制是破骨细胞介导的，主要影响骨小梁和骨皮质内表面[66, 67]。然而如果破骨细胞介导的骨吸收是唯一机制的话，那么通过双膦酸盐使破骨细胞失活将

有希望完全缓解哺乳期骨密度的下降，但试验数据表明，帕米膦酸盐仅部分阻断了哺乳期小鼠的骨丢失[68, 69]，那么就有理由猜测存在另一种溶骨机制。

在哺乳期小鼠中，靶向敲除甲状旁腺激素受体1（PTHR1）阻止了骨细胞特异性重塑，破骨细胞标志物的上调，而使用甲状旁腺激素相关蛋白PTHrP治疗则导致了相反的效果，证明了PTHrP通过骨细胞PTHR1信号传导的重要性[70]。这与在哺乳期间血清和母乳中PTHrP水平的上调一致[68, 71-74]。由于PTHR1信号还能诱导NF-κB受体激活蛋白配体（RANKL）的产生[75, 76]，而骨细胞是产生RANKL的主要细胞[28, 63]，因此在哺乳期骨细胞似乎可能同时参与这两种过程，即直接重塑微结构环境和通过上调RANKL刺激破骨细胞介导的再吸收[77]。相反，在条件性敲除骨细胞PTHR1后，低钙饮食将导致钙稳态调节机制受损，小鼠出现低钙血症，表明骨细胞参与矿物质动员[29, 78]。骨细胞以类似于破骨细胞的方式表达质子泵，从而产生弱酸性环境，这种细胞诱导的酸化过程由PTHrP调节[79]，揭示了骨细胞完成骨陷窝重塑和钙离子动员的深入机制。

啮齿类动物和人类哺乳期的生理特征是催乳素分泌激增，雌二醇和孕酮下降[68, 80, 81]。在关于雌激素下降对骨细胞 – 骨陷窝 – 小管网络结构影响的研究中，Ciani等报道了去卵巢大鼠胫骨近端骨细胞周围溶骨活动增加，可能与骨陷窝 – 小管孔隙率增加有关[82]。另外，催乳素是一种已知的PTHrP刺激因子[83]，因此催乳素能直接作用于骨骼细胞。Seriwatanachai等发现催乳素通过下调OPG同时上调RANKL来加快骨转换[84]。

另一项研究发现基质金属蛋白酶-13（MMP-13）是催乳素诱导骨细胞骨陷窝周围重塑的重要因子[85]。MMP是多功能蛋白质，在生理状态下主要作为骨重塑的耦合因子，其过度表达通常会导致骨吸收和骨溶解增强[86]，Tang等发现，MMP-13对骨细胞 – 骨陷窝周围重塑是不可或缺的，其减少会导致骨质量和骨强度受损[85]。

六、妊娠及哺乳期骨密度变化

目前仍无法进行一项论证水平最高的随机、双盲、安慰剂 – 对照试验（RCT）去研究妊娠及哺乳对骨密度或骨折发生率的影响。因为研究者和参与者都不能对妊娠和哺乳进行盲法，但可以根据回顾性及前瞻性研究、队列及横断面研究以及病例对照研究中得出结论。由于这些研究都存在系统性偏差，因此不能对其进行假设检验。它们只能提出假设，因果关系无法被证明。缺乏证据等级体系中最高级别的证据并不意味着证据缺乏有效性。事实上，可以参考最高级别证据的文献研究结果。在评估妊娠期和哺乳期骨密度变化时有几个问题，主要包括以下几点。

（一）评估妊娠及哺乳女性骨密度的方法学问题

评估妊娠及哺乳期女性的骨密度存在一定的问题，当前的骨密度检测技术，体重和软组织成分都会影响骨密度的测量[87, 88]。一项前瞻性研究中如果既有骨密度变化，同时软组织成分也发生变化，那么，两次测量结果之间的骨密度差异是有可能是因为真实的骨密度差异，也有可能是因为软组织成分差异导致骨密度的测量误差[87-89]。

体重、瘦体重和脂肪含量在妊娠和哺乳期容易发生变化，是评估骨密度变化时的混杂因素[90]。第一，文献中对骨密度数据的校正表述尚未达成一致，未校正体重或软组织成分[91]、校正体重变化[92]或分别校正脂肪和瘦体重[88]均有报道。第二，妊娠期内和妊娠结束后体液变化也会影响骨密度的评估[93]。增加的细胞外液、胎儿发育过程中出现的组织液分布的改变，以及胎盘和乳腺组织的变化，均导致测量结果难以解释[94]。第三，为伦理问题，因为大多数测量技术都涉及电离辐射，电离辐射会影响胎儿。因而，许多前瞻性研究中，在孕前和分娩后进行骨密度测量。

（二）影响骨密度的混杂因素的变化

钙是骨骼中最重要的矿物质，事实上，钙不仅在骨骼生长过程中至关重要[95]，在年轻成年人和老年人中也是如此[96, 97]，此外，钙摄入量与骨折风险之间存在一定关系，尤其在老年人[97]，钙是一种阈值营养物质，即钙摄入量仅与特定的阈值水平有关，在该阈值水平额外增加更多钙并不能改善骨密度[98]。

钙的供给在妊娠期成为焦点，因为孕妇是向胎儿提供钙的主要和唯一来源，变化范围从妊娠 20 周时约每天 50mg 到妊娠 35 周时每天 330mg[99]。理论上，对孕妇来说，如果她主要依靠骨骼中的矿物质储备，如此高的钙需求量对骨骼系统是一种负担，会对骨密度产生负面影响。然而，妊娠期间有一系列生理机制来弥补这一需求，包括肠道钙吸收增加以及肾脏对钙的重吸收，使得母体和胎儿都能获得充足的钙质供应。这一观点得到了验证，研究报道补充钙剂对钙摄入量正常或高钙摄入量的孕妇的骨密度几乎没有影响[27]。而对于钙摄入量较低的孕妇，有证据表明补钙能使其获益[99, 100]。其他膳食成分，如蛋白质、镁、锌、铜、铁、氟，以及维生素 D、A、C 和 K，也是正常骨代谢所必需的。大量摄入咖啡因和酒精会对骨密度产生负面影响[101, 102]。许多女性在妊娠期减少吸烟和饮酒，从理论上讲，可增加母体骨密度。早期发表的研究报告显示在妊娠期孕妇体重和脂肪含量会增加[88, 103]。增加的体重会增加骨骼的机械负荷，而增加的脂肪含量会增加雌激素的产生，这两个因素都对骨骼和骨密度有积极的合成代谢影响[104]。此外，胎盘产生雌激素主要以雌三醇的形式存在（也含有雌酮和雌二醇），导致雌激素水平普遍较高[105]。由于雌激素是骨骼最重要的调节激素，这些变化也会导致骨密度增加。

体力活动是孕妇骨密度另一个重要的正向调节因素，在以往的研究中已得到证实[106]。由于孕妇通常在妊娠期，至少在妊娠后期会减少她们正常的体力活动，理论上可能会导致骨密度下降。

总的来说，上述因素的变化均能影响妊娠期骨密度。因此，几乎很难预测在妊娠期间骨密度的最终如何变化。

七、那么，妊娠期骨密度有变化吗

Karlsson 等[106]进行了一项横断面病例对照研究，研究组为 73 名刚分娩的女性，对照组为 55 名年龄、性别相似的女性，校正软组织造成的差异后，前者腰椎骨密度降低了 7.6%，全身骨密度降低了 3.9%。这是唯一发表的评估妊娠对骨密度影响时考虑到软组织差异的研究。随后，有几项前瞻性、对照性和非对照研究与 Karlsson 的研究结果一致。Drinkwater 等报道的一项小型研究中，股骨颈骨密度降低 2.4%，桡骨干骨密度降低 2.2%[107]。Black 等报道脊柱和全髋关节骨密度均降低了 3.2%[36]。More 等[108]报道了 38 名女性的前臂远端骨密度降低了 4.9%。Holmberg-Mattila 等[109]报道了 5 名女性的脊柱骨密度降低 3.0%，Naylor 等[110]发现 16 名女性的骨盆股骨密度降低了 3.2%，脊柱骨密度降低了 4.6%。Ritchie 等在 1998 年报告了 14 名女性脊柱骨密度下降 9%。

目前只有 Karlsson[88]和 Sowers[91]分别在临近分娩时、分娩后 3 天和 15 天进行了随访测量。而其他研究对妊娠前 12 个月的基线测量值和分娩后 12 个月的随访测量值进行比较，这并不能排除哺乳对骨密度的影响。此外，这些相关研究中只有三项是对照性研究，而其中只有一项研究在比较妊娠和非妊娠女性时校正了软组织成分的差异。

尽管这些方法存在一些问题，但是，我们可以得出结论，即妊娠期孕妇骨密度下降约 5%。同时，我们也可以合理地推断出：一般干预对这种骨密度下降影响很小或者没有影响，除非是在钙摄入量较低的女性病例中。

哺乳期影响骨密度的混杂因素变化

哺乳对钙代谢的影响非常大，研究表明，在全母乳喂养期间，母体每天转运给婴儿钙 200mg/d，在哺乳期 3～6 个月内，通过母乳转运给婴儿的钙量大于妊娠期 9 个月通过胎盘转运给胎儿的钙量[99]，这一适应过程是通过母体钙吸收和钙需求平衡的结果，一般钙剂的补充似乎对哺乳期骨密度没有或只有轻微影响。

关于补充钙剂对骨密度和骨转换指标影响的研究，似乎补充钙剂不会影响哺乳期内骨密度的降低。对哺乳期女性进行的随机、对照、干预研究提示补充钙剂对骨转换标志物没有任何影响[27, 92, 94]，对骨密度检测也发现类似情况，Polatti等[111]对 274 名哺乳期女性的研究发现，补充钙剂仅具有短暂的效果，对骨密度没有任何长期益处。Kalkwarf 等[112]同样发现补充钙剂对骨密度没有影响，Prentice 等[113]指出，在哺乳期，即使钙摄入量较低的女性也没有从补钙中获益。另外，有少数研究表明，产后补充钙剂对骨密度有积极影响，与对非哺乳期女性的影响相近，但对骨密度影响是有限[27, 113, 114]的。

就维生素 D 而言，暂无研究表明哺乳期女性维生素 D 需求量大于非哺乳期女性[115]，因为很难排除与新生儿出生相关的其他饮食成分的摄入对母体骨密度的影响。由于吸烟、咖啡和酒精对骨密度产生不良影响，哺乳期孕妇减少上述物质摄入会对骨密度产生一定的正面作用[101, 102]。

另外，分娩后产妇体重和脂肪含量在哺乳期下降，在分娩后的最初几周最为明显[116]。体重减轻导致骨骼上的机械负荷减少，脂肪含量减少导致外周雌激素产生减少。这 2 种因素理论上都可能对骨密度产生不利影响[91, 104]。母乳喂养开始后，对骨密度的负面影响进一步加剧。

Kovacs 在一篇综述中认为哺乳与暂时性骨量丢失和骨转换标志物升高有关，尤其是在纯母乳喂养期间[2]。高水平的催乳素导致下丘脑 – 垂体 – 卵巢轴的长期抑制，闭经导致低雌激素血症。此外，其他因素如较高的血清甲状旁腺激素相关蛋白（PTHrP）和较低的肠道钙吸收效率，也可能导致较高的骨吸收率[3]。有研究认为催乳素在哺乳期前 3～4 个月维持在高水平，高水平的催乳素能抑制下丘脑 – 垂体轴，对骨密度产生不利影响[91]。停止哺乳后雌激素水平恢复正常，骨密度得到恢复，这一观点得到大多数研究的支持[92, 117, 118]。

与妊娠期不同，许多女性在分娩后逐渐增加体力活动，对骨密度产生有利影响。但也有一些女性在分娩后缺乏空闲时间，体力活动反而减少。因此，关于哺乳期体力活动对骨密度的影响及是否积极运动能增加骨密度，仍很难得出结论。

八、那么，哺乳期骨密度有何变化

目前文献中，有两篇综述系统性的讨论了哺乳相关性骨量丢失[118, 119]。但是，这些研究没有提及评估骨量丢失的新方法，包括 HR-pQCT、髋关节结构分析（HSA）和人体成分数据分析。

早期研究表明，在哺乳期前几个月内骨吸收和骨形成的生化标志物升高，骨转换率增加。但 6～12 个月后，即使在继续母乳喂养的女性中，骨转换水平也会降低[94, 99]。骨生化标志物的这种变化也间接证明哺乳期内骨密度水平发生了变化。Karlsson 等[88]的横断面病例对照研究中，65 名哺乳期女性在哺乳 5 个月后，在校正软组织成分差异后，腰椎骨密度下降了 4.1%，股骨颈骨密度下降了 2.0%。有趣的是，在分娩后 12 个月对该队列人群骨密度评估中发现，该队列人群腰椎骨密度完全恢复，而股骨颈骨密度部分恢复[88]。

其他前瞻性、对照和非对照研究结果与 Karlsson 的研究结果一致[88, 116]。Drinkwater 等[107]报道 10 名哺乳期为 6 个月的女性股骨颈骨密度降低了 6%。Affinito 等[121]对 18 名哺乳期女性与 36 名非哺乳期女性进行了比较，结果显示哺乳期女性腰椎骨密度降低了 7.5%，桡骨远端骨密度降低了 5%，在停止哺乳 6 个月后骨密度未完全恢复，Kent 等[114]对 40 名母乳喂养女性和 40 名年龄匹配女性的对照研究中发现，桡骨远端骨密度降低了 7.1%。哺乳时长与骨密度之间呈剂量依赖性关系，即哺乳期越长，骨密度降低越多，进一步证实哺乳会导致骨密度降低[108, 122]。除了钙摄入量较低的女性，一般钙剂补充对哺乳期骨密度降低影响几乎很小，甚至没有影响。

临床最关注的问题是停止哺乳后骨密度是否恢复，诸多文献证实在哺乳期会出现短暂的骨量丢失，如前所述，在停止哺乳后 6～18 个月后骨量会完全恢复[92, 116]。有学者认为，间隔较短的妊娠可能是晚年发生骨质疏松症的一个风险因素，两次骨密度连续快速下降中没有给予适当的恢复期[121]。有学者对分娩和哺乳期间隔较短的女性进行了纵向调查，但所有结果都表明，这些女性在哺乳后期并不会出现骨骼恢复不到哺乳前水平的风险[91, 122]。

产次、妊娠和哺乳对骨密度长期影响

如前所述，妊娠和哺乳均会影响钙代谢和骨密度。因此，妊娠期的高钙需求和高骨吸收率导致椎体和股骨骨密度下降。然而，与生育 1 个孩子的女性相比，生过 2 个或 2 个以上孩子的女性的骨密度下降程度甚少，这说明生育次数即产次可能对骨骼有保护作用[123-125]。但也有学者认为，生育次数不会影响绝经后女性的骨密度，因为妊娠造成的骨丢失在分娩后会得到恢复[126, 127]。

事实上，很难确定产次对骨密度的影响，它涉及妊娠期钙摄入量、体重和体脂增加以及激素变化等各种因素之间复杂的相互关系[128, 129]。一般来说，由于胎儿发育过程中钙的流失，妊娠期骨密度降低约 3%[120]；同时由于妊娠期间体重和体脂增加，骨骼承受的机械负荷增加，妊娠早期胎盘催乳素的促骨形成作用增加以及妊娠后期雌激素对骨密度的影响，这些因素作用可相互抵消[124]，导致产次对骨质疏松症的发病率没有显著影响。

一些研究结果证明既往哺乳史和产次对骨骼有保护作用。Salari 等[120]关于妊娠和哺乳对母亲骨骼健康影响的系统性综述，他们认为哺乳对发生骨质疏松症有促进作用的观点并未达成一致，早期研究支持他们的观点，Kojima 等在一项关于产次和哺乳对绝经前和绝经后女性骨密度影响的横断面研究中指出，绝经前女性的总哺乳时长与骨密度呈负相关，但绝经后女性的总哺乳时长与骨密度无相关性，他们总结发现，哺乳期和产次对往后的骨密度没有重大影响[130]。

Zhang 等的研究结果显示，绝经后中国女性中，产次会对骨密度产生不利影响，哺乳对骨密

度无影响；而在绝经前的女性中，产次和哺乳均与骨密度无显著相关性[131]。Karlsson 等研究了 73 名年龄在 20—44 岁的女性妊娠和哺乳对骨密度的影响，发现分娩后脊柱和全身骨密度显著降低。未哺乳女性在分娩后的前 12 个月骨密度没有显著变化，12 个月后腰椎骨密度显著增加[88]。但哺乳女性的骨密度丢失更多，并未找到产次与骨密度之间的相关性。Hill 等报道在校正年龄后，非洲加勒比女性的骨密度增加超过 5%，并与胎次和哺乳有关，但相关性不显著[132]。Lenora 等对斯里兰卡女性进行了一项横断面研究，发现产次和哺乳时长对绝经后女性的骨密度没有不利影响[133]。在之前的另一项研究中，Chantry 等报道哺乳、妊娠年龄和骨密度之间存在正相关[4]。

关于哺乳时长对骨密度的影响，研究显示，与母乳喂养不足 12 个月的女性相比，母乳喂养 12～24 个月的女性股骨颈骨量减少的风险更高，母乳喂养超过 24 个月的女性腰椎骨质疏松症的风险高于母乳喂养不足 12 个月的女性。另外，在一项关于母乳喂养 24 个月或更长时间对骨质疏松症风险影响的研究中[134]，母乳喂养超过 24 个月的绝经后女性与未母乳喂养的女性相比，患骨质疏松症的风险显著增高。而母乳喂养不足 24 个月的女性和未母乳喂养的女性患骨质疏松症的风险没有差异。

总之，产次似乎并不影响腰椎和股骨颈骨量减少和骨质疏松症的发生，可以确定的是，母乳喂养的时间会增加腰椎和股骨颈骨量减少和骨质疏松症的发生率，因此，重要的是教育女性关于骨质流失的知识，特别是如果她们母乳喂养超过 1 年，以及提供预防性教育，如充足的钙摄入量和锻炼的重要性。

九、妊娠相关性髋关节暂时性骨质疏松症

髋关节暂时性骨质疏松症（TOH），又称骨髓水肿综合征，是一种罕见的骨骼疾病，病因不明，它可以发生在女性和中年男性身上，但最常发生在妊娠晚期既往健康的女性身上，它是一种排除

性诊断。目前文献中有少量关于妊娠期暂时性骨质疏松症的病例报道[135-142]。患者通常表现为逐渐加重的单侧或双侧髋部疼痛,既往无任何外伤史。活动时疼痛加剧,从而限制髋关节的运动[136],因此,当孕妇在妊娠晚期突然出现且日渐加重的髋部疼痛时,鉴别诊断时应该考虑此疾病。目前病因尚不明确,可能与盆腔神经受压、血管功能不全或妊娠期纤溶系统改变等有关[143]。

妊娠期 TOH 可以通过 X 线片或 MRI 进行诊断,MRI 有助于区分 TOH 和骨坏死,后者的 MRI 表现与 TOH 相似[144],MRI 的典型表现为累及整个股骨头和颈部的骨髓水肿,可能延伸至转子下区域,通常伴有关节积液[145],T_2 加权图像显示信号强度增高,T_1 加权图像显示信号强度降低[146-148]。

熟悉病理性 MRI 特征对诊断非常重要,放射学检查结果可能晚于临床症状 4~8 周。典型表现为局部骨质脱钙或骨量减少,弥漫性累及股骨头和颈部,而关节间隙保持正常。骨量减少通常在症状出现后 9 个月内消失[143, 146]。上述表现可能与股骨头缺血性坏死或股骨颈应力性骨折相混淆。但股骨头或股骨颈部弥漫性而非局限性受累有助于将这些病变与 TOH 区分开来[149]。

约 40% 的患者可能出现髋关节以外的其他关节受累,表现为膝关节和踝关节的疼痛,但没有上述区域的影像学证据进一步支持。此外,妊娠期膝关节疼痛可能与妊娠期的姿势改变、体重增加和妊娠期韧带松弛有关[144]。妊娠期膝关节疼痛并不少见,可能表现为一侧关节疼痛改善,另一侧关节疼痛复发[150]。

与骨坏死不同的是,妊娠期 TOH 在产后 6~8 个月内消失[136]。虽然有使用双膦酸盐治疗 TOH 的病例报道,但关于妊娠期使用双膦酸盐安全性的文献研究较少[144]。考虑到骨密度能完全恢复,预后良好,通常采用保守治疗,包括卧床休息、使用拐杖防止过度负重避免股骨骨折的发生,以及镇痛药物控制疼痛[136, 144, 148, 149]。少数罕见病例会发生股骨骨折,但绝大多数病例不会发生骨折,

且平均在 6 个月内恢复[148-150]。

十、妊娠、哺乳和骨折风险

骨量流失易使患者发生骨折,造成残疾及失业,并对社会造成巨大的损失。妊娠及哺乳对骨量的影响,研究报道结果不一。部分研究提示产次能降低髋部骨折的风险[151-153]。Kauppi 等证实了产次对骨密度的积极影响,产次与髋部骨折风险之间存在负相关[154]。多项研究证实了不孕与髋部骨折存在相关性[155, 156]。Michaëlsson 等进行了一项基于瑞典女性人群的病例对照研究,结果显示每生育一次髋部骨折减少 5%,并受口服避孕药(OCP)的影响[157]。他们观察到口服避孕药会增加髋部骨折风险,但哺乳时间和髋部骨折风险之间没有相关性。此外,他们还发现体重指数(BMI)和哺乳时间及骨折风险之间没有相关性[157]。Specker 等认为产次能影响骨骼大小和骨骼强度,降低髋部骨折风险[158]。

Huo 等报道,在中国女性中,每增加 6 个月哺乳期,髋部骨折的风险就会降低 13%[159]。与该研究一致的是,Cumming 和 Kreiger 等观察到髋部骨折风险降低与每个孩子的哺乳时间的长短呈剂量依赖关系[160, 161]。在泰国的一项病例对照研究中,每多生育 1 个孩子,骨折风险降低 13%[162],而对高加索人的研究结果不支持这一结论[151, 157]。

Naves 等对西班牙女性进行了一项长达 8 年的纵向研究,发现妊娠是避免发生 Colles 骨折的重要保护因素[163]。Mallmin 等的研究结果证实了这一观点,他们发现从未妊娠的女性 Colles 骨折发生率更高[164]。

十一、妊娠、哺乳和骨生物标志物

由于 X 线对胎儿的致畸性,骨生物标志物的测定为研究人员提供了监测骨代谢变化的方法,是反应骨代谢相对可靠的指标。几项前瞻性研究表明,妊娠期和产后 12 个月母体的骨转化率增高,尤其是脱氧吡啶啉(DpyD)和骨碱性磷酸酶(BALP)水平较高[165, 167]。护骨因子(OPG)是肿

瘤坏死因子超家族的成员之一，与核因子 -κB 受体激活蛋白配体（RANKL）相互作用，抑制破骨细胞活性。17β- 雌二醇可诱导护骨因子的产生，在妊娠期内增加，在哺乳期内减少[166, 167]。有研究证实，小鼠妊娠期间骨保护素升高可以保护母体骨骼[168]。

护骨因子可能来源于胎盘，在人类妊娠期的作用知之甚少。有研究显示，妊娠期间骨保护素没有显著变化，但分娩期间骨保护素水平升高[166]。Naylor 等观察到，在妊娠 36 周时，骨保护素和 I 型胶原 β 交联 C 端肽（βCTX）显著增加，而产后迅速下降[169]。他们的研究表明，护骨因子的变化与骨转换或骨密度之间没有相关性[169]。Vidal 等发现母乳中的护骨因子水平比血清中高1000 倍，如此高水平的护骨因子可以防止往后的骨量丢失[170]。

Holmberg-Marttila 等报道了产后骨转换标志物的变化，产后 1 个月骨吸收标志物 βCTX 显著减少，骨形成标志物骨碱性磷酸酶（BALP）、I 型前胶原氨基端前肽（P I NP）和骨钙素（OC）显著增加。他们指出，产次越多、哺乳时间越长，其骨转换标志物水平越低[171]。

横断面和纵向研究表明，哺乳期甲状旁腺激素减少 50%[172-174]。此外，有研究报道称，I 型前胶原羧基端肽（P I CP）在妊娠早期、中期减少，妊娠晚期增加；而哺乳期的尿脱氧吡啶啉（DpyD）比妊娠晚期高 2～3 倍[170, 172-175]。在另一项纵向研究中，Chan 等比较了哺乳期和非哺乳期中国女性骨密度和骨生物标志物，发现哺乳期女性在哺乳前 6 个月的骨密度显著下降，在 12 个月时恢复到基线水平。哺乳期女性的血清骨碱性磷酸酶（BALP）较高，两组血清全段甲状旁腺激素（iPTH）均升高[176]。Carneiro 等报道了哺乳期女性体内的骨生化标志物，如 CTX、I 型胶原交联氨基末端肽（NTX）、骨碱性磷酸酶（BALP）和骨钙素维持较高水平。他们指出，与骨髓瘤、癌症等状态下的快速骨丢失模式不同，哺乳相关的骨丢失与成骨细胞和破骨细胞功能耦联有关[177]。

十二、妊娠期骨质疏松症

妊娠期母体骨骼出现短暂退化导致骨质脆性增加，如果同时存在如基线骨质减少或其他易感情况，可能发生骨质疏松症。骨质疏松症的主要诊断方法是放射学检查，但是妊娠期女性应该避免电离辐射，因此，妊娠期骨质疏松症患病率未知，通常在后期才得到诊断，往往最终会出现严重后果，包括临床上脆性骨折的发生。引起脊柱和髋部的脆性骨折虽然罕见，但已有文献报道[178, 179]。

十三、临床表现

主要临床症状为严重、持续性背痛，通常发生在妊娠晚期或产褥早期。虽然至妊娠晚期女性腰痛的患病率高，但由于对腰痛的警惕性低，诊断率不高，影像技术有助于对疑似病例明确诊断，由于老年女性发生髋部疾病较为普遍，髋部成为检测骨密度的首选部位。髋部骨折可能会出现其他的并发症[180]。法国的一项前瞻性研究提示，在 4900 例妊娠女性中发生 3 例髋部骨折[181]，髋部骨折发生率较低。这与髋部暂时性病变过程相一致，大多数病例（但不是所有）在分娩后骨密度恢复正常[182]，这一结果也解释了之后的妊娠中骨质疏松的低复发率[179, 183, 184]。由于研究报道的病例数较少，降低了学者们对该领域风险的研究兴趣，进一步限制了评估检测其风险因素，使用已明确的脆性骨折临床风险因素，或包含在骨折绝对风险评估量表[185] 中的其他因素，可能是一种选择，但尚未经过测试。在一些家族聚集的报道之后，有学者提出了遗传背景因素参与这一过程的可能[183, 186, 187]。

髋部骨折的具体病例来源不同，因为在没有全身骨质疏松症的情况下，或在未怀孕的中年女性或男性中都能出现这一暂时性的病变过程[188]。这些病例被称为暂时性区域性骨质疏松症，其病理生理机制仍不清楚。

十四、诊断

早期诊断的价值主要是降低脆性骨折的临床

风险，由于影像学检查使用频率低，阻碍了孕妇的风险因素评估并达成共识，使用 DXA 测量骨密度的孕妇，在检出骨量减少或骨质疏松症的同时，往往伴有椎体畸形或椎体压缩塌陷。在大多数病例中，常规 X 线片可以诊断骨折[189, 190]，因为 DXA 的低辐射剂量不会影响胎儿安全，常使用 DXA 来诊断孕妇的骨质疏松，尤其在骨质疏松问题凸显的妊娠晚期，其辐射影响更小。然而，这种疾病的低发病率并不支持广泛使用 DXA 进行筛查，除非有明确的风险因素，但这些风险因素尚未明确描述。因此，只有在背部或关节疼痛异常增加、高度怀疑有骨折的情况下，DXA 才是一种不错的检测方法。

辐射剂量极大程度地限制了计算机断层扫描 CT 的使用，但人们对替代技术的使用产生了兴趣，如磁共振（MR），它可以在妊娠期安全使用。MRI 在检查椎体骨折方面特别有效，而常规 X 线可能会漏诊[192]。此外，MRI 还可以检测到骨折伴随的骨髓水肿，有助于局部形态的诊断。水肿一般位于骨骺并延伸至软骨下骨，常伴有关节积液[193]。

定量超声（QUS）是骨质疏松症评估的另一种工具，是一种安全的测量方法。不同 QUS 系统测量不同的骨特性，与 DXA 测量骨矿物含量（BMC）无关。宽带超声衰减（BUA）测量法取决于骨松质的小梁结构（如小梁的间隙和连接情况），这就是为何 QUS 测量可以预测老年人骨折风险，但对年轻受试者的骨量变化监测较差的原因[194]。

十五、治疗

有限的病理生理学认知再加上缺乏随机对照试验研究，严重限制了可靠治疗方案的选择。对症治疗，包括休息、减重和镇痛药物的使用均能获益。尽管从长期来看，骨骼往往能够恢复正常，但人们对具有骨代谢活性的药物产生了浓厚兴趣[23]。

双膦酸盐因其对骨质疏松症和其他骨骼疾病的疗效而成为一个有吸引力的选择，困难源于双膦酸盐的两个特征，其一是它能在骨骼中长时间滞留，这引起了学者们的担忧，因为即使是孕前

给药也可能涉及胎儿的暴露。另一个特征来自动物研究，发现这些药物能够通过胎盘，并在胎儿骨中沉积[195]。因此，对短期和长期胎儿安全的担忧有所增加。

目前研究显示，短暂使用该类药物尚未证实对胎儿有任何异常，2 项来自世界不同地区研究探讨了孕妇在妊娠前不久或妊娠前几周服用双膦酸盐对胎儿的致畸性。一项研究包含了 24 例服用阿仑膦酸盐孕妇[196]，另一项研究包含了 21 例使用不同类型双膦酸盐的孕妇[197]。在新生儿和与对照组比较后，均未发现明显异常，Djokanovic 等研究发现了 51 例在妊娠前或妊娠期间接触不同类型双膦酸盐的病例。在这些病例中，没有一例新生儿出现骨骼异常或其他先天性畸形[198]。在个案报道中发现，孕妇在整个妊娠期间每天服用阿仑膦酸钠，直到分娩时才意识到怀孕，双膦酸盐口服时间更长，对新生儿也没有明显影响[199]。骨骼代偿潜能巨大，且停止哺乳后骨骼能够得到恢复。有研究显示，治疗 2 年后，脊柱骨密度增加 23%，而未经治疗的女性增加 11%[200]。尽管在少数意外使用的情况下同样没有对胎儿产生不良影响，但实际的共识是在妊娠期应避免这种治疗[197]。

在产后或哺乳期诊断为椎体骨折的少数病例中，使用特立帕肽后，脊柱和髋部的骨密度显著增加[201-204]。骨科干预也可能发挥作用。初步经验表明，椎体成形术能成功治疗椎体骨折。根据不同髋部骨折选择相应合适的手术治疗[205, 206]。

十六、哺乳后骨骼健康的恢复

如前所述，妊娠及哺乳诱发的骨质疏松症（PLIO）是一种罕见的并发症，与大量骨小梁丢失和脆性骨折有关，主要是发生在哺乳期最初几周的脊柱骨折，而皮质骨骨折相对较少。最近一项系统性综述提示，使用 DXA 或 SPA 对所有检测的骨骼部位都显示出完全恢复或有恢复趋势[207]。在所有研究中，脊柱骨密度都完全恢复，股骨颈骨密度有恢复的趋势。腰椎骨密度测量值是终点（哺乳 12~18 个月后）与初始（产后）比较，平均

值有显著差异（$P<0.001$）。加权后的脊柱骨密度平均差异在拉丁美洲人群（$P<0.001$）、欧洲人群（$P=0.02$）和亚洲人群（$P=0.03$）均有统计学差异。另外，股骨颈骨密度终点和初始测量值之间并无任何显著关联（$P=0.323$）。

一项 QCT 研究显示，暂时性脊柱骨小梁体积的丢失能完全恢复[208]。另一项 HR-pQCT 研究显示，哺乳时间 4 个月以上女性的产后 12 个月内的骨皮质体积骨密度、骨皮质和骨小梁厚度减少[209]。此外，哺乳 9 个月以上女性的骨皮质体积骨密度和骨小梁厚度仍低于基线值。另一项对胫骨远端和桡骨的研究提示骨皮质孔隙度增加、基质矿化流失、骨小梁数量减少、骨小梁结构也更加稀疏[210]。

该系统综述的结果提示通过 DXA 和 HRpQCT 对骨密度进行评估和监测，母乳喂养期间出现暂时性骨小梁丢失，在停止哺乳后恢复或有恢复趋势。但骨皮质的恢复可能会延迟。

这种差异与哺乳期的病理生理机制有关，包括雌激素减少、下丘脑 - 垂体 - 卵巢轴抑制、催乳素[211]及血清甲状旁腺激素相关蛋白（PTHrP）升高、肠道钙吸收效率降低有关[212]。每天从母乳转移到新生儿体内的钙大约为 200mg，肠道对钙吸收增加是母体为满足胎儿需求的最重要的体内平衡机制之一[213]。

然而，母乳中大部分钙是通过母体骨骼的骨吸收提供的，在母乳喂养期间肠道钙吸收恢复到妊娠前水平[214]。PTHrP 是哺乳期关键的调控因素，无论血清雌二醇、全段 PTH 和 25- 羟基维生素 D 水平如何，高水平 PTHrP 能够预测骨质流失的程度和严重性[1, 215]。月经恢复后骨质流失有恢复趋势，这与雌激素有关[216]。

哺乳与中轴骨和四肢骨暂时性的骨小梁和骨皮质丢失有关，取决于月经恢复正常和停止哺乳的时间[207]。大多数女性在停止哺乳后骨骼完全恢复。长时间哺乳后，尽管髋部没有几何结构损伤，但外周部位（如桡骨和胫骨远端）可能会发生一些骨微结构的退化。

十七、妊娠和哺乳对骨骼健康的长期影响

临床角度来看，最重要的相关问题是女性生育史和骨密度的长期变化之间是否存在联系，以及妊娠期和哺乳期骨密度的降低是否与老年患骨质疏松症和脆性骨折的风险增加有关。很少有横断面研究或病例对照研究评估多胎妊娠和哺乳对骨密度的长期影响。Karlsson 等[88]对比了 39 名至少妊娠 4 次和年龄相仿的 58 名最多妊娠 2 次的绝经前女性，校正软组织成分差异后，结果显示研究组的骨密度并不低于对照组，且哺乳总时长与骨密度之间没有相关性。Kojima 等[130]通过对 465 名绝经前女性和 713 名绝经后日本女性的横断面研究以及 Johansson 等[217]对 70 岁瑞典女性的研究中得出相似的结论。

相比之下，Cure 等[218]对 1855 名绝经后女性的研究中发现，相比未生育女性，两次或两次以上分娩的女性全身骨密度高 3%，股骨颈骨密度高 8%，腿部骨密度高 4%。这与其他几项研究结果一致。Forsmo 等[219]研究了 1652 名绝经前、绝经后的挪威女性；Grainge 等[220]研究了 580 名年龄在 45—61 岁的英国女性；Tuppuvainen 等[221]研究了 3126 名年龄在 47—56 岁的芬兰女性；Murphy 等[222]研究了 825 名年龄在 41—76 岁的英国女性；Sowers 等[223]研究了 217 名年龄在 22—54 岁的美国白种人女性；Mariconda 等[224]研究了 320 名意大利女性。总的来说，生育一个或几个孩子女性的骨密度比未产妇骨密度高 3%～5%。

妊娠和哺乳对长期骨骼健康的积极影响得到了女性骨折长期风险评估的支持。骨折是骨密度降低唯一的临床相关终点。Alderman 等[225]研究了 355 名有骨折的绝经后女性和 562 名无骨折史的配对女性，生过 4 个或更多孩子的女性髋部和前臂骨折的发生率并不高于未育女性。母乳喂养超过 2 年的女性骨折风险并不高于从未母乳喂养的女性。多次妊娠女性的骨折发生率与未产妇的骨折发生率并无不同，这一观点已得到诸多研究的支持[116]。

总之，几乎没有研究表明哺乳与骨折风险之间存在联系。但似乎多次妊娠的女性，骨密度会增高，骨折风险降低。无法证实这因果关系，但生育次数与骨折风险的相关性可通过骨密度以外的方法去验证，因为即使校正了骨密度的差异，这种相关性仍然存在[226, 227]。

综上所述，妊娠和哺乳对骨骼有双重影响：有益或有害。无论从短期还是长期来讲，妊娠和哺乳对骨骼的影响都不是负面的。从短期来看，分娩或停止哺乳后骨吸收倾向于恢复，而从长期来看，妊娠和哺乳（包括母乳喂养时长）与绝经后骨质疏松症或骨折的发生无关。但对于能使女性易患骨质疏松症或应力性骨折的既往病史应引起重视。

第七篇

骨骼健康合并症
Bone Health as a Comorbidity

第 29 章　骨健康与癌症治疗
Bone Health and Cancer Therapy

Yasser El Miedany　著

一、背景

系统的癌症治疗和诊断方法的发展为癌症生存率的持续提高奠定了基础。因此，医疗专业人员越来越注意长期癌症治疗引起的后遗症，因为这会导致额外的保健治疗需要。与治疗相关的不良反应严重影响了患者的生活质量，因为他们中的许多人在诊断和治疗其疾病后预计还能活数年。此外，这些癌症治疗引起的后遗症还对卫生经济和社会保健产生重大影响。

据估计，在 2019 年，美国大约有 1600 万癌症存活者，而全球大约有 3200 万[1]。越来越多癌症存活者能活到 60、70 岁，甚至 80 岁。最大的两组癌症长期存活患者是早期乳腺癌的女性和非转移性前列腺癌的男性。癌症患者患骨质疏松症的风险增加，因为癌症治疗使骨密度加速下降，这使他们发生骨质疏松性骨折的风险更高，特别是癌症治疗导致的骨丢失比年龄相关的骨丢失更快、更严重[2]。

包括激素治疗、放疗、化疗和去势手术等在内的各种癌症治疗，可直接或间接损害骨组织，导致骨量损失（即骨质减少和骨质疏松）[3]。此外，许多癌症患者同时存在其他合并症或骨质疏松相关危险因素，这可能使他们更易发生骨量丢失[4, 5]。癌症存活者合并骨质疏松，是一个与流行病类似的重要健康问题，这也是撰写本章的意义所在。本章将讨论与癌症治疗相关的骨丢失的独特性，以及癌症、激素和骨骼之间的相互作用；也将讨论癌症治疗导致的骨量丢失的病理生理学、癌症相关骨量丢失的诊断和骨密度评估的监测。同时，本章将扩展到讨论临床后遗症和癌症治疗所引起的骨量丢失的管理。最后，我们将提出一种来评估和管理癌症患者的骨健康状况流程。

二、肿瘤治疗的独特性—可引起骨丢失

癌症治疗相关的骨量丢失率可能比一般水平要高出 10 倍（表 29-1）[4, 6-11]。正常中年男性骨密度（BMD）以每年 0.5%～1.0% 的速度下降[4]。而在女性中，围绝经期的 5～10 年，平均每年骨量减少约 2%，随着时间的推移骨量进一步减少。然而，在接受治疗的癌症患者中，骨丢失的速率则明显更高。例如，接受 ADT 治疗的前列腺癌患者每年骨质流失达到 4%～5%。前列腺癌男性患者在开始激素治疗 6 个月后可检测到明显的变化[8]。同样，在接受芳香化酶抑制药（如阿那曲唑、来曲唑或依西美坦）或其他内分泌治疗的乳腺癌女性患者中，也会发生显著的骨丢失。诸多临床试验如阿莫定、他莫昔芬、单独或联合（ATAC）试验，MA-17 试验，乳房国际组 1-98（大 1-98）试验和组间研究（IES）表明，女性接受阿那曲唑的 2 年和 5 年后，腰椎丢失的骨量分别达到 4% 和 6.1%。

在一项针对乳腺癌的阿那曲唑治疗的研究中，癌症治疗呈现出明显的骨质疏松潜在危险。高达 4/5 的女性患者中，其基础骨量偏低，而在随后的治疗中，其骨质疏松情况进一步加重。而另一方面，那些在研究初始骨量正常的女性患者中，不管是否接受了治疗均没有出现骨质疏松[12]。这表明基础骨量偏低的女性患者，接受 AI 治疗后更容

表 29-1　衰老相关的骨量丢失与癌症治疗相关的骨量丢失之间的比较

正常衰老引起的骨量丢失	1 年期腰椎骨密度丢失百分比	癌症治疗相关的骨量丢失	1 年期腰椎骨密度损失百分比
男性	0.5	芳香化酶抑制药治疗	2.6
绝经后	1.0	骨髓移植	3.3
绝经早期	2.0	雄激素去势疗法	4.6
		芳香化酶抑制药治疗加促性腺激素释放激素（GnRH）	7.0
		化疗导致的卵巢衰竭	7.7

易发展为骨质疏松症。接受阿那曲唑治疗组的患者同未接受该项治疗组的患者相比，发生骨折的风险高出 1.5 倍[13]。同样，在男性中，那些接受雄激素去除治疗（ADT）的前列腺癌的患者更容易发生骨量丢失；早期的研究表明骨密度每年下降 2%～8%[14, 15]。Maillefert 等研究提示：接受雄激素去除治疗 1 年后，患者的腰椎和股骨颈的骨密度下降分别达到了 4.6% 和 3.9%。而在一项睾丸切除术治疗的研究[16] 中，同样发生了类似的改变。1 年后，股骨转子间骨密度下降达到了 15%。与同年龄同性别的对照组相比，15 名接受 ADT 治疗的前列腺腺癌患者 1 年后的髋关节和桡骨远端（均为骨小梁丰富的区域）的骨密度明显更低，其平均骨量丢失分别为 3.3% 和 5.3%[17]。因此，上述研究结果表明，接受乳腺癌和前列腺癌治疗的癌症患者，由于存在上述骨丢失危险因素，骨密度下降明显，这也导致癌症患者的骨质疏松发病率和死亡率增高。

三、癌症、激素和骨骼

几乎所有的癌症都会对骨骼健康产生不利影响，癌症患者骨丢失和骨折风险的增加均可归因于癌症对骨骼的直接影响和许多癌症特异性疗法所带来的不良反应。此外，骨骼是最常见的癌症转移部位，而骨内生长的癌细胞又进一步诱导成骨细胞和破骨细胞产生刺激癌症生长的刺激因子[18]。

所以，由于目前的肿瘤治疗已经显著延长了肿瘤患者的生存率和寿命，对于骨骼健康的更好维护也应成为肿瘤治疗的重要组成部分[19]。以下几个因素被认为是影响癌症患者或接受癌症治疗的患者骨骼健康主要的不利因素。

（一）年龄

尽管癌症不是衰老性疾病，但老年人更易患癌，同样，不管男性还是女性，随着年龄增长，也更容易罹患骨质疏松症和发生骨质疏松骨折，骨量下降和年长后的性激素（主要是雌激素和睾酮）水平的下降密切相关，这种问题在乳腺癌或前列腺癌患者中变得更加复杂，因为激素治疗本身会进一步降低患者的性激素水平，这将导致老年患者本已存在的骨量低下进一步加重[20, 21]。

（二）性激素和骨

性激素，也被称为性腺皮质激素和性腺类固醇，是与脊椎动物类固醇激素受体相互作用的类固醇激素。性激素包括雄激素、雌激素和孕激素，它们的作用是通过核受体的慢基因组机制以及通过膜相关受体和信号级联的快速非基因组机制介导的，性激素这个词几乎是性类固醇的同义词，多肽激素促黄体生成素、促卵泡激素和促性腺激素释放激素虽然主要起着性相关的作用，但通常不被认为是性激素、雄激素和雌激素在骨的生长和成熟以及维持骨骼的完整性中都起着重要的作用，然而，越来越多的证据表明，其他生殖激素，如激活素和抑制素，在维持骨骼健康方面也起着作用。

1. 雌激素

雌激素对骨的主要作用是减少骨吸收。它们的作用是通过成骨细胞和破骨细胞上表达的雌激素受体（ERα 和 ERβ 受体）起作用的。雌激素增加成骨细胞的数量和活性，抑制破骨细胞前体的成熟［通过增加护骨因子（OPG）的产生］，降低 BMU 的激活频率，促进成熟破骨细胞[22, 23]的凋亡。雌激素缺乏会增加骨细胞凋亡率，从而增加骨骼脆性[24, 25]。

在女性中，雌激素对维持正常骨量至关重要。在绝经期，卵巢卵泡活动的丧失会导致循环雌激素的显著下降，从而导致骨重塑的破坏。最迅速的骨流失发生在绝经后的前 3 年（每年 2%～5%），之后骨骼代谢"适应"低雌激素水平环境，骨流失减慢至每年 0.5%～1.0%。骨丢失更多地发生在包含骨小梁的部位（如脊柱），而不是皮质部位（如髋关节）[26]。

此外，雌激素已被认为是主要负责调节男性骨吸收的性类固醇。有研究报道，如果年轻男性体内无法产生雌激素或者对雌激素反应低下，那么其骨转换率明显增加，从而增加了骨量减少的发生[27, 28]。雌激素和睾酮在男性骨形成的调节中都起着重要作用[29]。

2. 雄激素

睾酮是男性循环中最丰富的雄激素，其中 95% 是由睾丸分泌的。其余的 5% 是由肾上腺雄激素脱氢表雄酮（DHEA）和硫酸盐 DHEA（DHEAS 的酶转化而成的）[30]。在女性中，主要的循环雄激素由肾上腺和卵巢产生，包括 DHEAS 和 DHEA、雄烯二酮（原雄激素）、睾酮和二氢睾酮（DHT）。女性睾酮的也可通过雄烯二酮的外周芳香化作用产生。在男性和女性中，大多数循环中的睾酮都是与蛋白质结合的（与性激素结合的球蛋白或白蛋白结合）。睾酮可能直接作用于雄激素受体（AR），也可能间接通过芳香化转变为雌激素而激活雌激素受体（ER）。睾酮的这一间接作用也可发

生在外周组织经过 5α- 还原酶转化为更有效的二氢睾酮（DHT）之后[31]。

在骨中，雄激素直接作用于生长板软骨细胞，促进骨纵向生长[32]。睾酮和双氢睾酮（DHT）都通过雄激素受体信号刺激成骨细胞前体的增殖[33]。雄激素与雄激素受体的结合也可上调成骨性雄激素受体的表达并促进其分化[34]。雄激素还通过抑制核因子 –κB 受体激活蛋白配体（RANKL）与其在破骨细胞前体上表达的受体（RANK）的相互结合调控破骨细胞活性，同时还能阻止成骨细胞和骨细胞凋亡[35, 36]。雄激素介导的生长因子［如胰岛素样生长因子和转化生长因子 -β（TGF-β）］上调可促进骨形成[33]；另外，白细胞介素 –6 的下调会通过减少由成骨细胞产生的、作为可溶性假性受体对 RANKL 的护骨因子（OPG）水平来抑制破骨细胞的活性[37, 38]。

四、癌症、性激素和骨骼之间的相互作用

乳腺癌和前列腺癌与性激素和骨骼之间的相互作用得到了较多研究。骨丢失常常在这些患者中发生，因此这些患者发生应该充分认识发生骨质疏松和骨质疏松骨折的风险，并接受医生强化骨骼、降低骨质疏松骨折风险的建议。然而，癌症、激素和骨骼之间的相互作用是有趣的，并且这样的相互作用对癌症和骨质疏松都有重要的影响。

（一）乳腺和骨骼

乳腺和骨骼都是雌激素敏感靶器官，雌激素从女性月经初潮到绝经的长期作用，包括绝经后治疗性补充的雌激素的作用是降低骨质疏松骨折风险的重要因素之一[39, 40]。然而，雌激素在降低骨质疏松风险的同时又增加了罹患乳腺癌的风险。尽管内源性雌二醇尚未被证实与乳腺密度直接相关[41]，但是循环雌激素水平和乳腺密度（乳腺密度反映了女性乳房中纤维组织、乳腺组织的数与脂肪组织的数量比例）均为乳腺癌的独立危险因素。乳腺密度非常高的女性患乳腺癌的风险要高出 2.4%～4.2%，特别是使用雌激素和黄体酮的女

性[42]。高乳腺密度的女性比低乳腺密度的女性患乳腺癌的风险增加了 4～6 倍[43]。

流行病学数据表明，高骨密度（BMD）同乳腺癌风险呈正相关。Zhang 等[44] 在针对绝经后女性骨密度的研究中发现，剔除年龄因素后，最高骨密度的四分之一女性比最低骨密度的 1/4 女性患乳腺癌的风险高 3.5 倍，一项纳入了 10 项研究，包含 70 878 名绝经后女性 Meta 分析证实了这种相关性，研究对总计 1889 例乳腺癌患者平均随访 6 年发现，高骨密度与高乳腺癌风险相关，该 Meta 分析指出[45]，髋关节或脊柱骨密度高的女性较低骨密度组的女性患乳腺癌的风险分别高 62% 和 82%，髋关节或脊柱的骨密度每增加一个标准差，患乳腺癌的风险就分别增加 20% 和 26%[45]。因此，较高的雌激素水平有利于提高密度但也会增加的乳腺癌风险。

（二）前列腺和骨骼

雄激素在男性性发育和前列腺生理中起着关键作用。男性的两种主要雄激素是由睾丸间质细胞产生的睾酮和在外周组织中 5-α 还原酶作用于睾酮而产生的二氢睾酮（DHT）。在血液循环中，睾酮主要与性激素结合球蛋白（SHBG）结合，而未结合的或游离的睾酮是最具生物可利用性和活性的形式。从出生到青春期，前列腺仍然很小和不成熟，而在青春期后的男性中，雄激素的激增驱动着腺体的发育，前列腺体积增加到青春期前的 10 倍[46]。二氢睾酮在促进成人前列腺的持续生长中也起着明确的作用，可导致良性前列腺肥大（BPH）[47]。

男性同样也会发生生物可利用性激素水平的变化，主要是由于随着年龄的增长，性激素结合球蛋白水平增高，使得可利用的雌激素和睾酮水平平均下降约 47% 和 64%[48]。虽然睾酮是男性主要的性类固醇激素，但横断面和纵向研究的证据表明，男性骨密度与生物可利用雌二醇的相关性（通过睾酮与雌二醇芳香化产生）比睾酮更强[21]。

五、癌症治疗导致骨量丢失的病理生理学

骨组织内通过产生骨基质的成骨细胞、骨吸收相关的破骨细胞和局部骨细胞三者之间的相互作用不断发生重塑[49]。绝经期雌激素水平降低（乳腺癌激素治疗也会发生），诱导前成骨细胞和骨细胞分泌核因子-κB 受体激活蛋白配体（RANKL），导致破骨细胞前体和成熟破骨细胞[49, 50] 的激活。活化的破骨细胞加速骨吸收和重塑，导致骨转换增加[51]。

癌症治疗诱导的骨丢失（CTIBL）的主要病理生理学与以下 7 种机制相关（图 29-1）：①化疗所致性腺抑制；②激素治疗；③手术去势；④放疗[52]；其他机制包括：⑤癌症治疗或恶性肿瘤本身对骨代谢直接或间接影响；⑥活动下降；⑦钙或维生素 D 摄入不足[53-55]。这些在数篇文章中得到了详细的回顾[19, 56, 57]。

（一）化疗的影响

诸多化疗药物，包括甲氨蝶呤、环磷酰胺、异环磷酰胺和阿霉素，可能直接影响骨代谢或通过它们对性腺激素的影响来影响骨代谢，动物研究结果显示，甲氨蝶呤减少骨形成，增加骨吸收，导致显著的骨丢失[58, 59]，虽然甲氨蝶呤增加破骨细胞产生的确切机制尚不清楚，但也有学者认为甲氨蝶呤通过抑制 DNA 合成[59] 来减少成骨细胞的产生，甲氨蝶呤还能抑制基质矿化，从而减少骨形成。

环磷酰胺及其代谢物通过直接抑制前成骨细胞和破骨细胞的分裂，减少了骨表面的成骨细胞和破骨细胞的数量，从而了抑制骨形成和骨吸收[60]。

异环磷酰胺对骨骼的影响不同于甲氨蝶呤和环磷酰胺。异环磷酰胺是一种烷基化剂，也是氮芥类药物之一，可用于治疗多种癌症。这包括睾丸癌、软组织肉瘤、骨肉瘤、膀胱癌、小细胞肺癌、宫颈癌和卵巢癌。它的作用机制是破坏 DNA 的复制和 RNA 的产生。肾小管肾毒性是大剂量异环磷酰胺或异环磷酰胺 - 顺铂治疗常见的不良反

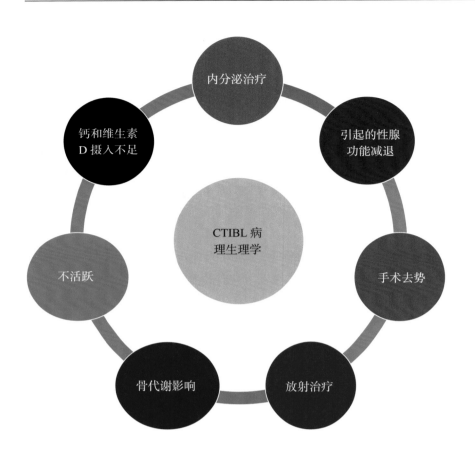

▲ 图 29-1　癌症治疗引起的骨丢失的病理生理学，与癌症治疗引起的骨丢失有关的 7 个主要机制
CTIBL. 癌症治疗引起的骨丢失

应，可导致低磷血症，最终导致骨矿化障碍和骨组织脱矿，抑制骨形成。然而，在没有严重肾功能不全的情况下，使用异环磷酰胺同样可能导致成骨抑制[61]。体外研究结果表明，阿霉素可抑制成骨细胞的增殖和分化，通过改变甲状旁腺激素与成骨细胞受体的相互作可选择性地降低骨形成率[62, 63]。其他常用于癌症患者的药物，如糖皮质激素、环孢素和左甲状腺素，也与骨丢失相关[3]。

高剂量化疗方案，如使用于造血干细胞移植（HSCT）的方案，也对骨祖细胞具有剂量依赖性的毒性。临床试验的结果表明，乳腺癌或非霍奇金淋巴瘤（NHL）的患者接受高剂量化疗后，骨祖细胞的数量减少了 50%，而与性腺功能无关。而类似的患者接受常规剂量的化疗时，骨祖细胞数量和骨量均无明显变化[62]。

在造血干细胞移植的患者中采用放射治疗、糖皮质激素、细胞因子和免疫抑制剂也可能导致CTIBL（肿瘤治疗相关骨量丢失）[63]。接受过胃切除术的早期胃癌同样有发生 CTIBL 的风险。一般

来说，这些患者会出现低钙血症和低维生素 D 血症。因为：①饮食摄入不足；②术后营养吸收不良（如倾倒综合征、腹泻），这可能导致骨质流失，甚至骨折[64]。这些患者应补钙和维生素 D，并监测骨质疏松和骨质疏松症的发展。

（二）放射治疗

放射治疗对放射范围内的骨组织会产生直接的影响，其结果是骨萎缩。它也可以通过影响血管而间接影响骨骼。不全性骨折是放疗常见的并发症之一。通常发生在射线集中区域的骨组织，如盆腔放疗后的骨盆骨折或胸部放疗后的肋骨骨折。现已证实，头颅放疗可以抑制生长激素的分泌，从而导致骨量的减少[3, 65]。虽然这种效应在接受头颅放疗的儿童中最为常见，但成人也可能出现生长激素缺乏，在合并其他骨丢失危险因素的情况下，会增加 CTIBL 的风险。

（三）心理变化

癌症患者一系列身心变化，如恶心、体重减

轻和癌症相关疲劳所引起的营养不良，也会导致骨质流失。恶病质可在癌症诊过程中的任何时间段都会发生[66]。

虽然恶病质的病因复杂多样，但其特征是，即使饮食充足其骨骼肌萎缩也会导致肌肉力量和骨量的减少[64, 66]。癌症相关的疲劳也经常导致体力活动减少，这反而有可能导致身体功能低下、肌少症和骨丢失[66]。

六、乳腺癌患者骨丢失的病理生理学研究

乳腺癌患者的骨丢失可归因于两种机制之一，即疾病相关或癌症治疗方法相关。

（一）疾病相关机制

虽然乳腺癌患者的骨质流失主要因为治疗乳腺癌的药物的负面影响，但与该疾病本身对健康骨代谢的破坏也有关[55]。在乳腺癌患者的非恶性骨活检中同时观察到骨吸收增加和骨转换加速，可能是由甲状旁腺激素相关蛋白（PTHrP）的分泌引起的，因为 PTHrP 常常表达在乳腺癌细胞中[64, 67]。

（二）化疗

化疗抑制绝经前乳腺癌女性性激素分泌是发生 CTIBL 最常见的原因。接受含环磷酰胺方案[例如，环磷酰胺、甲氨蝶呤和氟尿嘧啶（CMF）联合治疗；氟尿嘧啶、阿霉素和环磷酰胺（FAC）联合治疗；阿霉素联合环磷酰胺（AC）]的患者发生性腺功能减退的风险很高。因为环磷酰胺引起的卵巢损伤（如继发性卵泡数量减少，卵巢纤维化并卵泡缺失），导致绝经提前[3, 68, 69]，63%～96%的绝经前乳腺癌患者在接受辅助 CMF 或 FAC 治疗后 1 年内发生绝经提前，其中年龄较大的绝经前患者和接受高累积剂量环磷酰胺治疗的患者发生绝经提前的风险更高[69]，含紫杉烷的辅助方案（如 AC 后用紫杉醇）也可能导致绝经提前；然而，目前还不清楚是环磷酰胺还是紫杉烷和烷基化剂的组合导致骨丢失[70]。此外，在化疗诱导的绝经期，低雌激素水平会增加破骨细胞的形成，导致

更多的骨量流失而不是骨形成[3]。

（三）内分泌治疗

约 2/3 患者的乳腺癌与激素水平有关，肿瘤细胞能够表达雌激素受体或者孕激素受体。因此，内分泌治疗是辅助治疗的重要选择，主要包括以下两种机制的治疗方法：①通过选择性雌激素受体调节药（SERM）阻止癌细胞与雌激素受体相互作用；②通过芳香化酶抑制药抑制组织中雄激素转化为雌激素。他莫昔芬是 SERM 之一，一直是乳腺癌辅助治疗的标准方案；然而，芳香化酶抑制药在降低雌激素产生方面显示出比他莫昔芬更好的总体反应，从而降低了绝经后乳腺癌女性的复发风险。第三代芳香化酶抑制药，阿那曲唑、来曲唑和依西美坦，最近被用于这些女性的一线激素治疗。然而，这些芳香化酶抑制药会导致骨转换标志物的显著增强，并加速骨量丢失，从而增加骨折发生率[3]。

1. （激素）治疗

由于雌激素的激动作用，激素治疗对骨的影响不同于 AI。他莫昔芬是一种选择性雌激素受体调节药（SERM），已被证明既能引起骨丢失，也能预防骨丢失，这与女性的绝经状态有关；然而，SERM 对骨骼的不同作用的确切机制尚不清楚[69]。

在雌激素水平高的绝经前女性中，他莫昔芬可能不利于骨代谢，而在雌激素水平低的绝经后女性中，他莫昔芬可能作为雌激素激动药[69-71]。虽然选择性雌激素受体下游调节因子（如氟维司特）缺乏雌激素激动药活性，但临床前研究表明，氟维司特可能对骨有激动药和拮抗药的作用，这取决于循环中雌二醇的水平[72]。例如，在去卵巢的大鼠中，氟维司特治疗后骨转换和骨丢失均增加；而接受氟维司特治疗的卵巢功能完好的大鼠骨转换和骨丢失降低。目前氟维司特对骨骼不同影响的机制尚不清楚。一项为期 18 个月的研究纳入了 14 例使用氟维司特作为局部晚期乳腺癌一线治疗的患者，结果发现氟维司特没有增加骨转换标志

物 BAP、PINP 和 CTX 的水平[73]。不幸的是，由于耐药性的出现，激素治疗的长期疗效有限[74, 75]。

2. 芳香化酶抑制药（AI）

大约 70% 的乳腺癌是激素受体 3 阳性（HR+）型。对于此型患者，建议使用抗雌激素方案治疗。第三代芳香化酶抑制药（AI）是绝经后女性 HR+ 早期或晚期乳腺癌的标准一线治疗方案[76]。芳香化酶抑制药，如阿那曲唑、来曲唑和依西美坦，缺乏雌激素激动药或拮抗药活性。芳香化酶抑制药通过抑制芳香化酶的作用来发挥作用，芳香化酶通过一种称为芳香化的过程将雄激素转化为雌激素。由于乳腺组织受到雌激素的刺激，减少它们的产生是抑制乳腺肿瘤组织复发的一种方式。因此，AI 消耗循环雌激素[77]，从而降低骨骼重塑，这也降低了骨密度，使骨丢失增加[78]，AI 引起的骨丢失估计是绝经导致骨丢失的 2 倍[52, 79, 80]。芳香化酶抑制药治疗导致的骨密度降低和骨丢失增加的后果包括骨质疏松和骨折[9, 78, 81, 82]的风险增加，以及潜在的发病和死亡风险[83]的增加。研究证实，芳香化酶抑制药增加了骨折风险，依西美坦治疗 30 个月后的发生率为 7%，来曲唑或阿纳斯特罗治疗 5 年后的发生率为 9%～11%[81, 84, 85]。这些药物可能通过抑制芳香化酶活性和抑制肾上腺雄激素向雌激素的转化来加速骨丢失，从而降低雌激素的循环和组织水平[76, 86]。一项评估来曲唑对健康绝经后女性骨转换标志物的影响的研究结果表明，当血清雌二醇水平降低到几乎无法检测到的水平时[87]，芳香化酶抑制药会导致骨吸收增加。同样，接受阿那曲唑治疗的绝经后乳腺癌患者显示骨形成和骨吸收标志物增加[88]。虽然接受依西美坦的绝经后乳腺癌女性有骨丢失增加和骨折率增加的趋势，但依西美坦对骨转换的影响尚未得到充分评估[89]。

七、卵巢去除治疗

卵巢去除治疗，如促性腺激素释放激素（Gn-RH）药物（如戈瑟林）和卵巢切除术，加速女性骨丢失[90]。与卵巢消融治疗相关的 CTIBL 模式与绝经期女性相似，其特点为骨重塑的速度增加，骨形成生长因子丢失，对甲状旁腺激素骨吸收效应的敏感性增加，骨吸收标志物增加，导致骨丢失多于骨形成[91]。

八、乳腺癌及其治疗方法对男性骨骼的影响

虽然乳腺癌主要影响女性，但每年约有 1500 名男性被诊断出患有乳腺癌的[92]。乳腺癌及其治疗对男性骨骼的影响尚不清楚，因为这种临床情况非常罕见。然而，患有乳腺癌的男性可能由于乳腺癌治疗而发展为性腺功能低下，因此存在发展为 CTIBL 的风险[93]。需要有组织的临床试验系统地收集关于乳腺癌男性癌症治疗的信息以进一步明确男性乳腺癌及其治疗对骨骼的影响机制。

九、前列腺癌治疗对骨骼的影响

去势疗法（ADT），无论是通过手术阉割或给予 Gn-RH（如戈瑟林、亮丙瑞林、雷公藤林），使用或不使用抗雄激素，如氟他胺、比卡鲁胺或尼鲁他胺，是治疗前列腺癌的常用方案[94]。在 ADT 过程中，循环睾酮和雌激素的水平分别显著下降到正常水平的 95% 和 80% 以下，导致性腺功能减退[95, 96]。性腺功能减退诱导 CTIBL 与前列腺癌相关的确切机制尚不清楚[97]。正如本章前面提到的，多年来，睾酮被认为是负责男性骨重塑的主要激素。最近，研究人员开始关注雌激素在男性骨重塑中的作用[5]。雄激素通过与成骨细胞上的雄激素受体结合或通过增加细胞因子的数量（如胰岛素样生长因子 -1）直接促进骨形成，也可通过维持肌力间接增加骨形成；另一方面，雄激素也能抑制骨吸收[98]。雌激素也能调节骨吸收，并可能在调节骨形成中发挥一定作用[5]。因此，在性腺功能低下的前列腺癌患者中，循环睾酮和雌激素水平的降低导致成骨细胞介导的骨形成减少，破骨细胞介导的骨吸收增加，导致骨丢失加速。此外，性腺功能减退常常导致肌肉含量减少，这导致肌肉对骨骼的机械牵张和压力减少，最终促进了骨

量丢失[97]。

十、骨转移和骨骼相关事件（SRE）

骨骼是多种癌症最为常见的转移部位，这些癌症包括：乳腺癌、前列腺癌、肺癌和肾癌以及多发性骨髓瘤（MM）。最常见的骨转移部位是中轴骨。

骨转移影响许多晚期癌症患者，无论是溶骨性还是成骨性，通常会导致骨骼并发症，通常称为骨骼相关事件（SRE）。这系列事件（SRE）通常指肿瘤骨病的五种主要并发症：病理性骨折、病灶骨需要放射治疗、病灶骨需要手术、脊髓受压和高钙血症（尽管通常属于副癌综合征，特别是在没有骨转移的情况下）。需要放疗和病理性骨折是最常见的骨骼事件，反映了癌症骨转移所致的骨疼痛和对骨骼结构的破坏。这些并发症将严重影响患者的生活质量，并可降低总生存率（OS）。

在所有肿瘤类型中，乳腺癌患者骨骼并发症的发生率最高。在缺乏骨靶向治疗的情况下，有骨转移的乳腺癌患者的平均骨骼发病率，即每年平均 SRE 数量在 2.2～4.0[99]。

组织形态学研究表明，前列腺癌骨转移的骨骼主要以成骨反应为特征，但在患者个体中骨骼对前列腺癌转移的反应也表现为多样性[100]。通过测定胶原降解产物，在前列腺癌患者中骨吸收率很高[101]，而诸多 SRE 事件，特别是需要放疗的癌症转移性骨痛、病理性骨折和脊髓压迫也很常见。

在患有骨转移的肺癌患者中，中位生存时间仅为 6～12 个月。然而，大约 1/4 的患者出现骨转移后的 SRE，而 40% 的患者将在后续随访中发现 SRE[102]。在肾透明细胞癌中，骨转移是其低生存率显著的独立相关因素[103]。

在多发性骨髓瘤患者中，高达 3/4 的患者会出现骨痛，尤其是脊柱骨折所致的背部骨痛。同时，典型的广泛性骨溶解性病变也很常见的，并且即便成功的抗肿瘤治疗也不能将其治愈。弥漫性骨

质疏松症也是骨髓瘤的一个表现特征[104]。

十一、癌症治疗所致的骨折

无论男女，随着年龄的增加均出现不同程度的骨量丢失，并且在 70 岁以上的人群中，骨质疏松骨折发病率急剧升高[105, 106]。50 岁以后，白种人女性和男性发生髋关节、脊柱或前臂远端骨折的风险分别为 40% 和 13%[106]。

骨质疏松相关骨折的危险因素已在绝经后女性的大型前瞻性和人群的研究中明确，但研究中没有具体指出乳腺癌病史的女性或有前列腺癌史的男性发生骨质疏松骨折的危险因素。这些危险因素主要包括芳香化酶抑制药（AI）治疗、去势治疗，骨密度 T 值<-2.5，年龄增长（>65 岁），口服皮质类固醇使用超过 6 个月、低体重指数（BMI）（<20kg/m^2）、髋部骨折家族史、50 岁后脆性骨折个人病史、吸烟[107-109]。

十二、癌症患者骨丢失的筛查

很多癌症患者直到出现骨折才被发现患有骨质疏松症。因此，检测和预防骨丢失是临床治疗的重要目标之一，然而仅 3%～32% 的高危患者进行了骨密度检测[110-112]。

确定哪些非转移性癌症患者存在发生骨质疏松性骨折的高风险，这对筛查至关重要。USPSTF综述总结了骨质疏松性骨折中常见的一般危险因素，包括高龄、吸烟、过度饮酒、低体重、父母髋部骨折史和女性绝经后状况[113]。

高龄是指女性 65 岁以上，男性 70 岁以上，认为是比骨质量更重要的骨折危险因素。一项针对男性的系统性综述指出，当作为连续变量在 5 年或 10 年内进行评估，或患者年龄大于 70 岁时，年龄增长是一个具有统计学意义的危险因素[114]。每周 10 次以上的饮酒也是具有统计学意义的危险因素。同时，吸烟和长期使用糖皮质激素也是具有统计学意义的危险因素，只是目前对于长期使用的时间还没有统一的界定，需在进一步的研究中确定[115]。体重小于 58kg（127 磅）也会增加骨

折风险[116]。成年前的骨折病史也是另一骨折高危因素，尤其是如髋部、脊柱、肱骨等部位发生骨折风险较其他部位更高[117, 118]。

因此，一些组织机构设计了关于筛查癌症患者骨丢失的临床指南，这对乳腺癌和前列腺癌患者非常重要，因为这是继皮肤癌之后最常见的癌症类型[119]。针对乳腺癌，一份由国际骨质疏松症基金会（IOF），癌症和骨骼协会（CABS），AIBL国际专家组（IEG），欧洲骨质疏松症临床和经济研究协会，骨关节炎和肌肉骨骼疾病（ESCEO），欧洲钙化组织协会（ECTS），国际更年期协会（IMS）和国际老年肿瘤学会（SIOG）等7家国际和欧洲组织联合发表声明指出，所有接受药物治疗的乳腺癌患者都应该使用双能X线测定骨密度。与之类似的，针对前列腺癌也发表了类似的建议，由欧洲泌尿外科协会（EAU）、国际老年肿瘤学会（SIOG）和欧洲放射治疗和肿瘤学会（ESTRO）联合发布的欧洲前列腺癌诊治指南建议所有开始接受长期ADT治疗男性患者应该接受双能X线吸收测定法（DXA）评估和并且结合FRAX®工具来评估个体骨折风险。

这一领域的一个关键进展是由位于谢菲尔德的前世卫组织合作中心开发的FRAX量表，英国（http：//www.sheffield.ac.uk/FRAX/），它是一个易于使用的在线工具，用于评估有或没有骨密度数据的绝经后女性的骨折风险。FRAX量表是基于来自世界各地大规模人群的、队列研究数据，并使用年龄、体重指数（BMI）、吸烟史、个人和家族骨折史、吸烟、糖皮质激素使用和继发性骨质疏松的病因等因素，来评估长期骨折风险。FRAX并非旨在评估患有乳腺癌、前列腺癌或任何其他癌症患者的骨折风险。当不输入骨密度时，继发性骨质疏松因素会影响FRAX的计算，但如果将骨密度计算在内则不会影响，因为骨折的风险与骨密度有关[120]。然而，FRAX不是用来评估乳腺癌女性或前列腺癌男性患者骨折风险的，而且应用FRAX会大大低估芳香化酶抑制药（AI）治疗或去势疗法（ADT）等导致继发性骨质疏松因素

对骨折的影响[121]。

此外，比较AI和他莫昔芬的临床试验进一步明确指出在积极治疗期间[25, 26]，AI治疗对急性骨折风险有很大的影响，这可能被FRAX低估了，因为它是一种旨在提供评估长期（10年）骨折风险的量表。由于芳香化酶抑制药（AIBL）或去势疗法所致骨丢失的独立骨折风险与类风湿关节炎中发生的相同，最近有学者建议，就像在2型糖尿病中提议的那样，使用FRAX中评估类风湿关节炎的方法来评估其骨折风险。

每个FRAX工具都根据该国的骨折数据在特定国家使用。一个人的10年内发生骨质疏松性骨折风险分为3层，分别为低风险（小于10%）、中度风险（10%~20%）和高风险（超过20%）。同样，10年内发生髋部骨折的概率超过3%的，表明髋关节骨折的风险较高[122, 123]。如果10年以上发生重大骨质疏松性骨折的风险超过20%或髋部骨折的概率超过3%（在其他治疗同时），则应考虑抗骨质疏松治疗。尽管没有在AI或ADT人群中得到验证，但这些工具能够比单纯依靠骨密度检测更好地评估骨折风险，并有助于为接受ADT治疗的男性和接受乳腺癌治疗的女性提供有关骨密度检测和治疗的临床决策[124-127]。

据USPSTF报道[116]，FRAX预测骨折的能力因性别、所预测骨折部位、是否引入骨密度而有所不同。具体来说，在女性中，USPSTF在10~17项研究中确定的曲线下合计面积（AUC）得出的估计在0.66~0.79。在男性队列中，3~44项研究的合计的估计在0.62~0.76。与其他部位骨质疏松性骨折相比，FRAX对髋部骨折的预测准确性更高，当骨密度纳入模型时，AUC估计值更高。

在男性和女性的联合研究中，预测主要部位骨质疏松性骨折时，有无骨密度指标的综合估计值分别为0.69和0.67。USPSTF还在Garvan骨折风险计算中报道，在女性中，合并骨密度指标的AUC估计值为0.68（95%CI 0.64~0.71），预测髋部骨折的估值为0.73（95%CI 0.66~0.79）。

十三、癌症治疗引起的骨丢失的诊断

（一）骨密度测量法

早期诊断和治疗由癌症治疗引起的骨丢失对降低骨折的风险至关重要。因为很多时候骨丢失的症状和体征直到骨折发生才被发现，化疗治疗引起的骨丢失通过测量骨质量或骨组织数量来诊断[3, 128]。虽然目前没有技术直接测量骨质量，但因为骨中矿物质的数量与骨强度直接相关，所以测量骨密度（特定部位骨组织中平均矿物质含量）已被证明是预测骨折风险的最佳措施[128, 129]。

测量骨密度的技术主要包括：包括双能 X 线吸收法（DXA）、外周 DXA、外周单 X 线吸收法、定量计算机断层扫描（QCT）、射线检测仪和定量超声[128]。DXA 和 QCT 最常用于诊断化疗引起的骨丢失[4]。虽然 DXA 是使用两束具有不同能量的射线光束，只提供二维测量而不是三维密度，但它的测量精度依旧很高[129, 130]。DXA 还可以实现最小的辐射暴露测量不同骨骼部位的骨密度，包括髋关节和脊柱和前臂远端[128]。

任何骨骼部位的骨密度测量都可以预测骨折的风险。然而，为了诊断化疗导致的女性骨丢失，髋关节骨密度测量是预测髋部骨折风险的最佳指标，而髋关节或脊柱骨密度测量也同样可以预测椎体骨折的风险[131]。而在男性中，测量髋关节骨密度在诊断骨丢失方面可能优于测量脊柱骨密度，因为男性往往有更多的脊柱退行性疾病，从而影响了脊柱骨密度的准确测量[128]。对于转移性骨病患者，测量不受转移影响部位的骨密度是最好的，因为转移性病变部位由于同时存在成骨和溶骨反应，所以其骨密度通常或高或低，而不能真实反映患者实际骨密度状况[132]。

QCT 使用传统的全身计算机断层扫描设备进行，并测量任何骨骼部位的骨密度，但它最常用于测量脊柱骨密度[128]，QCT 的优点是骨密度的三维评估，它甚至可以单独测量骨小梁的骨密度，因为骨小梁比骨皮质对许多治疗方法更敏感，所以 QCT 可能有助于监测抗骨质疏松治疗的有效性。

然而，高辐射、高成本和质量控制困难是阻碍其更广泛使用的缺点[132]。

（二）诠释骨密度测量

通过比较精确测量的（报道为每平方厘米的羟基磷灰石的克重量）健康年轻人群平均骨密度（其骨密度通常正常）和化疗所致骨量丢失的癌症患者骨密度值来校准骨密度仪[129, 132]。因此，骨密度测量结果通常用 T 值来表示，它代表了个体骨密度同一组同性的年轻人（通常是 25—45 岁）均值之间差异的标准差。在某些情况下，骨密度用 Z 值来表示，它代表个体骨密度同一组同年龄、性别和种族的一组成年人骨密度均值之间差异的标准差。

世界卫生组织根据骨密度测量，创建了脊柱、髋关节或手腕骨丢失的 4 种诊断类别。虽然这些类别是为绝经后的白种人女性设计的，但在针对特定人员的标准尚未制订出来之前，它们也被广泛用于诊断男性、非白种人和高危患者的骨丢失，比如用于 CTIBL 患者[130]。

为了界定 50 岁及以上男性的骨质疏松症，世界卫生组织建议使用现有女性骨密度测定方法来测量（使用 T 检验比较双能 X 线测定的年轻白种人女性人群骨密度均值的标准差）。腰椎、股骨颈或全髋关节的双能 X 线测定 T 值 $\leqslant -2.5$ 诊断骨质疏松症，而 T 值为 $-1.0 \sim -2.5$ 的认为是低骨量（骨量减少）[133, 134]。

（三）其他骨密度评估工具

USPSTF 系统回顾[113]了 11 项评估 QUS、周围 DXA、数字 X 线吸收仪和 X 线吸收仪在非癌症人群中筛查低骨量或骨质疏松症的准确性的研究，在女性人群中，QUS 通过测量跟骨识别经 DXA 测量确定的骨质疏松的 AUC 值为 0.69~0.90，而 AUC 曲线下面积估值为 0.77（95%CI 0.72~0.82）。其他关于女性的研究报告中，外周 DXA 测定患者的 AUC 均值为 0.67~0.80，数字 X 线吸收仪测定患者的 AUC 均值为 0.84（95%CI 0.79~0.89），放射吸收测定法测定患者的 AUC 均值为 0.80

（95%CI 0.74～0.85）。一项仅纳入男性人群的研究评估比较了超声测定跟骨骨密度和 DXA 测定的 BMDT 值阈值为 -2.5 或者更低，报道 AUC 值为 0.70～0.93，而 AUC 曲线下面积估值为 0.80（95%CI 0.67～0.94）。

"ASCO-2019" 指南[135]建议，具有一个或多个骨质疏松性骨折危险因素的非转移性癌症患者应进行中央/轴向 DXA 的骨密度检测，在 DXA 不可用或技术上不可行的情况下，应采用其他骨密度检测方式，如定量超声（QUS）或跟骨 DXA。

十四、骨密度监测

接受持续或间歇性 ADT 的非转移性前列腺癌患者早在开始 ADT 后的前 6～12 个月就会有显著的骨密度（BMD）降低[136, 137]。持续接受 ADT 的男性在 2 年内的骨丢失高达 10%[138]，而在每年的临床检测中，腰椎、全髋关节、股骨颈，其骨密度分别降低了 -1.4%～-4.6%、-0.6%～-3.3%、-0.7%～-3.9%[135, 139]。

间歇性给药似乎减轻了 ADT 对骨骼的负面影响，因为持续 ADT 的男性发生骨质疏松的总体优势比显著升高（OR=2.14，P=0.032）高于间歇性 ADT10。长期持续 ADT 与骨密度大幅下降有关，但间歇性 ADT 对骨密度的长期影响尚不清楚。

同样，在接受 AI 的乳腺癌女性中，早期研究显示，在绝经前女性中，相对于基线，单独的内分泌治疗导致 36 个月时骨密度下降（腰椎 -11.3%；髋关节 -7.3%）。与接受他莫昔芬[140, 141]治疗的女性相比，接受阿那曲唑治疗的女性的平均骨密度下降更大。在绝经后女性中，与他莫昔芬治疗相比，5 年 AI（阿那曲唑）治疗导致腰椎（-6.1%）和全髋关节（-7.2%）的骨密度显著下降，而他莫昔芬治疗的患者中，5 年治疗后脊柱骨密度（+2.8%）和髋关节（+0.7%）略有增加[142]。

理想情况下，所有开始 AI 或 ADT 治疗或有骨折史的患者，在开始治疗前都应进行基线 DXA 扫描，以评估他们的骨密度，并使用 FRAX 进行骨折风险评估。基于基线 T 值和骨折风险进行后续骨丢失监测。建议骨密度值 ≥-1 的患者，每两年复查一次，而在 -1～-2.5 的患者，6～12 个月后复查。非转移性癌症骨质疏松症患者（股骨颈、全髋关节或腰椎骨密度 T 值 ≤-2.5）或基于临床或风险评估工具评估的高骨质疏松性骨折风险的患者（10 年总骨质疏松性骨折概率 ≥20% 或髋部骨折概率 ≥3%），都应接受抗骨质疏松药物治疗，如口服双膦酸盐，静脉注射双膦酸盐或皮下注射地舒单抗，以降低骨折风险[131]。

其他诊断评估：患者有 CTIBL 风险临床病史，也是增加骨折风险的一个重要因素。因此，全面回顾患者的病史和危险因素，包括既往和当前的癌症治疗，是 CTIBL 诊断的一个重要方面。此外，还应进行详细的体格检查以发现有无椎体骨折的症状。例如，脊柱后凸、高度下降和骨痛说明可能存在椎体骨折。如发现上述症状，进一步 X 线片检查可确定是否是椎体骨折[139]。

（一）实验室检查

还应进行实验室检查，以排除骨丢失的继发性病因。骨的主要成分，包括血清钙、磷酸盐和碱性磷酸酶，通常在骨丢失的患者中在正常水平范围内；而在骨折后，碱性磷酸酶水平可能会短暂性升高。同时，应测量血尿素氮、血清肌酐水平和肝功能，以排除肾脏和肝脏疾病，并应进行血常规检查，以排除血液系统疾病。此外，应通过测定血清 TSH、甲状旁腺激素和 25- 二羟基维生素 D 水平[143]来分别排除甲状腺功能亢进、甲状旁腺功能亢进症和维生素 D 缺乏。

（二）骨标志物

评估骨丢失的另一种方法是测量代表骨形成或骨吸收的生化标志物，如酶、非酶肽和骨骼基质中的矿物质成分[144]。骨转换的生化标志物可以反映恶性骨病患者的骨骼代谢状况和肿瘤 - 骨的相互作用。肿瘤和骨骼之间的相互作用使平衡且空间上相互配合的骨重塑失调，导致骨溶解和成骨的速率增加，并释放出高水平的不同生化标志物，而这些标志物可在血液或尿液中进行无创测量[19]。

因此，骨代谢的生化标志物，如骨溶解分解产物的交联胶原肽［例如，Ⅰ型胶原氨基（N）端和羧基（C）端交联肽，或 NTX 和 CTX］和整合到新的骨基质之前从前胶原上裂解的末端肽（例如，前胶原 N 端和 C 端肽，或 PINP 和 PICP）可以为揭示肿瘤生长对骨转换的持续影响。血清 CTX 水平和尿中 NTX 浓度反映了骨溶解速率，而血清中骨特异性碱性磷酸酶（骨 ALP）和 PINP 水平反映了成骨的速率[22]。此外，一些骨代谢的标志物可能同时与骨溶解和成骨有关（如骨钙素）。

骨代谢的生化标志物反映了整个体内持续的骨吸收和骨形成速率。因此，骨标记物评估并不能提供个别特定病变部位的信息。此外，骨标志物水平的变化不是疾病特异性的，与骨骼代谢的变化相关，而与潜在的病因无关[2]。最新研究表明，骨标志物可能有助于识别骨转移或骨病变进展的高危患者，因此有利于患者随访[140, 141]。正在进行的临床试验，评估了一些骨标志物潜在的临床应用价值，有望在将来应用于临床。

十五、癌症治疗所致骨丢失的临床后遗症

与衰老引起的骨丢失相比，化疗导致的癌症患者骨丢失往往更快、更严重。

ADT 或 AI 引起的骨丢失可呈指数级增加骨折的风险。骨密度下降 10%～15% 会使骨折风险翻倍[145]，接受前列腺癌 ADT 治疗的男性发生骨折的风险是同年龄段健康人群的 5 倍[146]。在使用 AI 治疗的乳腺癌女性患者中也有类似的结果报道[147-150]。

Shahinian 及其同事[151]进行的一项回顾性研究，评估了 1992—1997 年记录在 SEER 系统中的 50 613 名前列腺癌患者的骨折风险。在诊断前列腺癌后存活超过 5 年的男性人群中，与未接受治疗的患者相比，接受 ADT 治疗的患者骨折风险显著升高（19.4% vs. 12.6%，$P<0.001$）。此外，接受睾丸切除术或接受至少 9 个剂量的 LHRH 激动药治疗的患者无骨折发生率最低，尽管该分析没有排除与骨转移相关的骨折[146]。

另一项纳入了 11 661 例非转移性前列腺癌患者

的研究证实，接受 ADT 的男性，其骨折率显著升高（每年 7.88% vs. 6.51%，$P<0.001$），接受 LHRH 激动药治疗至少 12 个月的风险比最高（HR=1.16，95%CI 1.08～1.26；$P<0.001$）。有趣的是，与对照组相比，当考虑特定部位的骨折时，椎体和髋关节 / 股骨骨折在接受 ADT 的患者中更常见（$P<0.001$ 和 $P=0.002$）[148]。

这些事件不仅与随后的骨折和独立性丧失相关，而且它们还是一个独立的低生存质量的预测因子，事实上，前列腺癌患者接受 ADT 治疗后既往有骨折史的相对死亡风险比无骨折病史的男性高 7 倍[149]。

相同的是，在乳腺癌女性中，内分泌治疗所致循环雌激素的消耗，会对骨重塑产生不利影响；会降低骨密度，增加骨丢失，据估计高出绝经期骨丢失 2 倍[150-152]。AI 治疗引起的骨密度降低和骨丢失增加会导致骨质疏松风险增高和骨折风险的增加[147-149]，同时也会导致潜在的发病率和死亡率风险的增加[150]。研究证实，AI 增加了骨折风险，经历中位数为 30 个月的依西美坦治疗后骨折的发生率为 7%，来曲唑或阿那曲唑治疗 5 年后的骨折的发生率为 9%～11%[153-157]。

在乳腺癌或前列腺癌患者中，化疗导致的骨丢失引起一个潜在的临床后遗症是促进骨转移的发生和发展。以往认为骨转移的发生是由于恶性肿瘤细胞释放了骨组织相关细胞激活因子，改变了骨组织微环境所致[157-160]。此外，研究已证实从骨组织吸收过程中释放的骨源性生长因子和细胞因子可以吸引恶性肿瘤细胞到骨组织表面，并促进其生长和发展。因此，通过预防或早期治疗化疗所致的骨丢失，抑制骨吸收可能会阻止骨转移的发生和发展[155, 161-163]。

十六、管理

在非转移性癌症患者中，疾病本身（通过局部和全身炎症反应）及其治疗都可能对骨骼完整性构成威胁，慢性炎症可通过改变系统性骨重塑、增加骨吸收和破坏成骨来促进骨丢失。这是炎症

介质对破骨细胞和成骨细胞的分化和活性的影响结果[164]。破骨细胞的生成和破骨细胞的活性可受到促炎细胞因子（如肿瘤坏死因子、白细胞介素 –1、白细胞介素 –6、巨噬细胞集落刺激因子和 RANK 配体（RANKL）的影响[165]。CTIBL 管理的目标是优化骨量，从而预防骨质疏松症。对于已有骨丢失的患者，CTIBL 管理的目标是防止进一步的骨丢失、骨折、随后的临床后遗症（如疼痛）和提高身体功能。CTIBL 的治疗包括饮食和生活方式的改变以及药物治疗。

十七、饮食和生活方式的改变

有 CTIBL 风险或患有 CTIBL 的患者可以改变生活方式，有助于维持或改善骨量，包括摄入足够的钙和维生素 D，定期锻炼，以及改变增加骨丢失风险的行为，目前还没有评估这些干预措施对癌症患者骨量影响的临床试验，因此，采取这些干预措施的建议主要是基于评估这些干预措施对其他有骨丢失风险的患者（绝经后女性和老年男性）的效果的临床试验。

（一）补钙和维生素 D

由于钙沉积是骨形成的一个重要步骤，通过优化钙摄入量来维持足够的血清钙水平对于有或有骨丢失风险的患者很重要，而补充维生素 D，可最大限度地促进肠道钙吸收。因此，建议所有患有或有骨质疏松风险的成年女性和男性每天补充钙和维生素 D。

因为钙和维生素 D 对减少非癌症患者的骨丢失是有益的，所以也是预防和治疗 CTIBL 的重要组成部分，但不是癌症 CTIBL 患者的药物治疗的替代品，对患有 CTIBL 或有 CTIBL 风险的患者而言，每日补充钙和维生素 D 最有效剂量尚不清楚。然而，对于其他有骨丢失风险患者的推荐剂量可能对 CTIBL 患者也是有效的。对于有骨质流失风险的成年人，推荐的每日钙摄入量为 1200～1500mg。

对于大多数成年人来说，建议每天至少摄入维生素 D 800～1000U；然而，有维生素 D 缺乏风险的患者（如老年人、慢性病患者、居家患者或住院患者），应该接受补充剂，以达到推荐的水平[128, 166]。

（二）锻炼

规律的体育活动可降低骨丢失风险患者的骨折发生率。一项针对 65 岁及以上女性的前瞻性队列研究结果显示，增加体育活动可降低发生髋部骨折风险，而运动活跃的女性发生髋部骨折的风险比运动量最少的女性低 42%[166]。

坚持运动可增加骨密度。负重运动（如步行、举重训练或高强度运动）可促进局部骨密度增加 1%～2%[167]。最近的一项随机试验显示，与不经常锻炼的老人相比，接受 6 个月高或低强度阻力锻炼计划的两组老年患者中，高强度组患者股骨颈骨密度显著增加了 1.96%[168]。此外，骨形成标志物显著提高，这表明长期、高强度的抗阻锻炼计划可能进一步提高骨密度。一个常规的锻炼计划也可能带来其他好处，如改善肌肉力量、协调能力、平衡性和灵活性，这可能会降低骨折的风险，提高整体生活质量，减少体脂和疲劳症状[113]。基于锻炼对骨质疏松相关并发症的积极作用，建议患者进行每周 4 次负重和增肌训练以减少或预防癌症患者的 CTIBL。同时，患者需要进行多种类型的锻炼（包括平衡训练、柔韧性或拉伸训练、耐力训练、阻力和（或）渐进式加强训练），以降低跌倒所致的骨折风险。只要有可能，锻炼就应该根据患者个人的需要和能力进行调整。如果患者患有影响其步态或平衡的疾病，应接受医疗康复治疗。因此，运动计划的类型应该根据患者的具体情况而定（如举重机与阻力运动、步行与慢跑），并为每个患者制订个体化方案[128]。

（三）改变生活方式

改变可能会增加骨丢失和骨折的风险的生活行为方式（如吸烟、过度饮酒和摄入过多咖啡因），是管理有或没有有 CTIBL 风险患者的另一个重要方面。应该鼓励患者戒烟，并限制酒精和咖啡因的摄入量，比如减少到每天 1～2 次。一项 Meta 分析显示，吸烟者比有戒烟的患者骨流失更多[169]。而一项动物研究发现，戒烟可以逆转骨丢失，这表明戒烟不仅可以防止进一步的骨流失，而且可以逆转现有的骨丢失[170]。此外，应教会患者预防跌倒的策略，如使用防滑地毯，有足够的照明，以及在上下楼梯时抓住扶手[113]。

十八、前列腺癌 CTIB 患者的特定生活方式

生活方式：吸烟和过量饮酒都与骨密度降低有关，应予避免[171]。ADT 的其他后果是引起骨骼肌减少症和使患者容于出现疲劳，这两者都增加了患者身体虚弱、跌倒和骨折的[172]的可能性。定期锻炼有助于减少这种风险，目前建议所有接受 ADT 的男性进行每周至少 2 次的有氧运动，持续 12 周[173-175]。

钙和维生素 D 补充：患有前列腺癌的男性患者，经常缺乏钙和维生素 D[176]。由于接受 ADT 的男性中维生素 D 缺乏与脊柱骨折独立相关[177]，因此在所有接受 ADT 的男性中都应考虑补充钙和维生素 D，然而，推荐剂量（每天 500～1000mg 的钙和 200～500U 的维生素 D）可能不足以防止骨丢失[178]。

十九、乳腺癌 CTIBL 患者的特定生活方式

生活方式方面，建议戒烟限酒。应定期适度的负重运动锻炼，从而发挥运动对骨密度的有益作用[179]。

钙和维生素 D 补充：如果膳食摄入不足，建议补充钙（1000mg/d），同时补充维生素 D（800～1000U/d）。如果同时使用类固醇会影响维生素 D 的吸收，因此需要补充更高剂量的维生素 D[180]。阳光照射和（或）体力活动减少的老年患者，应检测血清维生素 D 水平，若维生素 D 缺乏应该进行持续补充[179]。

二十、骨靶向药物（BTA）

"2019" ASCO 临床实践指南建议，对于非转移性癌症骨质疏松症患者（股骨颈，全髋关节，或腰椎骨密度 T 值≤−2.5）或经临床评估或风险评估工具确定的高骨质疏松性骨折风险（基于美国 FRAX 工具，10 年期总的骨质疏松性骨折风险＞20%，髋部骨折风险＞为 3%）的患者，应给予抗骨质疏松治疗［如口服双膦酸盐、静脉使用双膦酸盐或皮下注射地舒单抗］以降低骨折的风险。对于激素敏感性的癌症患者，在治疗骨质疏松时，应避免使用激素类药物（如雌激素）治疗。对于非激素敏感性癌症的患者，若病情允许，雌激素可以与其他抗骨质疏松药物一起使用[135]。

二十一、双膦酸

双膦酸盐是焦磷酸盐的类似物，用碳取代了中心氧，而来自中心碳的侧链提供了不同于焦磷酸盐的双膦酸盐药物。双膦酸盐对矿化的骨基质具有高亲和力，它们选择性地与羟基磷灰石结合，并在再吸收过程中释放。双膦酸盐进入破骨细胞后可通过两种途径抑制破骨细胞功能：通过促进破骨细胞凋亡（不含氮双膦酸盐，如氯膦酸盐），或者通过抑制破骨细胞生成所需的甲羟戊酸途径（含氮 BP 如唑来膦酸、伊班膦酸和帕米膦酸）来抑制破骨细胞形成。双膦酸盐浓集在骨骼中，尤其是在骨重塑活跃的部位。包埋骨骼中的双膦酸盐在活性破骨细胞作用下的形成的骨吸收陷窝的酸性环境中释放，并被破骨细胞吸收。然后，它们将通过抑制破骨细胞的活力，同时促进其凋亡来中断肿瘤介导的骨溶解的"恶性循环"[28]。在临床前模型中，含氮双膦酸盐也被证明会影响巨噬细胞、γδ-T 细胞和成骨细胞。除了对宿主细胞的作用外，双膦酸盐还可能具有抗肿瘤和（或）抗血管生成的作用，但这可能是一个有争议的结论。为了更好地揭示双磷酸在癌症患者身上的抗肿瘤作用，相关研究一直在进行[181]。

双膦酸盐有非含氮和含氮的两类，两者对破

骨细胞的作用略有不同。依替膦酸钠、氯膦酸钠和替鲁膦酸盐是不含氮的双膦酸盐，而含氮的双膦酸盐（目前最常用，抑制破骨细胞作用更强）药物包括帕米膦酸、阿仑膦酸、伊班膦酸、利塞膦酸和唑来膦酸（图29-2）。

许多双膦酸盐都是口服制剂，然而，研究最全面的是经静脉给药的唑来膦酸钠。对于肌酐清除率（CrCl）<60ml/min 的患者需要调整剂量，并且禁用于严重肾损害的患者（CrCl<30ml/min）。

虽然放疗是治疗局部骨痛的方法，但许多患者由于存在广泛的疼痛，难以定位，而也有患者经历放疗后骨痛的复发。双膦酸盐为缓解骨痛提供了另一种治疗方法，并且对各种癌症引起的骨痛均有一定的疗效[182]。

地舒单抗是另一种被批准用于治疗 CTIBL 的骨靶向药物。它是一种完全人源化的单克隆 IgG2 抗体，靶向 RANKL，并阻止其与破骨细胞前体上的 RANK 相互作用，其作用方式类似于天然的内源性 RANKL 抑制剂—护骨因子[183]。它通过抑制破骨细胞的分化和活化，能够起到快速抑制骨吸收的作用，作为一种循环抗体，地舒单抗可到达全身骨组织，而双膦酸盐由于对羟基磷灰石强的亲和力和更容易在骨转换活跃部位富集的特性，限制了它们在整个骨骼中的均匀分布。

药物	R_1 侧链	R_2 侧链
依替膦酸	–OH	–CH₃
氯膦酸	–Cl	–Cl
替鲁膦酸	–H	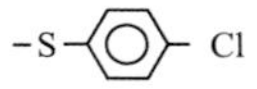 –S–⬡–Cl
帕米膦酸	–OH	–CH₂–CH₂–NH₂
奈立膦酸	–OH	–(CH₂)₄–NH₂
奥帕膦酸	–OH	–(CH₂)₂N(CH₃)₂
阿仑膦酸	–OH	–(CH₂)₃–NH₂
伊班膦酸	–OH	–CH₂–CH₂N(CH₃)(CH₂)₄–CH₃
利塞膦酸	–OH	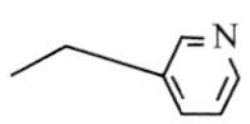
唑来膦酸	–OH	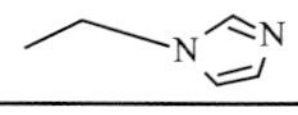

▲ 图 29-2　不同双膦酸盐药物的侧链

在早期临床试验中，单次使用地舒单抗可迅速抑制多发性骨髓瘤和乳腺癌患者体内的骨转换[184]，这样优良的治疗效果也推动了这一骨靶向药物在临床上的使用。与静脉注射双膦酸盐相比，地舒单抗显著降低了抗酒石酸酸性磷酸酶（反映破骨细胞数量的标志物）的活性。由此说明，双膦酸盐治疗的患者体内仍然存在对双膦酸盐不敏感的功能性破骨细胞，而改用地舒单抗可能有助于抑制其活性。这一发现表明，地舒单抗可能对双膦酸盐治疗效果不佳的患者特别有效[185]。

二十二、骨转移性肿瘤骨骼并发症的预防

在过去的 20 年里，多个随机对照试验清楚地表明，双膦酸盐和地舒单抗能够有效降低癌症骨转移的骨骼系统并发症，因此两种药物成了目前治疗癌症骨转移的有价值的治疗方式之一[186]。

治疗效果的评估通常使用首次事件分析，如至少有一个 SRE 的患者的比例或发生第一个事件的时间。这些是客观但保守的重点事件，没有考虑所有后续事件。从临床角度来看，将有症状的 SRE 合计评分更有意义。多事件分析被越来越多地使用，因为它们能够建模所有事件和各事件之间的时间，允许计算风险比（HR），以表明两种不同处理之间的相对风险[187]。

二十三、乳腺癌

一项安慰剂作对照的随机对照研究中，有一处以上溶骨性骨转移的乳腺癌患者在接受化疗或内分泌治疗的基础上同时使用帕米膦酸钠超过 2 年后结果提示，双膦酸盐可以减少 1/3 以上骨病发病率，使首次出现 SRE 的中位数时间推迟 50%，并减少患者 SRE 的发病率[188, 189]。

随后，更方便有效的氨基双膦酸盐问世，包括唑来膦酸和伊班膦酸钠（有口服剂型和针剂）[190, 191]。一项随机、双盲、多中心试验比较了唑来膦酸和帕米膦酸钠在 1648 例乳腺癌或多发

骨髓瘤患者中的疗效。在所有治疗组中，至少有一个 SRE（主要疗效终点）的患者比例相似，符合事先设定的唑来膦酸疗效不差于帕米膦酸钠的预期[192]。

对乳腺癌亚组的多元事件分析显示，唑来膦酸（4mg）降低骨骼并发症风险比帕米膦酸还低 20%（$P<0.05$）[193]。短时间的输液治疗也更为方便，一项涉及 1404 例患者的大型随机试验对比了口服伊班膦酸钠与静脉注射唑来膦酸的效果，尽管在延迟第一次事件发生方面与唑来膦酸相似，口服伊班膦酸盐在降低骨病总的发病率方面比唑来膦酸差（SRE 的比值比是 1.148，95%CI 0.967～1.362）[194]。

在一项涉及 5723 例骨转移患者的随机、双盲、Ⅲ期试验中，对比了地舒单抗和双膦酸药物的治疗效果[195-197]，患者被随机分为两组，一组接受 4 周的皮下注射地舒单抗 120mg，另一组接受静脉注射唑来膦酸 4mg，并同时补充钙和维生素 D，将第一次出现 SRE 的时间作为主要终点事件，在 2046 例乳腺癌继发骨转移的患者中，地舒单抗在延迟第一次 SRE 方面优于唑来膦酸（HR=0.82，95%CI 0.71～0.95，$P=0.01$）。

唑来膦酸治疗组的患者达到首次 SRE 的中位数时间为 26.4 个月，而地舒单抗治疗组首次出现 SRE 的时间未达到中位数时间[195]。

地舒单抗在预防后续 SRE 方面也优于唑来膦酸，并将总体风险降低了 23%（HR=0.77，95%CI 0.66～0.89；$P=0.001$）[195]。在初始无或轻度疼痛的患者中，使用地舒单抗的患者出现中 / 重度疼痛的时间比接受唑来膦酸治疗的患者晚 4 个月。而且，接受地舒单抗的患者中，少有具有临床意义的疼痛程度加重[196]。与唑来膦酸相比，无论初始疼痛水平如何，另外 10% 使用地舒单抗的患者，其健康相关生活质量的更好[197]。

因此，对所有转移性乳腺癌和骨转移的患者，无论他们是否有症状，都建议使用唑来膦酸或地舒单抗治疗[198]。

二十四、前列腺癌

唑来膦酸是唯一能显著减少晚期前列腺癌患者骨转移相关骨骼并发症的双膦酸盐类药物。在一项纳入 643 名 CRPC（去势抵抗性前列腺癌）患者的安慰剂对照研究表明唑来膦酸在所有主要和次要终点事件上明显比安慰剂有效，包括 SRE（骨骼相关事件）发生减少（实验组 33% vs. 安慰剂组 44%；$P=0.021$），以及首次发生骨骼并发症的时间推迟了 4 个月（$P=0.011$）[199]。使用 Andersen-Gill 多事件分析发现，唑来膦酸将骨骼并发症的总体风险降低了 36%，并减少了所有时间点上的骨痛发生，在一项安慰剂对照双盲研究中，比较了地舒单抗与唑来膦酸预防男性 CRPC 骨转移患者的骨骼发病率，结果发现地舒单抗在首次 SRE 发生时间和 SRE 累积平均发生次数方面表现更有优势，首次发生 SRE 的时间从 17.1 个月延长至 20.7 个月（HR=0.82，95%CI 0.71～0.95；$P=0.008$，差异明显）[200]，此外，第二次和随后发生的 SRE 也推迟了，导致 SRE 总发生次数减少了 18%。

所以，建议所有患有 CRPC 且有骨转移的患者无论是否有症状都应开始使用唑来膦酸或地舒单抗[198]。

二十五、前列腺癌骨丢失的预防

大型的回顾性流行病学研究证实，ADT（雄激素去势治疗）会加快骨丢失和增加骨折发生率[201]。早期研究显示，ADT 治疗会加快和扰乱前列腺癌患者骨转换过程，并在治疗的第一年导致骨密度下降 5%～10%[162, 202, 203]。一项研究显示，在 390 名 54—89 岁的前列腺癌患者中，激素水平正常的患者骨质疏松症患病率为 35%，ADT 治疗 2 年后骨质疏松症患病率为 43%，ADT 治疗 10 年后的骨质疏松症患病率为 81%[32, 63, 196]。阿仑膦酸盐、利塞膦酸盐、帕米膦酸盐和唑来膦酸均已被证明可预防局部晚期前列腺癌患者的骨密度降低[204]。在这些治疗中，6～12 个月使用一次唑来膦酸和 6 个月使用一次地舒单抗被认为是最方便和可靠的治疗方法[205, 206]；然而，只有地舒单抗对 ADT 治疗相关性骨丢失具有特效。一项安慰剂对照试验纳入 1468 名接受 ADT 治疗的非转移性前列腺癌患者，患者使用 36 个月地舒单抗后脊柱新发骨折降低了 62%（地舒单抗组新发骨折率为 1.5%，而安慰剂组新发骨折率为 3.9%）（2017 年）。此外，36 个月后，地舒单抗组所有部位的骨密度均较基线水平升高，而安慰剂组骨密度则较基线水平下降，导致两组患者腰椎骨密度相差 6.7%，全髋骨密度相差 4.8%[207, 208]。

二十六、乳腺癌骨丢失的预防

最新指南[62]建议高危患者 AI 治疗时间可延长至 10 年，但骨折风险每年将增加 2%～3%[209]。因此，建议在开始 AI 治疗时，进行骨密度测量，如果 T 值＞-2，则进行生活方式干预，但在 1～2 年后要复查骨密度，如出现快速骨丢失则开始抗骨吸收治疗，如果骨密度 T 值＜-2 或患者存在主要危险因素（如既往骨折史），则应进行抗骨吸收治疗。

抗骨吸收药物有益的最有力证据是每 6 个月使用 60mg 地舒单抗用于治疗骨质疏松症能够有效降低骨折的风险，然而，当停用地舒单抗时，椎体骨折的风险可能会增加。欧洲钙化组织学会建议在停用地舒单抗后序贯双膦酸盐来降低骨折风险[211]。

目前，很多研究已经表明唑来膦酸可增加骨密度，但对于不同的疾病，用法有所不同。当用于治疗骨质疏松症时，推荐剂量为静脉滴注 5mg，一年一次，用于治疗骨量减少症时，推荐剂量是静脉滴注 5mg，两年一次；然而，用于 AI 治疗患者时，推荐剂量为静脉滴注 4mg，一年两次。唑来膦酸在预防骨丢失、减少骨转换以及增加骨量方面效果显著，但在降低骨折风险获益方面的证据有限，唑来膦酸在用药的第一周内可能会出现急性期反应，在这种情况下，用退热药如对乙酰氨基酚、布洛芬可能缓解不适，目前已有良好的证据表明患者将从口服双膦酸盐类药物治疗获益，

包括阿仑膦酸盐（70mg 每周一次）、利塞膦酸盐（35mg 每周一次）和伊班膦酸盐（150mg 每月一次）。这些口服双膦酸盐可以预防骨丢失，减少骨转换，但同样，在降低骨折风险获益方面仍没有相关证据，此外，双膦酸盐对胃肠道有不良影响，因此，坚持良好的依从性是口服双膦酸盐需面临的挑战[135]。

Hadji 等[210]还注意到双膦酸类药物在预防乳腺癌复发和提高乳腺癌存活率方面的价值，因此这些抗骨吸收疗法的益处很可能不局限于骨骼。

二十七、卵巢切除术，促性腺激素释放激素激动药

正常健康人群，骨量峰值一般出现在 30 岁左右[212]。30 岁两个因素导致骨量开始丢失，分别是年龄和激素水平。在女性和男性中，更年期雌激素的缺乏和雄激素的逐渐减少均会导致骨量丢失。Almeida 等[213]综述了雌激素和雄激素防止骨丢失的机制。

癌症治疗后性腺功能减退将会导致骨丢失[214]。睾丸切除术[215]、卵巢切除术[216, 217]和有可逆性药物去势作用的 GnRH 激动药[88, 205, 218]是前列腺癌和绝经前乳腺癌患者内分泌治疗的基础，但都会导致骨丢失。

二十八、卵巢功能停止

绝经前女性卵巢功能的停止会导致骨量快速丢失[9, 219]，这种骨丢失早在辅助化疗开始后 6 个月就会发生，12 个月后将进一步增加[9]。化疗对卵巢功能的影响取决于治疗时的年龄、特定的药物类别和累积剂量。CIOF 的风险随着年龄的增长而增加，可能与卵泡数量减少和质量下降导致的卵巢储备减少有关[220]。烷基化剂，如环磷酰胺，导致的 CIOF 的风险最高，其次是铂剂、蒽环类和紫杉烷。环磷酰胺累积剂量越大，CIOF 风险越高[72]。化疗后有月经功能的女性的自然绝经年龄可能比没有接受化疗的女性更早[221]。

区分短暂性闭经与永久性卵巢功能衰竭是非

常重要的，短暂性闭经一般发生在接受辅助化疗的年轻绝经前女性中，化疗开始后 6 个月出现短暂性闭经伴有骨量减少的女性一般会在 12 个月时恢复骨密度[9]。此外，两者之间的区别对内分泌治疗的选择和生育能力也有影响。

一些随机试验纳入了接受 GnRH 激动药（他莫昔芬或 AI 类药物如阿那曲唑[222, 223]）或 CIOF[224, 225] 治疗同时采用唑来膦酸治疗的女性这些试验将骨密度作为主要终点事件，而健康人群中进行的试验则将预防骨折作为主要终点事件。研究表明，骨密度只是一个替代终点，骨折风险不仅取决于骨丢失，还取决于治疗前的基础骨量。

二十九、长期（＞ 6 个月）使用糖皮质激素的患者

长期使用糖皮质激素治疗患者会发生快速且明显的骨量丢失，从而导致药物性骨质疏松症[226]，这导致这些患者在较高骨密度的情况下发生椎体骨折风险增加，美国风湿病学会最近发布了一项指南，用于评估、预防和治疗每天服用 2.5mg 泼尼松并持续 3 个月或更长时间的而导致的糖皮质激素性骨质疏松症[227]。基于对文献的系统回顾，指南建议在对于低骨折风险的成年人使用钙和维生素 D 治疗；对于中、高骨折风险的成年人在使用钙和维生素 D 基础上，加用抗骨质疏松症药物（合适时，首选口服双膦酸盐）；对于已经完成口服双膦酸盐计划方案但仍需继续接受糖皮质激素治疗的成年人可以继续口服双膦酸盐治疗或改用另一种抗骨质疏松症药物，ASCO 指南推荐按照 ACR 建议来治疗长期使用糖皮质激素的患者[135]。

三十、骨转移瘤管理

（一）骨转移瘤的姑息性放射治疗

局部外照射治疗能够有效缓解骨痛，总体有效率约为 85%，50% 患者疼痛可完全缓解；并且缓解疼痛的速度很快，超过 50% 的患者在 1～2 周内能够得到有效缓解，但如果治疗 6 周或更长时间内疼痛仍没有改善，则可能无效[228]。几项研究表明，分次放疗和单次放疗缓解骨痛的效果没有差异，但现在越来越多的证据支持单次放疗作为大多数骨转移疼痛患者的治疗选择[229]。

放射性同位素靶向放射治疗在理论上比外照射更有优势，因为辐射剂量可以定向输送到肿瘤组织，正常组织可避免不必要的照射。甲状腺滤泡性癌常常转移到骨骼，用 ^{131}I 治疗骨转移是公认的治疗方法。现已证实 ^{89}Sr 和 ^{153}Sm 可有效缓解前列腺癌和乳腺癌出现骨转移患者的骨痛[230]。最近，已开发出能够释放 α 粒子的具有骨组织靶向性的放射性药物氯化镭 -223。高能 α 粒子对骨表面 1μm 范围内的细胞提供高剂量的放射治疗，且对全身影响最小。一项Ⅲ期随机临床试验评估了在晚期去势抵抗性前列腺癌（Castrate-resistant prostate cancer，CRPC）常用治疗方案中添加氯化镭后的效果，结果显示不仅对患者生活质量和骨骼发病率产生有益影响，而且总生存期明显延长了 3.6 个月[231]。

（二）骨转移的多学科治疗方法

一般来说，骨转移的治疗旨在缓解症状，能治愈的很少（如淋巴瘤）。不同疾病的治疗方法不同。所以外照射放疗、内分泌治疗、化疗、靶向治疗和放射性同位素治疗这些治疗方法都很重要。此外，如出现了骨破坏或神经受压的并发症则可能需要进行骨科干预，骨靶向药物可作为这些治疗方法的补充。

最佳治疗需要一个多学科团队，不仅包括内科和放射肿瘤学家、骨外科医生、（介入）放射科医生和核医学医生，还包括姑息医学专家和在癌症骨并发症方面具有一定专业知识的症状控制团队来共同完成，治疗方案取决于骨转移是局部的还是广泛的，是否存在骨外转移，以及恶性肿瘤的性质，放射治疗与疾病的整个治疗过程密切相关。全身治疗可能会产生耐药性，因此需要定期调整治疗方案，以重新控制疾病[148]。

三十一、临床意义

选择骨靶向药物的治疗仍有待商榷，美国临床肿瘤学会（American Society of Clinical Oncology，ASCO）最新指南[135]指出，口服双膦酸盐、静脉注射双膦酸盐和皮下注射地舒单抗都是有效的选择，关于BMA的选择应考虑几个重要因素，包括患者偏好、潜在不良反应、生活质量、依从性、该人群的安全性、成本和可行性。虽然多因素事件分析显示在乳腺癌患者中，唑来膦酸比帕米膦酸疗效更明显[193]；但在唑来膦酸和地舒单抗之间的对比研究中，情况并非如此，在各种经典的预定终点研究中发现后者疗效更明显。

关于最佳的治疗疗程，目前还缺乏共识，建议在确诊骨转移后立即开始使用双膦酸类药物或地舒单抗，以延迟第一次SRE，并减少骨转移的后续并发症，ASCO指南建议，一旦开始使用静脉双膦酸盐，则需长期坚持使用，直到患者整体状态有明显下降[232]。然而，目前尚缺乏标准来衡量患者是否能从骨靶向治疗中获益以及获益时间。对于非"侵袭性"骨病且肿瘤治疗控制良好的患者，通常考虑可以几年后停用唑来膦酸，至少暂时使用或减少输注频率（如每3个月输注一次）。然而，对于骨转移进展期、近期发生SRE和（或）者骨吸收标志物升高的患者，建议进行持续治疗。

目前尚无关于间歇治疗有效性的前瞻性数据，同时关于减少唑来膦酸输注频率的数据也有限。ZOOM试验将425名患者在完成12～15个月的每月唑来膦酸治疗后，按1∶1的比例随机分配为两组，一组将继续每4周一次，另外一组将延长至每12周一次，两组都至少接受1年的治疗[73]。12周一次组的骨骼发病率为0.26（95%CI 0.15～0.37），而4周一次组的骨骼发病率为0.22（95%CI 0.14～0.29），表明12周一次与4周一次的治疗方案至少在每月治疗方案完成后的第一年疗效相似。但是，由于研究的样本量相对较小，因此无法确定其等效性。此外，12周一次组的骨转换水平更高[233]。一项纳入了289名患者的

BISMARK试验，比较了以骨标志物为监测标准的唑来膦酸治疗方案与标准的3～4周治疗方案，将所有SRE纳入多因素分析，结果显示以骨转换标记物为监测指标的治疗方案相对标准治疗的HR为1.41（90%CI 0.98～2.02；$P=0.12$），且无法确定其等效性。以骨转换标记物为监测指标的治疗方案组NTX水平在所有时间点都显著高于对照组[234]。

地舒单抗的药代动力学不支持采用间歇性疗法，与双膦酸盐不同，地舒单抗并不储存于骨骼中；因此，在肿瘤治疗不能很好地控制骨病的情况下，中断给药可能存在风险，根据目前对地舒单抗药代动力学和全身分布的了解，地舒单抗治疗转移性骨病似乎需要每月连续治疗[235]。

三十二、年龄因素：老年人

尽管抗骨吸收治疗对老年癌症患者尤为重要，但这一治疗方案却没有得到充分利用[236]。随着年龄增长，老人患侵袭性恶性肿瘤（如乳腺癌和前列腺癌）的风险和出现癌症骨转移的风险增高。与年轻患者相比，老年患者不充分使用抗骨吸收治疗可能产生更危害的结果，因为老年人存在多种骨折危险因素，包括随着年龄的增长，骨密度生理性下降和椎体骨折率增加[237]。

需特别关注因患有高血压或糖尿病而引起肾功能损害的老年患者，并且这些老年人同时可能在服用合并症相关药物。因此，尤其是在化疗期间，对合并症的仔细监测对保证老年患者的安全和舒适至关重要[238]。抗骨吸收疗法不仅可预防肿瘤相关的SRE，且可以降低老年骨质疏松症患者的骨折风险[239]。虽然口服双膦酸类药物，如利塞膦酸盐和阿仑膦酸钠在治疗绝经后骨质疏松症方面有效，但它们的给药流程和严格的给药方案可能会导致患者依从性差[240]。因此可以考虑选择静脉注射双膦酸类药物，每年一次静脉输注唑来膦酸已被证明对治疗绝经后骨质疏松症有效[241]。到目前为止，还没有相关建议提到需要根据年龄调整地舒单抗的剂量，并且这只有在出现安全性问题（如严重的低钙血症）时才有必要这样做。

三十三、安全性考虑

地舒单抗和双膦酸盐均是耐受性较好的常用疗法。然而，两者相比，唑来膦酸更易发生急性期反应和肾功能损害，地舒单抗则更容易发生症状性低钙血症[242]。所以，医生强烈建议患者服用钙和维生素 D 补充剂，并定期监测血清钙水平，这一点对于接受地舒单抗治疗的患者特别重要。

长期服用强效骨吸收抑制剂可能发生的最重要不良事件是 ONJ，ONJ 的定义、诊断和随访在本书的另一章中已进行了详述（进一步阅读：美国骨矿盐研究学会工作组和各专家发表的报告[243, 244]）。ONJ 在高频率、大剂量静脉注射用药时更为常见。例如，为了控制转移，在每月的基础用量上，更频繁地和（或）以更高的剂量使用双膦酸盐或地舒单抗时容易出现；而在保存骨量的情况下，减少使用双膦酸盐或地舒单抗的频率，那么出现 ONJ 的频率要低得多，如口服双膦酸盐或 6 个月一次静脉注射[244]。

一项预先设定的综合性的地舒单抗Ⅲ期临床试验发现地舒单抗治疗组和唑来膦酸治疗组之间 ONJ 发生率没有显著差异[245]。在 5372 例患者中，89 例（1.6%）被诊断为 ONJ，其中 37 例（1.3%）接受了唑来膦酸治疗，52 例（1.8%）接受了地舒单抗治疗（P=0.13）。此外，ONJ 的风险会随着时间的推移而增加，当地舒单抗使用持续 3 年以上时，风险达到 5%。各治疗组间 ONJ 病例的临床特征相似。ONJ 大多是保守治疗，超过 1/3 的患者会痊愈，也没有足够的证据证明停用唑来膦酸或地舒单抗治疗将有助于 ONJ 的痊愈。大多数确诊为 ONJ 的患者有拔牙史（62%）、口腔卫生差和（或）使用牙科器械的病史[245]。在唑来膦酸或地舒单抗治疗开始之前，患者应该接受口腔检查和适当的预防性牙科治疗，并建议患者要保持良好的口腔卫生，如果可能，患者应避免在治疗期间进行侵入性牙科手术（拔牙和种植）。双膦酸盐在老年人和骨髓瘤患者中的不良反应是相似的，需要特别注意双膦酸盐的潜在肾毒性和定期监测肾功能，药物说明书上建议当基线肌酐清除量为 30～60ml/min 时应逐步减少双膦酸盐剂量，对于肾功能严重恶化或服用肾毒性药物的患者不建议使用唑来膦酸，MM 患者的 ONJ 发生率可能高于实体瘤患者[148]。

三十四、识别和管理癌症治疗相关性骨丢失的流程

一些指南建议，接受芳香酶抑制药（AI）或卵巢功能低下的乳腺癌女性患者[246, 247]和接受 ADT[248]的前列腺癌男性患者应该接受骨骼健康状况的检测，以评估骨折的风险（图 29-3）。骨密度测量不应该是判断骨折风险的唯一标准，结合骨折危险因素进行的全面骨折风险评估可提供最准确的评估[88]。世界卫生组织骨折风险评估工具（FRAX）流程适用于绝经后女性，它可在有或无骨密度数据的情况下计算未来 10 年骨折的风险，并且包括了几个与骨折相关的风险因素，虽然癌症治疗没有被纳入并作为特定的风险因素[249]。

为了明确及处理骨质疏松症的继发原因，需要进行全面的实验室评估，评估内容包括血清钙、血磷、25- 羟基维生素 D、甲状旁腺激素、血红蛋白、C 反应蛋白、碱性磷酸酶、促甲状腺激素、肌酐清除率的水平和蛋白电泳［血清和（或）尿液］。Hadji 等[210]建议在启动 AI 时进行骨密度测量，如果 T 值＞-2，则进行生活方式干预，但在 1～2 年后要复查骨密度，如出现快速骨丢失则开始抗骨吸收治疗；如果骨密度 T 值<-2 或患者存在主要危险因素，如既往骨折史，则必须进行抗骨吸收治疗。

在绝经前女性中，癌症治疗可能会导致过早绝经或卵巢功能抑制和循环雌激素水平的降低。除了低雌激素水平会引起相关的骨质流失外，细胞毒性化疗也可能对骨代谢产生直接的负面影响，因此，癌症治疗引起的骨质流失对患有乳腺癌的绝经前女性的骨骼健康构成了重大威胁。目前的骨折风险评估工具是基于健康绝经后女性的数据，没有充分考虑年轻绝经前女性癌症治疗相关的风险。因此，专家小组发布了针对患有乳腺癌的绝

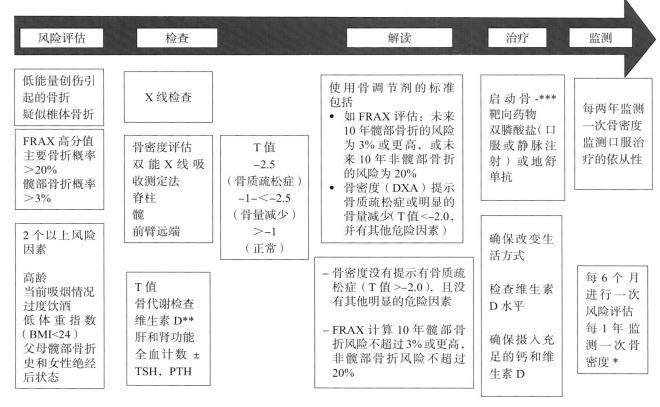

▲ 图 29-3　用于评估非转移性癌症患者骨骼健康的流程

临床医生应该意识到，非转移性癌症患者可能有患骨质疏松症的基础风险，同时因内分泌治疗（如卵巢切除、促性腺激素释放激素激动药、化疗导致的卵巢功能衰竭、芳香酶抑制药、抗雄激素）、化疗治疗或其他癌症治疗相关药物（如糖皮质激素 / 化疗）会导致性腺功能低下，患者存在发生治疗相关骨丢失的额外风险
* 如果使用相同的 DXA 检查，患者的骨密度每年下降 10%（或治疗前为骨量减少的患者，下降 ≥ 4%～5%），应考虑进行骨靶向治疗。脊柱和髋部骨密度以最低的 T 值为准
** 应评估和处理维生素 D 缺乏等继发性骨丢失原因
*** 尽管下颌骨坏死是骨靶向治疗的一种非常罕见的并发症，但建议定期进行牙科护理和注意口腔健康
TSH，PTH：加或不加甲状腺激素、甲状旁腺激素

经前女性的治疗指南，建议所有绝经前女性在癌症开始治疗之前应了解骨丢失的潜在风险，如果骨密度 T 值 <-2，则开始抗骨吸收治疗[247, 250]。

所有接受对骨骼健康产生不利影响治疗的患者都应该食用富含钙的食物，适度运动（抗阻和负重运动）[251]，并每天服用 1000～2000U 维生素 D[252]。

纳入了 5000 多名患者的随机临床试验数据表明，应用双膦酸盐类药物（静脉注射和口服）和地舒单抗用来预防乳腺癌女性的骨质流失的给药剂量和给药方案与绝经后骨质疏松症治疗所用的剂量和治疗方案相近[253]，尽管这些试验并非针对预防骨折作为终点而设计，但来自相关数据已证明骨密度改善与骨折预防之间存在相关性。因此，这样的大规模研究的数据可应用于癌症治疗期间的患者，以保护患者的骨骼健康。

总之，早期识别和治疗 CTIBL 对于预防骨折至关重要，应筛查患者的危险因素、评估骨密度和骨折风险，建议所有患者合理摄入钙和维生素 D，定期参加锻炼，改变导致骨质流失的生活方式，CTIBL 患者应接受口服 / 静脉双膦酸盐或地舒单抗治疗，治疗方案应根据患者的疾病状态以及相关的合并症进行调整。

第 30 章　慢性肾脏疾病患者的骨健康
Bone Health in Chronic Kidney Disease

Chien-Lin Lu　Chia-Chao Wu　Yi-Chou Hou　Cai-Mei Zheng　Kuo-Cheng Lu　著

一、背景

骨质疏松是导致低能量创伤骨折的最常见疾病，肾病骨病等许多代谢性疾病都会导致骨质疏松及病理性骨折，包括骨质疏松性和非骨质疏松性脆性骨折。骨质疏松是慢性肾脏病骨矿盐异常（CKD-MBD）患者的骨质量受损表现（结构改变、骨重建及质量、体积受损）中的一部分；但是骨质疏松和 CKD-MBD 是通过不同的通路导致骨强度受损和脆性骨折风险增高。

骨质疏松的患病率因慢性肾脏病（chronic kidney disease，CKD）的分期而异。研究显示，1 期到 3 期的早期 CKD 患者即使存在甲状旁腺激素水平轻度升高和间歇性高磷血症，也未出现骨强度改变或病理性骨折。因此，早期 CKD 阶段发生的骨折大多与骨质疏松有关，而非 CKD-MBD。3 期 CKD 早期可观察到磷、甲状旁腺激素、骨转换标志物、骨组织形态计量学的紊乱，大多数 4 期和 5 期 CKD 患者由于代谢性骨骼疾病和（或）骨密度下降而出现骨质量改变[1, 2]；而当开始需要透析治疗时多达 50% 的患者已发生骨折[3, 4]。此外，CKD 患者更常伴有营养不良、缺乏运动、骨质疏松和周围神经病变，这些都是造成肌肉无力和跌倒的原因[5]。Huang 等研究表明，高龄、低体重、低血清白蛋白水平、高碱性磷酸酶（ALP）和全段甲状旁腺激素（iPTH）水平与血液透析患者的低骨量有关[6]。

CKD 与较高的骨折发病率和死亡率相关，对 6270 名男性和女性进行的第三次全国健康和营养检查调查显示，与肾小球滤过率（estimated glomerular fitration rate，eGFR）≥60ml/min 的患者相比，eGFR<60ml/min 的患者髋部骨折的风险增加了 2 倍[7]。一项对于 9704 名 65 岁及以上女性的研究发现，与 eGFR≥60ml/min 的女性相比，eGFR 在 45～50ml/min 的女性髋部骨折风险增加 1.5 倍，eGFR<45ml/min 的女性髋部骨折风险增加 2 倍[8]。另一项对 5481 名老年男性和女性进行的横断面研究显示，eGFR<65ml/min 的患者其髋部、脊柱和手腕骨折的风险大约是 eGFR>65ml/min 的 1.5 倍[9]。骨折发生率随 CKD 分期的进展而增加，在 CKD 5 期透析患者中发生率最高。一项基于美国肾脏数据系统（USRDS）的大型回顾研究显示，与普通人群相比，接受透析治疗的男性和女性 5 期 CKD 患者髋部骨折的相对风险均增加[10]。在髋部骨折后，CKD 5 期透析患者的 1 年死亡率增加 64%，而普通髋部骨折患者的 1 年死亡率为 15%～20%；与普通人群相比，CKD 5 期透析患者组的髋部骨折年龄也往往更小（男性和女性分别提前 16 年和 13 年）[11]。了解哪些 CKD 患者骨折和跌倒的风险更高，有助于制订治疗方案，以降低 CKD 患者骨折的经济花费、发病率和死亡率。对于有严重病理性骨折的 CKD 患者，需要评估骨代谢标志物，在某些情况下还需要骨组织活检来诊断 CKD-MBD 合并骨质疏松，以调整药物治疗方案。

二、骨质疏松症发生的机制

（一）RANK/RANKL/OPG 系统的失调（图 30-1）

骨组织由骨细胞、成骨细胞和破骨细胞组成，三者相互作用。骨质量和骨体积由骨重建决定[13]。骨重建的特点是合成代谢和分解代谢相协调，受调节剂［如甲状旁腺激素（PTH）、骨化三醇］、激素（如生长激素、糖皮质激素、甲状腺激素、雌激素）、胰岛素样生长因子、前列腺素肿瘤生长因子-βα、骨形成蛋白（BMP）和细胞因子影响[14]。分子水平的骨重建受 NF-κB（RANK）/RANKL/护骨因子（OPG）系统的调控。破骨细胞表面的 RANK 在与成骨细胞产生的 RANKL 结合时诱导破骨细胞活化和增殖，并促进骨吸收[15, 16]。OPG 由成骨细胞分泌，作为 RANKL 的诱饵受体，与 RANK 竞争性结合 RANKL[15]，防止过度的骨吸收。在骨吸收的初始阶段，破骨细胞的激活通过诱导 Sema4D/perxin/B1 信号来抑制成骨细胞的形成，从而在骨吸收过程中暂时抑制骨形成[17]。在骨吸收结束时，巨噬细胞清除凋亡的破骨细胞，成骨细胞前体细胞从骨髓募集到骨基质中，分化为成骨细胞和骨细胞[18]。因此，RANKL/OPG 系统将骨吸收和骨形成紧密结合起来，以维持骨骼的完整性。RANK/RANKL 的升高和 OPG 水平的降低将加剧破骨细胞相关的骨吸收。

（二）过量的 Wnt/β-catenin 信号抑制药

骨细胞 Wnt 信号通路影响成骨细胞的分化和骨形成[1]。影响骨形成的罕见疾病，如 Van Bucem 病或骨质疏松 - 假性神经胶质瘤综合征，突出了 Wnt 通路在骨形成中的重要性[1]。Wnt 信号通路有 3 个主要分支，即典型的 Wnt 通路[10]、非典型的 Wnt- 平面细胞极性通路和 Wnt- 钙离子通路。在典型的 Wnt 途径中，Wnt 配体与由 frizzled（FZD）和 LRP5 或 LRP6 组成的双受体复合体结合，激活细胞质 β-catenin，降低基因转录[2]。Wnt/β-catenin 通路的激活抑制了间充质干细胞向脂肪细胞和软骨细胞的分化，并促进了它们向成骨细胞和骨细

1. RANK/RANKL/OPG 系统的失调
- 破骨细胞过度活动（OC≠；更多骨吸收）
- 例如：甲状旁腺激素升高、雌激素缺乏、类风湿关节炎、系统性红斑狼疮

2. 过量的 Wnt 信号抑制
- 成骨细胞功能不足（OB；骨形成减少）
- 例如：慢性肾脏病、绝经、血管钙化

3. 炎性细胞因子相关的骨溶解
- 破骨细胞活性过高（OC≠；骨吸收增多）
- 例如：肠道菌群，维生素 D 缺乏症

▲ 图 30-1　骨质疏松症主要发病机制[12]

胞的分化[3, 4]。骨细胞中 Wnt/β-catenin 通路的激活可诱导成骨细胞生成，并抑制破骨细胞生成。Wnt 拮抗药如硬化蛋白和 Dickkopf 相关蛋白 1（Dkk1）可抑制成骨细胞的形成并抑制骨形成[5, 6]。其他激素变化，如血清甲状旁腺素的增加，通过抑制 Wnt 抑制物[7] 或通过磷酸化 β-catenin 来促进骨形成[8]。静止状态通过增加硬化蛋白来减少骨形成，硬化蛋白是骨细胞产生的 Wnt 信号拮抗药[9]。CKD 患者肾脏生成和循环中 Dkk1 水平的增加与成骨细胞生成减少和破骨细胞生成增加相关[10]。此外，免疫组织化学染色表明，硬化蛋白在 CKD 的骨细胞、血管动脉粥样硬化病变和钙化皮肤中表达[11]。因此，在 CKD 患者中，过多的 Wnt/β-catenin 信号抑制物（Dickkopf 相关蛋白 1 和硬化蛋白，SOST）会降低成骨细胞的活性，增加破骨细胞的活性，导致明显的骨丢失。

（三）炎性细胞因子相关骨溶解

炎性细胞因子会影响骨转换。一项对炎症性关节炎患者的研究表明，产生过多的细胞因子会激活破骨细胞和骨吸收[19]。由 1 型 T 辅助细胞释放的细胞因子，如肿瘤坏死因子（TNF）、白介素 1（IL-1）、IL-17 和 IL-23，可激活破骨细胞生成[20, 21]。IL-6 和可溶性 IL-6 受体协同作用于成骨细胞，激活破骨前体细胞向破骨细胞的分化[22]。肿瘤坏死因子 -α 独立于 RANKL/OPG 信号之外激活破骨细胞生成[23]。这些发现表明，细胞因子或细胞因子活跃激活了破骨细胞的形成，在各种炎

症情况下可能导致骨丢失。

破坏骨稳态的特殊疾病,如破骨细胞生成过度激活或成骨细胞生成抑制,会减少骨量并促进骨质疏松。

三、骨重建障碍:高／低骨转换相关的骨质疏松

正常的骨转换在适当的骨表面／体积进行骨重建,其速度受骨形成和骨吸收之间的平衡的影响[24, 25]。由于破骨细胞生成的过度激活,较高的骨转换率意味着较高的骨吸收。类骨质形成增多和终板纤维化是高骨转换的组织病理学标志[26]。在高骨转换的患者中,代谢性疾病如继发性甲状旁腺功能亢进、系统性红斑狼疮等,或其他自身免疫性疾病、怀孕、绝经后紊乱会增加破骨细胞活性,加速骨吸收。相反,抑制骨形成或加速成骨细胞凋亡会减少破骨细胞的生成和骨转换。骨小梁不愈合和低类骨质层是低骨转换的组织病理学特征[25]。在低骨转换障碍的患者中,成骨细胞诱导的骨形成减弱,如无动力型骨病、骨软化症[27, 28]、肝硬化[29]和糖皮质激素性骨质疏松(GIOPP)。高骨转换和低骨转换都会导致骨质疏松。

(一)高骨转换障碍

高骨转换是由于破骨细胞活化超过成骨细胞形成而引起的骨吸收所致,刺激破骨细胞活性或缓释钙化抑制剂等因素会导致骨吸收和骨量减少。如:继发性甲状旁腺功能亢进症、绝经后紊乱和全身性炎症等疾病会加速骨转换。

1.继发性甲状旁腺功能亢进症

继发性甲状旁腺功能亢进在CKD患者中很常见,这是由于肾脏排泄减少导致磷酸盐滞留引起[30]。肾小球滤过率进行性降低、肾单位丢失、肾脏磷酸盐排泄减少、成纤维细胞生长因子-23(FGF-23)激活以及维生素D缺乏引起甲状旁腺的激活[31]。高甲状旁腺素水平影响成骨细胞中RANKL和OPG的mRNA表达,并通过激活RANKL途径进而激活与破骨细胞相关的骨吸收[32]。甲状旁腺素还通过与Wnt途径相互作用于成骨细胞来调节造血干细胞龛[33]。在CKD的早期阶段,由于骨硬化蛋白和甲状旁腺素受体-1在骨中的表达增加,骨转换受到抑制。过度的成骨细胞活动会代偿骨吸收,导致骨硬化和骨髓腔过度纤维化。终板过度类骨质堆积和纤维化是高骨转换性骨病的组织病理学特征[34]。持续升高的甲状旁腺素通过激活破骨细胞吸收来调节骨重建[35],从而导致骨丢失和骨外钙沉积。

2.慢性炎症

慢性炎症会激活破骨细胞的吸收,如系统性红斑狼疮和类风湿关节炎。慢性炎症的特征是细胞因子水平紊乱影响肠道吸收钙、磷和营养物质;疲劳;以及维生素D缺乏,这会增加骨吸收和骨质疏松的程度[36]。慢性炎症增加静息能量消耗($400 \sim 500kJ/d$)[37]。能量消耗的增加导致厌食相关的维生素减少,肠道钙摄取的减少使骨骼成为血浆钙的唯一来源[38]。此外,慢性炎症导致的谷胱甘肽消耗,增加了肠道中的氧化应激,从而改变了跨细胞和细胞旁的钙吸收[39]。肿瘤坏死因子、RANKL和干扰素-γ的增加通过下调成骨细胞骨钙素和激活RANKL信号来激活钙动员[40-42]。除了细胞因子的分泌,炎性小体的聚集与破骨细胞的激活有关,持续的炎症状态会增加细胞内钙离子浓度以诱导炎性小体聚集并激活破骨细胞[43-45],为控制炎症反应,使用大剂量糖皮质激素,然而,过量的糖皮质激素通过减少OPG的表达,增加RANKL的表达和活性氧的产生,并延长破骨细胞的寿命来促进骨吸收[46]。大剂量糖皮质激素可增加骨骼肌的萎缩,与肌肉减少症、静止状态有关。肌肉减少症和静止状态都会抑制成骨细胞的存活并激活破骨细胞[47]。因此,炎症参与破骨细胞活化应成为治疗骨质疏松的重点。

(二)低骨转换障碍

低骨转换障碍包括无动力型骨病、骨软化症、GIOPP和肝硬化。低骨转换障碍的特征是类骨质

和成骨细胞体积减小，矿化时间滞后延长，这种病理特征是由成骨细胞缺乏活性和成骨细胞凋亡引起的[48, 49]。双膦酸盐药物、过度抑制晚期 CKD 患者甲状旁腺激素以及糖皮质激素的长期使用会加剧成骨细胞的凋亡并抑制破骨细胞介导的骨重建[50, 51]。

1. CKD 的无动力型骨病和骨软化

衰老、胰岛素抵抗或糖尿病、尿毒症毒素堆积和治疗相关因素（口服含钙磷酸盐结合药或过量使用维生素 D 类似物）会导致 CKD 患者发生无动力型骨病[52]。在 CKD 的早期阶段，尿毒症毒素（如吲哚硫酸盐）的积累抑制了成骨细胞矿化骨结节的形成[53]，同时也抑制了破骨细胞相关的骨吸收。骨重建速度减慢会减少成骨细胞对钙的摄取，增加了软组织中骨外钙的沉积，为了防止进一步的骨外钙化，骨细胞分泌硬化蛋白[11]。然而，在成骨细胞骨形成过程中，增加的硬化蛋白分泌通过抑制 Wnt 信号通路来降低成骨细胞的活性[54]，硬化蛋白的积累加剧了对甲状旁腺素的抵抗。甲状旁腺素抵抗增加了戊糖苷与基质的比率，并降低了长骨因结晶度恶化而导致的黏弹性特性和骨强度[55]，在接受过量活性维生素 D 的晚期 CKD

患者中，甲状旁腺素过度抑制会降低成骨细胞的活性。由于肠道对铝的吸收，过量使用含铝的磷酸盐结合药也会降低成骨细胞的活性[56]。综上所述，CKD 的无动力型骨病是多因素的，并且骨形成受到较大程度抑制的。

2. 糖皮质激素所致骨质疏松（GIOP）（图 30-2）

由于类固醇的直接作用，高骨转换发生在 GIOP 的初期。然而，它们还通过干扰细胞骨架的组织来抑制破骨细胞的骨降解能力，并抑制破骨细胞介导的骨形成[46, 57]。长期使用糖皮质激素可减少骨吸收[58]，主要以低骨转换为特点[59]。糖皮质激素通过以下机制抑制骨形成：①通过 PPARγ2 抑制间充质干细胞向成骨细胞的分化[60]；②通过增强 Dickkopf 表达和维持 GSK 3-β 的表达来抑制 Wnt/β-catenin 信号转导[61]；③通过抑制成骨细胞 I 型胶原的合成[62]；④通过阻止 M-CSF 激活破骨细胞骨架的 RhoA 和 Rac1[57]；⑤通过激活 caspase3 诱导成骨细胞凋亡[63]，糖皮质激素暴露时间的增加会通过诱导成骨细胞凋亡来降低骨转换率[64]，从而减少骨形成。此外，间歇性甲状旁腺素分泌改善了 GIOP 相关性低骨转换障碍患者的骨重建和骨形成[65]。

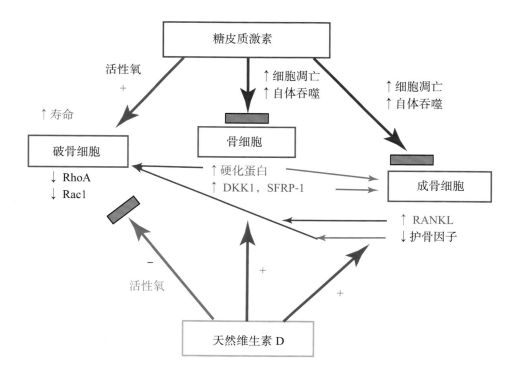

◀ 图 30-2 低转换性骨病的发病机制—以糖皮质激素所致骨质疏松为例

RhoA Ras. 同源基因家族，成员 A；Rac1 Rac. 家族小 GTP 酶 1；DKK1. 重组人 Dickkopf 相关蛋白 1；SFRP-1. 分泌型卷曲相关蛋白 -1；RANKL. 核因子 -κB 受体激活蛋白配体

（三）骨质量损失

骨骼由无机矿物（主要是钙和磷羟基磷灰石晶体）和 I 型胶原组成[66]，由于代谢紊乱导致的骨骼矿物质结构排列和方向的变化降低了骨骼质量，从而增加了骨骼的脆性，但不会导致严重的骨量损失[67]，与正常动物相比，具有高和低骨转换异常的动物具有较低的骨韧性，这表明进展期 CKD 患者骨骼组织中的戊糖苷与基质的比例增加，这种增加与骨转换率无关，与肾功能的下降成反比。尽管高、低骨转换障碍的患者都会发生水合反应，但数据表明，非酶促的胶原交联物可能是影响 CKD 患者力学性能的关键因素[68]。使用动态力学分析仪对股骨的力学性能进行动态研究的结果[69] 表明，低骨转换率障碍和高转换率障碍都与低骨质量有关。

总之，低骨转换障碍的特点是成骨细胞的形成受到抑制，除了治疗潜在的疾病外，恢复成骨细胞的活力是至关重要的。

四、CKD 患者骨密度的研究

（一）骨密度与肾性骨营养不良的关系

肾性骨营养不良（ROD）包括各种不同的骨病变，其发生机制和治疗方法都不同。TMV（turnover，mineralization，and volume，骨转换、骨矿化和骨体积）是最近开发的一种简单全面的 CKD-MBD 临床分类体系[19]。TMV 系统提供有关 CKD 患者可能发生的病理异常范围的信息。骨转换和骨体积可分为高、正常或低 3 种类型，骨矿化分为正常和异常两种。肾脏疾病预后质量倡议（K/DOQI）指南根据 TMV 系统区分了以下 6 种骨疾病：甲状旁腺功能亢进症（高转换率、矿化正常以及任何骨量），混合性骨病（高骨转换、伴有矿化缺陷、骨量正常），骨软化（低骨转换、矿化异常、低至中等骨量），动力性骨疾病（低骨转换骨、矿化正常、低或正常骨量），淀粉样变骨病和铝骨疾病[20-22]。

骨组织学类型取决于肾损害的程度和持续时间、患者的年龄和合并症、透析方式和年限、甲状旁腺功能亢进症的相关药物、血清钙和磷水平等，除了 ROD，受到年龄、性别、绝经状态、药物、营养和锻炼的影响，这些患者也比普通人群更容易患上骨质疏松[23]。因此，很难在临床上区分这些疾病。

ROD 中最常见的高转化异常是甲状旁腺功能亢进症（HPBD；囊性纤维性骨炎：OFC），伴有过度的破骨细胞性骨吸收和骨髓纤维化[24]。HPBD 可能会出现几种类型的放射学表现，由于破骨细胞活性的增加，骨吸收可能发生在许多骨骼部位，包括骨膜下、皮质内、骨内、骨小梁、软骨下和韧带下等[25]。骨膜下骨吸收最常发生在指骨、肱骨和锁骨远端骨骺区域[26]，骶骨关节软骨下吸收可能导致关节"假性增宽"，牙齿硬膜层的缺失在 SHPT 患者中也很常见[25]。过度的成骨细胞活动可能会补偿骨吸收，导致骨硬化[25]，这通常见于中轴骨骼的大多数部位，包括骨盆、肋骨、脊柱和颅骨。椎体终板下过度类骨质堆积，中部密度正常，这些椎体在 X 线片下表现为"橄榄球运动衫征"[27]。末端指骨过度吸收可能导致称为肢端骨溶解的畸形[25]。棕色瘤是由于破骨细胞快速活动和骨小梁周围纤维化引起的，可能会影响骨盆、肋骨和锁骨，有时还可能导致病理性骨折，脊柱的棕色瘤也可伴有脊髓受压[28, 29]。转移性钙化是 SHPT 患者血管钙化的原因，这是细胞外液中钙 / 磷溶解产物增加的结果[30]，转移性钙化主要影响髋部和肩部，但其他关节也可能受到影响[31, 32]。

低周转率的骨病包括骨软化症、铝性骨病和无动力型骨病（ABD）。骨软化症在 HD（血液透析）患者中是一种罕见的表现[33]，这种矿化缺陷与 1, 25(OH)$_2$D 减少和慢性代谢性酸中毒有关。铝摄入导致矿化缺陷，显著减少破骨细胞吸收和成骨细胞表面，并与低骨转换疾病骨软化有关。即使存在高磷血症的情况，透析患者长期暴露于低剂量铝并大量摄入维生素 D 会减少甲状旁腺激素的合成和分泌，这些患者可能出现无动力型骨病而不是骨软化症[35]。近几十年来，由于非含铝透析液和磷酸盐结合药的出现，铝相关骨病的患病率已经降低[36]。

（二）CKD 进展与骨密度变化

1. 未经透析的慢性肾功能不全患者的骨密度偏低

随着肾功能的进行性下降，CKD 患者由于血钙下降、1, 25(OH)$_2$D 合成减少和（或）磷酸盐排泄障碍继发甲状旁腺功能亢进症。过去十年 Klotho 蛋白和成纤维细胞生长因子 -23（FGF-23）的克隆使人们逐步了解它们在钙 / 磷代谢中的作用。进行性磷蓄积导致血清甲状旁腺激素和 FGF-23 升高，两者在肾性骨营养不良、甲状旁腺功能亢进症、钙化防御（钙性尿毒症性小动脉病）和尿毒症性心肌症等后果中发挥重要作用。

正常的血磷和血钙水平是通过甲状旁腺激素和 1, 25(OH)$_2$D 的综合作用来维持的。磷脂素 FGF-23 直接控制肾脏的磷排泄，并与上述激素一起，在调节全身矿物质代谢方面发挥作用，FGF-23 是一种由 25 个氨基酸组成的蛋白质，它通过减少 PCT 中 2a 型钠依赖的磷酸协同转运体（NaPi-2a）的表达来防止肾脏磷酸盐再循环。FGF-23 还抑制 1α- 羟基酶的表达，该酶将 25(OH)D 转化为骨化三醇，导致肾脏产生的活性维生素 D 减少[37-39]。FGF-23 和 FGF 受体的相互作用由共受体 Klotho 蛋白[40] 促进。血清 FGF-23 水平早在 CKD 第 3 期就被发现升高，这有助于将血清磷保持在正常的实验室范围内。FGF-23 也可能是 CKD 早期骨化三醇水平降低的原因[41-43]。这些发现表明，降低 FGF-23 的临床策略可能在治疗上对这些患者的骨化三醇水平恢复正常有效。Hasegawa 等[44] 发现，在 CKD 大鼠的肾损伤后 10 天，磷酸盐和肌酐上升之前，其 FGF-23 水平比正常大鼠显著升高。目前导致 FGF-23 早期升高的因素尚不清楚。

肾组织的进一步丢失会导致 Klotho 蛋白表达减少，导致 FGF 抵抗，并相应地增加血清 FGF 水平。虽然 FGF-23 和甲状旁腺激素显著升高，但这经常发生在 CKD 第 4 期和 5 期，由于肾单位

减少，FGF-23 抵抗，以及骨化三醇合成减少等许多因素，此时高磷血症持续存在[45]。累积的磷与钙结合，导致磷酸钙晶体沉积在软组织中。低钙血症、高磷血症和低骨化三醇水平都会刺激甲状旁腺激素的形成和分泌，称为继发性甲状旁腺功能亢进症[47]。继发性甲状旁腺功能亢进症在进展性 CKD 过程中会发生过度的骨重建，导致过度的骨吸收、骨形成缺陷和异常矿化。最后，血管和心脏组织中出现异位矿化或转移性钙化的缺陷骨矿化，也称为钙化防御（钙性尿毒症性小动脉病）（CUA）[48, 49]。

CKD 患者由于多种原因导致骨密度降低，包括酸碱失衡、维生素 D 和甲状旁腺素动态平衡受损。CKD 患者的慢性代谢性酸中毒可能会由于骨缓冲和骨矿物质缓慢溶解而增加骨吸收[50]。轻至中度 CKD 患者的骨活检显示甲状旁腺激素过多和骨转换增加[51]。骨转换标志物已被发现与甲状旁腺激素水平和肾小球滤过率相关[52]，低骨化三醇水平是髋部骨折的独立危险因素[8]。尽管许多研究报道 CKD 患者骨密度降低，但由于研究限制，骨密度和 CKD 之间的确切关系仍不清楚[53]。在第三次全国健康和营养调查（NHAHES-Ⅲ）研究中，肾功能较差的受试者股骨骨密度显著较低。然而，在校正性别、年龄和体重后，未发现肾功能本身与骨密度独立相关[54]。

2. 合并症的影响

CKD 是一种具有多种临床表现的复杂的合并症。它与心血管疾病密切相关，并与非常高的死亡率有关。在美国，CKD 消耗了约 1/3 的医疗保险支出。CKD 的并发症包括高血压、糖尿病、血脂异常、心血管疾病、贫血及骨骼和矿物质疾病。随着激素调节的改变，矿物质代谢的变化近年来在 CKD 中被发现，与各种形式的骨疾病有关，这被称为肾 – 骨轴。在过去的十年里，研究人员更多地关注骨 – 血管轴以及矿物质代谢紊乱与软组织、心血管钙化之间的关系。

动脉钙化的复杂病理生理机制包括矿物质代谢和矿物质调节蛋白的紊乱。以人群为基础的纵

向研究揭示了进行性血管钙化（VC）和骨质流失之间的关系。在透析患者中，冠状动脉钙化评分与椎体骨量呈负相关。换句话说，动脉硬化程度增加与渐进性骨丢失是导致 CKD 患者大多数心血管事件的原因。血管钙化是一种活跃的过程，涉及与骨骼和矿物质代谢相似的各种蛋白质[55, 56]；这一过程代表了 CKD-MBD 的一部分[19]。

终末期肾病（ESRD）患者早期 VC 的危险因素不同于传统的动脉粥样硬化危险因素。甲状旁腺功能亢进和钙磷矿物质代谢的改变，特别是高磷血症，引起肾性骨营养不良和血管钙化[57, 58]。异位钙化与甲状旁腺功能亢进症[59, 60]之间存在关联，异位钙化在甲状旁腺切除术后随着骨转换降低而逆转[61-63]。相反，一项研究描述了低骨转换和血管钙化之间的联系[64]。对 SHPT 采用 PTX 和过量钙或铝负荷的治疗措施，会导致较低的骨转换和无动力型骨病，也可能影响动脉钙化的发展[64]。Asci 等一项研究显示[65]，在 207 名 CKD 期患者中，5 名常规 HD 患者揭示了骨转换、骨体积和冠状动脉钙化之间的关系。在校正了传统危险因素（如年龄、性别、糖尿病、吸烟、血脂、心血管病史和 hs-CRP）后，他们发现，低骨转换与冠状动脉钙化（CAC）负相关，高骨转换与 CAC 正相关，而正常骨转换与 CAC 无关[65]。年龄是普通人群和 HD 患者心血管钙化的已知危险因素[67]，骨松质体积和年龄之间的相互作用也被发现与 CAC 相关[66]。因此，除了不可改变的危险因素（年龄、性别、糖尿病和 HD 病程）外，骨转换和骨量也可能是影响 CAC 的非传统危险因素。

糖尿病终末期肾病患者往往表现为伴有或不伴有氧化铝沉积的无动力型骨病[68, 69]，出现甲状旁腺功能亢进性骨病的病例不到 10%[70]。骨吸收标志物，如血清抗酒石酸酸性磷酸酶（TRAP）和尿羟脯氨酸都有增加，特别是当相关肾病发生时。胰岛素通过胰岛素样生长因子 1（IGF-1）途径在骨合成代谢中发挥作用。胰岛素缺乏的 1 型糖尿病患者可能比 2 型糖尿病患者表现出更多的骨丢失，后者的血清胰岛素水平因胰岛素抵抗而升高。

尽管 2 型糖尿病患者的骨量仍然很高，但由于晚期糖基化终末产物（AGE）在胶原中的积累，骨质量受到了损害。骨骼脆性的增加也可能是由于骨转换低、未矿化的骨基质减少和胶原糖基化增加[71, 72]。因此，这些患者的骨密度不能预测骨脆性的增加[73]。此外，糖尿病终末期肾病患者通常还有其他导致骨折的危险因素，包括糖尿病病程较长、糖尿病视网膜病变、神经病变和胰岛素治疗[74-77]。常规的口服降血糖药物也可能引起这些患者骨丢失。

代谢综合征（MS）也与慢性肾脏疾病患者的低骨密度（BMD）有关。研究表明，在 MS 组和非 MS 组，骨密度与年龄、血液透析时间和甲状旁腺激素呈负相关[78, 79]。

3. 治疗药物对 CKD 相关性骨病的影响

药物引起的骨质疏松是 CKD 患者的一个重要考虑因素。普通肝素（UFH）是血液透析设备中最常用的抗凝药，由于其相对简单、安全和低成本。然而，它与许多已知的不良反应有关，如肝素引起的血小板减少、高甘油三酯血症和高钾血症。目前尚不清楚间歇性使用肝素是否与低骨密度有关，因为大多数透析患者都有其他与骨质疏松相关的危险因素，如糖尿病、继发性甲状旁腺功能亢进症、年龄和缺乏运动。因此，只有当出现其他并发症时，如肝素引起的血小板减少症，UFH 才会被其他抗凝药（如直接凝血酶抑制药、柠檬酸盐透析液和无肝素透析）所取代。Grzegorzewska 等进行的一项研究显示[80]，接受常规低分子肝素和（或）抗血小板药物治疗的透析患者股骨颈骨密度较低，但更大规模的临床试验结果尚待公布。

在糖尿病 CKD 患者中，2 型糖尿病药物治疗对骨的影响也在骨密度测定中发挥作用。二甲双胍通过转录因子 2（RUNX2）的反式激活促进骨髓间充质干细胞（MSC）向成骨细胞的分化，从而促进骨形成。格列酮通过同时激活过氧化物酶体增殖物激活受体 γ（PPARγ）和抑制 RUNX2，使间充质干细胞向脂肪细胞分化，导致成骨细胞减少[81]。

糖皮质激素是在普通人群和终末期肾病（end stage renal disease，ESRD）人群中最常导致骨质疏松性骨折的药物。钙调神经磷酸酶抑制药、抗逆转录病毒药物、选择性5-羟色胺再摄取抑制药、抗惊厥药、襻利尿药、口服抗凝药和质子泵抑制药也被证明与骨丢失有关。周期性激素替代疗法（HRT）可维持透析后继发闭经女性的骨密度[82]。持续激素替代疗法（HRT）、双膦酸盐和选择性雌激素受体调节药（SERMS）等治疗措施可能会在肾功能正常的情况下改善骨密度，但它们在终末期肾病患者中的作用尚不清楚。

4. 年龄和性别的影响

随着CKD和ESRD患者年龄的增加，年龄相关性骨质疏松也随之增加，其发生率高于一般人群。年龄是CKD和ESRD患者骨丢失的独立因素。与年轻患者相比，蛋白质营养不良、炎症和血糖异常在老年ESRD人群中更常见，也导致该群体骨丢失更多。绝经后骨质疏松也是与肾脏矿物质和骨代谢紊乱有关的并发症。在一项包括112名绝经后血液透析患者的研究中，发现血液透析患者的血清雌二醇水平高于无CKD的患者，内源性雌激素在防止绝经后血液透析女性的骨丢失方面起到了作用[83]。许多研究发现，无论地理位置如何，透析前患者中骨化二醇缺乏和功能不全的患病率很高。在普通人群和透析前人群中，也注意到骨化二醇和甲状旁腺激素水平之间存在显著的负相关，但骨化二醇缺乏的潜在机制尚不清楚[84]。

在透析人群中，体力活动减少可能与骨强度下降有关，康复锻炼能够预防这一问题。不仅高冲击性活动已被证明有成骨作用[85]，而且低冲击性活动，如中等强度步行也可能增加腰椎骨密度[86]。由于CKD和ESRD患者容易疲劳，而且通常运动能力较低，因此低冲击性活动在这一人群中更受青睐。最近的一项研究表明，患有无动力型骨病的活动期ESRD患者比活动较少的患者有更大的矿化骨体积[87]。包括血液透析患者在内的人体研究表明，肌肉力量和骨密度之间存在相关性[88]。肌肉施加在骨骼上的机械负荷直接关系到

骨的形成和重建[89]。因此，鼓励CKD患者进行简单、低冲击、负重的锻炼，如步行和阻力锻炼（力量训练），以改善骨密度。

五、透析方式对骨密度的影响

（一）血液透析患者的骨密度测定

肾小球滤过率较低的CKD患者［伴有或不伴有较高的全段甲状旁腺素（iPTH）值］在透析前常存在骨密度降低[90]。前瞻性研究显示透析开始后骨密度下降增快[91, 92]，透析的增加与骨折风险的增加相关。在HD患者中，影响低骨密度的因素包括年龄、性别、较低的体重和较高的甲状旁腺激素水平[93]。与普通人群相比，透析患者群体患髋部骨折的相对风险高4.4倍，死亡率高2.4倍[11]。在普通人群中，女性、较低的BMI和白种人等危险因素会影响髋关节骨折；然而，在透析患者中，较低的血清iPTH值可能预示较大的髋部骨折风险[11]。透析的男性患者有更高的脊椎骨折风险，腰椎BMD每减少1-SD患病率增加1倍，较低的血清iPTH值也与较高的椎体骨折患病率相关；用于预测最低骨折患病率的血清iPTH值是正常上限的1～3倍[94]。

一项对血液透析患者进行骨活检和组织形态学分析的横断面研究表明，即使有正常骨吸收，血液透析性骨质疏松患者通常有低骨形成率和骨正常面被侵蚀发生（BFR/BS）。除了许多其他传统的危险因素外，在骨重建中发挥作用的细胞因子，如OPG、可溶性NF-κB受体激活蛋白配体（sRANKL）和TNF-α，也参与了骨质疏松的机制[95]。总体而言，骨质疏松症在血液透析患者中普遍存在，且骨质疏松症是一种常见的增龄性疾病，但年轻的透析患者中普遍存在[95]。

（二）腹膜透析患者的骨密度测定

腹膜透析（PD）患者和HD患者的骨病本质不同，因为不同的因素影响两个模块之间的钙、磷和甲状旁腺素代谢，与HD患者相比，PD患者的磷清除、转铁蛋白结合铝的清除量更高，由于

推荐的高蛋白饮食导致更高的磷摄入量和碳酸氢盐损失更高；使用普通或高钙溶液从而维持恒定的葡萄糖负荷和恒定的钙负荷[96]，帕金森病患者也更常伴有动态的骨损害（帕金森病患者 61%，HD 患者 36%）[97, 98]，在 PD 患者中，低骨密度意味着不良预后，因为低骨密度的指标（年龄、营养不良、代谢性酸中毒、高磷、贫血等）与慢性 PD 患者预后较差有关[99]。低体重是 PD 患者骨质疏松的最重要风险因素[100]，透析剂量不足和高龄也是这些患者骨质疏松的重要原因。Jeong 等横断面研究了慢性 PD 患者骨密度相关的危险因素，传统的骨转换标志物 [如 iPTH、25(OH)D、骨钙素、骨碱性磷酸酶和血清 C- 端肽] 与 PD 患者的骨密度无关，而营养标志物（如前白蛋白、nPNA 和 BMI）与慢性 PD 患者的骨密度有关[101]。

六、继发性甲状旁腺功能亢进症与肾性骨营养不良

（一）继发性甲状旁腺功能亢进症的病理生理学研究

随着 CKD 进展过程中肾小球滤过率的降低，由于功能性肾单位数量的减少，磷酸盐开始积聚。此外，剩余肾脏中产生的 1, 25(OH)$_2$D 减少，肾脏中 1-α- 羟基酶活性进一步被 FGF-23 和其他尿毒症因素抑制。磷酸盐负荷和 1, 25(OH)$_2$D 缺乏都会导致低钙血症，并刺激甲状旁腺分泌甲状旁腺激素，称为 SHPT。甲状旁腺激素的合成、转录和甲状旁腺细胞的增殖主要受血清钙和 1, 25(OH)$_2$D 水平的调节。CKD 患者的低钙血症和 1, 25(OH)$_2$D 缺乏都会导致甲状旁腺激素分泌和甲状旁腺增生[22]，从而导致骨重建失衡、软组织 / 血管钙化，并增加心血管事件和全因死亡率[23-26]。最近，有证据表明，FGF-23 在 SHPT 的发病机制中起主要作用。给予 FGF-23 抗体可显著增加肾脏 1-α- 羟基酶的表达，显著恢复 1, 25(OH)$_2$D 水平[27, 28]，提示在 CKD 早期 1, 25(OH)$_2$D 水平降低可能与 FGF-23 增加有关。

随着低钙血症、1, 25(OH)$_2$D 和 25(OH)D 缺乏在 CKD 进展中的恶化，具有正常小叶结构的甲状旁腺细胞总数的普遍增加被称为弥漫性增生。在进展到肾病终末期甚至透析依赖状态后，SHPT 变得更加严重，甲状旁腺变得粗大，并显示一些结节形成（结节状增生）（图 30–3）。在晚期 SHPT 中，多个结节可能发展成单个大的结节[29]。一旦确定 SHPT 中的结节状增生，这些腺体可能难以接受药物治疗，因此需要手术切除甲状旁腺[30]。高磷血症是加重甲状旁腺增生严重程度的主要危险因素，透析年限和血清甲状旁腺激素水平也与结节性增生有关[31]。

病理生理学上，增生先于钙敏感受体（Calcium-sensing receptor，CaSR）表达的降低。维生素 D 受体（VDR）的减少与增生性生长的增加是平行的，减少 VDRA 对 CaSR 的诱导作用[32, 33]。CaSR 的下调可能归因于甲状旁腺细胞增生，而不是尿毒症本身[33]。甲状旁腺中 CaSR 和 VDR 浓度不足会导致细胞外钙抑制甲状旁腺素反应不佳，骨化三醇（1, 25D）治疗 SHPT 失败。甲状旁腺增生一般出现在 CKD 5 期，PTH>400ng/ml 的患者[34]。甲状旁腺重量超过 500mg 预示结节增生，这相当于 333mm^2 的估计值[35]。甲状旁腺体积>333mm^2 或最大直径>8mm 也预示结节增生[36, 37]。此外，甲状旁腺体积>500mm^2 或最大直径>10mm 可能预示骨化三醇治疗 SHPT 无效。

晚期 SHPT 中，单克隆性细胞生长旺盛，占据腺体大部分，形成单个大结节。α-klotho 和 FGFR1 在甲状旁腺细胞上的表达在增生过程中呈下降趋势，并与增生的甲状旁腺组织体积呈负相关。VDR 和 CaSR 表达降低易发生结节状增生，被认为与骨化三醇或类钙抵抗有关。继发性增生性 PTG 细胞中 1-α- 羟基酶表达增加和 24– 羟基酶表达减少将突出 SHPT 对 25(OH)D 的需求，在甲状旁腺细胞中，维生素 D 从细胞质移位到线粒体，在细胞质 DBP 的帮助下合成 1, 25(OH)$_2$D，并减少嗜酸性细胞为主的甲状旁腺结节内细胞质 DBP 的含量，可能会减少局部细胞内 1, 25D 的生成量。这种羟基酶和胞质 DBP 的变化突出了 SHPT 中需要更多的 25(OH)D，称为维生素 D 饥饿。增加

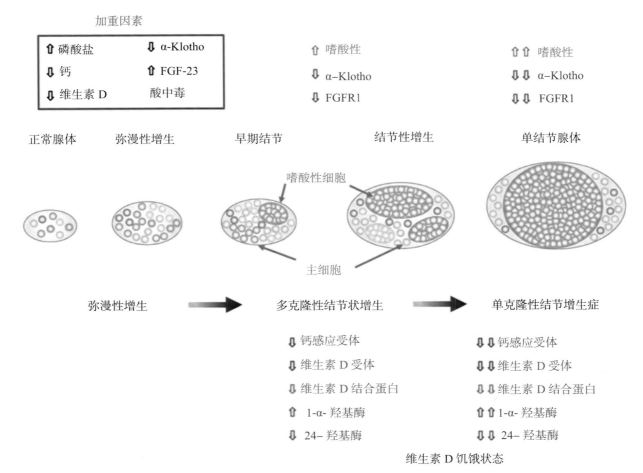

加重因素

⬆ 磷酸盐	⬇ α-Klotho
⬇ 钙	⬆ FGF-23
⬇ 维生素 D	酸中毒

⬆ 嗜酸性　　　　　　⬆⬆ 嗜酸性
⬇ α–Klotho　　　　　⬇⬇ α–Klotho
⬇ FGFR1　　　　　　⬇⬇ FGFR1

正常腺体　　弥漫性增生　　早期结节　　结节性增生　　单结节腺体

嗜酸性细胞

主细胞

弥漫性增生 ➡ 多克隆性结节状增生 ➡ 单克隆性结节增生症

⬇ 钙感应受体　　　　　⬇⬇ 钙感应受体
⬇ 维生素 D 受体　　　　⬇⬇ 维生素 D 受体
⬇ 维生素 D 结合蛋白　　⬇⬇ 维生素 D 结合蛋白
⬆ 1-α- 羟基酶　　　　　⬆⬆ 1-α- 羟基酶
⬇ 24- 羟基酶　　　　　 ⬇⬇ 24- 羟基酶

维生素 D 饥饿状态

▲ 图 30-3　继发性甲状旁腺功能亢进症（SHPT）甲状旁腺增生的发展
α-Klotho. α- 克洛托（一种抗衰老基因）；FGF-23. 成纤维细胞生长因子 -23；FGFR1. 成纤维细胞生长因子受体 1

血清 25(OH)D 水平可提高 SHPT 患者甲状旁腺内游离和结合的 25(OH)D 水平，这可能克服降低的 DBP 水平，并改善 SHPT 患者 PTG 中维生素 D 的低反应状态[70]。

（二）SHPT 对骨密度的影响

进展性 SHPT 患者骨髓纤维化增加，成骨细胞和破骨细胞活性增强。随着骨吸收的增加和矿化的缺陷，由此产生的皮质骨变薄可能会导致骨痛和（或）病理性骨折。这些类型的高骨转化率损害，包括纤维性骨炎和混合性尿毒症骨营养不良，在甲状旁腺素水平超过 400pg/ml 的患者中很常见，由此导致的骨重建增加可能导致骨密度降低。在长期透析的患者中，桡骨被认为是与甲状旁腺激素水平相关性最好的部位。在一项关于维生素 D 缺乏和 SHPT 的前瞻性研究中，高甲状旁腺激素是死亡率的重要预测因子[102]。

七、骨丢失中的维生素 D 缺乏

（一）CKD 患者维生素 D 代谢的改变

1. CKD 维生素 D 合成减少及维生素 D 分解代谢增加

在 CKD 中，由于 1,25(OH)₂D 缺乏和低钙血症的，甲状旁腺素的合成增加，刺激肾脏 CYP27B1 的表达，恢复 1,25(OH)₂D 的水平。因此，1,25(OH)₂D 可诱导由 VDR 介导的肠道钙吸收，以维持钙稳态。甲状旁腺素还下调肾脏 CYP24A1mRNA 转录，这是一种 24- 羟基酶，负责维生素 D 的降解，并通过 cAMP/PKA 信号通路减弱 25(OH)D 和 1,25(OH)₂D 的降解[61, 62]。

由于甲状旁腺激素调节血钙以维持血钙稳态，FGF-23 调节血磷水平，并参与维生素 D 代谢。高磷血症可诱导骨细胞和成骨细胞表达 FGF-23，进而通过直接和间接抑制肾脏 CYP27B1 的表达，降低血液中 1, 25(OH)$_2$D 的水平，从而减少磷酸盐的重吸收，减少肠道磷酸盐的吸收[63]。此外，FGF-23 诱导肾脏 CYP24A1 表达降低 25(OH)D 和 1, 25(OH)$_2$D 的水平[62]。

甲状旁腺激素和 FGF-23 在调节 CYP27B1 转录的作用上互相竞争。直接给予重组 FGF-23 致其在小鼠体内的过表达，导致 CYP27B1 基因表达呈剂量依赖性下降，肾脏 CYP24A1 基因表达增加，并随后导致血清 1, 25(OH)$_2$D 浓度下降[28]。相反，应用 FGF-23 抗体可增加 CYP27B1 基因的表达，降低肾脏 CYP24A1 基因的表达，使血清 1, 25(OH)$_2$D 浓度恢复到正常水平。这些导致血清钙水平升高，血清甲状旁腺激素下降[27]。因此，FGF-23 是导致 CKD 早期以来血清 1, 25(OH)$_2$D 浓度过低的主要因素，而非甲状旁腺素。总之，在 CKD 中，1, 25(OH)$_2$D 缺乏和低钙血症导致 FGF-23 的升高，引起甲状旁腺素水平升高，从而导致 CKD 的 SHPT。在 SHPT 治疗过程中，如果 FGF-23 与骨化三醇或 VDRA 类似物同时使用，其作用可能会加重 VDD，因为 FGF-23 和 VDRA 类似物都下调 CYP27B1 和上调 CYP24A1 的表达，从而降解 25(OH)D 和 1, 25(OH)$_2$D。

在 CKD 中还有一些常见的代谢因子干扰 CYP27B1 的表达，如糖尿病[64]、酸中毒[65] 和高尿酸血症[66, 67]。因此，在 CKD 中，高水平 FGF-23 和 CKD 相关代谢因子与 CYP27B1 转录抑制都有关。

CKD 中 25(OH)D 的生物利用度较低也是 VDD 的另一个原因。由于有限的阳光照射和膳食维生素 D 摄入量不足，肾小球滤过率下降而 25(OH)D 滤过减少，巨细胞表达减少，蛋白尿增加，尿中 25(OH)D 丢失增加，都是导致 25(OH)D 短缺加重的因素，因此 1-α- 羟基酶底物不足，加剧 CKD 的血管性痴呆发生[46, 68]。

2. 甲状旁腺的营养维生素 D 饥饿

在正常生理条件下，FGF-23 可通过直接抑制甲状旁腺激素的转录和分泌直接抑制甲状旁腺激素的产生，并通过提高甲状旁腺素 1-α- 羟基酶的活性间接抑制甲状旁腺激素的产生[69]。还可增加 CaSR 和 VDR 的表达，减少甲状旁腺体积。然而，甲状旁腺、α-Klotho 蛋白和 FGFR1 的低表达使 FGF-23 失去了对甲状旁腺细胞的抑制作用，也无法增加 CaSR 和 VDR[70]。此外，CKD 动物给予 FGF-23 不能降低甲状旁腺激素水平，这表明 FGF-23 在甲状旁腺中的抵抗是由于 α-Klotho 蛋白和 FGFR1 的低表达所致[71]。综上所述，在 CKD 患者中，为了补偿磷酸盐沉积，FGF-23 水平逐渐升高，但由于 Klotho 蛋白 -FGFR1 复合体在增生性甲状旁腺中的表达减少，因此高水平的 FGF-23 不能抑制甲状旁腺素的分泌，称为 FGF-23 抵抗。此外，最近的文献表明，透析患者甲状旁腺皮质中 α-Klotho 蛋白和 FGFR1 的表达减少，并与甲状旁腺增生组织的体积呈负相关[71]。

与正常腺体相比，继发性增生性甲状旁腺细胞中 1-α- 羟基酶（CYP27B1）基因表达和蛋白水平较高[73]。78% 的继发性增生性甲状旁腺细胞中发现 1-α- 羟基酶浓度升高（约 10 倍）和 24- 羟基酶浓度降低（约 1/10 倍），因此 SHPT 中需要更多的 25(OH)D[74]。嗜酸性细胞中 1-α- 羟基酶的表达明显高于主细胞群，是 SHPT 中的优势细胞群。拟钙处理使甲状旁腺 1-α- 羟基酶基因增加 42%，24- 羟基酶基因减少 2.2%，导致甲状旁腺激素基因表达减少约 53%[75]。此外，甲状旁腺中巨细胞糖表达的减少可能会减少对 25(OH)D 的摄取，并适应更多循环 25(OH)D 的需求，以纠正甲状旁腺激素的合成。因此，SHPT 对维生素 D 合成底物的需求急剧增加，如果接受重度 SHPT 的拟钙剂治疗，则会变得更加饥饿，在慢性肾脏病的 SHPT 进展过程中被称为"维生素 D 饥饿状态"。因此，更多数据证据表明，NVD 联合骨化三醇或拟钙剂治疗对 SHPT 的预防和甲状旁腺素的降低具有辅助作用。

（二）维生素 D 缺乏对骨量和骨质损失的影响

维生素 D 缺乏是一个世界范围内普遍存在的问题，包括危重患者。由于维生素 D 具有免疫、炎症、细胞增殖、分化、凋亡和血管生成等多种多效性作用，越来越多的证据表明维生素 D 缺乏与各种全身性疾病密切相关。由于维生素 D 影响成骨细胞、破骨细胞和骨细胞之间的相互作用，维生素 D 缺乏与骨量不足或骨重建不足有关，从而导致骨骼脆弱，增加骨折的风险。

1. 维生素 D 缺乏与骨量丢失

维生素 D 不足与肠道钙吸收不足和甲状旁腺激素的激活有关[73]。维生素 D 缺乏与骨量丢失相关的组织病理学特征包括非矿化骨基质过多、骨体积减小和骨形成过早[74]。在低骨转换障碍中，如骨软化症，成熟成骨细胞的活性因缺乏维生素 D 而降低[75]。无论在高骨转换症和低骨转换症中，维生素 D 缺乏都预示着骨密度下降。

在高骨转换障碍中，血清维生素 D 水平降低与严重的炎症状态和破骨细胞生成的激活有关。在老年人和绝经后女性中，血清维生素 D 浓度低与骨转换增加和骨量减少有关[76, 77]。在 ESRD 患者中，骨形成和骨小梁矿化与血清维生素 D 浓度呈正相关，不受甲状旁腺激素或活性维生素 D 使用的影响[90]。在系统性红斑狼疮患者中，维生素 D 浓度低与疾病活动性高相关，是骨质疏松的预测因子[78]。

在低骨转换障碍中，维生素 D 缺乏反映了骨形成不良和骨质疏松。在糖尿病患者中，骨质疏松和骨质减少的比例随着骨形成的减少而增加[79, 80]。在接受长期家庭肠外营养的患者中，维生素 D 缺乏（<30ng/ml）是股骨颈骨折的预测因素[81]。

根据医学研究所的数据，25(OH)D 血清浓度高于 20ng/ml 足以保证足够的骨骼健康。然而，来自第三次国家健康和营养检查调查的数据显示，此浓度对于老年人在骨骼健康和预防跌倒方面是不够的[82]。血清 25(OH)D 血清浓度低于 75ng/ml 预示着较高的全因死亡率，高于 75ng/ml 应该是预防跌倒的最佳选择[83]。总而言之，代谢性疾病导致维生素 D 缺乏，这种缺乏与骨吸收增加、钙磷吸收不足、成骨细胞活性降低以及随后的骨量损失有关。

2. 维生素 D 缺乏与骨质量

因为骨骼是由钙磷羟基磷灰石晶体和 I 型胶原组成的，所以组织矿物质密度和胶原交联度与骨骼的硬度和强度有关，由于全身疾病导致的晶体和胶原蛋白排列紊乱，会影响骨形成、矿物质沉积和骨质量，维生素 D 影响骨骼细胞外基质的基因表达，维生素 D 不足与胶原和晶体的排列失调有关，渐进性强直蛋白在非矿化组织中表达，对 VDR 敏感，对骨组织矿化有拮抗作用，在 VDR 基因敲除的小鼠中，该蛋白的激活通过促进骨吸收来维持血清钙浓度[84]。成熟成骨细胞中含有较高的成熟胶原和矿物质成分，导致维生素 D 缺乏小鼠类骨质增多。这种结晶的类骨质阻碍剩余骨组织的重建，导致组织失去对骨折的抵抗力[85]。维生素 D 缺乏的患者可能会表现出骨细胞微结构的受损，即使骨量保持不变，骨强度也会减弱[86]。虽然维生素 D 对成骨细胞、破骨细胞和细胞外基质之间相互作用的直接影响还有待进一步研究，但已证实维生素 D 缺乏与骨骼质量差有关。

八、维生素 D 补充在高、低骨转换障碍中的作用

（一）高骨转换障碍的治疗

1. 补充维生素 D 对骨量丢失的影响

对于目前可用的治疗骨质疏松的药物，治疗窗口取决于骨吸收和骨形成之间的解偶联。在使用抗吸收药物治疗期间，骨吸收的抑制先于骨形成的减少。对于甲状旁腺激素治疗，治疗窗口期对应于骨形成增加与骨吸收增加所需的滞后时间[87]。由于骨重建和骨形成的平衡需要成骨细胞和破骨细胞的结合，缩小治疗窗口期可能有利于同时保持骨的质量和数量。在高转换性骨病中，抗骨吸收药通过骨吸收标志物的变化来反映骨吸

收的减少，同时通过血清骨形成标志物反映成骨细胞活性降低。治疗窗口期是图中的蓝色区域（图30-4A）。在高转换率的骨疾病中，在抗骨吸收药中添加普通维生素 D 会通过骨吸收标志物变化反映出骨吸收减少，这意味着更多的陈旧 / 脆弱骨将被去除，如空白区域"Φ"所示（图 30-4B）。同时，成骨细胞活力也略有提高，将产生更多的优质骨（蓝色区域"Φ"），通过骨形成标志物反映。与图 30-4A 相比，治疗窗口将向右上方移动。因此，在抗吸收药物治疗高骨转换障碍的同时，应加用普通维生素 D。

临床试验结果证明，普通维生素 D 抗骨吸收药联合使用可提高治疗效果，对骨密度的影响不亚于补充活性维生素 D。在中国绝经后女性中的研究显示双膦酸盐和骨化三醇联合治疗的女性腰椎 BMD 增加。双膦酸盐和维生素 D_3 联合治疗可使骨转换标志物水平下降更明显[88]。此外，维生素 D_3 的骨密度增加作用呈剂量依赖关系。在儿童肾病综合征患者中，补充维生素 D_3 可改善骨密度并呈剂量依赖效应[89]。

综上所述，在治疗高骨转换障碍时，补充普通维生素 D 和使用抗骨吸收药有利于维持骨密度，其对成骨细胞的调节和避免对破骨细胞的过度抑制缩短了治疗窗口。与活性维生素 D 不同，普通维生素 D 对骨形成的作用是剂量依赖的。

2. 补充维生素 D 对骨质量的影响

补充维生素 D 在治疗骨质量丢失方面起到辅助或治疗作用。Khajuia 等[90]发现阿法骨化醇补充

双膦酸盐可维持去卵巢骨质疏松大鼠的骨量和骨强度。补充维生素 D_3 和维生素 K 可通过上调胶原蛋白的表达来减轻晚期糖基化终产物对成骨细胞造成的有害损伤[91]。但补充超生理活性维生素 D 后，成骨细胞 / 破骨细胞 RANKL 信号转导和表达减弱，肠道钙磷吸收过多可能影响骨质量。相反，补充维生素 D_3 达 75nmol/L 则以剂量依赖的方式改善甲状旁腺激素水平和肌肉力量[92]。补充普通维生素 D 有助于以剂量依赖的方式维持骨骼微结构。Tabatabaei 等研究发现，补充更多的母体维生素 D_3 可更好地改善豚鼠后代的长骨结构[93]。因此，在骨质疏松的治疗过程中，补充维生素 D 起到维持骨强度和结构稳定性的作用。

3. 维生素 D 治疗骨质疏松的骨外效应：减轻炎症和氧化终末产物

以绝经后骨质疏松为例看如何治疗高骨转换障碍（图 30-5）。雌激素缺乏与骨丢失、炎症状态，以及由肾素 - 血管紧张素 - 醛固酮系统（RAAS）的失调而导致的更严重的心血管事件有关，研究表明更年期导致的雌激素缺乏可能导致 RAAS 活性过高。雌激素缺乏使动物模型中 ACE 和 AT1R 的组织表达上调，AT2R 的组织表达降低。内皮源性一氧化氮（NO）由内皮型一氧化氮合酶（eNOS）由氨基酸 L- 精氨酸和分子氧合成，在维持血管内环境稳定和血管扩张中起着关键作用。动物研究还表明，卵巢切除下调了心脏 eNOS 基因的表达。在雌激素缺乏状态下，炎症 - 骨丢失 - 心血管事件之间存在许多相互影响，维生素 D 通过影

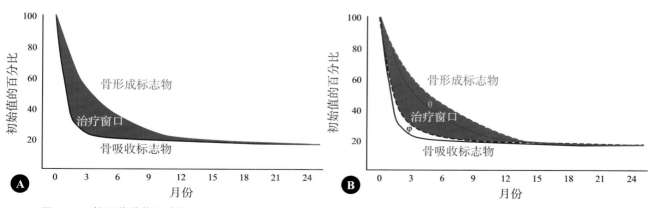

▲ 图 30-4　抗吸收药物治疗骨质疏松症高骨转换窗（A）及添加营养维生素 D（B）对抗吸收药物治疗窗的影响[12]

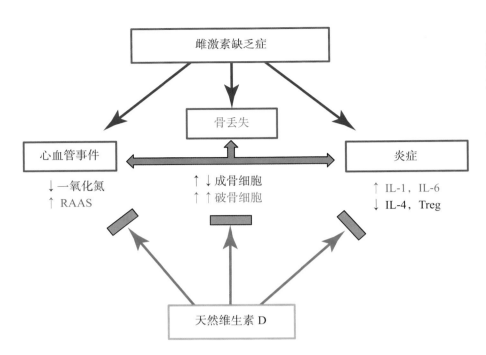

◀ 图 30-5　维生素 D 在高骨转换障碍治疗中的有益作用：以绝经相关性骨质疏松症为例[12]

RAAS. 肾素 - 血管紧张素 - 醛固酮系统；IL-1. 细胞间介素 -1；IL-6. 白细胞间介素 -6；IL-4. 白细胞间介素 -4；Treg. 调节性 T 细胞

响 T 细胞起到炎症调节剂的作用。血清 25(OH)D₃ 水平低与全身炎症细胞因子（如 IL-6 或 IL-1）水平高有关，IL-6 或 IL-1 起破骨细胞刺激作用[94]，炎性细胞因子直接增加破骨细胞活性和骨吸收。1, 25(OH)₂D 通过增加 2 型 T 辅助细胞的活性和减少炎性 1 型 T 辅助细胞的数量来影响适应性免疫[95]，它还可以抵消 RAAS 的过度激活，并可能减少心血管事件的发生率。维生素 D 降低 RAAS 系统活性，这可能降低内源性一氧化氮合酶水平，缓解氧化应激[96]。另外，肠道菌群和肠道通透性增加在触发炎症途径方面发挥了作用，而炎症途径是导致性激素缺乏小鼠骨质丢失的关键，降低肠道通透性的益生菌有可能成为治疗绝经后骨质疏松的策略。补充维生素 D 可通过改变肠道通透性和全身脂多糖浓度来改善怀孕大鼠后代的股骨和腰部骨小梁数量[97]。因此，维生素 D 通过抗炎调节剂的作用来帮助治疗骨质疏松，这可能会改善过度的骨吸收。

（二）维生素 D 联合合成代谢药物治疗低骨转换障碍

低能量骨折在低骨转换障碍的患者中很常见，如 GIOP 或长时间使用双膦酸盐[98, 99]。营养维生素 D

治疗 GIOP 不仅可以减轻破骨细胞的炎症反应和氧化应激反应，还可以挽救骨细胞和成骨细胞的活性，从而恢复低骨转换状态下的骨重建。在骨转换低的骨质疏松患者中，骨合成药物治疗将增加骨形成，从而增强骨吸收（图 30-6A）。在骨转换低的骨质疏松患者中，在骨代谢物治疗上添加维生素 D，会进一步增加成骨细胞的成骨，可能产生更多的优质骨（图 30-6B）。它还将按顺序进一步增强骨吸收，从而移除更多陈旧 / 脆弱的骨骼。与图 30-6A 相比，治疗窗口将向左上方移动。因此，在低转换率骨病的抗吸收药物治疗中，应加用维生素 D。

低骨转换障碍患者成骨细胞存活率低，骨重建的序贯耦联减弱。因此，单独使用抗吸收药物时，骨细胞 / 成骨细胞的凋亡是常见的[100]。研究发现骨形成剂改善骨密度和骨质量的效果好于使用双膦酸盐的治疗[101]。在接受甲状旁腺激素类似物治疗 6 个月的 HD 患者中，骨形成率增加，骨组织病理学显示骨转换正常[102]。最近的 Meta 分析报告了维生素 D 补充剂对社区留守老年人预防骨折的中性影响，但维生素 D 缺乏在这类患者中并不常见，因为在社区中维生素 D 的来源更加多样[103]。因此，医生在使用药理剂量的活性维生素

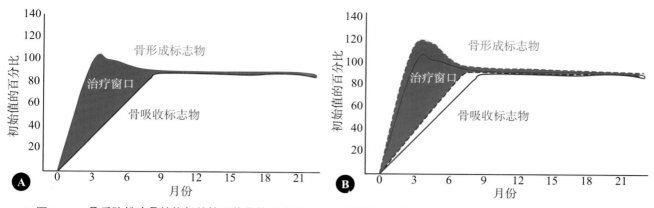

▲ 图 30-6　骨质疏松症骨转换低的抗吸收药物治疗窗（A）及普通营养维生素 D（B）对抗吸收药物治疗窗的影响[12]

D 治疗骨质疏松时应谨慎。此外，在甲状旁腺激素类似物治疗时，可考虑使用普通维生素 D 来治疗低骨转换障碍，以维持成骨细胞的活性。

九、骨质疏松的治疗：根据骨转化情况

通过规范骨重建过程，可以从质和量上防止骨丢失。可以使用减少骨吸收、激活骨形成或防止成骨细胞凋亡的药物来维持骨量，但应根据骨转换率调整治疗方法来维持骨质量。对于 PMO、RA、AS、COPD 等高骨转换患者，或其他以破骨细胞功能高于成骨细胞为特征的慢性炎症性疾病，可考虑使用双膦酸盐或地舒单抗等抗骨吸收药物。在特殊情况下可考虑使用其他药物，如选择性雌激素受体调节药、奥达卡替。在制动的患者中，破骨细胞活性增加，成骨细胞活性降低，抗吸收药物或骨代谢药物的选择应根据患者的骨重建情况而定（图 30-7）。

（一）高骨转换障碍：促进破骨细胞生成与成骨细胞活力增加相结合

1. 抗骨吸收药

治疗骨量低的骨质疏松患者应使用抗骨吸收药物。广泛使用的抗骨吸收药物包括双膦酸盐、拟钙剂和地舒单抗。

双膦酸盐：双膦酸盐是无机焦磷酸盐的衍生物。由于双膦酸盐与骨骼中的羟基磷灰石晶体有很高的亲和力，它们可以进入骨骼表面的细胞，防止碱性磷酸酶进一步裂解。此外，双膦酸盐在

被吸收并代谢成干扰 ATP 生成的代谢物后，会诱导破骨细胞凋亡[105]。它诱导破骨细胞而非破骨细胞前体细胞凋亡，并可能通过干扰成骨细胞的活性和 Wnt 信号来减少骨形成[106, 107]。在绝经后女性和继发性甲状旁腺功能亢进症患者中使用双膦酸类药物治疗骨质疏松已有确凿证据，这些患者由于破骨细胞激活而表现出加速的骨吸收。Borah 等报道称，血清骨转换标志物水平升高的患者接受双膦酸类药物治疗可降低骨折发生率[108]。在接受透析的患者中，双膦酸盐治疗可降低血清离子钙浓度。此外，双膦酸盐与活性维生素 D 同时使用可抑制甲状旁腺功能亢进症的加重[109]。如果双膦酸盐应用于低骨转换疾病，它通过干扰成骨细胞的活性间接抑制骨形成，导致非典型部位发生骨软化或骨折[106]。例如，早期 CKD（Ⅱ～Ⅳ期）患者伴有较严重的低骨转换障碍，双膦酸盐治疗可能会抑制骨转换导致无动力型骨病[110]。因此，对于有高骨转换障碍的骨质疏松患者，应选择双膦酸盐治疗并应与维持成骨细胞活性的药物一起使用。

2. 抗 RANKL 抗体

地舒单抗（Denosumab）是一种针对破骨细胞分化诱导细胞因子 RANKL 的单抗，它直接抑制破骨细胞激活和骨形成[87]，此外，使用地舒单抗诱导破骨细胞和破骨细胞前体细胞的凋亡，这是 Wnt/β-catenin 抑制物的来源，它降低了椎体、非椎体和髋部骨折的发生率[111]。地舒单抗在降低骨

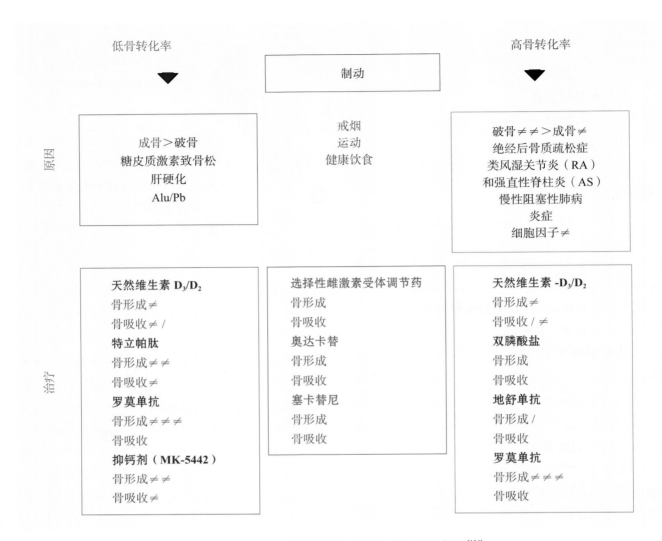

▲ 图 30-7　骨质疏松症的合理治疗：基于骨转换率[104]

折发生率方面的效果不劣于双膦酸盐类药物；此外，地舒单抗比双膦酸盐类药物能够维持更高的骨密度[112]，在不同阶段的 CKD 患者中，地舒单抗降低了骨折发生率并增加了所有部位的骨密度[113]，因此，与使用双膦酸盐相比，使用地舒单抗可以在骨形成中形成相对温和的正向平衡[112]。

3. 拟钙剂

细胞外钙离子浓度通过 G 蛋白偶联受体钙敏感受体（CaSR）调节甲状旁腺激素的分泌。CaSR 诱导的细胞内蛋白激酶 C 的激活和非线粒体储存的细胞内钙的动员，从而抑制了甲状旁腺素的分泌[114]，在继发性甲状旁腺功能亢进患者中，拟钙剂可能起到减缓骨转换和维持骨密度的作用，

CaSR 通过影响 RANKL/OPG 信号通路影响成骨细胞，在老年动物中，CaSR 的激活通过调节成骨细胞和破骨细胞之间的耦联来促进与成骨细胞相关的骨形成，而在年轻动物中，CaSR 直接抑制破骨细胞[115]。在继发性甲状旁腺功能亢进症和基线血清碱性磷酸酶水平升高的 HD 患者中，盐酸西那卡塞治疗增加了骨密度[116]，在接受透析和继发性甲状旁腺功能亢进症的患者中，盐酸西那卡塞治疗 6~12 个月可降低血清甲状旁腺素浓度并抑制骨转换率[117]。研究显示，接受盐酸西那卡塞治疗的老年患者骨折发生率降低，骨折的相对风险为 0.72（95%CI 0.58~0.90）[118]。因此，盐酸西那卡塞可应用于高骨转换的治疗。

（二）低骨转换障碍：恢复成骨细胞活性：合成代谢药：甲状旁腺素类似物、抗 Wnt 通路抑制物的单抗

1. 甲状旁腺激素

甲状旁腺激素激活环磷酸腺苷依赖的蛋白激酶 A 和钙依赖的蛋白激酶 C 信号通路，调节成骨细胞的功能。此外，它还调节 IGF-1 和硬化蛋白的作用[119]。因此，它作为一种促进骨形成药物应用于低骨转换障碍患者。皮下注射特立帕肽（重组人甲状旁腺激素 1–34N 末端序列）已被批准用于促成骨治疗，它能减少成骨细胞的凋亡、激活休眠的骨衬细胞，形成活跃的成骨细胞。骨活检组织形态学分析显示，患有骨质疏松的老年人骨小梁体积、骨连接、骨微结构和骨小梁数量增加[120]。在甲状旁腺激素正常的骨质疏松患者[77] 中，皮下注射特立帕肽可降低椎体或非椎体骨折的风险但对于 CKD 患者低骨转换障碍的疗效尚未确定，如无动力型骨病或骨软化。然而，在接受透析并患有低骨转换障碍的患者中，特立帕肽会升高骨转换标记物的水平[121-123]。在低骨转换障碍的患者中，如 GIOP，特立帕肽注射可以促进骨形成并纠正骨密度[99]。即使在患有高骨转换率疾病的老年人中，在使用 24 个月的甲状旁腺素后也有一个合成代谢窗口[124]，允许增加骨形成而不是骨吸收。

2. 抗 Wnt 途径抑制物的单抗

奥达卡替和罗莫单抗是潜在的抗骨质疏松药物，可对抗 Wnt 信号通路抑制药[125, 126]。如前所述，Wnt/β-catenin 信号对成骨至关重要。像硬化蛋白和 DKK1 这样的抑制药会减少破骨细胞的形成和骨的转换[127]。抗硬化蛋白的单抗可促进 Wnt 信号相关的成骨细胞的形成并抑制骨吸收。罗莫单抗治疗已被证明在增加血清 PINP 水平的同时保持骨量[128]，同时降低了骨折的风险[129, 130]。在治疗期间，因为骨形成的增加与骨吸收的轻微减少相关，中和抗 SOST 抗体的治疗窗口预计会相当大[87]。在硬化蛋白基因突变的动物模型中，骨强度随骨体积的增加而增加，但对骨质量仍没有明显的不利影响[131]。

十、维生素 D 对骨质疏松的影响

正如前面提到的，维生素 D 受体存在于骨组织中的成骨细胞、破骨细胞、骨细胞和细胞外基质上。维生素 D 缺乏预示着骨质量和数量降低，药理浓度的活性维生素 D 会对成骨细胞造成损伤。由于普通维生素 D 为骨组织提供了 25(OH)D 生理浓度的微环境，我们讨论了普通维生素 D 在治疗高、低骨转换障碍中的作用。25(OH)D 的血清浓度反映了维生素 D 的状态。研究发现，体脂和体重指数影响血清 25(OH)D 浓度，其原因是脂肪分布和肠道周围脂肪组织[132]。在治疗维生素 D 缺乏症时，人们注意到补充维生素 D_3 的剂量与血清维生素 D 的反应之间没有线性关系[133]。一项对非透析 CKD 患者的回顾性分析结果表明，治疗非透析性 CKD 维生素 D 缺乏症，维生素 D_3 可能优于麦角钙醇[134]。Meta 分析还表明，维生素 D_3 在提高血清 25(OH)D 浓度方面比维生素 D_2 更有效，因此维生素 D_3 可能成为补充剂的首选[135]。研究发现，维生素 D 缺乏程度较重（＜10ng/ml）的患者，每日补充 1000U/d 的维生素 D_3 提升效果最好。25(OH)D 的起始值越高，$25(OH)_2D$ 的增量越小。单剂量补充维生素 D_3（如 7 万 U～30 万 U）已在多项临床试验中应用[136-138]，高钙血症等不良反应并不常见，但这种补充引起的升高只能持续不到 2 个月。因此，在治疗严重的维生素 D 缺乏症时，监测血清 25(OH)D 的变化很重要，对于严重的维生素 D 缺乏状态应考虑大剂量或强化间隔补充[139]。迄今为止，药物相互作用和补充维生素 D 的证据有限，尤其是维生素 D_3。正如前面提到的，维生素 D 的浓度和 25(OH)D 最佳浓度之间存在差异。因此，建议 1 岁以下服用强化配方奶粉儿童每天 1000U，6 个月以上母乳喂养儿童每天 1500U，1 岁以上儿童每天 3000U，年轻人每天 8000U 左右，以保持骨健康[83]。

结论

骨组织由骨细胞、成骨细胞和破骨细胞组成，受 RANK/OPG 系统的严格调控。RANK/RANKL 比值的升高和 OPG 水平的降低将加剧破骨细胞相关的骨吸收。过量的 Wnt/β-catenin 信号抑制物，包括 DKK1 和 SOST，也降低了成骨细胞的活性，增加了破骨细胞的活性，导致明显的骨量减少。骨转换障碍的异常会使骨结构排列恶化，降低骨质量，从而导致骨脆性和骨丢失。磷酸盐负荷和维生素 D 缺乏刺激的高甲状旁腺激素水平影响成骨细胞的 RANKL 和 OPG 活性，从而激活破骨细胞相关的骨吸收。维生素 D 缺乏与骨吸收增加、钙磷吸收不足、成骨细胞活性降低以及随后的骨量减少有关。在高转换率的骨病患者中，在抗骨吸收药物中加入维生素 D，可减轻骨吸收减少，增加治疗窗口期。同样，在骨转换低的骨质疏松患者中，在骨合成药物治疗的基础上加入维生素 D 将进一步促进骨形成，产生更多优质骨。因此，为维持 CKD 患者的骨健康，建议摄入适量的维生素 D。

第 31 章　糖皮质激素与肌肉骨骼健康
Glucocorticoids and Musculoskeletal Health

Yasser El Miedany　著

一、背景

1932 年，Harvey Cushing 描述了一组多由垂体腺瘤引起 ACTH 分泌增加而导致的症状，主要包括躯干部肥胖、圆脸、颈部脂肪增加、肌肉萎缩、骨质疏松及椎体压缩性骨折、腹部和臀部皮肤紫纹、多毛、疲劳、肌无力、体液潴留、高血压和高血糖等[1]。Cushing 发表的文章[2]首次描述了内源性糖皮质激素对骨骼和肌肉的影响与外源性糖皮质激素及类固醇药物相一致，而在慢性炎症和肿瘤性疾病中存在差异。

在过去数十年中，糖皮质激素作为最常见的处方药之一，在治疗多种疾病及皮质醇减少症中发挥了重要作用[3]。糖皮质激素对骨骼的不良反应在数十年前已被发现，但目前糖皮质激素仍在临床中长期广泛应用于治疗多种疾病，包括自身免疫性疾病、肺部疾病、胃肠道疾病、恶性肿瘤以及接受器官移植的患者等，因此，人们对于该不良反应的关注度依然很高。这一问题已经得到了广泛的重视，许多国家根据专家组织[4]的建议已制订了糖皮质激素性骨质疏松症（GIO）防治指南。

糖皮质激素使用后继发的骨丢失发生较早并且快速，而且骨量的丢失与累积剂量和持续时间密切相关。即使泼尼松龙的日使用剂量<5mg/d，也可能增加骨折风险[5]。肠外、口服、甚至长期吸入的糖皮质激素都可导致显著的骨丢失。研究显示，在糖皮质激素治疗的第一年，骨丢失率可达 10% 以上，此后趋于稳定，每年 2%～3%[6]。骨丢失主要累及骨小梁，因此椎体骨折的风险增加。随着骨丢失的持续，皮质骨也会受累（如股骨颈）[7]。大约 20% 接受糖皮质激素治疗的患者在治疗的第一年内会发生脆性骨折[8]。绝经后女性和老年男性罹患糖皮质激素性骨质疏松症和骨折的风险更高[9]。同时，糖皮质激素对骨骼肌的分解代谢作用多年来已经广为人知。给动物使用大剂量的糖皮质激素，不仅会导致肌肉含量下降，还会导致以肌力下降和虚弱为特征的肌肉功能障碍[10]。

尽管糖皮质激素治疗对骨骼和肌肉健康的负面影响已被充分证明，但仍有超过一半的患者并未接受骨密度（BMD）评估或推荐的骨质疏松预防治疗[11]。多个已经发布的指南，强调了对长期接受糖皮质激素治疗的患者采取骨质疏松预防措施的重要性，直至停止使用糖皮质激素治疗。本章将回顾糖皮质激素性骨质疏松症的流行病学和病理生理学，讨论糖皮质激素对肌肉骨骼健康的影响，即糖皮质激素性骨质疏松症的临床相关性、风险分层、筛查和评估以及糖皮质激素相关骨密度和骨结构的变化。本章将讨论骨密度监测、骨折风险的评估，以及糖皮质激素性骨质疏松症的管理，并总结出评估和管理糖皮质激素性骨质疏松症的方法。

二、流行病学

流行病学研究显示，社区人群中口服糖皮质激素的比率在 0.5%～0.9%，而在成人和≥50 岁的老年人中上升到 2.7%[12-14]。该比率在男性和女性中相似。在 10 个国家开展的全球女性骨质疏松纵向研究（GLOW）中，60 393 名绝经后女性中有

4.6% 在基线调查时接受糖皮质激素治疗[15, 16]。口服糖皮质激素最常见的适应证是炎症性风湿性疾病（如类风湿关节炎、系统性红斑狼疮、多发性肌痛、风湿性关节炎和颞动脉炎等）、肺部疾病（如哮喘和慢性阻塞性肺疾病等）以及器官移植。

在糖皮质激素的多种不良反应中，糖皮质激素性骨质疏松症（GIO）已被确定为最常见的骨骼受累形式。对 GIO 的患病率进行研究后发现，长期接受糖皮质激素治疗的患者中，估计至少有 50% 会出现骨质疏松[17]。骨质疏松性骨折是糖皮质激素导致的肌肉骨骼最严重的并发症之一，影响了 30%～50% 的患者[18-21]。此外，继发性的骨质疏松症，如糖皮质激素性骨质疏松症，在绝经前及围绝经期女性中非常常见。在一项针对绝经前和绝经后女性的临床研究中（ n=384 ），8.6% 的病例中存在导致骨质疏松的继发性原因，其中 21% 归因于使用糖皮质激素，而所有这些病例均为绝经前女性[22]。Khosla 等报道，在确诊为继发性骨质疏松症的 20—44 岁的患者中，超过 50% 的人为糖皮质激素性骨质疏松症[23]。

与此一致，接受糖皮质激素治疗的患者骨折的风险增加了 2 倍，而椎体骨折的风险甚至更高。一项研究比较了 244 235 名口服糖皮质激素患者和 244 235 名对照组患者，髋部骨折的风险为 1.6，椎体骨折的风险为 2.6；该数据被多个其他研究证实[24-26]。据报道，长期接受糖皮质激素治疗的患者，其骨折的总体发生率为 30%～50%。在 551 名长期使用糖皮质激素的患者中，椎体骨折的发生率为 37%，其中 14% 的患者有 2 次或 2 次以上的无症状椎体骨折；48% 的年龄≥70 岁的患者和 30% 的年龄＜60 岁的患者至少发生过一次椎体骨折[27]。骨折的发生率随年龄增长而增加，这是预防策略的一个重点。

一项在英国全科研究数据库（United Kingdom General Practice Research Database）中的高引用研究[8]表明，使用约泼尼松 5mg 剂量的糖皮质激素治疗仅 3 个月，即可导致骨折风险指数级增加。最近[28]的一份报告表明，即使 1 个月的全身糖皮质激素治疗也可导致骨折风险增加。如果这一点被其他研究证实，就更需要临床医生在开具泼尼松及类似药物处方时考虑骨折的风险。事实上，有研究表明，在泼尼松治疗的第一天，骨形成标记物就会被抑制[29]。即使是注射到关节中，也会在 2 周或更长时间内影响骨转换标志物[30]。

三、病理生理学

（一）糖皮质激素的作用机制

糖皮质激素是一种皮质类固醇，是类固醇激素的一种，糖皮质激素是与胞质糖皮质激素受体结合的皮质激素，它存在于几乎所有脊椎动物细胞[31]中。糖皮质激素是一个合成词（葡萄糖＋皮质＋类固醇），由其在调节葡萄糖代谢、肾上腺皮质合成中的作用及其甾体结构组成。糖皮质激素与盐皮质激素和性激素的区别在于其特定的受体、靶细胞和作用。在专业术语中，"皮质类固醇"指的是糖皮质激素和盐皮质激素（两者均是由肾上腺皮质产生的类激素）。糖皮质激素主要在肾上腺皮质束状带产生，而盐皮质激素则在肾小球带合成。糖皮质激素是免疫系统反馈机制的一部分，可以降低免疫功能某些方面的作用，如炎症。因此，在医学上常被用于治疗由免疫系统过度活跃引起的疾病，如过敏、哮喘、自身免疫性疾病和败血症。

糖皮质激素受体激活后，复合物转移到细胞核，在那里它与一系列基因的糖皮质激素反应元件结合（图 31-1），可反向调控靶基因的转录，导致对正常细胞功能如糖异生和抗炎至关重要的酶的表达。因此，氢化可的松是人体最重要的激素之一。虽然非经典途径的作用并不十分重要，但这些非基因组效应也被证明参与炎症标志物下调[32]的多种机制。

在生理浓度下，内源性糖皮质激素可能具有促进成骨[33]的作用，而在细胞培养、小鼠和人体模型中，过量的糖皮质激素会增加破骨细胞的生成并抑制成骨细胞的生成[7, 34]。骨细胞中糖皮质激素的局部代谢是由一对组合酶 11β- 羟基类固醇脱

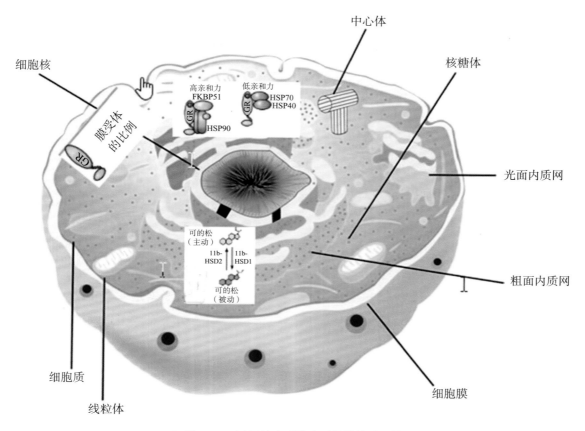

▲ 图 31-1　过量糖皮质激素对骨骼的分子作用

GC 的作用通过 4 种机制发生：经典的基因组（最重要），涉及胞质 GC 受体（cGCR），分为两个过程，转录抑制和反式激活；非特异性非基因组，也由 cGCR 启动；膜受体执行的非基因组（mCGR）；非特异性非基因组，由与细胞膜（包括细胞器）的相互作用产生。糖皮质激素进入细胞并被 11β-HSD1 激活，或被 11β-HSD2 灭活。活化的糖皮质激素与含有热休克蛋白和糖皮质激素受体的胞质蛋白复合物结合。HSP70 与 HSP40 的复合物使糖皮质激素受体成为低亲和力受体，而与 HSP90 的复合物使之成为高亲和力受体。配体结合后，FKBP51 被交换为 FKBP52，从而允许复合物进入细胞核并与染色质接触

氢酶 1 型和 2 型（11β-HSD1，11β-HSD2）控制，它们通过活性或惰性形式的相互转化来激活或阻断糖皮质激素的作用（图 31-2）[35, 36]。其他通路亦参与了糖皮质激素的作用，包括诱导成骨细胞和骨细胞中的促凋亡分子，以及拮抗与成骨相关的通路的 Wnt 通路等[34, 37, 38]。目前，糖皮质激素在细胞水平上的作用机制仍在积极探索中[39]，如通过热休克蛋白 90 增强成骨细胞活性等[40]。

糖皮质激素治疗对成骨细胞、破骨细胞和骨细胞都有影响（图 31-3），其主要作用是抑制成骨细胞的活性，从而抑制骨形成。糖皮质激素对骨形成的直接影响主要是通过上调 PPARγ2[41] 和 Wnt/β-catenin 信号通路来介导的[42, 43]。前者可促进多能前体细胞向脂肪细胞分化，而向成骨细胞分化减少，导致成骨细胞数量减少。后者可出现 Dickkopf 相关蛋白、硬化蛋白和 Wnt 信号通路抑制药的表达上调，表达上调的硬化蛋白与 frizzled 共受体 Lrp4 和 Lrp5 结合，导致 Wnt 信号通路被抑制，从而使得成骨细胞前体细胞向成熟成骨细胞分化减少，增加成骨细胞和骨细胞凋亡。在硬化蛋白缺失的小鼠中，糖皮质激素过量的情况下，骨量未发生明显下降，提示硬化蛋白在介导糖皮质激素对骨形成影响中具有重要作用[44]。此外，在糖皮质激素诱导的骨质疏松小鼠模型中，使用硬化蛋白抗体治疗可防止骨量和骨强度[45] 的减少。

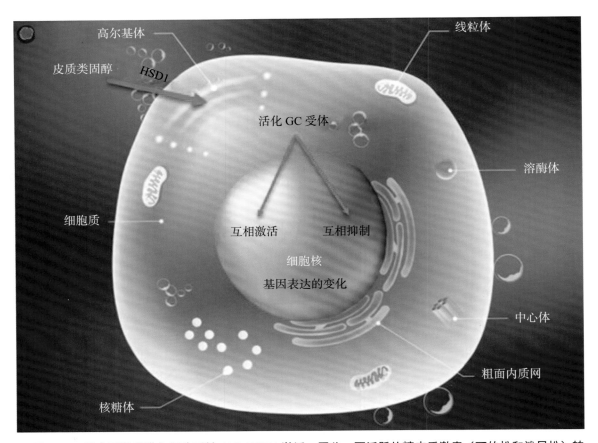

▲ 图 31-2　糖皮质激素进入细胞后被 11β-HSD1 激活，因此，不活跃的糖皮质激素（可的松和泼尼松）转化为活跃的糖皮质激素（皮质醇和泼尼松龙）

11β-HSD1 也在成骨细胞中表达，成骨细胞随年龄增长而增加，这也有利于这些细胞中糖皮质激素浓度的增加。11β-HSD1 酶表达增加被认为是 GC 诱导骨质疏松的一个危险因素。在其活性形式下，糖皮质激素与受体（GRα 或 GRβ）结合，并从细胞质迁移到细胞核，在那里它可以结合糖皮质激素反应元件（GRE）以及其他转录因子。HSD 系统的另一面由 GC 失活酶和 11β-HSD2 组成。不同类型的糖皮质激素对这种酶的敏感性是不一样的，地塞米松由于在 B 环的 9α 位置有一个氟原子，导致 HSD2 的部位被阻断，使得其成为对这种失活酶最具抵抗力的类固醇，也是导致骨质疏松的最主要原因

（二）潜在炎症的作用

在一般人群中，C- 反应蛋白在正常范围内的轻微升高也可能增加非创伤性骨折的风险[46]。一些研究表明，在较低水平范围内的炎症标志物和细胞因子的变化可以预测骨质流失，其他一些研究报道升高的炎症标记物可预测骨折[47, 48]。

据报道，无论是否使用糖皮质激素，类风湿关节炎（RA）髋部和椎体骨折的风险都增加 1 倍，而且疾病活动性与低骨密度[49]相关。在一项针对早期 RA 患者的前瞻性研究中，当生物疗法尚未出现时，在该类患者中观察到骨丢失增加，这一现象主要发生在随访期间有持续炎症的患者（有持续的高 CRP 支持)[50]。强直性脊柱炎是一种无须使用糖皮质激素治疗的炎症性疾病，由其产生的炎症会导致骨丢失和椎体骨折风险增加[51, 52]。

这些临床观察有很强的生物学依据。破骨细胞的形成是在 RANKL 的控制下进行的，RANKL 的产生不仅是在正常骨重建中由骨细胞产生，在其他情况下，如雌激素缺乏和炎症时，也由淋巴细胞和成纤维细胞产生[53]。多种细胞因子可促进破骨细胞的形成，其主要通路是由 Th17 细胞亚群（即 IL-6 和 IL-23）介导[54-58]。肿瘤坏死因子 -α（TNF-α）转基因小鼠是骨质疏松症的模型，其骨量显著减少，骨微结构破坏。此外，在这些模型

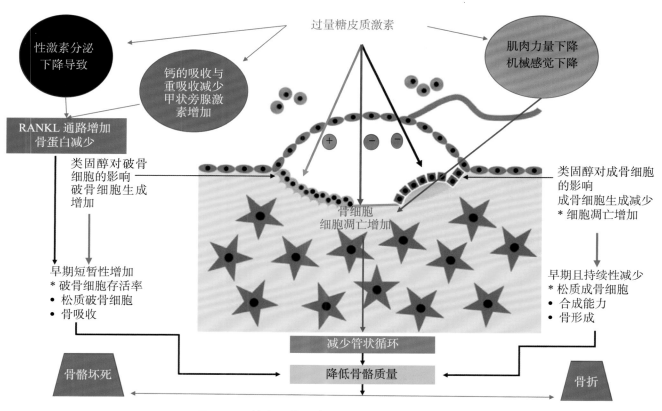

▲ 图 31-3 糖皮质激素诱导骨质疏松症的病理生理学

过量的全身性糖皮质激素通过直接和间接的机制诱导不恰当的骨重塑状态，导致肌肉萎缩，继而引发骨质疏松症和骨折。早期骨丢失是由激素水平的变化驱动的，其中主要是雌激素和甲状旁腺激素刺激了核因子-κB 受体激活蛋白配体（RANKL）诱导的破骨细胞形成。骨细胞和成骨细胞的凋亡阻止了有效的机械蛋白和新骨的形成

中还观察到硬化蛋白的过度表达，结果导致骨形成减少，其机制可能与炎症相关[59]。针对瓜氨酸蛋白（ACPA）的抗体可以通过位于前体细胞和细胞表面的瓜氨酸波形蛋白（通过 TNF-α 的局部效应）增加破骨细胞的数量和活性[60]，证明自体免疫在骨重建中也有作用。

所有这些临床观察和生物学研究表明，炎症对骨重建具有不利的影响，在糖皮质激素本身发挥作用之前，诱导骨吸收增加和骨形成减少。

四、对骨骼的影响

（一）对骨骼的直接影响

糖皮质激素对骨骼的主要影响是损害骨形成，并伴有早期但短暂的骨吸收增加。重建率初始的增加伴随着单个骨构建单位（BMU）水平的骨形成减少，这种骨转换的增加和骨重建负平衡的组

合导致快速骨丢失[61-65]。随后，在组织和 BMU 水平上，骨形成的减少占主导地位，继而导致低转化状态。来自于在健康志愿者中进行的研究表明，这是一种独立于炎症效应的直接影响。在这些研究中，每日 5mg 泼尼松足以迅速且显著的降低血清骨形成的特异性标志物 P1NP 和骨钙素水平；停用泼尼松后，这些变化可被逆转[66]。

糖皮质激素还可在其他方面直接影响骨吸收，例如，增加巨噬细胞集落刺激因子（M-CSF）和 RANKL 的产生，减少成骨细胞和骨细胞的护骨因子（OPG）产生，导致破骨细胞的数量和活性增加[67, 68]。因此，破骨细胞寿命的延长（与成骨细胞寿命的减少形成对比）。这种作用随着时间的推移而减弱，可能由于成骨细胞和骨细胞数量减少所致。因此，糖皮质激素相关的骨丢失大部分是由骨形成减少引起的，这种减少在糖皮质激素

使用期间持续存在。此外，还有一些来自动物模型的证据表明糖皮质激素影响了骨细胞的形态和矿化[69]。

（二）对骨骼的间接影响

导致糖皮质激素诱导骨质流失的其他机制是通过对骨骼的间接作用发生的。第一种机制是糖皮质激素对钙代谢的影响。糖皮质激素引起胃肠道钙吸收减少并诱导肾脏的钙流失。继发性甲状旁腺功能亢进已被认为是影响骨骼的一个重要因素[70]。糖皮质激素还会减少性激素的分泌，从而导致性腺功能减退。此外，骨丢失与身体活动减少以及生长激素、胰岛素样生长因子 -1（IGF-1）和 IGF-1 结合蛋白（IGF-BP）的生成减少有关[71]。正如前面提到的，使用糖皮质激素治疗的基础疾病往往与炎症的增加有关，炎症通过增加促炎症、促骨吸收细胞因子的产生而导致骨丢失。虽然糖皮质激素可以抑制炎症，从而减轻炎症的不利影响，但在治疗过程中，疾病复发与骨吸收增加有关。

（三）对肌肉的影响

众所周知，糖皮质激素可以调节骨骼肌中的蛋白质代谢，产生与胰岛素相反的代谢作用。在许多代谢性疾病中，如败血症、饥饿和癌症恶病质，内源性糖皮质激素升高会导致肌肉质量和功能的丧失。

与骨骼类似，骨骼肌的稳态也可被糖皮质激素破坏。糖皮质激素不仅通过抑制氨基酸进入肌肉来减少肌肉合成代谢[72]，还通过改变 3 条主要通路来增加肌肉分解代谢：肌生长抑制素（Myostatin）信号通路、IGF-1–PI3K-Akt 通路和 NF-κB 通路[73]。其结果是骨骼肌蛋白平衡向蛋白质水解方向转变。也有证据表明，糖皮质激素通过干扰肌源性分化[74]和（或）检测损伤并触发修复的免疫反应[73]来抑制肌肉的再生。此外，Schakman 等证实糖皮质激素，而不是 IGF-1 或 TNF-α-NF-κB，通过自噬和泛素－蛋白酶体途径在诱导急性炎症状态下的蛋白水解中发挥关键作用[75]。高危患者包括老年患者、营养摄入不足的患者和不参加能够抵消糖皮质激素负代谢作用运动的患者[76]。

此外，糖皮质激素与糖皮质激素性肌病和危重症疾病（CIM）相关。糖皮质激素性肌病通常与大剂量使用糖皮质激素，特别是氟化糖皮质激素制剂有关。患者在接受糖皮质激素治疗数周或数年后，会出现隐性的无痛性近端肌无力，主要影响下肢。在整个病程中，血清肌酶水平通常保持在正常范围或轻度升高[15, 77]。在其病理学上，糖皮质激素诱导的肌病以 II 型肌纤维优先丢失和萎缩为特征[78]。肌肉无力通常在停止使用糖皮质激素后 3～4 周内开始改善，但也有可能持续 6 周。

另外，危重性肌病（CIM）与高剂量糖皮质激素和神经肌肉阻断药的治疗有关。肾衰竭、高血糖和基础疾病严重程度的增加等其他危险因素也很重要[79]。据估计，在重症监护室接受哮喘治疗的患者中至少有 1/3 出现危重症疾病（CIM）[80]。患者通常表现为急性、弥漫性、弛缓性肌肉无力，通常影响四肢肌肉、颈部屈肌，还有膈肌和面肌[79]。血清肌酸激酶水平一般比正常值高 10～100 倍，在第 3～4 天达到高峰，10 天后恢复正常[81]。诊断是基于肌电图和肌肉 / 神经活检分析。肌电图测试显示低振幅、短持续时间和多相运动单位电位、低振幅复合动作电位以及纤颤和尖波电位[82]。在组织病理学上，危重症肌病（CIM）以不同程度的肌纤维坏死和再生、无淋巴细胞炎症、II 型纤维优先萎缩、厚肌球蛋白丝缺失为特征[83]。

五、糖皮质激素性骨质疏松症的临床相关性

由于机械骨强度比观察到的骨密度还要低，且使用糖皮质激素导致骨折风险显著增加，因此应对服用类固醇的患者进行谨慎评估，应考虑使糖皮质激素性骨质疏松症（GIO）成为一种独立的骨丢失形式的几个因素（图 31–4）。这些因素可归纳如下。

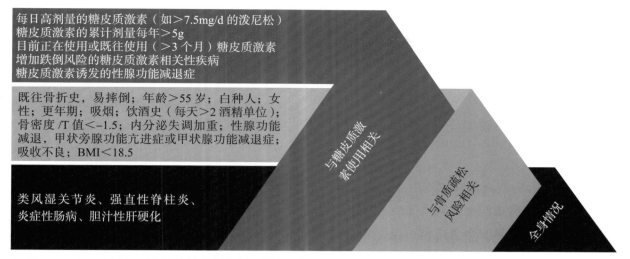

▲ 图 31-4 接受糖皮质激素治疗的患者发生骨折的风险因素。应谨慎评估服用激素的患者，一些因素使得糖皮质激素性骨质疏松症（GIO）成为一种独立的骨丢失形式

（一）GIO 与绝经后骨质疏松症

GIO 与绝经后骨质疏松症的主要区别是对成骨细胞活性的抑制，导致骨形成减少。在 GIO 的早期阶段，主要是由于骨吸收过度和骨形成受损造成骨密度的快速丢失，并在长期治疗中进一步进展。骨小梁流失占主导地位，最明显的变化不仅表现在腰椎，在股骨颈和其他部位也都有所体现。其对骨骼的影响与剂量有关，当每日剂量高于 2.5mg 泼尼松龙当量时，相对风险显著增加[25]，同时也与疗程有关，骨折风险在停止治疗几个月后可恢复到基线水平。然而，骨骼的变化可能比许多医生意识到的要更早发生。一项研究发现，每天服用 40mg 或更高当量的泼尼松可在 2 个月内导致腰椎骨密度的大量丢失[84]。Meta 分析表明，使用类固醇与骨折的相对风险度为 1.6～1.98，与性别无关[26, 85]。

骨折最常发生在骨小梁富集的部位（骨松质），如腰椎和股骨颈。椎体骨折可能是无症状的，只能通过影像学检查发现。虽然对 GIO 的了解大多是从绝经后骨质疏松症的经验中推断出来的，但必须注意的是，在 GIO 中骨折发生者的骨密度往往较绝经后骨质疏松症的高[86]。

（二）与糖皮质激素相关的骨丢失阶段

如前所述，糖皮质激素诱导的骨丢失有一个快速的、伴有过度骨吸收的早期阶段，以及一个缓慢的、以骨形成不足为标志的晚期阶段[42, 87, 88]。在治疗的最初几天内，由于糖皮质激素对成熟破骨细胞的抗凋亡作用而短暂增加破骨细胞数量，这可能会导致早期骨丢失[87]。更高剂量的糖皮质激素也可能刺激骨吸收[89]。在第二阶段，长期的过量使用糖皮质激素通过下调成骨细胞和破骨细胞生成来抑制骨重建，其特征是骨形成和骨转换下降[88]。研究表明，泼尼松龙治疗 4 周后骨吸收下降到正常或低于正常水平[90]。GIO 的骨形成和骨转换的减少与骨吸收的增加形成鲜明对比。

停用糖皮质激素后，骨折的风险迅速降低。一项前瞻性研究显示，停用糖皮质激素后 6 个月内，腰椎骨密度有显著改善[91]。一项大型回顾性研究显示，近期长期使用糖皮质激素的患者发生严重骨质疏松性骨折的风险增加，而间歇性或曾经使用这类药物的患者发生严重骨质疏松性骨折的风险没有增加[92]。

（三）对糖皮质激素敏感性的差异

糖皮质激素相关的不良反应，包括骨质疏松，在个体中存在很大的差异，原因大多未知。11β- 羟类固醇脱氢酶（11β-HSD）系统作为糖皮质激素作用的前受体调节剂已受到了关注。该系统可催化活性 / 非活性可的松的相互转化，11β-HSD 可以增强成骨细胞中的糖皮质激素信号。11β-HSD 广泛表达于包括骨在内的糖皮质激素靶组织中，促炎症细胞因子[93, 94]、年龄和服用糖皮质激素可调节和增强其表达，表明该机制可能是糖皮质激素对骨关节的关键调节因素。个体对糖皮质激素的敏感性也可受糖皮质激素受体基因多态性的调控[95]。

（四）时间效应

GIO 及其随之而来的骨折风险的发生是迅速的，最早在治疗开始后 3 个月内即可发生，停止使用糖皮质激素后又会立刻逆转。这不能用骨密度的变化来解释，但可能与糖皮质激素对先前未被炎症耦合的骨重建的额外影响，以及通过诱导骨细胞凋亡对骨强度的显著影响有关。数据还表明，口服糖皮质激素后，跌倒率迅速增加[25]。因此，应谨慎评估骨折风险，推荐对高风险人群进行初级预防。

（五）剂量效应

在流行病学研究中，观察到即使服用低剂量的泼尼松，即每天服用 2.5～5mg，也会增加骨折的风险。最近的指南建议对接受这种低剂量的患者进行适当的干预，本章稍后将对此进行讨论。骨折发生率的增加与剂量有关。有趣的是，骨折风险与当前日剂量有关，而不是与累积剂量有关[96]，可能是由于累积剂量难以准确计算所致。

（六）糖皮质激素的使用

糖皮质激素使用史导致髋部骨折的风险增加，因此对所有患者进行骨质疏松和骨折风险的评估是必要的。然而，该风险主要与近期和长期使用糖皮质激素有关，而不是较早以前或短期疗程使用[97]。

（七）基础疾病

活动性 RA 或强直性脊柱炎（SpA）患者的纵向研究显示，持续性炎症与骨丢失有关。前瞻性研究显示，炎症完全控制（临床症状的改善和活动能力的提高）时骨丢失的减少[98]。该变化不仅存在于未经糖皮质激素治疗的脊柱关节炎中，也存在于类风湿关节炎手部、脊柱和髋部及接受低剂量糖皮质激素治疗的患者中[98-100]。在对近期发病的活动性 RA 患者进行的 BeSt 研究中，所有治疗组的骨丢失都得到控制，包括最初使用大剂量泼尼松的治疗组[101]。因此，就转换指标（骨密度，生物学参数）而言，严重的炎症比低剂量的糖皮质激素对骨骼更有害，需控制这种炎症。然而，没有证据表明这种方法可以降低骨折风险[102]，在这方面有必要进行进一步的流行病学研究。

（八）患者特征

年龄、女性性别、低 BMI、跌倒史和骨折史、绝经时间、吸烟史这些因素与糖皮质激素患者的骨折风险相关，这点与原发性骨质疏松相似。据报道，非椎体骨折的患病率是 RA 患者椎体骨折风险的一个重要决定因素[103]，这意味着个体的骨骼已经没有足够的力量来承受日常生活中的创伤，除了使用糖皮质激素外，所有患者都必须评估这些危险因素，所有继发性骨质疏松的原因都是接受糖皮质激素治疗患者发生骨折的危险因素[104]。

六、糖皮质激素药物制剂

糖皮质激素最常见的给药方式是口服制剂。静脉、吸入、注射和透皮制剂也是常见的。然而，对骨骼的不良反应并不局限于口服或静脉内注射。注射糖皮质激素，特别是反复注射，和局部治疗都可能导致全身性的影响。

（一）全身用药（片剂／注射）

糖皮质激素在血液中运输时与糖皮质激素结合球蛋白及白蛋白结合，并与糖皮质激素受体结合的生物活性游离形式保持平衡。个体对糖皮质激素信号的敏感性也受到糖皮质激素受体遗传变异的影响，已发现的影响包括可变剪接和多态性[105, 106]。此外，药物制剂在吸收、运输和目标亲和力方面存在差异，因此其药效和作用时间也各不相同。糖皮质激素的药效较低的如可的松和泼尼松，较高的如地塞米松和倍他米松。一般来说，当以口服皮质醇（氢化可的松）作为基准，泼尼松和泼尼松龙有约 4 倍的药效，而甲泼尼龙和曲安奈德有约 5 倍的药效，地塞米松和倍他米松有约 25 倍的药效。

（二）吸入性糖皮质激素

近 20 年来，吸入性糖皮质激素已被广泛应用于慢性肺部疾病的治疗，其中主要是用于哮喘的治疗[107]。然而，吸入性糖皮质激素对骨骼的影响以及使用这类药物是否会导致 GIO 仍存在争议。在 Richy 等的一项 Meta 分析中，吸入性糖皮质激素可能导致椎骨骨折风险增加 1.2～1.8 倍、髋部骨折风险增加 1.6 倍[108]。该分析还表明，吸入性糖皮质激素与脊柱和髋部的骨密度降低，以及骨形成标志物（骨钙素和 I 型胶原 C 末端前肽）水平下降有关。Vestergaard 等发现，只有在日剂量超过 7.5mg 泼尼松龙当量（相当于每日使用 1875μg 布地奈德）时，吸入性糖皮质激素才会增加骨折的风险（根据合并症而非呼吸系统严重程度进行校正）[109]。

Fujita 等对使用吸入性糖皮质激素而未口服激素至少 1 年的患者进行腰椎骨密度（以及生化标志物）进行检测，发现吸入性糖皮质激素使用者的骨密度和血清骨钙素显著低于仅绝经后的对照组[110]。Wong 等发现哮喘患者吸入糖皮质激素的总累积剂量与骨密度之间存在负相关关系[111]。

七、风险分层、筛查和评估

对开始或继续使用糖皮质激素的患者的管理是以风险评估和骨质疏松症的预防为基础。骨病筛查率因开具慢性糖皮质激素治疗处方的医疗机构的不同而不同[112]。不过，近年来人们的意识已经有所提高[113]。对于识别使用糖皮质激素患者的骨折高风险有以下几点建议（表 31-1）。在糖皮质激素治疗开始后，应尽快进行骨折风险筛查。目前，尚缺乏评估 40 岁以下患者骨折风险的工具。在接受糖皮质激素治疗的患者中，随着年龄的增加，骨折的风险增加，且骨折的时间间隙大大缩

短[114]。年龄超过 40 岁患者的骨折风险可通过骨密度（BMD）检测和骨折风险评估工具（FRAX）来评估。表 31-1 总结了糖皮质激素所致骨质疏松症（GIO）的主要临床危险因素。

表 31-1　糖皮质激素诱发的骨质疏松症的风险因素
糖皮质激素诱发的骨质疏松症的风险因素
• 高骨折风险（FRAX 评分）
• 可能的骨折风险（近 2 年内发生过骨折）
• 既往椎体骨折或脆性骨折史
• 绝经后女性
• 在 <45 岁时过早绝经或存在性腺功能减退症的男性
• 年龄 >65 岁
• 按计划或已经使用糖皮质激素 >6 个月
• 体重指数 <20kg/m²
• 有髋部骨折家族史
• 骨质疏松症的其他系统性风险因素，如酗酒、RA、甲状旁腺功能亢进症以及假装想念亢进

2017 年 ACR 指南[115]建议临床医生评估所有年龄段的成人糖皮质激素使用者的骨折风险。根据这些指南，年龄小于 40 岁的成年人被归为低风险人群，除非他们存在明显的脆性骨折，或者是高剂量类固醇使用者，其骨密度极低或骨密度流失迅速。这种风险分层方法标志着高风险的年轻人需要更积极的护理。然而，该方法未考虑到临床 GIO 的风险因素，诸如营养不良、低体重、甲状腺及甲状旁腺疾病，髋部骨折家族史，饮酒和吸烟史。这些是患有炎症性疾病（如炎症性肠病和类风湿关节炎）的年轻患者中常见的合并症，对个体骨折的风险有很大的影响。年龄超过 40 岁的成年人使用 FRAX 评分进行风险分层，FRAX 评分是一种纳入临床 GIO 风险因素的方法。然而，这种方法在应用于糖皮质激素使用者时有特殊的局限性。FRAX 评分不能对高剂量或长时间的糖皮质激素使用进行校正，不能评估糖皮质激素对骨骼的独立影响[26]，并且该方法通过髋部骨密度测量糖皮质激素导致的骨小梁骨丢失，而事实上最好的骨小梁骨密度的测量部位是脊柱。

指南作者针对这些问题，建议对所有患者每年进行骨折风险评估，评估糖皮质激素的剂量、持续时间和暴露模式，筛查跌倒风险、脆弱程度以及临床风险因素，并评估体重指数、肌力和隐性骨折的迹象。作者建议对该评估中发现有问题的患者进行连续的骨密度测试，而不管其原始骨折风险分级如何。该指南还提出了结合脊柱骨密度的骨折风险计算器，作为 FRAX 的替代品，适用于髋部和脊柱骨密度测量不一致的患者（可访问：https://riskcalculator.fore.org/）。

八、糖皮质激素诱发的变化在骨密度和骨微结构中的作用

在绝经后骨质疏松症患者中，骨密度每降低一个标准差，骨质疏松性骨折的风险就会增加 1 倍[116]，但这可能低估了接受糖皮质激素治疗的患者的骨折风险。Luengo 等[117] 在应用糖皮质激素治疗哮喘的椎体骨折患者中发现，其骨密度高于绝经后骨质疏松骨折组。同样，Peel 等[118] 发现经类固醇治疗的 RA 患者增加了 6.2 倍椎体骨折的风险，而腰椎骨密度仅降低了 0.8～1.5 标准差。因此，除了骨密度以外，决定开始治疗的时机也可能取决于临床危险因素的评估。

在接受糖皮质激素治疗的患者中，髋部、脊柱和桡骨的骨丢失率增加。早期研究表明，骨密度丢失是糖皮质激素治疗的直接后果，对骨松质（即脊柱）的影响比对皮质骨（即股骨）的影响更大。根据对 56 项横断面研究和 10 项纵向研究的 Meta 分析，通过双能 X 线吸收测定法评估的骨丢失在治疗的第一年可达 5%～15%。骨密度的主要决定因素是糖皮质激素的累积剂量。在慢性糖皮质激素使用者中，骨丢失率持续增加，但处于以一个较慢的速率。

使用高分辨率外周定量计算机断层扫描（HRpQCT）评估骨微结构的数据尚较少。在一项对 30 名口服糖皮质激素超过 3 个月的绝经后女性的横断面研究中，尽管与 60 名对照组受试者的面积骨密度值相似，但桡骨和胫骨的总骨密度、皮质骨密度和骨松质体积骨密度显著降低，同时伴随皮质变薄，骨小梁间距增加，骨小梁数量减少；采用有限元分析评估发现，全骨硬度与对照组相比也显著降低[119]。尽管患者和对照组总体上相似度很高，但是，前者使用双膦酸盐的情况明显更普遍（100%vs.8.6%），因此无法将观察到的差异完全归因于糖皮质激素的治疗。

骨小梁评分（TBS）提供了一种可从腰椎 DXA 图像获得骨小梁结构的间接指标，具有一定的预测价值[120]。64 名每日服用泼尼松龙剂量≥5mg 超过 3 个月的绝经后女性，尽管其脊柱骨密度 T 值没有明显差异，但 TBS 却明显低于未接受糖皮质激素治疗组[121]。在 416 名长期服用糖皮质激素（≥5mg/d，持续 3 个月）的患者中也有类似的发现，TBS 的下降在男性和骨折患者中最为明显[122]。这些发现表明，糖皮质激素对脊柱骨微结构有不利影响，这与骨密度无关，可能导致骨折风险增加。

九、监测骨密度变化 / 对治疗的反应

建议所有年龄超过 40 岁的成年人，以及年龄在 40 岁以下的、存在骨质疏松性骨折或其他骨质疏松危险因素的成年人，在糖皮质激素治疗开始时进行骨密度检测。对于超过 40 岁的成年人以及未接受抗骨质疏松治疗的患者，建议每 1～3 年进行一次的骨密度监测，对于在治疗期间服用"非常高剂量的糖皮质激素"（＞30mg/d 泼尼松当量，年累计使用量＞5g），药物应答、依从性或吸收不佳，或其他骨丢失风险因素的患者，建议每 2～3 年进行一次连续的骨密度监测。完成治疗后，每 2～3 年也需进行一次骨密度评估。对于 40 岁以下的成年人，无论治疗与否，那些有中度到高度骨折风险、使用高剂量糖皮质激素或其他危险因素的人，建议每 2～3 年进行一次骨密度监测[123]。

十、在接受类固醇治疗的个体中评估骨折风险

世界卫生组织（WHO）骨折风险评估工具

（FRAX）（http://www.shef.ac.uk/FRAX）用于评估10 年内发生髋部和其他主要骨折（脊柱、肱骨或手腕骨折）的风险，其算法主要依据临床风险因素，而无论是否有骨密度检测结果。FRAX 包括的危险因素有：年龄、性别、体重指数（BMI）、个人骨折史、父母髋部骨折史、吸烟史、饮酒史、糖皮质激素使用史、类风湿关节炎，以及其他因素引起的继发性骨质疏松和股骨颈（非脊柱）骨密度下降。这些临床危险因素在很大程度上与骨密度无关，因此可以改进骨折风险评估，FRAX 不能用于绝经前的女性、年龄小于 40 岁的男性，以及之前接受过抗骨质疏松药物治疗的对象。

FRAX 的局限性之一是口服 GC 被记录为二分法的风险因素，并没有考虑糖皮质激素的剂量和使用时间。此外，FRAX 没有考虑到过去和现在使用之间的风险差异[97]。FRAX 假定了泼尼松龙的平均剂量（2.5～7.5mg/d 或同当量），这可能会低估高剂量患者的骨折风险，也可能高估低剂量患者的骨折风险。此外，糖皮质激素使用者的主要风险是椎体骨折，但 FRAX 的预测价值主要针对非椎体骨折进行验证。对于年龄≥50 岁的绝经后女性和男性，在剂量低于或高于 2.5～7.5mg/d 的情况下，建议校正 FRAX：对于大多数骨质疏松性骨折来说，调整低剂量暴露的 FRAX 系数为 0.8，高剂量暴露的 FRAX 系数为 1.15，而对于髋部骨折，系数分别调整为 0.65 和 1.20[124]。对于非常高剂量糖皮质激素的使用者，可能需要对系数进行更大的上调。中度风险定义为 10 年内发生主要骨质疏松骨折风险为 10%～19%，髋部骨折风险为 1.1%～2.9%，两种剂量均进行了调整。建议对这

两组患者进行药物治疗。低风险患者被定义为 10 年内发生主要骨质疏松骨折的风险＜10%，髋部骨折的风险≤1%。这些患者可以通过饮食中摄入足够的钙和维生素 D 进行保守治疗，必要时另外补充维生素 D。

Kanis 等[125]利用 UK General Research Practice Database 的数据，提供了可纳入 FRAX 计算的针对不同剂量的糖皮质激素使用情况的校正（表 31-2）。对每日剂量超过 7.5mg 的泼尼松龙当量的使用者，可能需要对骨折概率进一步上调。值得注意的是，FRAX 算法未考虑糖皮质激素治疗的持续时间和累积剂量。此外，尽管已经提出了修正，在 FRAX 中使用全髋关节骨密度作为参考仍可能会低估脊柱骨密度偏低的患者的骨折风险[40, 41, 126, 127]。最后要注意的是，基于 FRAX 得出的糖皮质激素使用患者的骨折概率对治疗的反应未被记录。

FRAX 评估已经被纳入一些指南的治疗决策阶段不同的步骤内。美国风湿病学会（ACR）已经制订了针对 GIO 管理的指南，最近一次更新是在 2017 年[115]。成人患者按年龄、骨折风险以及接受类固醇治疗剂量进行风险分层。与之一致的是，国际骨质疏松症基金会（IOF）-欧洲钙化组织协会[129]建议，针对接受口服糖皮质激素治疗≥3 个月的绝经后女性和≥50 岁的男性的治疗应该基于骨折风险评估的结果，并根据糖皮质激素的使用情况调整 FRAX，不论有无骨密度检测结果。如果患者符合以下标准之一，则可以直接考虑治疗（无须 FRAX 评估）：脆性骨折，年龄≥70 岁，每天使用糖皮质激素剂量≥7.5mg 或低骨密度（T值≤-2.5）。

表 31-2　根据糖皮质激素的剂量调整 FRAX 衍生的 10 年骨质疏松性骨折的概率[128]		
泼尼松龙的每日剂量（mg）	10 年内发生骨质疏松性骨折概率的平均校正值	10 年内发生髋部骨折概率的平均校正值
＜2.5	−20%	−35%
2.5～7.5	无变化	无变化
≥7.5a	+15%	+20%

a. 对于高剂量的泼尼松龙，进一步向上调整骨折风险可能是合适的

十一、糖皮质激素诱发的儿童和青少年骨质疏松症

儿童骨骼发育至关重要，在儿童中，体重增加、生长迟缓和库欣样特征是长期口服糖皮质激素最常见的不良反应，但最近一项纳入 6817 名儿童的 Meta 分析显示，骨密度下降的发生率为 21%[130]。无论是直接或通过抑制下丘脑 - 垂体轴 / 性激素产生所导致的生长迟缓，均可使儿童在成年后有相当大的患骨质疏松症的风险，其原因为骨量峰值在青春期晚期和成年早期到达。虽然在这一方面很少有前瞻性随机对照试验，但人们普遍认为应确保儿童有足够的钙和维生素 D 的摄入，并且避免使用如双膦酸盐类的药物。只有那些有骨质疏松性骨折且仍在继续长期使用糖皮质激素的儿童，才可以非常谨慎地考虑使用双膦酸盐。

尽管有少数研究发现吸入高剂量皮质类固醇可能会降低骨密度[134]，但大多数研究尚未报道吸入性类固醇的使用对骨标志物有显著影响[131-133]。另外，有学者提出一个观点：为了更好地控制哮喘进行更多的体育活动，有利于骨骼发育。现在得到公认的是，在哮喘的间歇期或使用常规剂量吸入性皮质激素时不需要进行骨特异性监测或是药物治疗，但是在长期、高剂量的治疗过程中可以建议"定期"评估骨密度[135]。

十二、糖皮质激素所致骨质疏松症的处理

Saag 等[136] 在一项对美国大规模保健人群的研究中发现，在美国，在长期接受糖皮质激素治疗的人群中对骨质疏松症进行预防性干预的比例很低。绝经后的女性最有可能接受推荐的干预措施，然而也仅有大约 50% 的女性接受了抗骨质疏松的药物治疗。总共有 19% 的绝经后女性进行了骨量测量。这一比率在 50 岁以下的人群中下降到 <6%。研究还发现，风湿病医生采取上述干预措施的可能性是内科医生或家庭医生的 3～4 倍。旨在改善医生对 GIO 的管理而进行的干预措施在很大程度上并不成功。当医生被随机分组接受基于网络的 GIO 干预（包括个人的绩效审计和反馈）与对照干预时，在干预后的一年中，骨密度测试（19% vs. 21%）以及抗骨质疏松药物处方（32% vs. 29%）的使用没有显著增加[137]。

在接受糖皮质激素治疗的患者中，骨密度数据与骨折数据存在差异，该差异主要由骨质量的变化所致。在相似的骨密度水平下，服用糖皮质激素的绝经后女性骨折的风险明显高于未服用糖皮质激素的对照组[96]。对于使用糖皮质激素的患者来说，作为风险和治疗指征的恰当 T 值阈值仍存在争议：有学者建议采用与绝经后女性相同的诊断标准（T 值≤-2.5），但有学者建议采用更高的阈值（即 T 值≤-1.5）作为干预的标准，因为在使用糖皮质激素的第一年，一些人的骨量丢失可能达到 10% 或更多[138]。

目前还没有办法为治疗决策提供一个非常可靠的阈值，目前实际操作的方法是推荐糖皮质激素使用者进行骨密度测量（最好在治疗开始时），并考虑 T 值≤-2.5 的患者优先接受治疗[139]，然而，除了骨密度之外，建议采用一种更全面的风险和临床判断的方法。这将在本章后面详细讨论。

十三、一般措施

在开始使用糖皮质激素治疗时，应进行临床评估，如测量患者的身高，因为随访中的身高下降可能与无症状的椎体骨折有关，进行生物学检测以筛查引起骨骼疾病的其他原因。无论是在基础治疗还是在随访期间，对骨重建的生化标志物进行评估都没有意义，因为糖皮质激素使用者的骨转换一直很低[104]。

许多生活方式可以减轻糖皮质激素对骨骼的有害影响，但这些方法的证据基础很薄弱，需要从非糖皮质激素治疗者的研究中推断，对老年患者、下肢关节疼痛患者和服用大量糖皮质激素的患者，应特别评估其跌倒的风险，应在基线时进行跌倒的风险评估，并酌情采取预防措施，提倡根据患者的具体情况进行锻炼，并保证提供良好的营养和充足的膳食钙摄入量，同时避免吸烟和

酗酒。还应该建议保持足够的维生素 D 状态。

由于糖皮质激素的日剂量是骨折风险的一个决定性因素，因此应注意将糖皮质激素的剂量控制在最小范围内。这要求医生不断地进行评估，既要考虑将剂量减少到最低限度，也要考虑其他的治疗方法，如关节内注射，或使用激素替代药物，如甲氨蝶呤或硫唑嘌呤，或在适当的情况下采用其他给药途径（如吸入或外用），如果可能的话，进行局部治疗（如吸入性糖皮质激素或糖皮质激素灌肠，分别用于治疗哮喘或肠道疾病）较肠内或肠外糖皮质激素治疗更有利，一旦达到缓解，应尽可能使用非甾体类药物来维持缓解。然而，保持对基础疾病的抑制也很重要，因为这将防止炎症对骨骼的不利影响和其他疾病活动的影响。

十四、营养 / 钙和维生素 D 的补充

必须注意营养问题，防止蛋白质和钙的摄入不足，尽管它们对骨密度的影响存在争议，但是钙和维生素 D 已经在 GIO 中使用了几十年，在

66 例接受泼尼松治疗的 RA 患者中，1000mg/d 碳酸钙和 500U/d 维生素 D_3 的补充可使腰椎骨量每年上升 0.63%，而安慰剂组每年下降 1.31%，然而对股骨颈骨密度没有显著影响[140]，在另一项为期 3 年的随访研究中未观察到任何益处[141]。

然而，目前认为钙和维生素 D 的任一缺乏可能对于开始接受糖皮质激素治疗的患者都是有害的。就钙而言，推荐的摄入量是 1000~1500mg/d，只有那些膳食摄入量不足的患者才需要补充钙。接受糖皮质激素治疗的患者可能很少外出，因此比一般人群更容易造成维生素 D 缺乏的情况。每天应补充 800~2000U 的维生素 D。没有证据表明使用骨化三醇或阿法骨化醇多有优势，因为与普通维生素 D 相比，这些活性维生素 D 的代谢物有很大的差异[104]。

十五、药理学

在预防和治疗 GIO 方面，已对抗骨吸收药物和特立帕肽进行了评估（图 31-5），关于它们的疗效有一些问题。与被认为是主要终点的骨密度

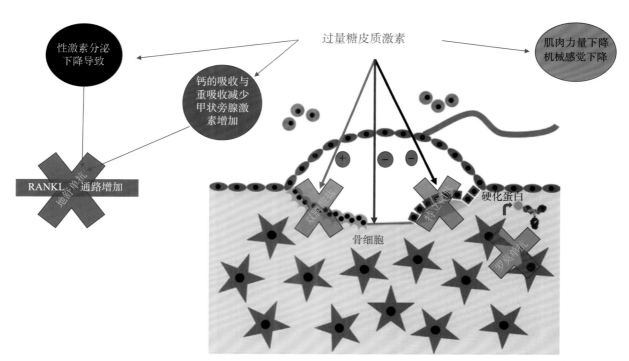

▲ 图 31-5 糖皮质激素性骨质疏松症的处理

抵消糖皮质激素对骨骼的负面影响：作用于骨骼的抗骨吸收药（双膦酸盐和地舒单抗）以及促成骨药（特立帕肽、阿巴洛肽和罗莫单抗）

不同，骨折发生不是任何研究的主要终点。此外，这些研究的持续时间往往较短（平均 1 年），而且这些研究中的男性和绝经前女性的数量也很少，因此，接受糖皮质激素治疗的患者的骨折预防疗效主要是基于绝经后骨质疏松患者的短期骨密度变化与长期骨密度变化和骨折风险降低之间的关联数据。

另外，糖皮质激素治疗的试验人群，在年龄、基础疾病、合并症和联合用药、糖皮质激素治疗的剂量和持续时间以及护骨治疗的时机等方面，不可避免地存在异质性。而且大多数治疗研究的持续时间相对较短，再加上试验人群较少，降低了试验安全性数据的可信度[142]。

十六、抗骨吸收药物

（一）双膦酸盐

双膦酸盐是最流行的抗骨质疏松药物。阿仑膦酸钠（口服 5mg 或 10mg，每日一次或口服 70mg，每周一次）、利塞膦酸钠（口服 5mg，每日一次或口服 35mg，每周一次）和唑来膦酸钠（静脉滴注 5mg，每年 1 次）均被批准用于该适应证。这些药物都被证明对接受糖皮质激素治疗的患者的腰椎和髋部骨密度有帮助[143-150]，对于阿仑膦酸盐和利塞膦酸盐，也有证据表明可以降低椎体骨折的发生率[148, 149]。

在一项安慰剂对照研究中，对 477 名男性和女性进行了为期 48 周的随访。5mg 和 10mg 阿仑膦酸钠组的腰椎骨量分别增加了 2.1% 和 2.9%，而安慰剂组下降了 0.4%。股骨颈处的变化分别为 +1%、+1.2% 和 -1.2%。有趣的是，安慰剂组（接受钙和维生素 D）的骨密度下降是由糖皮质激素持续时间介导的：GC 治疗时间小于 4 个月的患者为 -2.9%，4~12 个月和 12 个月以上的患者分别为 -1.4%，+0.8%[151]。在第二年的随访研究中，对 477 例患者中的 208 例进行了随访，治疗组（0.7%）的新发椎体骨折患者少于安慰剂组（6.8%）[152]。

目前已有学者对利塞膦酸钠进行了两项为期 1 年的研究，一项用于开始使用糖皮质激素的患者的预防，另一项用于治疗长期使用糖皮质激素的患者的 GIO。这两项研究的数据汇总表明，在治疗的第一年，骨折发生率有所下降：安慰剂组患者的骨折率为 16%，而利塞膦酸钠剂量 5mg/d 组的骨折率为 5%[153-155]。

在一项双盲随机对照研究中，1 年内，唑来膦酸（1 次注射）在治疗组（+4.06 vs. +2.71%）和预防组（+2.6 vs. 0.6%）对腰椎骨密度的增加均高于利塞膦酸（每日服用）[156]。

在个体试验中，非椎体骨折和髋部骨折的数量还不足以评价双膦酸盐的疗效。然而，队列研究的数据为这些部位的疗效提供了一些证据，Thomas 等[157]在一项观察队列研究中，研究了年龄超过 65 岁的女性服用阿仑膦酸钠或利塞膦酸钠后，开始使用糖皮质激素治疗后的前 3 个月临床骨折的发生率以及随后 12 个月的骨折发生率。与基础证据相比，椎体和非椎体骨折发生率均显著降低。与未使用糖皮质激素相比，在使用糖皮质激素的前 90 天内进行治疗，骨折率（包括椎体骨折）1 年内显著减少 48%，3 年内显著减少 32%。最后，在针对来自加拿大安大略省医疗管理数据的 3 个匹配队列研究中，Amiche 等[158]报道，在开始长期使用糖皮质激素的人群中，前 6 个月内使用阿仑膦酸钠或利塞膦酸钠治疗与髋部骨折的发生率下降有关［阿仑膦酸钠 0.49（0.34~0.69）]，利塞磷酸钠 0.58（0.36~0.90）。结果证实使用依替膦酸钠、阿仑膦酸钠和利塞磷酸钠可降低椎体骨折的风险，但并不会降低前臂或肱骨骨折的风险。分析仅限于口服双膦酸盐，唑来膦酸未进行讨论。因此，总的来说，这些研究与双膦酸盐对包括髋部骨折在内的椎体和非椎体骨折的有益作用是一致的。

由于纳入试验的人数较少，且试验持续时间较短，使得双膦酸盐在糖皮质激素诱导的骨质疏松症中的安全性研究不如在绝经后骨质疏松症中的研究深入。作为骨质疏松症患者长期服用抗再吸收药物的不良反应，颌骨骨坏死和非典型股骨骨折在近年来受到广泛关注；虽然这些事件非常罕见[159, 160]，但糖皮质激素的使用是确定的危险因素之一。研究建议实施口腔卫生的普及，以防止局部感染风险的增加。此外，需要进一步研究这些事件是否会改变糖皮质激素长期服用者抗骨吸收治疗的持续时间。由于合并症和联合用药，服用糖皮质激素的人可能更容易产生不良反应[161, 162]。

双膦酸盐在以下情况时应谨慎使用，例如绝经前女性，因为它们会穿过胎盘，所以必要时必须采取适当的避孕措施，并优先选择短半衰期的双膦酸盐类药物[142]。

（二）地舒单抗

地舒单抗通过与 RANKL 结合并干扰破骨细胞的发育来抑制骨吸收。在刚开始接受糖皮质激素的患者和长期服用这些药物的患者中，一项比较地舒单抗和利塞膦酸钠的非劣性试验提示，12 个月时在脊柱的骨密度增加方面地舒单抗具有优势，并且在控制骨折率方面不存在劣势[163]。

对四项随机对照试验的系统评价和 Meta 分析地舒单抗预防和（或）治疗 GIO 的安全性和有效性[164]的研究中发现，与双膦酸盐治疗或安慰剂相比，地舒单抗治疗显著增加了腰椎和全髋关节骨密度。两组在骨折发生率上无差异；然而，各个试验中报道的骨折总数较少，这些研究无法检测治疗组之间的骨折差异。在先前发表的一项不包括 GIO 研究的 Meta 分析中[165]，地舒单抗增加脊柱和髋关节骨密度的幅度同样大于双膦酸盐类治疗。在骨折方面，与阿仑膦酸相比 24 个月时地舒单抗组的骨折率更低（风险比 0.51，95%CI 0.27～0.97）。

第三份发表的 Meta 分析对使用地舒单抗治疗绝经后女性骨质疏松症的 11 项研究进行分析，结果显示与感染相关的严重不良事件风险增加[166]。然而，由 Yanbeiy 和 Hansen[164]进行的 Meta 分析并没有发现地舒单抗组和对照组之间的感染频率有差异。地舒单抗组和对照组的不良事件和严重不良事件发生率也相似。综上所述，地舒单抗是

GIO 患者可信赖的治疗选择。

十七、促骨形成治疗在糖皮质激素所致骨质疏松的治疗中的作用

骨形成减少在糖皮质激素诱导的骨质疏松症中的主要作用是为使用合成代谢药物治疗提供理论依据。在一项随机双盲研究中，研究者对 428 名男性和女性糖皮质激素所致骨质疏松症患者分别使用皮下注射特立帕肽（20μg/d）或口服阿仑膦酸钠（10mg/d）治疗，18 个月后对效果进行了比较[167]。特立帕肽治疗引起脊柱和髋部骨密度显著增加，这在绝经前和绝经后的女性和男性中都有发现[167]。在另一项针对 GIO 患者（277 名绝经后女性，67 名绝经前女性，83 名男性）的随机双盲研究中[168]，18 个月时，特立帕肽组与阿仑膦酸钠组相比，绝经后女性的腰椎骨密度对比基本情况的增长百分比更高（7.8% vs. 3.7%，$P<0.001$）、绝经前女性（7.0% vs. 0.7%，$P<0.001$）和男性（7.3% vs. 3.7%，$P=0.03$）。1 名使用特立帕肽治疗的患者（1 例绝经后女性）和 10 例使用阿仑膦酸钠治疗的患者（6 例绝经后女性，4 例男性）发生椎体骨折，12 例使用特立帕肽治疗的患者（9 例绝经后女性，2 例绝经前女性，1 例男性）和 8 例阿仑膦酸钠治疗的患者（6 例绝经后女性，2 例男性）发生非椎体骨折。特立帕肽组和阿仑膦酸钠组中报告不良事件的患者比例在各亚组中是一致的。而在另一项研究中，与未使用糖皮质激素治疗的绝经后女性相比，骨密度的增加幅度要小一些[169]，这可能是间歇性甲状旁腺激素和糖皮质激素对成骨细胞形成与成骨细胞和骨细胞凋亡的相反作用所导致的[170-172]。虽然骨折不是该研究的主要终点，但其结果与 Langdahl 等的研究结果一致[168]，与阿仑膦酸钠治疗组相比，使用特立帕肽治疗的患者新发椎体骨折的数量显著减少（0.6% vs. 6.1%；$P=0.004$），两组非椎体骨折发生率相似。Saag 等进行的一项研究[173]显示，经过 36 个月的治疗后，特立帕肽组的脊柱和髋关节骨密度持续增加，在 24 个月和 36 个月时优于阿仑膦酸钠组。

36 个月时，特立帕肽组的新的椎体骨折发生率也较低（1.7% vs. 7.7%，P=0.007），两组的非椎体骨折发生率相似。有趣的是，该研究中一个亚群的 TBS 测量显示，接受特立帕肽治疗的患者在 36 个月后 TBS 显著增加，但在用阿仑膦酸钠治疗的患者中没有显著变化[122]。虽然这项研究的持续时间之长是糖皮质激素所致骨质疏松治疗试验中独一无二的，但应该注意的是，参与者 36 个月时的中断率为 44%。

然而，在停用特立帕肽后，骨丢失和骨折发生率较高。因此，停药后，患者应开始使用双膦酸盐或地舒单抗等抗骨吸收药物。对于严重骨质疏松症（骨折患者的骨密度 T 值＜−2.5），可以考虑使用合成代谢药物（如特立帕肽或阿巴洛肽）进行初始治疗，然后使用抗骨吸收药物。在安全性方面，特立帕肽组的血清钙水平升高比阿仑膦酸钠治疗组更常见（21%vs.7%），但未发现其他问题[174]。

（一）罗莫单抗

罗莫单抗是一种抗硬化蛋白的单克隆抗体，硬化蛋白是一种由成骨细胞分泌的蛋白，通过调节成骨细胞抑制骨形成。罗莫单抗通过其阻断硬化蛋白对 Wnt 通路的抑制作用机制，发挥了强大的骨形成刺激剂的作用。此外，由于硬化蛋白通过 RANKL 依赖机制促进破骨细胞的形成，使得罗莫单抗具有对骨的双重功能，即刺激骨形成和抑制骨吸收，这对 GIO 的管理具有积极的意义。对接受糖皮质激素治疗的大鼠的早期研究表明，硬化蛋白抗体治疗可显著改善大鼠骨骼质量和骨细胞活力，从而降低骨骼脆性[175]。然而，像阿巴洛肽一样，硬化蛋白抗体还没有在长期使用类固醇激素的患者中进行研究，但在对绝经后的女性和男性患者皮下注射后均有效。特别是在绝经后的女性中，与安慰剂和特立帕肽相比，罗莫单抗增加了骨密度，与安慰剂和阿仑膦酸盐相比，降低了骨折的发生率[176-180]。目前有一项正在进行的评估罗莫单抗与地舒单抗对长期糖皮质激素使用者

骨质疏松症的疗效的研究，该研究是一项开放的随机平行分组对照试验（https://www.smartpatients.com/trials/NCT04091243#locations）。

（二）三线药物

对绝经后女性使用雷洛昔芬（一种选择性雌激素受体调节药）治疗应针对其他治疗禁忌或这些治疗失败的患者。美国食品药品管理局批准雷洛昔芬用于预防和治疗糖皮质激素引起的绝经后女性骨质疏松症。一项试验表明，服用糖皮质激素的绝经后女性使用雷洛昔芬显著增加了腰椎的骨密度（以 g/cm^2 计量），比基础值增加了 1.3%。而单纯钙和维生素 D 的补充则使骨密度下降[181]。

然而，两组之间股骨颈的骨密度没有差异，并且缺乏同时接受糖皮质激素和雷洛昔芬治疗的患者骨折率的试验。虽然雷洛昔芬已被证明可以降低雌激素受体阳性乳腺癌的风险[182]，但仍存在一些潜在的不良反应包括潮热、腿部抽筋、静脉血栓栓塞和致命的脑卒中[183]。

（三）随访

如果在开始口服双膦酸盐治疗≥18 个月后发生骨折或治疗 12 个月后出现明显的骨丢失（每年≥10%），仍建议使用口服双膦酸盐治疗。如果怀疑有肠道吸收或黏附问题，也可以考虑静脉注射双膦酸盐。治疗骨质疏松症的另一类药物（特立帕肽和地舒单抗）可以在一线治疗不耐受或疗效不佳的情况下使用[115]。

对于已完成 5 年口服双膦酸盐治疗并预计继续使用糖皮质激素治疗的患者，建议进一步治疗骨质疏松症，包括继续口服双膦酸盐直至 7~10 年或改用其他类型的骨质疏松药物。停用糖皮质激素治疗后，应重新评估骨折风险。如果认为骨折风险较低，则建议暂停骨质疏松治疗。否则，应继续治疗[104, 115]。

十八、评估与管理 GIO 的算法

人们已经认识到针对糖皮质激素诱导的骨质

疏松症的治疗不足^[21, 184]。在一项以年龄≥20 岁的成年人为人群基础的研究中，研究了 1998—2008 年期间使用糖皮质激素 90 天或更长时间的个体的骨密度检测率和骨质保护药物处方率^[185]。总体而言，在糖皮质激素治疗开始后的前 6 个月，只有 6% 的人进行了骨密度检测，22% 的人接受了治疗，25% 的人同时进行了两种干预。

年轻人和男性治疗不足的情况最为严重，并且初级保健医生的处方率低于风湿科医生；同时，结合法国国家公共健康保险数据库提供的信息也能得到类似的结果，只有 8% 的患者进行了骨密度测试，18% 和 12% 的患者分别开具了钙 ± 维生素 D 或双膦酸盐的联合处方^[186]。Amiche 等报道，在来自加拿大的 66 岁或以上的男性和女性长期接受糖皮质激素治疗的大型队列研究中，只有 13% 的人接受了护骨治疗^[158]。不足的问题是双膦酸盐治疗的持久性较差，尤其是在年轻人、有合并症和未进行骨密度测量的患者中^[187]。根据美国风湿病学会 2017 年的指南^[115]，接受糖皮质激素治疗的患者可分为以下骨折风险类别。

（一）高骨折风险

* 所有曾发生过骨质疏松性骨折的成年人。
* ≥50 岁的男性和绝经后女性，髋部或脊柱骨密度 T 值≤-2.5。
* 年龄≥40 岁，经糖皮质激素调整的骨折风险评估工具（FRAX）评估 10 年内发生严重骨质疏松性骨折或髋部骨折的风险分别为≥20%或≥3% 的成年人。

（二）中骨折风险

* 年龄≥40 岁，经糖皮质激素调整后的 FRAX 评估 10 年内发生严重骨质疏松性骨折的风险为 10%～19%，或发生髋部骨折的风险为 1%～3% 的成年人。
* 年龄＜40 岁，髋部或脊柱骨密度 Z 值小于 3 或以不低于 7.5mg/d 剂量的糖皮质激素治疗持续 6 个月及以上后髋部或脊柱每年快速骨丢失≥10% 的成年人。

（三）低骨折风险

* 年龄≥40 岁，经糖皮质激素调整后的 FRAX 评估 10 年内发生严重骨质疏松性骨折的风险＜10%，髋部骨折的风险≤1% 的成年人。
* 年龄＜40 岁，除接受糖皮质激素治疗外，没有上述危险因素的成年人。

图 31-6 显示了用于 GIO 评估和管理的算法。评估和管理的阶段可分为 3 个部分。

（四）最初的骨折风险评估

临床骨折风险评估包括获取完整的糖皮质激素使用细节（剂量、持续时间和使用模式），评估跌倒、骨折、虚弱程度和其他骨质疏松风险因素 [营养不良、体重显著下降或低体重、性腺功能减退症、继发性甲状旁腺功能亢进症、甲状腺疾病、髋部骨折家族史，有饮酒史（每天≥3 个单位）或吸烟] 和其他临床合并症，此外还要进行体格检查，包括测量体重和身高（不穿鞋）、肌肉力量测试和评估未发现骨折的其他临床结果（如脊柱压痛、畸形、肋骨下缘和骨盆上缘的间隙缩小）。当强的松的剂量＞7.5mg/d 时，使用 FRAX 计算工具（https://www.shef.ac.uk/FRAX/tool.jsp）评估骨质疏松性骨折的风险时，针对主要骨质疏松性骨折和髋部骨折分别应分别提高 1.15 和 1.2 的系数（例如，如果计算出髋部骨折的风险是 2.0%，则增加到 2.4%）。在某些情况下，无法进行骨密度检测工作。

（五）重新评估骨折风险

如上所述，进行临床骨折风险再评估。大剂量的糖皮质激素治疗被定义为过去一年中使用泼尼松≥30mg/d，累计剂量＞5g，经骨质疏松治疗后 FRAX 的可靠性（https://www.shef.ac.uk/FRAX/tool.jsp）还存在争议，但 FRAX 计算可以在≥40 岁未接受治疗的成人中反复进行。

（六）成人药物治疗

钙和维生素 D 的推荐剂量分别为 1000～1200mg/d，600～800U/d（血清水平≥20ng/ml）。

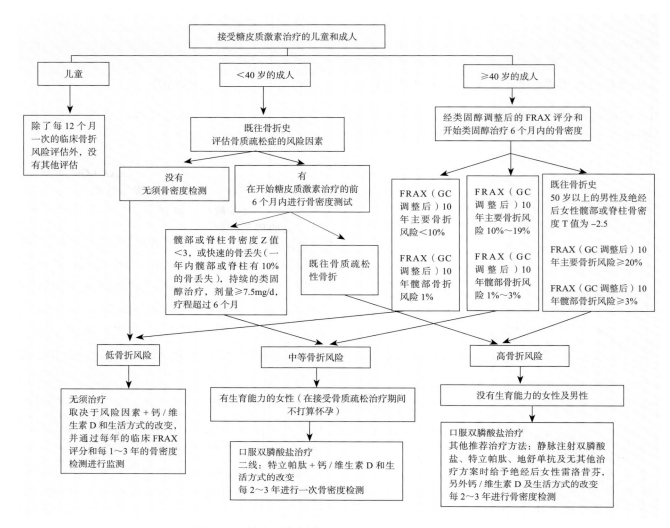

▲ 图 31-6　糖皮质激素诱发的骨质疏松症的评估和管理方法

生活方式的调整包括均衡饮食，将体重维持在建议的范围内，戒烟，定期进行负重和阻力训练，限制酒精摄入，每天最多 1~2 杯酒精饮料，大剂量的糖皮质激素治疗被定义为过去一年中使用泼尼松≥30mg/d，累积剂量＞5g。如果泼尼松剂量＞7.5mg/d，用 FRAX 工具计算出的严重骨质疏松性骨折的风险和髋部骨折的风险（https://www.shef.ac.uk/FRAX/tool.jsp）应分别提高 1.15 和 1.2 的系数。

表 31-3 显示了已发表的关于糖皮质激素诱导骨质疏松症治疗适应证的主要指南的比较。

总而言之，我们对糖皮质激素影响骨骼和增加骨折风险的机制的理解有了重大进展。然而，糖皮质激素引起的骨质疏松症的临床治疗仍不理想。持续使用糖皮质激素 3 个月以上可导致骨密度下降，主要是通过抑制成骨细胞生成，以及增加破骨细胞寿命。对骨质疏松风险的认识要求将患者分为低、中、高危 3 类。所有患者在开始长期糖皮质激素治疗时都应评估骨折风险。所有患者应保持足够的钙和维生素 D 摄入，而那些中度和高风险类别的患者应开始双膦酸盐治疗，如果双膦酸盐是禁忌证，则使用替代药物如特立帕肽或地舒单抗。

表 31–3　关于糖皮质激素诱导骨质疏松症治疗适应证的主要指南的比较			
	IOF-ECTS（2012）[188, 189]	**JSBMR（2014）**[190]	**NOGG（2017）**[191]	**ACR（2017）**[115]
既往骨折	推荐治疗	推荐治疗	推荐治疗	推荐治疗
DXA 评分 /骨密度	骨密度低于年轻成人（20—44 岁）平均值 70% 时治疗	在 T 值≤–1.5 时治疗	未注明	<ul><li>≥40 岁：T 值≤–2.5 则治疗</li><li><40 岁：Z 值<–3.0 则治疗</li></ul>
FRAX（糖皮质激素调整后）	未注明	如果超过国家的特定阈值则予以治疗	如果超过与年龄相关的阈值，则进行治疗 a	<ul><li>>40 岁：FRAX（GC 调整 a）10 年内发生骨质疏松性骨折的风险>20% 或 FRAX（GC 调整 a）10 年内髋部骨折风险>3% 时予以治疗</li><li><40 岁：1 年内脊柱或髋部骨量丢失>10% 则治疗</li></ul>
糖皮质激素的剂量	≥7.5mg/d 泼尼松或当量时治疗	≥7.5mg/d 泼尼松或当量时治疗	≥7.5mg/d 泼尼松或当量时治疗	<ul><li><40 岁：如果治疗量≥7.5mg/d 且疗程>6 个月考虑治疗</li><li>>40 岁：如果类固醇剂量≥7.5mg/d 则调整 FRAX 评分</li></ul>
老年人	≥65 岁则治疗	≥70 岁则治疗	≥70 岁则治疗	<ul><li>按>40 岁治疗（不特别考虑年龄）</li></ul>

IOF/ECTS. 国际骨质疏松基金会 / 欧洲钙化组织协会；JSBMR. 日本骨矿协会；NOGG. 英国国家骨质疏松症指南工作组（英国）；ACR. 美国风湿病学会；FRAX. 骨折风险评估工具

a. 例：如果年龄≥65 岁，则主要骨质疏松性骨折发生率超过 20%，或者如果年龄≥60 岁，则超过 15%

第 32 章 颌骨坏死
Osteonecrosis of the Jaw

Yasser El Miedany　著

一、背景

颌骨坏死：病因和治疗的回顾与更新

颌骨坏死最初被描述由恶性肿瘤放疗导致[1]。主要表现为口腔内外露的牙槽骨持续不愈合，因此被称为放射性骨坏死（osteoradionecrosis，ORN）。这种临床表现最初被称为"缺血性坏死"。后来，人们注意到，无论病史、合并症、口腔手术史或其他潜在的混杂因素和危险因素如何，双膦酸盐药物治疗史是所有这类患者唯一共有的因素[1, 2]。这种与双膦酸盐药物相关的疾病被命名为"双膦酸盐相关性颌骨坏死（BRONJ）"，它反映了一种"颌骨死亡"状态，但没有明确的病因或相关危险因素。后来，有报道称，颌骨坏死（ONJ）与双膦酸盐以外的药物（如抗骨吸收类药物地舒单抗和抗血管生成药物）之间也存在关联，并且骨坏死的发生率增加与这些药物使用有关[3]。2014年，为了适应与双膦酸盐以外药物治疗相关的颌骨坏死病例不断增加的情况，美国口腔颌面外科医生协会（AAOMS）建议将命名从双膦酸盐相关性颌骨坏死（BRONJ）改为药物相关性颌骨坏死（MRONJ）（图 32-1）[2, 4]。

与其他骨骼部位的骨坏死相比，ONJ 在流行病学、发病机制、危险因素、临床表现、诊断和治疗方面具有不同的表现。举例来说，长骨干（如股骨和胫骨）的骨坏死，主要影响 30—50 岁的男性（以女性为主的系统性红斑狼疮患者除外），这类骨坏死归因于已知的危险因素，如饮酒和皮质类固醇药物的应用等[5]。颅面骨（如上颌骨和下颌骨）

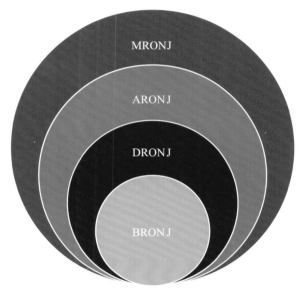

▲ 图 32-1　药物相关颌骨坏死概念命名的演变
BRONJ. 双膦酸盐相关性颌骨坏死；DRONJ. 地舒单抗相关性骨坏死；ARONJ. 抗骨吸收药物相关性颌骨坏死；MRONJ. 药物相关性颌骨坏死

的骨坏死对男性和女性都有影响，在更容易患骨质疏松症而接受抗骨吸收治疗的女性中，这种现象更为突出。此类病例的骨坏死通常发生在 50 岁或以上，与口腔创伤和牙齿相关的危险因素有关[6, 7]。

本章将重点讨论与药物有关的颌骨坏死。我们将从疾病的定义、发病率，病理生理、疾病的阶段、危险因素以及影像学和实验室的诊断方法等方面展开，并进一步讨论预测疾病预后的措施以及预防和治疗 MRONJ 的方法。

二、定义

放射性骨坏死的定义是，在先前接受 50Gy 以上电离辐射的区域持续出现 3 个月以上外露的骨坏死，且不由肿瘤复发引起[8]，不同于放射性骨坏死，美国口腔颌面外科医生协会（AAOMS）[2]报道称，MRONJ 的确诊病例应包括以下特征：目前或曾经使用抗骨吸收或抗血管生成药物治疗；颌面部存在死骨暴露，或可通过口内 / 外瘘探查发现骨面，持续 8 周以上；颌骨无放射治疗史或明显的转移性病灶，在定义中增加"探查发现"是有临床意义的，因为直接外露的骨坏死并不常见，即使它在影像学上已经诊断明确。除此之外，常见特征还可能包括疼痛、软组织肿胀、溃疡、红斑和化脓等[3, 9, 10]。

MRONJ 疑似病例的定义是：既往有抗骨吸收药物治疗且无头颈部放疗的患者，其颌骨外露时间小于 8 周。然而，据估计，高达 30% 的 MRONJ 病例没有颌骨外露的临床表现。临床无骨外露的患者，如深牙周袋、牙齿松动、牙关紧闭、下唇感觉减退或麻木（Vincent 症）以及非牙源性疼痛等可归类为非暴露性 MRONJ[11]。

此外，尽管大多数 MRONJ 病例发生在牙科干预后，这会对骨骼产生影响，但有些病例可能是自发发生的，体征和症状包括拔牙或其他口腔手术后的伤口延迟愈合、疼痛、软组织感染和肿胀、麻木、感觉异常或骨外露等，无骨外露的患者也可能会出现疼痛或感觉异常。但是，一些患者可能是无症状的，只是被偶然确诊，需要警惕这些患者接受抗骨吸收或抗血管生成药物治疗相关的 MRONJ 可能性[10]。

三、MRONJ 的发病率

在使用抗骨吸收或抗血管生成药物治疗实体恶性肿瘤（如乳腺癌、前列腺癌）和血液系统恶性肿瘤（如多发性骨髓瘤）的患者中已经观察到 MRONJ。由于 MRONJ 的罕见特性，对发病率和流行率的估计差异很大。在癌症患者中，MRONJ 发病的风险为 0%～12%［（0～12 000）/10 万］，而在临床试验接受安慰剂的癌症患者中，MRONJ 发病的风险降低为 0%～0.02%［（0～20）/10 万］[12-15]。

值得注意的是，这些范围上限的估值往往来自于小样本研究，这可能会过高估小概率事件发生的风险。

在口服抗骨吸收药物治疗的患者中，MRONJ 的发病风险低于接受癌症治疗的患者。其发病率估计为 0%～0.1%［（0～100）/10 万］[16, 17]。也有研究估计，这一发病率介于 0.01%～0.1%[18]。另一项研究表明，在阿仑膦酸盐使用的患者中，颌骨坏死发生率为 0.043%（43/10 万）[19]，亦有一些微弱的证据表明，这种风险似乎随着服药时间的延长而增加[20]。在骨质疏松症患者中，每年静脉输注双膦酸盐治疗的患者 MRONJ 的患病风险似乎并不大于口服药物治疗的患者，一项约 6000 例样本的研究仅发现了一例 MRONJ 患者（0.017%）[21]。

在那些使用地舒单抗治疗的患者中，因研究证据较少很难估计 MRONJ 的发病率。Prolia（地舒单抗商品名）的药品说明书称，一项长达 7 年的 III 期临床研究扩展期内发现，在 4450 例使用 Prolia 治疗的患者中观察到 13 例 MRONJ 患者（0.3%）[22]。

总之，MRONJ 在骨质疏松症患者中是一种罕见的情况，与之相比，其在癌症患者中发病风险高达 100 倍。医生应当与患者讨论 MRONJ 的发病风险，但不要因此阻止他们服用抗骨吸收或抗血管生成药物，也不要阻止他们接受牙科治疗[23]。

四、颌骨的特征

骨坏死通常只发生在颌骨，而不发生在长骨、颅骨等其他骨骼，原因如下：牙齿从颌骨发出突破口腔上皮生长，因此，感染源可以很容易地通过口腔上皮从患齿直接到达颌骨，颌骨仅有较薄的口腔黏膜覆盖，日常咀嚼等活动容易造成损伤，黏膜损伤引起的感染可直接传播到颌骨，超过 800 种细菌作为感染源存在于口腔中，浓度为 10^{11}～$10^{12}/cm^3$；炎症很容易通过牙齿感染（龋齿、牙髓炎、根尖周炎、牙周病等）扩散到颌骨，因某些治疗导致颌骨直接暴露在口腔内部，容易受到感染，如拔牙或种植治疗等[24]。

正因如此，与身体其他部位的骨骼相比，颌骨更容易感染，这种特殊的环境在 MRONJ 的发病机制中起着至关重要的作用，Cardemil 等[25] 报道了颌骨和胫骨之间骨转换标志物的表达水平差异，这种差异可以反映骨重塑能力，并影响骨坏死的进程，颌骨在咀嚼过程中会受到牙齿的刺激，因此颌骨的骨重塑率比体内其他骨骼更快。

五、病理生理

自 2003 年和 2004 年第一份关于 ONJ 病例的报告发表以来，我们对该疾病的理解取得了重大进展，但我们对 ONJ 病理生理的理解仍不完全清楚，仍需要做更多的工作才能完全解释它是如何发展的[10, 11]。人们提出了许多假设，这些假设激发了基于经验的治疗模式。由于 ONJ 的病理生理确实是多因素的，因此一个单一的假设不太可能解释 ONJ 的病理生理，一种治疗方式也不太可能在所有患者中成功。越来越多的临床证据可对提出的假设和治疗方法进行验证和修订。根据以往文献资料，ONJ 病理生理有五个主要假说。

（一）假设 1：骨重塑抑制

颌骨的骨坏死只发生在上颌骨和下颌骨中的牙槽骨[20]，暗示与其他中轴或四肢骨骼相比，牙槽骨可能表现出更高的骨重塑率。这可以解释为颌骨的骨坏死倾向[21, 22]。然而，早期的研究虽然通过骨显像证实上颌骨骨转换增加，却未能证实下颌骨和股骨之间的骨转换差异。使用双膦酸盐类药物或地舒单抗并没有改变任何骨骼的骨转换率[23]。动物研究方面，在小鼠身上荧光标记的双膦酸盐在拔牙或牙齿疾病的部位优先积累，而这些部位骨转换增加。这就是为什么摄入增加可能使这些部位易受双膦酸盐剂量增加的影响，并增加对双膦酸盐作用的敏感性。虽然这可能无法证明颌骨骨转换普遍增加，但它确实显示了未来潜在部位发生 ONJ 的可能性增加[24]。患者因牙齿疾病导致的局部骨吸收增加，加上较薄的黏膜覆盖，以及通过牙周膜与外部环境的直接相通，这些条件使颌骨成为 ONJ 进展的温床。

拔牙后牙龈内的牙槽要经过三个阶段才能愈合。第一阶段是炎症期，牙龈发炎，牙槽内血凝块形成，伤口肉芽组织形成。新形成的组织通常会在术后一周内取代血块；第二阶段是增殖期，这期间伤口开始愈合；第三个阶段是成熟期。此时细胞形成新的骨网结构以及胶原蛋白等结缔组织填充愈合区域。骨吸收在拔牙后的愈合过程中起着重要的作用。拔牙后，束状骨先被吸收，取而代之的是编织状骨[26-28]，而牙槽骨则在整个生命过程中逐渐被吸收[29, 30]。与原始牙齿位置相比，重塑过程导致嵴状形态的垂直高度降低，腭部增加（图 32-2）[31-35]。

由于双膦酸盐和地舒单抗具有相同的抑制破骨细胞的功能，因此假设骨重塑改变是 ONJ 进展的关键也就更容易让人理解[36-39]。并且这也得到了一些研究结果的支持，接受双膦酸盐和地舒单抗治疗的患者 ONJ 患病率没有显著差异[40-42]。此外，动物研究报道，当啮齿类动物患有牙周病、根尖周病或拔牙时，与 RANKL 抑制药相比，使用唑来膦酸钠治疗后其骨膜骨沉积、组织坏死和骨外露率相似[43-45]。总之，这些研究证实了抑制骨重塑在 ONJ 病理生理中的核心作用。

早期的研究显示，在接受双膦酸盐或地舒单抗治疗的患者中，ONJ 的患病率相似[46, 47]。但两者抗骨吸收作用的机制不同。双膦酸盐与羟基磷灰石结合融入到骨基质中，并保留长达数年的半衰期[48-50]，但地舒单抗并不与骨基质结合，而是抑制 RANKL，其半衰期显著缩短，最长为 32 天[51, 52]，其抗骨吸收的作用快速而可逆[53]。一项动物研究表明，与唑来膦酸相比，停用 RANKL 抑制药 OPG-Fc（地舒单抗的替代物）后，TRACP-5b 水平恢复更快[54]。此外，在停用 OPG-Fc 后，ONJ 的影像学和组织学指标很快恢复到对照组的水平，而唑来膦酸盐治疗的小鼠仍然表现出 ONJ 的特征。如果这些数据可以在临床对照研究中得到验证，那么它们可以作为 ONJ 患者管理中药物假期治疗的理论依据。这些数据还表明，与术前

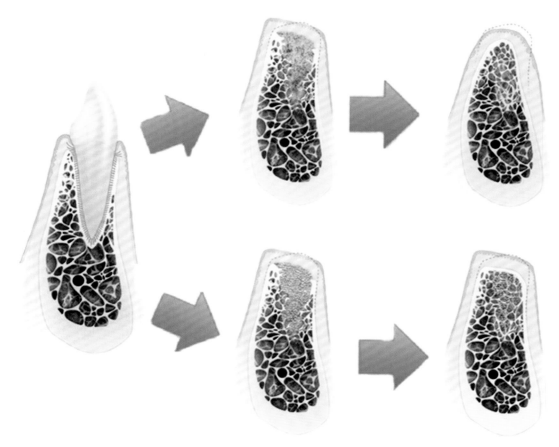

▲ 图 32-2　拔牙后牙槽骨移植和不移植的愈合过程示意

当不采用牙槽骨移植时，牙槽嵴发生大量吸收。在第一阶段，最初是血凝块，随后是肉芽肿，然后临时基质和编织骨填充。待束状骨被完全吸收，导致牙槽脊高度减少。在第二阶段，牙槽骨颊壁和编织骨被重塑，导致牙槽嵴的宽度减少及高度进一步减少。当采用牙槽骨移植时，第一阶段和高度减少仍然发生，然而第二阶段及宽度缩小却较少发生

引自 Pagni et al[35]（http://creativecommons.org/licenses/by/4.0/）

停用双膦酸盐相比，停用地舒单抗可以更快地恢复正常的骨稳态[55]。

另一个表明破骨细胞骨吸收在 ONJ 病理生理中核心作用的是甲状旁腺激素（PTH）的应用，一些病例报告显示，甲状旁腺激素通过直接刺激成骨细胞功能和间接增加破骨细胞骨吸收，促进了牙槽骨和 ONJ 病变的愈合[56-59]。

（二）假设 2：炎症、感染和生物膜

患有恶性疾病并接受全身抗骨吸收药物治疗的患者中，发生 ONJ 的比例为 0.8%～12%[60-64]，尽管这个比例可能被低估[65, 66]，除了抗骨吸收药物外，其他刺激因素也发挥作用并促进了 ONJ 的发展，从 ONJ 患者和他们共存的危险因素收集的

数据显示，拔牙通常是与 ONJ 相关的最常见的诱发事件。然而由于牙根与牙周的感染或炎症，成年人的牙齿几乎总是被拔除[67, 68]，研究人员建立了炎症和感染的动物模型，以模拟 ONJ 的临床表现和相关牙齿疾病的病理过程，结果表明炎症或感染和系统性抗骨吸收药物的应用均可以促进 ONJ 的发展[69-73]。

虽然局部炎症是拔牙后愈合过程的一部分，但炎症和感染的结合被认为在 ONJ 中发挥了作用，在炎性反应期发生感染可能会导致晚期牙齿疾病或出现牙周或牙根感染[65, 68, 74]。据报道，在多发性骨髓瘤和发生癌症转移的患者中，积极接受口腔卫生治疗的患者 ONJ 发生率明显降低[75, 76]，此外，

对坏死骨组织标本的研究证实了外露骨上存在放线菌等细菌[77, 78]，然而，是细菌引起了感染并暴露了下面的骨骼，还是暴露的骨骼形成了细菌生物膜？目前尚无定论。当前的研究揭示了生物膜的复杂性，除了细菌以外还包括真菌和病毒[79, 80]。这些多种混杂的生物膜对治疗提出了挑战，可能需要复杂的策略来根除感染[81-83]。

（三）假设 3：血管生成抑制

和大多数组织一样，骨骼在没有足够血液供应的情况下也会坏死。在此基础上，抗血管生成疗法被提出，目前广泛用于抑制肿瘤侵袭和转移，靶向作用于内皮生长因子（VEGF）等血管信号分子[84]。唑来膦酸已被发现能够降低癌症患者体内循环的 VEGF 水平，并减少体外血管生成[85-87]。唑来膦酸可抑制内皮细胞的增殖，干扰内皮细胞的黏附和迁移[85, 86]，这些特性被认为可以阻断肿瘤的侵袭和转移[85, 88]。此外，所有的双膦酸盐，尤其是含氮的双膦酸盐，均可降低体内微血管密度[89]。

目前，ONJ 在接受抗血管生成治疗如酪氨酸激酶抑制药和抗血管内皮生长因子（VEGF）单克隆抗体的患者中有报道[90-93]。在多发性骨髓瘤患者中，ONJ 患病率最高，这归因于同时服用抗血管生成药物和类固醇药物[94, 95]，然而，尽管有一些证据表明抗血管生成与 ONJ 疾病过程有关，但组织病理学研究表明，在死后标本中血管正常，此外，地舒单抗等与抗血管生成无关[96]，因此，尽管抗血管生成不太可能在 ONJ 的发展中起核心作用，但它仍被认为是疾病过程中的一个重要因素。

（四）假设 4：软组织毒性

ONJ 病理生理学的早期假说是双膦酸盐对软组织的直接毒性作用[97]。在体外实验中，双膦酸盐，特别是含氮的双膦酸盐，可诱导子宫颈、前列腺及口腔等上皮细胞的凋亡或增殖减少[89, 97-101]，同时含氮的双膦酸盐可定位于上皮组织和骨骼[102]。此外，口服阿仑膦酸钠与食管刺激有

关，在给药过程中需要对患者采取特殊的预防措施[103]，然而，由于目前无地舒单抗等药物软组织毒性的相关报道，这种假设变得不太可能。

（五）假设 5：先天性或获得性免疫功能障碍

基于肿瘤发病机制通常与免疫功能受损有关的研究基础[104]，有学者就免疫功能与 ONJ 发展之间的联系提出了假设。动物研究也表明 ONJ 的发病与免疫缺陷有关，而间充质干细胞或调节性 T 细胞的输注可预防和减轻 ONJ 样病变[105]，此外，在接受类固醇和抗血管生成药物治疗的多发性骨髓瘤患者中，ONJ 发病率最高，这也进一步表明免疫功能障碍在 ONJ 发病机制中的作用[86]，此外，在动物模型中，ONJ 的发病率和严重程度随着化疗或类固醇药物的应用而增加[57, 62, 105, 106]。在口服双膦酸盐的患者中，类固醇也是 ONJ 发病的一个危险因素[68]。这表明免疫调节药在疾病的病理生理中具有潜在的重要作用。

总之，ONJ 的病理生理是多因素的，人和动物的研究均表明，多种机制混杂可增加该病的发展和严重程度，图 32-3 总结了导致 ONJ 发病的多种因素。

六、MRONJ 的诊断和分期

基于药物治疗史、临床和影像学特征，AAOMS 制订了 MRONJ 的诊断标准[107-111]，符合以下两项，患者可被诊断为 MRONJ：既往或目前正在接受抗血管生成药物或抗骨吸收药物（如双膦酸盐和地舒单抗等）治疗；骨外露或可通过颌面部瘘管探查发现未愈合骨面，持续 8 周以上，无头颈部放射治疗史或明显的转移性疾病灶[2, 107, 111, 112]。

MRONJ 分期系统由 Ruggiero 等于 2006 年提出，随后被 AAOMS 采用并于 2014 年更新[2, 107]（表 32-1）。

在最新的分期中，"0 期"的增加有助于发现那些有前驱表现（非特异性症状或可能是由于接受抗骨吸收药物治疗而导致的临床和影像学异常）的患者。早期研究显示，高达 50% 的 0 期患者已

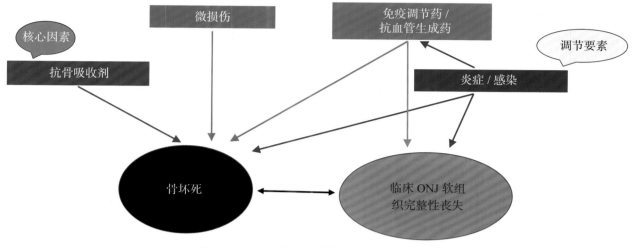

▲ 图 32-3　ONJ 多途径潜在协同作用的病理生理

分　期	临床表现
危险期别	口服或静脉注射双膦酸盐且无明显骨坏死的患者
0 期	无骨坏死，有非特异性的临床表现、影像学改变及症状（图 32-4）
1 期	坏死骨外露或可经瘘管探查发现，无感染，无症状（图 32-5）
2 期	坏死骨外露或可经瘘管探查发现，局部感染，表现为疼痛和红肿、伴或不伴脓性渗出（图 32-6）
3 期	坏死骨外露或可经瘘管探查发现，局部感染、疼痛同时伴有以下一种或多种表现：外露的坏死骨延伸至牙槽骨以外的区域（下颌支及下颌骨下缘、上颌窦、颧骨下缘）导致病理性骨折，形成口外瘘管、口-上颌窦/口-鼻瘘或骨溶解延伸至下颌骨下缘或上颌窦底（图 32-7）

表 32-1　2014 年美国口腔颌面外科医师协会（AAOMS）更新的药物相关颌骨坏死分期

进展到 1 期、2 期或 3 期[113, 114]。因此，"0 期"被认为是一个单独的类别。由于这些患者没有骨坏死的临床证据，但存在非特异性症状或临床和影像学表现，因此考虑该阶段的早期表现非常重要，如表 32-2 所示。需要注意的是，这些非特异性的发现，即这种未暴露的 ONJ 变异体的特征，可发生在有 1 期、2 期或 3 期疾病病史的患者中，这些患者已痊愈，且没有骨外露[2]。

七、MRONJ 的危险因素

除了认识 MRONJ 的症状和体征，医疗专业人员还需要了解可能导致病情发展和严重程度的危险因素尽管尚未定论，目前危险因素根据现有的临床资料可分为 3 大类，即药物相关因素、局部因素和个人因素。

（一）药物相关因素

尽管已经确定在使用其他癌症疗法［如血管生成抑制剂、酪氨酸激酶抑制剂（缩写 TKI）等］后也会出现 MRONJ（图 32-8），地舒单抗或双膦酸盐的使用仍然是 MRONJ 的主要危险因素（表 32-3）[116-119]。随着用药频率的增加、每次用药剂量的增加（如转移性肿瘤与骨质疏松症治疗的剂量比较）以及治疗时间的延长，发生 MRONJ 的风险也会相应增加[119-122]。如果考虑到累积使用量和药物效应，使用地舒单抗和双膦酸盐在 MRONJ 发病时间上无明显差异[123]。

（二）局部因素

MRONJ 通常发生在局部感染或创伤（通常是手术创伤或压疮）之后。与 MRONJ 相关的因

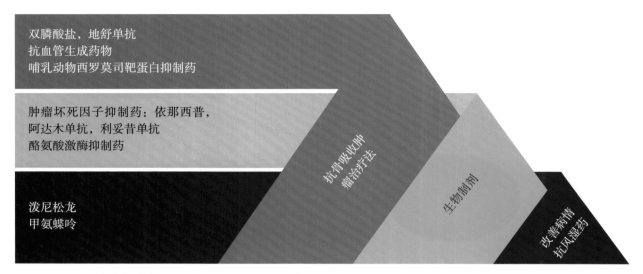

双膦酸盐，地舒单抗
抗血管生成药物
哺乳动物西罗莫司靶蛋白抑制药

肿瘤坏死因子抑制药：依那西普，
阿达木单抗，利妥昔单抗
酪氨酸激酶抑制药

泼尼松龙
甲氨蝶呤

抗骨吸收肿瘤治疗法

生物制剂

改善病情抗风湿药

▲ 图 32-4 76 岁的白种人女性，因骨质疏松症接受地舒单抗治疗 2 年，表现为牙齿松动，左下颌前牙龈肿胀，牙周组织有脓性渗出物，但没有明显骨外露（0 期 MRONJ）
经 Osteonecrosis of the Jaw 许可转载

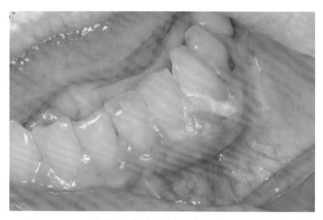

▲ 图 32-5 71 岁的白种人女性，有 4 年口服伊班膦酸钠治疗骨质疏松症的病史，表现为无症状的颌骨外露，增生的肉芽组织累及左侧后半部分下颌骨舌面（1 期 MRONJ）
经 Osteonecrosis of the Jaw 许可转载

▲ 图 32-6 78 岁白种人男性，有 6 年口服阿仑膦酸钠治疗骨质疏松症的病史，表现为骨外露部位疼痛和感染，感染灶累及右半侧上颌骨（2 期 MRONJ）
经 Osteonecrosis of the Jaw 许可转载

素包括严重的牙周炎、不合适的假体和侵入性手术（如拔牙）造成的压疮以及其他牙槽手术等（图 32-9）[119, 124, 125]。在一项研究中，93%（14/15）种植体周围 MRONJ 的患者发现种植体周围有炎症感染的表现，这可能是 ONJ 的原因。此外，几乎所有的植入物（95%）都是在患者开始抗骨吸收治疗之前植入的[125]。值得注意的是，约 1/3 的 MRONJ 病例是自发的，没有任何明确的诱发因素。在这些病例中，亚临床创伤可能是一个原因[119]。临床

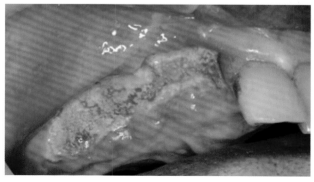

▲ 图 32-7 69 岁男性，面部 / 下颌弥漫性肿胀、疼痛、皮肤窦道形成，符合 3 期 MRONJ，下颌骨 MRONJ 病变有 2 个皮肤窦道

表 32-2 ONJ 分期中"0 期"的特征，有助于识别那些有前驱疾病的患者

症 状	临床表现	影像学结果
• 非牙源性牙痛 • 颌骨钝痛，可放射至颞颌关节 • 上颌窦疼痛，可能与上颌窦壁的炎症和增厚有关 • 神经感觉功能改变	• 非慢性牙周病所致牙齿松动 • 根尖周或牙周瘘，与龋齿、外伤或修补引起的牙髓坏死无关	• 非慢性牙周病所致的牙槽骨骨丢失或吸收 • 牙槽骨拔牙后骨小梁致密改变，无新骨形成 • 骨硬化区域累及牙槽骨或基底周围骨 • 牙周膜增厚或模糊（硬骨板增厚，硬化，牙周膜间隙减少）[115]

表 32-3 不同抗骨吸收药物和癌症治疗患者的 ONJ 发生率

双膦酸盐	RANKL 抑制药	抗血管生成药	mTOR 抑制药
唑来膦酸盐（67.1%）	地舒单抗（6.9%）	贝伐单抗（4.1%）	替西罗莫司（0.2%）
阿仑膦酸盐（42.7%）		舒尼替尼（2.4%）	依维莫司（0.5%）
帕米膦酸盐（30.7%）		索拉非尼（0.5%）	
利塞膦酸盐（4.8%）		帕唑帕尼（0.1%）	
伊班膦酸盐（4.6%）			
氯膦酸盐（0.2%）			
依替膦酸盐（0.2%）			

mTOR. 酪氨酸激酶抑制药

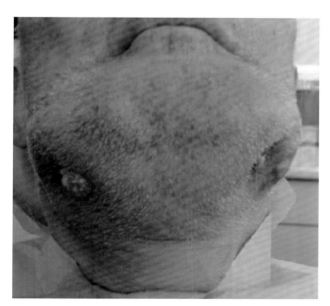

▲ 图 32-8 药物相关的颌骨坏死

除了抗骨吸收药物和抗血管生成疗法，一些治疗类风湿关节炎的药物（如 DMARD、生物制剂等）可能会影响愈合，并与 ONJ 的口腔病变相关，类固醇药物的使用会增加 ONJ 的风险

观察表明，MRONJ 的发生与拔牙和感染之间存在关联，但这些因素导致骨坏死的潜在机制尚不清楚，仍需要更多高质量的证据来探究[119, 124, 126, 127]。

（三）个人因素

文献中已经报道了许多其他与病情发展相关的因素，但对于大多数因素，尚不清楚它们是否为致病因素[118, 128-130]。这些因素包括使用糖皮质激素、伴随疾病（如先前存在的口腔感染、贫血、糖尿病、免疫抑制或肾衰竭等）、口腔卫生不良和吸烟（表 32-4）[118, 128, 129]。遗传因素在 MRONJ 中的作用也在研究中，以帮助识别那些有 MRONJ 患病风险的患者。然而，MRONJ 的患病风险与特定遗传变异之间的关联尚未被确定[131]。总的来说，需要进一步的研究来阐明不同的潜在危险因素在 MRONJ 发展中的作用。

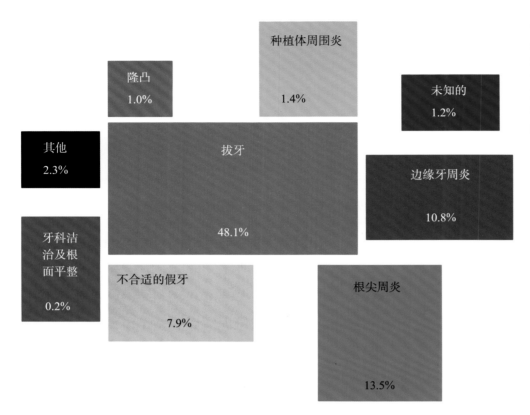

表 32-4 诱发 ONJ 的个人危险因素

- ONJ 危险因素
- 个人 / 牙齿因素
- 牙齿手术、拔牙等（主要危险因素）
- 假牙和假体植入不当造成的局部创伤
- 牙周（牙龈）疾病或其他口腔疾病，口腔卫生不良
- 牙齿感染
- 吸烟
- 药物相关因素
- 抗骨吸收或抗血管生成药物治疗（治疗剂量越大，持续时间越长，风险越高）
- 使用糖皮质激素
- 使用免疫抑制药，如甲氨蝶呤和硫唑嘌呤
- 相关合并症
- 糖尿病、自身免疫性疾病、贫血、癌症、血液病、HIV
- 头部和颈部的放射治疗史

八、双膦酸盐类和地舒单抗类药物抗骨吸收作用的差异

双膦酸盐类和地舒单抗类药物的抗骨吸收机制完全不同。双膦酸盐通常隐匿在骨基质中，在骨吸收活动期被破骨细胞摄取，在细胞内破坏其骨架功能、加速细胞凋亡，导致破骨细胞功能障碍，从而抑制骨吸收。而地舒单抗类药物作用机制比较独特，RANKL 是破骨细胞分化和功能所必需的生物分子，地舒单抗特异性地抑制 RANKL 分子的功能，从而通过抑制破骨细胞分化、功能和存活来抑制骨吸收。这两种具有不同抗骨吸收机制的药物诱导 ONJ 的发生，提示骨转换率的降低可能是 ONJ 发生的一个危险因素。因此，在使用强力抗骨吸收药物治疗的患者中，ONJ 很容易由感染或其他原因引发。从双膦酸盐和地舒单抗的药代动力学来看，双膦酸盐引起的颌骨疾病并不可逆，但地舒单抗引起的颌骨疾病则具有可逆性[24]。

九、药物治疗时间是 MRONJ 的一个危险因素

无论因何适应证而接受双膦酸盐或抗骨吸收治疗，其持续时间仍是 MRONJ 发生的危险因素。在接受唑来膦酸盐或地舒单抗治疗的癌症患者中，

MRONJ 的发病率分别在 1 年时为 0.6% 或 0.5%，2 年时为 0.9% 或 1.1%，3 年时为 1.3% 或 1.1%。接受地舒单抗治疗的患者发生 MRONJ 的风险在 2～3 年趋于平稳[133]。而在 Saad 等[134] 的一项研究中，研究人员联合进行了三项盲法 3 期试验，发现了类似的结果，包括接受地舒单抗治疗的患者在 2 年后出现了平台期。在接受唑来膦酸钠或地舒单抗治疗的癌症患者中（n=5723），MRONJ 的发病率分别在 1 年时为 0.5% 或 0.8%，2 年时为 1.0% 或 1.8%，3 年时为 1.3% 或 1.8%[133]。

对于接受口服双膦酸盐治疗骨质疏松症的患者，MRONJ 的患病率随着时间的推移而增加，从基线检查时的接近 0% 增加到接受双膦酸盐 4 年治疗后的 0.21%，具有 ONJ 和 ONJ 样特征的患者接受双膦酸盐治疗的中位持续时间为 4.4 年（表 32-5），对于没有 MRONJ 的患者，口服双膦酸盐治疗的中位时间为 3.5 年[20, 107]。

同样接受抗骨吸收治疗，癌症患者发生 MRONJ 的风险约是骨质疏松症患者的 100 倍。可以制订一份问卷来筛查有发生药物相关颌骨骨坏死风险的患者。

十、影像和诊断

一旦患者患有 MRONJ，典型的表现是牙槽骨坏死、周围组织炎症和瘘管形成。根据炎症和神经结构的受累情况，MRONJ 通常引起疼痛，严重降低患者的生活质量。因此，预防 MRONJ 非常重要。一旦出现典型的 MRONJ 特征，就需要影像学来确定病变的大小。由于外露的骨有时没有疼痛感[10, 11]，因此当怀疑有 MRONJ 时，有必要结合临床检查和影像学检查。影像可分为两大类：解剖成像和功能成像（表 32-6）。Berg 等[132] 发表的一篇文章对此进行了综述。每一种成像模式都有其特有的形态、解剖和生理标准。Tsuchimochia 和 Kurabayashib 两位教授在一次研讨会上讨论了这些问题，并汇总在表 32-7 中。

十一、双膦酸盐相关性颌骨坏死（MRONJ）患者的影像学研究

（一）解剖影像

本节将讨论形态学解剖成像，主要包括全颌曲面断层片、锥束计算机断层扫描（CBCT）、计算机断层扫描（CT）和磁共振成像（MRI）。功能成像包括核成像技术和荧光成像 / 视觉增强病变观测仪。

1. 全颌曲面断层片

在常规检查中，为了发现病变并提供证据支持，临床检查和 X 光片是最基本的检查。Marx 等[68] 指出，全颌曲面断层片是患者进行常规牙齿评估的首选图像，它能够区分 ONJ 和转移性病变（溶骨性病变除外），但至少要有 30% 的骨丢失才能在 X 线片上看到病变。

Arce 等[135] 指出，尽管很容易获得常规解剖成像，但骨改变和 X 线检查结果可能有长达 2 周的滞后时间。Rocha 等[136] 证明，与对照组相比，使用唑来膦酸钠治疗的患者放射学异常数量有显著增加。Phal 等[137] 在他们的研究中发现，所有

参　数	唑来膦酸钠（静脉滴注）	阿仑膦酸钠（口服）	地舒单抗（皮下注射）
治疗骨质疏松症的剂量	每年 5mg，持续 3～6 年	每周 70mg，持续 3～5 年	每 6 个月 60mg，持续 5～10 年
预防骨相关事件（SRE）的剂量	4mg/ 月，持续 3 年	/	每月 120mg，持续 3 年
癌症患者的 ONJ 患病率	1.3%	/	1.8%
骨质疏松症患者的 ONJ 患病率	0.017%～0.35%	0.02%～0.1%（小于 4 年）0.21%（大于 4 年）	0.04%～0.3%

表 32-5　癌症和骨质疏松症的 ONJ 患者接受唑来膦酸钠 / 地舒单抗 / 阿仑膦酸钠治疗的剂量和结果比较

患者都表现出骨硬化。其中有 2/3 的患者牙槽缘受累，他们还发现牙槽骨板增厚、全层硬化、拔牙窝延迟愈合或不愈合、牙周膜间隙增宽、瘘管形成、软组织增厚以及骨溶解、骨坏死和骨膜新骨形成等表现。接受随访的患者其影像学显示局部存在进行性硬化改变，这可能导致下颌管狭窄。Torres 等[138] 发表的一项研究显示，在 X 线片上，双膦酸盐相关颌骨坏死（BRONJ）患者的下颌骨下缘皮质平均厚度（MICBT）明显高于未服用双膦酸盐的患者，未服用双膦酸盐的患者 MICBT 高于对照组。他们还指出，在服用唑仑膦酸钠的患者中，MICBT 与累积剂量之间存在相关性。然而，Stockmann 等[139] 开展的一项前瞻性研究显示，X 线片对 MRONJ 病变的检出率为 54%，CT 为 96%，MRI 为 92%。他们得出结论，即使在 X 线

片上可以检测到 BONJ 病变，对病变的程度也不可能进行全面充分的评估，因此全颌曲面断层片是可用的，但必须通过进一步检查以明确病灶范围和严重程度（图 32-10A、32-11A 和 32-12A）。

2. 锥束计算机断层扫描（CBCT）

锥束计算机断层扫描（CBCT）的优点是，与传统 CT 相比，患者接受较低的辐射。它不仅能提供更好的图像质量，而且对软组织的识别能力较高，同时还能提供皮质厚度和完整性、骨髓受累情况、拔牙后牙槽骨不规则情况以及松质骨密度等详细信息。

与 MRI 和 CT 相比，有关 MRONJ 与 CBCT 成像的文献较少。Yalcin 和 Gungormu 进行了综述，文中指出 CBCT 和 CT 的典型表现是"病理性骨折、骨髓腔狭窄和下牙槽管受累"[140]（图 32-11B）。

早期发现骨膜增厚或骨密度变化可能是 CBCT 应用的另一个优势[140, 141]。Wilde 等[142] 指出，MRONJ 在 CBCT 中最常见的两个发现是"松质骨小梁结构的破坏和皮质骨的侵蚀"。Treister 等[143] 认为，与全颌曲面断层片相比，CBCT 在检测碎片和死骨方面更优越。Cankaya 等[144] 在他们的大鼠模型中发现，CBCT 扫描评估的 BONJ 病变程度与术中情况没有显著差异，并且发现 CBCT 测量与术中测量之间存在显著相关性。随着商业标准将放射剂量低至 3μSv（有效剂量 5×5cm 成人检

表 32-6　MRONJ 的不同成像模式	
解剖成像	**功能成像**
X 线片	骨扫描
计算机断层扫描（CT）	^{18}F-FDG 正电子发射计算机断层扫描
锥束计算机断层扫描（CBCT）	荧光引导下骨切除术
磁共振成像（MRI）	

表 32-7　用于评估 MRONJ 的成像模式特征的比较						
	解剖结构		**生理组织特性**				
	骨	软组织	骨　髓	骨重塑	骨血流量	水　肿	脂肪组织
全颌曲面断层片	++	−	−	−	−	−	−
锥束 CT	+++	−	−	−	−	−	−
CT	+++	++	±	−	++	+（软组织）	+
MRI	+	+++	++	−	++	++ 炎症	+++
骨扫描	−	−	±	+++	++	−	−
SPECT/CT	±	−	±	+++	++	−	−
PET/CT	±	+	−	−	−	++ 炎症	−

查）[145]，CBCT 在未来可能获得更大的应用。

3. 计算机断层扫描

在 X 线和 CT 上，ONJ 的表现各不相同，包括界限不清的透光或低衰减区域、渗透性表现、皮质破坏、死骨、骨膜反应或硬化改变等[146]，骨改变可能是混合性的，以骨溶解或骨硬化为主[147-150]，影像学上，骨溶解区可能代表细菌感染的病灶，典型的 ONJ 放射学特征是牙槽窝的持续存在。局部的髓质硬化伴随微小梁的紊乱和皮质髓质的分化不良与早期牙齿松动和拔牙后牙槽延迟愈合有关。这种现象可能与早期 BRONJ 有关[147]，且骨膜反应和死骨形成在疾病的晚期占主

导作用（图 32-12B）[146]。

Bianchi 等[148] 评估了 32 例全颌曲面断层片和 CT 扫描的细节特征：骨小梁的结构改变，包括从其初始厚度及矿物质含量改变到微孔隙的形成、皮质骨侵蚀、骨硬化、局部死骨（小于 15mm）、广泛死骨（超过 15mm）、骨膜新骨的形成。研究发现，在检测所有放射学方面 CT 优于全颌曲面断层片[148]。CT 影像可以显示不同程度的皮质骨侵蚀和骨小梁骨吸收的情况。

Bedogni 等[151] 的长期随访研究分别在 3 个月、6 个月、12 个月、18 个月和 24 个月行 CT 扫描，显示术后 6 个月内，疾病复发的 CT 征象先

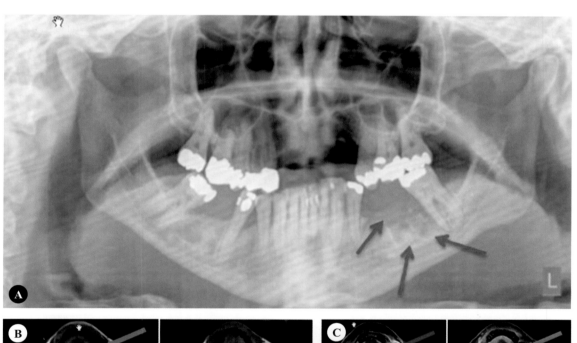
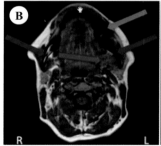
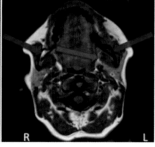
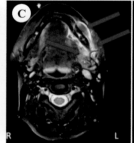
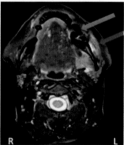

▲ 图 32-10　**A. 全颌曲面断层片：**患者 48 岁，女性，转移性乳腺癌，唑来膦酸治疗。红色箭头表示坏死区。**AAMOS 分期：2 期。B.** 同一患者的磁共振成像（**Siemens，Avanto，1.5T，序列：T1 tse tra**）：48 岁，女性，转移性乳腺癌，唑来膦酸治疗 2 年。绿箭表示 **MRONJ** 坏死，红箭表示水肿，蓝色箭头表示右侧正常骨髓脂肪和左侧的差异：由于脂肪减少，信号丧失。**AAMOS 分期：2 期。C.** 同一患者磁共振成像（**Siemens，Avanto，1.5T，序列：T2 tse tra**）：48 岁，女性，转移性乳腺癌，唑来膦酸治疗 2 年。绿箭表示 **MRONJ** 坏死：骨髓低信号，红箭表示水肿。两张屏幕截图。**AAMOS 分期：2 期**

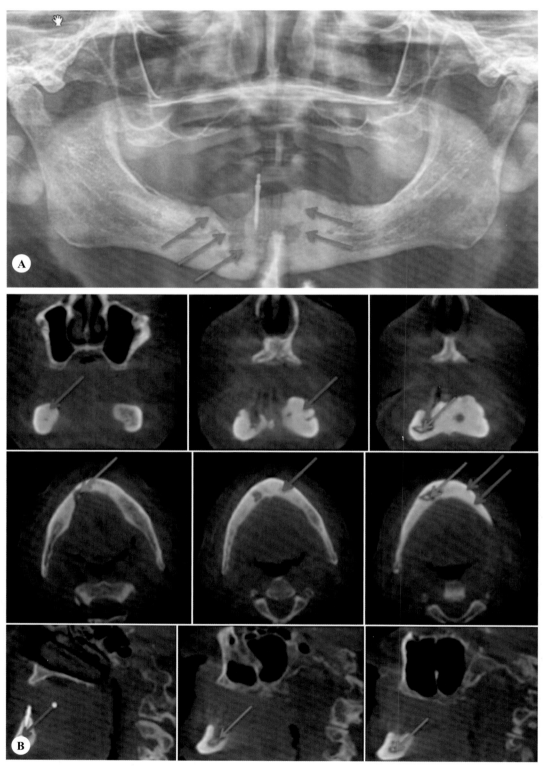

▲ 图 32-11　**A.** 全颌曲面断层片：患者 **77** 岁，男性，转移性前列腺癌，开始伊班膦酸治疗，后改用地舒单抗治疗。红箭表示坏死区域。有一处伪影是由于甲状腺防护罩造成的。**AAMOS 分期：2** 期。**B.** 同一患者的锥束计算机断层摄影（**Carestream CS 9300**）：X 线片见图 32-2 "患者 77 岁，男性，转移性前列腺癌，开始伊班膦酸治疗，后改用地舒单抗治疗" 第一行，冠状面视图；第二行，横断面视图；第三行，矢状面视图。红箭：死骨（游离）；蓝箭：骨硬化区

引自 Berg et al.[132]（http://creativecommons.org/licenses/ by/4.0/）

于 BRONJ 的临床表现出现，且征象明显。Sanna 等[152]认为 CT 有助于鉴别 MRONJ 与骨转移，Elad 等[153]评估了 110 次 CT 扫描，并指出下颌管骨皮质对骨破坏有一定的抵抗能力，不像转移瘤难以抵抗，但仍有些 MRONJ 病例即使用 CT 也很难诊断，诊断时必须结合临床检查[154]，另外，在 MRONJ 患者中也出现上颌窦黏膜增厚的现象[148]。Gallego 等[155]的一项研究表明 MRONJ 患者相比健康人群有更大的概率出现窦性黏膜增厚。他们用增厚＞3mm 为测量值进行评估，发现增厚更多地出现在疾病晚期的患者中。

4. 磁共振成像

ONJ 磁共振成像时，骨和邻近软组织信号强度发生变化；对比增强后，信号强度的变化可能比 CT 上的变化更广泛[147]。MRI 是一种评估 ONJ 中细胞死亡和修复（水肿）的高灵敏度方法。它能提供皮质厚度和完整性，骨髓受累，拔牙后不规则度，松质骨矿物质密度的详细信息。研究还发现 T_1 和 T_2 加权图像上不同强度的异常信号，可能与疾病分期有关。ONJ 通常在 T_1 加权相信号强度下降；T_2 加权相或抑脂相（STIR 序列）信号发生改变，在增强成像上的差异更大[146, 156, 157]。

在 Guggenberger 等的研究中，所有 MRONJ 病灶均出现明显的 T_1 信号减弱，T_2 信号增强。在所有 BRONJ 病灶的患者中，均观察到受影响骨和周围组织的对比剂摄取[158]。此外，作者描述了增强磁共振成像相比临床检查和 CBCT 成像具有更广泛的变化。在他们的研究中，Stockmann 等指出"MRI 对 BRONJ 病变具有较高的检测能力"[139]，但是检测的范围受到了一定的限制，Bedogni 等对 11 例 MRONJ 患者进行了 MRI 扫描和评估[41]，使用钆（静脉注射）作为造影剂。这些图像显示了两种骨骼疾病的模式：骨外露区域在 T_1、T_2 加权相以及反转恢复序列（IR）上显示低信号，这表明含水量低，组织病理学上与细胞和血管的缺乏相关（骨坏死模式）。未外露的病变骨具有 T_1 低信号、T_2 和 IR 高信号的特征，这表明高含水量和炎症，与细胞增多、成骨和血管增生相关（骨髓炎模式）[159]，T_1 的低信号也可以在 MRI 扫描中看到（图 32-5 和 32-6）。Krishnan 等在他们早期发表的杂志中描述了 MRONJ 的 MRI 表现，早期表现为下颌骨和上颌骨中骨髓脂肪 T_1 高信号的丢失，后期多表现为骨破坏，软组织水肿及强化，下牙槽神经肿胀，翼肌肥厚[160]（图 32-10A 和 C）。

（二）功能成像

在过去的几年里，功能成像已经得到越来越多的关注，功能成像方式可能成为诊断 MRONJ 的一种重要方法，骨的功能成像主要包括两个项目：放射性核素骨显像和正电子发射断层扫描（PET）。

1. 骨扫描（放射性核素骨显像）

在骨骼疾病的功能成像中，放射性核素骨显像是一种基本的成像方式，放射性核素骨显像不是特异性的，但它卓越的灵敏度使它在多种病理条件的筛查中发挥重要作用。放射性核素骨显像法，使用 ^{99}Tc 标记的双膦酸盐是最常见的一种放射性核素方法，这些化合物在骨骼中迅速积累，并在注射后 2~6h，约 50% 的注射剂量聚集在骨骼系统中。单光子发射计算机断层扫描（SPECT）核医学是一种使用伽马射线的断层成像技术，不同于 SPECT，骨扫描以二维形式显示，在 SPECT 成像中，放射性核素的分布在多个二维图像和多个角度中监测，并从这些数据中计算形成出一个三维图像，如果需要增加解剖影像，可以使用 SPECT/CT 混合扫描仪，SPECT-CT 与常规核医学平面成像非常相似，通过伽马相机在图像或图片上将两种不同类型的扫描结合在一起，并提供真正的三维信息。

MRONJ 通常不应该出现坏死区的核素聚集，但由于相关的感染，可以看到核素的聚集。在 Chiu 等的病例分析中，13 例患者骨扫描中有 10 人表现为局限性放射性异常（伴随中央区稀疏缺损的放射性浓聚）[161]。O'Ryan 等[162]发表了一项关于接受全身骨显像的 MRONJ 患者的回顾性研究，他们使用了以下评分系统："0 分，未见放射性浓聚；1分，少量放射性浓聚，与胸骨显影相当；2分，放射性浓聚高于胸骨显影"[162]。而与胸骨显影进行比较是基于一篇由Kakhki等发表的论文研究[163]，该论文根据患者年龄，对334名无胸骨或胸壁恶性肿瘤疾病患者的胸骨正常显影进行研究。

Thomas等评估了去势抵抗性前列腺癌骨转移患者在接受双膦酸盐治疗时的骨扫描，他们的关注重点是对临床无症状MRONJ患者的早期预测，出现病理性放射性显影的患者更易发生MRONJ[164]，Ristow等研究了未接受抗骨吸收药物治疗（双膦酸盐或地舒单抗）的乳腺癌患者颌骨的骨转换，有趣的是，他们发现下颌骨的骨转换与其他骨骼（如股骨）相似，但上颌骨的骨转换明显较高。由于大多数MRONJ病变发生在下颌骨，所以有必要进一步研究骨转换在MRONJ发病机制中的作用[165]（图32-12）。

2. ^{18}F-FDG正电子发射断层扫描/计算机断层扫描（PET/CT）

氟脱氧葡萄糖F18（^{18}F-FDG）PET/CT包含解剖成像和功能成像。与坏死区域相比，受感染的骨组织预计会显示葡萄糖代谢增加从而表现出摄取增加，而疑似坏死区域没有血流和高代谢发生，可以用此方法进行成像。下颌骨PET扫描异常增强不是MRONJ的必要指标，而是对炎症过程的反映[166]。因此如果成像可用，则可以早期检测和评估炎症过程。正如预期的那样，这一点至关重要，炎症期是MRONJ发生的危险因素之一，而早期诊断可预防疾病的发展，Fleisher等回顾分析了23名接受双膦酸盐和（或）地舒单抗治疗，并行PET/CT扫描的患者，发现FDG PET/CT能检测普通射线无法显示的局部和弥漫性代谢变化，认为PET/CT是一种有用的工具[167]。在评估时，需要将对侧颌骨、颈椎和颅底的正常骨作为正常参考[158]。但是，PET显像不能鉴别非感染性的骨坏死（如无菌性坏死）、反应性过程、修复性过程[167]（图32-12D）。

（三）荧光引导骨切除术/视觉增强病变观测仪（VELscope®）

荧光引导骨切除术是一种采用精确的影像学协助手术治疗MRONJ患者的方法。这个方法是：术前，患者服用100mg多西环素，每天两次，连续10天。在400～460nm的蓝色激发光下，有活力的骨组织发出荧光，通过安装在VELscope®（LED Dental，White Rock，BC，Canada）机头上的绿色荧光滤镜，将多西环素荧光与激发光分离，我们可以看到多西环素被照射产生的浅绿色荧光[168]。坏死的骨组织不摄取多西环素，因此不会发出荧光或者仅发出微量荧光。在一项由Pautke等所做的研究中，骨切除过程中的出血与骨荧光信号无关[169]。在骨松质区会发生骨出血，提示骨是有活力的，但是出血不会发出荧光。这项技术可能有助于将手术步骤标准化。在Assaf等的研究中[170]，20例患者被纳入一项前瞻性研究。除了1例患者外，其余患者通过VELscope®均可见坏死病灶，甚至有1例患者只在术前1h注射了100mg多西环素，也能通过VELscope®区分坏死骨和正常骨。基于这些发现和观察，Ristow和Pautke发表了一项研究，使用VELscope®Vx观察8例患者健康骨的自身荧光（未采用多西环素/四环素标记），发现正常骨组织显示自体荧光，坏死骨则显示苍白的图案或无荧光，这项研究表明骨自体荧光在MRONJ的手术治疗中也能发挥同样的作用[171]。

（四）MRONJ成像的临床应用

1. 定义炎症的区域

MRONJ本质上是一种与骨坏死相关的骨髓炎[172]。病理组织学检查可见炎性细胞严重浸润，尤其是在未暴露的骨中，而放线菌通常存在于坏死病变中。在疾病早期，MRI在T_1加权相显示骨髓信号强度下降，在T_2加权相和抑脂相（STIR）信号强度增强，而不均匀的钆强化则反映了软组织炎症，在疾病晚期，坏死区骨髓信号强度在T_2加权相和抑脂相降低，非坏死区域相应的信号强

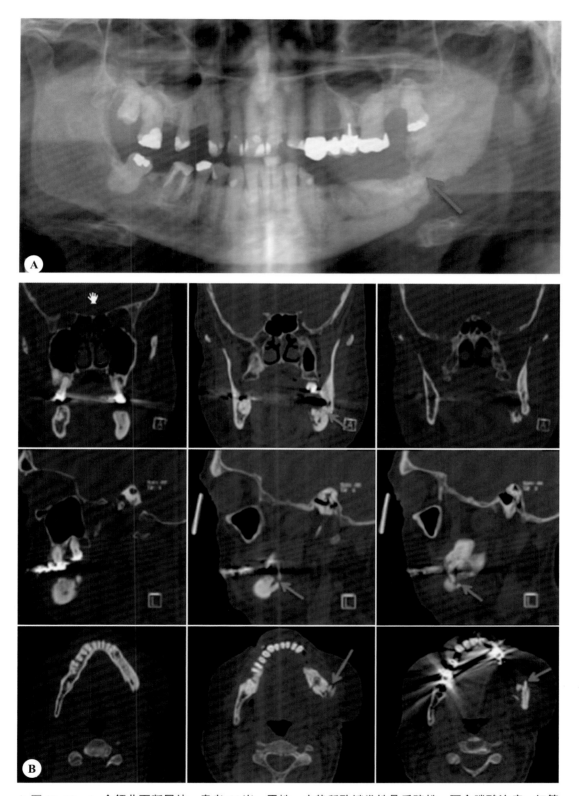

▲ 图 32-12　**A.** 全颌曲面断层片：患者 66 岁，男性，去势所致继发性骨质疏松，阿仑膦酸治疗。红箭表示隐匿性骨折。**AAMOS 分期：3 期。B.** 同一患者的 CT（西门子，**Sensation 64**）：红箭表示双膦酸盐相关骨坏死（**BRON**）导致的骨折

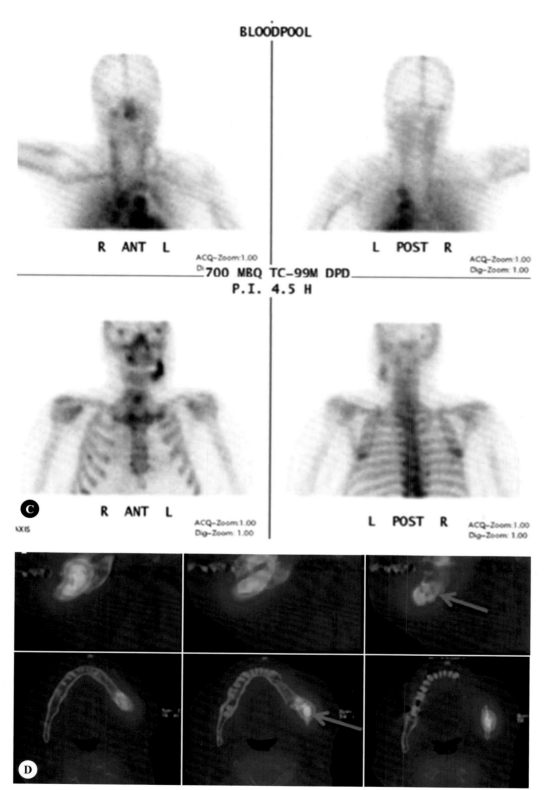

▲ 图 32-12（续） **C.** 同一患者的平面骨显象（西门子，**Symbia**）血池相。**D.** 同一患者的 ^{99m}Tc-3，**3-** 二膦基 -1，**2-** 丙二羧酸（^{99m}**Tc-DPD**）**SPECT/CT**（西门子，**Symbia**）：第一行矢状面视图，第二行横断面视图，注射后 **4.5h**（骨显像）。可见左下颌骨部位的吸收（红箭）

度增加[173]。这些高信号强度反映骨髓的炎症，水肿和循环障碍。MRI 的断层信息同样可以用于观察软组织炎症情况，FDG PET/CT 也可用于诊断 MRONJ[174]。FDG PET/CT 有助于诊断骨髓炎和 MRONJ 患者的炎症反应[175]。

2. 疾病病程监测

通过影像学监测 MRONJ 患者病程的进展或改善有重要的作用，通常需要多次影像学检查来选择合适的治疗方法，并对治疗反应进行评估。当病变局限于牙槽骨时，在避免过度放射性暴露的情况下，定期口腔内 X 线成像和全颌曲面断层片检查有助于评估牙齿周围牙槽骨的变化。在 Ⅱ 期、Ⅲ 期或晚 Ⅰ 期，CBCT、CT、MRI 和放射性核素骨显像可以为患者的监测提供额外更精确的信息，如 MRI 和 PET/CT 可用于评估炎症状态；放射性核素骨显像非常适合反映病程中和术后骨代谢的变化，PET/CT 则可用于对术后治疗反应的评估[176]。

3. 影像学可用于辅助手术治疗

尽管保守治疗已经被广泛采纳，但手术干预也是疾病管理的重要手段，并导致良好的预后[177-179]，MRONJ 的严重程度决定了患者的手术方式，包括清创、边缘切除、部分切除、整块或节段切除下颌骨、半下颌切除术、上颌骨切除术或整个下颌骨的切除，但手术的成功率良莠不齐，为 15%～100%[177]，其关键就在于是否能彻底切除游离的非再生骨，使软组织对活性骨完全覆盖，以改善症状并最大化地提高患者生活质量，CT、CBCT、MRI 和放射性核素骨显像能为确定手术边界提供有用的信息，从而确保完全切除死骨。

通过 CT 和 CBCT 可以发现骨骼和组织的硬化表明其再生能力欠佳，通过 MRI 则可以评估骨与组织的炎症状况，骨显像可以清楚地划分骨损伤的边界，骨修复和再生需要充分的血供，三相核素骨扫描（血管相，血池相）或测量血流指数可以帮助评估血液循环[180、181]。荧光成像引导的清创术也被报道用于 MRONJ 的治疗[182]。

4. 预测疾病的预后

MRONJ 常在拔牙后发生，晚期的根尖周炎和边缘性牙周炎是拔牙的常见原因，口腔 X 线检查和全颌曲面断层片检查是检测牙周炎的标准成像技术，然而牙周炎很常见，因此在接受抗骨吸收治疗的人群中，通过 X 片很难预测该疾病未来的发病情况，为了减少下颌骨骨坏死的风险，牙齿疾病的早期发现和治疗极为重要，特别是对于静脉注射双膦酸盐的无症状患者，由于较高的发病率，口腔 X 线和全颌曲面断层片可以常规检查，口服双膦酸盐的无症状患者，也需要密切检查口腔 X 线和全颌曲面断层片。接受双膦酸盐治疗 4 年以上的患者是高危发病人群，放射性核素骨显像有助于预测发病[182-185]，O'Ryan 等报道了 67.5% 的尚未发展至 MRONJ 的无骨坏死临床症状患者，在放射性核素骨显像中表现出放射性浓聚[186]。用于骨显像的放射性药物包括亚甲基二膦酸盐（MDP）和亚甲基羟基甲基二膦酸盐（HMDP），在它们的化学结构中有一个 P-C-P 键，是双膦酸盐类药物的基本结构，这些放射性示踪剂随着双膦酸类药物在骨骼中相同的位置聚集浓缩。当示踪剂显示牙槽骨内浓聚时（疑似牙周炎），双膦酸盐药物在此处积聚的浓度比正常区域更高，这意味着此处破骨细胞相较于非浓聚区受到了更大的毒性损害，放射性示踪剂在拔牙部位也会更多地聚集。对于在骨扫描中颌骨放射性浓聚的无症状患者，可以推迟使用双膦酸盐，直到放射性浓度降低到正常水平[187, 188]。

5. 实验室检查：MRONJ 中的骨性标志物

由于上颌骨和下颌相对更高的骨转换率，因此比其他骨组织更容易吸收双膦酸盐[189]。这种骨重塑速率导致牙槽骨的骨皮质厚度增加[190]。治疗剂量的抗骨吸收药物可以抑制破骨细胞的吸收活性，并刺激成骨细胞。然而，大剂量的双膦酸盐会导致成骨细胞和破骨细胞中钙的沉积，产生细胞毒性作用。因此，骨再生的机制受损，骨重塑发生障碍。骨代谢相关的血清学指标可以反映骨重塑的状态，并可以通过相关方法进行测量[191, 192]。

有 7 个生物学标志物，可分为三组：①骨转换标志物，例如，骨碱性磷酸酶（ALP），Ⅰ型胶原羧基末端肽（CTX），脱氧吡啶（DPD），Ⅰ型胶原氨基末端肽（NTX），骨钙素（OCN）；②内分泌生物标志物，如甲状旁腺激素（PTH）；③血管生成标记物，如血管内皮生长因子（VEGF）。Dal Prá 等[193] 和 Enciso 等[194] 的综述发现骨转换的生物学标志物有一系列的局限性。骨碱性磷酸酶（ALP）在骨代谢疾病的研究中灵敏度和特异度较低，且对肝功能紊乱的患者无效。骨钙素在肝衰竭的患者中也是出现表达异常，CTX 和 NTX 不能单独测量骨代谢，且所有的组织包含Ⅰ型胶原蛋白。当前，DPD 被认为是骨病理的一种无差别标志物。骨质疏松以及 MRONJ 的研究中，目前的生物标志物金标准是 CTX[195]。

6. 骨标志物作为 MRONJ 的预测因子

可靠预测药物相关性颌骨坏死（MRONJ）的发生及其后果是临床医生面临的最具挑战性的任务之一，鉴于 MRONJ 的发病率低，并发症严重，且缺乏有效的治疗，制订有效的预测和预防策略变得更加必要，尽管迄今为止还没有此类策略得到广泛接受[196]，个性化医疗目前正在多个临床领域进行测试，以预测风险、预防并发症和优化结果[197]，大多数 MRONJ 发生在侵入性牙科手术（IDP）后，在过去的 10 年中，术前 CTX 水平（骨重塑产物）被认为是术后 MRONJ 风险的预测因子[198]，也是一个预后因素[199]，此外，对于有 3 年或以上双膦酸盐使用史的患者，建议术前停药 3～6 个月[200, 201]。

CTX 是一种存在于血清中的骨重塑产物，早期的研究表明血清 CTX 水平在抗骨吸收治疗下表达下降，待治疗停止后表达恢复，因此，它可以用来预测接受抗骨吸收药物治疗的患者牙科手术后骨坏死的发生率[198]。

研究表明接受双膦酸盐治疗的患者牙科手术后，CTX 水平在低于 100pg/ml 以下，MRONJ 高风险，CTX 水平为 100～150pg/ml 则风险适中，CTX 水平高于 150pg/ml，则低风险[198, 202, 203]（表 32-8）。根据这些研究和其他研究，对于接受抗骨吸收治疗并需要牙科手术的患者，世界各国的许多临床医生都常规在术前做 CTX 检测，血清 CTX 水平也被用来监测药物假期期间的骨重塑情况，并确定在安全实施手术之前的适当停药时间，尽管有多个后续研究质疑这种做法，但这种做法仍在继续[204, 205]。

表 32-8 血清 CTX 水平作为 MRONJ 的预测因子	
血清 CTX 水平	**ONJ 风险**
＜100pg/ml	高
100～150pg/ml	中
＞150pg/ml	低

在一份临床实践声明中，美国口腔医学学会表示，尽管需要预测性生物标记物，但没有足够的证据证明依赖 CTX 预测牙科手术后发生 MRONJ 的风险是合理的，尤其是在接受静脉注射双膦酸盐或地舒单抗的患者中[206]，另一项研究[207] 报告称，血清 CTX 水平本身并不能作为此类并发症的预测或预防措施，数据还表明，5 个月的药物假期对预防静脉注射双膦酸盐患者的骨坏死相关并发症没有帮助。

7. 牙周炎和 ONJ 之间的关系

牙周病是一种影响牙齿支持组织（即牙龈、牙周膜、牙骨质和牙槽骨）的感染性炎症状态，牙周病的发生和进展与口腔生态失调有关，这反映了口腔微生物群落的变化。

人类口腔微生物群由共生菌和致病菌组成，细菌群落之间偏离共生关系会导致"生态失调"，这是一种群落失调的状态。这种转变导致人体内的一些生态失调的相关疾病，即牙周炎、肠易激综合征、慢性阴道炎等。其中，牙周病可以描述为一种由于正常和患病牙周微生物群种属差异导致的失调状态[207]，口腔生态失调产生继发的受损宿主反应，引发炎症[208]。

牙周炎是一种普遍存在的流行病学疾病，影响 20%～50% 的全球人口[209]，这种局部低度炎症性疾病的存在被认为是 MRONJ 的危险因素，如从

MRONJ 死骨中分离出关键牙周病原菌[210]。若干动物模型研究探索了牙周炎和 MRONJ 之间的疾病联系，在诱导牙周炎症的实验中发现通过注射高剂量的双膦酸盐或单克隆抗体可诱导 MRONJ 样病变；同样，在小鼠模型拔牙后，未出现牙周病相关炎症，可改善 MRONJ 样病变[211, 212]。

一个系统综述[213]评估了牙周病可能和 MRONJ 有关的假设。Meta 分析表明，受 MRONJ 影响的受试者患牙周病的可能性是未受影响个体的 2 倍以上，Loe[214]提出将牙菌斑指数作为衡量口腔卫生状态的指标，较高的牙菌斑指数表示患牙周病的风险更高。

这种关系背后的生物学原理主要是在动物模型中研究的[210-212]，口腔生态失调可引发不适当的宿主反应，产生细胞因子、活性氧和基质金属蛋白酶。这些分子模式阻碍了防御机制的正常功能，如抗氧化机制或金属蛋白酶组织抑制药。

这种自我维持的致病循环导致牙周组织破坏[215, 216]，尽管如此，抗骨吸收药物可以影响这一机制，因为它们能够减少破骨细胞的活性，从而限制骨吸收和重塑，这种现象延长了骨暴露在与牙周病相关的微环境中的时间，在这种微环境中，骨会受到氧化应激、内毒素血症以及大量生长因子和炎症介质释放的影响，从而导致细胞和分子毒性，最终导致局部坏死[210, 221]。局部创伤（即拔牙）的串联效应和这种低度炎症反应构成了当前的 MRONJ 病因模型[217-220]。此外，局部细菌的传播和牙周组织中促炎细胞因子的传播可通过 OPG/RANKL/RANK 系统发挥抗血管生成机制，促进骨坏死，并且这种生物学合理性已在体内和体外得到证实[210, 221]。

8. MRONJ 的预防、管理和治疗

MRONJ 可以在有效的管理下控制症状和改善生活质量，且采取预防措施可以大幅度减少相关的风险。为达到 MRONJ 的最佳的治疗效果，需要多学科途径的共同参与，包括医疗专业人员如骨质疏松治疗师、肿瘤学者、牙医、护士、初级保健医生、口腔和颌面外科医生（OMFS）和患者。此外，还需要实施合适的教育计划以改善跨学科合作，使牙科和其他医学专业人士了解骨改良药物的益处和不良反应，这些建议应专门针对每位医疗专业人员在 ONJ 预防和管理中的作用进行调整。

AAOMS 强调，对于有发生 MRONJ 风险的癌症和骨转移患者，应优先考虑肿瘤治疗[2]。医生需要平衡 MRONJ 的风险与双膦酸盐或地舒单抗在降低 SRE 实质性风险方面的益处[222]。ONJ 国际工作小组基于案例回顾和应用在 2015 年指南中建议[223]提倡采取预防措施，以最大限度地降低 MRONJ 的风险。如下文所述，在使用地舒单抗或双膦酸盐治疗之前和治疗期间采取的一系列预防措施可显著降低 MRONJ 的风险[224, 225]。例如，在一组 1243 名接受帕米膦酸盐、唑来膦酸盐或地舒单抗治疗的癌症患者中，通过实施定期牙科检查和改善口腔卫生，MRONJ 的发病率从 4.6% 降低到 0.8%[226]。

9. 抗骨吸收治疗前采取的预防措施

论文（药物相关颌骨骨坏死：癌症和骨转移患者的预防、诊断和管理）。

10. 与患者讨论 MRONJ

当患者需要地舒单抗或双膦酸盐治疗时，HCP 需要解释有患 MRONJ 的风险，这是很重要。骨相关事件（SRE）可能导致疼痛，活动能力减低和生命质量下降[227-229]，离散选择研究的结果表明，患者和医生都认为治疗的益处大于发生 MRONJ 的风险。一项研究显示，需要使用地诺单抗而非唑来膦酸来预防额外骨相关事件的患者数量（7 名患者），与治疗引发额外 ONJ 事件所需患者的数量相比，结果表明使用地舒单抗的益处大大超过了 ONJ 的风险。目前，暂时没有数据表明相似剂量的双膦酸盐或地舒单抗之间预防 ONJ 存在不同，并且两者之间预防策略的实施基本相同。

除了解释 MRONJ 的风险外，还应与患者讨论预防措施。让专科护士（如骨质疏松症或肿瘤科 / 泌尿科护士）与患者共同参与讨论 MRONJ 以分享建议，如有患者教育材料，也应向患者提供。

11. 口头评估和其他预防措施

当与患者协商使用地舒单抗或双膦酸盐时，

医生首先需要对患者进行口腔检查并简要了解一下牙科病史，应重点观察口腔是否合并局部感染，尤其是如边缘牙周炎和根尖牙周炎等可能累及骨头的感染性疾病。同时需要注意患者的牙列状况，如患者有假牙，需观察假牙的使用寿命以及是否有不匹配的情况存在。如果患者因肿瘤接受化疗，医生应评估是否存在化疗所致的口腔黏膜炎及简要地观察是否存在骨外露。

如发现存在上述任何危险因素，医生应建议患者在使用地舒单抗或双膦酸盐前进行全面的牙齿检查，包括彻底的口腔检查及放射学评估（如口腔 X 线全景片）。牙科医生的职责在于通过检查口腔卫生和定期的牙齿检查来预防口腔感染、识别危险因素并加以预防。对于那些合并肿瘤骨转移高风险或可能需要化疗（即肿瘤晚期或临床进展性疾病）的患者，在诊断出可发生骨转移的癌症时即进行牙科检查也不失为一种谨慎的做法[232]。在患者治疗过程中某个时段可能需要抗骨吸收治疗的情况下，这项措施将减少牙医和口腔颌面外科医生的时间压力，并且可降低以后紧急需要时抗骨吸收治疗发生延迟的可能性。然而，目前仍缺乏对这种干预措施的成本效益评估。

12. 抗骨吸收治疗期间采取的预防措施

患者采用双膦酸盐或地舒单抗治疗时可以采取多种方法预防 MRONJ 发生。保持良好的口腔卫生水平是预防措施的重点，应建议患者每隔 6 个月进行牙齿检查。在抗骨吸收治疗期间，患者和医疗保健人员均需要警惕 MRONJ 的迹象和症状。除了最小的牙科手术外，所有的牙科手术都需要寻求专家的建议，如果不确定 MRONJ 的风险，应及时转诊至口腔颌面外科。

当患者接受拔牙或其他涉及骨损伤的手术时，抗骨吸收治疗可能需要暂停或延迟。有研究认为，在牙科侵入性手术前临时终止用药可以减少手术后骨坏死的风险，然而，仍缺乏充足的证据支持这种观点在任何侵入性手术之前均进行"药物假期"仍然是一个有争议的问题。在这种情况下，"药物假期"的定义为在牙槽外科手术前暂时停止

给药，以将骨坏死的风险降至最低[233]。如果考虑暂停治疗，值得注意的是，地舒单抗与双膦酸盐作用机制存在差异，双膦酸盐长期以共价键结合在骨组织上，而地舒单抗不会与骨基质物理性结合，因此其蓄积水平较低[234-235]。所以，当暂停地舒单抗的治疗后，其效果逆转得更快[236]。

接受外科拔牙或其他牙槽手术的患者，若既往或当前口服双膦酸盐少于 4 年且无临床危险因素时，发生 MRONJ 的风险较低，不需要改变双膦酸盐治疗计划，但仍应告知患者发生 ONJ 的可能，医生应密切关注这类患者，并决定是否需要改变药物剂量或设置药物假期[210]。当患者口服双膦酸盐治疗时间超过 4 年，或 4 年以内同时使用抗血管生成药物或皮质类固醇药物，在患者全身情况允许的条件下，医生应该建议牙槽手术前暂停双膦酸盐治疗至少 2 个月，并持续到骨愈合和全黏膜覆盖[2]。

（五）抗骨吸收治疗期间的口腔感染管理

牙齿感染与 MRONJ 发生密切相关[72]；及时诊断和治疗潜在的牙齿感染是预防 MRONJ 的首要任务，同时，及时控制感染可能减少拔牙的需要，从而间接减少 MRONJ 发生风险。

如果牙齿不利于感染的控制，可以考虑拔牙，应在尽可能减少创伤的条件下或在按照标准流程的手术环境下进行拔牙，以降低随后发生 MRONJ 的风险，据报道其发生率约为 4%[124, 237]。接受地舒单抗或双膦酸盐治疗的患者，特别是合并肿瘤时，应该在拔牙前进行抗生素预防（如阿莫西林/克拉维酸），在拔牙过程中将尖锐的骨性边缘磨平并闭合伤口，拔牙后密切观察，直到黏膜完全愈合[124]。

十二、治疗

（一）无症状患者的治疗

1. 因癌症静脉注射 BP 或抗血管生成药物的无症状患者

原则上应尽量避免可能导致骨性损伤的牙齿手术，核心在于维持良好的口腔卫生和适当的牙

齿护理。当牙齿已不可修复时，牙髓治疗方法可以通过去除牙冠和剩余牙根，在避免骨性损伤的前提下治疗牙齿疾病[142]。接受静脉内抗骨吸收治疗或抗血管生成药物的肿瘤患者应避免种植牙。然而，没有关于接受抗血管生成药物的患者种植牙后发生 ONJ 风险的相关数据。

2. 因骨质疏松症行抗骨吸收治疗的无症状患者

因骨质疏松症接受口服抗骨吸收药物的患者有发生 MRONJ 的风险，但远低于静脉注射的患者[87, 105]，MRONJ 可自发形成或在轻微创伤后发生，这些患者不一定显示出严重坏死的表现并且对分阶段的治疗方案更敏感[198, 238]，牙槽手术对这些患者并不是完全的禁忌证，建议充分告知患者有非常小（＜1%）的概率出现骨不愈合，与口服 BP 相关的 MRONJ 的发生风险虽然非常小，但在治疗持续时间超过 4 年时，发生风险可能会增加[2]，因此管理方案如下。

(1) 对于口服双膦酸盐或皮下注射地舒单抗未满 4 年且无临床症状的患者，无须改变或推迟手术计划。这包括颌面外科医生、牙周病医生和其他牙科医生执行的所有常规手术操作。

如果患者需行种植牙，且继续服用抗骨吸收药物，应告知患者发生植入物失败的远期风险以及 ONJ 的低风险。动物实验研究表明，服用抗骨吸收药物对植入物的愈合存在不利影响[239]。因此，应对此类患者进行定期随访，并与最初向患者开具抗骨吸收治疗方案的医生取得联系，建议其对患者进行监测并考虑交替给药、药物假期或双膦酸盐治疗的替代方案。

(2) 对于接受抗骨吸收治疗少于 4 年并同时服用皮质类固醇或抗血管生成药物的患者，若全身情况允许应联系抗骨吸收药物处方提供者考虑在口腔手术前停止药物治疗（药物假期）至少 2 个月（对于地舒单抗治疗停药 6 个月）。在骨愈合发生之前，不应重新开始使用抗骨吸收剂，这些策略基于皮质类固醇和抗血管生成剂与抗骨吸收治疗联合使用可能会增加 MRONJ 发生风险的研究报告，而药物假期可能会降低这种风险。但仍需要

长期的前瞻性研究来确定药物假期在降低这些患者 MRONJ 风险方面的功效。

(3) 对于那些服用抗骨吸收药物超过 4 年的患者，无论其是否存在任何伴随药物治疗，都应联系处方提供者，建议其考虑在口腔手术前至少 2 个月停用抗骨吸收药物，直到骨愈合后，抗骨吸收药物才继续使用，长期口服 BP 治疗的风险需要进一步的研究和分析[2]。

（二）确诊 MRONJ 患者的治疗

MRONJ 患者的管理方式主要取决于 ONJ 的分期、病变的大小，是否存在影响病情的药物治疗，医学合并症及药物的不良反应、相互作用等。ONJ 的保守治疗侧重于改善口腔卫生，治疗活动性的口腔及牙周病，口腔局部抗生素漱口和全身抗生素治疗[17, 240, 241]。

有几例使用特立帕肽成功治疗 ONJ 的病例报告，这些报告认为特立帕肽可促进伤口愈合[242, 243]。需要注意的是，特立帕肽禁用于接受过骨骼放射治疗的患者，对于患有恶性肿瘤和既往骨骼放射病史的患者可能不是一种有用的干预方法。

有许多处于试验阶段的治疗方法被研究报告，但仍需要进一步验证（表 32-9）。这些治疗方法包括局部臭氧[244]、骨髓干细胞病灶内移植[245]，抗生素中添加己酮可可碱和生育酚[246]，激光治疗[247, 248]，局部手术清创[249]等。有一些学者认为大范围的病灶切除比局限的清创和保守治疗效果更佳[250]。一项回顾性研究中发现抗生素治疗结合低水平激光治疗获得了良好的愈合效果[251]。手术结合血小板衍生生长因子局部应用在 2 期 ONJ 中取得了良好的效果[252]。手术联合高压氧的使用，其结果也是令人鼓舞的[253, 254]。这些新策略需要进一步的研究。

在轻度的 ONJ 病变中，建议采用保守治疗，如口腔卫生清洁，局部抗生素冲洗，并全身使用抗生素[255]。保守治疗无效的患者应考虑进行手术治疗，包括对病变区域进行截骨术，切除边缘延伸到相邻的正常骨骼。需要注意的是，手术过程

表 32-9　不同的 MRONJ 治疗方式		
治疗方法	**评　论**	**参考文献**
用药方案		
手术前或术后立即预防性应用抗生素	使用抗生素可显著降低复发率	[256-260]
非手术联合长期使用抗生素	在一些研究中，使用抗菌漱口水、平整处理（边缘）以及镊子移除坏死骨的方法均报告结果良好，和外科治疗效果接近；一些只用抗生素而不手术的试验取得的效果有限	[261-263]
非手术联合使用抗菌漱口水	用镊子去除坏死骨、平整处理（边缘），并长期使用抗生素在一些研究中获得成功	[261]
使用抗菌漱口水（IV）	据报道抗菌漱口水与手术结合更有效；术前长期抗菌治疗也有效；但是在一些临床试验中，单独使用抗菌漱口水相比于主要治疗方法或者配合手术使用时，其效果并不那么显著	[246, 250, 264, 265]
手术方法		
清创术	非常成功的技术，经常与抗菌漱口水相结合。少数需要后续行死骨摘除术切除	[257, 264, 266, 267]
骨切除	与抗生素联合使用具有治疗 ONJ 的良好疗效；然而并不是所有的试验都显示术后的高治愈率	[250, 253, 268-270]
死骨摘除术	和抗生素联合使用往往能成功	[258, 271-273]
试验性方法		
铒 YAG 激光治疗	铒 YAG 激光治疗在多数病例中有效，但不是全部	[247, 274-276]
钕 YAG 激光治疗	钕 YAG 激光在一些研究中可诱导完全愈合，在一些研究中能改善症状	[277, 278]
低强度激光治疗	主要用于减轻疼痛，改善缺损大小，水肿和脓液和瘘管；通常与外科手术或药物治疗相结合	[108, 251, 279, 280]
高压氧治疗	通常用作其他疗法的辅助治疗，如抗生素、杀菌剂和外科手术；常用于缓解症状；不一定有临床效果	[260, 270, 281]
臭氧疗法	一些研究支持同时使用抗生素；有杀菌和镇痛的作用	[139, 157-159, 244, 282-284]
血浆生长因子治疗	和手术结合治疗效果好	[108, 285]
自体富血小板血浆	一项临床试验结果显示保守治疗失败的患者行部分骨切除时联合使用该方法可获得 80% 的成功率；也可结合激光治疗	[152, 286]
血小板来源生长因子	用于骨切除术	[287]
BMP-2 治疗	一项研究报道全部患者术后 1 年均愈合	[288]
a- 生育酚和己酮可可碱疗法	辅助抗菌治疗	[246]
间充质干细胞疗法	动物研究结果良好，部分人体试验良好	[289, 290]

中应消除所有可能导致黏膜破裂的锐利骨边缘，并对软组织进行无张力闭合。如果存在病理性骨折或 ONJ，且病变区域延伸至下颌窦或下颌下缘，可考虑在手术切除时进行微血管复合组织移植。如果截骨至健康组织，会导致组织的不连续，这是一个快速发展的研究领域，未来将有更多的建议可供参考。

（三）分阶段的管理方法

MRONJ 管理方法仍然具有挑战性与特殊性。治疗方法应按疾病的阶段和症状进行分层设立[2]。控制 ONJ 的方法有多种，包括保守治疗，手术清创，病变部位切除，使用其他辅助方法比如氧疗以及最新的间充质细胞再生修复受损骨的方法。本文在表 32-10 根据疾病阶段总结了特定的 MRONJ 管理。包括以下内容。

• 0 期：这个阶段是没有特殊症状的时期，治疗目的只是对症治疗以及控制疼痛和感染，并要密切监视临床症状或影像学进展的任何迹象。

　– 确诊 ONJ 患者的治疗方法不同；治疗目标主要是专注于控制疼痛，感染，以及骨坏死的进展。

• 1 期：在此阶段，患者无症状，但有骨暴露的迹象。治疗方法是 0.12% 氯己定漱口水，并定期随访。在这个阶段既不需要使用抗生素，也不需要手术干预。

• 2 期：在此阶段，由于坏死和相关感染的存在，使用抗生素联合抗菌漱口水是一种有效的处理方法。

• 3 期：在此阶段，需要手术治疗再加上抗生素。手术方式会根据情况有所不同，从清创到完全切除病灶，并且可能会一期进行包括使用钢板或闭孔器在内的重建工作。

（四）特立帕肽治疗 MRONJ（PTH 在 ONJ 中的作用）

特立帕肽因合成代谢的特点促使我们将这种肽用于 ONJ 患者，近年来，许多临床研究显示此肽对 MRONJ 的治疗效果良好[291-298]。特立帕肽可以在骨吸收过程启动之前增强骨形成，使用特立帕肽可以促进骨缺损处及周围的病灶修复。事实上，MRONJ 是一种因长期抗骨吸收治疗影响破骨细胞的并发症，而特立帕肽的治疗靶点是激活成骨作用。在临床上，特立帕肽已被证实在慢

表 32-10　根据患者的疾病分期进行 MRONJ 管理		
分　期	**临床表现**	**处理与治疗**
0 期	• 症状：下颌痛，鼻窦痛 • 体征：不明原因的牙齿松动，根尖或牙周瘘管（与因龋齿、创伤或修复体引起的牙髓坏死无关） • 放射学：牙槽骨丢失，骨小梁形态改变 • 牙周韧带增厚或模糊	• 控制疼痛和感染等对症治疗，并密切监测
1 期	• 无症状 • 坏死骨外露或可经瘘管探及骨面，X 线影像学变化与 0 期相同，局限于牙槽区	• 保守治疗：改善口腔卫生。积极治疗牙齿牙周病，外用抗菌漱口水
2 期	• 症状：疼痛，邻近或局部软组织发炎肿胀或继发感染，坏死骨暴露或可经瘘管探及骨面，并伴有感染表现 • 放射学：见"0 期"，位于牙槽骨区	• 和第一期治疗一样，对症治疗，全身使用抗生素 • 疑似感染可行外科清创术
3 期	• 如上 + 以下一种或多种情况：暴露的坏死骨超出牙槽骨区、病理性骨折、口外瘘、口 – 上颌窦瘘或口 – 鼻瘘、或 X 线片显示骨溶解延伸至下颌骨下缘或上颌窦的底部	• 同第一期，也是外科清创术，切除病灶，必要时行颌骨重建

性口腔牙周炎中能促进牙槽骨缺损的修复和伤口的加速愈合[16]。在一些研究特立帕肽治疗的文献中[292, 293, 298]，结果显示特立帕肽对被抑制的骨标志物有所改善，这一发现提供了其促进骨骼愈合的潜在作用。特立帕肽的治疗时间根据医生的决定，因为目前还没有一种公认的治疗方案。

在一项研究中，该方案是手术清创同时行特立帕肽治疗1~3个月[293]。在另一项研究中，MRONJ患者常规治疗无效后采用特立帕肽治疗6个月[292]。特立帕肽的长期用药（约6个月）将有益于病变愈合，但另一方面也加重了临床患者的经济负担。伴随着外科清创手术，短期的特立帕肽治疗可能促进病变的早期愈合。然而，也有一例患者对特立帕肽没有反应，这可能和其使用抗风湿药影响愈合有关[294]。

双膦酸盐则不同，双膦酸盐有抗血管生成作用[299-303]，被认为是MRONJ的病因之一。特立帕肽能促进血管生成，通过增加血管生成活性促进愈合[304]，然而，在一些动物研究中，通过实验诱导的MRONJ样病变未见血管新生缺陷[305, 306]，重组人单克隆抗体如贝伐单抗，通过与血管内皮生长因子结合，抑制血管生成并起到抗肿瘤的作用，可能与MRONJ疾病相关[92]。然而，特立帕肽对于那些患者的治疗是不合适的。

在一项特立帕肽治疗MRONJ患者的研究中，基线时的血清维生素D水平被认为是一个重要的影响因素。在Kim和合作者进行的研究中，血清维生素D水平较高组临床结果较好[292]，这意味着维生素D水平较低可能阻止骨愈合。维生素D的最佳水平对骨矿化很重要[307]。对于血清维生素D水平明显较低的患者，可考虑补充维生素D和钙。研究表明，双膦酸盐会干扰骨吸收过程，并显著影响特立帕肽的作用效果[308]。因此，一些临床医生声称在特立帕肽给药前可能需要一定的洗脱期[309]。而特立帕肽和维生素D可以逆转双膦酸盐的抗骨吸收作用[310, 311]。

（五）药物假期及治疗

目前对于患者在牙科手术前是否暂停双膦酸盐或地舒单抗（被称为"药物假期"）治疗的意见尚不统一[312]。在停药期间SRE风险的增加和MRONJ风险的降低，两者之间的协调需要专业团队讨论评估并根据实际病例进行分析。

虽然没有充分的证据支持药物假期这个理论，也存在脊椎、股骨和骨盆疏松性骨折的并发症，但它目前是MRONJ治疗的核心组成部分之一。有一些报告显示药物假期是可行的，因为它没有显著增加并发症[313, 314]。然而，骨质疏松症的风险增加可能会引起致命的骨折，因此也不应被忽视，需要进一步研究[315]。

一项日本研究发现，拔牙前的口服双膦酸盐的停药假期并没有降低患者MRONJ的风险[316]。美国口腔协会颌面外科（AAOMS）关于MRONJ的一篇论文中提到牙科手术前后2个月的双膦酸盐药物假期可能是明智的。一个国际ONJ工作组的建议是有创牙科手术之后应该停止高剂量的双膦酸盐或地舒单抗[317]。

虽然双膦酸盐的半衰期是超过10年的[36]，没有证据认为牙科手术前一定要停止口服双膦酸盐[318]，肿瘤学家认为应该停止静脉注射双膦酸盐或皮下注射地舒单抗，但是，也没有充分的数据支持停止静脉注射双膦酸盐和皮下注射地舒单抗对ONJ预防的有效性，在一项研究中，地舒单抗的停用能逆转小鼠的骨坏死[54]，Otto等认为任何针对ONJ的外科手术干预需要暂停至少地舒单抗几个月以避免ONJ的发生[319]。

考虑到药物假期中可能发生骨质疏松性骨折的风险，特立帕肽的治疗可能对MRONJ患者有双重好处，它能促进MRONJ患者手术创口内的骨愈合和骨密度的增加。因此，使用特立帕肽可以对"药物假期"的担忧减到最小，因为它也是骨质疏松症的一种治疗药物。

（六）MRONJ 和多专业团队合作的需求

双膦酸盐或地舒单抗治疗的好处是明确的，但 MRONJ 已经成为一个重要的安全问题。

为了优化实际中这些药物的使用以及对 MRONJ 风险的把控，这需要牙医，内科医生，口腔肿瘤学家，口腔颌面外科医生和参与患者护理的其他卫生保健专业人员的通力合作（图 32-13）。了解 MRONJ 哪些患者最有可能受影响十分重要，牙医应注意提供一些教育材料给他们，不要高估风险并不必要地限制牙科护理 [312]。此外，医护人员缺乏沟通也会导致双膦酸盐或地舒单抗治疗原因的和治疗风险误解，这种误解可能会导致向患者提供相互矛盾的信息。从而最终危及患者对治疗的信任和坚持，引起不良的结果 [320]。

总而言之，药物相关性颌骨坏死（MRONJ）主要是地舒单抗或双膦酸盐（尤其是在高剂量使用时用于预防癌症和骨转移患者的骨相关事件）或可能的抗血管生成治疗癌症时的不良副作用。MRONJ 的发展可能会影响到后续的治疗，增加病理性骨折、骨质疏松性骨折以及其他骨骼并发症的风险，将 MRONJ 的风险最小化是关键的，而不仅仅是止痛和改善不适，还应将双膦酸盐或地舒单抗的疗效最大化，优化管理 MRONJ 是有挑战性的，同时治疗方案是复杂的，需要根据患者个人和疾病阶段进行设计。图 32-14 为 MRONJ 的评估、诊断和管理提供了快速的临床医生指南。

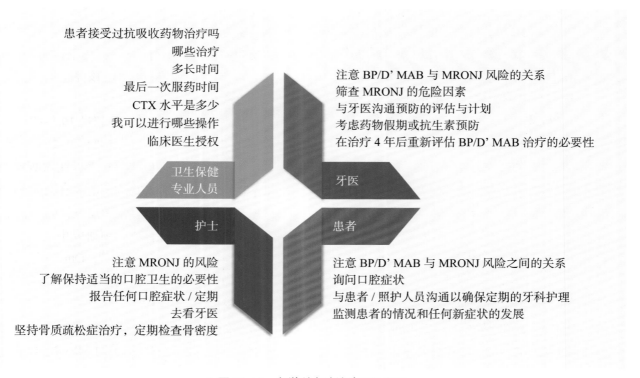

▲ 图 32-13　多学科方法治疗 MRONJ

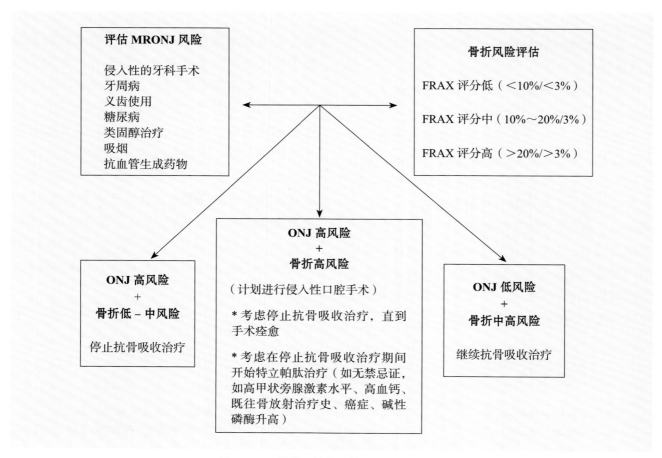

▲ 图 32-14 评估、诊断和管理 MRONJ 的指南

相 关 图 书 推 荐

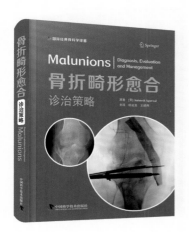

原著　[美] Animesh Agarwal
主译　杨运发　王建炜
定价　298.00 元

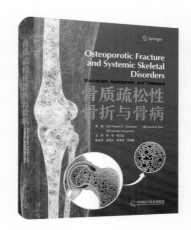

原著　[日] Hideaki E. Takahashi 等
主译　林　华　徐又佳
定价　358.00 元

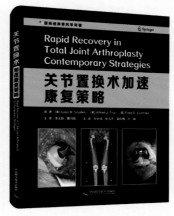

原著　[美] Giles R. Scuderi 等
主译　孙永强　张志杰　吴松梅
　　　叶　晔
定价　228.00 元

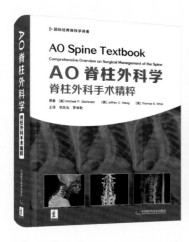

原著　[美] Michael P. Steinmetz 等
主译　李危石　罗卓荆
定价　498.00 元

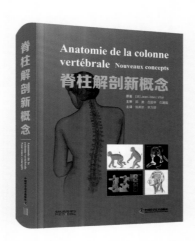

原著　[法] Jean-Marc Vital
主译　陈其昕　李方财
定价　328.00 元

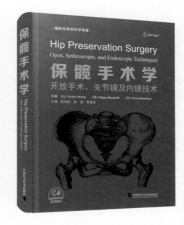

原著　[法] Nicolas Bonin 等
主译　欧阳侃　徐　雁　李春宝
定价　198.00 元

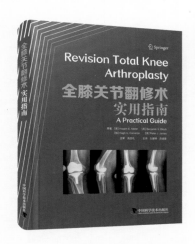

原著　[英] Hosam E. Matar 等
主译　左建林　吕佳音
定价　248.00 元

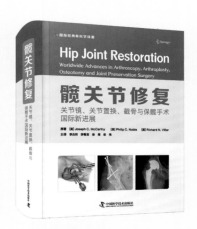

原著　[美] Joseph C. McCarthy 等
主译　李众利　李春宝　徐　雁
　　　柴　伟
定价　598.00 元

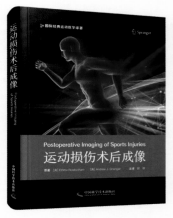

原著　[英] Emma Rowbotham 等
主译　郭　林
定价　228.00 元

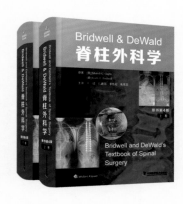

原著　[美] Munish C. Gupta 等
主译　王　征　仉建国　李危石
　　　毛克亚
定价　1198.00 元

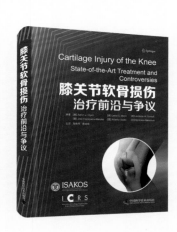

原著　[美] Aaron J. Krych 等
主译　陈疾忤　庞金辉
定价　198.00 元

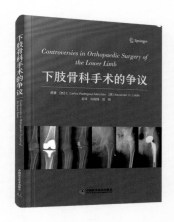

原著　[西] E. Carlos Rodríguez-Merchán 等
主译　张国强　倪　明
定价　158.00 元

出版社官方微店